超声诊断学

Ultrasonic Diagnosis

第 4 版

名誉主编　徐智章
主　　编　任卫东　常　才
副 主 编　姜玉新　梁　萍　邓又斌　谢明星　王文平

人民卫生出版社
·北 京·

图书在版编目（CIP）数据

超声诊断学/任卫东，常才主编. —4版. —北京：人民卫生出版社，2022.10 （2025.7重印）

ISBN 978-7-117-33664-2

Ⅰ.①超… Ⅱ.①任…②常… Ⅲ.①超声波诊断-医学院校-教材 Ⅳ.①R445.1

中国版本图书馆 CIP 数据核字（2022）第 181767 号

人卫智网	www.ipmph.com	医学教育、学术、考试、健康，购书智慧智能综合服务平台
人卫官网	www.pmph.com	人卫官方资讯发布平台

超声诊断学
Chaosheng Zhenduanxue
第 4 版

主　　编：任卫东　常　才
出版发行：人民卫生出版社（中继线 010-59780011）
地　　址：北京市朝阳区潘家园南里 19 号
邮　　编：100021
E - mail：pmph @ pmph. com
购书热线：010-59787592　010-59787584　010-65264830
印　　刷：北京盛通印刷股份有限公司
经　　销：新华书店
开　　本：889×1194　1/16　印张：41
字　　数：1185 千字
版　　次：1993 年 8 月第 1 版　2022 年 10 月第 4 版
印　　次：2025 年 7 月第 4 次印刷
标准书号：ISBN 978-7-117-33664-2
定　　价：145.00 元

打击盗版举报电话：010-59787491　E - mail：WQ @ pmph. com
质量问题联系电话：010-59787234　E - mail：zhiliang @ pmph. com
数字融合服务电话：4001118166　E - mail：zengzhi @ pmph. com

编　委（按姓氏笔画排序）

马春燕（中国医科大学附属第一医院）

王　辉（吉林大学中日联谊医院）

王小丛（吉林大学白求恩第一医院）

王文平（复旦大学附属中山医院）

王学梅（中国医科大学附属第一医院）

邓又斌（华中科技大学同济医学院附属同济医院）

史铁梅（中国医科大学附属盛京医院）

朱家安（北京大学人民医院）

任卫东（中国医科大学附属盛京医院）

刘　琳（阜外华中心血管病医院）

刘艳君（中国医科大学附属第一医院）

孙颖华（复旦大学附属儿科医院）

李　晶（中国医科大学附属盛京医院）

李凤华（上海交通大学医学院附属仁济医院）

杨文利（首都医科大学附属北京同仁医院）

杨泽宇（中国医科大学附属盛京医院）

张　梅（山东大学齐鲁医院）

张　颖（中国医科大学附属盛京医院）

陆恩祥（辽宁中医药大学附属医院）

陈　昕（中国医科大学附属第一医院）

陈骊珠（中国医科大学附属盛京医院）

姜玉新（北京协和医院）

高　林（中国医科大学附属盛京医院）

郭瑞君（首都医科大学附属北京朝阳医院）

唐少珊（中国医科大学附属盛京医院）

黄　瑛（中国医科大学附属盛京医院）

黄丽萍（中国医科大学附属盛京医院）

常　才（复旦大学附属肿瘤医院）

崔立刚（北京大学第三医院）

梁　萍（中国人民解放军总医院）

程　文（哈尔滨医科大学附属肿瘤医院）

谢红宁（中山大学附属第一医院）

谢明星（华中科技大学同济医学院附属协和医院）

解丽梅（沈阳安联妇婴医院）

戴　晴（北京协和医院）

编写秘书

乔　伟（中国医科大学附属盛京医院）

肖杨杰（中国医科大学附属盛京医院）

周世崇（复旦大学附属肿瘤医院）

前　言

《超声诊断学》(第3版)于2013年由人民卫生出版社出版并面向全国发行,供本科医学影像学和相关专业使用。其在近10年的应用过程中得到了国内数十所高校的广泛认可和好评,这些学校包括复旦大学、上海交通大学、华中科技大学、首都医科大学、空军军医大学、中山大学、吉林大学、山东大学、辽宁中医药大学和中国医科大学等。截至2022年1月,本教材共计印刷15次,总印量160 000册,于2021年荣获首届辽宁省教材建设奖和中国医科大学优秀教材奖。

《超声诊断学》(第4版)在第3版的基础上,更新了很多新知识、新技术、新方法和新观点,更新了部分分辨率较差的图片,同时也对第3版部分错误进行修正。在编写过程中邀请了国内35名在超声医学领域临床实践经验丰富、技术水平较高的知名专家参与。各位编委在繁忙的工作中克服了各种困难,按期完成了本书的编写工作,在此向他(她)们表示崇高的敬意和真诚的感谢。

本书适用于医学影像学专业本科生,也可作为本专业研究生及工作后培训的参考用书。编写时根据超声诊断学教学大纲,参考和补充了国内外的最新行业规范和指南,系统阐述了超声诊断学在现代医学领域中的作用。

本书内容从声学基础原理、数字化信号获取和分析、检查方法、诊断和鉴别诊断及临床价值等方面进行阐述,覆盖范围包括腹部脏器、心血管、妇科、产科、浅表器官、骨骼和肌肉系统、颅脑、胸部、介入超声及超声新技术等。本书共包括21章,110余万字,包含超声图像和示意图600余幅,常用专业英文词汇500余个。

本书从临床应用出发,在基础理论方面力求简洁、扼要,以临床常见病和多发病为重点,系统全面地讲解超声检查的方法和内容,结合新理论、新知识、新方法和新技术,重点阐述各种疾病的超声影像学特征。并结合简要的病因、病理解剖、病理生理和相关影像学知识,使学生做到知其然,知其所以然。为了更好地体现教学效果,书中附加动态实图病例107例。

本书在编写过程中得到了中国医科大学附属盛京医院超声科和复旦大学附属肿瘤医院超声科工作人员的大力支持,他(她)们在后期做了大量的整理工作,在此,对这些工作人员表示诚挚的谢意。

由于编者的知识水平和写作能力有限,加之编写紧张,书中难免有不足和错误之处,恳请读者批评指正。

任卫东　常　才

2022年10月

目　录

第一章　绪　　论

　　超声医学(ultrasonic medicine)是近半个世纪发展最为迅速的医学影像学分支,以处理超声波在人体内所产生的各种回声信息为基础,并以不同的可视模式显示人体脏器、组织结构和血流,用于评价脏器的位置、解剖结构、血流动力学和功能变化,还可以辅助完成多种介入治疗,成为临床早期诊断、鉴别诊断、疗效判断和预后评估的重要首选方法,已广泛应用到上至大型综合性医院、下至乡镇卫生院的各级医院。在高等医学院校,超声医学已进入专业系统教学内容,有的高校还成立了超声医学系。在研究生阶段,超声医学已经从传统的影像医学与核医学的学科类别中分离出来,形成独立的二级学科,标志着我国超声医学的发展与进步。

第一节　超声诊断学的内容与特点

　　超声诊断学(ultrasonic diagnosis)是一门新兴的医学诊断技术,它与放射医学[包括普通 X 线诊断学、计算机体层成像(computed tomography,CT)和磁共振成像(magnetic resonance imaging,MRI)]、核医学[包括单光子计算机断层显像(single photon emission computerized tomography,SPECT)、放射核素血管造影或血池显像和正电子发射断层显像术(positron emission tomography,PET)]共同组成了现代医学影像学(medical imaging)。作为循证医学的有力工具,这些技术各有特色,相互补充,为临床提供了大量真实可靠的信息,大大提高了疾病的早期检出率和诊断准确率。

　　超声诊断学是应用超声波进行临床诊断的一门独立学科。超声波是指超过 20kHz 的机械振动波,它们在人体内传播过程中会产生大量有价值的回声信号,通过专用的信号处理器和不同的显示方式,可以清楚地显示人体的组织结构和血流,并具有较高的分辨力,可以检查出组织结构和血流的微小病变。

　　与放射医学的 X 线、核医学的 γ 射线不同,超声波对人体组织的损伤性极小,通常称其为无损伤性检查,在临床上应用一般不受限制。

　　超声诊断学涉及的技术种类很多。早期的振幅调制型(amplitude-modulation)超声,简称 A 型超声,属于一维结构显示。M 型超声(motion-mode),主要用于心脏随时间的动态结构显示。二维超声(two dimensional ultrasound),早期也称为 B 型超声或辉度调制型(brightness modulation)超声,用于心脏的称为扇形扫描,是超声诊断学的重要方法和内容。二维超声能实时、动态显示脏器和组织的形态与解剖结构,同时还是频谱多普勒、彩色多普勒血流显像和组织多普勒等特殊显像的基础。多普勒超声(Doppler ultrasound),简称 D 型超声,包括频谱多普勒超声、彩色多普勒血流显像、组织多普勒和能量多普勒超声等,主要用于检测血流信号和组织运动信号,也是超声诊断学的重要方法和内容,与二维超声共同组成了日常超声检查工作的主体。

　　三维超声(three-dimensional ultrasound)是近年来逐渐应用到临床的新方法,采用的是容积成像技术,以立体的方式显示,能更全面地显示和观察人体脏器、组织结构和血流,其图像与真实的解剖结构极其相似,更有利于认识、理解和交流,尤其是让临床医师和患者更易读懂超声检查报告。随着技术水平的进一步提高,三维超声检查必将成为常规的日常超声工作。

　　根据解剖结构和临床需求的不同,超声检查的方式亦有不同。常用的方式是经皮肤检查,如常规的心脏、腹部、乳腺等检查。其他的方式包括经阴道的腔内超声检查、经食管超声检查、经直肠超声检查和经血管内超声检查等。此外还有在手术过程中应用的介入超声和术中超声，在床旁应用的床旁超声等。

超声诊断学的应用领域很广，检查已从早期的腹部脏器和心脏扩展到全身各脏器和组织。根据中华医学会超声医学分会和中国医师协会超声医师分会的专业划分，目前超声医学专业可大致划分为5个亚专业领域，包括腹部、心脏、妇产、浅表脏器和介入学组。其中浅表脏器学组的内容较宽泛，包括乳腺、甲状腺、血管、肌骨、神经、眼、淋巴结和男性外生殖器等。

一、超声诊断学的主要内容

1. 解剖学检查 二维和三维超声检查可清晰地显示脏器的位置、形态和断层解剖结构图像，同时可以显示病变组织的位置、病灶的数量、回声的高低程度、几何形态、有无包膜等声学特点，还可以通过变换体位动态观察病变情况，判断其有无活动度及其与邻近组织的关系。

2. 血流动力学检查 应用多普勒技术动态显示心脏和血管内血液的流动状态，可以判断血流的方向和性质，定量测量血流动力学指标，如血流速度、跨瓣压差、加速时间等，在评估心血管内狭窄性病变、反流性病变和分流性病变方面发挥着重要作用。此外，最新的超声造影技术还可用于实时观测组织内的微循环变化，显示微循环的分布、数量及实时流动过程。

3. 功能性检查 结合应用二维和多普勒超声，可以对特定脏器和结构进行功能性测量。主要应用于心脏的收缩和舒张功能的评估，其他的还包括胆囊收缩功能和胃排空功能等。

4. 介入超声（interventional ultrasound） 是指以临床诊断和/或治疗为目的有介入性质的超声应用，包括超声监视下或引导下完成的各种穿刺活检、药物治疗和物理治疗，也包括术中超声、经阴道的腔内超声检查、经食管超声检查、经直肠超声检查和经血管内超声检查等。

二、超声诊断学的特点

1. 无放射性损伤 可视为无创伤性检查方法，临床应用一般不受限制。

2. 准确性 超声解剖与人体解剖结构一致，且二维切面图像质量高，现代高端仪器可检测出毫米级病灶；多普勒超声可探测小于10cm/s的低速血流和大于5m/s的高速血流。

3. 实时动态性 更符合人体的生理性。

4. 便捷性 所占空间小，可移动，可携带，适于床旁危重患者和突发事件。

5. 经济性 费用较低，受检者易接受。

6. 即时性 即时报告结果，如需要可短时间内重复检查。

7. 便于医患沟通 检查时与受检者面对面，可及时了解患者信息，有助于正确诊断。

8. 高度的操作者和仪器依赖性 超声医师的诊断能力差异较大，仪器质量对诊断有较大的影响。

第二节 学习的指导思想、要求与方法

本书是供我国高等医药院校医学影像学专业本科学生学习超声诊断学时使用。本教材是以我国各地的常见病、多发病为主要内容，系统介绍适用于超声检查的人体器官各种疾病的超声检查方法、诊断标准和临床价值。对于目前应用超声检查还有困难的器官和疾病，如颅脑、肺等仅做扼要介绍。每一种疾病的编写内容，包括概述、病因、病理、临床表现、超声检查方法与声像图表现、超声诊断标准与鉴别诊断、超声及其他影像学检查的临床价值等。本书尽可能引用我国的医学资料，并介绍有关国外医学知识和经验。在学术观点的阐述方面原则上介绍专业内已形成共识的理论，同时对不同学派、不同学说的学术观点做实事求是的介绍和客观的评价。教师在讲授时可介绍自己的学术见解。

医学影像学专业是培养从事临床诊断工作的医师,教学中注意避免单纯依靠超声图像进行诊断,而应紧密结合各种疾病的病理形态学所见、临床表现、诊断方法、诊断标准等进行教学。

医学影像诊断包括普通放射线、CT、MRI、超声显像、核素影像等技术,各有所长,对每一种疾病的临床诊断价值也各有不同。介绍每种疾病各种影像检查的特点及其诊断价值,便于学生了解"比较影像学"的内容,掌握合理的诊断程序。

超声诊断学教学的指导思想是:

1. 坚持超声与临床相结合的原则 超声诊断是临床诊断的一部分,而临床医学诊断是一个完整的系统过程,是通过不同功能环节共同完成的,各种技术手段都有着不同的临床价值,也存在着相互重叠交叉。超声检查只是系统中的一个环节,有些疾病,依据典型的超声图像特征超声可独立做出诊断(例如单纯脏器囊肿,结石等),更多的时候需要与临床密切结合。在进行超声检查前,要充分了解检查目的及有关临床资料,如:①病史、症状、体征;②相关实验室检查结果;③相关影像学检查结果等,如复诊病例,还要比对前次检查结果。在超声检查结论中,要少用和慎用肯定性结论,多做方向性提示。总之,要坚持"临床视角看超声,超声视角为临床"的正确理念。除此之外,还要充分了解超声技术对相关疾病的临床作用与价值,准确把握好定位,做到"有所为,有所不为"。

2. 坚持理论与实践相结合的原则 一个正确认识往往需要由实践到认识,由认识到实践的多次反复,才能够完成。在进行基础知识和基础理论教学的同时,应该注重学生基本技能的实践与训练。可通过动物、体模及学生相互间的上机操作学习掌握超声扫查的基本技能;熟悉常用器官的标准解剖断面;对多发常见病种可简单做出检查和诊断。临床实践不仅是对所学理论的检验,还要求学生开展病例追踪随访,通过最终诊断结果,将病理组织形态学诊断与超声诊断结果互相对照,分析实践中所遇到的各种问题,把感性知识和理性知识紧密结合起来,从而提高发现问题、分析问题和解决问题的能力。鼓励学生通过临床实践开展理论创新和技术创新活动。

影像解剖学、病理形态是超声诊断学的基础,在学习超声诊断学过程中要经常复习和密切联系。学习超声诊断学要掌握躯干各部、各不同切面包含哪些脏器及其相互关系;各脏器各切面的正常声像图规律;各种常见病中,其病理组织形态方面的改变,及其在声像图上的特征性表现。超声诊断是利用声波入射后产生的回声显像进行诊断,要注意加强基础理论(包括电子学、声学与超声学)和基本知识的学习。

3. 坚持主观与客观相结合的原则 超声检查结论是通过客观上的图像表现与主观上的分析判断来完成的。超声图像是超声结论的关键依据,然而,超声检查不同于放射学,超声的检查者(超声图像的采集与提供)即是超声结论的判断者。超声的检查过程即是观察识别,分析判断的过程,该过程是主客观紧密联系而互动的过程。由于这样一个特点,任何一个作为诊断依据的所谓客观图像,其实都包含着主观的因素,因此,就容易产生"主观制造"的"假阳性"和"主观遗漏"的"假阴性"等临床误判。为避免和减少误判的发生,教学实践中要引导学生坚持正确的思维方法,从"循证"医学角度出发,去粗取精,去伪存真,由表及里,由此及彼。要注意避免一种征象掩盖另一种征象。既要考虑全面,又要抓住重点,运用一分为二的辩证思维方法,探索疾病的本质。同时,还要引导学生养成科学、严谨、细致、规范的工作作风,建立"临床视角看超声,哲学视角看超声,团队视角看超声,沟通视角看超声"的四维临床工作思维理念。

4. 坚持医术与医德教育相结合的原则 医术主要是技能的培养训练,通过规范化操作来熟悉掌握和不断提高。任何医术的发挥,都离不开医德的影响。良好的人格品质,会使医术的水平发挥极致。因此,超声教学实践中要注意引导学生学习了解伦理、心理、法律、人际交往等人文知识,让学生牢固树立起全心全意为人民服务的人生理念与奋斗目标。临床实习过程中,要引导学生如何去关心照顾好患者;超声检查结论中,如何能体现从患者最大利益出发,坚持"有所为,有所不为",努力使检查结果与事实真相相符或接近。

5. 系统学习和毕业实习有机结合 超声诊断学的课程分为系统学习和毕业实习两个阶段:系统

学习应包括教学大纲所规定的课堂讲授及其相结合的临床示教和课间实习；毕业实习是在上级医师指导下进行实际操作，直接为患者服务，并通过实践提高学生的诊断能力。

课堂讲授时应以教学大纲为准，讲授常见病、多发病。本书有些内容可在毕业实习阶段结合病例学习，不必均在课堂讲授。

第三节 超声诊断技术的发展过程

最早将超声波技术应用于医学领域是在 20 世纪 40 年代，至今已有八十多年的历史，主要经历了 A 型和 M 型超声阶段、二维或灰阶超声阶段、多普勒超声阶段和新技术发展与应用阶段。超声诊断技术的发展主要依赖于探头技术和信号处理技术的不断发展，受益于 80 年代后信息技术的革命和不断创新。

1. **A 型和 M 型超声阶段** 20 世纪 40 年代，欧美的一些医生，如 Dussik 等将工业上应用的超声波技术改进后应用于颅脑，通过分析回波的幅度变化了解脑组织的变化，开始了 A 型超声的临床探索和应用过程，这种超声诊断方法一直持续到 80 年代。1954 年瑞典的 Edler 首次报道了应用超声光点扫描法诊断心脏疾病，即 M 型超声心动图。A 型和 M 型超声的成熟临床应用是在 60—80 年代，并为临床提供了许多有价值的信息，形成了一门独特的诊断技术，其应用领域已覆盖到颅脑、眼球、心脏、乳腺、腹腔脏器和妇产。

虽然现在他们的应用已越来越少，但他们却奠定了现代超声诊断的基础，尤其是 M 型超声心动图开启了实时、动态显示和分析心脏结构的方法，建立了延续至今的检查方式、流程、术语和正常参考值，相关的专业杂志和书籍相继出版发行。

2. **二维或灰阶超声阶段** 二维超声的首次提出是在 1949 年，美国 Howry 获得了上臂横切面的二维超声图像，但图像分辨率较差，不能进行测量。以后的几十年，探头技术得到了长足的发展，二维超声应用的主要是扫描式探头，包括线性扫描、扇形扫描、凸形扫描和环形扫描探头等，它们以不同形态和不同灰阶的切面图像显示。探头的频率一般在 2~10MHz，低频探头主要用于深部脏器和组织，而高频探头用于浅表脏器和组织。扫描的帧频大于 24 帧/s 即可达到实时显示效果，灰阶的多少表示分辨结构的能力。随着探头技术和信号处理技术的不断发展，二维超声图像的显示已越来越清晰，测量越来越便捷和准确。现代二维超声的帧频一般都在 50~60 帧/s 以上，灰阶一般可达到 256 个。

二维超声技术是里程碑式的革命，是人类历史上第一次无创伤性从体外实时观察人体生理状态下的解剖结构和病变结构。通过二维超声可以实时观察脏器组织的位置、形态和结构，病灶的位置、大小、数量、回声性质、几何形状、有无包膜、动态变化及与邻近组织的关系等。此外，还可以通过二维超声对心脏等的功能进行定量评价。同时，在二维切面基础上的 M 型超声变得简捷、规范和准确。频谱多普勒、彩色多普勒血流显像和组织多普勒等特殊显像也都是在二维切面图像上得以完成。

二维超声的临床应用大大地提高了疾病的正确诊断率，逐渐成为临床必不可少的诊断方法。至今，二维超声已成为现代超声诊断学的核心内容，得到了临床的广泛认可和推广，其应用领域几乎遍及全身的各脏器和组织，二维超声临床应用相关的大量专业学术论文、声像图谱和教科书等相继发表或出版。

但二维超声却有一个明显的应用限制——不能检测血流。

3. **多普勒超声阶段** 早期的多普勒超声应用是在 20 世纪 50 年代，以单独的笔式探头为主，为连续式频谱多普勒，用于探测心脏内的血流速度，它的优点是能探测最大血流速度，但不能定位。70 年代以后，随着计算机技术的快速进步，通过应用距离选通门技术，具有定位功能的脉冲多普勒技术得以发展起来，它可以准确定位血流，但由于技术本身的限制，即 Nyquist 极限，不能探测高速血流，这样连续波和脉冲波二者的结合应用就成为必然选择。

频谱多普勒具有丰富的时间和速度参数,应用这些参数不仅可以定性诊断狭窄性、反流性和分流性疾病,还可以定量分析血流量的变化及房室、心室之间或跨瓣的压力梯度,用于评价心血管内的容量、压力变化和心脏的功能,其结果与有创的检查结果有很好的一致性,已成为临床上广为应用的无创性定量方法。

20 世纪 80 年代开始,彩色多普勒血流显像、能量多普勒和组织多普勒等特殊显像在脉冲式多普勒技术上改良发展而来,是超声诊断学发展历史上的另一个里程碑。彩色取样框叠加在二维切面上,可以设定为由 N 个取样容积构成,每个取样容积内包含有血流的三要素:血流方向、速度和性质,通过彩色编码分别由红或蓝、亮度和彩色混叠来表示,完成了对体内血流的动态显示。彩色取样框单位面积的取样容积数量越多,彩色分辨力越高,对信号处理技术的要求也越高。

90 年代以后,彩色多普勒血流显像技术日臻成熟,并在临床上得到了迅速的应用和普及。彩色多普勒血流显像技术可以直观且快速地显示血流的起源、走行、速度和性质,对多点起源血流的显示更具优势。同时,可以在二维超声的背景下显示血流与结构之间的相互关系。

多普勒超声技术的临床应用有效地解决了二维超声不能检测血流的问题,大大地提高了超声诊断的准确率,尤其是在心血管疾病中的诊断和鉴别诊断,心脏功能的定量评价中发挥着重要的作用。

4. 新技术发展与应用阶段　进入 21 世纪后,超声诊断学的各项技术和方法得到了进一步的发展与创新,这些技术或单独应用,或联合应用,更加拓展和延伸了超声诊断技术的应用范围和深度,将超声诊断从解剖学成像逐步过渡到功能性成像和分子生物学成像。

(1) 实时三维超声心动图(real-time three-dimensional echocardiography,RT-3DE):早在 20 世纪 50 年代就提出了三维心脏超声的概念,但由于技术限制,80—90 年代的三维图像是在系列二维图像重建后完成的,包括静态和动态三维图像,操作复杂和耗时长,多局限在研究层面。目前 RT-3DE 应用的是容积成像技术,成像迅速,做到了一键化操作,实时在机测量,并可以辅助光学技术,在经胸或经食管心脏超声检查都取得了令人欣喜的效果。同时实时三维超声技术的应用领域也逐步从心脏扩展到胎儿、腹腔脏器、血管和乳腺等器官,已经成为临床上广为应用的高端超声显像技术。

(2) 超声造影(contrast-enhanced ultrasound,CEUS):应用能经过肺循环的新型造影剂(或称增强剂)可观察生理和病理状态下器官与组织的微循环灌注,提高了良恶性肿瘤的检出率和准确率。同时还可以将造影剂作为特殊的载体,携带药物或基因,通过超声靶向微泡破裂技术达到靶向治疗的目的。在超声介导下,微泡破裂时产生的空化效应和机械作用使细胞的通透性大大增加,使靶基因更易进入组织细胞内,进而大大地提高了基因的转染和表达,有报道转染率可提高 3 000 倍。将特制的示踪造影剂和特异性分子结合,可实现超声分子成像,实现分子靶定位,在超声诊断和治疗方面都有令人期待的应用前景。

(3) 介入超声:包括诊断和治疗两方面。诊断方面有超声引导下穿刺活检,超声造影检查,经食管超声心动图检查,经阴道、经尿道和经直肠超声检查,术中超声检查和经血管内超声检查等。另一方面是介入治疗,包括物理治疗和化学治疗,尤其在肝脏恶性肿瘤的治疗中具有微创、效果好的优势。介入超声发展迅速,已经成为超声诊断学中的重要分支,在临床诊断和微创治疗中发挥着越来越重要的作用。

(4) 斑点追踪成像(speckle tracking imaging,STI):主要用于检测和重建心肌组织的实时运动和形变,对心肌运动进行定量分析。目前有两种方式,二维 STI 和三维 STI,目前二维 STI 已经广泛应用于临床,作为检测早期心脏功能减低的准确方法,并被写入相关指南。三维 STI 还存在技术上的限制,处于临床研究阶段,但可以预期三维 STI 未来会在准确性和可重复性方面取得进展,成为常规临床应用技术。

(5) 超声弹性成像(ultrasound elastography):应用超声技术检查人体组织弹性或硬度的方法,根据原理上的不同,分为压力弹性成像(press elastography,PE)、剪切波弹性成像(shear wave elastography,SWE)和声脉冲辐射力弹性成像(acoustic radiation force impulse,ARFI)。弹性成像主要应用于乳腺、前列腺、甲状腺和肝脏的检查,对判定肿物的良恶性和组织的纤维化有辅助作用。

（6）血管内超声（intravascular ultrasonography,IU）:主要应用于冠状动脉的检查,通过心导管前端安置特制的超小型高频探头,10～40MHz,用于观察冠状动脉内斑块和管壁结构,能准确评价斑块特征、狭窄类型和程度及血流变化等。另外还可以用于血管疾病的检测,如动脉内夹层样病变和血管异常起源等。

（7）人工智能技术（artificial intelligence technology,AI）:近年来 AI 已经广泛应用于临床实践中,在改善超声工作流程,提高检查效率,智能获取图像和识别病灶,辅助快速判定肿物性质,一键化测量和分析,3D 解剖模型显示,结合光源的可视化显示技术和远程实时自动扫查等方面取得了令人振奋的可喜成果。相信未来随着科技的快速发展,AI 必将在超声医学领域发挥越来越大的作用。

（8）5G 在超声医学中的应用:基于高清、高通量、云计算、AI 和互联网的 5G 超声远程控制和管理平台系统,突破了地理位置和时间限制,完成实时超声远程操作、扫查、诊断和会诊、质控、教学和继续教育等多场景、多功能应用,改变了传统诊疗模式,有助于全面提升超声医学质量和基层医院超声医生的服务能力。

此外还有应用于心脏检测的一些新技术,如超声 3D 打印、血流矢量图成像和超声减影成像等。这些新技术的应用,极大地提高了对心脏结构和血流的深度研究,并在体外了解心肌的生物学特性、病理变化、心腔内血液流动状态与变化和电生理变化等方面收到了较好的效果。

随着科学技术的不断发展,超声诊断学的内容、方法和作用也在不断增加和提高,早已不再局限于单纯的形态学诊断,而是在其基础上更多地进行功能研究和分子水平的研究,同时也将在疾病的微创介入治疗和分子生物学治疗等方面开辟更广阔的领域。毋庸置疑,超声医学有着可持续发展的美好前景。

第四节　超声检查的规范化报告单格式

常规成人超声检查报告格式主要内容有一般信息,检查方法、内容及评价,超声图片和超声提示。

（一）一般信息

1. 人口学内容　包括姓名、性别、年龄,住院信息、联系方式、检查日期、症状、体征等,通常在报告单的上方。

2. 其他内容　检查地点、检查仪器、检查方法、存储方式、图像质量和检查者及确认者,除检查者及确认者在最下方外,其他各项在报告单的上方。

（二）检查方法、内容、描述及图片

1. 方法　常用的检查方法有二维超声,频谱多普勒超声和彩色多普勒血流显像,特殊检查方法有超声造影、组织多普勒、经食管超声心动图和弹性成像等。

2. 内容　包括解剖结构、血流动力学参数和主要测量值。

3. 描述　要具有真实性、系统性、准确性、客观性和科学性,争取做到发现异常、描述完整、依据充足、层次清晰、术语准确,重点突出。

4. 图片　应显示异常,清晰易懂,衬托评价,支持结论。

以上这些主要位于报告的中间位置。

（三）超声提示

1. 指示性或提示性病因。

2. 结构性异常。

3. 血流动力学异常。

4. 功能性异常。

5. 待定性提示。

这些内容一般在报告单的下方。

（任卫东　黄丽萍）

参考文献

[1] 任卫东,马春燕. 超声诊断基础与临床应用图解. 北京:化学工业出版社,2020.

[2] 姜玉新,张运. 超声医学高级教程. 北京:人民军医出版社,2012.

[3] 金征宇. 医学影像学. 北京:人民卫生出版社,2005.

[4] 任卫东,常才. 超声诊断学. 3 版. 北京:人民卫生出版社,2013.

第二章　超声诊断的基础和原理

超声为物体的机械振动波,属于声波的一种,其振动频率超过人耳听觉上限阈值[20 000 赫兹(Hz)或 20 千赫兹(kHz)]。医学超声(medical ultrasound)是利用超声波的物理特性,通过研究声波在人体组织器官传播中的声学特性,为临床进行诊断或治疗的一门学科。

超声诊断为应用较高频率(1~40MHz,常用为 2.2~20MHz)超声作为信息载体,从人体内部获得某几种声学参数的信息后,形成图形(声像图,血流流道图)、曲线(A 型振幅曲线,M 型心动曲线,流速曲线)或其他数据,用于对疾病的信息进行分析。近年来,在声像图等引导下可作各种穿刺、活检、造影或治疗(介入超声),亦属于广义的医学超声范畴。

第一节　诊断超声的物理特性

一、声源、声束、声场与分辨力

(一) 声源

能发生超声的物体称为声源(sound source)。超声声源亦称为超声换能器(transducer),通常采用压电陶瓷(钛酸钡、锆钛酸铅、钛酸铅等)、压电有机材料(PVDF,PVDF$_2$)或混合压电材料(压电陶瓷与压电有机材料的混合物)组成。加以电脉冲后即转发声脉冲。用超声换能器制成可供手持检查用的器件则称超声探头。探头品种甚多,可分为单晶片机扫描型、多晶片电子扫描型、多晶片相控扇扫描型、相控环阵机扫描型等。此外尚有单平面、双平面、腔内式等多种专用探头(图 2-1)。

超声波的传播符合波的传播规律。在介质中传播通常有如下 3 种波形。①纵波:当媒质中粒子振动的方向与波传播的方向平行。固体介质当其体积发生交替变化时均能产生纵波。②横波:粒子振动的方向与波传播的方向垂直。由于介质除了能承受体积变形外,同时承受切变变形,因此,当其有剪切应力交替作用于介质时均能产生横波。横波只能在固体介质中传播。③表面波:在两种介质的界面中传播,具有纵波和横波的双重性质的波。可看成是由平行于表面的纵波和垂直于表面的横波合成。

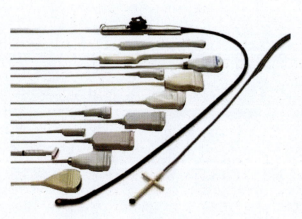

图 2-1　各种类型的探头

(二) 声束

声束(sonic beam)是指从声源发出的声波,一般它在一个较小的立体角内传播。声束的中心轴线称为声轴(beam axis),它代表超声在声源发生后其传播的主方向(图 2-2)。如沿声轴作切面,则获得声束平面图。声束两侧边缘间的距离为束宽。

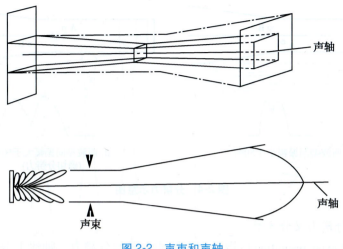

图 2-2　声束和声轴

（三）声场

近场与远场:声束各处宽度不等。在邻近探头的一段距离内,声束宽度几乎相等,称为近场区（near field）或 Fresnel 区,近场区为一复瓣区,此区内声强高低起伏;远方为远场区（far field）或 Fraunhöffer 区,声束开始扩散,远场区内声强分布均匀。近场区的长度（L）与声源的面积（r^2）成正比,而与超声的波长成反比（图 2-3）,即:

$$L(mm) = r^2(mm^2)/\lambda(mm),\ 或\ L(mm) = r^2(mm^2) \cdot C(mm/s)/f(MHz)$$

其中 $C \approx 1.5 \times 10^6 mm/s$。

远场区声束扩散程度的大小亦与声源的半径及超声波长有关,用 θ 代表半扩散角时,则:$\sin\theta = 1.22\lambda/D$,或:$\sin\theta = 0.61\lambda/r$,因此,$\theta$ 愈小,声束扩散愈小。

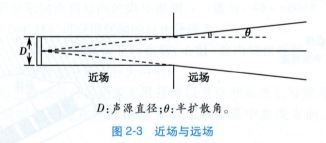

D:声源直径;θ:半扩散角。

图 2-3　近场与远场

近场区及远场区都有严格的物理定义,它随探头工作频率及探头发射时的有效面积而变化。实用超声仪上 near 及 far 名为近段（程）及远段（程）调节,而非近场区及远场区。

平面型声源无论在近场区或在远场区中声束的束宽均嫌过大,使图像质量下降。故需加用声束聚焦（focusing）技术。单片型探头一般在其表面加置声透镜聚焦;多阵元型探头需用两种聚焦方法——加置半圆柱形声透镜使声束在探头的短轴方向聚焦;使用多阵元的相控发射及相控接收使声束在探头的长轴方向聚焦。

（四）分辨力

分辨力（resolution）为超声诊断中极为重要的技术指标。可分为两大类:基本分辨力及图像分辨力。

1. 基本分辨力　指根据单一声束线上所测出的分辨两个细小目标的能力。正确分辨力的测定系两个被测小靶标移动至回声波形与波形间在振幅高度的 50%处（−6dB）能分离时,此时两小点间距为确切的分辨力（图 2-4）。模拟试块上测试分辨力受总增益及深度增益补偿（DGC）调节而明显改变,

表 2-1　人体正常组织的密度、声速和声特性阻抗

介质名称	$\rho/(\text{g}\cdot\text{cm}^{-3})$	$c/(\text{m}\cdot\text{s}^{-1})$	$Z/$ $(\times10^{6}\text{Pa}\cdot\text{s}\cdot\text{m}^{-1})$	测试频率/ MHz
空气(22℃)	0.001 18	334.8	0.000 407	—
水(20℃)	—	1 483	1.493	—
羊水	1.013	1 474	1.493	—
血浆	1.027	1 571	—	1
血液	1.055	1 571	1.656	1
大脑	1.038	1 540	1.599	1
小脑	1.030	1 470	1.514	—
脂肪	0.955	1 476	1.410	1
软组织(平均值)	1.016	1 500	1.524	1
肌肉(平均值)	1.074	1 570	1.784	1
肝	1.050	1 570	1.648	1
脾	—	1 520~1 591	—	—
肾	—	1 560	—	1
心脏	—	1 572	—	1
脑脊液	1.000	1 522	1.522	—
颅骨	1.658	3 860	5.571	1
甲状腺			1.620~1.660	
胎体	1.023	1 505	1.540	
胎盘		1 541		
角膜		1 550		
前房水	0.994~1.012	1 495	1.486~1.513	
晶状体	1.136	1 650	1.874	
玻璃体	0.992~1.000	1 495	1.483~1.510	
巩膜	—	1 630		
皮肤	—	1 498		
软骨	—	1 665		
肌腱	—	1 750		
子宫(活体,37℃未孕妇女)	—	1 633±2		5
子宫(妊娠,活体37℃)	—	1 625±1.63		5
乳腺(活体,30℃)	—	1 510±5		2
乳腺(甲醛浸泡,23℃)	—	1 450±1 570		7
胆石		1 400±2 200		2.25

4. 界面(boundary)　两种声特性阻抗不同的物体接触在一起时,形成一个界面(图 2-8),接触面的大小称为界面尺寸。尺寸小于超声波长时为小界面;反之称为大界面。不同频率超声在人体软组织中的波长参见表 2-2。

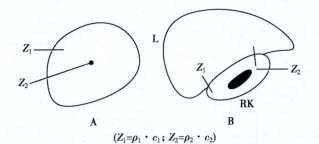

$(Z_1=\rho_1 \cdot c_1; Z_2=\rho_2 \cdot c_2)$

L:肝脏;RK:右肾;Z_1、Z_2:两介质的声特性阻抗;ρ:介质密度;c:声速。

图 2-8 超声界面
A. 小界面;B. 大界面。

表 2-2 不同频率超声在人体软组织中波长

频率/MHz	波长/mm	频率/MHz	波长/mm
1	1.5	6	0.25
2	0.75	7	0.21
2.25	0.67	7.5	0.2
2.5	0.6	10	0.15
3	0.5	15	0.1
3.5	0.43	18	0.083
5	0.3	20	0.075

均质体与无界面区:在一个脏器、组织中如由分布十分均匀的小界面组成称为均质体;无界面区仅在清晰的液区中出现。液区内各小点的声特性阻抗完全一致。人体内无界面区在生理情况下可见于胆囊内胆汁、膀胱中尿液、成熟卵泡以及眼球玻璃体;在病变情况中可见于胸腔积液、腹腔积液、心包积液、盆腔积液、囊肿、肾盂输尿管积水等。

三、人体组织对入射超声的作用

人体组织对入射超声可产生多种物理现象,表现为声像图的各种特征。

1. **散射(scattering)** 小界面对入射超声产生散射现象。散射使入射超声能量中的一部分向各个空间方向分散辐射,故散射无方向性。其返回至声源的回声能量甚低。但散射回声来自脏器内部的细小结构,其临床意义十分重要(图2-9)。

2. **反射(reflection)** 大界面对入射超声产生反射现象。反射使入射超声能量中的较大部分向一个方向折返,大界面反射遵守 Snell 定律,即:①入射和反射回声在同一平面上;②入射声束与反射声束在法线的两侧;③入射角与反射角相等,$Q_i = Q_r$(图 2-10)。

平滑大界面如入射角过大,可使反射声束偏离声源,则回声失落,在声像图上不显示这个界面。

反射的能量大小取决于界面两侧介质的声特性阻抗差。组织间(介质)的声特性阻抗相差

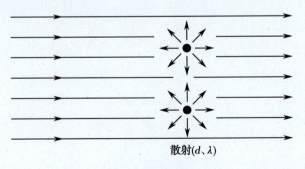

散射(d、λ)

图 2-9 超声的散射

越大,反射率越大;当声特性阻抗差大到一定程度时,可造成超声的能量几乎全部反射,不再到达深部组织,例如空气软组织界面和骨骼软组织界面。如声特性阻抗相差较小时,两种介质构成的界面反射率小,仅一小部分被反射,大部分透射到深层组织,当发射的能量低到一定程度可造成图像上不能显

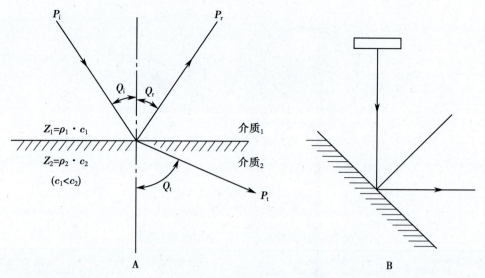

P_i:入射超声;P_r:反射超声;P_t:折射超声;Q_i:入射角;Q_r:反射角;Q_t:折射角;Z_1、Z_2:介质的声特性阻抗。

图 2-10　超声的入射、反射和折射
A. Snell 定律;B. 入射角过大,回声失落。

示。均匀的介质中不存在声特性阻抗差,故无超声反射,换能器接收不到该处的回声,例如胆汁和尿液中就没有回声,声像图上出现无回声的区域。介质间的声特性阻抗相差 0.1% 即可出现超声反射,超声检查是一种比较灵敏的方法。

3. **折射(refraction)**　由于人体各种组织、脏器中的声速不同,声束在经过这些组织间的大界面时产生声束前进方向的改变,称为折射。折射角与入射角的正弦比值和界面两侧的声速比值相等(图2-11)。由于折射效应,示波屏上的声像图在实际上是一幅多向扭曲的图形。折射可使测量及超声导向两方面产生误差。

4. **全反射(total reflection)**　如第二介质中声速大于第一介质,则折射角大于入射角。入射角增大至某一角度时,可使折射角等于 90°,即折射声束与界面平行。此时的入射角称为临界角。入射角大于临界角时,折射声束完全返回至第一介质称为"全反射"(图 2-12)。全反射不遵守 Snell 定律

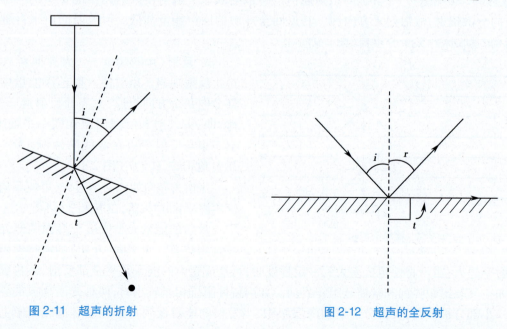

图 2-11　超声的折射　　　　　　　　　　**图 2-12　超声的全反射**

中的第 3 个条件。全反射发生时不能使声束进入第二介质,该区因"失照射"而出现病灶两侧边缘后方的"折射声影"(图 2-13,图 2-14)。

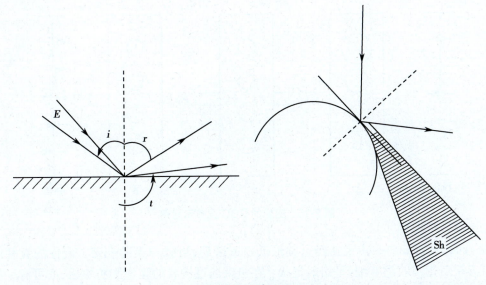

图 2-13　折射声影

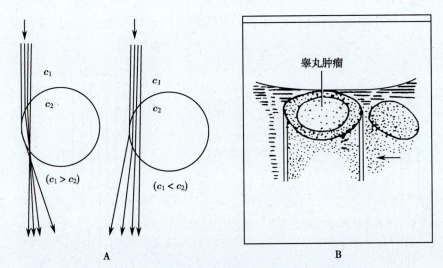

A　　　　　　　　　　　　B

图 2-14　超声穿透球形物体的两次折射及对图像的影响
A. 两次折射示意图;B. 睾丸肿瘤折射声影(箭头所示)。

5. 绕射(diffraction)　又名衍射。在声束边缘与大界面之间的距离,等于 1~2 个波长时,声束传播方向改变,趋向这一界面,称为绕射现象(图 2-15)。声束绕过物体后仍以经偏斜后的方向传播。

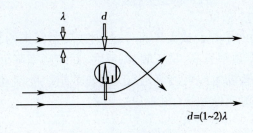

图 2-15　超声的绕射

6. 衰减(attenuation)　声束在介质中传播时,因小界面散射、大界面的反射、声束的扩散以及软组织对超声能量的吸收等,造成了超声的衰减。声衰减系数(α)的单位为 dB/cm。在人体组织中,超声的弛豫吸收引起声衰减系数 α 与频率近似成正比,即 $\alpha = \beta f$[式中 β 也为声衰减系数,单位 dB/(cm·MHz),f 为超声频率]。人体软组织的衰减计算比较复杂,一般来说声衰减与选用的频率 1 次幂成正比,与距离的 1 次幂成正比。由于衰减现象的普遍存在,故需在仪器设计中使用"深度增益补偿(DGC)调节",使声像图深浅均匀(图2-16)。

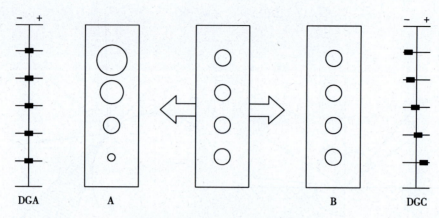

图2-16　图像的 DGC 调节示意图

7. 会聚(convergence)　声束在经过圆形低声速区后,可致声束的会聚。液性的囊肿或脓肿后方可见声束会聚后逐步收缩变细,呈蝌蚪尾状。在声束通过梭状的腹壁脂肪块后,亦可有一些声束会聚产生(图2-17)。

8. 发散(divergence)　声束在经过圆形高声速区后,可致声束的发散。实质性含纤维成分较多的圆形肿块后方可见声束发散,呈"八"字形。有些肿瘤内含纤维较多,其后方常呈发散现象(图2-18)。

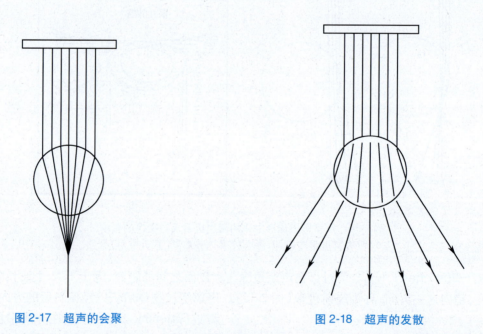

图2-17　超声的会聚　　　　　　　　图2-18　超声的发散

9. 多普勒效应(Doppler effect)　入射超声遇到活动的小界面或大界面后,散射或反射回声的频率发生改变,称为多普勒频移。界面活动朝向探头时,回声频率升高,呈正频移;反之,回声频率降低,呈负频移。频移的大小与活动速度成正比。因此,利用多普勒效应可测算出有无血流或组织的活动、活动方向及活动速度,以此原理发展成彩色多普勒超声血流成像系统(图2-19)。

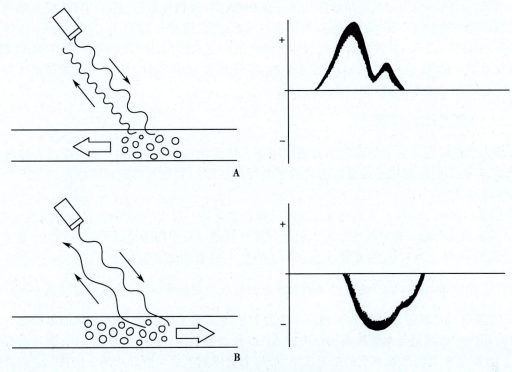

图 2-19　超声多普勒效应
A. 多普勒正频移；B. 多普勒负频移。

四、入射超声对人体组织的作用

超声携带能量大小差别较大。脉冲式超声通常可分为 4 种超声声强（acoustic intensity）：①空间平均时间平均声强；②空间平均时间峰值声强；③空间峰值时间平均声强；④空间峰值时间峰值声强。其中，空间峰值时间平均声强（SPTAI，或 I_{SPTA}）在生物效应中最重要。20 世纪 70 年代中期曾建议 SPTAI 不得大于 $100mW/cm^2$。但近来发现即使 SPTAI ≤ $100mW/cm^2$，仍可使细胞分裂时姊妹染色体互换率增加，活体血小板计数增加并出现伪足，红血细胞膜抗原松解及氧结合力下降。在妇产科常规诊断时，可导致妇女提早排卵，胎儿出生体重低及儿童诵读困难等。在人体组织中对超声敏感者有中枢神经系统、视网膜、视神经、生殖腺、早期妊娠胚胎、胎儿颅脑、胎儿心脏等。对这些脏器的超声检查，每一受检切面上其固定持续观察时间不应超过 1min，建议往复扫查，从而降低进入该组织的平均声能量。如果对同一区域组织仍需观察，可在相隔 2~3min 后再至先前的感兴趣切面固定观察，但持续观察时间仍不应超过 1min。

须予注意的是：即使在同一超声诊断设备、同一探头和同一工作频率时，随着显示方式的不同而可产生完全不同的 SPTAI。例如：二维声像图显示时探头发射的超声声强 SPTAI 为 $100mW/cm^2$，而彩色声像图显示时 SPTAI 可达 $600~800mW/cm^2$，频谱多普勒显示时 SPTAI 升高达 $1000mW/cm^2$。因此，对不同的检测脏器行不同显示方式时，必须调整声强到安全值以下。国际上对超声声强的使用极限值报告［EDA 510(k)］如表 2-3 所示。

表 2-3　EDA 510(k)超声诊断声强使用数据

名称	声强使用极限值（mW/cm^2）	名称	声强使用极限值（mW/cm^2）
心脏	430	眼球	17
周围血管	720	胎儿及其他[*]	94

注：[*] 其他包括腹部、术中、儿科、浅表器官、新生儿头颅、成人颅脑。

1994 年开始,国际新规定在超声诊断仪上用热指数(TI)及机械指数(MI)。TI 为探头输出的声功率与从计算所得使受检组织升温 1℃ 所需声功率之间的比值,又可分为①TI_b:指声束经软组织至骨骼表面条件下的 TI 值;②TI_c:指声束经过探头近区的骨骼再进入体内软组织条件下的 TI 值;③TI_s:指声束在单纯软组织中的 TI 值。MI 为超声空化效应的重要参数,为声轴线上的弛张期峰值负压除以声脉冲频宽的中心频率平方根值,即 $MI = P_R / (f_C)^{1/2}$。

五、人体血流动力学基础

血流动力学是将流体力学的观念和方法应用在人体血液流动的研究中,从而探讨人体血液流动的变化规律,并为不同病理状态对血液流动的影响提供依据。利用差频超声方法可以显示和研究血液的各种变化规律。

1. **血流量(blood flow)**　是指在单位时间内流经血管某一截面的血容量(体积),又称容积速度。单位为 ml/min 或 L/min。超声检查中可以通过计算血管截面面积和通过该平面的平均血流速度估计血流量,公式为 $Q = V_{mean} \times A$(Q:血流量,V_{mean}:平均流速,A:血管截面面积)。

泊肃叶定律(Poiseuille law)是适用于层流状态的血液流动规律,可以计算出血流量 $Q = \dfrac{\pi r^4 \Delta P}{8 \eta L}$;其中,$Q$ 代表血流量,ΔP 是管道两端的压力差,r 为血管半径,L 是血管长度,η 为血液的黏滞度。由该式可知单位时间内的血流量与血管两端的压力差 ΔP 以及血管半径 r 的 4 次方成正比,而与血管的长度 L 成反比。也就是在其他因素不变的情况之下,如果血管甲的半径为血管乙的 2 倍,那么,前者的血流量是后者的 16 倍。所以血管直径是决定血流量多少的重要因素。

2. **血流速度(blood flow velocity)**　指血液中某一质点在血管内移动的速度。当血液在血管内流动时,血流速度与血流量成正比,而与血管的横截面积成反比。

3. **血流方式**　是指血液在管道中流动的形式,可以分为层流(laminar flow)和湍流(turbulence flow)。层流是一种规则运动,在层流的情况下,液体每个质点的流动方向一致,均与管道长轴平行,但各质点的流速可不同,在管道中央轴心处流速最快,越近管壁的轴层流速越慢,各轴层速度矢量为抛物线图。正常情况下人体血液循环属于层流形式。然而当血流速度加速到一定程度时层流即可被破坏,血液中各个质点的流动方向不一致并出现旋涡,称为湍流。在湍流的情况下不适用泊肃叶定律,可用雷诺数(Reynolds,Re)来判断。通常当雷诺数超过 2 000 时,即可形成发生湍流。当血流速度快、血管口径大、血液黏滞度低的情况时,容易发生湍流。正常情况下,心室内存在着湍流,一般认为这有利于血液的充分混合。病理情况下,如房室瓣狭窄、主动脉瓣狭窄以及动脉导管未闭等,均可因湍流形成而产生杂音。

4. **血流阻力(resistance to blood flow)**　指血液在血管内流动时所遇到的阻力。其造成的原因为血液流动时的摩擦,从而导致势能或动能转化为热能。因此,血液流动时的能量逐渐消耗,使得血液流动的压力差逐渐降低。湍流时血液的流动方向不一致,阻力更大。血液黏滞度的变化也可以影响血流阻力。在其他因素恒定情况下,黏滞度越高,血管阻力越大。正常血液的黏滞度为水的 4~5 倍。

第二节　超声诊断的显示方式及其意义

超声诊断的显示方式甚多,最常用者有 2 类 5 型。还有一些其他类型目前使用尚不普遍。

一、脉冲回声式

脉冲回声式(pulsed echo mode)的基本工作原理:①发射短脉冲超声,脉冲重复频率(PRF)500~1 000Hz 或者更高;②接收放大,因体内回声的振幅差别在 100~120dB(10^5~10^6),除高速数字化技术外,一般必须使用对数式放大器;③数字扫描转换技术,使各种扫查形式的超声图转换成通用的电视制扫描模式;④显示图形,根据工作及显示方式的不同,可分为 3 型。

1. A型　为振幅调制型(amplitude modulation)。单条声束在传播途径中遇到各界面所产生的一系列散射和反射回声,在示波屏时间轴上以振幅高低表达。即示波屏的 x 轴自左至右代表回声时间的先后次序,它一般代表人体软组织的浅深(可在电子标尺上直读);而 y 轴自基线上代表回声振幅的高低(图 2-20)。

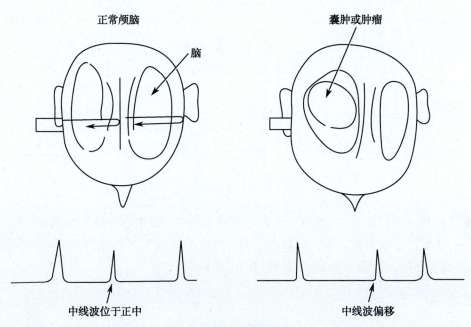

图 2-20　A 型超声

A 型仪为单声束取样分析法,它不能形成直观图形。另外,示波屏上所显波形振幅因受非线性放大及显示压缩等影响,它不与真正的回声振幅成正比关系(相差甚大),已逐步被淘汰。目前在眼科临床中仍有应用,但仅取其距离深度测量作分析依据。

2. B型　属辉度调制型(brightness modulation)。B 型的基本原理为将单条声束传播途径中遇到的各界面所产生的一系列散射和反射回声,在示波屏时间轴上以光点的辉度(灰度)表达。B 型示波屏时间轴在 y 轴上(与通用的 A 型仪不同)。B 型超声诊断仪的完整含义为超声成像(或图像)诊断仪,它包括下列 3 个重要概念:①回声界面以光点表达;②各界面回声振幅(或强度)以辉度(灰度)表达;③声束顺序扫切脏器时,每一单条声束线上的光点群按次分布成切面声像图(图 2-21)。

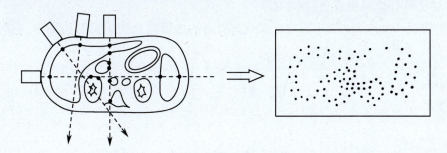

图 2-21　B 型超声

本型又分灰阶(grey scale)、彩阶(color scale)显示,与静态(static)和实时(real-time)显示等。目前临床最常应用的为实时(帧频>24f/s;8~23f/s 应称准实时)及灰阶(灰阶数>64)或彩阶仪器。另外,根据探头与扫查方式,又可分线扫(linear scan)、扇扫(sector scan)、凸弧扫(convex linear scan)及圆周扫(radial scan)等。以凸弧扫的适应范围最广。

3. M 型 为活动显示型(time-motion mode),原理为:①单声束取样获得界面回声;②回声辉度调制;③示波屏 y 轴为距离轴,代表界面深浅;④示波屏 x 轴为另一外加的代表慢扫描时间基线,代表在一段较长时间内(数秒至数十秒)的超声与其他有关生理参数的显示线(图 2-22)。

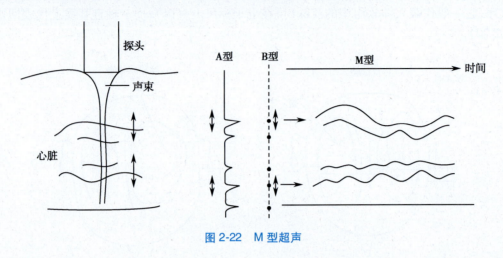

图 2-22 M 型超声

M 型获得"距离-时间"曲线,主要用于诊断心脏病及胎动、胎儿心率及心律测定。自从扇扫出现并发展完善后,M 型已屈居其次。常在扇扫的实时心脏成像中调节 M 型取样线,作选定心脏或瓣膜结构在时相上的细致分析。M 型可丰富、完善扇扫的图像诊断。

二、差频回声式

差频回声式(frequency shifted mode)的基本工作原理为:①发射固定频率的脉冲式或连续式超声波;②提取频率已经变化的回声(差频回声);③将差频回声频率与发射频率相比,获得二者正负差量值;④显示。

根据工作及显示方式的不同,可分为 2 型:

1. D 型(Doppler mode)速度曲线 D 型为差频(或:频移)示波型。单条声束在传播途径中遇到各个活动界面所产生的差频回声,在 x 轴的慢扫描基线上沿 y 轴代表其差频的大小。通常慢扫描时基线上方显示正值的差频,下方显示负值的差频,振幅高低代表差频的大小。如输入"声轴-流向"夹角数值,则经 $\cos\theta$ 计算可直接显示血流流速。曲线谱宽代表取样线段经过管腔所获得的多种流速范围,各点的辉度代表不同流速间统计分布。另一种则为模拟曲线显示型,只能表示差频回声中功率最大的成分。D 型又可分为两种亚型(图 2-23):

(1) 连续波式(continuous wave):对声束线上所有的血管内血流均可获得回声,它可测得的最大

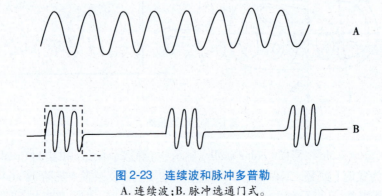

图 2-23 连续波和脉冲多普勒
A.连续波;B.脉冲选通门式。

流速不受限制,但无距离分辨力,不能区分浅、深血管中流速。在此式中,又分 3 种不同性能的装置。①非方向性:只估计流速高低而不显示方向;②方向性:可分别显示血流正、负向;③双向性:可在同一瞬时显示正、负两种不同方向上的血流。

（2）脉冲选通门式（range gated）:脉冲发射与 A 型仪类似。接收器中设选通门,其门宽及浅深均属可调（门宽从 0.5~20mm 可调;门深从 0cm 的皮肤面至 20cm 处可调）;这一亚型一般均为双向型显示。其不同点为扫描式显示抑或卷轴式显示。此外,有专用的差频频谱分析软件及频谱图显示等。

2. D 型彩色描绘（Doppler color flow mapping,CFM）　近来获得快速发展。通常用自相关技术以迅速获得一个较大腔室或管道中的全部差频回声信息,然后予以彩色编码显示。一般要求为:

（1）彩色分离:通常用红黄色谱代表一种血流方向,蓝绿色谱代表另一种方向。并用红色表示低流速,愈往黄色,流速愈高,最高流速为白色（代表屏幕显示色）;以蓝色表示另一方向的低流速,愈往绿色,流速愈高,最高流速为白色（代表屏幕显示色）。

（2）彩色实时显示:用于追踪小血管行径。

三、时距测速式

时距测速式为另一原理的超声彩色血流流速成像。它不用多普勒原理,而直接用短脉冲超声测定一群红细胞在单位时间内所流动的距离,从而算出流速并用彩色编码显示。本法能获得连续的瞬时（每 10ms）流速剖面及血管内径,故可用超声计算符合正确理论要求的血管内血流量。

四、非线性血流成像

应用血液中注射超声造影剂（大量微气泡群）对入射超声产生能量较大的二次谐频,二次谐频的频率为发射超声中心频率的 2 倍。提取二次谐频的信息成像可实时显示血管中造影剂的流动,血流图像特别清晰。亦即可用于观察脏器内血管分布,研究有关疾病中正常或异常血供。谐频本身由于超声的非线性效应产生,故名为超声非线性血流成像。

五、弹性成像

1991 年 Ophir 等首先提出了弹性成像（elastography）原理,近年来得到了迅速的发展。目前主要应用和研究领域包括乳腺、甲状腺、前列腺、血管壁等部位的病变;同时新的组织弹性成像技术肝纤维化的判断诊断等方面也得到应用。

弹性成像的基本原理是当对组织施加力（包括内部自身或外部、动态或静态/准静态）的激励,由于组织自身的弹性力学等物理特性的存在,组织将产生响应,包括位移、应变、形变等,组织在沿着探头的纵向压缩,收集被测体在力作用前后的形态、位置等变化信息,估计组织内部不同位置的位移,从而计算出变形程度并以灰阶或彩色编码形式成像。通常情况下,弹性成像以彩色编码叠加在实时二维超声图像之上。超声成像中,从外界输入人体的"振动原"其频率属兆赫兹（MHz）级;但在弹性成像中,从外界输入人体的"振动原"其频率甚低,仅为数赫兹至数千赫兹（最高亦不超过 20kHz）。因其振动源不是超声,故不能称"超声弹性成像",而只能正确命名为"声弹性成像"。"声弹性成像"方是一个科学性术语,请注意英语正确命名为"acoustic elastography"。

临床应用中,当组织被压缩时,组织内所有的质点均产生一个纵向（压缩方向）的应变,如组织内部弹性系数分布不均匀,组织内的应变分布也会有所差异。弹性系数较大的区域,引起的应变比较小;反之,弹性系数较小的区域,相应的应变比较大。技术上通过互相关技术对压缩前、后的射频信号进行延时估计,可以估计组织内部不同位置的位移,从而计算出组织内部的应变分布情况。声弹性成像的技术分类较多,根据给力方式不同,声弹性成像技术分为 3 种:①压迫性弹性成像（compression elastography of strain imaging）；②间歇性弹性成像（transient elastography）；③振动性弹性成像（vibration sonoelastography）。

剪切波弹性是利用声激励引起组织产生横波（剪切波），剪切波的传播速度和组织的杨氏模量（组织硬度参数）密切相关，通过测量剪切波速度可以计算杨氏模量，$E(kPa) = 3rc^2$（E：杨氏模量，单位 kPa，r：组织密度，c：剪切波速度）。显示方法包括点剪切波速度测量方法、二维或三维剪切波分布显示方法。

六、超声造影技术

软组织的散射回声强度是血细胞的 1 000～10 000 倍，故血细胞（主要为红细胞）在二维图呈现"无回声"。超声造影是通过造影剂增强血液的散射信号强度，从而使得二维超声可以显示血流的存在，达到对某些疾病进行鉴别诊断的目的。超声造影微泡有良好的散射性，并能产生丰富的谐频信号以及受声压作用下可被击破重要特性。高质量的新型超声造影剂应具有如下特点：①安全性高、副作用低；②微泡直径和大小均匀，直径小于 8μm，可自由通过毛细血管，有类似红细胞的血流动力学特征；③可产生丰富的谐频；④具有一定的稳定性，在人体血液中可以维持一定时间不被破坏。

除新型超声造影剂外，超声造影技术还包括造影谐频成像、间歇式超声成像、能量对比谐频成像、反向脉冲谐频成像、受激声波发射成像、低机械指数成像、造影剂爆破成像等方法。具备超声造影功能的超声设备必须有足够的带宽、高动态范围，能提供充分的参数，如：造影时间、MI 和声强及实时动态硬盘存储功能等。低机械指数成像为目前常用的超声造影技术，当机械指数（MI）低于 0.08 时称为低机械指数，此时可最大程度上保护造影剂微泡不被超声能量击破。

七、其他

超声诊断中还有其他各种显示方式。如：

1. C 型显示（C-mode）　为等深（constant depth）显示技术。

2. F 型显示（F-mode）　为变深度可挠曲切面式（flexible）显示技术。

3. 三维显示（three-dimensional display）　为程序连续的 B 型切面组成空间信息的立体组图。又可分为：

（1）静态三维：用于静态脏器。采集信息时间在 15～120s。

（2）动态三维：一般用于心血管成像，同时记录心电图及切面空间连续变换的二维超声图。三维重建时按前、后心电图上同一时相点的不同空间回声信息组图。收集各切面信息时缓慢；但三维重建后回放图像时与心电同步，从回放图上观察可见"收缩、舒张时的心脏活动状态"。

（3）实时三维：应用二维阵探头在短期间内获得与在时间上几乎一致、在空间上完全相符的三维活动图形。

4. T 型显示（T-mode）　属穿透式超声，如 X 线摄片的原理。

5. 超声 CT（ultrasound computed tomography）　将 X 线 CT 原理用于超声，从而获得声速重建或衰减重建图。

6. 超声全息（acoustical holography）　应用激光全息原理，将单一的超声换能器在水槽中分裂成 2 束超声（同一频率）。其中一束超声透过人体组织，透过的声束获得组织的调制信息，称"物体束"；另一束仅在水中通过到达液面，称"参考束"。使物体束与参考束在液面相交，形成"干涉条纹"，再以激光束照射该液面，其反射的激光束中可提取超声全息信息。另一条研究途径为利用反射式超声与入射超声本身的信息使之相干（干涉），在理论上亦可获得超声全息的信息。两种方法均在探索研究中。

7. 超声组织定征　利用多种声学参数的相互组合，以分析、鉴别某些脏器中不同疾病的声学参数改变,用于组织声学特征的研究。声学参数包括与频率相关的散射特性、吸收特性、衰减特性、频移特性、与温度有关的声速特性等。目前尚属研究阶段。

第三节　与图像伪差相关的某些常见超声效应

此处的超声效应主要指超声本身的一些比较复杂的物理效应,由此可造成图像伪差(imaging artifact)致使错误分析而可影响超声诊断。常见的超声效应可分如下 10 种。

一、混响效应

声束经过体内平滑大界面时,部分声能量反射回到探头表面之后,又从探头的平滑面再次反射并第二次进入体内。因此,这是多次反射中的一种。由于第二次反射再进入体内的声强明显减弱,故在一般实质脏器成像时,其微弱二次图形叠加在一次图形中,不被察觉;但如大界面下方为较大液性无回声区时,此微弱二次图形可在液区的前壁下方隐约显示。所显示的图形为大界面上方图形的重复、移位。偶然地,在上方组织较薄或提高仪器增益后,可出现三次图形,移置于二次图形的下方,更为暗淡。混响效应(reverberation effect)多见于膀胱前壁及胆囊底、大囊肿前壁,可被误认为壁的增厚、分泌物或肿瘤等(图 2-24)。

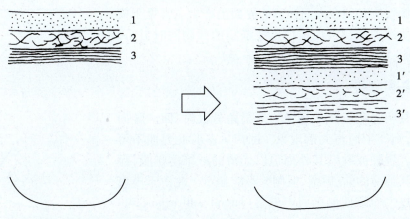

1:皮肤层;2:皮下组织层;3:肌肉层;1':皮肤层混响效应;2':皮下层混响效应;
3':肌肉层混响效应。

图 2-24　混响效应

二、振铃效应

振铃效应(ringing effect)又名声尾,系声束在传播途径中遇到一层甚薄的液体层,且液体下方有极强的声反射界面为形成条件。通常在胃肠道及肺部容易产生。胃肠道管腔内常含较多气体,气体与软组织或液体间的声反射系数在 99.9% 以上,使绝大部分的入射声返回。超声波在薄层液体两侧的声界面之间(肠壁和肠腔内气体-液体界面)来回往复多次反射。这种多次反射发生在一个薄层小区内,每作一次往复其声能略有减低。随着反射次数的增加,减低亦渐显著。声像图上见到长条状多层重复纹路分布的光亮带,极易辨认。如胃肠道内气体略有变动,则此亮带的部位及内部纹路亦快速变换,如闪光一般。振铃效应的回声带常超越声像全长,抵达甚远处。振铃效应亦可在胆道内气体下方出现,可作为与胆道内泥沙样结石的鉴别要点(图 2-25)。胆囊壁内胆固醇小体伴少量液体时,其后方出现的彗星尾(comet tail)亦为振铃现象。

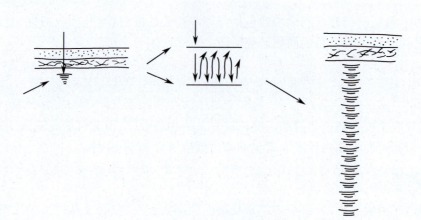

图 2-25 振铃效应

三、镜像效应

镜像效应(mirror effect)亦称为镜面折返虚像,类似光学中的"镜像"。声束遇到深部的平滑镜面时,镜面把声波反射到与之接近的(界面),靶标的反射回声沿原路达镜面再次反射回探头,从而在镜面两侧距离相等显示形态相似的声像图。镜像效应必须在大而光滑的界面上产生。常见于横膈附近。一个实质性肿瘤或液性占位可在横膈的两侧同时显示。横膈的浅侧为实影,深者为虚影或镜像(图 2-26)。

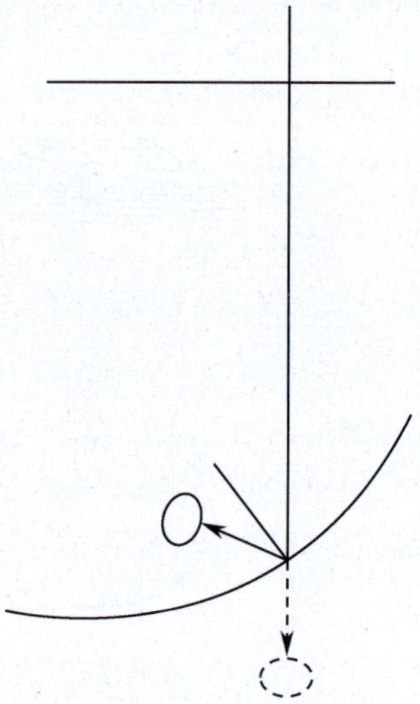

四、侧壁失落效应

大界面回声具明显角度依赖现象。入射角较大时,回声转向他侧不复回探头,则产生回声失落现象。回声失落时此界面不可能在屏幕上显示。囊肿或肿瘤其外周包以光滑的纤维薄包膜,超声常可清晰显示其细薄的前、后壁,但侧壁不能显示。此由于声束对侧壁的入射角过大而致使侧壁回声失落(lateral wall echo dropout)(图 2-27)。

图 2-26 镜像效应

五、后壁增强效应

声束在传播过程中必然随深度的增加其能力不断衰减,但设计者为使声像图显示深浅均匀、可比,故必须利用深度增益补偿(DGC)调节系统。后壁增强效应是指在常规调节的 DGC 系统下所发生的图像显示效应,而不是声能量有所增强的效应。DGC 调节使与软组织衰减的损失一致时,获"正补偿"图。而在整体图形正补偿,但其中某一小区的声衰减特别小时,例如液区,则回声在此区的补偿过大,成"过补偿区";其后壁亦因补偿过高而较同等深度的周围组织明亮,称为后壁增强效应(posterial wall enhancement effect)。此效应常出现在囊肿、脓肿及其他液区的后壁,但几乎不出现于血管腔的后壁。有些小肿瘤如小肝癌、血管瘤的后壁,亦可略见增强(图 2-28)。

与此对应,后壁增强必然伴有后方回声增强效应。但病灶后方应有散射体存在方可显示。

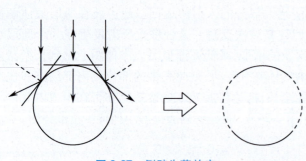

图 2-27 侧壁失落效应

六、声影

声影(acoustic shadow)指在常规 DGC 正补偿调节后,在组织或病灶后方所显示的回声低弱甚或接近无回声的平直条状区。声影系声路中具较强衰减体所造成。如前所述,衰减由于多种因素所综合形成。高反射系数物体(如气体)下方具声影;高吸收系数物体(如骨骼、结石、瘢痕)下方具声影;兼具高反射及高吸收系数者更具明显声影(图 2-29)。

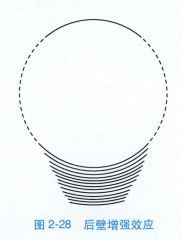

图 2-28　后壁增强效应

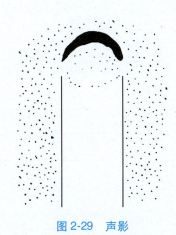

图 2-29　声影

七、侧后折射声影

侧后折射声影(posterio-lateral shadowing due to refraction)发生于圆形病灶周围有纤维包膜(声速较软组织高)的情况下,当入射角大于临界角时产生全反射现象,从而导致界面下方第二介质内的失照射,即在圆形病灶的两侧侧后方显示为直线形或锐角三角形的清晰声影。侧后折射声影只能从超声物理的角度提示病灶(或脏器)具有声速较高的外壁,多为致密的纤维组织组成,而不能推断该病灶的性质,例如:液性或实质,良性或恶性。在胆囊的纵切面中,胆囊底部及胆囊颈部常伴侧后折射声影,不要以此错误推断该声影的上方胆囊内必然有结石存在。

八、旁瓣效应

旁瓣效应(side lobe effect)系指第一旁瓣成像重叠效应。声源所发射的声束具一最大的主瓣,它一般处于声源的中心,其轴线与声源表面垂直,故名为主瓣。主瓣周围存在对称分布的数对小瓣,称旁瓣。旁瓣声轴与主瓣声轴间形成大小不同的角度。最靠近主瓣的旁瓣为第一旁瓣,与主瓣声轴间呈 10°~15°角。通常第一旁瓣的发射超声能量为主瓣的 15%~21%。主瓣在扫查成像时,旁瓣亦同时在扫查成像。但旁瓣对同一靶标的测距长且图形甚淡,旁瓣图重叠在主瓣图上,形成虚线或虚图(图 2-30)。

旁瓣效应常在显示子宫、胆囊、横膈等处发生。表现为膀胱暗区内的薄纱状弧形带、胆囊暗区内斜形细淡回声点分布及多条横膈线段。

九、部分容积效应

病灶尺寸小于声束宽度,或者虽然大于束宽,但部分

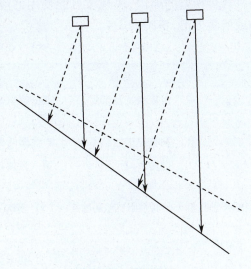

图 2-30　旁瓣效应

处于声束内时,则病灶回声与周围组织的回声重叠,产生部分容积效应(partial volume effect)。部分容积效应较多见于小型液性病灶(图 2-31)。例如小型肝囊肿因部分容积效应,常可显示其内部出现细小回声(系周围肝组织回声重叠于无回声的液体之上),而难以与实质性肿块鉴别。在此情况下,应立即观察有无后壁增强效应及后方回声增强效应;液性病灶明显存在,而实质性病灶不存在或仅轻微存在。

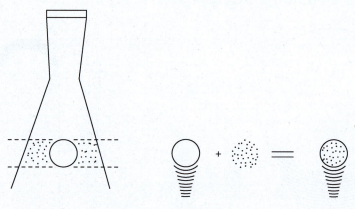

图 2-31　部分容积效应

十、折射重影效应

声束经过梭形或圆形低声速区时,产生折射现象。折射使声束偏向,但成像于垂直的示波屏扫描线上。显然,由于折射致使实物与图像间产生了空间位置的伪差。由于双侧的内向折射,则 1 个靶标可同时被两处声束所测到。因此,显示了 2 个同样的图像并列一起,如同两个真实的结构,此为折射重影效应(duplicated imaging effect due to refraction)。在上腹部剑突下横切时,常可显示肠系膜上静脉为 2 个并列的血管重影;而腹主动脉亦常可同样显示为 2 个并列的血管重影(图 2-32)。

各种伪差的原因、表现及可能使用的降低伪差或避免方法,参阅表 2-4。

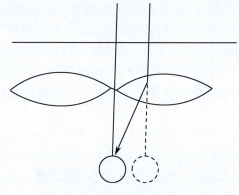

图 2-32　折射重影效应

表 2-4　伪差

	原因	表现	减低或避免
声发射	声束束宽及聚焦	部分容积效应	改善聚焦性能;或调节发射聚焦至出现伪差区
	扫查声束能量不均	声像图两侧低弱、模糊	使用"侧方增益补偿"(LGC)
	旁瓣效应	第一旁瓣成像与主瓣二维图形重叠、造成模糊及多余低淡虚像	用"变迹法"及"声跟踪镜法"避免
组织声学特性	声特性阻抗差别过大	(1) 多次发射 A:混响伪差 B:彗星尾 (2) 镜像效应	(1) 用"声特性阻抗匹配"探头 (2) 变换探头在体表的位置及声束入射角度

续表

原因		表现	减低或避免
组织声学特性	声速差别过大	（1）侧壁回声失落 （2）折射定位伪差 （3）双像伪像 （4）侧后声影 （5）图形扭曲失真 （6）脏器底面形态失真	（1）变换探头部位及声束方向（显示原失落区） （2）声束与被测物间垂直或尽量减少θ角 （3）变动探头在体表部位；或旋转探头90°；或加压后观察 （4）变动探头在体表部位（可对原声影区显示）
	衰减	（1）后壁和/或后方增强 （2）模糊声影 （3）清晰声影	—
	交叉散射	内部结构模糊	
其他	仪器调节不当	（1）DGC调节不当 （2）总增益调节不当 （3）灰度及对比度调节不当	（1）重新调节DGC （2）重新调节总增益 （3）重新调节灰度和对比度
	图形识别伪差 时间发展伪差		

（常　才）

参考文献

［1］任卫东,常才.超声诊断学.3版.北京:人民卫生出版社,2013.

［2］GOLDBERG B B,MCGAHAN J P.超声测量图谱.2版.张缙熙,译.北京:人民军医出版社,2008.

［3］郭万学.超声医学.6版.北京:人民军医出版社,2011.

第三章 腹部超声检查的方法学

第一节 检查前准备

在进行超声检查时,为了取得清晰的图像,达到满意的诊断效果,必须作好检查前准备工作。

一、患者检查前准备

胆道、胰腺、胃肠道超声检查需在检查前一天晚餐后禁食。对于胰腺及后腹膜血管的检查,在超声检查时可饮水充盈胃腔,以此作"透声窗",获得后方胰腺及后腹膜血管的清晰图像,减少胃肠气体干扰。胆道系统检查前一天清淡饮食,晚餐后至检查当天禁食,使胆囊充盈胆汁,以利于胆囊内病变的显示。在需要评价胆囊收缩功能或了解胆管系有无梗阻时,需备用脂肪餐。胃肠道的超声检查,也需在检查前一天清淡饮食;晚餐后禁食,在检查当天可嘱患者饮用胃肠超声对比剂,减慢胃排空速度,以利于胃壁及肠道管壁各层的显示;妇产科或前列腺等盆腔内脏器超声检查无须禁食,但需适度充盈膀胱作为"透声窗",使盆腔内脏器显示清晰。

二、超声医师准备

超声检查开始前,超声医师需详细了解患者病史,明确检查目的。根据患者检查项目做相应的准备,如探头的选择等,如患者病史不清或全身状态不佳等,需与临床医师取得联系,以配合完成超声检查。超声检查诊室内应安装空调设备,保持室温在 25℃±3℃ 范围。一方面,患者检查时部分身体(胸、腹部)裸露,因此气温不宜过低;另一方面,超声仪器需有适宜的环境温度,如果室温过高,超过30℃时,仪器散热效率下降,可导致仪器损坏或工作异常。同时,条件许可时,应加热耦合剂以减少因温度过低对患者皮肤的刺激。

第二节 超声诊断仪器与探头的选择

一、超声诊断仪器的类别

目前 B 型超声诊断仪(简称 B 超,黑白超声仪)仅显示二维灰阶切面图像,已逐步淘汰,应用较少。多数临床机构及体检中心目前广泛使用的是彩色超声诊断仪,在显示二维灰阶超声图像的基础上,可检测感兴趣区内彩色多普勒血流信号,直观地显示血管形态、血流方向、流速、阻力指数和血流性质(层流或湍流)等,同时亦兼有 M 型、PW、CW 等多种功能。

二、超声探头的种类与功能

超声仪器的主要部件之一为超声换能器即探头(probe)。医用超声探头种类繁多,就其工作方式而言,有电子扫描式和机械扫描式。电子扫描式包括线阵型(linear array)、凸阵型(convex array)和电子相控阵型(electronic phased array);机械扫描式有机械扇形探头(mechanical sector probe)。在机械扇形探头中,有摆动式(oscillator)和旋转式(rotating scanning),摆动式因其噪声大且易损耗,图像质量亦较差,已被旋转式所取代。旋转式扇形探头具有噪声低、无振动、较小的体表接触面积、图像质量好等优点。电子线阵型近区视野较大,容易观察脏器之间的关系,但探头较大操作不方便,且需较大"声窗",不适宜作肋间探测。凸阵型探头除具有较大的近区视野,也具有更大的远区视野,探头与体表接触面较线阵型为小,操作方便,适于肋间和盆腔部分扫查,在腹部脏器检查中最为通用。电子相控阵扇形探头具有体积小而轻巧、分辨力较高,能同时显示二或更多通道的 M 型图像等优点,适用于在心脏超声仪中使用。环阵型探头系由 7 片以上直径不同的同心圆环晶体组成,用相控聚焦方法可以获得轴对称的细声束,因而有较高的侧向及横向分辨力(图 3-1)。

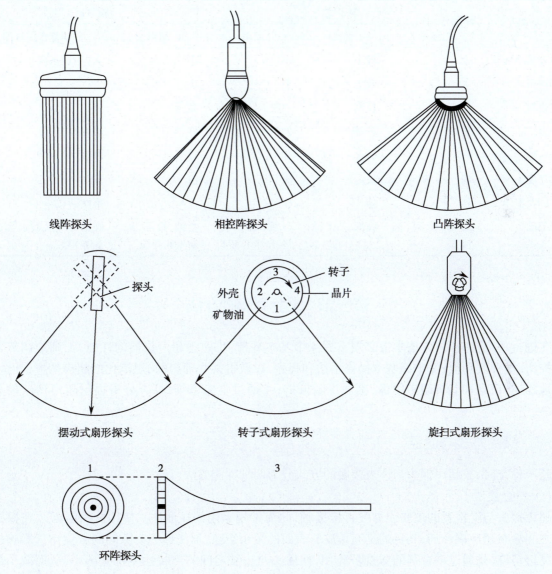

环阵探头:1.晶片平面;2.晶体截面;3.聚焦声束。

图 3-1　超声探头的种类

　　另外,根据不同临床需要,还有许多特殊类型的超声探头。如穿刺探头(biopsy probe)、腔内探头(endoluminal probe)、术中探头(intraoperative probe)、腹腔镜超声探头(laparoscopic probe)等。穿刺探头是将探头的中央留一楔形槽用于放置穿刺针,也可设计成在探头的左侧(或右侧)附加一个穿刺支架作为引导装置,利用这类探头可以借助超声图像来指导穿刺和定位准确。腔内探头是指可放入患者体内的超声探头,以便能更靠近目标脏器,获得更为清晰的图像。如经直肠超声探头

（transrectal probe）、经阴道超声探头（transvaginal probe）、经尿道超声探头（transureteral probe）和经食管超声探头（transesophageal probe）等，根据扫查方式分为机械径向扫查和电子扫查两种。经食管探头已由单平面发展到多平面成像。近年来，随着高频微型探头的研制成功，腔内超声探头取得快速发展，已研制成功一种微小的导管式超声探头（细径探头），频率为 20～40MHz，外径仅 2mm。其不仅能在血管腔内采用，还可在许多非血管腔内使用（如胆管和胰管内）。几种常用探头的应用特点列表如下（表 3-1）。

表 3-1　几种常用探头的应用特点

类别	电子式			机械式	
	线阵	凸阵	扇形	扇形	自动复合扫查型
与体表接触面积	大	较小	小	小	大（通过水床）
近区视野	大	较大	小	小	大
每帧线数	高	较高	一般	高	最高
分辨力	较好	较好	欠佳	好	最好
伪像	有	有	有	较少	较少
成像速度	快	快	快	快	慢
B/D 同时显示	佳	佳	佳	差	不能
适用范围	腹部、产科、表浅部	腹部、妇产科	心脏、妇产科、眼、新生儿颅脑	心脏、腹部、眼、新生儿颅脑	腹部、产科、浅表部（乳腺等）

第三节　超声探测方法

在进行超声检查时，方法学上必须掌握 4 个基本环节：①熟悉超声仪器的性能，正确地调节各个参数控钮，发挥其功能；②掌握基本操作手法和程序，以获得某些理想的、规范化的超声图像；③全面、正确地描述、记录和分析超声图像，确立诊断依据；④通过临床思维，综合分析提示超声诊断信息或结论。

一、探测方式与途径

超声检查时，按超声探头与体表接触的方式分为两种探测方法。

（一）直接法

超声探头与受检者的皮肤或黏膜直接接触，此为常规采用的探测法。使用此法时必须在探头与皮肤之间涂布超声耦合剂，其目的是充填皮肤表面的微小空隙，不使这些空隙间的微量空气影响超声波的穿透；其次是通过耦合剂的"过渡"作用，使探头与皮肤之间的声特性阻抗差减小，从而减小超声能量在此界面的反射损失。

（二）间接法

在超声扫查探测时，探头与人体之间插入水囊、Proxon 耦合（延迟）块或其他材料。采用间接探测的目的有：①使被探测部位落入声束的聚焦区，且避免近场的干扰；②使表面不平整的被测部位得到耦合平整，有利于探头放置和扫查；③使某些娇嫩的被测组织（如眼角膜）不受擦伤。此法主要用于浅表器官的探测。

超声探测的途径，常规采用经体表途径，亦可根据不同病变的需要采用腔内或术中途径，腔内包括经食管、经直肠、经阴道、经尿道和经血管腔内等。

二、探测基本程序与操作方法

为了获得理想的图像,除应注意仪器的正确调节外,还须注意以下的一些基本程序和手法。

(一)要清除或避免探头扫查中气体的干扰

诸如在某些空腔脏器和深部组织检测时充盈液体,如饮水后充盈胃腔以清除胃内气体,便于观察胃腔内的病变或以此为"透声窗"观察胰腺等腹膜后病变。同时,探测过程中必须充分涂布耦合剂以清除探头与皮肤间薄层气体,减少声能的衰减。

(二)利用某些生理解剖特点进行观察

如空腹时胆囊内胆汁充盈,便于观察胆囊内病变,并可利用脂餐试验其收缩功能。又如以呼吸活动配合,观察腹腔内脏静脉血管系统,用瓦尔萨尔瓦动作使肺内压与胸膜腔内压升高,以减少静脉回流从而可使肝静脉和下腔静脉显示清晰。

(三)灵活运用各种不同超声切面识别脏器及病灶

无论以横向或纵向扫查时,探头扫查移动的手法主要有以下几种:

1. **顺序连续平行切面法或称"编织"式扫查法** 即在选定某一成像平面后,依次将探头沿该平面平行移动作多个平行的切面图像,并从各个连续的声像图中,观察分析脏器内部结构及病灶的整体情况(图3-2)。

2. **立体扇形切面法** 即定点摆动扫查法在选定某一成像平面后,不移动探头在体表的位置,仅以探头面利用皮肤肌肉的弹性,按一定角度上下摆动,构成立体扇面图像,以观察分析脏器及病灶的整体情况(图3-3)。

3. **十字交叉切面法** 即纵横平面相交扫查法。对某一切面为圆形图像时为了鉴别是圆球形抑或是管形,采用此法予以纵横相交切面可资识别(图3-4)。此外,在对病灶中心定位穿刺引导时亦可采用此法,即十字交叉中心定位法。

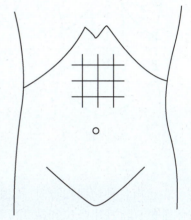

图3-2 顺序连续平行切面法

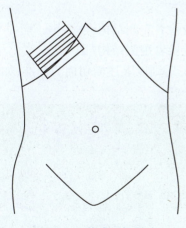

图3-3 立体扇形切面法

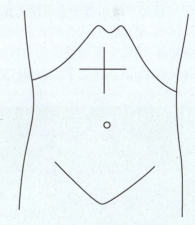

图3-4 十字交叉切面法

4. **对比加压扫查法** 即用探头加压腹部,并于两侧对称部位进行比较观察回声有无变化,可予鉴别真假肿块。

三、超声图像方位标识方法

(一)扫查的切面

在超声扫查过程中为了观察病变的形态和位置,需以体表某些解剖标志为基准,取得各种不同方位的切面图像。如在腹部扫查时常见的解剖标志有腹部正中线、脐平面、髂嵴平面、剑突、肋缘、髂前上棘、耻骨联合等。背面以脊柱棘突、肩胛角、第12肋骨下缘以及髂嵴上缘作参考点、参考线,以确定成像平面的方位与距离。

在取得的超声图像中,常用的扫查切面有(图3-5):

1. **矢状面扫查**(sagittal scan) 纵切面的一种,以扫查面由前向后并与人体的长轴平行。

2. **横向扫查**(transverse scan) 横切面、水平切面,即扫查面与人体长轴垂直。

3. **斜向扫查**(oblique scan) 斜切面,即扫查面与人体的长轴成一定角度。

4. **冠状面扫查**(coronary scan) 冠状切面或额状切面,即扫查面与人体侧腹部和人体额部平行,亦属纵切面的一种。

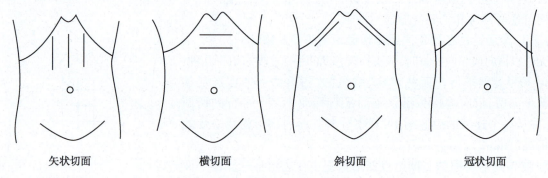

矢状切面   横切面   斜切面   冠状切面

图3-5 腹部常用扫查切面示意图

在超声各种切面扫查时,可根据不同的要求采取不同的体位,主要有仰卧位、俯卧位、左侧卧位、右侧卧位、坐位、半卧位和站立位等。

(二) 图像方位的标准

超声图像反映人体某一部位的切面结构,因而应准确说明它们的空间位置,参照目前国内外通用的标准表述如下:

1. **仰卧位扫查** 即相当于在受检者足端观察。

(1) 横切面:图像左侧示受检者右侧结构,图像右侧示受检者左侧结构(图3-6)。

(2) 纵切面:图像左侧示受检者头部结构,图像右侧示受检者足侧结构(图3-7)。

(3) 斜切面:如斜切面近乎横切面(即探头倾斜角度不大),则以上述横切面为标准;如斜切面近

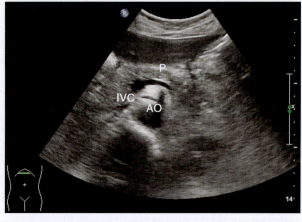

图3-6 上腹部横切面声像图
示胰腺(P)及下腔静脉(IVC),胰头和下腔静脉在图像左侧。

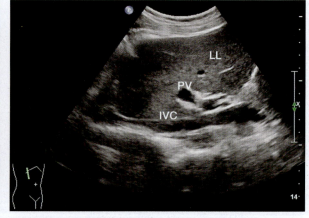

图3-7 上腹部纵切面声像图
示肝左叶(LL)及下腔静脉(IVC),头端在图像左侧。

乎纵切面(即探测倾斜角度过大),则以纵切面所示为标准,即图像左侧示右侧结构,图像右侧示左侧结构(图3-8)。

(4)冠状切面:左、右侧冠状切面图像左侧示受检者头侧结构,图像右侧示足侧结构(图3-9)。

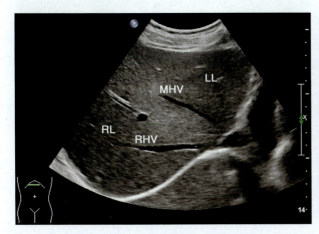

图3-8　右上腹肋缘下斜切面声像图
示肝右叶(RL)及肝右静脉(RHV),头端在图像左侧。

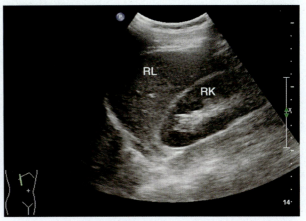

图3-9　右上腹部冠状切面声像图
示右肾(RK),上极在图像左侧。

2. 俯卧位扫查

(1)横切面:图像左侧示受检者左侧结构,图像右侧示受检者右侧结构。

(2)纵切面:图像左侧示受检者头侧结构,图像右侧示受检者足侧结构。但俯卧位时,各切面图像内上方显示为背侧结构,图下方显示为腹侧结构。

各个脏器超声探测时应根据上述方位标准,观察和存图,力求统一和规范化以便比较观察和交流。

四、多普勒超声

二维超声显像是超声检查的主体部分,当今高性能的超声诊断仪同时具有彩色多普勒血流成像和频谱多普勒装置。

彩色多普勒血流显像(color Doppler flow imaging,CDFI)系在多点选通式多普勒基础上,将其所接收的信号经自相关技术处理,并以伪彩色编码方式来显示血流的流动变化;或者以时域法直接测定红细胞群的流动速度,用自相关技术处理,即以红、蓝、绿3种基本颜色为基础,通常将朝向探头的血流定为红色,背离探头的血流定为蓝色,湍流以绿色表示。正向湍流的颜色接近黄色(红色与绿色混合所致),负向湍流近于湖蓝色(蓝色与绿色混合所致)。人体正常血流状态属于层流,故显示出纯正的红色或蓝色,而红、蓝色的亮度与其相应的血流速度成正比。由彩色多普勒所显示的实时二维血流图能形象直观地显示血流的方向、流速、宽度和血流的流动性质。

在实际使用超声诊断仪时,通常在二维灰阶图像上先选择彩色多普勒以观察人体脏器或病变的血流分布与走向,依据彩色多普勒所显示的血流信息便于准确地选用脉冲多普勒进行重点部位血流取样检测,获取相应的血流曲线,并测定其有关血流动力学参数(图3-10、图3-11)。

频谱多普勒可用脉冲多普勒(pulsed wave Doppler,PW)和连续多普勒(continous wave Doppler,CW)两种方式显示。二者的区别在于:脉冲多普勒是通过"距离选通"来进行深度定位,采样分析血流曲线,即获取血流信号是通过取样容积(sample volume,SV)的位置和大小来进行的。SV位置的上下移动,可调节取样深度,SV的大小也可调节,其大小视需要而变。SV宽度一般调至2~3mm。对血管内取样,SV宽度应基本与所测血管内径一致,以便能准确显示中心与周边的血流状况。

但脉冲多普勒在测定某部位血流速度过高时即会产生血流混叠现象(aliasing),高速血流时,由于

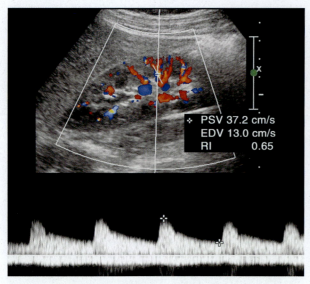

图 3-10　肾脏彩色多普勒

示肾脏内各级血管(红色为肾动脉,蓝色为肾静脉)
并测得肾段间动脉血流图。

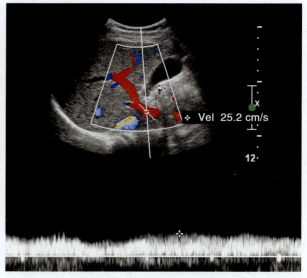

图 3-11　肝脏彩色多普勒

示门静脉右支(红色)及下腔静脉切面(蓝色)并测
得门静脉血流曲线图。

频谱值(f_d)超过 1/2PRF(脉冲重复频率),即尼奎斯特(Nyquist)极限值,故产生频谱的混叠:正性频移将错误地表现为负性频移(频谱曲线中基线上方的频谱转移至底线上方),反之亦然。混叠现象的出现给频谱曲线分析造成了困难,影响到对高速血流的检测。

　　连续多普勒的脉冲重复频率实际上就是超声波发射的频率,理论上可以测出极高速度血流而不会产生频谱混叠。故便于对高速血流的检测。但连续多普勒不可能采用时间延迟电路,因此无距离选通能力。它所接收到的多普勒信号是取样声束经过途径中所有血流信号的总和,因此不利于准确进行深度定位分析。故在进行频谱多普勒检测时,尤以在心脏疾病的诊断分析中需二者结合应用,相互补充。对于腹部内脏病变血流的检测,脉冲多普勒已能满足临床诊断的要求,便于准确地定位分析某些特定部位的血流动力学参数。

五、超声造影

　　超声造影(contrast-enhanced ultrasound,CEUS)系将超声造影剂通过周围血管的注入,使其进入人体器官或病灶内,以增强脏器或病灶的灰阶或血流信号,提高与其周围组织的反差和血流信号强度,进而获得更多的图像信息量。在早期心脏超声造影中常用的超声造影剂有过氧化氢溶液(双氧水)、二氧化碳等,它们利用自身产生的微气泡对声波在各方向上散射而产生的声波信号的增强进行成像。目前已较少应用。20 世纪 90 年代出现各种新型商用型经周围静脉途径注射的超声造影剂研制成功,如血清白蛋白空气微泡包裹剂(Albunex)及半乳糖空气微泡包裹的造影剂(Echovist,Levovist)。Albunex 充气式微泡虽可通过肺毛细血管到达左心,达到左心造影效果,但心脏的收缩压力易破坏其白蛋白壳膜,因此它不能作为全身血流的超声造影剂。水溶性半乳糖超声造影剂有两种:Echovist 和 Levovist,前者不能通过肺屏障,后者能够通过肺屏障,也能耐受心脏收缩的压力而用作全身血流增强剂。Levovist 的微气泡直径为 1~8μm(平均直径 3μm),且该造影剂中含有 0.1%棕榈酸,它可以对微气泡形成弹性保护膜以延缓气泡扩散到血液中去,增强效果良好。21 世纪初在国内上市的另一类超声造影剂声诺维(SonoVue),为一种由磷脂包裹六氟化硫气体的微气泡,其微粒直径 2.5μm。经周围静脉注射后能达到脏器或病灶实时灰阶增强的效果,已在临床得到认可并广泛应用。同时,超声造影的运作必须保证所用的超声诊断仪中配备超声造影软件,以支持超声造影的开展。目前临床所用的超声造影技术为谐频成像技术,以二次谐频波为主,即发射频率为 f_0,接收谐频波动频率为 $2f_0$。这种二次谐频波成像的信噪比显著提高,可明显增强造影剂的微泡信号区域,同时抑制周围组织信号,构成清晰的谐波的超声造影图像。近年来,新型造影剂示卓安(Sonazoid)获批在国内使用,也是微泡型超声造影剂,可被肝脏单核吞噬细胞系统 Kupffer 细胞所摄取,因此在肝脏超声造影检查中,示卓安超声造影较声诺维超声造影多出一个 Kupffer 期,利用 Kupffer 期将有助于对肝脏病变的精准定性和更多恶性病变的检出。目前超声造影同增强 CT 及增强 MRI 一样,已成为临床诊断中重要的影像学检查方法之一。

第四节　超声回声描述与图像分析内容

一、回声描述与命名

超声图像是由许多像素所构成,像素的亮暗反映了回声的强弱。反映在显示屏上从最亮到最暗的像素变化过程即从白色到灰色再到黑色的过程称为灰度(gray)。将灰度分为若干等级,即为灰阶(gray scale)。在显示屏上一侧用格数表示灰阶的标志称为灰标(mark of gray scale)。人体的被测脏器与病灶的切面图像即是根据各种不同界面的灰阶强度、回声的空间范围和几何形状等来加以描述。

(一) 回声强度

根据图像中不同灰阶强度大小将其回声信号分为①强回声(strong echo):指灰度达最明亮,后方常因衰减而形成声影(acoustic shadow),如结石和各种钙化灶等即是此类表现;②高回声(hyperecho):灰度强度达较明亮水平,后方常不伴声影,如肾窦和纤维组织等呈此类回声;③等回声(isoecho):指灰阶强度呈中等水平,如正常肝、脾等实质脏器的回声;④低回声(hypoecho):灰阶强度呈中低水平(灰暗)的回声,如肾皮质等均质结构即表现为此类回声;⑤弱回声(poor echo):表现为透声性较好的和呈很低水平的回声,如肾锥体和正常淋巴结的回声即属此类;⑥无回声(anecho):均匀的液体内无声阻差异的界面或无反射即呈无回声区,正常充盈的胆囊和膀胱即呈典型无回声区(图 3-12)。

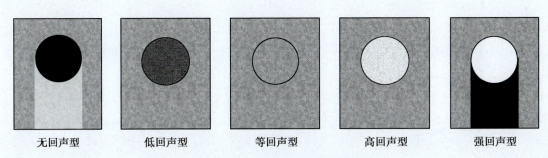

| 无回声型 | 低回声型 | 等回声型 | 高回声型 | 强回声型 |

图 3-12　病灶回声强度示意图

(二) 回声分布

按其图像中点状回声分布情况分为均匀或不均匀。不均匀者有:①随机性不均匀,包括点状、线状和小区性分布不均匀;②规律性深度递减。此外,在病灶内部的回声分布可用均匀或不均匀等表述。

(三) 回声形态

①点状回声(echogenic dot):回声呈细小亮点状;②斑片状回声(echogenic spot):回声聚集呈明亮的小片状,其大小在 0.5cm 以下有清晰的边界;③团状回声(echogenic area):回声点聚集呈明亮的团状,有一定的边界;④环状回声(echogenic ring):回声点排列呈圆环状;⑤带状或线状回声(echogenic band):回声点排列呈明亮的带状或线状(图 3-13)。

(四) 某些特殊征象

某些病变呈现某种特征性或特殊征象,即形象化地命名为某征,用于突出或强调这些征象的特

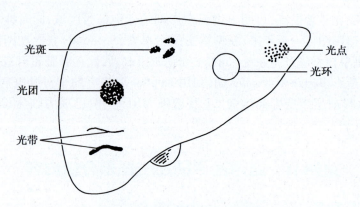

图 3-13 各种回声形态示意图

点。常用的有靶环征（target sign）及牛眼征（bull eye sign）：即在某些病灶中心呈高回声而其周围形成圆环状低回声，名晕圈或声晕（acoustic halo）。在结节外周呈 1～2mm 无回声环绕者名暗环（dark ring）。肝肿瘤自肝表面隆起者，即称为驼峰征（hump sign）；肝门部肝外胆管因阻塞扩张后在声像上形成与肝门部门静脉平行，且管径相近或略宽，即呈所谓"双筒枪"征（shotgun sign）。肝内胆管扩张与相应的门静脉形成"平行管道"征（parallel-channel sign）。又如来自胃肠道肿瘤时，由其壁增厚与残腔形成的假肾征（pseudo-kidney sign）。宫内避孕环强回声后方出现狭长带状强回声即彗星尾征（comet tail sign）。乳房内或肝内小囊肿无回声区后方回声增强所出现的蝌蚪尾征（tadpole-tail sign）等（图 3-14）。

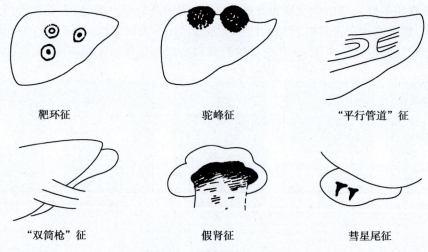

| 靶环征 | 驼峰征 | "平行管道"征 |
| "双筒枪"征 | 假肾征 | 彗星尾征 |

图 3-14 某些特殊征象示意图

（五）病灶后方回声

在某些圆球形病灶后方出现的高于该病灶的回声，即回声增强效应（echo enhancement effect）和侧后声影（posterior lateral acoustic shadow）、中心声影（central acoustic shadow）等。

在描述超声图像时既要反映图像的回声差异，又要具有形态学特点并与大体病理改变相对应的客观表述。

二、图像分析内容

在超声检查时，常规灰阶声像图的分析是最基本内容，我们可以通过以下几方面进行分析。

（一）外形

脏器的外形是否肿大或缩小，有无形态失常，如局部边缘的膨出或明显隆凸。如系肿块，则其外形为圆形、椭圆形或不规则形,呈分叶状或条索形等。

(二) 边界和边缘回声

肿块有光滑完整的边界回声(border echo)被认为是有包膜的病变,而无边界回声或边界模糊粗糙、形态不规则者多为无包膜的浸润性病变。除观察边缘回声光滑或粗糙,完整或有中断等重要征象外,边缘回声(boundary echo)强度也有重要区别,某些结节状或团块状肿块周边环绕一圈无回声暗圈,即"暗环"征,或周边为高回声的边缘,即回声环(echogenic ring)征等。仔细地观察病变的形态和边缘,对于病变性质的鉴别以及了解肿瘤的生物学特性均有重要意义。

(三) 内部结构特征

可分为结构正常,正常结构消失,界面的增多或减少,界面散射点的大小与均匀度以及其他各种不同类型的异常回声等。

(四) 后壁及后方回声

由于人体各种正常组织和病变组织对声能吸收衰减不同,则表现后壁与后方回声(posterior echo)的增强效应(enhancement effect)或衰减至后方形成"声影",如衰减系数低的含液性的囊肿或脓肿,则出现后方回声增强;而衰减系数高的纤维组织、钙化、结石、气体等则其后方形成"声影"。另外,某些质地均匀、衰减较大的实质性病灶,内部可完全表现为低回声,在声像图上酷似液性病灶,但无后壁和后方回声的增强效应,这一点可用来与液性病灶鉴别。

(五) 周围回声强度

当实质性脏器内有占位性病变时,可致病灶周围回声的改变。如系膨胀性生长的病变,则其周围回声呈现较均匀性增强或有血管挤压位移;如系浸润性生长的病变,则其周围回声强弱不均或有血管走向的中断。脓肿则在其边缘与正常组织之间出现从高回声向正常回声过渡的"灰阶梯度递减区"。

(六) 周邻关系

根据局部解剖关系判断病变与周邻脏器的连续性,有无压迫、粘连或浸润。如胰腺癌时对胃后壁的侵犯以及周围血管的挤压移位,淋巴结或远处脏器转移灶等。

(七) 量化分析

包括测量病变所在位置、数量、范围、大小等,即包括测量径线(diameter)、面积(area)、体积/容量(volume)、时间(time)四种基本时空量度。

(八) 功能性检测

如应用脂餐试验观察胆囊的收缩功能。空腹饮水后,测定胃的排空功能及收缩和蠕动状态等。

三、彩色多普勒及脉冲多普勒检查内容及指标

多普勒超声包括彩色多普勒和脉冲多普勒成像技术。彩色多普勒超声对判断血流的方向、血流速度和血流的性质等有重要意义。同时,对血管形态学的显示也有一定价值,包括血管的管径、走行、分布和血管的丰富程度等。高性能的彩色多普勒超声仪能显示直径为 1mm 左右的细小血管以及 2~3mm/s 低流速、低流量的彩色血流,可用于评价脏器或病灶的血流灌注和血供特点。在彩色多普勒血流图像上,评价脏器或病变的彩色血流丰富程度时可描述为点状、短线状、长线状或树枝状、抱球状、网篮状等彩色血流。但判断彩色血流的多寡与仪器的性能和操作医师的调节有很大关系。对血流的定量分析或血流动力学的测定一般根据彩色多普勒所显示的某一部位的脉冲多普勒血流曲线进行分析。多普勒血流曲线显示血流随时间变化的多普勒差频(频移)大小及分布的变化,其纵坐标为频移轴,如将声束与血流间的夹角校正后(<60°),可直接表达流速大小;横坐标为时间轴。

多普勒血流曲线有一定宽度及谱宽,代表不同流速的分布范围。曲线的上包络线代表最高流速的变化,其下包络线代表最低流速的变化,曲线上明亮度表示血流流速分布中某速度成分密集程度。通过此血流曲线,在腹部及周围血管血流动力学的检测中常用下列指标:收缩期最大血流速度(PSV)、舒张末期血流速度(EDV)、平均血流速度(MV)、加速度(AV)、加速时间(AT)、阻力指数

（RI）、搏动指数（PI）、充血指数（CI）等。

阻力指数（resistance index，RI）、搏动指数（pulsatility index，PI）这两项指标，能在一定范围内反映被测血管的远端阻力和动脉管壁弹性等综合因素的情况，且排除了声束与血流夹角的影响，有较大的参考价值，其计算的公式分别为：

$$PI = (PSV-EDV)/PSV$$

注：PSV，收缩期最大血流速度；EDV，舒张末期血流速度。

$$RI = (PSV-P\text{-}P)/MEAN$$

注：P-P，曲线的最低值；MEAN，血流速度平均值。

四、超声造影分析

注射造影剂后，解读分析动态超声造影的增强影像应从病灶或器官增强的开始时间、增强的开始部位、增强方式、增强峰值时的表现、增强持续时间、增强动态变化及消退时间等方面进行。超声造影定量分析软件能够根据感兴趣区内造影剂信号增强的变化绘制出时间-强度曲线，从而获取一系列定量参数，可以更加客观并量化地分析出组织器官或病灶的血流灌注情况，对病灶的鉴别诊断具有一定的参考价值。

（王文平）

参考文献

［1］姜玉新，王志刚. 医学超声影像学. 北京：人民卫生出版社，2010.

［2］BERTHOLD BLOCK. The practice of ultrasound：a step-by-step guide to abdominal scanning. Berlin：Georg Thieme Verlag，2004.

［3］GOLDBERG BB，MCGAHAN JP. 超声测量图谱. 2 版. 张缙熙，译. 北京：人民军医出版社，2008.

［4］郭万学. 超声医学. 6 版. 北京：人民军医出版社，2011.

［5］JANE BATES. Abdominal Ultrasound：How，Why and When. 3rd ed. London：Churchill Livingstone，2010.

［6］PAUL LA，GRANT MB，MICHAEL JW. Clinical Ultrasound. 3rd ed. London：Churchill Livingstone，2011.

第四章 颅　　脑

20 世纪 80 年代,超声开始被应用于婴儿颅脑解剖结构的观察和大脑病变的诊断。随着影像学技术的发展,CT 和 MRI 应运而生,但是颅脑超声凭借其无创、无辐射、价廉、便于床旁操作的优点,仍是评估新生儿大脑的首选影像学方法。颅脑超声检查广泛运用于足月儿、早产儿颅脑病变的筛查,早期诊断和随访。规范、细致的颅脑超声检查结果与头颅 MRI 的扫查结果具有密切相关性。颅脑超声的质量与准确性取决于多种因素,不仅包括仪器性能、条件设置、检查时机等因素,检查方法、检查者的专业知识和经验同样也非常重要。本章将介绍颅脑解剖结构、颅脑超声检查方法及正常颅脑图像、婴儿常见颅脑病变的超声诊断以及近年来颅脑超声新技术的应用进展。

第一节　颅脑解剖结构

颅脑由颅盖和颅底组成。颅盖含额骨、枕骨、顶骨、颞骨,以缝连接。新生儿和乳幼儿颅顶各骨之间仍以结缔组织连接,称为囟。前方为菱形的前囟(anterior fontanelle),后方为呈三角形的后囟。囟门可作超声检查的透声窗。颅底内面高低不平,由前至后分别为颅前窝、颅中窝、颅后窝。颅前窝两侧部分为眶顶,稍突向颅腔;颅中窝中央为垂体窝;颅后窝有小脑、脑干。

脑(brain)位于颅腔内,分大脑(cerebrum)、间脑(diencephalon)、小脑(cerebellum)、脑干(brain stem)。两侧大脑半球(cerebral hemisphere)内的空腔称侧脑室(lateral ventricle);两侧间脑之间的脑室为第三脑室(third ventricle);两侧侧脑室通过室间孔和第三脑室相连;脑桥、延髓和小脑围成第四脑室(fourth ventricle)。第三脑室和第四脑室以大脑导水管(cerebral aqueduct)相连。大脑半球分四叶:额叶(frontal lobe)、颞叶(temporal lobe)、枕叶(occipital lobe)和顶叶(parietal lobe)。随着脑半球的发育,其内侧的脑室形成前角、下角和后角,在中央部、下角和后角的交界处为三角区。侧脑室的中央部、三角区和下角区有脉络丛(choroid plexus)覆盖,而前角、后角无脉络丛。尾状核(caudate nucleus)头部位于侧脑室前角下外方,尾状核体部、尾部细小,诊断图像上难以观察到。丘脑位于侧脑室中央部的下方,三角区的前方。胼胝体(corpus callosum)为联系两侧大脑半球的联合纤维束,分胼胝体干部、膝部和嘴部。

脑膜有三层:由外向里分别为硬脑膜(cerebral dura mater)、蛛网膜(arachnoidea)和软脑膜(cerebral pia mater)。硬脑膜的外层为骨膜,内层折叠成隔膜,深入脑的各部间隙,主要有大脑镰(cerebral falx)、小脑幕(tentorium cerebellum)。

脑的动脉:脑动脉供应来自颈内动脉和椎动脉,它们到大脑半球的分支在颅底形成大脑动脉环(Willis 环)后,主要分成大脑前动脉、大脑中动脉、大脑后动脉这 3 对血管:大脑前动脉行于视神经上方,主干分支到额叶内侧面,主要终末分支包括胼周动脉和胼缘动脉;大脑中动脉为颈内动脉的最大终末支,供应脑岛皮质,它出大脑外侧沟后分布于大脑的背外侧面,供应范围广,且大部分为重要的皮质功能定位区;大脑后动脉是基底动脉的终支,于脑桥上缘的脚间池发出,绕大脑脚后,沿小脑幕上方向后走,主要终末支包括距状沟支和顶枕支。

第二节　检查方法和正常颅脑超声图像

一、超声检查方法

（一）探头的选择

接触面要小，扫查角度要大，一般可以用凸阵探头，或微型扇形探头。对于观察脑的浅表结构如脑外间隙和顶部大脑皮质等，也可以用线阵探头。

探头频率范围在 3.5~7.5MHz，必要时可以选择 10MHz 及以上。

（二）常规颅脑超声检查的方法

检查透声窗以前囟为主。探头置于前囟，通过改变探头与皮肤的夹角，从前向后扫描获得一系列冠状切面的图像，检查过程中应保持声像图的左右对称，注意两脑半球的结构比较和颅中线的位置，然后将探头旋转 90°，从中线向各自两侧扫描，获得一系列矢状切面的图像。

扫查脑干和颅后窝结构时，可以将后囟、乳突囟作为透声窗进行观察。通过前囟，可以观察大脑中动脉、基底动脉、大脑前动脉等彩色多普勒血流。还可以通过蝶囟测量大脑中动脉的彩色多普勒频谱。

（三）脑室及脑半径测量

1. **冠状面测量侧脑室前角宽度**　在脉络丛前方的 Monroe 孔水平显示侧脑室前角，呈狭窄的羊角形或裂隙状。侧脑室前角宽度为大脑中线至侧脑室前角外侧壁（呈强回声）之间的距离。早产儿为 0~2.9mm，足月儿的正常值为 1.3~2.3mm。当内径宽度为 4~6mm 时为轻度扩张；7~10mm 为中度扩张；>10mm 为重度扩张。

2. **冠状面侧脑室比值**　侧脑室前角宽度与同一水平处大脑中线至颅骨内板距离的比值为侧脑室比值，当其大于 1/3 时，考虑脑室扩张的存在。

3. **矢状位测量脑室后角、下角**　从丘脑后方到枕角尖的距离，范围 1.5~15.0mm，正常新生儿<2mm，数值偏大时应予以随访。当侧脑室呈裂隙状时，应结合脑沟裂的显示和脑实质的回声，除外是否有脑水肿的存在。

4. **脑半径的宽度**　为从大脑镰到颅骨内缘的距离。

5. **脑血流的测定**　采用彩色多普勒超声血流成像技术，实时采集脑血流动力学参数、图像，进行脑血流综合评价。目前主要观察测量的大动脉为大脑前动脉、中动脉、后动脉，以及其交通支形成的 Willis 环。测量多为大脑后动脉。

（1）大脑前动脉：前囟为透声窗，正中矢状面更清晰，在大脑纵裂第三脑室前方可以显示大脑前动脉。下部为 Willis 环。

（2）大脑中动脉：侧囟为透声窗（颞窗），显示脑中央部位的 Willis 环，顺其向上、向下垂直发出，向脑外侧方向走行较粗大的血管。

（3）大脑后动脉：前囟为透声窗，冠状切面可以显示，颅后窝内侧部的丘脑、小脑幕上方为大脑后动脉分布区。

大脑内主要动脉的彩色多普勒血流频谱大多呈单峰状，阻力指数（RI）为 0.6~0.8。多普勒血流在脑损伤的诊断和随访中起着重要的作用。当收缩峰圆钝伴有收缩期流速减慢，提示有严重的窒息缺氧改变；当收缩峰呈双峰状，可见于部分早产儿或缺氧后改变；当收缩峰高尖，上升支陡直，血管阻力指数增高，提示血管处于痉挛状态，有颅内高压可能；当舒张峰抬高，阻力指数降低，提示中至重度缺氧改变，随脑水肿加重更为明显。

二、超声颅脑断面图像

1. 经前囟冠状位检查，可见颅内从额叶到枕叶各层面的图像。常规使用 6 个冠状切面：分别通过额叶、侧脑室前角(图 4-1)、室间孔及第三脑室(图 4-2)、侧脑室体部、侧脑室三角区及枕叶。

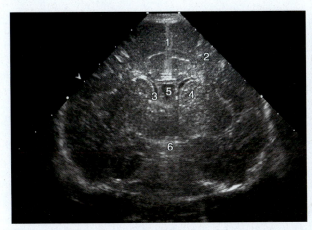

1.纵裂;2.额叶;3.侧脑室前角;4.尾状核头部;5.透明隔腔;6.颅前窝与颅中窝交界处。

图 4-1　经侧脑室前角冠状切面

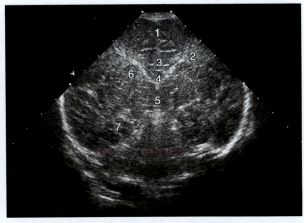

1.纵裂;2.额叶;3.胼胝体;4.透明隔腔;5.第三脑室;6.尾状核;7.颞叶。

图 4-2　经室间孔及第三脑室冠状切面

2. **经前囟矢状位检查**　以脑正中线为基点,分别向两侧颞侧方向移动检查,可以分别观察大脑两叶的结构。常规使用 3 个矢状切面:正中矢状切面(图 4-3)、经过侧脑室(图 4-4)和脑岛的旁矢状切面。

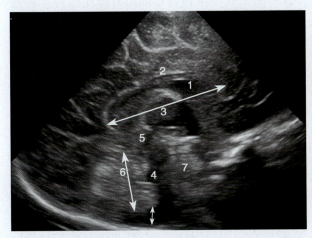

1.透明隔腔;2.胼胝体;3.第三脑室;4.第四脑室;5.中脑导水管;6.小脑蚓;7.脑桥。

图 4-3　正中矢状切面

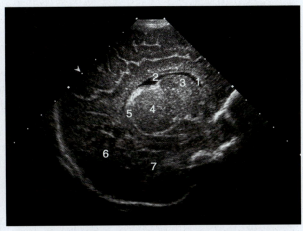

1.侧脑室前角;2.尾状核丘脑沟;3.尾状核头部;4.丘脑;5.侧脑室脉络丛;6.枕叶;7.小脑半球。

图 4-4　经过侧脑室的旁矢状切面

3. **经蝶囟检查**　探头置于一侧颞部,以外耳道至眼外眦连线所在平面作为参考平面,观测脑的横断面,包括脑中线、侧脑室、丘脑等脑结构。由于大脑中动脉沿大脑外侧沟走行,分支分布于脑半球外侧面大部,是脑部较粗大的血管,所以在蝶囟处可以清晰检测到,并测量各种参数。

4. **经后囟检查**　探头置于后脑囟门处,可以观察枕叶及侧脑室枕角结构,可以弥补经前囟观察的不足。

5. **经乳突囟检查**　探头置于乳突的后方,做横切及纵切扫查。可用于颅后窝的详细观察,包括小脑蚓部、小脑半球、第四脑室及枕大池等。

第三节　颅 内 出 血

不同胎龄出生的新生儿,由于脑的成熟度差异很大,颅内出血的原因、部位和病理改变各不相同,因而超声图像的显示也不同。根据出血部位,颅内出血主要有 4 种类型:脑室周围-脑室内出血(periventricular-intraventricular hemorrhage,PV-IVH)、硬脑膜下出血(subdural hemorrhage,SDH)、蛛网膜下腔出血(subarachnoid hemorrhage,SAH)、小脑出血(cerebellar hemorrhage)。4 种颅内出血的类型中,发生频率高和危害最大的是脑室内出血,且早产儿多见。

一、早产儿颅内出血

【病理】

早产儿的颅内出血与脑发育不成熟有关,孕周越小(<32 周),出生体重越低(<1 500g),发病率越高。80%～90%的部位在生发层基质,生发层为胎儿特有的结构,由原始的神经细胞、薄壁静脉、未完全退化的丰富的毛细血管网和未成熟的结缔组织构成,位于侧脑室底部室管膜外下方,尾状核头部和体部与丘脑(thalamus)交界处。所以一旦生发层出血可穿破室管膜向脑室内延伸,生发层一般在孕 36 周消失。而硬脑膜下出血、蛛网膜下腔出血、小脑出血在早产儿中则偏少,常与产伤、缺氧有关。

【临床表现】

早产儿颅内出血一半发生在生后 3 天内,其中 50%发生在第一天,一周后发病的极少。依病程的进展速度和出血量的多少,出现不同的临床症状。近一半的患儿因出血量少而没有临床症状。病程进展迅速、出血量大时,可以出现贫血、肌张力下降、抽搐、呼吸障碍乃至昏迷。

【超声检查】

由于血液的声特性阻抗高于脑实质及脑脊液,所以血肿在超声声像图中呈高回声反射。超声对早产儿颅内出血有极高的敏感性和特异性,分别可达 91%和 85%。Papile 等将早产儿颅内出血按严重程度分为 4 级。

Ⅰ级:局限于生发层,即室管膜下出血(subependymal hemorrhage,SEH)。冠状切面显示,患侧侧脑室前角外下方团状高回声;旁矢状切面显示,尾状核丘脑沟或尾状核头部团状高回声,形态不规则,出血量大时可挤压同侧侧脑室额角。数天后,由于出血灶中央液化,可转化成一个或数个小囊肿,呈无回声区,称为室管膜下囊肿(图 4-5)。

Ⅱ级:室管膜下出血穿破室管膜进入侧脑室,形成脑室内出血(intraventricular hemorrhage,IVH),但脑室不扩大。部分可由于脉络丛出血直接引起。超声表现为患侧脑室内出现不规则团状高回声,局部脑室壁可增厚(图 4-6)。IVH 应与侧脑室内脉络丛出血相鉴别。

Ⅲ级:为 SEH+IVH 且伴有脑室扩张。早期由于大量出血填充至脑室内,使脑室扩张并有可能溢入蛛网膜下腔。后期有可能血块堵塞脑脊液通路致使脑室扩张。由于重力因素,团状高回声血块多积聚在脑室最低位,如侧脑室三角区和后角区,这些区域更易先行扩张,与脑脊液形成分层液面(图 4-7)。5～6 周后血块退缩变小,部分液化,也可呈弥漫低回声区,填充满整个脑侧室。

Ⅳ级:为Ⅲ级+脑实质内出血(intraparenchymal hemorrhage,IPH)。近代研究认为Ⅳ级颅内出血并非全部是生发层出血的直接延伸,而是其阻塞了终末支静脉的引流而导致脑室周围白质的出血性梗死。主要表现为邻近脑室的脑实质内(顶叶、额叶多见)不规则团状高回声。同侧脑室扩张,出血量大时,脑中线向对侧偏移。8～10 周后血块部分吸收、部分液化,形成囊肿,界限清晰(图 4-8)。也可能形成梗阻性脑积水,患侧脑室进行性扩张,伴第三脑室扩张。

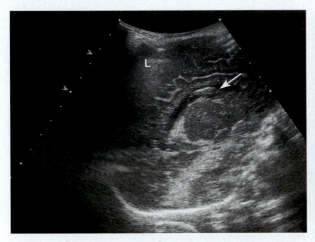 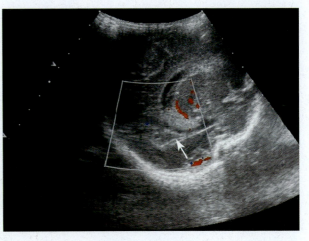

图 4-5　Ⅰ级出血后室管膜下囊肿形成
旁矢状切面显示尾状核头部处呈可探及弱回声区（箭头），为室管膜下囊肿。

图 4-6　Ⅱ级出血
旁矢状切面显示侧脑室后角内可探及呈低回声区的血块，内部未探及血流（箭头）。

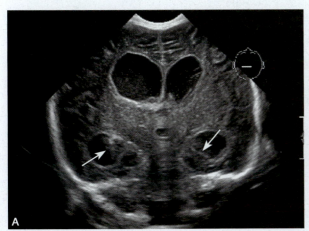 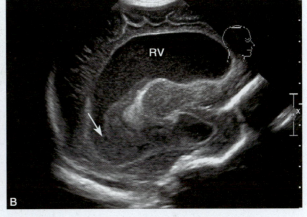

RV：右侧脑室。

图 4-7　Ⅲ级出血
A. 冠状切面显示双侧脑室前角及下角增宽，下角内可探及呈低回声的血块（箭头）；B. 旁矢状切面显示侧脑室扩张，脑脊液混浊分层，后角、三角区及下角内可探及呈低回声的血块（箭头）。

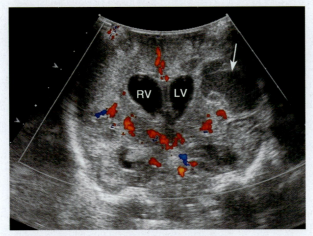

LV：左侧脑室；RV：右侧脑室。

图 4-8　Ⅳ级出血
冠状切面显示双侧脑室扩张，下角内可探及呈高回声的血块（箭头），左侧脑室旁脑实质内可探及弱回声区，为出血灶液化。

二、足月儿、乳幼儿颅内出血

【病理】

随着胎龄的增加,原始神经细胞、结缔组织逐步发育成熟,丰富的毛细血管网退化,导致生发层逐渐消失,所以常发生于早产儿室管膜下的出血极为少见,而脉络丛、基底神经节、硬脑膜下、脑实质等为常见的出血部位。脉络丛出血占80%~90%。导致出血的主要因素是产伤、维生素K缺乏等。

【临床表现】

产伤导致的颅内出血出现时间早,维生素K缺乏出现的时间一般在3个月后,维生素K缺乏的患儿纯母乳喂养多见。出血量少可无症状,重者可出现贫血、前囟隆起,肌张力下降、偏瘫、抽搐、呼吸障碍乃至昏迷。

【超声检查】

脉络丛出血表现为脉络丛形态不规则,局部膨大,以头部多见,局部无血流信号,数天后血块退缩、液化可以形成小囊肿(图4-9)。硬脑膜下出血较多时半球间裂向对侧推移。同侧脑表面及侧脑室受压。维生素K缺

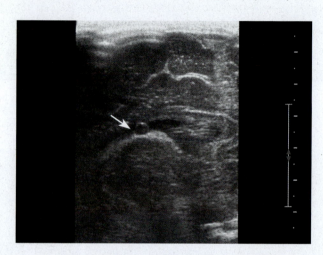

图4-9 脉络丛囊肿
旁矢状切面显示侧脑室脉络丛头部无回声区(箭头)。

乏主要以脑实质出血为多见,局部团状强回声,形态不规则,无明显包膜,病变多为单侧。出血量大时,脑中线向对侧偏移。

第四节 脑 积 水

脑脊液由双侧脑室、第三脑室、第四脑室的脉络丛产生,经第四脑室正中孔和两外侧孔,通过大脑导水管流入脑和脊髓(spinal cord)周围的蛛网膜下腔。经过蛛网膜颗粒渗入上矢状窦,归入静脉,周而复始地循环。任何原因引起脑脊液循环障碍或蛛网膜颗粒吸收障碍,均可导致脑室扩大伴脑室内压力增高而形成脑积水。

【病理】

脑积水(hydrocephalus)的成因有两大类:交通性和非交通性。非交通性是指脑脊液循环通路障碍在脑室内,可以是先天畸形造成导水管狭窄,如Dandy-Walker囊肿、Chiari Ⅱ畸形或Galen动静脉瘤压迫所致;也可以是后天的出血、感染和肿瘤压迫。交通性脑积水是指蛛网膜下腔或脑池内阻塞,通常是因为出血或感染,也可能是蛛网膜颗粒吸收障碍所致。

【临床表现】

患儿的囟门逐渐增大、隆起、张力增高,头围进行性增大,颅缝增宽。因颅内压增高出现头痛、哭闹、呕吐症状,眼球下移呈"落日征"。随着脑积水时间的增加,脑实质受压萎缩,导致智能下降,肢体瘫痪。

【超声检查】

超声检查是诊断脑积水的首选方法,它高效、便捷、易于观察其进展情况和判断疗效。梗阻部位近端的脑室扩张,远端脑室正常,由此可以寻找和判断病变区域,是否有肿瘤压迫、血块阻塞。单侧脑室扩张厉害时脑中线可向对侧偏移。当导水管阻塞时,双侧脑室和第三脑室均扩张。而正中孔和两外侧孔阻塞时除双侧脑室、第三脑室扩张外,第四脑室也伴随扩张。由于扩张脑室对周边脑实质的压迫,导致脑实质变薄,部分室间隔消失。需要注意的是脑积水要和先天脑萎缩相鉴别。二者均显示脑室扩张,脑实质薄,但是脑萎缩患儿头围不大,大脑外侧裂明显增宽,脑室增大呈不规则状或两侧不对称。

第五节　颅 内 肿 瘤

颅内肿瘤在婴幼儿期相对少见,常见于幕下如小脑蚓部、小脑半球和第四脑室等,这部分肿瘤多为先天性,由于产前超声排畸工作的开展,部分患儿已做引产处理。小儿的脑肿瘤(brain tumor)有髓母细胞瘤、胶质细胞瘤、室管膜瘤等。

【病理】

颅内肿瘤大部分呈浸润性生长,而室管膜瘤呈膨胀性生长,兼有浸润。颅内肿瘤的转移方式通常是瘤细胞通过脑脊液循环,产生播种性转移。颅内肿瘤多为实质性,少量出现囊性变,由于瘤体的逐步膨大,压迫周围脑组织,可产生脑室梗阻性扩张、脑中线偏移、颅内高压,甚至脑疝形成。

【临床表现】

由于婴儿颅缝未闭,有一定的膨胀空间,当瘤体长大到一定程度,临床出现头痛(通常表现为哭吵)、呕吐、前囟隆起、眼球落日征、偏瘫,直至呼吸心跳抑制。

【超声检查】

超声通过未闭的囟门作为透声窗,可见颅腔内占位情况。大多数实体瘤呈团状中等回声区,无包膜,边界不清。胶质细胞瘤位置偏中央,向四周浸润性生长,当压迫脑室时,近端脑室轻至中度扩张,一般很少累及第四脑室(图4-10)。而小脑肿瘤位于幕下,不规则生长,肿瘤压迫脑室以第四脑室及以上脑室对称扩张(图4-11)。两实体瘤内均现点状血流信号,或血供不明显。

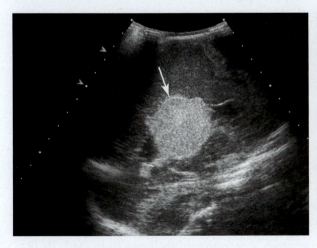

图 4-10　胶质细胞瘤

旁矢状切面显示颅内呈中等回声的胶质细胞瘤(箭头),伴有患侧脑室扩张。

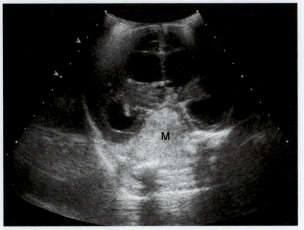

图 4-11　小脑内肿瘤

冠状切面显示小脑内中等回声团块(M),为小脑肿瘤,并伴有双侧脑室扩张。

第六节　颅脑超声新技术

随着超声新技术在各领域的不断发展,其也已被应用于新生儿颅脑疾病的诊断和治疗随访。传统颅脑超声是主观、定性的,而运用三维超声、弹性成像、造影等新技术,可以更客观、定量地对颅脑病变进行评估。本节将对这些新技术在新生儿颅脑的应用现状进行简要介绍。

(一) 三维超声

近年来,尽管三维超声技术还没有广泛应用于儿科,但它被认为是评估新生儿大脑的一个潜在的有力工具。颅脑三维超声可以通过一次颅脑体积扫查对整个大脑进行成像,具备在轴向平面上重建图像的能力,并可进行体积分析,这在常规二维颅脑超声中是无法进行的。三维超声的后处理软件包括多平面显示,超声断层成像技术(TUI),体积渲染和虚拟器官计算机辅助分析(VOCAL)等,它们能够分析三维数据,呈现解剖结构。目前运用颅脑三维超声可以诊断颅内出血、缺氧缺血性脑病、颅脑先天畸形等疾病,还可以定量监测脑积水的脑室体积变化,三维彩色多普勒超声可以评估颅内主要动脉的血流情况。

(二) 超声弹性成像

超声弹性成像通过检测正常脑组织和异常脑组织之间的硬度值差异,可以获得客观和定量的数据,有助于发现神经系统损伤、预测病变预后、指导手术干预等。目前已有多项研究应用剪切波弹性成像技术测量颅内出血、外伤性脑损伤、脑积水等疾病的大脑硬度。同时,由于神经系统发育中脱髓鞘化和神经纤维网形成等因素会影响大脑的硬度,所以超声弹性成像会成为描述足月儿和早产儿之间神经发育异常的独特影像学工具。

迄今为止,新生儿颅脑的超声弹性成像技术还处于初步阶段,对于其短期和长期的生物效应仍有待进一步的研究。所以在对大脑进行弹性成像检查前,须事先获得机构审查委员会的批准。

(三) 超声造影

和传统的颅脑超声相比,超声造影可以对大脑灌注进行定性和定量的评估。由于脑实质的损伤与血流灌注密切相关,所以超声造影可以检测到相应的脑损伤区域。在血脑屏障未受损的情况下,造影微泡保持在血管内,从而可以使包含颅脑大小血管的相应区域内产生高信号。因而,超声造影可以诊断与缺血、出血、局灶性病变、感染和颅内分流相关的灌注异常。除此之外,它还可以评估损伤后脑灌注的演变,这对治疗干预的预测和指导有重要价值。对于需要床旁检查的危重新生儿来说,超声造影可以成为CT、MRI的一种有价值的替代品。新生儿颅脑超声造影可以诊断多种颅内病变,并且在已有的文献报道中不良反应少,该技术越来越多地获得了临床的关注,预计在未来几年会有更大的进展。

(孙颖华)

参考文献

[1] 李振平. 临床中枢神经解剖学. 北京:科学出版社,2003.

[2] 沈宗文. 实用人体断层解剖学. 上海:上海医科大学出版社,1997.

[3] RAAB EL. The resuscitation & care of the newborn at risk. In:DECHERNEY AH,NATHAN L,GOODWIN TM,et al. Current diagnosis & treatment:Obstetrics & gynecology,10th ed. New York:McGraw Hill,2007.

[4] 陈惠金,吴圣楣. 早产儿脑室内出血的早期诊断和防治. 中华儿科杂志,2003,41(2):110-112.

[5] BERNARD JP,MOSCOSO G,RENIER D,et al. Cystic malformations of the posterior fossa. Prenat Diagn,2001,21(12):1064-1069.

[6] KURIAN J,SOTARDI S,LISZEWSKI MC,et al. Three-dimensional ultrasound of the neonatal brain:technical approach

and spectrum of disease. Pediatr Radiol,2017,47(5):613-627.

[7] DECAMPO D,HWANG M. Characterizing the neonatal brain with ultrasound elastography. Pediatr Neurol,2018(86):19-26.

[8] HWANG M. Introduction to contrast-enhanced ultrasound of the brain in neonates and infants:current understanding and future potential. Pediatr Radiol,2019,49(2):254-262.

第五章　心脏、大血管

第一节　心脏解剖及节段分析法

　　超声心动图是显示心脏大血管结构的形态、空间关系、活动情况、心腔血流状态及评价心脏功能的影像医学。为识别其图像上各曲线、反射光带与暗区所代表的组织结构，了解相关的血流信息，必须对心脏解剖有比较深入的认识。本节将介绍心脏的外形、内部结构、出入心脏的大血管以及复杂先天性心脏疾病超声诊断的节段分析法等内容。

一、心脏的位置与胸前壁投影

（一）心脏形态

　　心脏为一中空肌性器官，外形似前后略扁的倒立圆锥体，大小如本人紧握的拳头。男性心脏重280～340g，女性心脏重230～280g。心脏长径约12cm，横径8～9cm，前后径约6cm。心脏的心底朝向右后上方，大致呈四边形，大部分由左心房构成，小部分由右心房及出入心脏的大血管组成，心尖朝向左前下方，主要由左心室构成。

　　心脏外观上可分为4个表面（胸肋面、膈面、左侧面及右侧面）、4条边缘（上缘、右缘、下缘和左缘）。心脏胸肋面亦称前面（前壁），右上侧大部分为右心房，小部分为右心耳；左下侧为心室部，2/3为右心室前壁，1/3为左心室前壁。膈面亦称下面（下壁），向下后紧贴膈肌，大致呈三角形，主要由心室（主要是左心室）构成。左侧面几乎全由左心室的钝缘构成，小部分由左心房和左心耳构成。右侧面由右心房构成，呈圆形隆凸，隔心包与右纵隔胸膜和右肺纵隔面相邻。心脏上缘由心房上缘（主要为左房）构成，前邻升主动脉及肺动脉主干。右缘不明显，由右房右侧壁组成。心脏的左缘即钝缘，介于胸肋面与左侧壁之间，由左心室侧壁及左心耳组成，较宽厚。下缘即锐缘，介于膈面与胸肋面之间，主要由右心室构成，近心尖处一小部分由左心室构成。

　　心脏的4个腔室在心脏表面以冠状沟和前、后纵沟分界。冠状沟环绕心脏并分隔心房、心室，亦称房室沟。冠状沟于心脏胸肋面的顶部缺如，为主动脉和肺动脉所中断。右冠状沟位于胸肋面的右心房与右心室之间，右冠状动脉和心小静脉行走其中。左冠状沟位于左心耳与左心室之间，至心脏前面与前室间沟相接，内见左冠状动脉回旋支和心大静脉走行。左冠状沟延续至心底则不明显，大部分为冠状静脉窦所占据。前纵沟又称前室间沟，位于心脏胸肋面，分隔左、右心室，上起自冠状沟（左冠状动脉回旋支的起始部），垂直下行绕过心尖与后室间沟相接，左冠状动脉的前降支和心大静脉于其内走行。后纵沟又称后室间沟，位于心脏膈面，自左、右冠状沟在膈面的连接处下行到心尖，内见心中静脉和后降支走行。前、后室间沟较浅，其间均充满脂肪组织，以保护位于其中的冠状血管、淋巴管和神经组织。

（二）心脏投影

　　心脏位于中纵隔，在胸骨和第2～6肋软骨的后方，第5～8胸椎之前。以正中线划分，约有1/3在其右侧，2/3在其左侧。从心尖部斜向右并略斜向上行达到右侧第7胸肋关节处为心锐缘。以此点向上到达右侧第3肋软骨上缘距右侧胸骨线10～12cm处称心右缘。从心尖部开始，上行到左侧第2肋骨下缘距左侧胸骨线12～25cm处称心钝缘。自左侧第2软骨下缘至右侧第3肋软骨上缘为心上缘。

　　心脏在胸壁上投影的范围虽大,但因胸骨、肋骨及肺组织的遮盖,超声透射窗较窄,主要透声部位可分为胸前区、心尖区、胸骨上窝和剑突下。胸前区指胸骨左缘第3、4、5肋间;心尖区指锁骨中线第5肋间附近;胸骨上窝探测主要用于观察主动脉弓和肺动脉分支;剑突下探测主要观察房间隔、右心房及右心室(图5-1)。

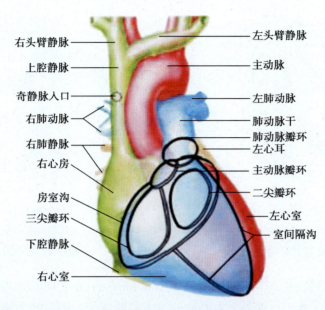

右头臂静脉　　　　　　　　　　　　　　　　左头臂静脉
上腔静脉　　　　　　　　　　　　　　　　　主动脉
奇静脉入口　　　　　　　　　　　　　　　　左肺动脉
右肺动脉　　　　　　　　　　　　　　　　　肺动脉干
　　　　　　　　　　　　　　　　　　　　　肺动脉瓣环
右肺静脉　　　　　　　　　　　　　　　　　左心耳
右心房　　　　　　　　　　　　　　　　　　主动脉瓣环
房室沟　　　　　　　　　　　　　　　　　　二尖瓣环
三尖瓣环　　　　　　　　　　　　　　　　　左心室
下腔静脉　　　　　　　　　　　　　　　　　室间隔沟
右心室

图 5-1　心脏各结构胸壁投影图

(三) 心脏的方位

　　心脏在胸腔中有两条轴线,一为心脏长轴,即由心尖到心底部中心之间的连线;另一为心脏短轴,即与心脏长轴相垂直的径线。心脏长轴与人体纵轴呈 30°左右夹角。

　　与人体的解剖方位相似,心脏作为一个脏器,亦有纵轴、横轴与水平轴 3 条轴线与相应的矢状切面、短轴切面及冠状切面。心脏的纵轴亦称长轴,沿此轴将心脏剖切为左、右两部分,即矢状切面;心脏的横轴亦称短轴,沿此轴将心脏分为上、下两部分,即心脏的短轴切面,相当于人体的水平切面;心脏的水平轴亦称心脏的左右轴线,沿此轴将心脏分为前、后两部分,相当于人体的冠状切面。因此,心脏方位的描述有其特定的含义。

　　心脏的上方:指心脏长轴的心底侧。

　　心脏的下方:指心脏长轴的心尖方向。

　　心脏的左、右:指与心脏长轴相垂直的冠状切面上的左、右侧。

　　心脏的前、后:指与心脏长轴相垂直的横切面上的前、后方向。

二、心脏腔室与瓣膜

　　心脏是一中空的肌性器官,由房壁、室壁、间隔、4 个心腔和 4 组瓣膜共同构成左心和右心系统(图5-2,图5-3):

(一) 心房与房间隔

　　心房(cardiac atrium)位于心脏后上方,由房间隔将其分为左心房与右心房。

　　1. 右心房(right atrium,RA)　位于心脏的右上部,为心脏最靠右的部分,接收上、下腔静脉和冠状静脉窦的血流。房壁薄而内腔大,以界沟或界嵴为界,分为前部的固有心房和后部的腔静脉窦两部分。界嵴(crista terminalis)呈"C"形,自房间隔上部,经上腔静脉(superior vena cava,SVC)口前方跨越

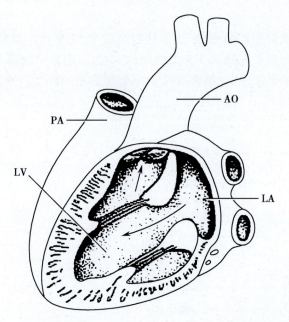

AO：主动脉；LA：左心房；LV：左心室；PA：肺动脉。

图 5-2　左心解剖结构图

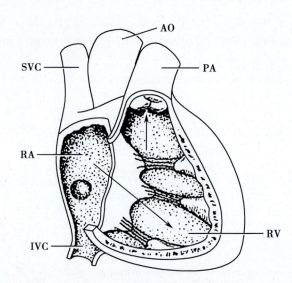

AO：主动脉；IVC：下腔静脉；PA：肺动脉；RA：右心房；RV：右心室；SVC：上腔静脉。

图 5-3　右心解剖结构图

右心房顶至右心房侧壁，然后垂直下行至下腔静脉（inferior vena cava，IVC）口前方，移行为膜状的下腔静脉瓣。在右心房外表面，在上腔静脉入右心房处与下腔静脉入右心房处之间，与界嵴相对应的浅沟即为界沟（sulcus terminalis）。

腔静脉窦为界嵴靠后的部分，是心内直视术常用的手术入路，由原始静脉窦右角发育而成。腔静脉窦腔内壁光滑，无肌性隆起，上部有上腔静脉入口，下部有下腔静脉入口和冠状静脉窦入口。上、下腔静脉轴向不在一条直线上（二者约成 140° 夹角），上腔静脉开口朝向右心房室口，而下腔静脉开口朝向房间隔。上腔静脉口无瓣膜组织，但与右心房交界处即界沟上端的心外膜深面有窦房结，因此手术剥离上腔静脉根部时应注意避免损伤窦房结。下腔静脉口前缘常存在胚胎期残留的薄膜样半月形组织，此为下腔静脉瓣，又称欧氏瓣（Eustachian valve）。欧氏瓣外侧延续于界嵴，内侧向内连于卵圆窝缘，在胎儿期下腔静脉瓣引导下腔静脉血经卵圆孔流入左心房。冠状静脉窦开口位于下腔静脉口与右房室口之间，相当于房室交点区的深面，窦口内径为 5~11mm，有时可在开口处见半月形薄膜样结构的冠状窦瓣（valve of coronary sinus）。Chiari 网是位于右心房中的网状或条索状的胚胎残存结构，系胎儿发育过程中吸收不完全的下腔静脉瓣和冠状窦瓣退化形成。

固有心房为心房界嵴以前的部分，由原始心房发育而来，特征是房壁上有自界嵴向前平行发出的大量梳状肌。固有心房向前突出的部分即为右心耳（right atrial appendage，RAA），此处梳状肌最为丰富，相互交错成网，使得血液流动缓慢，易形成旋涡，在某些病理状态下如心力衰竭、心房颤动时，此处易形成血栓，如脱落可致肺栓塞。

2. 左心房（left atrium，LA）　左心房位置较高，在 4 个心腔中最靠左后方，后邻食管和胸主动脉，扩大时可压迫后方的食管。向前突出的锥形结构为左心耳（left atrial appendage，LAA），左心耳内有梳状肌，若左心房内血流淤滞，亦可在此形成血栓。正常左心房后壁有 4 支肺静脉入口，入口处无瓣膜，但左心房壁心肌呈袖套状伸入肺静脉根部，可起括约肌样作用，在一定程度上减少心房收缩时血液向肺静脉内逆流。

3. 房间隔（interatrial septum，IAS）　房间隔组织较薄，主要由心房肌纤维和结缔组织构成。房间隔前邻主动脉起始部后壁，下缘为较平直的房室环，前后缘分别附着于心表面的前、后房间沟处。

从右心房面观察,房间隔中后部的卵圆形浅窝即卵圆窝(fossa ovalis),为房间隔的最薄处,亦为房间隔缺损的好发部位。20%~25%的成年人卵圆孔未完全解剖封闭,称为卵圆孔未闭(patent foramen ovale,PFO),一般不伴有过隔分流或仅有细束左向右分流,当右心房压力升高时可出现一定右向左分流,称卵圆孔重开。卵圆窝的前上缘明显隆起,称卵圆窝缘,分为上、下缘支,下缘支与下腔静脉瓣相连,其内有 Todaro 腱,Todaro 腱为心内膜下可触摸到的一肌腱性结构,向后外与下腔静脉瓣相连,向前上经房间隔而终止于右纤维三角。Koch 三角(Koch triangle)是房间隔的重要标志,其底为冠状窦口的前内缘,两边分别为 Todaro 腱和三尖瓣隔叶附着缘,共同组成一个三角形区域。Koch 三角靠近上角处的心内膜深面为房室结所在位置。

(二) 心室与室间隔

1. 右心室(right ventricular,RV)　右心室位于右心房的左前下方,为心腔中最居前的部分,前壁构成心胸肋面的大部分,平均壁厚 3~4mm。右心室整体呈三角锥形,底为右房室口,心尖朝左前下方,心尖部的节制索是识别右心室的可靠特征。

室上嵴(supraventricular crest)位于右房室口与肺动脉口之间,是从右房室口上方,经肺动脉口下方,沿室间隔右心室面至前组乳头肌根部形成的一强大肌束,分为室上嵴壁带、室上嵴漏斗隔、室上嵴隔带和节制索,其中室上嵴隔带和节制索又合称为隔缘肉柱。室上嵴肥大可引起右心室流出道狭窄。以室上嵴为界,右心室腔分为流入道和流出道。流入道为室上嵴下方、三尖瓣膜覆盖区域部位的室腔。流出道亦称动脉圆锥或漏斗部,位于室上嵴上方,向左上经肺动脉口延续为肺动脉。

2. 左心室(left ventricular,LV)　左心室位于右心室的左后方及左心房的左前下方。室壁厚 9~12mm,是右心室壁的 2~3 倍。左心室腔呈圆锥形,圆锥尖即心尖,圆锥底为冠状沟所在平面,可见左侧的左房室口和右侧的主动脉口。主动脉口较左房室口位置稍高。

以二尖瓣前叶为界,左心室腔分为流入道和流出道。流入道又称左心室窦部,位于二尖瓣前叶的左后方,即二尖瓣游离缘以下的左心室腔。与右心室流入道相比,左心室流入道室壁相对较光滑,肉柱相对较薄。左心室流出道又称主动脉前庭或主动脉圆锥,位于室间隔上部和二尖瓣前叶之间,室间隔上部构成左心室流出道前内侧壁,二尖瓣前叶构成左心室流出道后外侧壁。左心室流出道的室壁光滑无肉柱,有时也可出现附加索带连于前、后壁,称左心室假腱索;或肌性条索连于室间隔与乳头肌或左心室游离壁,称异位肌束。

3. 室间隔(interventricular septum,IVS)　为自心底向心尖部延伸,呈三角形凸向右心室面的曲面结构,既分隔左、右心室,同时又作为左、右心室壁的共同部分。

室间隔分为膜部(直径<1.0cm)和肌部两部分。膜部是位于室间隔上部、主动脉瓣下方且紧邻三尖瓣隔瓣的膜状组织,呈圆形或卵圆形,厚约 1mm,面积约为成人的一个指甲大小。三尖瓣隔叶瓣环附着线在室间隔右心室面横跨膜部,将室间隔膜部分为后上、前下两部,即房室隔膜部和心室间隔膜部,前者分隔右心房与左心室,后者分隔左心室与右心室;后者是室间隔缺损的好发部位。室间隔肌部由心室肌性组织构成,从右心室面观察可分为 3 部分,由三尖瓣隔叶覆盖的部分为流入道肌部,自膜部至心尖部为小梁部肌部,此处肌组织较厚,有肉柱交错,而位于小梁部室间隔与大动脉之间为流出道肌部,流出道肌部相比流入道肌部较光滑。

(三) 房室隔

房室隔为房间隔和室间隔之间的过渡区域。由于三尖瓣隔叶附着线低于二尖瓣前叶,二者不在同一水平,使得两处附着线之间的间隔组织的左侧为左心室腔,右侧为右心房腔,此部分间隔组织称为房室隔。房室隔大致为一前窄后宽的三角形,上界为二尖瓣前叶附着缘,下界为三尖瓣隔叶附着缘,前界为室上嵴(右)和主动脉根部(左),后界为冠状窦口前缘。在房室隔下部可见房室隔膜部,与室间隔膜部相延续。

（四）房室口和瓣膜复合器

1. 右房室口和三尖瓣复合器　三尖瓣(tricuspid valve)附着于右房室口的三尖瓣环,并借腱索连于右室游离壁及室间隔上的乳头肌。三尖瓣环、三尖瓣、腱索和乳头肌,它们在构造上虽各是独立结构,但在功能上却是一个整体,被称为三尖瓣复合器。

（1）瓣环:三尖瓣环呈卵圆形或钝三角形,它不是一个完整的纤维环,环后部纤维组织过渡为肌性组织,故后侧瓣环薄弱且易扩张,而前方及两侧瓣环则较为牢固。三尖瓣隔叶的附着位置低于二尖瓣环。三尖瓣隔叶及二尖瓣叶均与中心纤维体相连。

（2）瓣叶(valve leaflet):分为前叶、后叶和隔叶,约呈半圆形,基底部附着于三尖瓣环上,瓣叶游离缘突向右心室腔。前叶最大,附于瓣环前缘,后叶最小,附于瓣环后缘,隔叶附于室间隔上。三尖瓣叶游离缘可有切迹,将瓣叶分成数个大小不等的"扇区",后叶多呈三扇区分叶,前叶与隔叶常分区不明显,或分为大小不等的两个扇区。三尖瓣叶心房面除游离缘部分,其余部分瓣叶平滑。三尖瓣叶心室面分为3个带区:近瓣膜附着线部分为基底带;近游离缘的半月形区域厚且不平,为粗糙带;二者之间的部分薄而透明,为光滑带。粗糙带上有一明显的隆起线,为瓣膜闭合线,正常瓣膜关闭时各瓣膜的粗糙带部分互相对合紧密。瓣叶早期病变多发生于粗糙带。相邻两瓣叶之间的瓣膜组织称为瓣叶连合,其有前内侧连合、外侧连合和后内侧连合。乳头肌尖端通常指向瓣膜连合,可作为确定瓣膜连合的标志。瓣膜粘连多发生于瓣膜连合处。

（3）腱索(chordae tendineae)与乳头肌(papillary muscle):通常包括3组乳头肌与3组腱索。前组乳头肌最大,起于右心室前壁的前下部,与节制索相连,其腱索主要附着于前叶,部分与后叶相连。后组乳头肌较小,起于右心室下壁近室间隔处,其腱索主要与后叶相连。内侧乳头肌位于室间隔,多为一些小乳头肌,在幼儿发育较好,至成年则退化成一腱索的附着点。内侧组乳头肌中位置最高的一个称为圆锥乳头肌,其后下方的心内膜深面有右束支通过。

乳头肌尖端发出腱索附着于三尖瓣的基底带、粗糙带和游离缘,腱索连接于瓣膜连合处,接近游离缘处时呈放射状分支散开,同一乳头肌起始的腱索分别连于相邻的两个瓣膜。

2. 左房室口与二尖瓣复合器　左房室口呈卵圆形,面积较右侧略小。二尖瓣(mitral valve)附着于二尖瓣环上,借腱索连于左心室乳头肌。二尖瓣环、二尖瓣叶、腱索、乳头肌、邻近的左心房和左心室壁共同组成二尖瓣复合器。

（1）瓣环:由左、右纤维三角的一部分及左、右纤维三角发出的纤维束构成。二尖瓣环的前缘固定于主动脉根部后壁,与无冠瓣、左冠瓣相邻;后缘固定于左侧房室沟处。与三尖瓣环一样,二尖瓣环亦非完整的环形结构,后外侧部纤维性瓣环缺如,左室扩大时可牵拉后叶致二尖瓣关闭不全。

（2）瓣叶:二尖瓣分前叶和后叶,是一对呈帆状的瓣膜,共同形成一个朝向左前下方的扁漏斗形开口,形如主教帽,故也称"僧帽瓣"。前叶位于左房室口和主动脉口之间,呈半圆形或三角形,多为完整的瓣,极少呈两个扇形叶,瓣叶附着线约占瓣环的1/3,而从附着线至瓣叶游离缘的长度较大,约为后叶的1倍或更多。前叶基底部的中间部分与主动脉下的瓣间隔呈纤维性延续,再向上则延续为主动脉壁。后叶多呈2个或3个扇叶,如为3个扇叶则中间扇叶较大,两侧较小。后叶附着线约占瓣环的2/3,但从附着线至游离缘的长度较小,故前、后叶表面面积大致相等。前叶只有粗糙带和光滑带,无基底带,腱索仅附着于粗糙带。后叶分为粗糙带、光滑带和基底带,但只有粗糙带和基底带有腱索附着。前叶活动幅度较大,后叶活动幅度较小。

二尖瓣连合有前外侧连合和后内侧连合,左心室乳头肌尖端指向瓣膜连合,可作为确定瓣膜连合的标志。瓣叶连合区仍存在瓣膜组织,二尖瓣分离术时应避免破坏连合区的瓣膜组织,以免发生二尖瓣关闭不全。

（3）腱索与乳头肌:左心室乳头肌包括前外侧组乳头肌和后内侧组乳头肌。前外侧组乳头肌位于左心室前壁和外侧壁交界处,为二尖瓣叶的前外半部提供腱索,尖端对向二尖瓣前外侧连合;后内侧组乳头肌位于左心室下壁靠近室间隔处,为二尖瓣叶的后内部分提供腱索,尖端对向后内侧连合。

两组乳头肌均起自室壁中、下 1/3 交界处,每个乳头肌发出的腱索均与前、后叶相连。

左心室乳头肌按其形态可分为 3 类。①指状型:较长,形如手指;②结合型:乳头肌几乎完全与心室壁融合,只有极少一部分突入室腔;③中间型:形态介于指状型和结合型之间。乳头肌功能与血供关系十分密切,后内侧组乳头肌通常由右冠状动脉供血,前外侧组乳头肌具有双重供血,因此一般情况下心肌梗死时前外侧乳头肌的损伤远小于后内侧组乳头肌。

(五)半月瓣

半月瓣(semilunar valve)包括肺动脉瓣与主动脉瓣,二者形态结构相似。

1. 肺动脉口和肺动脉瓣(pulmonary valve,PV)　肺动脉口位于动脉圆锥的顶端,解剖位置最高。心脏的纤维结缔组织在肺动脉口处形成 3 个首尾相连的半环形支架,此为肺动脉瓣环。瓣环上有三个半月形瓣膜附着,为肺动脉瓣,正常人肺动脉瓣一个瓣叶在前,两个瓣叶在后,三个瓣叶之间形成三个瓣间连合。肺动脉瓣游离缘的中部增厚,称半月瓣小结(nodule of semilunar valve),小结两侧的游离缘为弧线,二者对肺动脉瓣的正常关闭极为重要。

与肺动脉瓣相连的肺动脉壁向外膨出,与肺动脉瓣之间形成肺动脉窦,窦的上界在肺动脉壁上有一明显弧形隆嵴,自该隆嵴向下,肺动脉壁逐渐变薄。

2. 主动脉口和主动脉瓣(aortic valve,AV)　主动脉口位于左右房室口前上、肺动脉口的右后下方。主动脉口平面与肺动脉口之间的夹角约为 70°。心脏的纤维结缔组织在主动脉口处也形成 3 个首尾相连的半环形支架,为主动脉瓣环。主动脉瓣也是三个半月形瓣,形态结构与肺动脉瓣相似,但瓣膜更厚,强度更大。三个瓣叶的游离缘自瓣间连合处向上卷曲,在顶部或中部轻度增厚,为半月瓣小结,主动脉瓣的半月瓣小结又称为 Arantius 结节,在超声图像上呈强反射,它们在瓣膜闭合时互相接触,起到填充瓣间空隙的作用。

各瓣膜后方主动脉壁向外膨出形成主动脉窦(瓦尔萨尔瓦窦,Valsalva 窦),窦壁上界与升主动脉移行处有一明显的弧形隆嵴,称窦管嵴。主动脉窦分为前窦、左后窦和右后窦。左、右冠状动脉分别发自左后窦及前窦,右后窦无冠状动脉发出,故分别称为左冠窦、右冠窦和无冠窦,分别对应主动脉左冠瓣、右冠瓣和无冠瓣。冠状动脉口位于窦壁中 1/3 处,一般高于主动脉瓣游离缘,使瓣膜开放时不至于封闭冠状动脉口。

三、与心室和心房相连接的血管

心脏作为泵血器官,有多支大血管与其相连。与心房相连的血管主要有肺静脉和上、下腔静脉,与心室相连的血管主要是主动脉和肺动脉(图 5-4,图 5-5)。此外,冠状动脉起自主动脉窦部,冠状静脉通过冠状静脉窦汇入右房。

(一)大动脉

1. 主动脉　主动脉为体循环的动脉主干,仅有一支,将动脉血运送至全身各处。正常主动脉分为升主动脉、主动脉弓和降主动脉 3 段:升段向右上走行,移行为弓部,后转向左下为降段。以膈肌处分界,又可分为胸主动脉及腹主动脉。

升主动脉起于左心室,二者之间的主动脉瓣使血液仅能单向流动。升主动脉于右侧第 2 胸肋关节高度移行为主动脉弓,弓部向左后行至第 4 胸椎体下缘处为胸主动脉。后者在第 12 胸椎体高度穿过膈主动脉裂孔移行为腹主动脉,最后在第 4 腰椎体下缘分为左、右髂总动脉。

主动脉主要分支:主动脉窦部发出的左、右冠状动脉;主动脉弓小弯侧发出细小的支气管支和气管支;主动脉弓大弯侧从右至左发出 3 分支,即头臂干、左颈总动脉及左锁骨下动脉。

声窗良好的受检者,特别是婴幼儿,超声心动图可清晰显示主动脉全程及主要分支,其中升主动脉段和胸主动脉段主要在胸骨旁切面探查,主动脉弓可在胸骨上窝探查,腹主动脉在剑突下及腹部探查。

2. 肺动脉　肺动脉为肺循环的动脉主干,起自右心室,二者之间的肺动脉瓣能确保血液正常单向

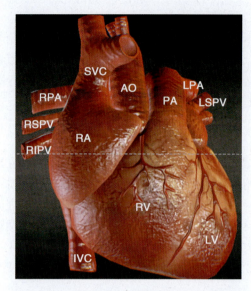

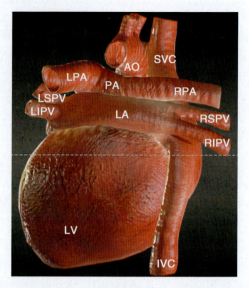

AO:主动脉;IVC:下腔静脉;LPA:左肺动脉;
LSPV:左上肺静脉;LV:左心室;PA:肺动脉;
RA:右心房;RIPV:右下肺静脉;RPA:右肺动脉;
RV:右心室;RSPV:右上肺静脉;SVC:上腔静脉。

图 5-4 心室、心房与大血管的连接关系(前面观)

AO:主动脉;IVC:下腔静脉;LA:左心房;LIPV:左下肺静脉;LPA:左肺动脉;LSPV:左上肺静脉;LV:左心室;PA:肺动脉;RIPV:右下肺静脉;RPA:右肺动脉;RSPV:右上肺静脉;SVC:上腔静脉。

图 5-5 心室、心房与大血管的连接关系(后面观)

流动。

肺动脉主干较短,在主动脉之前向左上后方斜行,在主动脉弓下方约第 5 胸椎水平分为左、右肺动脉。左肺动脉较短,在左主支气管前方横行到达左肺门,其后分二支进入左肺上、下叶。右肺动脉较长,经升主动脉和上腔静脉后方向右横行至右肺门处,分为三支进入右肺上、中、下叶。

正常成人在肺动脉干分叉处稍左侧有一短条索样纤维结缔组织,连于主动脉弓下缘,为动脉韧带,是胚胎时期动脉导管关闭后的残留组织,少数人出生后动脉导管未能自行闭合,呈持续开放状态,即动脉导管未闭,是常见的先天性心脏病之一。

于胸骨旁切面常可探及肺动脉瓣、主干及左、右分支起始段,远端因肺气遮挡难以显示。

(二)腔静脉与肺静脉

1. **上、下腔静脉** 上腔静脉位于上纵隔右前部,由左、右头臂静脉在右侧第 1 胸肋结合处后方汇合而成,下行穿心包于第 3 胸肋关节高度汇入右心房,主要收集头颈部、上肢、胸壁及部分胸腔脏器回流的静脉血。少数人有两支上腔静脉,左侧的一支通常经冠状静脉窦回流入右房,无病理学意义。

下腔静脉是人体最粗大的静脉,在第 5 腰椎水平(少数平第 4 腰椎)由左、右髂总静脉汇合而成,收集下肢、盆腔和腹部的静脉血。下腔静脉走行于脊柱的右前方,沿腹主动脉的右侧上行,最后汇入右心房。

上腔静脉通常在胸骨上窝探查,其近心端可于胸骨旁探查。剑突下是探查下腔静脉的主要位置。

2. **肺静脉** 肺静脉是回流入左心房的血管,一般情况下有 4 支,左、右各 2 支分别从左心房左后及右后部汇入。超声对肺静脉的探查相对困难,胸骨旁或心尖四腔观是主要探查切面。

(三)冠状循环系统

1. **冠状动脉** 冠状动脉是心脏的营养血管,起自主动脉窦部。冠状动脉多走行于心外膜下,少数情况可走行于心肌层内。冠状动脉分为左、右两支。

左冠状动脉起自左冠窦,主干较短(通常 0.5～1.0cm),在肺动脉主干与左心耳之间沿冠状沟向左前走行,分为前降支与回旋支。前降支在前室间沟内下行,常跨过心脏下缘,在后室间沟内可继续移行 1～3cm,其分支有左室前支、右室前支与前室间隔支等。主要供应左、右心室前壁,室间隔前上部及心尖部的血流。回旋支与前降支几乎呈垂直方向,在冠状沟内向左走行,跨过心左缘至左室膈面,主要分支有左室前支、钝缘支及左房支等,主要供应左心房、左心室侧壁的血流。

右冠状动脉起自右冠窦,在肺动脉主干与右心耳之间沿冠状沟向右下走行,跨过心脏右缘至心脏膈面,沿冠状沟后部向左走行至房室交界处转向,再循后室间沟走行直至心尖部,主要供应右室前壁、心脏膈面部分及右心房的血流。

常规经胸超声心动图仅能显示冠状动脉起始段,远段血管常难以探查,经食管超声心动图可有所帮助。

2. 冠状静脉窦 冠状静脉窦是心脏的主要静脉回流通路,位于冠状沟的后部,开口于右心房,容易被超声所探查。冠状静脉窦的属支主要有 4 支:心大静脉、心中静脉、心小静脉及左房斜静脉。冠状静脉窦在永存左位上腔静脉或心内型肺静脉畸形引流时常发生扩张。

四、节段分析法

应用超声心动图技术诊断先天性心脏病,特别是复杂、疑难先天性心脏病,需要有一套系统的方法与正确的诊断思路,以确定心脏解剖结构与血流动力学改变。1964 年,美国哈佛医学院 Van Praagh 等基于心脏胚胎发育与血流走向,将心脏与大血管划分为三个主要节段与两个连接,用于对先天性心脏病病理解剖的分析诊断,即先天性心脏病的节段分析法(segmental diagnosis)。节段分析法的中心思想是三个节段、两个连接。三个节段是心房、心室、大动脉,两个连接为心房与心室的连接、心室与大动脉的连接。其基本的顺序是先确定心房位置与腔静脉的连接,再判断房室瓣与心室连接及其解剖形态与空间位置,最后再明确心室与大动脉的连接及大动脉空间位置(表 5-1)。

表 5-1 心脏节段分析法

分析顺序	分析内容	分析顺序	分析内容
心脏位置	心脏位置(左位心或右位心)		心室形态(右袢或左袢)
心房段	心房位置	房室连接	房室连接(房室瓣形态)
	内脏位置(内脏-心房位置)	大动脉段	大动脉识别
	心房形态(正位或反位)	心室-大动脉连接	心室-大动脉连接
	静脉回流方式		大动脉与室间隔的空间位置关系
心室段	心室位置		

注:引自 WILLIAM FA,THOMAS R. Feigenbaum's Echocardiography. Eighth edition. Philadelphia:Wolters Kluwer,2019.

(一) 心脏位置

根据心脏在人体内所处的位置不同,常将心脏分为胸外心脏与胸腔内心脏。胸外心脏是指整个心脏或部分心脏位于胸腔之外。胸腔内心脏是指心脏位于胸腔内,人体胸腔内心脏位置主要有如下 5 种(图 5-6)。许多后天性的疾病或治疗也可导致正常心脏位置发生改变,使心脏位于右侧胸腔或左侧胸腔更偏左,如胸膜、肺部病变或肺叶切除术后等,这种情况下的心脏位置改变称为心脏移位。

正常左位心:心脏主要位于左侧胸腔,心脏轴线与心尖指向左侧,内脏位置正常,心脏的各个节段与连接正常。

镜像右位心:心脏主要位于右侧胸腔,心脏轴线与心尖指向右侧,内脏转位,心脏的各个节段与正常心脏位置呈镜像反位,即上下、前后位置不变,而左、右位置反转,但心脏的节段连接正常。

左旋心:心脏大部分位于左侧胸腔,心底与心尖连线指向左下,心房反位,房室连接正常,可伴有胸腹腔内脏完全或部分转位。

右旋心:心脏大部分位于右侧胸腔,心底与心尖连线指向右下,心房正位,房室连接正常,可伴有胸腹腔内脏完全或部分转位。

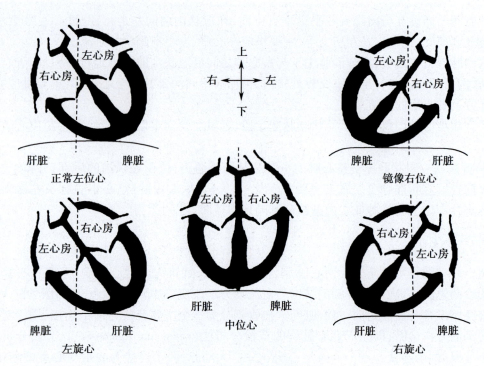

图 5-6　心脏位置示意图

中位心:心脏位于胸腔中间,心脏轴线指向下方,心尖朝向前下方。左、右心室几近并列,室间隔前后位。心房与心室的位置可正常或反位。

（二）心房位置的超声判定

超声心动图主要是通过显示内脏位置、下腔静脉与心房的连接、下腔静脉与腹主动脉之间的关系来确定心房的类型。其中通过内脏位置判定较为简便,通过下腔静脉与右心房连接判定最为可靠。由于肺静脉可能存在异位引流,依据肺静脉的连接来确定心房的位置是不可靠的。

1. **依内脏位置来判定心房位置**　内脏与心房的关系比较恒定。内脏心房正位（situs solitus,S）时,肝脏位于右侧,胃泡及脾脏位于左侧。内脏心房反位（situs inversus,I）时,内脏位置呈镜像。一般情况下,右心房总是与肝脏在同侧,而左心房总是与胃泡和脾脏在同侧。极少数情况下,内脏心房不定位（situs ambiguous,A）,常伴复杂先天性心脏病。

2. **下腔静脉与腹主动脉的关系**　心房正位时,下腔静脉位于脊柱右侧,接受肝静脉血流后进入右心房。腹主动脉位于脊柱左侧,其空间关系可以通过上腹部横切面评价。超声检查下腔静脉位于脊柱的右前方;腹主动脉位于脊柱的左前方。心房反位时,则上述关系呈镜像（图 5-7）。心房不定位时,腹主动脉和下腔静脉位于脊柱同侧或前方。

3. **下腔静脉与心房的连接**　一般来说,下腔静脉与心房的连接是确定右心房位置最可靠的诊断标志。上腔静脉可能存在左位上腔静脉或双上腔静脉的解剖学变异。因此,不能依据上腔静脉与心房的连接来确定心房的位置。

（三）心室袢与心室的超声判定

心室袢可分为右袢和左袢两种类型。正常情况下,胚胎发育过程中,心管向右扭曲,其结果右心室转至右侧,左心室位于左侧,这种形式的扭曲称为右袢（D-loop）。异常情况下,心管向左扭曲,使得右心室位于左侧,左心室位于右侧,这种形式的扭曲称为左袢（L-loop）。

左心室与右心室的超声心动图鉴别见表 5-2。其中房室瓣的判定尤为重要。一般情况下,房室瓣位置总是与心室相对应,而不与心房相对应。二尖瓣总是与解剖左心室相伴随,三尖瓣总是与解剖右心室相伴随。因此,确定了房室瓣的位置,也就确定了心室的位置。例如,心室右袢时,三尖瓣与右心

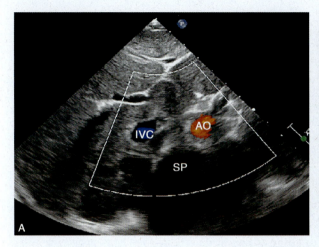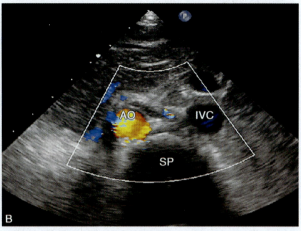

AO：主动脉；IVC：下腔静脉；SP：脊柱。

图5-7 心房正位和心房反位

A. 内脏心房正位，肝脏位于右侧腹腔，下腔静脉位于脊柱右侧，腹主动脉位于脊柱左侧；B. 内脏心房反位，肝脏位于左侧腹腔，下腔静脉位于脊柱左侧，腹主动脉位于脊柱右侧。

表5-2 右心室与左心室的超声心动图特征

区别点	右心室	左心室
肌小梁	粗大，内膜面粗糙	纤细，内膜较光滑
乳头肌	三组	两组
房室瓣	三叶，隔叶附着点近心尖	二叶，前叶附着点远离心尖
调节束	有	无
腱索	连于室间隔的隔束上	腱索从不与室间隔相连
心室形状	三角形	圆锥形
流出道	有漏斗肌束	无肌束

室同在右侧，二尖瓣与左心室同在左侧；心室左袢时则相反（图5-8）。此时，心房的位置可以是正位，也可以是反位。

（四）房室连接

房室瓣环将心房和心室连接起来。无论心房的位置如何，房室瓣的正位或反位总是和心室的正位或反位相一致。房室连接共有5种连接类型。

1. **房室序列一致** 右心房开向右心室，左心房开向左心室。此时心房和心室的位置相一致，即在心房正位时，心室为右袢；在心房反位时，心室为左袢。

2. **房室序列不一致** 右心房-二尖瓣-左心室相连，左心房-三尖瓣-右心室相连。这种情况通常发生在心房和心室位置不一致的情况下，即在心房正位时，心室为左袢，即右心房和左心室在右，左心房和右心室在左。在心房反位时，心室为右袢，即左心房与右心室

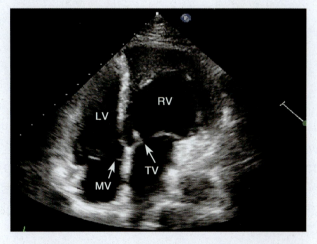

LV：左心室；MV：二尖瓣；RV：右心室；TV：三尖瓣。

图5-8 心室的识别

左侧房室瓣靠近心底为三尖瓣，右侧房室瓣明显远离心底为二尖瓣，表明心室左袢，房室序接异常。

在右,右心房与左心室在左。

3. 房室序列不定或迷走　心房不定位时,双侧均为解剖右心房或左心房,有两个心室腔,可以是左袢或右袢。左侧心房连接左侧心室,右侧心房连接右侧心室,称为房室序列不定,或称房室序列迷走。此时有意义的是肺静脉和上、下腔静脉的引流部位以及该侧心房与左心室或右心室连接造成的血流动力学变化。

4. 双入口(double-inlet)和共同入口(common-inlet)　两个房室瓣大部分或全部开口于一个心室,称为心室双入口。该心室可以为左心室或右心室,少数情况下为不定型心室,即该患者仅有一个室腔,无法判定为左心室或右心室。此时左心室和右心室的区分不能由房室序列而定,也不能由房室瓣的位置而定,要由心室本身的形态学分析鉴别。共同房室瓣大部分或全部开口于一个心室,形成共同入口的左心室或共同入口的右心室。多数共同入口的病例为单心室。

5. 房室连接缺如　两个心房与一侧心室相连接,另一侧心房底完全闭锁,无房室口,亦无房室瓣,此闭锁侧称为房室连接缺如,缺如侧心室流入部不发育,甚至整个心室不发育。根据受累部位又分为左侧房室连接缺如和右侧房室连接缺如。

(五) 大动脉关系及大动脉的超声判定

1. 大动脉空间位置关系　一般以主动脉瓣相对于肺动脉瓣的空间位置来确定两根大动脉的相互空间位置和排列关系(图5-9)。

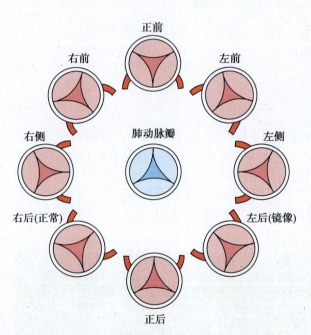

图5-9　主动脉瓣与肺动脉瓣位置示意图

（1）大动脉关系正常(normally related great arteries,NRGA):判断大动脉关系正常的先决条件是正位型动脉圆锥,肺动脉瓣始终位于主动脉瓣的前方,根据肺动脉瓣与主动脉瓣的左右方位关系分为两种类型:

1) 正位型正常大动脉关系(solitus NRGA):肺动脉瓣位于主动脉瓣的左前上方。主动脉瓣位于右后下方,肺动脉与主动脉起始段呈交叉走行。

2) 反位型正常大动脉关系(inversus NRGA):肺动脉瓣位于主动脉瓣的右前上方。主动脉瓣位于左后下方,肺动脉与主动脉起始段仍呈交叉走行。与第一种情况呈镜像关系。

（2）大动脉关系异常(abnormally related great arteries,ANRGA):判断大动脉关系异常的先决条件是反位型动脉圆锥、双侧圆锥或圆锥缺如,主动脉瓣位于肺动脉瓣的前方或二者并

列。右心室双出口、左心室双出口、大动脉转位(transposition of great arteries,TGA)和大动脉异位(malposition of the great arteries,MGA)均属大动脉关系异常的范畴。大动脉转位时最主要的特征为大动脉起始关系异常,主动脉起始于解剖学右心室,肺动脉起始于解剖学左心室,并多为反位型动脉圆锥。而大动脉异位时大动脉起始关系正常,主动脉仍起始于解剖学左心室,肺动脉仍起始于解剖学右心室,仅有大动脉之间的空间位置异常,主动脉与肺动脉失去交叉走行的特征,而近乎平行走行,多为双瓣下圆锥。

根据主动脉瓣与肺动脉瓣的位置可以分为 D 位、L 位、A 位和 P 位(图5-10)。

1) D 位(dextro position):主动脉瓣在肺动脉瓣的右侧,为右位型大动脉关系异常。

2) L 位(levo position):主动脉瓣在肺动脉瓣的左侧,为左位型大动脉关系异常。

3) A 位(antero position):主动脉瓣在肺动脉瓣的正前方,为前位型大动脉关系异常。

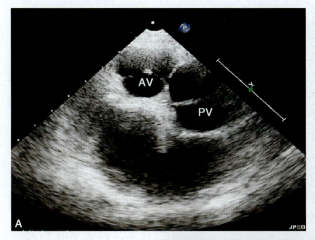
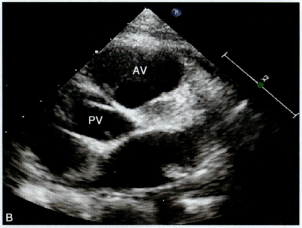
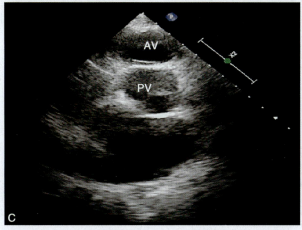

AV:主动脉瓣;PV:肺动脉瓣。

图 5-10 大动脉转位时主动脉与肺动脉的空间位置

A. D 位;B. L 位;C. A 位。

4）P 位（postero position）:主动脉瓣在肺动脉瓣的正后方,为后位型大动脉关系异常,此型少见。

2. 大动脉关系的超声判定

（1）大动脉关系正常:在正位型正常大动脉关系时,大动脉短轴图上可显示主肺动脉呈香肠型,从左侧包绕主动脉。在此切面上,主肺动脉为长轴,主动脉为短轴,肺动脉瓣位于主动脉瓣的左前方,主动脉瓣位于肺动脉瓣的右后方。反位型正常大动脉关系时,主肺动脉从右侧包绕主动脉。肺动脉瓣位于主动脉瓣的右前方,主动脉瓣位于肺动脉瓣的左后方。

（2）大动脉关系异常:最常见的大动脉关系异常为大动脉转位。大动脉转位时,两条大动脉以平行的方式发自心室,互相没有交叉。因此在左室长轴图上能够显示两条大动脉的长轴,且并列走行;在大动脉短轴切面上表现为两个圆形结构,分别为主动脉和肺动脉的短轴。它们可能为左右关系,也可能为前后关系。

3. 主、肺动脉识别与判定 在大动脉转位时,如为前后排列,位于前面的大血管几乎无一例外的是主动脉,而后面的大血管为肺动脉。当大动脉相互并列时,主要的鉴别方法是跟踪血管的走行。大动脉的空间方位和直径大小不是鉴别的根据。可参考表 5-3。

（六）心室大动脉连接类型

1. 连接一致 指主动脉发自解剖左心室,肺动脉发自解剖右心室。大动脉空间方位包括正常和大动脉异位,前者又有正位和反位之分。

表 5-3　主动脉根部与肺动脉干的鉴别

鉴别点	主动脉根部	肺动脉干
增粗的主动脉窦	有	无
冠状动脉开口	有	无
远端分支	弓部向上侧分出 3 支 主干继续下行	远端向左右分为 2 支 主干不复存在
半月瓣开放时间	收缩期主动脉瓣开放（射血）时间较短	收缩期肺动脉瓣开放（射血）时间较长

2. **连接不一致**　指主动脉发自解剖右心室，肺动脉发自解剖左心室，又称为大动脉转位。若房室序列一致，为完全型大动脉转位；若房室序列不一致，为矫正型大动脉转位。

3. **心室双出口**　主动脉与肺动脉均起自一个心室。根据 50% 原则，如一支大动脉的 50% 起自某一心室，就认为该动脉起自该心室。因此，心室双出口包括两支大动脉完全起自一个室腔和一支大动脉及另一大动脉的 50% 以上起自一个室腔。

4. **心室单出口**　仅有一支动脉干与心室腔相连，多骑跨于室间隔上。该动脉可以为共同动脉干，也可以是孤立性主动脉或孤立性肺动脉合并另一动脉闭锁。

（七）心脏节段的符号表达法

心脏节段的符号表达法由 3 个大写英文字母组成，每 3 个字母构成一组，它们之间用逗号隔开，并将该组合放在括号内，代表 3 个主要节段，按照顺序分别为：心房，心室，大动脉。主要连接异常以及合并心脏畸形标在括号外。例如，完全性 D-大动脉转位的符号表达法为 TGA（S，D，D），即大动脉转位：心房正位，心室右袢，主动脉瓣位于肺动脉瓣的右侧。如果主动脉瓣位于肺动脉瓣的前方，则表达为 TGA（S，D，A）。如将伴发室间隔缺损、房间隔缺损等畸形与符号合并在一起，则表达为 TGA（S，D，D），VSD，ASD。

（谢明星）

第二节　心脏超声检查方法

一、M 型超声心动图

（一）原理

M 型超声心动图（M-mode echocardiography）的扫描声束以固定位置和方向进行扫描，它利用快速取样技术，由换能器发出声束，并记录在此声束方向上组织回声。心脏各层组织反射在心动周期内形成运动-时间曲线。M 型曲线可显示心脏结构在一维空间上的界面厚度、距离、活动方向、运动速度及其在心动周期不同时相的变化。M 型超声心动图因其高速的取样帧频，能记录心脏结构在心动周期内的细微运动，可用于心腔和大血管内径的测定及特定心脏结构运动的细致观察，是超声心动图检查不可或缺的一部分。

（二）检查方法

1. **定点探查**　将探头固定于身体某点，保持声束方向不变，观察心脏在某一径线上结构界面活动的规律。可用于测量心脏腔室大小、心室壁厚度及活动速度。需指出的是，因扫描声束固定，而心脏是运动的，故心动周期内不同时间点的回声并不完全是同一心脏结构的活动轨迹。探查时应注意以下事项：

（1）患者取平卧位或左侧卧位，必要时可采取坐位，嘱平静呼吸，尽量减少心脏位移幅度。

（2）探查时应尽量使探头与胸壁垂直，如波形显示不够理想，可稍转动探头，以获得更满意的图像。

（3）探头位置及声束方向固定,借以了解不同心动周期中心脏界面活动有无变化。

2. **滑动探查**　将探头置于肋间隙内缓慢移动,声束方向亦稍转动,借以观察心脏水平切面上各结构的相互连续关系。

3. **扇形扫查**　探头位置维持不动,摆动探头改变声束扫查方向,使扫查范围为扇形。依据方向不同,可分为纵轴扇形扫描及横轴扇形扫描。

4. **全面观察**　由内向外,从下到上,逐肋间进行探查,以了解心脏的全貌。

（三）常见波形

1. **心底波群**(the echo pattern of the heart base)　可于胸骨左缘第 3 肋间探及,在左心长轴观或心底短轴观上经由主动脉根部取样,其解剖结构自前至后依次为胸壁、右室流出道、主动脉根部及左房。以上结构均位于心底部,因而称心底波群(图 5-11)。

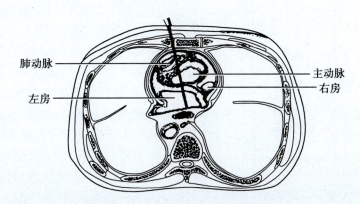

图 5-11　心底横切面解剖示意图

（1）主动脉根部曲线(the echo curve of the aortic root):心底波群中有两条明亮且前后同步活动的曲线:上线代表右室流出道后壁与主动脉前壁,下线代表主动脉后壁与左房前壁。此两线在收缩期向前,舒张期向后,多数患者尚见重搏波。曲线上各点分别称为 U、V、W、V'。

U 波在心电图 R 波之后,为曲线的最低点。V 波为主波,在 T 波之后,为曲线的最高点。其后曲线下降至 W,再上升形成 V',称为重搏波。UV 段是上升支,VW 段是下降支,分别代表心脏收缩时主动脉根部前移及舒张时主动脉根部后移(图 5-12)。

（2）主动脉瓣活动曲线(the echo curve of the aortic valve):主动脉根部前、后壁活动曲线间,有时可见一六边形盒样结构的主动脉瓣活动曲线。此曲线于收缩期分开,并分别靠近主动脉前、后壁;舒张期迅速闭合呈一单线,位于主动脉壁前、后线之间中心处。

前方活动的主动脉瓣为右冠瓣,后方活动的主动脉瓣为无冠瓣。主动脉瓣于收缩期开放,曲线分开处称 K 点(开 kai),位于心电图 R 波及第一心音后,相当于等容收缩期末。曲线闭合处称 G 点(关 guan),位于心电图 T 波之后及第二心音处,相当于主动脉瓣关闭时。

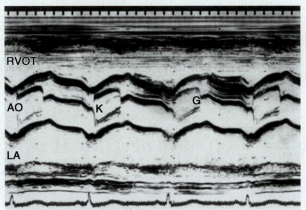

图 5-12　主动脉根部波群

正常人主动脉根部波群,自前至后依次为右心室流出道(RVOT)、主动脉(AO)与左心房(LA)。图中两条平行活动的光带为主动脉前后壁,随心动周期收缩期向前,舒张期向后,呈同向运动。主动脉瓣口收缩期开放(K),舒张期关闭(G)。

2. 二尖瓣波群(the echo pattern of the mitral valve)　可于胸骨左缘第3~4肋间探及,在左心长轴切面上,经过二尖瓣前叶取样时,可见一条活动迅速、幅度较大的曲线,以此为标志,可以向前或向后逐层识别其他的解剖结构。由于二尖瓣活动曲线特异性强,故命名为二尖瓣波群。为便于了解时相的变化,将二尖瓣曲线波动周期各段标记为A、B、C、D、E、F、G七个时间点,并显示与心电图、心内压力曲线及心音图的关系(图5-13)。

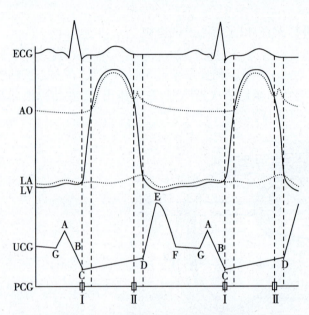

图5-13　正常人超声心动图二尖瓣前叶曲线(UCG)与心电图(ECG)、心内压力曲线及心音图(PCG)关系示意图

(1)二尖瓣前叶曲线(the echo curve of the anterior mitral valve):正常人二尖瓣前叶曲线呈舒张早期E峰和舒张晚期A峰特征性双峰曲线。其曲线与心电图具有相同的周期性。心电图P波之后,心房收缩,压力升高,推动二尖瓣开放形成A峰。而后心房舒张,心房内压力下降,二尖瓣复位,形成B点。心电图R波后,心室肌收缩,压力上升,此时二尖瓣关闭,产生第一心音,在曲线上形成C点。心电图T波与第二心音后等容舒张期之末,左心室开始扩张,心室压力低于心房压力,二尖瓣开始开放,形成D点。当二尖瓣开放至最大时,形成E峰。由于房室压力梯度锐减,二尖瓣位置由E峰下降至F点,心室缓慢充盈,曲线下降缓慢而平直,直至心房再次收缩前,形成G点,随后进入下一心动周期(图5-14)。

(2)二尖瓣后叶曲线(the echo curve of the posterior mitral valve):正常人的二尖瓣后叶与前叶在收缩期合拢,在曲线上共同形成CD段。舒张期瓣口开放,后叶与前叶分离,形成幅度较小,方向相反,呈倒影样单独曲线,为二尖瓣后叶曲线。此曲线上与前叶上A峰、E峰相对应处的下降点分别称为A′峰与E′峰(图5-15)。

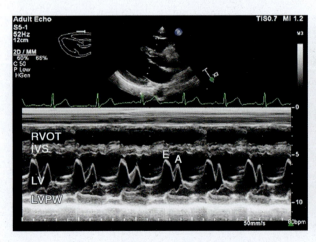

图5-14　正常人二尖瓣前叶活动曲线

自前向后可见胸壁,右心室前壁,右心室流出道(RVOT),室间隔(IVS),左心室(LV),二尖瓣前叶曲线,左心房(LA),左心房壁(LVPW),二尖瓣舒张早期E峰,舒张晚期A峰。

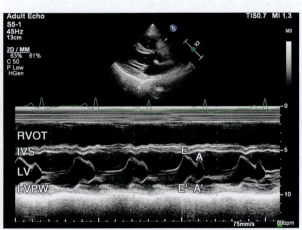

图5-15　二尖瓣波群

正常人二尖瓣前、后叶曲线。自前向后可见胸壁,右心室前壁,右心室流出道(RVOT),室间隔(IVS),二尖瓣前、后叶曲线,邻近房室环区的左心室后壁(LVPW)。二尖瓣前叶舒张早期E峰,舒张晚期A峰,二尖瓣后叶与之相对应的舒张早期E′峰,舒张晚期A′峰。

3. 心室波群(the ventricular echo pattern)　于胸骨左缘第4肋间探查,在左心长轴切面上,经由二尖瓣腱索水平取样时可见心室波群。自前至后解剖结构分别为胸壁、右心室前壁、右心室腔、室间隔、左心室(及其内的腱索)与左心室后壁。此波群可测量心室腔大小与心室壁厚度等(图5-16)。

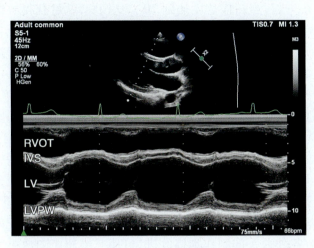

图5-16　心室波群

自前至后,主要结构有右心室流出道(RVOT),室间隔(IVS),左心室(LV),左心室后壁(LVPW);室间隔与左心室后壁呈逆向运动。

(1) 室间隔曲线(the echo curve of the interventricular septum):在二尖瓣波群中部,室间隔曲线位于二尖瓣前叶之前,其活动幅度较小。正常室间隔运动曲线于收缩期向后,舒张期向前,与左心室后壁呈逆向运动。在右心容量负荷增加时,其曲线运动于收缩期向前,舒张期向后,与左心室后壁呈同向运动。

(2) 左心室后壁曲线(the echo curve of the posterior left ventricular wall):正常左心室M型图像收缩期室间隔朝后方、左心室后壁朝前方运动,左心室后壁的运动幅度稍大于室间隔的运动幅度;测量时相舒张末期为心电图R波的顶点,收缩末期为左心室后壁前向运动的最高点。临床上,左心室后壁厚度测量时,则应注意识别腱索、乳头肌等组织。

4. 三尖瓣波群(the echo pattern of the tricuspid valve)　于胸骨旁四腔心切面检查,选择经过三尖瓣前叶取样线,可见一双峰曲线,活动幅度较大,距体表较近,此为三尖瓣前叶反射曲线。当声束向右上倾斜时,依次可见胸壁、右心室前壁、右心室腔、三尖瓣、右心房、房间隔与左心房。而当声束斜向左下时,在三尖瓣之后依次为室间隔、左心室腔(有时其内可见二尖瓣)及左心室后壁。

5. 肺动脉波群(the echo pattern of the pulmonary valve)　于胸骨左缘第2、3肋间,右心室流出道长轴切面基础上引导取样线记录M型曲线。肺动脉瓣瓣叶于收缩期朝后移动,舒张期朝前移动。肺动脉瓣波群通常只能记录到一个瓣叶活动,常为后瓣曲线。

二、切面超声心动图

(一) 原理

切面超声心动图与M型超声心动图相似,亦用辉度调制法显示回波信号,即将单条声束传播途径中遇到各界面所产生的一系列散射和反射信号,以光点形式排列在时基扫描线上,接收到的回波信号带有幅度与深度的信息。光点的辉度(即灰阶)与回声波幅之间存在一定的函数关系。回波信号反射强,则光点亮;回波信号反射弱,则光点淡;如无反射,则扫描线上相应处为暗区。代表不同回波幅度的灰阶点,按其回波的空间位置,显示在与超声扫描线位置相对应的显示器扫描线上。切面超声的时基深度扫描线一般加在显示器的垂直方向上,并且声束必须进行重复扫查,与在显示器水平方向上的位移扫描相对应,当图像达到或超过每秒16帧图像时,则形成一幅实时的切面(即二维)超声图像,可被肉眼清晰观察。

(二) 仪器类型

切面超声心动图由Bom等首先提出,作者使用多晶体线阵超声扫描仪对心脏进行检查。由于探头较长,图像呈矩阵,需有较宽的透声窗,其两端部分的声束常被肺、肋骨遮挡,对心脏疾病的检查存在一定局限,后经改进逐渐大量用于腹部、妇产科肢体及小器官等,而较少用于心脏。目前常规应用于心脏检查的实时超声扇形扫描仪主要有以下两类。

1. 相控阵超声显示仪　此为临床上应用最为广泛的超声诊断仪,采用雷达相控技术,使线阵的多个晶体片(换能器)按等差时间延迟的电脉冲信号依次被激发,多晶体片声束叠加形成一个共同的波阵面。波阵面的方向与探头的法线方向相平行,其指向与各晶体片受激发的次序有关,按一定规律先后激发各晶体片,使合成的波阵面方向在一定范围内呈扇形发送。接收时,按各晶体片的时差对被接收到的回波信号进行时间补偿,再将其叠加在一起,当扫描速度达到 20~30 帧/s,就可获得心脏解剖结构的实时切面图像。先进的经食管多平面探头是相控阵超声探头的进一步发展,其换能器晶体片的扫描方向可在 360°的范围内旋转,能从任意角度来显示心脏结构。这一技术目前又有进一步的改进,微小的晶片应用在经血管内超声显像上,探头声束可在 360°的范围内显示血管某一横断面形态。

2. **机械扇形扫描仪**　其探头与体表接触面积较小,可从很小的透声窗进行观察,特别适用于心脏检查。此类探头分为摆动式和转动式两种。摆动式是利用电机驱动单探头在一定角度范围(30°~90°)内来回摆动,发射的声束在体内形成相应角度的扇形扫查面。转动式是摆动式的改进型,其探头内装有 2~4 个晶体片,相互之间呈 90°、120°或 180°排列,再沿同轴作高速旋转。此种图像扫描线分布均匀,闪烁感较小,噪声低。小型单晶片可用于经血管内超声显像。

现代高档超声显像仪是将 M 型、切面超声以及多普勒超声等多种显像方式综合在一起,并匹配许多高新技术,如图像数字化处理、动态聚焦,并对各种探头的制作加以改进,可使二维超声图像更为完善。

(三) 检查方法

1. **仪器调节**

(1) 发射功率:针对不同年龄的患者和体型,需对仪器的各种功能参数进行适当设置。婴幼儿患者胸壁较薄,应选用较小的发射功率。成人及体形较胖的患者因胸壁厚,则需提高发射功率。在使用过程中应尽量避免将能量开至最大,防止压电晶体片过热受损。

(2) 灵敏度:主要受总增益和分段增益补偿等控制钮调节,以取得符合诊断要求的图像,其灵敏度调节应使心腔及大血管腔内为无回声区;心内膜、瓣膜和大血管壁等各层结构反射清晰;心肌反射较弱,但可辨识;心脏的近区与远区结构均可显示,且反射强度大致相等。

(3) 灰阶:调节辉度与对比度,使反射的强度能以适当的明暗度加以显示,可清晰观察所探测的结构。理论上,灰阶的动态范围越大,组织的层次越丰富,能分辨的组织结构越精细。

(4) 频率:频率高低将影响图像的分辨力与声束的透入深度。成年人检查时一般使用 2.5~6.0MHz 的探头,透入较深,但分辨力稍差;幼儿则用 5.0~6.0MHz 的探头,透入深度较浅,但分辨力较佳。

(5) 扫描深度:视个体情况而定,成人和心脏扩大者一般用 16~18cm,以便显示心脏全貌。小儿患者扫描深度可适当调浅,可在 6~10cm 之间。

2. **患者体位**　一般取仰卧位,必要时取左侧或右侧卧位,作胸骨上窝探测时可取坐位,或仰卧于检查台上,将肩部垫高,裸露颈部。

3. **探测部位**

(1) 心前区:上自左锁骨下缘,下至心尖,内自胸骨左缘,外至心脏左缘所包括的区域,均称心前区。此区检查即所谓胸骨左缘探测。部分患者如右位心或心脏极度扩大达胸骨右侧,则需于胸骨右缘探测。

(2) 心尖区:一般指在左侧心尖搏动处检查,若为右位心则在右侧探查。

(3) 胸骨上窝:将探头置于胸骨上窝,向下指向大动脉及心底部各结构。

(4) 剑突下区:探头置于剑突下方,向上作各种指向,以取得不同的切面。

(5) 经食管探测:将食管探头置于食管内,通过探头前进、后退、前屈和后伸及左右侧向弯曲,加上转动换能器声束扫描的方向,可对心脏作多方位的探测。

（6）心外膜直接探测：在开胸手术中，可将探头置于消毒塑料套内，放在心外膜表面进行直接探测。

4. **图像方位** 切面超声心动图多用扇形显示，其尖部（扇尖）为近区，代表身体表浅处结构的反射，一般位于荧光屏的上方。声束扫描线散开的远端（弧形）为远区，代表体内深部结构的反射，一般位于荧光屏的下部。由于近区狭窄，愈远愈宽，故可经比较小的透声窗（如肋间隙等），观察深处较大范围的心脏结构。经食管探测时，图像方位可以上下倒转，即扇尖在下，弧面在上，借以获得与胸前探测解剖方位相类似的图像。

（四）常见图像

1. **胸骨旁左室长轴观** 探头置于胸骨左缘 3、4 肋间，探测方位与右胸锁关节至左乳头连线相平行。此图可清晰显示右心室、左心室、左心房、室间

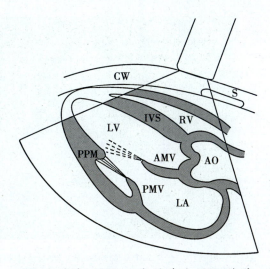

AO：主动脉；AMV：二尖瓣前叶；CW：胸壁；IVS：室间隔；LA：左心房；LV：左心室；PMV：二尖瓣后叶；PPM：后乳头肌；RV：右心室；S：胸骨。

图 5-17 左心长轴观示意图

隔、主动脉、主动脉瓣及二尖瓣等结构。检查时应注意探测平面与心脏长轴平行，否则图像可能失真（图 5-17）。

在图 5-17 上可观察各房室大小及形态，测量室间隔与左室后壁厚度并观察其运动。正常人在此切面上，右室流出道测值<2.0cm，左室内径 4.5~5.0cm，主动脉内径与左房内径均在 3.0cm 以下。室间隔和左室后壁厚度在 1.0cm 左右，收缩期增厚率为 30%~60%。乳头肌、腱索及其与二尖瓣的连接显示清楚，能清楚地观察到心壁结构异常如室间隔连续中断，主动脉骑跨及主动脉瓣、二尖瓣有无增厚、狭窄，活动是否正常（图 5-18 和视频 5-1）。

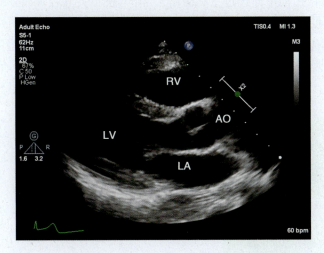

AO：主动脉；LA：左心房；LV：左心室；RV：右心室。

图 5-18 胸骨旁左心室长轴观

视频 5-1 胸骨旁左心室长轴观

2. **心底短轴观** 探头置于胸骨左缘 2、3 肋间心底大血管的正前方，扫描平面与左心室长轴相垂直，和左肩与右肋弓的连线基本平行。图 5-19 可显示主动脉根部及其瓣叶，左心房、右心房、三尖瓣，右心室及其流出道，肺动脉瓣、肺动脉近端及左冠状动脉主干等。如探头稍向上倾斜，则可见肺动脉干及其左右分支。故可观察主动脉根的宽度，主动脉瓣与肺动脉瓣的形态与活动，右心室流出道与肺动脉干有无增宽或狭窄及降主动脉与肺动脉间有无交通等（图 5-19 和视频 5-2）。

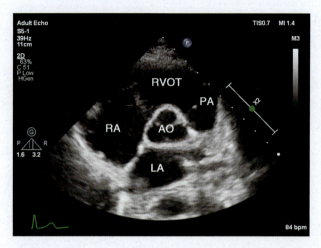

AO：主动脉；LA：左心房；PA：肺动脉；RA：右心房；RVOT：右心室流出道。

图 5-19　心底短轴观

视频 5-2　心底短轴观

3. 二尖瓣水平短轴观　探头置于胸骨左缘第 3、4 肋间，方向与图 5-19 相似。图 5-20 可显示左、右心室腔，室间隔与二尖瓣口等结构（图 5-20 和视频 5-3）。如将探头稍向下倾斜，可获得腱索、乳头肌水平图像（图 5-21 和视频 5-4）。临床上多以此切面观察心脏形态，左、右心室大小，室间隔走向与活动及二尖瓣口开放关闭情况。

4. 心尖四腔观　探头置于心尖搏动处，指向右侧胸锁关节。在图像上室间隔起于扇尖，向远端伸延，见房间隔及心房穹窿。十字交叉位于中心处，向两侧伸出二尖瓣前叶和三尖瓣隔叶，二尖瓣口及三尖瓣口均可显示。由于室间隔、房间隔连线与二尖瓣、三尖瓣连线呈十字交叉，将左、右心室，左、右心房划为四个腔室，故称心尖四腔观（图 5-22 和视频 5-5）。

5. 心尖五腔观　如将探头稍向上倾斜，扫描平面经过主动脉瓣根部，可获心尖五腔观（图 5-23 和视频 5-6）。如将探头内移，置于左侧第 4 肋间胸骨旁线与锁骨中线之间并减少倾斜度，所见图像更为理想，此时仍见上述结构与四个心腔，但室间隔不在扇尖，而偏向图的右侧，右心室占据图的上半部，与心尖四腔观有所不同，称为胸骨旁四腔观，此图对房间隔显示较为理想。对临床确定有无房间隔缺损有很大帮助。

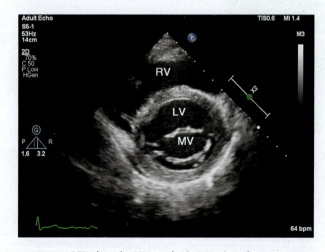

LV：左心室；MV：二尖瓣；RV：右心室。

图 5-20　左心室二尖瓣水平短轴观

视频 5-3　左心室二尖瓣水平短轴观

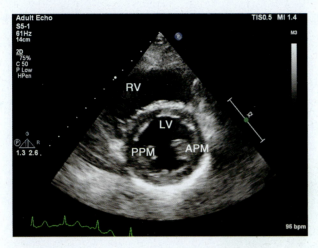

APM:前外侧乳头肌;LV:左心室;PPM:后内侧乳头肌;RV:右心室。

图 5-21　左心室乳头肌水平短轴观

视频 5-4　左心室乳头肌水平短轴观

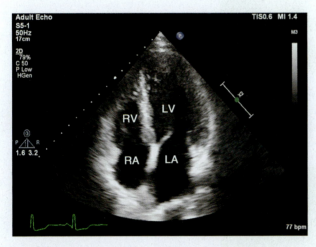

LA:左心房;LV:左心室;RA:右心房;RV:右心室。

图 5-22　心尖四腔观

视频 5-5　心尖四腔观

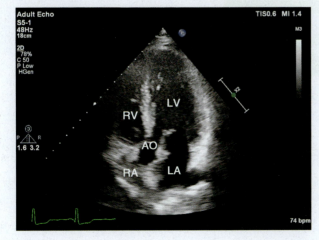

AO:主动脉;LA:左心房;LV:左心室;RA:右心房;RV:右心室。

图 5-23　心尖五腔观

视频 5-6　心尖五腔观

6. 心尖两腔观　在心尖四腔心切面基础上,将探头逆时针旋转60°,声束与室间隔走向平行,但不通过室间隔,在此切面中可显示左心室与左心房,获得心尖两腔心切面(图5-24和视频5-7)。此切面对室壁活动及二尖瓣口反流情况评估有较大帮助。

7. 心尖三腔观(心尖长轴观)　在心尖两腔心切面的基础上,将探头逆时针旋转60°,可以得到心尖三腔心切面(图5-25和视频5-8)。在这个切面中,可显示左心房、左心室、二尖瓣、主动脉瓣和主动脉,对临床观察主动脉瓣和二尖瓣病变等有很大帮助。

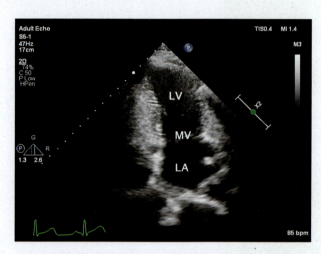

LA:左心房;LV:左心室;MV:二尖瓣。

图5-24　心尖两腔观

视频5-7　心尖两腔观

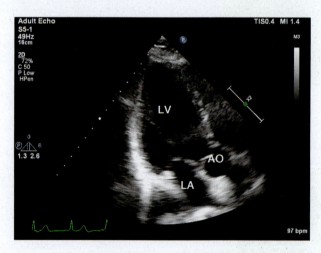

AO:主动脉;LA:左心房;LV:左心室。

图5-25　心尖三腔观

视频5-8　心尖三腔观

8. 剑突下四腔观　探头放置于剑突下,声束向上倾斜,取冠状面的扫描图像,获剑突下四腔观(图5-26和视频5-9)。图5-26上所显示的房间隔光带与声束方向近于垂直,故回声失落现象少,房间隔假性连续中断出现率低,如图上显示回声中断时,即说明存在房间隔缺损。

9. 主动脉弓长轴观　探头置于胸骨上窝,指向心脏,探测平面通过主动脉弓长轴(图5-27和视频5-10),可显示主动脉弓及其主要分支和右肺动脉等。

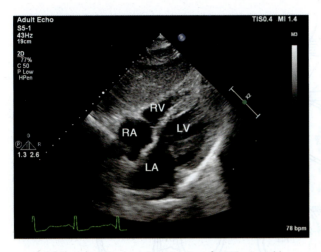

LA:左心房;LV:左心室;RA:右心房;RV:右心室。

图 5-26　剑突下四腔观

视频 5-9　剑突下四腔观

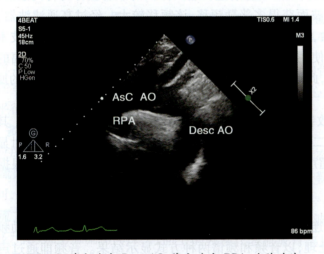

AsC AO:升主动脉;Desc AO:降主动脉;RPA:右肺动脉。

图 5-27　主动脉弓长轴观

视频 5-10　主动脉弓长轴观

（谢明星）

三、多普勒超声心动图

多普勒超声心动图（Doppler echocardiography）是心脏超声检查的重要组成部分,利用超声反射的频移信号组成灰阶频谱和彩色图像,评价心脏血流动力学特征。多普勒超声结合二维超声对心脏结构和功能的全面评价,为心血管疾病无创诊断开辟了新的途径。

（一）多普勒超声心动图产生的原理

当声源与接收器之间出现相对运动时,接收到的声波频率与声源发射的频率间有一定的差异,这种频率的改变称为频移（frequency shift）,此现象称为多普勒效应（Doppler effect）。1842 年,奥地利学者 C. Doppler 首先发现该现象。进行心血管超声检查时,探头发射频率（f_0）固定不变,声波在介质中行进时遇到运动物体时,探头接收到的反射回波频率（f_1）发生改变即存在频移,如果该物体朝向探头运动时,频率增大即存在正频移（$f_1-f_0>0$）;而当该物体背离探头时,频率减小即存在负频移（$f_1-f_0<0$）。设声波传播速度为 C,被测物的相对运动速度为 V,声束与被测物运动方向之间的夹角为 θ,则多普勒频移（f_d）可由公式 $f_d=f_1-f_0=2 \cdot f_0 \cdot V \cdot \cos\theta/C$ 计算（图 5-28）。可得出被测物的运动速度（V）,即:

光点密集,与零基线间有一空窗(图 5-30A)。彩色多普勒显示色彩单纯,中心明亮,边缘暗淡的血流束。音频平滑且具有乐音感。

(2) 湍流:当血流通过狭窄处时,流线发生改变,狭窄处流线集中后,流线放散,进入宽大管腔后,流线放散,离散度增大,速度参差不齐,形成湍流。频谱上光点疏散,与基线之间的空窗消失,呈单向充填的图像,彩色多普勒呈色彩明亮的高速血流束(图 5-30B)。音频粗糙、刺耳。

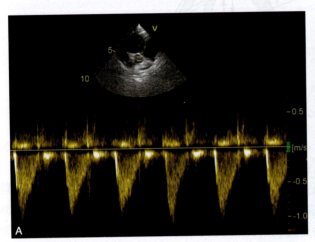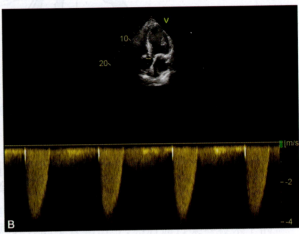

图 5-30 层流和湍流时不同多普勒图像
A. 正常主动脉内层流状态频谱;B. 主动脉瓣狭窄时湍流状态频谱。

(3) 涡流:当血流由小腔突然进入大腔时可产生涡流,血流方向十分杂乱,在同一时刻的取样区内,部分红细胞运动方向朝向探头,部分红细胞远离探头,因而频谱呈现双向充填的光点,彩色多普勒上见多彩镶嵌的特征性图像。

2. 探测血流速度 由频移值可推算血流速度,利用仪器上已设置的测量程序可直接测量峰值速度、加速度、平均速度等。

3. 测量血流容量 血流容量是指单位时间里流经心脏瓣口或大血管某一截面的血流量。血流容量的测定是定量分析每搏输出量、心输出量、分流量和反流量等多种血流动力学指标的基础。主要原理是:利用频谱多普勒血流速度(V)、血流时间(t),利用二维或 M 型超声心动图测量管腔面积(A),根据公式 $Q = AVt$,即可定量估计血流容量,但该公式必须满足以下条件:被测点为大腔进入小腔后的 1cm 左右范围内;该处管腔的横截面积不随时间而改变;空间流速分布一致(即流速剖面呈活塞型);多普勒声束与血流方向的夹角<30°,不随时间而变化。

4. 估测压力差 在人体血管系统中,狭窄病变两端的压力阶差可由流体力学中的 Bernoulli 方程计算出来:

$$\Delta P = 1/2\rho(V_2^2 - V_1^2) + \rho\int(\mathrm{d}V/\mathrm{d}t)\mathrm{d}s + R$$

公式中 ΔP 为压差,ρ 为血液密度,V_2 为狭窄口下游的流速,V_1 为狭窄口上游的流速,$\mathrm{d}V/\mathrm{d}t$ 为血液流经狭窄口时的加速度,$\mathrm{d}s$ 为加速距离,R 为血液的黏性摩擦阻力。由此可见,压差由 3 部分构成,其中右边第 1 项为血流的迁移加速度造成的压差,第 2 项为血流的局部加速度造成的压差,第 3 项为黏性摩擦造成的压差。理论和实验研究表明:在膜性狭窄时,若血流的雷诺数足够大时,则由血流的局部加速度和黏性摩擦造成的压差部分可忽略不计,而且在大多数狭窄病变时,狭窄口下游的流速 V_2 远大于上游的流速 V_1,因此 $V_2^2 \geq V_1^2$,当 $V_2 \geq 8V_1$ 时,略去 V_1^2 并将 ρ 的数值代入,可将 Bernoulli 方程简化为:

$$\Delta P = 4V^2$$

由频谱幅值推算的血流速度(V)可推算压力差(ΔP)。根据压力差的变化可评价瓣口狭窄程度及心腔压力的大小。

5. 狭窄瓣口面积的测量　各种瓣膜病变的瓣口面积是决定血流动力学改变的基本因素,也是定量狭窄程度的最可靠指标。频谱多普勒超声技术测量狭窄瓣口面积的方法主要是基于流体力学的连续方程。设有流体沿流管做连续流动,在流体中任意取两截面,其面积各为 A_1 和 A_2,由连续方程定律,通过两截面的流体流量应相等,根据这一原理可以得知在一个心动周期内,血液流经不同直径的血管时,流量不变:

$$A_1 \cdot VTI_1 = A_2 \cdot VTI_2$$

VTI_1 和 VTI_2 分别为一次心动周期中血流通过截面 A_1 和 A_2 时的速度时间积分。除此方法外,狭窄的二尖瓣口面积尚可通过压力减半时间法测量。

6. 判断反流与分流　应用二维超声心动图结合频谱多普勒可以明确地判定反流与分流的解剖部位,血流方向,血流时相及反流与分流的程度范围,被誉为"无创性心血管造影术"。另外,彩色多普勒技术可以半定量评估反流量和分流量,以前的一些方法建立在测量血流束的长度、宽度以及异常血流分布面积上。近年研究较多的是彩色多普勒血流会聚法(flow convergence region,FCR),该方法建立在流体力学理论的基础上,它不仅可有效测量狭窄的瓣膜口面积,还可测定有效反流口面积、反流量以及分流量。

（五）组织多普勒超声心动图的原理和应用

组织多普勒超声心动图(tissue Doppler echocardiography,TDE)又称多普勒组织成像(Dopper tissue imaging,DTI),是一种室壁运动分析技术。

1. 原理及技术　TDE 是通过减少总增益并使用低通滤波器,去除来自血流运动的信号,提取来自组织运动的信号输送到自相关和速度计算模式中进行彩色编码,通过数模转换器,以二维和 M 型两种形式,将心脏室壁运动的信息实时展现在荧光屏上。

TDE 有 5 种显示方式:多普勒组织速度图(Doppler tissue velocity)、多普勒组织能量图(Doppler tissue energy)、多普勒组织加速度图(Doppler tissue acceleration)、多普勒脉冲频谱图(Doppler pulsed-wave)、多普勒组织 M 型(Doppler tissue M-mode)。TDE 研究室壁运动主要采用速度图模式,朝向探头的以红色表示,高速的以黄色表示,背离探头的低速运动组织以蓝色表示,高速的则以绿色表示。

2. 临床应用　TDE 通过速度图模式,能显示心脏各室壁的运动速度。在心动周期的不同时相室壁运动速度不同,而且同一心肌节段内运动速率并非均匀一致,在心内膜下最高,心外膜下最低,TDE 能将这种正常的差别显示成一种跨壁心肌速度梯度(myocardial velocity gradient,MVG)。TDE 能描述正常心脏同步收缩的特点,无论是否进行角度校正,心脏基底部的心肌运动速度均高于心脏中部,而心尖部的运动方向则与其他部位相反。

(1) 心肌缺血:缺血性心脏病的患者由于局部心肌缺血坏死甚至纤维化,导致室壁节段性运动异常,TDE 显示梗死部位室壁变薄,色彩低暗或缺失,速度测值及 MVG 明显低于正常节段。负荷超声心动图中 TDE 有助于辨别心肌缺血改善所致的运动失调减轻或心肌缺血加重所致的运动失调进一步恶化。

(2) 心肌病:心肌病由于心肌广泛受损,在 TDE 中表现为室壁运动速度普遍减低。如扩张型心肌病左心室后壁心内膜的运动速度明显降低;心内、外膜速度差也较正常组织明显减低。肥厚型心肌病的患者,TDE 显示室间隔肥厚伴随着局部心肌舒张期运动失常(快速充盈延迟)和舒张期运动不协调,即心肌的活动速度在心房收缩期大于快速充盈期,在收缩功能正常时亦是如此。限制型心肌病与缩窄性心包炎在临床上鉴别诊断较为困难,常常需要借助于外科探查,TDE 作为一种无创的方法,能为其鉴别诊断提供一定的帮助。心肌淀粉样变性因心内膜活动幅度减小,左心室后壁舒张期增厚变薄现象完全消失,而传统的 M 型图像上有其特征性的表现,当心内膜与心外膜的运动速度和跨壁速度梯度明显减小时,常可呈"三明治"征,这是因为中层的速度低于探测的下限值,仅心内膜和心外膜的活动可以编成彩色信号。

（3）心脏电生理:二维 TDE 可以用高频彩色多普勒定位预激综合征患者的心室预激区,射频消融术治疗后相应于心电图上 Δ 波时相的心室提早收缩区域的色彩消失。二维 TDE 能可靠地分辨预激综合征嵌入左心室的附属旁路及成功切除旁路后心脏正常的收缩模式。可评价起搏器置入后心室激动部位和顺序的变化等。

（4）心肌灌注:单独运用 TDE 速度图来评价心肌血流灌注,它可反映心肌缺血所致节段性室壁运动异常的速度变化值及其分布范围,在急性心肌梗死和陈旧性心肌梗死的患者,其梗死部位、范围以及周边危险心肌的功能情况均可采用 TDE 速度图模式进行详细分析来确定。

TDE 的能量图能有效地检测心肌中半乳糖类的左心造影剂,造影剂进入心肌灌注后可改变心肌运动的能量,TDE 能量图可评价这一细微的能量变化,故它配合心肌造影剂的应用,也可用于心肌灌注的研究。

另外,TDE 还可用于研究主动脉壁活动,可以用于结构的辨别,也有助于测量右心室游离壁的厚度,还可以描绘肿瘤、血栓和赘生物。

（刘　琳）

四、心脏超声造影

心脏超声造影(contrast echocardiography)又称超声心动图增强剂显像或心脏声学造影,是通过静脉注射超声增强剂使血流信号得到增强显示的一种检查方法。1968 年,Gramiak 和 Shah 首先报道心内注射吲哚菁绿(indocyanine green)后心腔内可见"云雾影",随后 Barrera、Suzuki 和 Meltzer 等通过实验研究证实增强超声反射信号的是微气泡,大量微气泡混入血液中产生气-液界面,血流信号得以增强。随着技术的进一步发展,目前心脏超声造影已经广泛应用于心脏疾病的检查和诊断。

（一）心脏超声造影的发展历史

随着 Gramiak 首先发现注射吲哚菁绿能增强心腔血流超声反射信号,众多学者开始关注和研究心脏超声造影的原理及应用。在其后的研究中证明:快速注入生理盐水、5% 葡萄糖溶液等,在心导管的尖端也能产生造影增强信号。

1978 年,王新房参照国外超声造影原理和国内利用过氧化氢治疗肥厚型心肌病的经验,提出了过氧化氢心脏超声造影法,又称双氧水心脏超声造影法。通过动物实验和临床试验,证实该方法安全、可行,具有很好的显影效果,经静脉注射后可实现右心系统显影。

1979 年,日本学者 Shimada 及 Suzuki 用二氧化碳与生理盐水混合振荡后,快速注射也能获得较好的显影效果。

1980 年,复旦大学附属中山医院利用碳酸氢钠和维生素 C 反应生成二氧化碳的原理,将二者混合后静脉注射,心腔内也能观察到反射信号增强。后来国内学者以醋酸或盐酸替代维生素 C,也能有良好的显影效果。

1984 年,Feinstein 提出声振白蛋白的方法,可以得到 5μm 左右的微气泡,部分白蛋白发生热变性,可形成非常薄的外壳包裹微气泡,经外周静脉注射后能通过肺循环到达左心系统,且具有较好的稳定性。

随着微泡制备工艺的改进,微气泡直径越来越小,稳定性越来越好,心脏超声造影已从原来的右心增强剂显影发展到左心增强剂显影,再到心肌灌注声学增强剂显影,并进一步发展出超声分子显像,展示了心脏超声造影广阔的发展前景。

（二）超声增强剂

超声增强剂的发展与心脏超声造影的发展基本同步,尤其在近 20 年内取得了突飞猛进的发展。

1. **第一代超声增强剂**　早期的超声增强剂是单纯的空气微泡，混入血液中后产生"云雾影"，但这种空气微泡很不稳定，容易破裂消失。虽然心脏超声显像能观测到短暂的信号增强，但很难达到临床检查的标准。

改进后的双氧水（H_2O_2）造影法，是在 H_2O_2 注入体内后与细胞内的过氧化氢酶反应，产生大量的 O_2。O_2 部分溶于血液，部分呈游离状态。由于微气泡在血液中形成，延长了存留时间。第一代超声增强剂的特点是微气泡直接裸露于液体中，表层无外壳包绕，且微泡直径通常大于 $10\mu m$，不能通过肺毛细血管，所以只能用于右心超声造影。

2. **第二代超声增强剂**　由于微泡内的气体可以逸出，因此第二代超声增强剂是在微泡表面包绕一层外壳，以增加微气泡的稳定性，但其气体成分仍主要是空气。Albunex 是第一个被批准可以用于人体的左心超声增强剂，通过声振白蛋白溶液的方法在微气泡表面形成一层薄薄的蛋白外层，将气体包裹于外壳内。微泡直径 $3\sim5\mu m$，能够顺利通过肺循环，浓度 $(4\sim5)\times10^8/ml$，在临床上主要用于左、右心腔显影和增强多普勒信号。Levovist 是一种半乳糖和棕榈酸盐包裹空气微泡的超声增强剂，与 Albunex 相比其稳定性更佳。

3. **第三代超声增强剂**　微泡的内核-气体成分对于微泡的稳定性非常重要，使用不易溶于水的惰性气体可以延缓气体的逸出，延长微泡在体内的存留时间，如六氟化硫（SF_6）、全氟丙烷（C_3F_8）、全氟丁烷（C_4F_{10}）等。这类超声增强剂以 SonoVue 为代表，其外壳成分为磷脂，内含 SF_6 气体，90%的微泡直径 $<8\mu m$，平均直径约 $2.5\mu m$，微泡浓度约 $5\times10^8/ml$，注射 2ml 的混悬液后心腔增强显影时间可达 $7\sim8min$，在临床上不仅用于心腔显像，还用于观察心肌灌注显影，具有很好的显影效果。

（三）右心增强剂显影

经外周静脉注射右心超声增强剂后，能清晰观察到右心房、右心室依次显影，通过血管腔和心腔超声增强剂的显影顺序、患者静息状态及瓦尔萨尔瓦动作后左心腔是否显影进行诊断。右心增强剂显影操作简单，属于无创性检查，患者易接受。目前临床应用较广泛的右心超声增强剂是振荡生理盐水。

1. **检查方法**

（1）超声增强剂制备：需当场配制。选择肘正中静脉为注射部位，建立静脉通路，连接三通管；取注射器 2 支，一支装无菌生理盐水，另外一支存有 1ml 空气，通过三通管将 2 支注射器相连，经静脉通路回抽 1ml 自体血液，将生理盐水、血液与空气在 2 支注射器间来回推注至少 20 次，促使含有血液的生理盐水与空气混合液振荡均匀，制备成振荡生理盐水。

（2）操作方法：①受检者取平卧位，必要时可选择左侧卧位；②待检查者选择好超声切面后，将超声增强剂通过三通管弹丸式快速推入，然后用生理盐水冲管，并保持静脉通路畅通，便于重复推注超声增强剂；③右心增强剂显影观察切面可选择心尖四腔切面、大动脉短轴切面、剑突下四腔心切面、锁骨上窝上腔静脉切面等，便于观察超声增强剂在右心系统内出现的先后顺序，判断心腔结构有无异常。

2. **临床应用**　右心增强剂显影主要应用于以下几方面。

（1）观察右心系统连接顺序：经外周静脉注射后，超声增强剂经腔静脉回流至右房，然后通过右房室瓣口到达右室，再通过肺动脉瓣口进入肺循环。通过上肢静脉注射超声增强剂，则上腔静脉先显影，下腔静脉不显影；通过下肢静脉注射超声增强剂，则上腔静脉不显影，下腔静脉显影。超声增强剂出现的先后顺序异常，对鉴别心脏结构畸形有重要帮助。如左位上腔静脉经冠状静脉窦引流入右心房患者，通过左前臂注射超声增强剂，则按照"冠状静脉窦-右心房-右心室"的顺序依次显影（视频 5-11）。

（2）勾勒右心内膜边缘：超声增强剂充满于右心腔内时，心内膜边缘可以清晰显示，有助于判断右心腔大小、右心室壁厚度，还能帮助医师判断房室腔内异常结构、占位性病变等。

视频0511

视频 5-11　永存左位上腔静脉患者右心增强剂显影

经左肘正中静脉注射超声增强剂后，冠状静脉窦长轴切面显示冠状静脉窦内最先出现超声增强剂，随后右心房、右心室依次显影，而左心系统未见超声增强剂信号。

（3）诊断有无心腔内分流：右心超声增强剂不能通过肺循环，因此在心脏结构正常的条件下，左心系统内不会出现造影增强信号。当存在心房或心室水平的分流时，视分流方向不同，则造影增强表现存在一定区别。①非发绀型先天性心脏病存在大量的左向右分流，当超声增强剂进入右心系统后，左心系统内的分流束进入右心，使分流束经过的区域无超声增强剂充填，存在负性显影区，提示心房水平存在左向右分流，常见于房间隔缺损、室间隔缺损、动脉导管未闭、冠状动脉窦瘤破裂入右心等。②发绀型先天性心脏病存在右向左分流，超声增强剂在右心显影后，可见较多气泡迅速进入左心腔。以法洛四联症为例，室间隔水平的右向左分流使得右心系统内的超声增强剂可以进入左心室，左、右心室均显影，且几乎为同时显影。瓦尔萨尔瓦动作可提高右向左分流的检出率，如在诊断卵圆孔未闭时，由于分流量少，患者常需做瓦尔萨尔瓦动作以增加右房压力。

（4）明确病因：对临床原因不明的低氧血症和发绀患者，进行右心增强剂显影检查有助于明确病因。如诊断肺动静脉瘘、肝肺综合征时，经外周静脉注射超声增强剂，右心系统显影后，左心系统在5个心动周期以后出现迟发的显影，超声增强剂经过右心进入肺动脉后，通过肺内的动静脉交通支或异常扩张的血管直接到达肺静脉，而后进入左心房，提示可能存在肺动静脉瘘、肝肺综合征。

（5）增强多普勒信号：如三尖瓣口和肺动脉血流频谱多普勒信号不清晰完整，进行右心增强剂显影可增强多普勒信号，并准确地测量血流速度峰值。

（四）左心增强剂显影

超声检查方法与右心系统增强剂显影相同，使用的左心超声增强剂可通过肺循环，显影顺序为右心系统-肺循环-左心系统，左心比右心晚数个心动周期显影。由于左、右心腔均显影且时间较接近，因此对心内分流的判断不如右心增强剂显影直观、明显，容易出现视觉误差。左心增强剂显影对左心内膜边界的勾勒具有重要意义，如心肌致密化不全的患者，彩色多普勒往往难以发现心内膜面肌窦的低速血流信号，而左心增强剂显影时微气泡完全充填于肌窦内，清晰显示心内膜的边缘和走行，从而精准判断致密心肌的厚度，大大提高了对疾病诊断的准确性。心腔增强剂显影对心内占位性病变的诊断也有重要价值，如左房黏液瘤、左心耳血栓、右房转移瘤等（视频5-12～视频5-14）。

视频 5-12　肥厚型心肌病患者左心增强剂显影
心尖四腔心切面清晰勾勒出左、右心室内膜的边缘，并显示室间隔明显增厚。

视频 5-13　右心房内肝癌转移瘤二维图像
心尖四腔心切面右心房腔内可见实性团块。

视频 5-14　右心房内肝癌转移瘤左心增强剂显影
经肘正中静脉注射 1.0ml SonoVue 超声增强剂后，右心、左心顺序显影，右心房肿块内可见少量超声增强剂信号。

（五）心肌灌注声学增强剂显影

左心增强剂显影时部分超声增强剂可进入冠状动脉系统，实现心肌显影，为研究心肌血流灌注和冠状动脉功能提供了方法。早期李治安等用彩色多普勒技术研究冠状动脉血流动力学，取得了一定的进展，但存在诸多影响因素，如多普勒技术的角度依赖、冠状动脉扫查技术、频谱测量受心脏搏动影响等，而且对小的冠状动脉分支血管显示困难。心肌灌注声学增强剂显影弥补了多普勒技术的不足，可以直观显示冠状动脉及其微循环的血流灌注状态，判断是否存在心肌供血不足或心肌无供血，联合室壁运动分析可以了解心肌是否存活。

1. 心肌灌注声学增强剂显影的成像技术　由于冠状动脉血流量仅占心腔血流量的5%，因此在心肌灌注声学增强剂显影时心肌的信号强度明显弱于心腔，为了提高对心肌的灌注显影，可以采用以下相关成像技术。

（1）二次谐波成像（second harmonic imaging，SHI）：超声波在组织中的传播以线性规律为主，而微气泡在超声波作用下具有很好的弹性变，产生非线性振荡导致波形畸变即谐波信号，其中以二次谐波信号最强。与组织的谐波信号相比，超声增强剂的回波信号要强 1 000 倍以上，因此利用二次谐波技术可以很好地抑制组织的回波信号，突出超声增强剂信号，提高信噪比。后来技术人员在此基础上进一步改进，利用脉冲反向成像技术消除基波信号，即使增加探头发射和接收的频率范围也不会导致基波信号和谐波信号的重叠，实现超声增强剂信号的纯化，该技术又被称为反向脉冲谐波成像（pulse inversion harmonic imaging）技术。

（2）间断触发成像（intermittent triggered imaging）：常规超声扫查时使用的高机械指数（mechanical index，MI）可以诱发微泡破裂，不利于长时间观察心肌内的血流灌注。早期谢峰等在实验中发现在暂停发射脉冲波后再次观察，心肌内的超声增强剂信号强度明显得到增强，Kaul 等研究认为是超声波破坏微气泡所致。根据此原理，采用门控方式间断发射脉冲波，使微气泡在超声照射区再次聚集，同时减少微气泡的破坏，延长心肌显影时间，增强显影效果。

（3）低机械指数条件下的实时成像：实时成像可以同步观察心肌灌注和心肌运动，具有重要的临床应用价值。在极低机械指数（MI<0.1）的条件下，联合反向脉冲谐波成像技术仍可获得很好的超声增强剂回波效果，对超声增强剂的破坏却很小，方便连续超声扫查和实时调整图像，并可在检查中快速获得阳性结果，进行重点观察。

（4）闪烁-再灌注成像（flash-replenishment imaging）：在实时成像的基础上，心肌内的超声增强剂逐渐充填并达到稳定状态，利用高机械指数（MI≥1.0）瞬间破坏超声切面内的微气泡，然后快速切换至实时成像条件，观察该区域心肌的微气泡再充填并达到稳定水平的过程。该技术可以清晰显示心肌从无到有的快速充填过程，有助于对比判断心肌有无缺血及缺血程度。目前高端超声仪器的心肌灌注声学增强剂显影模式均有此成像功能。

（5）实时三平面心肌灌注声学增强剂显影成像：二维成像模式只能逐个切面扫查以了解各节段心肌的灌注状态，实时三平面技术则可同步观察心尖二腔切面、心尖三腔切面、心尖四腔切面，结合超声造影技术不仅能同时了解各节段心肌的血流灌注，还可以减少超声增强剂的用量和观察时间。但是三平面造影模式的图像分辨率和帧频偏低，一定程度上影响了心肌的显影效果。

（6）三维心肌灌注声学增强剂显影成像：在三维成像技术的基础上研发的三维心肌灌注声学增强剂显影技术，可以观察整体心肌运动和血流灌注，并能勾勒出缺血心肌或梗死心肌的范围，在评估冠心病患者治疗效果和预后方面有重要作用。图像分辨率和帧频较低仍是影响三维造影临床应用的重要因素之一，此外非真正的实时显像也会影响心肌灌注的分析。

2. 心肌血流灌注定量分析 心肌灌注声学增强剂显影虽然可以直观显示灌注不足或无灌注，但对缺血程度的半定量评估受主观因素影响较大。1998 年，Wei 等应用心电门控高能量间歇触发谐波成像技术，首次发现心肌视频强度与灌注时间呈一定正相关，且随着灌注时间延长最终达到稳定状态。结合闪烁-再灌注技术，再灌注的过程可以用单指数函数 $Y=A\times(1-e^{-\beta t})+B$ 进行拟合，其中 B 为标化的 0 点，为原始视频强度，A 为平台期视频强度，代表心肌血容量，β 为曲线上升斜率，代表心肌血流速度，$A\times\beta$ 则代表心肌血流量。目前该定量分析方法主要应用于心肌的二维造影成像切面。

（1）检查方法：受检者体位及静脉通路的建立与左心增强剂显影相同。以 SonoVue 超声增强剂为例，先二维扫查确定所需观察的心肌切面，然后切换至低机械指数条件下的实时造影模式，抽取 2.5ml 超声增强剂匀速推注，推注速度为 0.8ml/min，同时准备 5ml 生理盐水，待超声增强剂推注完毕后以相同速度冲管。

（2）超声观察：实时观察心肌内超声增强剂逐渐充填过程，正常人在持续推注超声增强剂后，心肌内的超声增强剂分布很快可达到稳定水平，超声增强剂的信号强度无明显继续增强，使用闪烁-再灌注技术破坏感兴趣切面内的微气泡，使周围心肌内的微气泡流动至该区域，同时由于仍在经外周静脉持续推注超声增强剂，所有心肌的信号强度便可迅速再次恢复至稳定状态。此时可转换切面观察其他心肌节段，并利用闪烁-再灌注技术观察心肌灌注。存储图像，以便脱机分析。

（3）脱机分析：选择所需分析的图像，选定再灌注过程的起点和终点，一般以闪烁结束后的第一帧图像为起点，以再灌注后的最后一帧为终点，勾画切面内心肌的感兴趣区，用单指数函数进行拟合，获得该区域心肌的再灌注曲线，定量计算心肌血流量。此外还可以结合心电图，以 R 波的顶点作为门控触发标记，选择每个心动周期的舒张末期图像拟合灌注曲线并分析、计算心肌血流量，其优点是选用的图像受心脏搏动的影响较小，保证了感兴趣区位于心肌相同位置，减少血流计算的误差（图 5-31）。

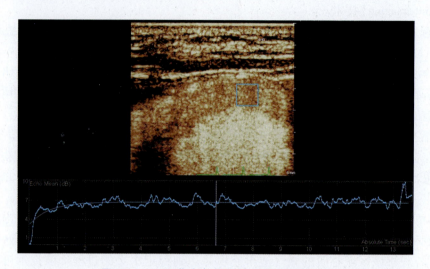

图 5-31　心肌灌注声学增强剂显影定量分析

正常心肌灌注声学增强剂显影定量分析，心肌灌注的时间-强度曲线提示在 Flash 闪烁后可迅速恢复至闪烁前的灌注水平。

3. 临床应用

（1）评估冠状动脉狭窄程度：心肌血流量与冠状动脉狭窄程度成反比，静息状态下冠状动脉狭窄程度>75％时心肌血流量开始减少，狭窄程度>90％时则显著减少（视频 5-15）。心肌灌注声学增强剂显影能敏感发现灌注减少的心肌节段，通过定量分析判断出心肌血流减少的程度，以评估供血冠状动脉的狭窄程度；结合冠状动脉造影结果分析，有助于了解狭窄远端侧支循环的建立情况，为临床选择治疗方案提供依据。

视频 5-15　心肌梗死患者心肌灌注声学增强剂显影

心尖二腔心切面示左心室前壁及心尖超声增强剂充盈缺损。

（2）评估冠状动脉血流储备：冠状动脉狭窄<75％时，静息条件心肌血流量无明显减少，但其冠状动脉血流储备已经下降。心肌灌注声学增强剂显影结合负荷试验可以了解冠状动脉血流储备情况，以便及早发现冠状动脉狭窄，有助于早期干预治疗。

（3）评估冠心病的治疗效果：急性心肌梗死患者冠状动脉再通术后，心肌灌注声学增强剂显影可显示心肌再灌注的血流情况，定量计算出血流速度和血流量，评估治疗效果。对冠状动脉再通后的"无复流"现象具有很好的诊断价值。

（六）心脏超声造影的发展前景

目前纳米超声增强剂和靶向超声增强剂是重要的研发方向。第三代超声增强剂直径虽然只有几微米，但不能自由通过血管壁，只能作为血池显像剂使用，无法到达血管外的病变组织。当病变部位的血管通透性增高或出现血管病变如动脉粥样硬化时，纳米级超声增强剂则有可能穿过血管屏障进入组织间隙或血管壁内，在病灶部位聚集，直接显示病变组织。但是微泡直径越小，回波信号越弱，如何提高对纳米超声增强剂的显影效果，是正在研究的技术难题。

靶向超声增强剂是通过在微泡外壳表面连接血管或组织特异性的配体或抗体，以便靶向识别病变组织或细胞,具有很高的特异性。此外,在微泡内包裹或在微泡表面连接药物或基因,可以使超声微泡成为输送载体、具有治疗的功能,已成为超声靶向治疗中的研究热点。

(谢明星)

五、经食管超声心动图

经胸超声心动图(transthoracic echocardiography,TTE)检查时因肺气肿、肥胖、胸壁畸形和肋骨阻碍等原因,约有 20% 的患者不能获得满意的图像,致使诊断受到限制。经食管超声心动图(transesophageal echocardiography,TEE)将探头置于食管内,由后向前近距离扫查心脏深部结构,避开了胸肋骨和肺的影响,能显示清晰的心脏结构图像,是临床上广泛开展的一种超声心动图检查方法。

(一) 仪器与探头

经食管超声心动图检查所用仪器均为彩色多普勒血流显像仪,探头由最初单一的专用 M 型探头至二维、三维探头,扫查模式也由单平面、双平面模式发展至多平面扫查。探头由换能器、管体、操作柄和插头四部分组成,换能器位于管体顶端。TEE 探头针对受检对象分为成人、小儿和婴幼儿探头,具有不同的尺寸和频率。成人型探头管体一般长约 1m,直径约 10mm,其上注有深度标尺,使检查者准确掌握管体进退深度。管体后端连接操作柄,一般装有两组可旋转的控制钮,一组可使探头顶端左、右弯曲,另一组可使其前、后伸屈。操作柄上还有声束角度控制按钮,可在 0°~180° 范围内调节声束,完成多平面扫查。操作柄后为导线,与插头连接。

(二) 检查方法

1. 检查前准备　嘱患者检查前 12h 内禁食,检查者应向患者及家属说明检查过程中可能发生的意外情况,签署知情同意书。经食管超声检查时必须具备必要的急救设施。

2. 麻醉与插管　使用局部麻醉药物(盐酸丁卡因胶浆,每次 4~8g)麻醉患者后咽部,含服片刻后令其吞咽,使咽黏膜和食管黏膜表面麻醉。患者连接心电图监护,取左侧卧位。操作者插管前先将咬口垫套在管体上,再将超声耦合剂涂于食管探头顶端及前段的表面,调整控制钮,使探头顶端位于正中并稍向前屈。右手持管体约前 1/3,轻轻将探头对准咽后壁中线,经口腔舌根上方正中处插入,嘱患者做吞咽动作,趁吞咽时将探头轻柔推进,到达食管中段,嘱患者咬住咬口垫。检查时间不宜过长,一般为 10~15min。检查完毕退出探头后,让患者平卧休息数分钟再离开检查台,并嘱其 2h 内不宜饮食,4h 后宜进流食。

3. 扫查方法　包括对控制钮的操作、旋转管体以及调整晶片角度和管体深度等(图 5-32)。

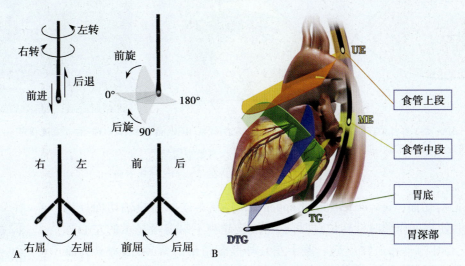

图 5-32　TEE 探头操控术语和探头置入水平示意图
A. TEE 探头运动形式和声束扫查角度;B. 探头成像水平。

（1）探头操作形式：操作柄的两组控制钮分别控制探头顶端左屈和右屈以及前后伸屈。旋转管体可以用有限的声束成像范围观察到更多的解剖结构，探查角度更富于变化。通过调控电键使多平面探头的晶片从0°至180°旋转，经不同角度观察心内结构。晶片扫描过程中，以0°、45°、90°和135°作为4个基本的扫描角度。一般而言，0°时的扫描平面即经食管探头的水平切面图像（横轴切面）；30°~50°时的扫描平面相当于心脏的短轴切面；90°时的扫描平面即经食管探头的纵切面图像；110°~130°时的扫描平面相当于心脏的长轴切面；180°时的扫描平面为0°时扫描平面的镜像图。

（2）TEE成像水平：操作者通过观察管体上刻度掌握管体深度，便于寻找需要的切面。根据探头的置入深度将TEE切面分为4个水平：①食管上段切面，距门齿15~30cm；②食管中段切面，距门齿30~40cm；③经胃底切面，距门齿约50cm；④经胃深部切面，距门齿约55cm。系统探查时采用探头撤退法，即先将探头插入胃底部，然后逐渐回撤，依次观察各水平切面图像。临床一般采用重点观察法，如在观察瓣膜和主动脉病变时，先从食管水平开始探查，而在术中监测评估左心室功能时则先从经胃切面开始。

（三）常用标准切面

经食管超声检查4个成像水平中，食管中段水平系列切面是临床应用最广泛的切面、也是理解和掌握其他水平切面的基础，因此主要介绍食管中段水平常用切面。

1. 心脏横轴及短轴切面

（1）四腔心切面（four-chamber view）：角度0°~10°，该切面是探头最初进入食管30~35cm首先出现的切面，显示的腔室及心壁结构与经胸探查获得者大致相同。

（2）五腔心切面（five-chamber view）：在四腔心切面基础上稍回撤或前屈探头即可，图像与经胸获得的五腔心切面相似，主动脉根部位于图像中央。

（3）主动脉瓣短轴切面（short axis view of aortic valve）：在五腔心切面基础上，略微回撤探头并调整角度25°~45°获得此切面。主动脉瓣位于图像中心，后方为左心房，前方为三尖瓣和右心室或右心室流出道，左侧有时可见左心耳（图5-33，视频5-16）。此切面可清晰显示主动脉瓣瓣叶的数目、形态和启闭状态。轻微改变探头角度和深度还可显示右心房，观察房间隔结构是否连续。

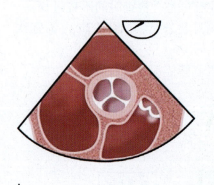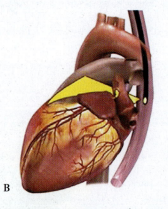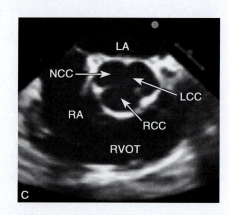

LA：左心房；LCC：左冠瓣；NCC：无冠瓣；RA：右心房；RCC：右冠瓣；RVOT：右心室流出道。

图5-33　主动脉瓣短轴切面
A.切面示意图；B.三维模式图；C.二维TEE图像。

（4）左心耳切面（view of left atrial appendage）：在主动脉瓣短轴切面处将探头稍后退并使声束作顺时针转位，即可获得经胸超声不易清晰显示的左心耳切面，观察左心耳内有无血栓形成。鉴于左心耳形态结构的变异性，对其完整评估需要多个切面（图5-34，图5-35）。

（5）肺静脉水平切面：在四腔心切面基础上，顺时针旋转并回撤探头，可显

视频5-16　主动脉瓣短轴切面

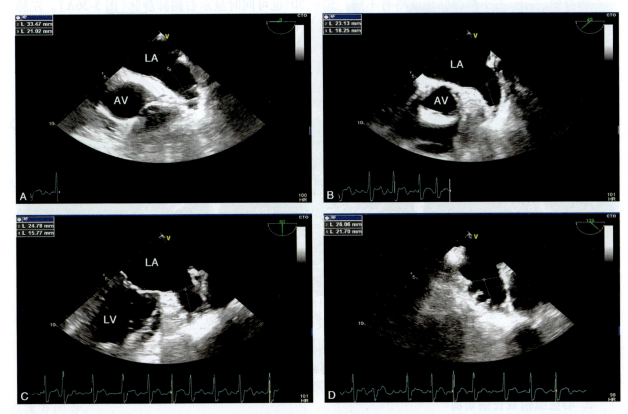

AV：主动脉瓣；LA：左心房；LV：左心室。

图 5-34 左心耳系列切面

A. 0°切面；B. 45°切面；C. 90°切面；D. 135°切面。

左心耳内无异常回声，多角度(0°、45°、90°、135°)测量其开口径及深度。

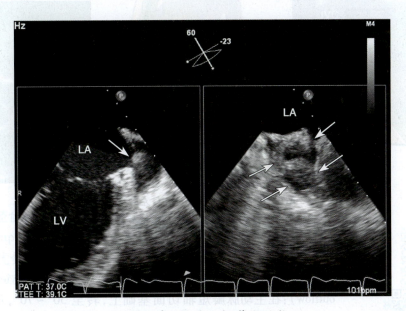

LA：左心房；LV：左心室；箭头：血栓。

图 5-35 左心耳血栓超声图像

两正交切面显示左心耳内血栓形成。

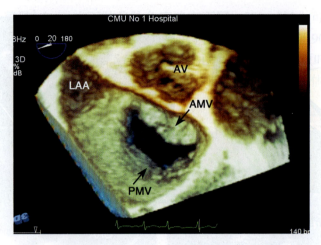

AMV：二尖瓣前叶；AV：主动脉瓣；LAA：左心耳；PMV：二尖瓣后叶。

视频 5-20　正常二尖瓣左心房面观

图 5-40　正常二尖瓣左心房面观

实时三维经食管超声显示与外科手术视野一致的二尖瓣左心房面观的立体结构，二尖瓣为舒张期开放状态，前上方为关闭的主动脉瓣，左侧为左心耳。

（2）TTE 检查难以显示的部位，如左心耳、房间隔、上腔静脉、左右肺静脉以及胸降主动脉，对左右冠状动脉主干的显示等，及 TTE 检查时难以清晰显示的特殊结构和病变。

（3）围手术期：急诊手术麻醉，需要排除心脏和大血管的并发症，或需要鉴别诊断，如夹层动脉瘤、肺栓塞、心肌梗死等。当 TTE 检查显像困难者可使用 TEE 检查，为外科医生手术方案的选择和制订提供信息。

（4）术中监测：心脏介入手术过程中鞘管的引导，封堵器、人工瓣膜等装置的置入，血流动力学的实时监测，心脏结构的纠正和心脏功能的评价。心脏外科手术的全程监测。

2. 禁忌证

（1）绝对禁忌证：患者拒绝。先天性或获得性的上消化道疾病，如活动性上消化道出血、食管梗阻或狭窄、食管占位性病变、食管撕裂和穿孔、食管憩室、食管裂孔疝、先天性食管畸形、近期食管手术史、食管静脉曲张、咽部脓肿。

（2）相对禁忌证：凝血障碍、纵隔放疗史、颈椎疾病、咽部占位性病变。严重心血管系统疾病，如重度心力衰竭、严重心律失常、急性心肌梗死、不稳定型心绞痛、重度高血压、低血压或休克状态等。对麻醉药过敏。

3. 并发症　经食管超声心动图检查是一种非创性检查，在操作符合规范的情况下，按照正确的操作步骤进行检查是非常安全的，检查时一般仅出现恶心、呕吐等不适。但需说明：重症心脏病本身常有一些突发的意外情况，故行经食管超声心动图检查过程中，极个别患者也有可能出现某些并发症，如口腔内容物误吸入气道导致窒息、检查过程中心腔内新生物（血栓、赘生物、肿瘤等）脱落造成栓塞、严重心律失常等。

（五）临床应用

1. 心脏血栓　常规经胸超声对左心耳显示欠佳，而经食管超声可清晰显示左心耳的轮廓及其内的血流情况，为诊断左心耳血栓提供了理想的手段。大多数心房颤动、心房扑动、房性心动过速患者进行射频消融术或电复律前均需进行 TEE 检查，排除左心耳血栓。

2. 先天性心脏病　经过经胸超声检查，大部分先天性心脏病可以得到明确诊断，但对于某些经胸超声声窗不理想、诊断有疑问的患者，可进一步采用 TEE 检查，以提高诊断正确率，包括：

（1）房间隔缺损：TEE能明确诊断各型房间隔缺损，包括其部位与数目。常用于房间隔缺损封堵术前手术病例的选择，精确评价房间隔缺损的情况，了解其类型、部位、大小、数量以及缺损边缘与上下腔静脉和房室瓣的距离，对选择适合手术的患者和准备合适尺寸的封堵器提供直接的依据。

（2）左心室流出道病变：经食管超声探查可清晰显示左心室流出道的狭窄病变以及与二尖瓣和主动脉瓣的关系，并可显示主动脉瓣的形态结构和数目。

（3）右心室流出道病变：经食管探头纵轴探查可显示右心室流出道狭窄，将脉冲多普勒取样容积置于肺动脉内，记录收缩期射流速度可估计狭窄程度。术中行经食管超声监测，有利于观察右心室流出道加宽的效果及残余狭窄。

（4）大动脉病变：经食管超声探查可显示肺动脉远端，特别是右肺动脉，因此可用于诊断肺动脉闭锁、肺动脉瓣上狭窄或肺动脉分支狭窄。主动脉的先天性病变，如主动脉瓣二瓣化、主动脉缩窄及动脉导管未闭等均可经食管超声诊断。

3. 瓣膜性心脏病

（1）二尖瓣疾病：在正确评价二尖瓣反流的病因和瓣叶病变区域等方面，经食管超声较经胸超声检查略胜一筹，包括风湿性二尖瓣病变、二尖瓣脱垂、腱索断裂合并连枷形二尖瓣、感染性心内膜炎合并二尖瓣赘生物、二尖瓣穿孔、二尖瓣瘤等。这些信息对预测二尖瓣修补术的可行性极为重要。经食管超声多普勒检查还可以定量评价二尖瓣反流程度。

（2）主动脉瓣疾病：经胸超声检查常难以在主动脉根部短轴切面上清晰显示主动脉瓣的瓣缘，TEE在评价主动脉根部大小、主动脉瓣瓣叶的数目、主动脉瓣脱垂、主动脉瓣心内膜炎及其并发症等方面能提供颇有价值的病因诊断。

4. 人工瓣膜

经食管超声心动图检测左心房内的反流信号时不受二尖瓣人工瓣中金属成分的干扰，克服了在经胸超声检查中经常遇到的由于人工瓣支架中金属材料所致的声能衰减和"血流掩盖"（flow-masking）效应的影响；可清晰显示偏心性反流及瓣周漏。

除评价二尖瓣人工瓣膜反流以外，经食管超声还可详细地了解人工瓣膜的形态结构，帮助寻找病因。诊断人工瓣膜心内膜炎、变性、瓣膜反流、瓣膜血栓的敏感性及特异性均较经胸超声明显提高。

经食管超声心动图对人工主动脉瓣功能的评价效果与经胸超声相仿。因此在一般情况下，如疑有人工主动脉瓣功能不全时，应作经胸超声检查，除非患者由于肺气肿等因素，经胸探测不能获得满意显像时，才有必要考虑行经食管超声心动图检查。

5. 心腔肿物

对于心房内肿瘤，经胸超声显像是诊断首选的方法。就心脏内最常见的黏液瘤来说，大部分黏液瘤的瘤蒂附于卵圆窝附近的房间隔上，很容易被经胸超声检测到。然而，发生在特殊部位的小黏液瘤经胸超声则可能漏诊。经食管超声心动图对检测这类肿瘤并取得高清晰的图像很有帮助。此外，经食管超声心动图还能显示黏液瘤表面有脱落危险的穗状结节状突起。

6. 主动脉夹层

经食管超声检查既可获得相当于CT扫描主动脉的横断切面，又可获得类似于升主动脉造影的主动脉纵轴切面，还能显示主动脉弓的短轴切面和其分支的长轴切面。对于急性期患者，由于患者临床症状较重，不易配合检查，加之此时行经食管操作风险较高，一般不推荐在此时进行经食管检查。对于病情已相对稳定的亚急性或慢性患者，一些研究中心将经食管超声作为本病术前诊断常规，可替代X线造影术。

7. 术中监测

（1）心内介入手术监测：TEE常被用于房间隔缺损、室间隔缺损和卵圆孔未闭的介入治疗中。其中房间隔缺损封堵术临床应用最为广泛，经食管超声心动图的价值在于：术前精确评价房间隔缺损的情况，术中引导导管顺利通过房间隔缺损的部位，对掌握张伞时机及其角度，使封堵器准确地在缺损两侧张开具有明确的指导意义，避免了损伤周围的心脏结构，结合彩色多普勒可及时了解闭合效果，了解封堵器与心内重要结构如房室瓣、上下腔静脉、右肺静脉的位置关系，避免损伤，减少了并发症，从而提高手术的精确性和成功率。

近年来,随着新兴介入手术技术的发展,经食管超声检查在左心耳封堵术、经导管主动脉瓣置换术、经导管二尖瓣夹合术的术前评估、术中监测等发挥着不可或缺的作用。

此外,经食管超声心动图还有术中监测心内膜心肌活检、心房肿瘤活检、冠状动脉介入治疗、主动脉缩窄的球囊扩张术、二尖瓣狭窄球囊扩张术、主动脉气囊反搏术等的报道。

(2)心外科术中监测:①术前即刻诊断,发现新的病变,对下列情况尤具价值:检测感染性心内膜炎瓣膜的解剖与功能受损情况,特别是易被遗漏的并发于主动脉瓣心内膜炎的二尖瓣前叶穿孔和主动脉根部脓肿;检测二尖瓣病变患者中左心房血栓;检测人工瓣膜功能不全,包括人工生物瓣的撕裂、继发感染后的穿孔及瓣周漏;进一步确认术前常规检查所发现的心脏房室隔缺损的部位、类型、大小、血液分流的走向和范围;经食管超声心动图能提供在心脏跳动下的结构和血流信息,也是胸外科医师在剖心直接探查中得不到的。②术中监测左心功能。③手术矫正后即刻评价效果,了解有无残余病损,必要时可在关胸前再次手术,使患者免遭第二次手术。

(陈　昕)

六、心脏功能的超声测量

M 型超声及二维超声心动图能够反映心脏结构形态,室壁运动幅度;超声多普勒检查可以测量心腔和大血管中的血流速度、血流方向和血流性质。这些技术的综合应用可以定性和定量分析心脏功能,对于诊断疾病、指导临床治疗以及治疗效果的评估具有重要意义。

(一)左心功能评价

1. 左心室收缩功能的评价　超声心动图检测心脏收缩功能的指标分为流量指标、时间指标、速度指标及泵功能指标等。

(1)流量指标

1)M 型容量计算法:应用 M 型超声心动图,根据左心室内径的测量推算左室容量,依据左心室收缩和舒张时容量的变化计算心输出量。

A. 椭圆形体积法:应用 M 型心动图测量左心室内径(D),按椭圆体体积公式 $V=(\pi/6)LD^2$ 计算左室容积(V)。式中 L 为左心室长轴,通常可以用 $2D$ 替换,故 $V=(\pi/6)2DD^2=\pi/6\times D^3=1.047D^3$,按 $SV=V_d-V_s$ 计算每搏输出量(SV)(V_d:舒张末期容积,V_s:收缩末期容积)。

B. 立方体计算法:上述式中 $V=1.047D^3$,可以简化为 $V=D^3$,即立方体计算法,应用 M 型超声心动图测出左心室舒张末期内径和收缩末期内径,则每搏输出量(SV)等于舒张末期容量(D_d^3)与收缩末期容量(D_s^3)之差。

C. Teichholz 矫正公式法:为克服立方体计算法在长短轴之比降低时对容积高估,Teichholz 根据左室造影数据的回归关系提出容积测量的矫正公式:$V=7.0\times D^3/(2.4+D_d)$,计算 SV。该技术是较常用的容量计算法之一。

M 型超声心动图计算左心室容积具有一定的局限性,因为该测量方法依赖对左心室形态的假设,如果左心室形态发生改变,则该方法测值误差较大。

2)二维容积测定法

A. 单平面法

a. 面积长轴法:心尖二腔心观或心尖四腔心观测出左心室面积(A)和左心室长轴(L),按下列公式求出左心室容积:$V=(8A/3)\times L$。

b. 椭圆公式法:同样取心尖二腔心观或心尖四腔心观测出左心室面积(A)和左心室长轴(L),公式同 M 型椭圆形体积法公式。

c. 单平面 Simpson 法:取心尖二腔或四腔心观,勾画心内膜,按 Simpson 规则,将左心室长轴按长轴方向分为若干个小圆柱体,这些圆柱体的体积之和即为左心室容积。公式为:$V=\Sigma A \cdot \Delta h$,该方法被认为是较准确的二维容量测定法之一。

B. 双平面法:取二尖瓣水平短轴观及心尖二腔心观或心尖四腔心观,测量二尖瓣水平短轴左心室面积(A_m)和左心室长径(L),按以下公式计算左心室容积(V):

a. 圆柱-圆锥体法:公式为 $V=2A_m \cdot L/3$。

b. 圆柱体法:公式为 $V=A_m \cdot L$。

c. 圆柱-半椭圆体法:公式为 $V=5A_m \cdot L/6$。

C. 三平面法:最常用的三平面法为圆柱-截头圆锥-圆锥体法(亦称改良 Simpson 法)。该方法将左心室视为一个圆柱体(从心底到二尖瓣水平)和一个截头圆锥体(从二尖瓣水平到乳头肌水平)以及一个圆锥体(心尖到乳头肌水平)的体积之和,设它们的长度相等,代入以下公式可求出左心室容量(V):$V=A_m \cdot L/3+(A_m+A_p)/2×L/3+1/3A_p×L/3$

A_m 为二尖瓣水平短轴左心室面积,A_p 为乳头肌水平短轴左心室面积,L 为左心室长径。

3) 主动脉血流量计算法:由 M 型或二维超声心动图测量主动脉根部直径(D),按公式 $A=\pi(D/2)^2$,推算其横截面积(A),利用脉冲多普勒技术测量主动脉内径收缩期速度时间积分(VTI)计算每搏输出量(SV),$SV=A×TVI$。

4) 二尖瓣流量计算法:用二维超声直接测量舒张期二尖瓣口面积,再利用脉冲多普勒技术测量二尖瓣口舒张期速度时间积分,仍按公式 $SV=A×TVI$ 计算每搏输出量。

通过上述方法计算出的每搏输出量(SV),进一步推算一系列流量指标,全面评价心脏收缩功能。

A. 每分输出量(CO)= $SV \cdot HR$(HR:心率)。

B. 心脏指数(cardiac index,CI)= CO/BSA,(BSA:体表面积)。

(2) 时间指标:收缩期时间间期是心功能指标之一,采用心电图(ECG)、M 型超声心动图、脉冲多普勒同步描记来测量。

1) 射血前期(preejection period,PEP):①ECG 的 Q 波至 M 型超声心动图主动脉瓣开放之间的间期。②ECG 的 Q 波至脉冲频谱多普勒曲线的主动脉瓣开放信号开始之间的间期。PEP 直接与左心室内压上升速率(dp/dt)和每搏输出量有关,dp/dt 和每搏输出量越高,PEP 越短。PEP 尚可用于缩窄性心包炎和原发性限制型心肌病的鉴别诊断。

2) 射血时间(ejection time,LVET):①M 型超声心动图主动脉瓣开放点至关闭点时间;②频谱多普勒的主动脉瓣开放信号至关闭信号间的时间。

3) PEP/LVET:当左心室收缩功能降低时,PEP 延长,而 LVET 缩短,PEP/LVET 增大。Wessler 标准:0.35~0.40 属正常范围,0.44~0.52 为左室功能轻度受损,0.53~0.60 为中度受损,>0.60 为重度受损。

4) 等容收缩时间(isovolumetric contraction time,ICT):①M 型超声心动图二尖瓣关闭至主动脉瓣开放时间;②ECG 的 R 波至频谱多普勒曲线的主动脉瓣开放信号的间距减去 ECG 的 R 波至二尖瓣关闭的多普勒信号的间距。

5) 总机械收缩时间(TEMS):从 ECG 的 Q 波起至主动脉瓣关闭点的时间。

(3) 速度指标:利用主动脉内的频谱多普勒曲线,通过以下指标的测定反映左心室收缩功能:①收缩期血流峰值速度(V_{max});②加速时间(ACT):主动脉血流频谱起始点至峰值流速的时间;③平均加速度(ACV_m):收缩期最大速度除以加速时间。

(4) 泵功能指标

1) 射血分数(ejection fraction,EF):$EF=(V_d-V_s)/V_d$,式中的左心室容积可以通过上述 M 型或二维超声心动图方法来计算。三维超声心动图无须进行左心室几何形态假设,可以直接测量 V_d 和 V_s,然后计算左心室的 EF 值,此种方法较为准确,尤其对于有节段性室壁运动异常的患者。

2) 左心室内压力最大上升速率($+dp/dt_{max}$):这是反映左心室泵血功能最敏感的指标之一。当存在二尖瓣反流时,采用连续多普勒记录反流频谱,速度为 3m/s 时的跨瓣压差与速度为 1m/s 时的跨瓣压差的差值(即 32mmHg)除以两点间的时间即为 dp/dt_{max},公式表示为 $+dp/dt_{max}=32mmHg/\Delta t$。

3）峰值射血率（peak ejection rate，PER）：应用一种自动勾边技术，通过自动分析收缩期左室内的容积变化可以计算左室 PER。

4）左室内径缩短率（FS）：$FS=(D_d-D_s)/D_d\times100\%$。

5）平均周径缩短率（mVCF）：$mVCF=\pi(D_d-D_s)/(LVET\cdot\pi D_d)=(D_d-D_s)/(LVET\cdot D_d)$。一般 mVCF 比 FS 和 EF 更能反映心肌收缩功能。

6）室壁增厚率（ventricular thickness fraction）（$\Delta T\%$）：为室间隔和左室后壁收缩末期厚度（T_s）减去舒张末期厚度（T_d），再除以舒张末期厚度（T_d），即：$\Delta T\%=(T_s-T_d)/T_d\times100\%$。

7）室间隔运动幅度（interventricular septum amplitude，AIS）：室间隔左室面舒张末期位置至收缩期位置之间的垂直距离。

（5）左室收缩功能超声心动图评价指标：超声心动图参考指标正常值参考范围如表 5-4 所示。

表 5-4　左心功能超声心动图测量的正常值

左心室收缩功能指标	正常值	左心室收缩功能指标	正常值
SV	35~90ml	ACT	52~56ms
CO	3~6L/min	ACV_m	7.4~13.2m/s^2
CI	2~3L/(min·m^2)	PER	(3.40±0.67)/EDV/s
PEP	(95.7±11.4)ms	EF	>60%
LVET	(304.0±16.1)ms	FS	>30%
PEP/LVET	0.31±0.04	mVCF	(1.25±0.26)/s
ICT	(34±11.9)ms	$\Delta T\%$	>30%
TMS	(546±14)ms	AIS	(7.3±1.9)mm
V_{max}	1.0~1.7m/s	+dp/dt$_{max}$	>1 340m/s

2. 左心室舒张功能的评价　许多疾病在尚未出现收缩功能异常时，主要表现为舒张功能障碍。近一半新诊断为心力衰竭的患者左心室整体射血分数正常或接近正常，这类患者诊断为"舒张性心力衰竭"或"射血分数保留的心力衰竭"。评价左心室舒张功能和充盈压对疾病的鉴别诊断至关重要。

（1）评价左心室舒张功能常用参数

1）舒张功能障碍相关的心室形态和功能

A. 左心室（LV）肥厚：尽管舒张功能障碍在室壁厚度正常的患者中很常见，但左心室肥厚仍是引起舒张功能障碍的重要原因之一。

B. 左心房（LA）容量：LA 容量对于临床非常重要，因为 LA 重构与超声心动图提示的舒张功能明显相关。多普勒速度及时间间期反映的是测量时的充盈压，而 LA 容量反映的是充盈压在时间上的累积影响。

C. LA 功能：心房是通过它的储存、通道及泵功能来调节心室充盈的。LV 松弛功能受损与舒张早期 AV 压力阶差低及 LA 通道容量减少有关，而存储-泵功能会加强来维持 LV 舒张末期容量及正常搏出量。随着舒张功能受损的加重及 LA 收缩功能的减低，LV 充盈亦减低。

D. 肺动脉（PA）收缩期及舒张期压力：有临床症状的舒张功能障碍患者通常 PA 压力增高。因此如果没有 PA 病变，PA 压力增加通常提示 LV 充盈压增加。

2）超声多普勒血流参数

A. 二尖瓣口血流：包括充盈早期峰值速度（E 波），舒张晚期充盈速度（A 波），E/A 比值，早期充盈波减速时间（DT）和等容舒张时间（IVRT）。

B. 肺静脉血流：包括收缩期 S 峰，舒张期前向血流 D 峰，S/D 比值，收缩期充盈分数（S 流速时间积分/S 流速时间积分+D 流速时间积分）及舒张晚期 Ar 峰。其他测量包括 A_r 峰持续时间，及其与二尖瓣口 A 峰持续时间差（A_r-A），及 D 峰减速时间。

C. 二尖瓣口彩色 M 型血流传播速度（V_p）：V_p 正常值>50cm/s。V_p 可对评价 LV 充盈压提供有效的信息，$E/V_p \geqslant 2.5$ 能相对准确地提示 PCWP>15mmHg。

D. 组织多普勒舒张早期、晚期瓣环速度：包括收缩期峰（S），舒张早期峰 e' 及舒张晚期峰 a'。继而可以计算二尖瓣口 E 波流速与组织多普勒 e' 之比即 E/e'，这一比值在评价 LV 充盈压方面意义重大。

（2）舒张功能异常的分级：舒张功能异常分为轻度或Ⅰ度（松弛受损）、中度或Ⅱ度（假性正常化）、重度或Ⅲ度（限制性充盈）。评价舒张功能时应考虑患者的年龄和心率因素，心率加快时，二尖瓣 E 峰、E/A 比值以及瓣环 e' 减低。对于无心脏病病史的老年人，诊断Ⅰ度舒张功能异常时应谨慎。多数 60 岁以上无心脏病病史的人群也可出现 E/A 比值<1 和 DT>200ms，因此没有其他心血管病变征象的情况下可视为正常。

（3）常用的超声心动图评价

1）轻度舒张功能减低患者，其二尖瓣 E/A<0.8，DT>200ms，IVRT≥100ms，肺静脉血流频谱表现为收缩期为主（S>D）、瓣环室间隔侧 e'<8cm/s。

2）中度舒张功能异常的患者，二尖瓣口 E/A 介于 0.8~1.5（假性正常化），瓦尔萨尔瓦动作时 E/A 比值降低≥50%，E/e'（间隔和侧壁的平均值）介于 9~12，并且 e'<8cm/s。其他的支持参数包括 A_r>30cm/s 以及 S/D 比值<1。

3）重度舒张功能减低患者，左心室充盈受限，表现为 E/A>2，DT<160ms，IVRT≤60ms、收缩期充盈分数≤40%、二尖瓣血流 A 波时间短于肺静脉反向波（A_r）间期、平均 E/e'>13（或者室间隔 E/e'≥15 以及侧壁 E/e'>12）。

4）对于特殊疾病的患者，LV 充盈压力评估的超声心动图指标和界限值是不同的（表5-5）。

表 5-5　特殊患者群 LV 充盈压力评估的超声心动图指标及界限值

疾病种类	超声心动图指标	截断值
心房纤颤	二尖瓣 E 峰加速度	≥1 900cm/s²
	IVRT	≤65ms
	肺静脉舒张期血流减速时间	≤220ms
	E/V_p	≥1.4
	室间隔处 E/e'比值	>11
窦性心动过速	二尖瓣血流频谱	呈现显著的早期 LV 充盈（EF<50%患者）
	IVRT	≤70ms 具有特异性（79%）
	收缩期充盈分数	≤40%具有特异性（88%）
	侧壁处 E/e'	>10（该比值>12 时特异性最高,达到 96%）
肥厚型心肌病	侧壁处 E/e'比值	≥10
	A_r-A	≥30ms
	肺动脉压力	>35mmHg
	LA 容积	≥34ml/m²
限制型心肌病	二尖瓣血流减速时间 DT	<140ms
	二尖瓣 E/A	>2.5
	IVRT	<50ms 时具高度特异性
	室间隔 E/e'	>15

续表

疾病种类	超声心动图指标	截断值
非心源性肺动脉高压	侧壁 E/e′	<8
二尖瓣狭窄	IVRT	<60ms 具高度特异性
	IVRT/$T_{E-e'}$	<4.2
	二尖瓣血流 A 峰速度	>1.5cm/s
二尖瓣反流	A_r-A	≥30ms
	IVRT	<60ms 时具高度特异性
	IVRT/$T_{E-e'}$	<3,可以用于估测 EF 值正常的二尖瓣反流患者的 LV 充盈压
	平均 E/e′	>15,只适用于射血分数减低的患者

注:上述情形应用多种方法综合判定,不能依靠单一一种方法得出结论。特异性指预测左心房充盈压>15mmHg[摘自 NAGUEH SF,APPLETON CP,GILLEBERT TC,et al. Recommendations for the evaluation of left ventricular diastolic function by echocardiography. J Am Soc Echocardiogr,2009,22(2):107-133]。

(4)影响因素:虽然综合应用上述指标可以有效地评价左心室舒张功能,但这些指标受多种因素影响。因此,在临床检测和应用时应充分考虑分析。主要影响因素有:年龄、心率、取样容积位置、左心房压力及左心室压力(表5-6)。

表5-6 多普勒测量的舒张功能参数正常值

测值	年龄			
	16~20 岁	>20 岁,≤40 岁	>40 岁,≤60 岁	>60 岁
IVRT/ms	50±9(32~68)	67±8(51~83)	74±7(60~88)	87±7(73~101)
E/A	1.88±0.45 (0.98~2.78)	1.53±0.40 (0.73~2.33)	1.28±0.25 (0.78~1.78)	0.96±0.18 (0.6~1.32)
DT/ms	142±19 (104~180)	166±14 (138~194)	181±19 (143~219)	200±29 (142~258)
A 波持续时间/ms	113±17 (79~147)	127±13 (101~153)	133±13 (107~159)	138±19 (100~176)
肺静脉 S/D 比值	0.82±0.18 (0.46~1.18)	0.98±0.32 (0.34~1.62)	1.21±0.2 (0.81~1.61)	1.39±0.47 (0.45~2.33)
肺静脉 A_r/(cm·s^{-1})	16±10 (1~36)	21±8 (5~37)	23±3 (17~29)	25±9 (11~39)
肺静脉 A_r 持续时间/ms	66±39 (1~144)	96±33 (30~162)	112±15 (82~142)	113±30 (53~173)
室间隔 e′/(cm·s^{-1})	14.9±2.4 (10.1~19.7)	15.5±2.7 (10.1~20.9)	12.2±2.3 (7.6~16.8)	10.4±2.1 (6.2~14.6)
室间隔 e′/a′比值	2.4*	1.6±0.5 (0.6~2.6)	1.1±0.3 (0.5~1.7)	0.85±0.2 (0.45~1.25)
侧壁 e′/(cm·s^{-1})	20.6±3.8 (13~28.2)	19.8±2.9 (14~25.6)	16.1±2.3 (11.5~20.7)	12.9±3.5 (5.9~19.9)
侧壁 e′/a′比值	3.1*	1.9±0.6 (0.7~3.1)	1.5±0.5 (0.5~2.5)	0.9±0.4 (0.1~1.7)

注:数值以均数±SD 表示(95%置信区间)。注意 16~20 岁与 21~40 岁研究对象 e′速度重叠,这是因为 e′流速在儿童期及青少年期随着年龄而增加。因此,e′在 20 岁正常者较 16 岁正常者高,导致一定程度上 16~20 岁正常者 e′平均值较低。* 表示不包括标准差,这些资料是计算出来的,不是直接从原文中引用的[摘自 NAGUEH SF,APPLETON CP,GILLEBERT TC,et al. Recommendations for the evaluation of left ventricular diastolic function by echocardiography. J Am Soc Echocardiogr,2009,22(2):107-133]。

（二）右心功能评价

各种心血管疾病出现右心室功能异常时，心血管疾病的死亡率和心血管病事件的发生率均增加。因此，准确评估右心室功能对疾病诊断、治疗和预后评估具有重要意义。

1. 右心室收缩功能的评价　评价右心室收缩功能的指标较多，包括二维右心室面积变化分数（two-dimensional right ventricular fractional area change，2D-RVFAC）、右心室射血分数（right ventricle ejection fraction，RVEF）、三尖瓣环收缩期位移（tricuspid annular plane systolic excursion，TAPSE）、右心室心肌做功指数（right ventricular myocardial performance index，RVMPI）、组织多普勒三尖瓣环收缩期速度（S′）及右心室应变分析等。

（1）二维右心室面积变化分数：心尖右心室四腔心切面测量，右心室面积包括肌小梁、腱索及三尖瓣叶，2D-RVFAC =（右心室舒张末期面积−右心室收缩末期面积）/右心室舒张末期面积×100%。当RVFAC<35%提示右心室收缩功能减低。

（2）右心室射血分数：由于右心室形态不规则和二维超声测量方法的限制性，二维超声检查难以获取右心室容量数据，不建议采用该方法获取RVEF。三维超声心动图可以获取右心室容量及RVEF值，但规范性数据有限，采集方法未统一，对心律及图像质量要求较高，仅在右心室明显扩张及右心室功能异常的患者中推荐应用3D-RVEF进行右心室功能评估，RVEF低于44%表明右心室收缩功能减低。

（3）三尖瓣环收缩期位移：根据心尖四腔心切面三尖瓣侧瓣环M型曲线，测量三尖瓣环舒张末期至收缩末期的位移距离。斑点追踪技术也可以测量三尖瓣环位移的距离。应用这一方法，应假设心尖四腔心切面右心室基底段和其相邻节段位移能够代表整个右心室的收缩功能，而在许多疾病状态下或存在右心室节段性运动异常时，这一假设是不成立的。推荐TAPSE作为一种常规评价右心室功能的方法。TAPSE<16mm反映右心室收缩功能减低。

（4）右心室心肌做功指数：也写作MPI或Tei指数，反映右心室整体功能，即收缩和舒张功能。RVMPI =（IVRT+IVCT）/ET，其中IVRT为等容舒张时间，IVCT为等容收缩时间，ET为射血时间。

RVMPI可通过频谱或组织多普勒两种方法获取，在右心室流出道通过脉冲多普勒频谱测量ET。在三尖瓣口，脉冲多普勒测量三尖瓣关闭-开放时间（从三尖瓣A波终点到E波开始时间），并用连续波多普勒测得三尖瓣反流时间，二者相减即可得出IVRT+IVCT。因为测量是非同一心动周期的时间值，当R-R间期基本一致时才能获得较准确的结果。组织多普勒方法测量三尖瓣环侧壁速度，可在一个心动周期测量IVCT、IVRT和ET。脉冲多普勒测RVMPI>0.40，组织多普勒测RVMPI>0.55，提示右心室功能不全。

（5）组织多普勒三尖瓣环收缩期速度：组织多普勒取样容量置于右心室三尖瓣环或右心室游离壁基底段中部，可测量收缩期速度S′。右心室游离壁基底段S′速度反映右心室整体收缩功能。S′<9cm/s表明右心室收缩功能减低，对年轻患者尤为适用，而老年患者缺乏相关研究资料。

（6）右心室应变分析：右心室心肌纵向应变比周向应变能更好地反映右心室收缩功能。建议应用右心室游离壁整体纵向应变（RVGLS）评估右心室收缩功能。

右心室应变分析可对整体和局部右心室功能进行评估，右心室纵向应变尤其是游离壁纵向应变，可行性及重复性较好，无角度依赖性，在多种疾病中显示出预后价值。但目前对右心室应变最佳测量方法仍不统一，对图像质量要求较高，对整体功能的评估来自单一切面，需要额外的软件支持，且不同超声仪器不同的算法可能导致不同的正常范围。建议在右心衰竭、肺动脉高压、致心律失常性心肌病和先天性心脏病患者中测量RVGLS，不建议作为常规临床应用。其数据变异性大，推荐RVGLS正常参考值<−21%。

2. 右心室舒张功能的评价　右心室舒张功能评估目前临床应用价值有限。评价右心室舒张功能包括三尖瓣血流的脉冲多普勒频谱、三尖瓣环侧壁的组织多普勒频谱、肝静脉的脉冲多普勒频谱、下腔静脉内径及塌陷率。推荐三尖瓣E/A、右房大小、下腔静脉内径及塌陷率为主要观察指标，E峰减速时间、三尖瓣环侧壁组织多普勒舒张早期运动速度（e′）为参考指标。值得注意的是，这些指标应该是平静呼吸期间呼气末测量或取连续 3 个心动周期的平均值,且三尖瓣大量反流可明显影响测量结果。

在心尖四腔心切面于收缩末期测量右心房面积及直径。右心房面积>18mm²,能较好地评价右心室舒张功能异常。右心房面积测量困难时需测量右心房内径,右心房长径>53mm(主要径线)、右心房横径>44mm(主要径线)表明右房增大。

在剑突下下腔静脉长轴切面,距右心房入口 0.5~3cm 可测量下腔静脉内径及塌陷率,吸气末下腔静脉塌陷程度是评估右心房压的主要指标。下腔静脉内径≤21mm,吸气末内径塌陷>50%,提示为正常右心房压[3mmHg(0~5mmHg)];如下腔静脉内径>21mm,吸气末内径塌陷<50%,提示右心房压增高[15mmHg(10~20mmHg)]。如在二者之间,提示右心房压约为 8mmHg(5~10mmHg)。吸气末内径塌陷<20%,建议评估其他指标。注意以上指标不适用于年轻运动员和接受呼吸机治疗的患者。

右心室舒张功能异常判断建议:三尖瓣 E/A<0.8 提示右心室松弛功能受损;三尖瓣 E/A 为 0.8~2.1 伴 E/e′>6,或肝静脉明显的舒张期血流,提示右心室舒张功能中度受损(假性正常化);三尖瓣 E/A>2.1 伴减速时间<120ms,提示右心室限制性充盈障碍。

(刘 琳)

第三节 心脏瓣膜病

一、二尖瓣狭窄

二尖瓣狭窄(mitral stenosis)是心脏瓣膜病中最常见的疾病,主要见于风湿性心脏病,先天性畸形和老年人二尖瓣钙化引起者少见。慢性风湿性心瓣膜病中二尖瓣发病率为95%~98%,单纯二尖瓣狭窄约占慢性风湿性心脏病的25%,合并二尖瓣反流者约占40%。超声技术可以直接观察瓣膜的形态学改变,也可以通过多普勒超声对其所导致的血流动力学改变进行定量分析。

【病理】

风湿性二尖瓣狭窄早期病理改变为瓣膜前后叶交界处及根部发生水肿、炎症,进而相互粘连、融合,并逐渐产生瓣膜增厚、硬化,致使瓣口狭窄,当瓣口狭窄程度达正常一半时,才会产生临床症状。根据二尖瓣病变形态,可分为①隔膜型:瓣叶交界处相互粘连,呈隔膜状,瓣体病变较轻;②漏斗型:瓣叶交界处相互粘连,瓣体、腱索、乳头肌均可发生明显粘连、增厚、纤维化,且有腱索、乳头肌缩短、变硬,牵拉瓣膜,使整个瓣膜形成漏斗状,活动严重受限,常伴二尖瓣关闭不全。

二尖瓣狭窄时左心房血液不易进入左心室,部分血流淤积于左心房,导致左心房压升高,左心房扩张。由于血流缓慢,左心房及左心耳内可出现血栓。左心房压升高导致肺静脉和肺毛细血管压升高,并且也扩张淤血,肺内淤血导致肺循环阻力增加,肺动脉压逐渐升高,右心室负荷增加,右心室代偿性肥厚和扩大,右心房扩张,发生右心衰竭。左心室因充盈不足,可正常或缩小,左心房压增高,左心房、左心室压差增大。

正常瓣口面积约4cm²,舒张期跨二尖瓣口的平均压差为5mmHg。一般认为轻度二尖瓣狭窄跨二尖瓣口的平均压差5~10mmHg,瓣口面积1.5~2.0cm²;中度二尖瓣狭窄,平均压差10~20mmHg,瓣口面积1.0~1.5cm²;重度二尖瓣狭窄,平均压差>20mmHg,瓣口面积<1.0cm²。

【临床表现】

二尖瓣狭窄时出现明显症状,最早出现劳力性呼吸困难,可伴咳嗽,随着病情加重,休息时可出现呼吸困难,咯血,甚至急性肺水肿。肺水肿时可咳出大量浆液性粉红色泡沫血痰。

重度二尖瓣狭窄时双颧常呈绀红色,呈"二尖瓣面容",心尖区舒张期杂音是最重要的体征,典型者在心尖区可闻及舒张中晚期、低调、隆隆样、先递减后递增型杂音,常伴舒张期震颤;心尖区第一心音亢进及二尖瓣开放拍击音,提示二尖瓣前叶的弹性及活动度良好,仅见于隔膜型。

X 线检查:左心房增大,重者右心缘有双房影。肺动脉、左心耳及右心室增大时,心影如梨状,称为"二尖瓣型心"。肺淤血、间质性肺水肿,常可见右肺外下野水平走行的线状影,称为 Kerley B 线。

【超声检查】

1. **超声检查方法** 主要检查左心室长轴切面,心尖四腔心切面和二尖瓣水平短轴切面,观察瓣膜形态及功能改变、心腔大小。采用多普勒超声技术测量二尖瓣狭窄所致血流动力学改变,计算通过二尖瓣口的血流速度、压差及二尖瓣口面积等。

2. **二维和 M 型超声图像**

(1)二尖瓣结构和功能改变:可见二尖瓣前后叶增厚,因瓣膜粘连,瓣尖部活动幅度减低,瓣口变小。瓣体病变较轻时,舒张期瓣口排血受阻,因此,二尖瓣前叶于舒张期呈气球样向左心室突出,呈所谓圆顶状运动,常见于隔膜型狭窄,往往是实施二尖瓣狭窄成形术的最好指征。当病变严重时,瓣体也可增厚、纤维化、钙化,活动减小或消失,腱索可增粗、粘连,相当于漏斗型狭窄。二尖瓣后叶活动度因明显缩小,后叶与前叶同向运动(视频 5-21,图 5-41)。

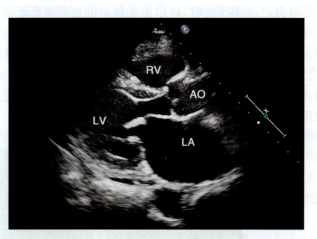

AO:主动脉;LA:左心房;LV:左心室;RV:右心室。

图 5-41 风湿性心脏病二尖瓣狭窄患者胸骨旁左室长轴切面
可见二尖瓣前后叶瓣尖均增厚,回声增强,前叶于舒张期略呈气球样向左心室突出。后叶活动度明显减低。

视频 5-21 风湿性心脏病联合瓣膜病变患者左心室长轴切面图像
可见二尖瓣及主动脉瓣瓣叶显著增厚,回声增强,以瓣尖为著;二尖瓣呈圆顶状运动。

(2)二尖瓣狭窄时,舒张期左心房血液不能顺利经二尖瓣口进入左心室,因此在整个舒张期中,左心房与左心室间始终保持较高的压力阶差,左心室内压减低。由于左心室面向左心房漂浮二尖瓣的压力减小,使二尖瓣前叶靠近室间隔,舒张中期向左心房的运动速度减慢,故二尖瓣曲线显示二尖瓣前叶于舒张期呈"城墙样"改变,EF 斜率(EF slope)减低,A 波消失。重度二尖瓣狭窄时,因前后叶粘连,舒张期前后叶运动曲线可呈同向运动。但少数患者因粘连较轻,也可呈镜向运动。

(3)二尖瓣狭窄时,舒张期左心房血液不能顺利经二尖瓣口进入左心室,左心房血液淤积,可见左心房增大。左心房、左心耳流速减慢可形成云雾状回声,甚至观察到附壁血栓,多在左心耳内或左心房顶部。

(4)可见肺动脉增宽,右心室、右心房扩大。

3. **多普勒超声心动图**

(1)频谱多普勒

1)可记录到二尖瓣口的舒张期射流频谱,E 波上升速度增加,峰值高于正常,E 波下降速度明显

室后负荷减轻,总的左心室每搏输出量增加,左心室射血分数超过正常。长期的严重的左心室容量负荷增重,可使左心室心肌代偿功能衰竭,发生左心功能不全。严重二尖瓣关闭不全,左心房压和肺静脉压明显升高,导致肺淤血,甚至急性肺水肿。慢性二尖瓣关闭不全,左心房、左心室可显著扩大而左心衰竭发生较晚,一旦发生左心功能不全,则病情发展迅速。

【临床表现】

轻度二尖瓣关闭不全可无症状,严重反流由于有效每搏输出量减少常首先出现乏力,晚期出现呼吸困难。主要体征是心尖区出现全收缩期吹风样、音调高或粗糙的杂音,强度在 3/6 级以上。杂音一般向左腋下和左肩胛下区传导,吸气期增强。二尖瓣脱垂可闻及喀喇音后的收缩晚期杂音。

【超声检查】

1. 超声检查方法　主要选择左心室长轴切面、心尖二腔切面和心尖四腔切面,观察房室腔大小、二尖瓣瓣叶、腱索、乳头肌等情况。胸骨旁心底短轴切面观察二尖瓣关闭对合是否良好。利用彩色多普勒可观察左心房内异常反流束,脉冲波和连续波多普勒可探测二尖瓣反流频谱。经食管超声检查由于探头位于左心房后方,常可清楚显示左心房内异常反流束,尤其对人工瓣膜,因可避免人工瓣膜的反射影响,而具有较大的诊断价值。

2. 二维超声图像

(1) 可显示瓣叶、瓣环、腱索和乳头肌形态及功能状态,二尖瓣瓣叶或瓣环可出现不同程度的增厚、回声增强。当合并二尖瓣狭窄时较易观察瓣叶形态改变。

(2) 二尖瓣关闭不全时两瓣叶不能合拢。在胸骨旁左心室长轴切面和四腔心切面,可显示二尖瓣关闭时对合欠佳。二尖瓣口短轴切面可显示瓣叶部分或全部瓣叶收缩期关闭有缝隙。二尖瓣开放幅度增大,但在风湿性心瓣膜病时,舒张期瓣口开放变小。在二尖瓣脱垂时,可显示二尖瓣前叶或/和后叶收缩期超过二尖瓣瓣环脱入左心房(视频 5-22,图 5-43)。腱索断裂时,左心室腔内可见活动的飘带样回声,二尖瓣呈连枷样改变,收缩期可见脱入左心房的短带状二尖瓣回声,舒张期则消失。

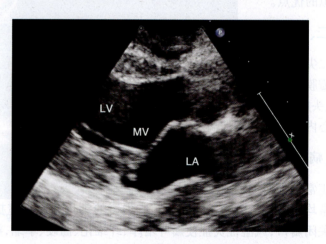

LA:左心房;LV:左心室;MV:二尖瓣。

图 5-43　二尖瓣脱垂患者左心室长轴切面局部放大图
可见二尖瓣前叶瓣体冗长,于收缩期略向左心房脱出,超过瓣环连线水平。

视频 5-22　二尖瓣脱垂患者左心室长轴切面图像
可见二尖瓣后叶瓣体于收缩期脱入左心房,超过瓣环连线水平。

(3) 左心房、左心室扩大,代偿期室间隔、左心室壁运动增强,表现为左心室容量负荷过度,肺静脉增宽。

3. 多普勒超声心动图

（1）频谱多普勒

1）脉冲多普勒：将取样容积置于二尖瓣环，可探及收缩期高速的异常血流信号。记录到收缩期向下的反流频谱，由于二尖瓣反流速度均超过脉冲多普勒测量范围，因而出现频率失真，记录到充满整个频谱显示范围的双向充填的方块形频谱。左心房内出现湍流信号。在明显二尖瓣反流时，肺静脉血流异常，肺静脉血流频谱中的正向 S 波消失，代之以收缩期负向的波形，D 波峰值增大。由于舒张期二尖瓣血流量增多，故 E 波峰值升高，但 E 波下降速率正常或轻度延长。

2）连续波多普勒：可记录到收缩期反流频谱，占据全收缩期，频谱呈负向单峰波形，加速支及减速支均陡直，顶峰圆钝。在左心室收缩功能正常时，最大反流速度一般大于 4m/s。因连续波多普勒记录了左心室流入道内所有速度成分，因而出现频谱充填。另外，中度以上二尖瓣反流舒张期血流量和 E 波峰值升高，主动脉血流量和峰值降低。

（2）彩色多普勒血流显像：收缩期探及起自二尖瓣瓣口至左心房的异常反流信号是诊断二尖瓣反流最直接、可靠的依据。反流一般为五彩镶嵌的血流信号。二尖瓣脱垂时，前叶脱垂反流朝向左心房侧后壁，当后叶脱垂时，反流束朝向左心房前内侧壁。根据反流面积和左心房面积的比值可半定量评价二尖瓣关闭不全的程度，一般认为，当比值<20%时为轻度反流，20%～40%时为中度反流，>40%时为重度反流。在目前的无创性诊断方法中，此半定量方法是最方便也是相对比较准确的（图5-44）。

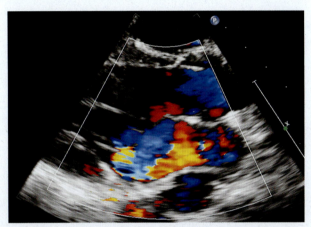

图 5-44　二尖瓣前叶脱垂导致的轻-中度瓣膜反流

左房内收缩期可见分布较广泛的源自二尖瓣口的偏心反流束，反流束碰壁折返朝向探头，呈现红色。

（3）定量分析：二尖瓣反流量和反流分数。二尖瓣反流量可根据下列公式计算：二尖瓣反流量（MRV）=二尖瓣口流量（TSV）-主动脉瓣口流量（ESV）。在单纯二尖瓣反流时，主动脉瓣口流量代表了有效每搏输出量，舒张期二尖瓣口血流量代表了全部每搏输出量。主动脉瓣口血流量=主动脉瓣环面积（AOA）×主动脉收缩期血流速度时间积分（SVTI），二尖瓣口流量（TSV）=二尖瓣口面积（MVA）×二尖瓣血流速度时间积分（DVTI）。二尖瓣反流分数可由下式得出：RF=（TSV-ESV）/TSV=1-ESV/TSV。二尖瓣反流量的多少主要取决于二尖瓣反流口的面积，收缩期房室压差和反流时间（表5-7）。

表 5-7　二尖瓣反流严重程度的定性及定量分析

	轻度	中度	重度
结构			
左心房	正常*	正常或扩大	常扩大**
左心室	正常*	正常或扩大	常扩大**
二尖瓣叶或附属结构	正常或异常	正常或异常	异常/瓣叶连枷/乳头肌断裂
多普勒			
彩色血流射流面积▼	小，中心射流（常<4cm² 或<20%左心房面积）	不定	大的中心射流（常>10cm² 或40%左心房面积）或射流碰壁折返呈左心房内涡流
二尖瓣前向血流	A 峰为主*	不定	E 峰为主*
射流密度	不全或暗淡	致密	致密

续表

	轻度	中度	重度
射流轮廓	抛物线	常抛物线	三角形[†]
肺静脉血流	收缩期为主[§]	收缩期变钝	收缩期逆流[§]
定量[&]			
射流紧缩宽度/cm	<0.3	0.3~0.69	≥0.7
反流容积/(ml·每搏$^{-1}$)	<30	30~44　45~59	≥60
反流分数/%	<30	30~39　40~49	≥50
有效反流口面积/cm^2	<0.2	0.2~0.29　0.3~0.39	≥0.4

注：[*]除非有其他导致左心房或左心室扩大的原因。正常二维测量：左心室小径≤2.8cm/m^2，左心室舒张末容积≤82ml/m^2，左心房最大前后径≤2cm/m^2，左心房最大容积≤36ml/m^2。

[**]特例：急性二尖瓣反流。

[▼]Nyquist 极限 50~60cm/s。

[†]肺静脉收缩期反流对重度二尖瓣反流特异但不敏感。

[★]常为 50 岁以上或存在舒张功能受损，但无二尖瓣狭窄或其他可导致左心房压升高的原因。

[§]除非有其他可导致收缩期变钝的原因（比如心房颤动，左心房压升高）。

[&]定量分析可进一步将中度反流细分为轻-中度及中-重度。

【诊断要点和鉴别诊断】

1. 诊断要点

（1）瓣叶部分或全部对合不拢，二尖瓣脱垂时可见收缩期脱垂部分二尖瓣超过二尖瓣环水平脱入左房。腱索断裂可见连接于二尖瓣的腱索残端活动度大。

（2）左心房、左心室扩大，室壁运动增强。

（3）多普勒超声检查于左心房探及起自二尖瓣口的反流信号是诊断的最重要的依据。

2. 鉴别诊断

（1）应与左心房、左心室增大疾病相鉴别，如并发心房颤动的冠心病，可见左心房、左心室增大，但室壁活动不强，二尖瓣活动幅度不大，故易于鉴别。

（2）舒张期二尖瓣反流，可见于心房颤动 R-R 间期较长时，房室传导阻滞所致 P-R 间期明显延长，原发性心肌病和重度主动脉瓣反流所致左心室舒张压明显升高。以上情况下，可分别由于舒张期左心房-左心室压差逆转和二尖瓣不完全闭合导致舒张期二尖瓣反流。一般于舒张中晚期出现，血流速度小于前向流速值，反流量小，故反流范围局限于二尖瓣口附近。

（3）生理性反流的特点为：信号微弱；范围局限，多局限于二尖瓣环附近，瓣环上 1cm 的范围内；占时短暂：一般起始于二尖瓣关闭，多见于收缩早、中期。

【临床价值】

根据超声心动图二尖瓣、腱索、乳头肌形态及功能改变确定病因。确定是否存在二尖瓣关闭不全，区别生理性与病理性反流，并可进一步半定量及定量二尖瓣反流程度。因多普勒超声技术具有无创伤性、操作简单迅速等优点，可作为诊断二尖瓣关闭不全的首选方法。

三、主动脉瓣狭窄

主动脉瓣狭窄(aortic stenosis)常见病因为先天性二叶式主动脉瓣合并钙化、风湿性主动脉瓣病变和老年性主动脉瓣钙化。风湿性主动脉瓣多合并二尖瓣狭窄，而老年性主动脉瓣钙化一般由老年退行性病变引起。先天性主动脉瓣狭窄占先天性心脏病的 3%~6%，可为主动脉瓣、瓣上及瓣下狭窄。

主动脉瓣畸形可为单叶主动脉瓣、二叶、三叶或四叶主动脉瓣畸形，以二叶主动脉瓣畸形多见。

【病理】

老年性主动脉瓣狭窄常见于高脂血症、糖尿病及动脉粥样硬化患者。瓣膜纤维化及钙化病变常见于瓣膜根部，严重者影响整个瓣叶，致瓣膜活动受限。风湿性主动脉瓣狭窄由于瓣膜交界处粘连、增厚，瓣口变小，开放受限。先天性主动脉瓣狭窄常见于瓣膜发育畸形，由于功能异常的瓣膜长期受血流的冲击而发生病理改变，可出现纤维化和钙化，增厚的瓣膜粘连融合，使瓣口变小，形成狭窄。瓣膜亦可发生感染性心内膜炎。

正常成人主动脉瓣口面积为 $3.0cm^2$。一般瓣口面积 $\leqslant 1.0cm^2$，左心室收缩压明显升高，可产生严重狭窄。由于主动脉瓣口狭窄，左心室排血受阻，左心室收缩力增强以增加左心室-主动脉间的压力阶差，即跨瓣压力阶差，以维持正常心排血量。主动脉瓣狭窄可逐渐出现左心室代偿性肥厚，导致左心室舒张期顺应性下降，左心室舒张末期压力增加，早期可因左心房收缩代偿性增强，保证左心室舒张期充盈量，以维持正常每搏输出量。当出现严重主动脉瓣狭窄时，正常静息状态下心脏不能排出足够血量，心脏产生缺氧同时由于心肌代偿性肥厚，耗氧量增加，加重心肌缺血、缺氧；心脏排出血量减少，脉压下降，脑组织出现缺血症状；左心室排出血量下降，左心室收缩末期容量增加，舒张期左心室充盈减少，继而可导致左心房压升高，左心房、肺静脉淤血，出现呼吸困难。

【临床表现】

主要临床表现为呼吸困难、晕厥、心绞痛。典型体征为在胸骨左缘闻及粗糙而响亮、喷射性收缩期杂音，一般在 3/6 级以上，可伴收缩期震颤。杂音向左颈动脉及胸骨上切迹传导。杂音性质为递增-递减型（菱形）。脉搏细而弱，重度狭窄者脉压变小，晚期出现左室增大。

【超声检查】

1. **检查方法**　二维超声心动图主要检查胸骨旁左心室长轴切面，心底短轴切面和心尖五腔心切面。多普勒超声心动图检查主要选择左心室长轴切面、心尖五腔心切面，观察主动脉瓣狭窄的彩色多普勒血流改变及血流频谱。

2. **二维超声图像**

（1）瓣膜形态改变：主动脉瓣根据不同病变及病变严重程度而不同。瓣叶可增厚，回声增强，主动脉瓣形态发生改变，瓣叶活动度小，瓣口变小。左心室长轴切面可显示先天性主动脉瓣单叶于收缩期呈帐篷样突向主动脉腔，舒张期突向左心室流出道。二叶主动脉瓣可为前后或左右排列，两瓣叶开放间距变小，舒张期关闭线正常或偏离中心。心底短轴切面可见 3 个主动脉瓣瓣叶不同程度增厚、纤维化或钙化，回声增强，后方可伴声影，瓣叶交界处粘连，瓣口开放受限。关闭线 Y 字形结构消失，二叶式主动脉瓣可显示增粗关闭线位于前后方向或水平方向。

（2）左心室壁可向心性肥厚，晚期左心室腔可扩大。

（3）升主动脉可出现狭窄后扩张。

3. **多普勒超声心动图**

（1）频谱多普勒

1）脉冲多普勒：主动脉瓣狭窄时，由于左心室流出道血流在主动脉瓣口受阻，因此狭窄口上游的流速减慢。将脉冲多普勒的取样容积置于左心室流出道内，可记录到最大流速降低、峰值后移的窄带频谱，频谱形态近似于对称的圆钝曲线。由于主动脉瓣口压差的增大，主动脉瓣口处最大射流速度往往超过脉冲多普勒的测量范围，发生频率失真，将取样容积置于主动脉瓣口时，可记录到双向充填的方块形血流频谱。此时需要应用连续波多普勒测量主动脉瓣狭窄的最大速度。

2）连续波多普勒：主动脉瓣狭窄时，利用连续波多普勒可记录到主动脉瓣口的高速血流，收缩期射流频谱形态为单峰曲线。检查部位可为胸骨上窝、胸骨右缘或者心尖部。在胸骨上窝检查时频移为正向,在心尖部检查时频移为负向。频谱曲线上升速度缓慢,峰值后移,射血时间延长,频谱充填,并且这些改变与狭窄程度成正比(图5-45)。

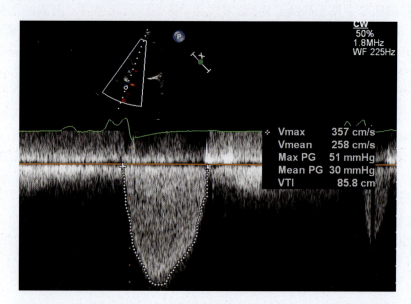

图5-45　主动脉瓣狭窄患者心尖五腔切面主动脉瓣前向血流的多普勒频谱
连续波多普勒可记录到主动脉瓣口的高速血流,收缩期射流频谱形态为负向单峰曲线。频谱曲线上升速度缓慢,峰值后移,射血时间延长,频谱充填。

(2)彩色多普勒血流显像:收缩期可见起自主动脉瓣口的收缩期五彩射流束,射入主动脉内,严重狭窄时可至主动脉弓及其分支。彩色血流起始的直径与瓣口大小成正比。一般主动脉瓣狭窄的血流为中心性,在二叶式主动脉瓣时,主动脉的射流束多呈偏心性。左心室流出道排血受阻,故血流速度缓慢,左心室流出道血流色彩暗淡(视频5-23)。

视频5-23　主动脉瓣狭窄患者五腔心切面彩色血流图像
可见主动脉瓣瓣体显著增厚,回声增强,启闭受限。收缩期主动脉瓣区可见高速五彩射流束,舒张期主动脉瓣区可见反流束。

4. 经食管超声检查　由于主动脉瓣增厚、粘连,经胸超声心动图难以清晰显示瓣叶数目及结构,此时行经食管超声检查对于病因的诊断和形态学观察可提供更多的信息。指导经导管主动脉瓣植入术(TAVI)适应证的选择和术中监测。

5. 定量评价　通常可根据估测的主动脉瓣口面积和跨主动脉瓣压差评价主动脉瓣狭窄的严重程度。

(1)主动脉瓣口面积:根据连续方程,通过左心室流出道(LVOT)的每搏血流量与主动脉瓣口的每搏血流量是相等的。根据公式可计算主动脉瓣口面积(AVA)= $CAS_{LVOT} \cdot VTI_{LVOT}/VTI_{AV}$,其中 CAS_{LVOT} 为左心室流出道的横断面面积,根据二维超声测量的流出道直径(D)即可算出:$CAS_{LVOT} = 3.14 \cdot (D/2)^2$,$VTI_{LVOT}$ 可根据脉冲多普勒测量的左心室流出道血流频谱得出,VTI_{AV} 可根据连续波多普勒测量的主动脉口射流频谱得出。应该注意,该方法是估测的主动脉瓣的有效瓣口面积,通过主动脉瓣的血流面积,不是真正的解剖面积;测量的结果受左心室功能的影响,左心室功能减退时通过瓣口的血流减少,瓣尖开放幅度小,可造成面积测量的低估。

(2)平均压差:根据连续波多普勒频谱可准确地测定主动脉瓣口的跨瓣压差,估测主动脉瓣狭窄的严重程度。轻度狭窄时,瓣口面积>1.5cm^2,平均压差<20mmHg;中度狭窄时,瓣口面积1.0~1.5cm^2,平均压差20~40mmHg;重度狭窄时,瓣口面积<1.0cm^2,平均压差>40mmHg。当血容量不足或心力衰竭时可出现压差的降低。

（3）负荷超声心动图检查：主动脉瓣严重狭窄可出现低血流、低压差的主动脉瓣狭窄，即左心室功能不全（LVEF<40%）、心排血量减少时可出现低压差（平均压差<40mmHg）、主动脉瓣有效瓣口面积减少（AVA<1.0cm²），这时临床要正确判断是真正的严重主动脉瓣狭窄还是假性严重狭窄。严重主动脉瓣狭窄可导致左室收缩功能减退，出现低血流、低压差的真正主动脉瓣重度狭窄的血流动力学改变，而继发于其他原因造成的左心室收缩功能降低可导致的中度主动脉瓣狭窄出现低血流、低压差，从而将中度狭窄程度错误估为重度狭窄。进一步的鉴别对于临床治疗方案的选择具有重要意义。此时行小剂量多巴酚丁胺负荷试验增加左心室收缩功能有助于进一步鉴别诊断。

【诊断要点和鉴别诊断】

1. 诊断要点

（1）主动脉瓣增厚，瓣口开放幅度减小，左室壁增厚。

（2）定性诊断：彩色多普勒显示主动脉瓣口出现收缩期多色镶嵌的射流束，进入升主动脉后明显增宽。脉冲多普勒和连续波多普勒显示主动脉瓣口的高速射流频谱。

（3）定量诊断：主要包括主动脉瓣跨瓣压差和瓣膜口面积的估测。

2. 鉴别诊断　需要与梗阻性肥厚型心肌病、膜性主动脉瓣下狭窄或瓣上狭窄、主动脉窦瘤破裂、动脉导管未闭、二尖瓣反流和重度主动脉瓣反流等疾病相鉴别。

【临床价值】

超声心动图成为诊断主动脉瓣狭窄的最主要方法，利用这一技术不仅能够观察瓣膜的形态，而且还可以对主动脉瓣狭窄所致血流动力学改变进行评价，估测狭窄的严重程度。由于超声检查方法具有准确、属无创性、操作简单等优点，能够取代 X 线和心导管检查技术。

四、主动脉瓣关闭不全

主动脉瓣关闭不全（aortic insufficiency）可由主动脉瓣和主动脉根部疾病或主动脉瓣环扩张所致。常见疾病有老年主动脉瓣疾病、风湿性心脏病、先天性畸形、感染性心内膜炎、马方综合征、严重高血压或升主动脉粥样硬化和主动脉夹层分离等。根据发病情况分为急性和慢性两种，临床上以慢性主动脉瓣关闭不全多见。

【病理】

主动脉瓣瓣叶可产生纤维化、增厚、缩短和变形，舒张期瓣叶不能充分闭合，升主动脉的血液反流入左心室。因此，舒张期左心室将同时接受来自二尖瓣口的正常充盈血液和主动脉瓣口的异常反流血液，使左心室前负荷增加，左心室舒张期容量逐渐增大，左心室扩张。如果左心室扩张与左心室容量增加相适应，左心室舒张末压不高，由于左心室代偿性收缩力增强，左心室搏出量增加。当左心室壁厚度与心腔半径的比例和正常一致时，室壁张力得以维持正常。长期的容量负荷过重，可导致左心室收缩功能降低，每搏输出量减少，收缩末期和舒张末期容量增加，左心室舒张末压增高，发生左心室功能衰竭。此外，严重主动脉瓣关闭不全时，主动脉舒张压下降，冠状动脉血流减少，引起心肌缺血，促进左心室功能恶化。正常情况下，舒张期二尖瓣口血流量、左心室每搏输出量和收缩期主动脉血流量三者是完全相等的，在主动脉瓣关闭不全时，前者代表有效每搏输出量，后二者代表全部每搏输出量，全部每搏输出量与有效每搏输出量之差为主动脉瓣反流量。

【临床表现】

主动脉瓣关闭不全患者早期症状多为心悸、心前区不适、头部强烈搏动感，严重者出现心绞痛、头晕、左心功能不全表现。主动脉瓣关闭不全主要体征为主动脉瓣区舒张期高调哈气样递减型杂音。

杂音可传导至心尖区,瓣膜活动差或反流严重者主动脉瓣第二心音减弱或消失。由于动脉收缩压升高,舒张压降低,脉压增大,常出现周围血管征,如水冲脉、枪击音、毛细血管搏动及股动脉双重杂音,随心脏搏动的点头征。

【超声检查】

1. **检查方法**　主要选用胸骨旁左心室长轴切面或心尖三腔心切面、心底短轴切面和心尖五腔心切面,可从不同角度观察主动脉瓣结构及反流。彩色多普勒检查应注意左心室流出道有无舒张期主动脉瓣反流信号,并观察其方向和范围。连续波多普勒检查应选择心尖五腔心切面,尽量减少取样线与反流束的夹角以获取满意的血流频谱。另外,在严重主动脉瓣关闭不全患者亦可选用剑突下腹主动脉长轴切面,观察心动周期中主动脉内血流方向的改变。

2. **二维超声图像**

(1) 主动脉瓣膜病变所致主动脉瓣关闭不全,可见主动脉瓣不同程度地增厚、回声增强,瓣叶呈不规则的团状或粗线状回声,活动受限。舒张期主动脉瓣关闭时,瓣膜可见到裂隙。心底短轴切面,可清楚地观察瓣叶的解剖结构发生改变,关闭线变形,显示瓣膜关闭不全的部位,其间可看到有裂隙。主动脉瓣脱垂时,舒张期脱垂瓣膜超过主动脉瓣关闭点之连线,突向左心室流出道(视频5-24)。

(2) 左心室增大,室壁活动增强,左心室容量负荷过度的表现。

(3) 当舒张期主动脉瓣反流血液冲击二尖瓣前叶时,可导致二尖瓣前叶开放受限,开口呈半月形改变。

3. **多普勒超声心动图**

(1) 频谱多普勒

1) 脉冲多普勒:将取样容积置于主动脉瓣环下,舒张期探及起源于主动脉瓣的高速异常血流,并向左心室流出道延伸。反流速度出现频率失真。

2) 连续波多普勒:在左心室流出道可记录到舒张期反流频谱,持续全舒张期,频谱呈正向梯形状。最大反流速度一般大于4m/s。

(2) 彩色多普勒血流显像:可直接显示舒张期起源于主动脉瓣的五彩反流束,并延伸入左心室流出道。彩色多普勒不仅可对主动脉瓣关闭不全做出定性诊断(敏感性、特异性可达100%),还可进一步确定关闭不全的程度(表5-8)。根据反流束在左心室流出道内的最大宽度和左心室流出道宽度的比值,可将关闭不全分为3种程度,轻度关闭不全者该比值小于25%,中度为25%~65%,重度大于65%(图5-46)。

视频0524

视频 5-24　主动脉瓣脱垂患者左心室长轴切面局部放大图像
可见主动脉瓣右冠瓣于舒张期略脱向左心室流出道,超过瓣环连线水平。

表5-8　主动脉瓣反流严重程度的定性及定量分析

	轻度	中度	重度
结构			
左心房	正常*	正常或扩大	常扩大**
主动脉瓣	正常或异常	正常或异常	异常/连枷或较宽对合不良
多普勒			
左心室流出道射流宽度▼	小,中心射流	中等	大的中心射流,或可变偏心射流
射流密度	不全或暗淡	致密	致密
射流减速速度(PHT/ms)★	慢,>500	中,500~200	快,<200
降主动脉内舒张期逆流	轻微,舒张早期逆流	中	明显,全舒张期逆流

	轻度	中度	重度
定量[&]			
射流紧缩宽度/cm[▼]	<0.3	0.3~0.6	>0.6
射流宽度/左心室流出道宽度/%[▼]	<25	25~45　46~64	≥65
射流横截面积/左心室流出道横截面积/%[▼]	<5	5~20　21~59	≥60
反流量/(ml·每搏⁻¹)	<30	30~44　45~59	≥60
反流分数/%	<30	30~39　40~49	≥50
有效反流口面积/cm²	<0.1	0.1~0.19　0.2~0.29	≥0.3

注:[*]除非有其他可导致左心室扩张的原因,正常二维测量:左心室小径≤2.8cm/m²,左心室舒张末容积≤82ml/m²。
^{**}例外:急性主动脉瓣反流,此时心腔未来得及扩张。
[▼]Nyquist 极限 50~60cm/s。
[★]压差减半时间(PHT)会因左心室舒张压增高及扩血管药物治疗而缩短,随着重度主动脉瓣反流的慢性适应而延长。
[&]定量分析可进一步将中度反流细分为轻-中度及中-重度。

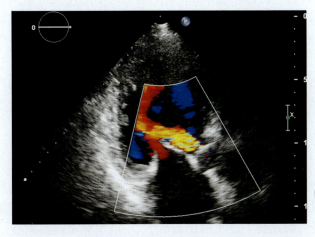

图 5-46　主动脉瓣关闭不全患者心尖左心室长轴切面
舒张期左心室流出道内可见源自主动脉瓣的反流束(呈红色)。并可根据反流束在左心室流出道内的最大宽度和左心室流出道宽度的比值判断反流的严重程度。

4. 经食管超声心动图　当经 X 线检查声窗欠佳、瓣叶形态显示不清晰,无法确定感染性心内膜炎是否合并瓣周漏或脓肿时,可行经食管超声心动图检查。可对评价主动脉瓣的结构和功能提供更多的信息。

【诊断要点和鉴别诊断】

1. 诊断要点

(1) 主动脉瓣数目异常,瓣膜增厚或钙化。关闭可见缝隙。

(2) 左心室增大,左心室流出道增宽,室壁活动幅度增大。

(3) 彩色多普勒超声检查在左心室流出道内探及起自主动脉瓣的舒张期反流束。脉冲波或连续波多普勒可见正向的反流频谱。

2. 鉴别诊断

(1) 主动脉瓣关闭不全常合并主动脉瓣狭窄或联合瓣膜病变,应注意详细分析,避免漏诊及误诊。

(2) 生理性主动脉瓣反流:心脏、瓣膜及大动脉形态正常;反流面积局限<1.5cm²;最大反流速度<1.5m/s。

(3) 二尖瓣狭窄:二尖瓣狭窄时,在左心室内可探及舒张期射流,射流方向与主动脉瓣反流束方向基本相似,但射流束的起源不同。

(4) 主动脉瓣关闭不全时,反流束冲击二尖瓣前叶,二尖瓣出现扑动、开放幅度减小,亦应与二尖瓣狭窄相区别,注意观察二尖瓣有无器质性改变。

【临床价值】

超声诊断主动脉瓣关闭不全的可靠性已被公认,利用这一技术不仅可以观察心脏大小及主动脉的宽度,而且还可以显示主动脉瓣口的结构,对其反流程度进行估测。多普勒超声诊断主动脉瓣关闭不全的敏感性为88%~100%,特异性为96%~100%。对于无临床体征或无心脏形态变化的患者,多普勒超声成为唯一的诊断依据。对反流程度的评价,多普勒超声与放射性核素心血管造影、心导管检查时心血管造影术相比较,具有良好的相关性。

五、三尖瓣关闭不全

三尖瓣关闭不全(tricuspid insufficiency)可由三尖瓣的器质性或功能性改变所致。功能性三尖瓣关闭不全常见,由于右心室扩张致瓣环扩大从而引起收缩时瓣叶不能合拢,多见于右心室收缩压增高或肺动脉高压的疾病,常见于二尖瓣狭窄、先天性心脏病和肺源性心脏病等。器质性三尖瓣关闭不全少见,可见于风湿性三尖瓣病变、三尖瓣下移畸形(Ebstein 畸形)、三尖瓣发育不全及感染性心内膜炎等。

【病理】

风湿性三尖瓣病变可见三尖瓣叶增厚、纤维化、粘连,关闭时合并不拢。Ebstein 畸形则有三尖瓣隔叶或后叶远离房室环,附着于环下近心尖部的右心室壁与室间隔,三尖瓣前叶增宽变长,三尖瓣畸形使关闭与开放均受限制,产生狭窄与关闭不全。继发性三尖瓣关闭不全多因右心室扩大,三尖瓣环扩张而导致三尖瓣不能很好闭合引起关闭不全。在三尖瓣反流时,收缩期血液由右心室同时射向肺动脉和右心房,由于右心房压力明显低于肺动脉压力,因此右心室收缩时后负荷减轻,而右心房因血容量增加而增大,此外,明显三尖瓣关闭不全使收缩期进入肺动脉的血流量减少,肺动脉压下降。因此,尽管肺动脉高压可致三尖瓣反流,但三尖瓣反流可缓解肺动脉压。在舒张期,右心房内反流的血液及上、下腔静脉回流的血液一同进入右心室,使右心室前负荷增加,导致右心室扩大。严重三尖瓣关闭不全发生右心衰竭,可使右心房和腔静脉的压力升高,上、下腔静脉增宽,导致体循环淤血,下腔静脉可有收缩期扩张。

【临床表现】

三尖瓣关闭不全合并肺动脉高压时,才出现心排血量减少和体循环淤血的症状,如疲乏、腹腔积液、水肿等右心衰竭症状。其体征有胸骨右下缘或剑突下区闻及全收缩期的高调吹风性杂音,杂音随吸气增强。颈静脉扩张伴明显的收缩期波动,吸气时增强。严重时出现肝大、下肢水肿及腹腔积液。

【超声检查】

1. **检查方法**　三尖瓣关闭不全时主要观察四腔心切面、右心室流入道长轴切面及下腔静脉长轴切面,观察房室大小及上、下腔静脉的宽度,三尖瓣有无畸形、瓣叶增厚、下移、瓣环有无扩张等。结合其他切面进一步明确三尖瓣关闭不全的可能原因。利用彩色多普勒显示三尖瓣反流束的起源、途径和大小,脉冲多普勒将取样容积置于三尖瓣环的右房侧、下腔静脉及肝静脉内,标测反流信号的范围,连续波多普勒测量三尖瓣最大反流速度。

2. **二维超声心动图**

(1) 三尖瓣关闭不全因不同病因而有不同表现。风湿性心脏病可见三尖瓣增厚、反射增强,活动受限,关闭时可有裂隙。Ebstein 畸形时,隔叶与后叶远离房室环,附着于环下近心尖部的右心室壁与室间隔,将右心室分为房化右室与机能右室。因三尖瓣关闭不全时瓣叶不能合拢,右心房容积扩大,与房化右室相连,形成巨大的右心房腔,真正的机能右室则萎缩、变小。三尖瓣脱垂时,三尖瓣在收缩期向右心房膨出,超过三尖瓣附着点连线之上。继发性三尖瓣关闭不全,三尖瓣环扩大,瓣膜形态一般正常,瓣叶活动略增大。三尖瓣关闭不全时,因血液反流至下腔静脉,下腔静脉因而增宽超过20mm,并可见收缩期扩张现象。

(2) 三尖瓣关闭不全时,右心房及右心室增大,严重时室间隔可向左心室突出。

肺动脉瓣反流诊断意义不大。多普勒检查对于肺动脉瓣关闭不全的诊断具有高度敏感性和特异性，对于定性诊断具有很高的准确性。

七、老年性心脏瓣膜病

老年性心脏瓣膜病（senile valvular heart disease）是一种发生在老年人的瓣膜病变，多见于 50 岁以上高龄患者，女性发病率为男性 2 倍，以高血压和糖尿病患者多见，并且已成为 65 岁以上老年人单纯性主动脉瓣狭窄的常见原因。

【病理】

病理改变以瓣环部位的纤维化及钙盐沉着为主要特征。主动脉瓣瓣叶改变主要位于瓣叶主动脉面，可有钙化结节限制瓣叶活动。二尖瓣病变常局限于二尖瓣环、后叶与相邻的左心室后壁之间。而二尖瓣瓣膜可能无病变。病变也可沿着后叶进展延伸到前叶的纤维层或瓣叶下，造成瓣叶基底部钙化。由于瓣环活动受限，收缩期不能充分扩张，可产生功能性二尖瓣狭窄。另外，乳头肌病变导致收缩期牵拉二尖瓣的力量不足，也可造成二尖瓣脱垂和关闭不全。

【超声检查】

1. 二维超声心动图

（1）主动脉瓣环及瓣叶根部增厚，回声增强，最常见于主动脉无冠瓣。二尖瓣后缘和后叶基底部局限性增厚，回声增强。严重钙化显示大块强回声光团。后叶与瓣环交界处不易区分，钙化可向左心室体部扩展。二尖瓣环前部钙化，主动脉根部与二尖瓣前叶基底部回声增强。随着病变的发展，严重者可累及主动脉瓣瓣叶或二尖瓣前叶。受累瓣叶根部活动受限。

（2）左心房、左心室可扩大。

2. 多普勒超声心动图　彩色多普勒血流显像可探及二尖瓣反流信号。连续波多普勒检查在部分病例中，可探及主动脉瓣狭窄的血流频谱。二尖瓣环钙化，可伴有功能性二尖瓣狭窄，瓣口面积缩小。

【鉴别诊断】

主要应与风湿性心瓣膜病及瓣叶赘生物相鉴别。

【临床价值】

超声心动图检查对于老年性心脏瓣膜病的诊断具有很高的敏感性和特异性。

（张　梅）

第四节　先天性心脏病

一、房间隔缺损

房间隔缺损（atrial septal defect, ASD）是最为常见的先天性心脏病之一，发病率占各种先天性心脏病的 10%～15%，女性较多见。房间隔缺损病变常单独存在，亦可与另一种或者多种心血管畸形并存。

【病理】

根据胚胎起源以及缺损发生的部位，房间隔缺损被分为 4 个类型（图 5-49）。①继发孔型（secondum type）房间隔缺损：缺损位于房间隔中部卵圆窝部位，此型最为常见，约占房间隔缺损的 70%，男女比例约为 1 : 2。②静脉窦型（sinus venous type）房间隔缺损：缺损位于房间隔后部腔静脉的入口处，

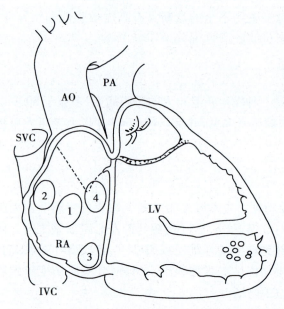

AO:主动脉;IVC:下腔静脉;LV:左心室;PA:肺动脉;RA:右心房;SVC:上腔静脉。
1. 继发孔型;2. 静脉窦型;3. 冠状窦型;4. 原发孔型。

图 5-49　房间隔缺损解剖分型

又分为上腔静脉型与下腔静脉型两种,前者较为多见,约占 10%,而后者较少见,约占 2%。③冠状窦型(coronary sinus type)房间隔缺损:此型较为罕见,发病率不到房间隔缺损总数的 1%,由于冠状静脉窦顶部间隔部分性或完全性缺失,使得冠状静脉窦与左心房直接相通。④原发孔型(primum type)房间隔缺损:缺损位于卵圆窝下方与室间隔相连接部位,占房间隔缺损总数的 15%~25%。原发孔型房间隔缺损是由于胚胎时期原发隔的下缘未能与房室管内的心内膜垫融合所致,本质上是属于心内膜垫缺损的一种类型,常伴有房室通道的异常、室间隔缺损及房室瓣异常等。房间隔缺损绝大多数为单孔型,少数为多孔型,如果同时存在 2 种或 2 种以上缺损,则为混合型房间隔缺损,这种类型缺损面积较大,又称为巨大房间隔缺损。

房间隔缺损基本的血流动力学改变为心房水平的左向右分流,分流的方向和大小取决于缺损面积的大小及左右心房之间的压差。较大的房间隔缺损时,长期的左向右分流导致右心容量负荷加重,右心扩大,病变晚期可发生肺动脉高压,产生左向右分流减少或者右向左分流。当房间隔缺损患者的分流方向由左向右变为右向左时,出现发绀,称为艾森门格综合征(Eisenmenger syndrome)。

【临床表现】

单纯房间隔缺损患者在儿童期大多无症状,随年龄增长症状逐渐显现,主要表现为劳力性呼吸困难,严重者可因右心室容量负荷过重而发生右心衰竭,部分患者可因重度肺动脉高压出现右向左分流形成艾森门格综合征,出现发绀症状。体格检查可见心前区隆起,心界扩大,在肺动脉瓣区可闻及由于肺动脉瓣相对狭窄产生的Ⅱ~Ⅲ级收缩期喷射性杂音,第二心音亢进及固定分裂,左向右分流量大时,可在胸骨左缘下方闻及三尖瓣相对狭窄所产生的舒张期隆隆样杂音。心电图检查表现为右心室肥大和/或不完全性右束支传导阻滞。X 线检查可见右心房、右心室增大,肺动脉段突出及肺血管影增加。

【超声检查】

1. 二维超声心动图

(1) 超声检查方法:获取胸骨旁左心室长轴和短轴切面、心尖切面以及剑突下和胸骨旁四腔切面,多切面扫查、评估腔室大小、瓣膜活动及房间隔的连续性。常用的观测房间隔缺损的切面包括:①剑突下四腔切面,此切面是显示房间隔结构的最理想切面,尤其在儿童患者,由于剑突下透声窗良好,声束方向与房间隔相垂直,不易产生假阴性和假阳性;②胸骨旁四腔切面,此切面是显示成年患者房间隔结构的最常用切面;③心底短轴切面,此切面可显示主动脉壁右后侧至房间隔后壁之间的结构;④心尖四腔切面。上述②~④扫查切面中,由于声束方向几乎与房间隔平面相平行,于房间隔中部尤其是结构菲薄的卵圆窝部位,容易形成假性回声失落,产生假阳性。

(2) 主要超声表现

1) 房间隔连续性中断:房间隔线样结构回声出现连续性中断,这是二维超声诊断各类房间隔缺损的直接依据,缺损两端的房间隔常稍增厚,回声增强,呈"火柴梗"征(图 5-50A)。

多切面扫查的过程中,根据房间隔连续性中断出现的部位,判断房间隔缺损的类型。继发孔型房间隔缺损的连续性中断多位于房间隔中部(视频 5-26)。静脉窦型则位于房间隔后部腔静脉入口处,常规经胸超声检查常难以显示其缺损部位,经食管超声可清晰显示静脉窦型等房间隔缺损。原发孔型则出现于房间隔下部近十字交叉处(图 5-50B,视频 5-27)。

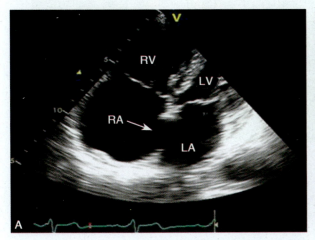
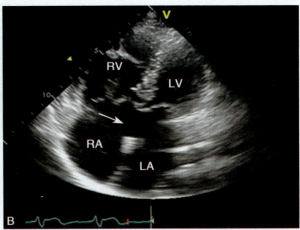

LA:左心房;LV:左心室;RA:右心房;RV:右心室。

图 5-50　房间隔缺损

A. 继发孔型房间隔缺损,可见房间隔中部回声中断(箭头所示),缺损两端的房间隔稍增厚,回声增强,呈"火柴梗"征;右心房、右心室扩大;B. 原发孔型房间隔缺损,房间隔近十字交叉处回声中断(箭头所示)。

视频 5-26　继发孔型房间隔缺损
胸骨旁四腔切面示房间隔中部连续性中断。

视频 5-27　原发孔型房间隔缺损
胸骨旁四腔切面示房间隔近十字交叉处连续性中断。

2) 右心房、右心室扩大:各切面扫查可见右心房室腔内径不同程度增大。左向右分流量较大者,心尖四腔切面可见右心房室腔横径大于左心房室腔,房室隔呈弧形向左侧房室膨出;心室短轴切面可见右心室腔正常的新月形结构消失,室间隔正常弧度变小呈平直,左心室呈"D"字形。

3) 肺动脉增宽:于心底短轴切面和胸骨上窝扫查,可见肺动脉主干及其分支增宽,肺动脉瓣环扩大,搏动增强。正常人主动脉与肺动脉内径比值接近于 1,而房间隔缺损患者二者之比可达 1:1.5。

4) 室间隔形态及运动异常:左心室短轴切面上,室间隔变为平直状甚至轻度凸向左心室,整个室间隔运动呈收缩期向前,舒张期向后,与左心室后壁呈同向运动。

2. M 型超声心动图

(1) 二尖瓣波群、心室波群:可分别探及增大的右心室、右心室流出道。

(2) 室间隔运动异常:左心室长轴及短轴切面可见室间隔曲线运动平直,或与左心室后壁呈同向运动。

(3) 肺动脉瓣曲线:出现肺动脉高压的患者肺动脉瓣曲线 EF 段平坦,a 波消失,收缩期瓣叶提前关闭而呈"V"或"W"形。

3. 多普勒超声心动图

(1) 彩色多普勒血流显像

1) 房间隔水平分流血流信号:彩色多普勒可显示从左心房经房间隔缺损部位进入右心房的过隔

血流信号（图 5-51）。早期轻症患者，分流束呈单纯明亮的红色信号。病程中晚期当右心房压力增高大于左心房压时，则出现右向左分流，分流束颜色暗淡。

2）三尖瓣反流血流信号：房间隔缺损时右心房、右心室扩大，三尖瓣环扩张，导致三尖瓣关闭不全，四腔心切面上，彩色多普勒可显示三尖瓣口收缩期反流血流信号。

（2）频谱多普勒：取样容积置于房间隔缺损处或缺口右房侧，脉冲多普勒血流频谱呈现典型的双峰或三峰波形，始于收缩早、中期，持续至舒张末期。当出现肺动脉高压或艾森门格综合征时，产生右向左的负向频移信号。

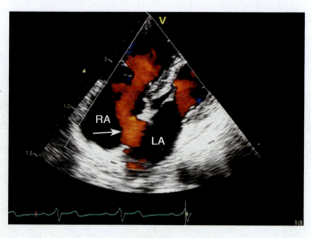

LA：左心房；RA：右心房。

图 5-51　房间隔缺损

彩色多普勒显示从左心房经房间隔缺损部位进入右心房的过隔血流信号（箭头所示）。

4. 经食管超声心动图　与常规的经胸超声心动图相比，由于经食管超声探头紧邻房间隔的后方，且声束更易与房间隔垂直、与分流束方向平行，因此经食管超声心动图检查能够更为敏感地探及缺损的部位、大小、数目及分流束，显著提高对房间隔缺损尤其是静脉窦型缺损的诊断率（图 5-52）。

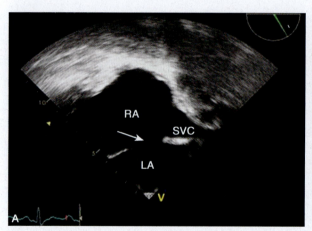 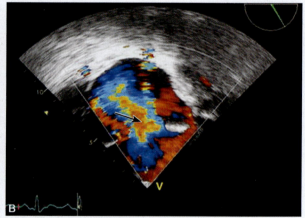

RA：右心房；LA：左心房；SVC：上腔静脉。

图 5-52　上腔静脉型房间隔缺损

A. 经食管超声心动图两房切面显示房间隔缺损紧邻上腔静脉入口处（箭头所示）；B. 彩色多普勒血流显像显示房间隔缺损部位左向右分流血流信号（箭头所示）。

5. 右心声学造影　当患者出现肺动脉高压，心房水平的左向右分流减少，故彩色多普勒常难以清晰显示分流血流信号，此时采用经外周静脉注入手振生理盐水等右心造影剂，如在心房水平观察到造影剂经房间隔分流至左心房，则对临床上诊断房间隔缺损有肯定价值。

二维超声心动图能够直观、准确地观察造影剂分流。心尖或胸骨旁四腔切面上，正常人经外周静脉注入右心造影剂后，右心房、右心室顺序出现造影剂充填，而左心系统不显影；房间隔缺损患者伴有右向左分流时，可见造影剂由右心房经缺损口进入左心房，而后随舒张期达到左心室；房间隔缺损仅有左向右分流而不伴有右向左分流者，左向右的分流血液经缺损口进入右心房，冲走房间隔右缘附近被造影剂充填的部分血液，使得该部位出现特殊的无回声区，即所谓"负性造影区"（图 5-53）。

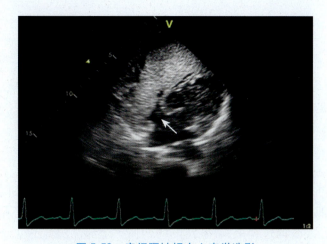

图 5-53　房间隔缺损右心声学造影

经外周静脉注入右心造影剂后,右心房、右心室显影,右心房内近房间隔缺损处出现"负性造影区"(箭头所示)。

【鉴别诊断】

1. 卵圆孔未闭　在胚胎发育的过程中,原发隔与继发隔未能粘连融合留下一小裂隙称为卵圆孔,卵圆孔一般在生后第 1 年闭合,若大于 3 岁的幼儿卵圆孔仍不闭合则称卵圆孔未闭(patent foramen ovale,PFO)。经胸超声显示房间隔无连续性中断,经食管超声可见卵圆孔瓣与继发隔之间出现裂隙,彩色多普勒显示源于卵圆孔瓣与继发隔交界边缘处的穿隔血流。此时如经周围静脉注射手振生理盐水,并加做瓦尔萨尔瓦动作以增加右心房压力,可见少量造影剂经上述裂隙处从右心房进入左心房。

2. 伴有右心容量负荷增加的疾病

(1) 部分型或完全型肺静脉畸形引流:房间隔缺损合并肺静脉畸形引流时,超声心动图右心容量负荷过重的表现较单纯房间隔缺损严重,往往与房间隔缺损的大小不相符合。完全型者左心房壁上未见肺静脉开口,肺静脉在左心房后方形成共干,再通过不同途径引流入右心房,该型必然合并房间隔缺损,常伴有发绀和杵状指。部分型则表现为 1 支或 2 支肺静脉连接于右心房或腔静脉,伴或不伴有房间隔缺损。

(2) 左心室右心房通道:二维超声显示缺损部位位于二尖瓣下与三尖瓣之间的室间隔部位,彩色多普勒显示右心房内高速连续性左向右分流血流信号,而房间隔缺损时分流速度仅轻度增高。

(3) 主动脉窦瘤破入右心房:二维超声可见主动脉窦扩张呈圆环结构突入右心房,其瘤壁上可见破口,多普勒显示连续性高速分流束。

(4) 冠状动脉-右心瘘:二维超声可见冠状动脉扩张,彩色多普勒可见右心系统瘘管注入口处高速血流信号,频谱呈双期连续性分流信号。

3. 原发孔型房间隔缺损　原发孔型房间隔缺损是由于胚胎时期原发隔的下缘未能与房室管内的心内膜垫融合所致,本质上是属于心内膜垫缺损的一种类型,其与典型的继发孔型房间隔缺损的鉴别要点见表5-9。

表 5-9　原发孔型与继发孔型房间隔缺损的鉴别

鉴别点	原发孔型	继发孔型
连续性中断的部位	近十字交叉处	房间隔中部近心房穹窿部
残余房间隔的位置	呈茎突状附于心房后上壁	断端反射稍增强,连于十字交叉处
左心室大小	伴有二尖瓣裂者可扩大	较正常稍小
右心室大小	扩大或稍扩大	显著扩大
室间隔曲度	曲度正常,凸向右心室	曲度减小,比较平直
二尖瓣裂	常伴有二尖瓣裂	不伴有二尖瓣裂

【临床价值】

二维超声心动图、彩色多普勒血流成像结合经食管超声不仅可以明确房间隔缺损及合并心脏畸形的诊断,判断缺损的类型,定量评估心房水平分流的程度,还可以实现房间隔缺损修补与封堵术的术中监测,评估手术的疗效。

二、室间隔缺损

室间隔缺损(ventricular septal defect,VSD)为常见的先天性心脏病之一,其发病率约占先天性心脏病的 25%。室间隔缺损可单独存在,也可以是心脏复合畸形的一部分(如法洛四联症、大动脉转位等),或者与其他心脏畸形并存(如房间隔缺损、动脉导管未闭等)。

【病理】

正常室间隔自心底向心尖延伸,呈三角形凸向右心室,由膜部与肌部组成。膜部室间隔较小,直径不足 1.0cm,直接位于主动脉瓣的下方。肌部室间隔由膜部向下、向前、向心尖部扩展而成,由流入道部、肌小梁部和流出道部三部分构成。在胚胎发育的过程中,心室间隔的任何一个部位发育不全或者相互融合不良,可导致室间隔缺损病变,产生心室水平的血流分流。

根据胚胎发育来源以及缺损发生的部位,室间隔缺损可分为以下几种类型(图 5-54)。

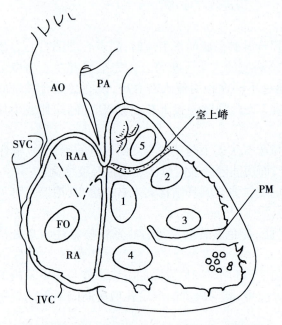

AO:主动脉;FO:卵圆孔;IVC:下腔静脉;PA:肺动脉;PM:乳头肌;RA:右心房;RAA:右心耳;SVC:上腔静脉。
1. 膜部室间隔;2. 流出道室间隔;3. 肌部室间隔;4. 流入道室间隔;5. 嵴上室间隔。

图 5-54　室间隔分区右室面解剖示意图

1. **膜周部室间隔缺损**　局限于膜部的室间隔缺损罕见,它常常向肌部室间隔延伸,累及肌部室间隔的一部分,因此称为膜周部室间隔缺损。此型最为常见,约占室间隔缺损的 80%。其解剖特点是以膜部室间隔为中心并向周围肌部延伸的缺损,缺损的上缘由两组房室瓣之间的纤维连接或由一组房室瓣与一组半月瓣之间的纤维连接构成。根据累及肌部室间隔的部位,可将膜周部室间隔缺损进一步分为①流入道膜周部室间隔缺损:缺损由室间隔膜部向后下方延伸至右心室流入道肌部;②流出道膜周部室间隔缺损:缺损由室间隔膜部向前上方延伸至右心室流出道肌部;③肌小梁膜周部室间隔缺损:缺损由室间隔膜部向前下方延伸至心尖肌小梁部。

2. **肌部室间隔缺损**　此型约占室间隔缺损的 20%,缺损周边均为肌性组织,不累及膜部。根据累及的部位可进一步分为①肌部流入道室间隔缺损:该缺损位于右心室圆锥乳头肌之后,三尖瓣隔叶根部之下的右心室流入道肌部,为肌性室间隔与心内膜垫未完全融合所致;②肌小梁室间隔缺损:此型在肌部室间隔缺损中最为常见,多为单个缺损,亦可为多个,位于心尖部的多孔室间隔缺损呈蜂窝状,称为心尖 Swiss Cheese 室间隔缺损;③肌部流出道室间隔缺损:缺损位于右心室流出道肌部室间隔,以室上嵴为界,又可进一步分为嵴上型与嵴下型肌部流出道室间隔缺损。

室间隔缺损基本的血流动力学改变为心室水平收缩期为主的左向右分流,分流量取决于缺损的大小、左、右心室压力阶差及肺血管阻力。用实际缺损面积与患者体表面积的比值来校正缺损面积,缺损面积<0.5cm^2/m^2 的小室间隔缺损,左向右分流量小,Q_p/Q_s<1.5,通常不致引起肺动脉高压;缺损面积为 0.5~1.0cm^2/m^2 的病变左向右分流量较大,Q_p/Q_s 为 1.5~2.0,左心回流血流明显增加,引起左心房、左心室扩大;缺损面积>1.0cm^2/m^2 的大缺损,左向右分流量大,左心明显扩大,而且由于肺循环血流量过高,引起肺小动脉痉挛产生肺动脉高压。随着病情进展,当右心室压力明显升高并超过左心室压力时,心室水平出现双向分流甚至右向左分流,形成艾森门格综合征。

【临床表现】

室间隔缺损口径小、分流量较少的患者,一般无明显症状,多在体检时发现心脏杂音;缺损大、分流量多者,表现为劳力性心悸、气短,反复呼吸道肺部感染,严重的肺动脉高压者可出现发绀、咯血。体格检查于胸骨左缘第3~4肋间可闻及Ⅲ~Ⅳ级粗糙的全收缩期杂音;分流量大者,心前区隆起,并可触及收缩期震颤;伴肺动脉高压时,心前区杂音变得柔和、短促,而肺动脉瓣区第二心音明显亢进。心电图:小的室间隔缺损心电图往往正常,分流量较大者则常表现为左心室高电压和左室肥厚;伴有肺动脉高压时表现为双心室肥厚或右心室肥大。胸部X线片:小的室间隔缺损心脏大血管形态基本正常;分流量较大者,可见不同程度的心影增大、肺血增多;伴有肺动脉高压时肺动脉段明显突出,肺门血管影增强而外周肺血管影稀疏或消失,呈残根样改变。典型的室间隔缺损一般不需要进行心导管检查及心血管造影,严重肺动脉高压者可行右心导管检查,通过各心腔压力、血氧含量的测定可计算出心内分流量和肺血管阻力,对手术适应证的把握有指导意义。

【超声检查】

1. 二维超声心动图

(1)超声检查方法:二维超声心动图不仅可以较为准确地测量室间隔缺损的大小,结合胸骨旁长轴、短轴以及心尖部位的多切面扫查还能够判断室间隔缺损的部位,评估房室大小及并发的病变(图5-55)。

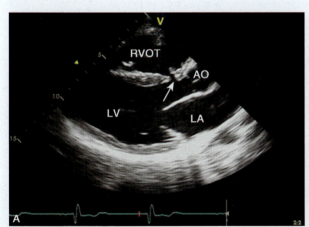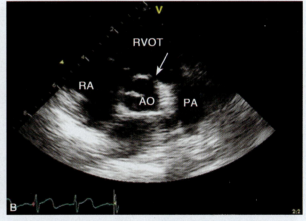

AO:主动脉;LA:左心房;LV:左心室;PA:肺动脉;RA:右心房;RVOT:右心室流出道。

图 5-55　嵴上型室间隔缺损

A.胸骨旁左心室长轴切面,显示主动脉前壁与室间隔上部回声中断(箭头所示)为室间隔缺损;B.同一患者,胸骨旁心底短轴切面,主动脉根部1点钟处室间隔连续性中断(箭头所示),紧邻肺动脉瓣。

(2)主要超声表现

1)室间隔连续性中断:二维超声心动图显示室间隔连续性中断是诊断室间隔缺损的直接征象,缺损边缘的特征(即断端回声增强)有助于区分回声失落的真伪。多切面扫查过程中,根据显示缺损的切面有助于判断室间隔缺损的类型(图5-56):①胸骨旁左心室长轴切面可观察到肌部、膜周部或流出道室间隔缺损。②主动脉根部短轴切面可观察到膜周部、嵴下型流出道和嵴上型流出道室间隔缺损,膜周部室间隔缺损紧邻三尖瓣隔瓣,位于主动脉短轴10~11点钟处,嵴下型位于12点钟处,嵴上型则位于1点钟处,紧邻肺动脉瓣。值得注意的是,嵴上型室间隔缺损多为小缺损,二维超声往往难以发现。③心尖四腔心切面可观察到流入道和肌部室间隔缺损。④心尖五腔心切面可观察到膜周部

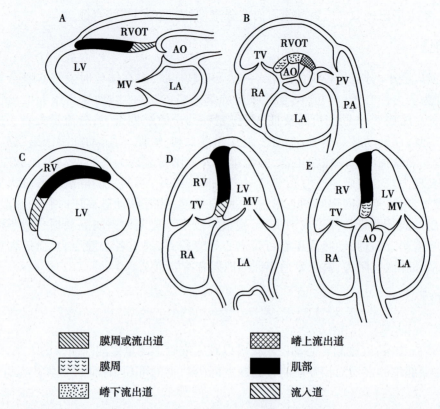

膜周或流出道　　　　　嵴上流出道

膜周　　　　　　　　　肌部

嵴下流出道　　　　　　流入道

AO：主动脉；LA：左心房；LV：左心室；MV：二尖瓣；PA：肺动脉；PV：肺动脉瓣；
RA：右心房；RV：右心室；RVOT：右心室流出道；TV：三尖瓣。

图 5-56　各型室间隔缺损的显示切面及定位
A.胸骨旁左心室长轴切面；B.胸骨旁大动脉短轴切面；C.胸骨旁心室短轴切面；
D.心尖四腔心切面；E.心尖五腔心切面。

和肌部室间隔缺损。

2）左心房、左心室扩大：小的室间隔缺损房室大小可正常；中等以上的室间隔缺损各切面扫查可显示左心房、左心室扩大，室间隔向右侧膨出，室壁活动幅度增强，呈现左心容量负荷过重的表现；晚期合并肺动脉高压时可出现右心室扩大、肺动脉增宽。

3）肺动脉增宽：于心底短轴切面和胸骨上窝扫查，可见肺动脉主干及其分支增宽，肺动脉瓣环扩大，搏动增强。

2. M 型超声心动图　心前区沿左心室长轴连续性扫查时，可见主动脉前壁与室间隔连接处回声连续性中断，或室间隔回声连续性中断；左心室内径增宽，室间隔活动幅度增强；合并肺动脉高压时，肺动脉瓣曲线呈现 a 波变浅或消失，CD 段提前关闭呈"W"形或"V"形。

3. 多普勒超声心动图

（1）彩色多普勒：当室间隔缺损较小或者缺损的部位较为特殊（如肌部室间隔缺损）时，二维超声心动图往往难以清晰地显示室间隔回声的连续性中断，从而影响判断的准确性。而彩色多普勒能够在多切面上（左室长轴切面、心底短轴切面、心尖四腔心切面）显示收缩期自左心室穿过室间隔缺损到达右心室的五彩镶嵌血流束，是诊断室间隔缺损最为敏感、准确的方法，尤其是对于肌部 Swiss Cheese 室间隔缺损具有独到的诊断价值（视频 5-28，视频 5-29）。当合并肺动脉高压时，彩色多普勒显示心室水平双向分流或者右向左分流血流信号。

（2）频谱多普勒：彩色多普勒明确了心室水平的穿隔血流之后，就应当采用频谱多普勒平行于穿隔血流获取血流频谱。由于左、右心室之间压力差大，室间隔缺损的左向右分流多为高速血流，因此通常采用连续多普勒测量峰值流速，评估心室之间的压差。连续多普勒显示室间隔连续中断处收缩

视频 5-28　膜周部室间隔缺损
彩色多普勒显示室间隔缺损分流位于心底短轴切面的 10 点钟位置。

视频 5-29　多孔型肌部室间隔缺损
彩色多普勒血流显示左心室长轴切面位于室间隔心尖部的多束分流。

期高速血流频谱,常可达 4~6m/s(图 5-57)。当二维超声未能明确显示室间隔回声中断,而频谱多普勒沿着室间隔右室面扫查发现了收缩期高速湍流血流频谱时,亦可诊断室间隔缺损。当出现肺动脉高压时,分流速度降低,或可探及双向分流频谱。

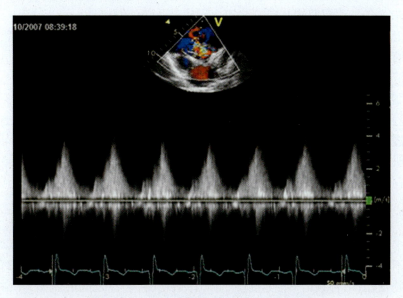

图 5-57　室间隔缺损的连续多普勒血流频谱
连续多普勒于室间隔缺损处检测到收缩期正向分流血流频谱,峰值流速达到 4m/s。

左、右心室之间的压力阶差可用改良 Bernoulli 方程推算,计算公式为:压力阶差 = $4 \times V_{max}^2$。在没有左心室梗阻的情况下,左心室收缩压相当于肱动脉收缩压,由此可以推算右心室收缩压:RVSP = LVSP $- 4 \times V_{max}^2$(LVSP 与 RVSP 分别为左心室收缩压和右心室收缩压;V_{max} 为室间隔缺损处收缩期分流峰值流速)。在没有右心室流出道狭窄的条件下,肺动脉收缩压相当于右心室收缩压,由此可以评估肺动脉高压的严重程度。

4. 心脏声学造影　经外周静脉注入右心声学造影剂,右心房、右心室顺序显影,正常情况下左心系统不显影。①小室间隔缺损,外周静脉输注右心声学造影剂后,右心房、右心室顺序显影,但由于左向右分流量小,一般难以显示左向右分流造成的负性造影区;②中度室间隔缺损由于左向右分流量较大,可在右心室内观察到不含造影剂的负性造影区;③当合并肺动脉压力增高时,心室水平呈双向或者右向左分流,右心房、右心室显影后,造影剂可经室间隔缺损进入左心室,于左心室与主动脉内可见较多的造影剂显影。

5. 室间隔缺损并发症的超声诊断　超声心动图在准确诊断室间隔缺损的同时,还能发现所引起的并发症,常见并发症的主要超声心动图表现如下:

(1)室间隔膜部瘤:胸骨旁左室长轴切面与心尖五腔心切面显示室间隔膜部呈"囊袋样"凸向右心室,活动幅度较大,多与膜周部室间隔缺损并存。研究表明室间隔膜部瘤的存在能增加室间隔缺损自然闭合的可能性,亦可能是室间隔缺损自然闭合的发展过程。

（2）主动脉瓣关闭不全：常见于流出道型室间隔缺损，由于缺损累及主动脉瓣环下的心肌组织，使其对主动脉瓣的支撑作用降低而导致。

（3）感染性心内膜炎：超声心动图能够敏感地发现室间隔缺损所导致的感染性心内膜炎，赘生物多发生于室间隔缺损的右心室面或者三尖瓣，后者可合并三尖瓣关闭不全。

【鉴别诊断】

1. 主动脉窦瘤破入右心室流出道　二维超声心动图扫查时，室间隔缺损的连续性中断位于主动脉瓣下，而主动脉窦瘤破裂者可显示主动脉瓣上扩张的主动脉窦凸向右心室流出道，其破口位于主动脉瓣水平以上。彩色多普勒与频谱多普勒可区分二者分流血流信号的起源与时相的不同，室间隔缺损表现为起源于主动脉瓣下的收缩期左向右分流血流信号及湍流频谱，而主动脉窦瘤破裂者表现为自主动脉瓣上的持续全心动周期的左向右分流血流信号及湍流频谱。

2. 右心室流出道狭窄　彩色多普勒显像过程中，室间隔缺损与右心室流出道狭窄均可在右心室流出道内出现收缩期五彩镶嵌血流信号，区别在于右心室流出道狭窄无穿隔血流信号。二维超声心动图仔细观察可清楚地显示右心室流出道狭窄的部位及程度。

3. 右心室双腔心　右心室双腔心为右心室内异常粗大的肌束将右心室腔分为近端的高压腔和远端的低压腔，彩色多普勒可显示右心室腔内的异常高速血流，但无穿隔血流信号，主动脉根部短轴切面可显示五彩镶嵌的高速血流方向与右心室流出道平行的特点。二维超声心动图可显示右心室内异常粗大的肌束与肌束近端的右心室壁肥厚，腔室缩小，而肌束远端的右心室壁正常或变薄，腔室扩大。值得注意的是，右心室双腔心可伴有室间隔缺损。

【临床价值】

随着超声技术的不断进步，超声心动图已经取代心导管检查，成为诊断室间隔缺损的主要诊断方法。超声心动图不仅能够明确室间隔缺损的有无，还能够准确判断缺损的大小和部位，发现其他合并的心脏畸形以及并发症；结合频谱多普勒超声能够评估左、右心室之间的压差，并由此推算肺动脉收缩压，为临床制订合理的治疗方案以及选择手术时机提供有价值的信息。尽管经食管超声心动图较少应用于室间隔缺损的诊断中，但在室间隔缺损的封堵术和修补术中发挥着重要的监测与评估作用。

三、动脉导管未闭

动脉导管未闭（patent ductus arteriosus，PDA）是一种常见的先天性心脏病，占先天性心脏病发病总数的 5%~10%，女性多于男性，其比例为（2~3）:1。动脉导管未闭常见于早产儿，在妊娠满 28 周前出生的婴儿中发生率可占 80%。

【病理】

动脉导管发生于第六对鳃弓一支的背侧，一端起于肺动脉主干分叉处或左肺动脉近端的后侧壁，另一端与主动脉弓（左锁骨下动脉起始处的远端对侧 1cm）相连，它是人类胎儿期血液循环的重要生理通道。由于胎儿期肺部无呼吸功能，肺血管床处于关闭状态，经右心系统进入肺动脉的富含氧气和营养物质的血液大部分（90%）都经过动脉导管进入降主动脉并经其分支分布到盆腔、腹腔器官和下肢；正常婴儿出生后开始呼吸，肺泡膨胀，肺血管阻力随之降低，于是肺动脉血流进入肺部，建立肺循环，血液经过肺静脉回流入左心房，动脉导管即发生功能性关闭；出生 1 年后动脉导管逐渐被纤维组织替代，形成动脉韧带而完全关闭。若 1 年后动脉导管持续开放，并产生病理生理改变，即称为动脉导管未闭。动脉导管未闭发生的原因至今尚不明确，可能与遗传和环境因素有关，妊娠早期母亲患风疹者发病率较高，可达到 20%~50%。

正常的左位主动脉弓，动脉导管位于主动脉峡部与左肺动脉根部之间，根据未闭动脉导管的口径、长度及形态可分为以下几种类型。①管型：此型最为常见，约占所有动脉导管未闭的80%，表现为导管连接主动脉与肺动脉的两端口径一致，导管较长；②窗型：导管极短、口径粗，似为主、肺动脉之间的窗样结构；③漏斗型：动脉导管的主动脉端口径大于肺动脉端口径，犹如漏斗状；④哑铃型：动脉导管中部细，两端粗，此型较为少见；⑤动脉瘤样型：动脉导管的两端细而中间呈瘤样扩张，内可有血栓形成，有的动脉导管肺动脉端可闭锁形成盲管。

　　动脉导管未闭的基本血流动力学改变为主-肺动脉间存在于心外的左向右分流，分流量的大小取决于导管的口径、主肺动脉之间的压力阶差以及肺血管阻力；分流的血液经肺动脉、肺毛细血管、肺静脉、左心房、左心室最后又回到主动脉，使得左心容量负荷过重，代偿性左心房和左心室扩大；同时，随着肺循环血流量增加，右心负荷逐渐加重，肺血管床长期在高压体循环血流的冲击下，肺小血管痉挛、硬化，阻力增高形成肺动脉高压；当肺动脉压力增高至接近或者超过主动脉压时，可产生双向或者右向左分流，即艾森门格综合征，临床上出现发绀。

【临床表现】

　　临床症状与分流量和肺动脉压力有关，分流量小者常无症状；分流量大者，表现为疲乏、多汗、瘦弱苍白，反复肺炎、心力衰竭；有显著肺动脉高压者，血流自肺动脉向主动脉分流，出现差异性发绀，表现为双下肢发绀重于双上肢，左上肢重于右上肢。体格检查胸骨左缘第2~3肋间可闻及连续性机器样杂音，伴肺动脉高压者仅闻及收缩期杂音，肺动脉第二心音亢进；导管粗大者，脉压增大，可出现周围血管征，包括股动脉枪击音、水冲脉及毛细血管搏动征。心电图常表现为左心室高电压和左室肥厚，伴有肺动脉高压时表现为双心室肥厚或者右心室肥大。胸部X线检查可见肺动脉搏动增强或伴有肺门舞蹈，肺纹理增多，左心室扩大，可伴有右心室扩大。当肺血管阻力增加或疑有其他合并畸形时有必要施行心导管检查，检查可发现肺动脉血氧含量较右心室高，有时心导管可从肺动脉通过未闭导管插入降主动脉。

【超声检查】

1. 二维超声心动图

　　（1）超声检查方法：常规超声获取胸骨旁及心尖各切面，评估腔室的大小及大血管的内径。怀疑动脉导管未闭的患者，应当重点观察有无动脉导管及分流，常用的显示动脉导管的切面包括①胸骨旁心底短轴切面：仔细观察肺动脉的情况，在左肺动脉分支处寻找肺动脉与降主动脉间有无未闭的动脉导管；②胸骨上窝切面：获取主动脉弓长轴与短轴切面，在主动脉弓与肺动脉之间仔细寻找主、肺动脉之间有无异常通路。

　　（2）主要超声表现

　　1）二维超声可直接显示未闭动脉导管，尤其对儿童的动脉导管检出率较高，而细小动脉导管不易显示。心底短轴切面与胸骨上窝切面是显示动脉导管未闭的重要切面，不仅可以定性诊断，还可以根据导管的形态判断其类型。心底短轴切面可见左肺动脉与位于肺动脉分叉后方呈圆形的降主动脉之间有异常的通道相贯通；胸骨上窝主动脉弓长轴切面亦可显示肺动脉与降主动脉近端之间一异常通道相连（图5-58）。一般来说，管型动脉导管较长，直径>2cm，两端开口大小均一；

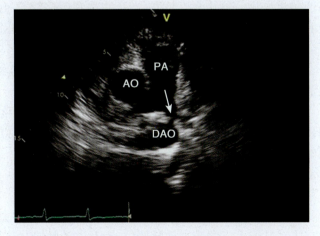

AO：主动脉；DAO：降主动脉；PA：肺动脉。

图5-58 动脉导管未闭

左肺动脉起始部与降主动脉之间可见异常管道相通（箭头所示），肺动脉增宽。

窗型动脉导管未闭,降主动脉紧贴于左、右肺动脉分叉处,其间可见较大的回声中断;漏斗型导管于降主动脉端的开口较大,管体逐渐变细,开口于左肺动脉起始部;动脉瘤型表现为导管两端开口小,中间膨大呈瘤样;哑铃型可见导管的中间部狭窄,而两端开口较大。

2)肺动脉增宽、搏动增强:心底短轴切面上可显示肺动脉主干及其分支扩张,有时呈瘤样,搏动明显增强。

3)左心房、左心室扩大:各切面扫查可显示左心房、左心室扩大,室间隔向右侧膨出,室壁活动幅度增强,呈左心容量负荷过重的表现;晚期合并肺动脉高压时可出现右室扩大、肺动脉增宽。

2. M型超声心动图　M型超声心动图虽然不能直接显示未闭的动脉导管,但其他间接征象有助于病情的判断和评估:①左心室长轴二尖瓣及心室波群,可见左心房、左心室内径增大,室间隔活动幅度增强;②主动脉前后径增大,主波增高;③合并肺动脉高压时,肺动脉瓣曲线呈现a波变浅或消失,CD段提前关闭呈"W"形或"V"形。

3. 多普勒超声心动图

(1)彩色多普勒:彩色多普勒血流显像可直接显示流经动脉导管的异常分流束,是诊断动脉导管未闭的重要依据。胸骨旁心底短轴切面上,可见分流束自降主动脉进入肺动脉分叉处,并沿着主肺动脉前外侧壁逆行至肺动脉瓣,分流束主要显示为红色,流速较高时,可发生色彩倒错而呈现五彩镶嵌的花色血流(视频5-30);胸骨上窝探查亦可显示分流束起源于左锁骨下动脉开口远端的降主动脉前壁,经未闭的动脉导管进入主肺动脉分叉处。

视频 5-30　动脉导管未闭
彩色多普勒显示由降主动脉经动脉导管进入肺动脉的分流束,为五彩镶嵌的花色血流。

心动周期中主、肺动脉间的压力差决定着分流束的流量及方向:①大多数患者中,主动脉压在整个心动周期均明显高于肺动脉压,因此分流束呈现持续整个心动周期的连续性左向右分流,分流量较大;②当肺动脉压力明显升高时,呈现由降主动脉进入肺动脉的舒张期左向右分流,分流量多为中等或者少量;③继发艾森门格综合征时,收缩期肺动脉压超过主动脉压,产生右向左分流,而舒张期肺动脉压低于主动脉压,产生左向右分流,从而呈现双向分流的血流图像。

尽管应用彩色多普勒血流显像能够敏感地探测动脉导管未闭的分流血流,但当继发肺动脉高压时,诊断动脉导管未闭时可出现假阴性。

(2)频谱多普勒

1)脉冲频谱多普勒:将取样容积置于动脉导管的开口处,可探测到持续整个心动周期的连续性高速分流血流信号及湍流频谱;当合并艾森门格综合征时,收缩早期肺动脉压力高于主动脉压力,出现右向左分流,频谱显示为负向频移,而在收缩晚期和舒张期,肺动脉压力低于主动脉压力,出现左向右分流,频谱图显示正向频移。

2)连续频谱多普勒:可在主肺动脉内记录到占据全心动周期的连续性左向右分流,流速较高,峰值流速可达到4m/s以上(图5-59)。

4. 声学造影　自外周静脉注入造影剂,分流束从降主动脉进入肺动脉主干,可导致肺动脉显影区内出现负性造影区或造影剂流线方向的改变;当肺动脉压显著升高时,造影剂可于肺动脉显影后经未闭的动脉导管进入降主动脉。

【鉴别诊断】

1. 主-肺动脉间隔缺损　该病变较为罕见,鉴别要点是主、肺动脉间异常通道的部位不同,主要发生在主动脉瓣上方的升主动脉部位,为升主动脉的左壁与毗邻的肺动脉主干右壁、右肺动脉开口近端处的交通,超声心动图表现为心底短轴切面上,肺动脉瓣远侧可见主动脉横断面环有一缺口与肺动脉干相通,多普勒超声可在肺动脉近端的瓣上处探及双期连续性分流血流信号。

2. 冠状动脉-肺动脉瘘　多为冠状动脉的细小分支瘘入肺动脉主干,二维超声不易显示,彩色多

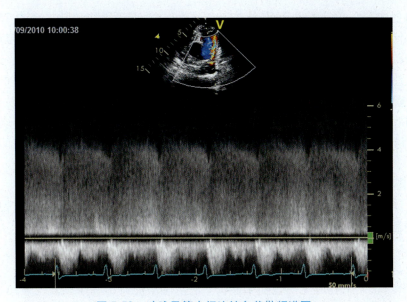

图 5-59　动脉导管未闭连续多普勒频谱图
连续频谱多普勒显示动脉导管处的分流呈连续性分流血流信号及湍流频谱。

普勒可见肺动脉主干内异常分流束,且多见于肺动脉近心端。分流量较大时,超声心动图可见病变冠状动脉扩张,左心腔扩大,肺动脉增宽,彩色多普勒显示肺动脉内出现异常血流信号,频谱呈双期连续性分流。

3. **主动脉窦瘤破裂**　超声心动图可显示主动脉窦呈囊袋样扩张,突入邻近腔室,囊壁上可见破口与邻近心腔相通,多普勒超声显示连续性分流血流信号。本病与动脉导管未闭的鉴别要点仍然在于分流部位的不同。

【临床价值】

如今,经胸超声心动图已经能够对多数动脉导管未闭患者做出正确的诊断和评估,使其避免了创伤性的检查。二维超声心动图结合多普勒超声不仅可以直接显示未闭的动脉导管,亦能敏感地显示异常分流的血流信号及频谱,其诊断的敏感性及特异性均高于95%。尽管如此,当患者出现严重的肺动脉高压时,经胸超声心动图诊断动脉导管未闭仍有一定的困难,可借助声学造影或者心导管检查进一步明确诊断。

(邓又斌)

四、法洛四联症

法洛四联症(tetralogy of Fallot,TOF)是最常见的发绀型先天性心脏病,占所有先天性心脏病的5%~7%,发绀型先天性心脏病的50%。法洛四联症属于圆锥动脉干畸形,包括4种同族心血管畸形:漏斗部狭窄在内的右心室流出道狭窄、对位不良的室间隔缺损、主动脉骑跨(骑跨范围≤50%)以及继发性右心室肥厚。

【病理】

VanPraagh认为法洛四联症的4种畸形是右心室漏斗部或圆锥发育不良的后果,其心脏畸形以肺动脉狭窄和室间隔缺损最为重要,肺动脉狭窄引起肺血流量的减少,同时又使右心室压力负荷增高,导致其心肌向心性肥厚,并使室间隔缺损左向右的分流减少,甚至出现双向分流,主动脉骑跨又使右心室能射血入主动脉,临床出现发绀。

1. **肺动脉狭窄**　包括右心室漏斗部、肺动脉瓣、瓣环、肺动脉主干以及分支狭窄,可以是单一部位狭窄,也可伴有多处狭窄。单纯漏斗部狭窄占 20%~25%,漏斗部和肺动脉狭窄占 75%~80%。肺动脉瓣狭窄多为两叶瓣及交界融合而成,瓣膜可有钙化灶形成。少数病例有肺动脉瓣环和肺动脉干及其分支广泛性狭窄,甚至闭锁或一侧肺动脉缺如。漏斗部-肺动脉狭窄越严重,肺循环血量越少,右向左分流量越大,发绀越明显。

2. **室间隔缺损**　缺损都很大,多为非限制性缺损。根据漏斗部的存在或缺如,法洛四联症室间隔缺损分为膜周部缺损和肺动脉下缺损,后者可以表现为漏斗部发育不良或者漏斗部缺如。

3. **主动脉骑跨**　由于主动脉根部顺时针转位和向右前移位使之部分骑跨在室间隔缺损之上,升主动脉内径粗大。

4. **右心室肥厚**　为肺动脉狭窄的继发性改变。

5. **合并畸形**　法洛四联症常见合并畸形左心室发育不良、动脉导管未闭、多发性室间隔缺损、冠状动脉畸形、永存左上腔静脉等。

【临床表现】

部分轻型法洛四联症患者可无明显临床症状。法洛四联症典型临床表现为发绀、喂养困难、呼吸困难和缺氧发作,喜蹲踞,严重者可以出现心力衰竭的临床表现。体格检查:部分患者生长发育异常,口面部发绀,杵状指(趾),心前区隆起,心界多不大,胸骨左缘第 2 至第 4 肋间可闻及收缩期喷射性杂音,肺动脉瓣第二音减弱或消失。胸部 X 线片、心电图、超声心动图为常规检查项目。心电图可见电轴右偏,右心室肥厚。X 线检查显示肺野血管纹理纤细、稀疏,肺门阴影小,心腰凹陷,心影呈"靴形心"。超声心动图能明确心内畸形、肺动脉的发育情况,评价心脏功能,为临床首选的检查方法。计算机体层血管成像(CTA)作为选择性的临床诊断方法,能够较好地评估周围肺动脉及心室发育情况、室间隔缺损类型、冠状动脉畸形以及肺内侧支循环血管,可作为心导管和选择性右心室造影的替代方法。

【超声检查】

1. **超声检查方法**　室间隔缺损伴随主动脉骑跨是本病的重要表现,选择胸骨旁左心室长轴切面和心尖或剑突下五腔切面可以同时观察并测量室间隔缺损大小、主动脉骑跨率以及左心室发育情况;选择胸骨旁心底短轴切面,能够进一步确定室间隔缺损的位置和大小;漏斗部-肺动脉狭窄是检查的重点,选择胸骨旁主动脉根部短轴切面和右心室流出道及肺动脉长轴切面可以观察到漏斗部、肺动脉主干及其分支的发育情况以及狭窄的程度。由于肺动脉发育不良,常使其显示欠满意,可采用胸骨旁高位横切面或胸骨上窝切面对肺动脉的分叉处及其分支发育情况进行仔细观察。

2. **主要超声表现**

(1) 二维超声心动图:胸骨旁左心室长轴切面可显示主动脉增宽、前移,骑跨于室间隔上。主动脉前壁与室间隔连续性中断,可见较大的主动脉瓣下室间隔缺损。室间隔断端位于主动脉前、后壁之间,形成主动脉骑跨(aortic riding),在此切面上可测量并计算主动脉骑跨率=主动脉前壁到室间隔断端间垂直距离/主动脉根部内径×100%。右心室增大,右心室壁增厚(图 5-60A)。

主动脉短轴切面显示两条大动脉呈正常包绕关系,肺动脉狭窄。在该切面上应注意观察狭窄的位置及范围:漏斗部狭窄显示右心室流出道肌性肥厚或纤维性或膜性结构;肺动脉瓣狭窄显示肺动脉瓣环发育较小和/或肺动脉瓣增厚,收缩期开放受限,不能贴近血管壁,多形成圆顶帐篷样改变(图 5-60B);肺动脉狭窄表现为肺动脉主干及其左右分支局限性或普遍狭窄。

心尖四腔心切面可显示右心扩大、右心室壁心肌肥厚。法洛四联症可合并多种其他畸形,如右位主动脉弓、永存左上腔静脉、冠状动脉发出异常、房间隔缺损等,均有相应超声改变。

(2) M 型超声心动图:心前区连续扫查显示主动脉增宽、前移,右心室流出道变窄,主动脉前壁与室间隔连续中断,室间隔缺损,室间隔位于主动脉前后壁之间即主动脉骑跨于室间隔上,右心室腔扩大,右心室前壁增厚,左心室、左心房偏小,室间隔和左心室壁运动幅度减低。

（3）多普勒超声心动图

1）右心室流出道-肺动脉高速射流:彩色多普勒超声显示收缩期右心室流出道和/或肺动脉瓣口及肺动脉内狭窄处及狭窄远端五彩镶嵌明亮湍流信号,彩色多普勒血流信号的宽度可以较准确地反映狭窄的部位和程度,连续波多普勒可记录高速射流频谱(图5-60C,D),根据狭窄处血流速度也可以判断狭窄的程度。

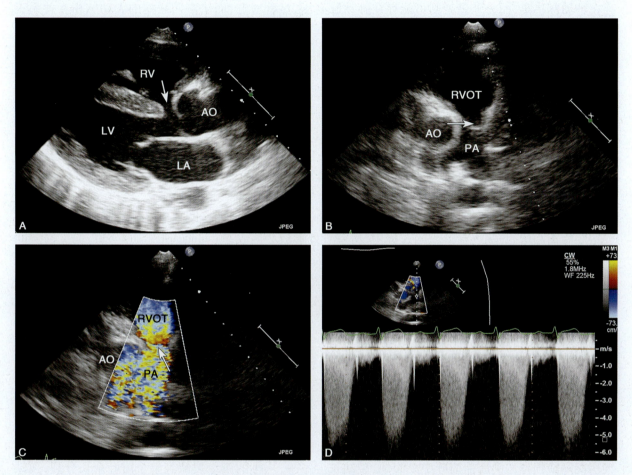

AO:主动脉;LA:左心房;LV:左心室;PA:肺动脉;RV:右心室;RVOT:右心室流出道。

图 5-60　法洛四联症超声表现

A. 胸骨旁左心室长轴切面二维超声显示:室间隔缺损,主动脉骑跨,箭头示室间隔缺损;B. 肺动脉长轴切面:肺动脉瓣增厚,回声增强,收缩期开放明显受限,箭头示肺动脉瓣;C. 彩色多普勒显像:收缩期窄束血流通过肺动脉瓣口,狭窄后为多彩湍流,箭头示狭窄处血流;D. 连续波多普勒示:狭窄处血流为高速射流。

2）室间隔缺损处双向分流信号:由于室间隔缺损较大,加之右心室漏斗部-肺动脉狭窄、梗阻,左、右心室的压力差不明显,左心室长轴切面可见室水平左向右及右向左的双向分流信号,分流速度均较低,甚至可以无明显分流。

3）主动脉同时接受左心室的血液和部分右心室血液:左心室长轴切面和心尖五腔心切面均可显示收缩期左心室血流和部分右心室血流呈"Y"字形,同时流入主动脉。

【鉴别诊断】

1. 永存动脉干　永存动脉干、法洛四联症的患者均可见主动脉骑跨,但永存动脉干患者无右心室流出道和肺动脉瓣结构,其肺动脉主干或左、右分支发自动脉干,而法洛四联症患者右心室流出道、肺动脉瓣和肺动脉结构及其正常连接存在，收缩期可见血流通过，对法洛四联症合并肺动脉闭锁而言，其漏斗部虽为一盲端，但仍存在右心室流出道结构，肺动脉瓣结构也可存在，但瓣叶无孔。

2. 室间隔缺损合并主动脉假性骑跨　较大室间隔缺损可导致右心室压力增大，甚至出现肺动脉高压，室间隔向左后移位，左心室长轴切面可显示主动脉骑跨的假象，但其肺动脉明显增宽，与法洛四联症相反。

3. 右心室双出口　两根大动脉均发自右心室，并失去正常的环抱关系，多呈并列走行，部分患者存在肺动脉狭窄，而另外患者则可能存在肺动脉高压、显著增宽，而法洛四联症的大动脉相互关系正常，均存在肺动脉狭窄。

【临床价值】

超声心动图是法洛四联症临床首选的检查方法。二维超声心动图可以显示法洛四联症解剖结构异常中的室间隔缺损、主动脉骑跨、右室壁肥厚和肺动脉狭窄，并且能够对左、右心室功能做出评价。彩色和频谱多普勒能检出心室水平分流和右室向主动脉的分流，显示分流方向和分流量，并且能够帮助检出右心室流出道-肺动脉狭窄的部位和程度。但肺动脉瓣和肺动脉主干及其左右分支的显示常有一定难度，CTA 能够较好地评估周围肺动脉发育情况，可作为选择性的临床诊断方法。

五、心内膜垫缺损

胚胎期心房、心室逐渐形成的过程中，房室管处形成心内膜垫（endocardial cushion），向上与房间隔原发隔融合封闭原发孔，向下参与室间隔膜部形成，并形成二尖瓣前叶和三尖瓣隔叶。心内膜垫缺损（endocardial cushion defect，ECD）是一组由于心内膜垫发育不全所导致的房室隔和房室瓣膜的异常，也称房室隔缺损（atrioventricular septal defect，AVSD）、房室通道缺损、房室管缺损等，约占所有先天性心脏病的 4%。

【病理】

根据缺损的程度不同，将心内膜垫缺损主要分为以下类型：

1. 部分型心内膜垫缺损　心内膜垫局部发育障碍，向上未能与房间隔原发隔融合，导致原发孔型房间隔缺损（或称第 1 孔型），膜部室间隔完整。根据是否伴有二尖瓣前瓣裂又分为：①单纯原发孔型房间隔缺损，缺损位于房间隔下部，房室瓣的上方，下缘为房室瓣瓣环，此型缺损甚为少见；②原发孔型房间隔缺损伴二尖瓣前瓣叶中央裂缺，裂缺长度不一，从小的瓣缘裂缺到整个瓣叶全长分裂，裂缺产生二尖瓣关闭不全，此型在心内膜垫缺损最为常见。

2. 完全型心内膜垫缺损　心内膜垫完全没有融合，此时仅一组瓣环且只有一个房室孔，上方有较大的原发孔型房间隔缺损，下方与肌部间隔和圆锥间隔均未能融合，形成较大的流入部室间隔缺损。伴有二尖瓣和三尖瓣发育异常，其瓣环互相沟通或融合，瓣叶也融合为前（上）桥瓣和后（下）桥瓣，形成共同房室瓣。根据前桥瓣的骑跨程度及是否与右室乳头肌或室间隔附着，将完全型心内膜垫缺损分为 A、B、C 三个亚型。①A 型：前桥瓣在室间隔处分裂为左、右两部分，联合的腱索附着于室间隔嵴上；②B 型：前桥瓣中等骑跨，在右心室的部分分裂，右前外侧瓣亦较小，联合的腱索附着在室间隔右心室面的乳头肌上；③C 型：前桥瓣极度骑跨，通常不分裂，完全游离，腱索附着于右心室游离壁。

3. 过渡型心内膜垫缺损　在部分型的基础上，心内膜垫向下与室间隔膜部未能完全融合，房室瓣下方形成较小的室间隔缺损，左、右房室瓣环仍完整。

4. 中间型心内膜垫缺损　左、右房室瓣环不完整，仅一组瓣环，中间是由前至后的桥瓣，因此仍有两个房室孔，原发孔型房间隔缺损和流入部室间隔缺损均存在。

心内膜垫缺损可合并肺动脉瓣狭窄、法洛四联症、右心室双出口、单心室或完全型肺静脉异位连接等其他先天性心脏血管畸形。

【临床表现】

部分型心内膜垫缺损的血流动力学与房间隔缺损相似,主要是右心室容量负荷加重,肺血流量增多,临床表现和辅助检查与房间隔缺损相似,早期可无明显症状,听诊肺动脉瓣第二音亢进伴固定分裂,二尖瓣裂缺致心尖区全收缩期反流杂音。二尖瓣裂缺较大者,可出现左心房、左心室增大,甚至充血性心力衰竭。完全型心内膜垫缺损患儿在出生后早期即可出现充血性心力衰竭和肺动脉高压症状,并呈进行性加重,若不及时治疗常在早年夭亡。

【超声检查】

1. **超声检查方法** 选择胸骨旁、心尖及剑突下四腔切面,可显示房间隔下部和室间隔膜部缺损、房室瓣及其装置,有助于判断瓣叶异常的类型,如是否为共同房室瓣;选择房室瓣瓣根水平至瓣口水平短轴切面,亦可区别房室瓣结构异常类型及判断瓣叶是否存在裂缺;选择左心室长轴切面可显示二尖瓣前瓣向左心室流出道移位,瓣口相应前移。判断房室瓣环、瓣叶及房室孔数目时可用三维超声心动图。

2. **主要超声表现**

(1)二维超声心动图

1)部分型心内膜垫缺损:胸骨旁、剑突下和心尖四腔心切面可以显示原发孔型房间隔缺损,表现为房间隔下部紧邻十字交叉的回声失落;流入道室间隔完整,或可伴有室间隔膜部瘤;二尖瓣水平左心室短轴切面可以显示二尖瓣前叶裂缺,表现为二尖瓣前叶瓣体部分回声失落,其他房室瓣异常可能出现如二尖瓣狭窄、双孔二尖瓣、三尖瓣隔叶裂缺、三尖瓣隔叶发育短小等。

2)完全型心内膜垫缺损:四腔切面图显示房间隔下部和室间隔上部回声失落,心脏中心区正常的十字交叉结构消失,四个心腔互相沟通(图5-61A)。根据二尖瓣、三尖瓣分化情况分为3个亚型。①A型:二尖瓣与三尖瓣可相对分开,前桥瓣左、右两侧各有腱索连接于室间隔嵴上端(图5-61B);②B型:为二尖瓣与三尖瓣可相对分开,前桥瓣腱索连接于室间隔右心室侧;③C型:即共同房室瓣未分化,前桥瓣悬浮于室间隔上,无腱索连接于室间隔。

3)过渡型心内膜垫缺损:除房间隔下部回声失落外,尚有室间隔膜部较小的回声失落,两组房室瓣环完整,可伴或不伴二尖瓣及三尖瓣裂缺。

4)中间型心内膜垫缺损:原发孔型房间隔缺损和流入部室间隔缺损均存在,单组房室瓣环,两个房室孔。

ECD间接征象:心脏容量负荷过重可引起右心房、右心室或双室增大;二尖瓣前叶裂缺较大、反流较重时,可出现左心增大;主动脉瓣瓣口向前、右移,左心室流出道延长,呈"鹅颈征",易产生左心室流出道梗阻。

(2)彩色多普勒超声心动图

1)部分型心内膜垫缺损:在胸骨旁、剑突下和心尖四腔切面,原发孔房间隔缺损的红色分流束紧邻二尖瓣前叶根部,自左向右水平方向经过缺损处进入右心房,合并肺动脉高压时也可出现右向左或双向分流;二尖瓣前叶裂同时显示为收缩期起源于前叶瓣体的二尖瓣反流束;三尖瓣隔叶发育不良可显示三尖瓣反流束。

2)完全型心内膜垫缺损:彩色多普勒超声可以显示心房、心室水平的分流及心室至心房的反流(图5-61C、D)。当未合并肺动脉高压时,心房、心室水平分流以左向右为主;合并肺动脉高压或明显三尖瓣反流时,心房、心室水平可出现双向或右向左分流。

(3)频谱多普勒超声

1)部分型心内膜垫缺损:原发孔型房间隔缺损处可探及收缩期为主、全心动周期左向右分流频谱,峰速度一般为1.1~1.3m/s;重度肺动脉高压时可探及反向、低速的右向左分流频谱。在没有右心

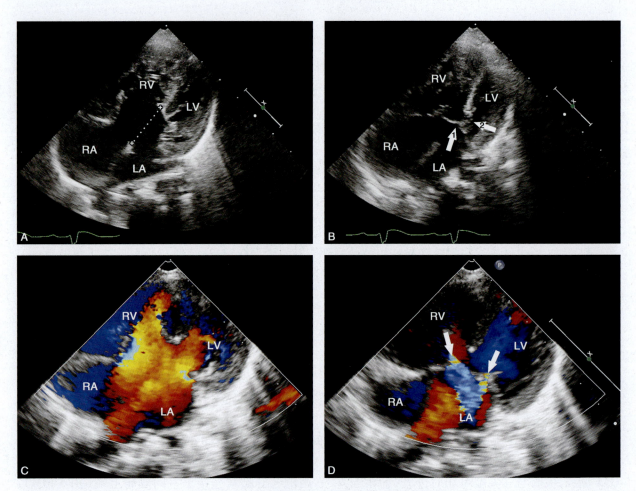

LA：左心房；LV：左心室；RA：右心房；RV：右心室。

图 5-61　完全型心内膜垫缺损（A 型）的超声表现

A.舒张期显示房间隔下部和室间隔上部缺损,心脏正常十字交叉结构消失,四个心腔相互交通;B.胸骨旁四腔心切面,收缩期见一组房室瓣,箭头 1 示前桥瓣分裂为左、右两部分,箭头 2 示前桥瓣腱索连接于室间隔嵴上;C.胸骨旁四腔心切面,显示舒张期心房血流经过共同房室瓣进入心室;D.胸骨旁四腔心切面,箭头示房室瓣多束反流。

室流出梗阻的情况下,三尖瓣反流峰速度可用于间接估测肺动脉收缩压。

　　2）完全型心内膜垫缺损:频谱多普勒超声可以测量室间隔缺损的分流速度及三尖瓣反流峰速度,评估是否合并肺动脉高压及高压的程度。

【鉴别诊断】

　　1. 部分型心内膜垫缺损　　部分型心内膜垫缺损与继发孔型房间隔缺损的临床表现相似,但是超声心动图易于鉴别,前者房间隔缺损位于房间隔下部,缺损下缘为房室瓣环,并常伴有二尖瓣裂,后者间隔缺损位于房间隔中上部。

　　2. 完全型心内膜垫缺损　　完全型心内膜垫缺损与部分型心内膜垫缺损鉴别较容易,关键是判定有无室间隔缺损。

【临床价值】

　　超声心动图可清楚显示本组疾病各种解剖结构异常,如房室隔缺损和房室瓣发育异常及合并畸形,进行诊断和分型,彩色和频谱多普勒能检出心房、心室分流,显示分流方向和分流量以及房室瓣的反流程度,并可用于判断右心容量负荷过重导致的肺动脉高压的程度,对于确定治疗方案和指导手术方式选择具有重要价值。三维超声心动图更易获得房室瓣短轴方向的图像,更易判断房室瓣环、瓣叶及房室孔数目,对完全型心内膜垫缺损的诊断和鉴别诊断具有重要价值。

（高林　任卫东）

六、主动脉瓣畸形

先天性主动脉瓣畸形是常见的心脏结构性病变,表现为主动脉瓣数目和形态异常,常见的为二叶瓣畸形,少见和罕见的有四叶瓣、单叶瓣、三叶瓣、五叶瓣畸形和主动脉瓣缺如等,其发病率占先天性心脏病的 2%~3%,男性多见。

【病理】

正常主动脉瓣为三叶结构,右冠瓣及无冠瓣略大,左冠瓣略小,关闭时对合呈 Y 字形。由于胚胎期瓣膜生成出现问题,瓣膜相互融合或异常发育,形成了主动脉瓣数目和形态变化,其中二叶瓣畸形最常见。少数严重的瓣膜畸形可导致婴儿期出现明显的症状和体征,多数较轻的单纯畸形由于早期瓣膜弹性好,有一定的代偿能力,并不会引起明显的瓣膜狭窄和反流,当 30~40 岁以后,瓣膜的代偿能力消失,表现为明显的瓣膜狭窄和反流,并且呈逐渐加重的趋势。伴随畸形有主动脉缩窄或离断,主动脉瓣下狭窄和左心室发育不良综合征等。

【临床表现】

严重瓣膜狭窄的患儿表现为生后出现明显心动过速和呼吸困难,哭闹时加重。较轻的瓣膜畸形成年前可能没有任何临床表现,当出现明显的瓣膜狭窄和反流时,胸骨左缘 2~4 肋间可闻及收缩期较粗糙的吹风样狭窄杂音和/或舒张期叹息样反流杂音。

【超声检查】

1. 二维超声图像

（1）选择切面:主动脉根部短轴切面和左心室长轴切面可显示主动脉瓣的数目和形态,并可动态观察瓣膜的开放与关闭。当瓣膜由于钙化等因素显示不清时,可选择经食管超声心动图检查。

（2）主要超声表现

1）二叶瓣畸形:可分为横列式、纵列式和斜列式。左心室长轴切面可显示主动脉瓣收缩期开放受限,舒张期关闭线偏心。主动脉根部短轴切面显示某两个瓣叶相互融合为一个瓣膜,融合处为嵴样结构,表现为条样或团块样强回声,开放时二叶回声,关闭时直线样回声(图 5-62)。

2）单叶瓣畸形:左心室长轴切面不易显示主动脉瓣开放,舒张期关闭线明显偏心或显示不清。主动脉根部短轴切面显示单一瓣膜结构,表现为收缩期环形回声,面积较小,一般小于主动脉短轴面积的 50%,偏心,位于关闭点附近,关闭时无 Y 形或线样回声,呈点片样(图 5-63)。

3）四叶瓣畸形:主动脉瓣为四叶结构,瓣叶大小或相近,或不等,开放一般无明显影响,关闭时呈 X 形或十字形,对合处可见缝隙(图 5-64)。

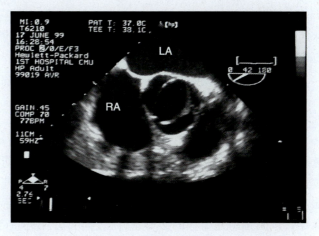

LA:左心房;RA:右心房。

图 5-62　经食管超声心动图主动脉根部短轴切面
显示开放时二叶回声(斜裂),呈左前右后排列。

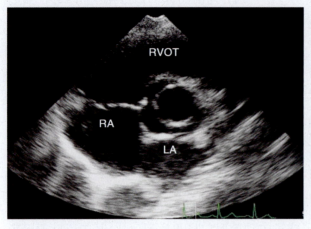

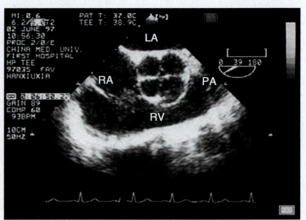

LA:左心房；RA:右心房；RVOT:右心室流出道。

图 5-63　主动脉根部短轴切面
显示单一瓣膜结构，表现为收缩期环形回声。

LA:左心房；PA:肺动脉；RA:右心房；RV:右心室。

图 5-64　经食管超声心动图主动脉根部短轴切面
显示主动脉瓣为四叶结构，关闭时呈 X 形或十字形。

2. 多普勒超声　当瓣膜有狭窄时，频谱多普勒可探及收缩期跨瓣高速血流，速度可达 3m/s 以上，平均压差可用于评价狭窄程度；当关闭不全时，可探及瓣下反流信号。彩色多普勒血流显像可显示收缩期彩色血流会聚位于主动脉瓣口，如果偏心流动，可显示血流的走行和在升主动脉内形成涡流。

【鉴别诊断】

鉴别的疾病包括先天性主动脉瓣下和瓣上狭窄，彩色血流会聚分别位于瓣下和瓣上。后天心脏病有老年性主动脉瓣退变、风湿性主动脉瓣病变和全身免疫性或代谢性疾病时的主动脉瓣病变。

【临床价值】

经胸和经食管超声心动图是临床诊断先天性主动脉瓣畸形的首选方法，能准确判定主动脉瓣数目和形态，有无狭窄和反流，进而做出正确的诊断和鉴别诊断。

七、大动脉转位

大动脉转位（transposition of great arteries，TGA）是一组复杂先天性心血管畸形，表现为心室-大动脉连接异常，包括完全型大动脉转位、矫正型大动脉转位和右心室双出口或左心室双出口，其发病率占先天性心脏病的 5%~7%。

（一）完全型大动脉转位

【病理】

完全型大动脉转位（complete transposition of great arteries）指主动脉起始于形态学右心室，而肺动脉起始于左心室，两条动脉的位置发生变化，一般主动脉位于肺动脉的前方，偏右或偏左。当房室连接正常时，主动脉内血液进入肺循环，肺动脉内血液进入体循环，形成了两个独立、无效的血液循环，如不伴有体、肺循环之间的沟通，生后患儿将不能存活。室间隔缺损、房间隔缺损或卵圆孔未闭和动脉导管未闭是患儿生存的必要条件，左向右分流的量越大，血氧饱和度越高。男性婴幼儿多见，成人罕见，其自然死亡率较高，1 个月内为 50% 以上，1 年 90% 以上，严重的肺动脉狭窄是其可能存活到成人的重要因素。

【临床表现】

表现为生后明显呼吸困难和口唇、皮肤发绀，哭闹时加重，吸氧后改善不明显，可闻及胸前收缩期杂音，主要由室间隔缺损和肺动脉狭窄引起。如左向右分流量较大，又无肺动脉狭窄者易引起肺淤血和肺内感染，严重者可导致心力衰竭。

【超声检查】

1. 二维超声图像

（1）检查方法：完全型大动脉转位属复杂畸形，可伴有多种解剖结构畸形和节段连接异常，因此超声检查应从腹部开始，探求血液是如何流入、流经和流出心脏的完整过程，包括判定内脏位置、心房位置、房室连接、心室位置、心室大动脉连接、大动脉及其关系、房室隔缺损和主动脉弓发育及动脉导管情况等。

（2）主要超声表现

1）左心室长轴切面和心尖长轴切面均可显示主动脉较宽，位于前方，完全起始于右心室；肺动脉较窄，位于后方，完全起始于左心室。可探及肺动脉分叉结构，是识别肺动脉的重要依据。当伴有肺动脉狭窄时可见肺动脉瓣增厚、粘连，开放受限，或瓣下肌性狭窄。大动脉根部短轴切面显示两条大动脉的短轴图像，较宽的主动脉位于前方，肺动脉位于后方（图5-65）。

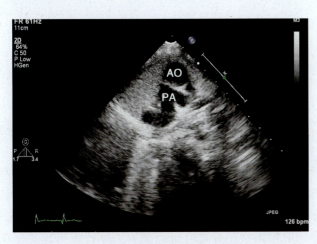

AO：主动脉；PA：肺动脉。

图5-65 大动脉根部短轴切面

显示两条大动脉的短轴图像，较宽的主动脉位于前方，肺动脉位于后方。

2）心尖四腔心切面和心尖长轴切面均可显示房室连接正常，二尖瓣前叶与肺动脉后壁呈连续状态，与主动脉无连接。

3）合并其他畸形，室间隔缺损、房间隔缺损（或卵圆孔未闭）、动脉导管未闭三者必有其一或其二，少数患儿3个层面的分流均有。其他的畸形包括三尖瓣畸形、肺动脉狭窄、冠状动脉起源异常、主动脉弓发育不良等。

2. 多普勒超声

（1）频谱多普勒：可检测室间隔缺损、房间隔缺损或卵圆孔未闭和动脉导管未闭的分流频谱，多数为双向分流，由于左、右心之间的压差较小，频谱速度一般较低，小于1.5m/s（图5-66）。当伴有明显的肺动脉狭窄或左心室流出梗阻时，连续波多普勒可探及收缩期高速血流，肺动脉狭窄的速度可达4m/s以上。

（2）彩色多普勒血流显像：直接显示室水平、房水平和大动脉水平的分流。当分流速度较低时，表现为较纯的红色或蓝色；当分流速度较快时，表现为多色混叠血流。肺动脉狭窄的速度较快，表现为多色混叠血流，心尖长轴切面可见到起源于狭窄处的彩色会聚。

【鉴别诊断】

鉴别的疾病包括Taussig-Bing型右心室双出口、大动脉错位、矫正型大动脉转位和右肺动脉异位起源于升主动脉等。Taussig-Bing型右心室双出口肺动脉大部分起源于右心室，肺动脉骑跨率一般大于75%；大动脉错位时心室-大动脉连接正常；矫正型伴有房室连接异常；右肺动脉异位起源于升主动脉时主肺动脉位置和连接均正常。

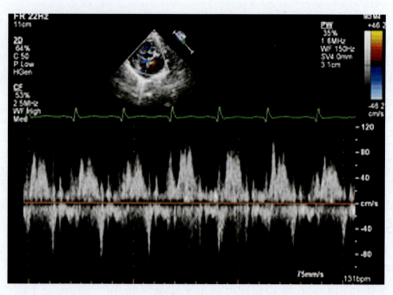

图 5-66　完全型大动脉转位合并室间隔缺损分流频谱
室水平分流速度小于 1.5m/s。

【临床价值】

超声心动图是临床诊断完全型大动脉转位的首选方法,通过节段分析方法,可以较准确地识别心脏和大血管结构,做出正确的诊断和鉴别诊断。

（二）矫正型大动脉转位

【病理】

矫正型大动脉转位(corrected transposition of great arteries)指心室-大动脉连接与完全型大动脉转位相同,即主动脉起始于形态学右心室,而肺动脉起始于左心室,但同时伴有房室连接反位,即在心房正位的基础上,右心房血经二尖瓣连接左心室,经肺动脉进入肺循环,左心房血经三尖瓣连接右心室,经主动脉进入体循环,这样导致了血流动力学方面的矫正。由于右心室行使了左心室功能,在成年后代偿能力逐渐消失,表现为右心肥大和右心衰竭(功能性左心衰竭)。冠状动脉供血也发生变化,左冠状动脉主要供应形态学右心室,右冠状动脉主要供应形态学左心室。矫正型大动脉转位可独立存在,也可有其他伴随畸形,包括室间隔缺损、肺动脉狭窄和三尖瓣畸形等。

【临床表现】

单纯的矫正型大动脉转位患者可无任何临床表现,直至成年后发生右心衰竭,表现为活动后明显心悸和呼吸困难,体征有颈静脉怒张、肝大和水肿等。伴随畸形的矫正型大动脉转位较早出现临床表现,可闻及胸前收缩期杂音,主要由室间隔缺损和肺动脉狭窄引起。

【超声检查】

1. 二维超声图像

（1）检查方法:矫正型大动脉转位的关键是同时伴有房室连接和心室大动脉连接异常,需要从腹部开始检查,遵循节段分析方法,判定内脏、心房心室位置、房室连接、心室大动脉连接、大动脉及其关系等。

（2）主要超声表现

1）左心室长轴切面和心尖长轴切面均可显示主动脉,位于前方,完全起始于右心室,肺动脉较窄,位于后方,完全起始于左心室,可探及肺动脉分叉结构。大动脉根部短轴切面显示两条大动脉的短轴图像,较宽的主动脉位于前方,肺动脉位于后方。

2) 心尖四腔切面和剑突下四腔切面均可显示房室连接异常,右心房经二尖瓣与左心室连接,左心房经三尖瓣与右心室连接(图5-67)。

3) 合并其他畸形,合并室间隔缺损、三尖瓣畸形和肺动脉狭窄等时可有相应的超声图像改变。

2. 多普勒超声

(1) 频谱多普勒:单纯的矫正型大动脉转位患者可无血流异常。当伴室间隔缺损或肺动脉狭窄时,频谱多普勒可探及右心室至左心室的分流或肺动脉狭窄的高速血流。

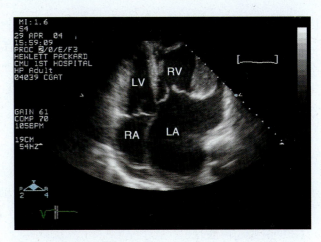

LA:左心房;LV:左心室;RA:右心房;RV:右心室。

图5-67　心尖四腔切面

显示房室连接异常,右心房经二尖瓣与左心室连接,左心房经三尖瓣与右心室连接。

(2) 彩色多普勒血流显像:主要显示伴随畸形的异常血流和瓣膜狭窄或反流血流。

【鉴别诊断】

鉴别的疾病包括完全型大动脉转位和大动脉错位,正确判定房室连接和心室大动脉连接是关键。

【临床价值】

超声心动图是临床诊断矫正型大动脉转位的首选方法。通过节段分析方法,可以较准确地识别心脏和大血管结构,做出正确的诊断和鉴别诊断。

八、心内膜弹力纤维增生症

该病于1740年由Lancusi首次报道,1943年Weinberg和Himelfarb将其命名为心内膜弹力纤维增生症(endocardial fibroelastosis,EFE),亦译为心内膜纤维弹性组织增生症。心力衰竭是EFE的主要临床表现,70%~80%发生在1岁以内,为婴儿期常见心力衰竭原因之一,青春期和成年人罕见,预后较差,病死率高。

【病理】

EFE的病理改变主要为心内膜胶原纤维和弹力纤维增生,大体标本为心脏呈球形扩大,以左心室和左心房表现更明显;左心室内膜受累严重,呈弥漫性增厚,白色,表面较光滑,其他结构如腱索、乳头肌、瓣膜也可受累;心腔扩大,室壁增厚,重量增大。镜下可见致密的弹力纤维及胶原纤维呈平行排列,无明显炎症细胞浸润,可见少量平滑肌细胞和血管。弹力纤维染色阳性。

EFE的确切病因不明,可能与病毒感染、先天发育畸形、胶原纤维或结缔组织发育障碍、自身免疫性疾病、染色体异常及基因突变和心肌缺血及低氧等因素有关。

EFE可分为原发性和继发性。原发性不伴有其他先天性心脏畸形,约占55%;继发性者占45%,指伴有某些先天性心脏畸形,如室间隔缺损、主动脉瓣闭锁和/或二尖瓣闭锁及心肌致密化不全等。

【临床表现】

EFE的主要临床表现有气短、呼吸困难、咳嗽等心力衰竭症状,肺炎是本病诱发心力衰竭的主要原因,肺部有喘鸣音或干啰音,肝大,水肿。常伴有喂养困难、呕吐、拒食、口周发绀、面色苍白、烦躁不安、多汗。心动过速,心音减弱较常见,可闻及第三心音或奔马律,如伴有明显的二尖瓣反流,可闻及收缩期杂音。部分患儿可出现各种心律失常,其中室颤是患儿猝死的重要原因之一。扩大的心腔内易生成附壁血栓,如血栓脱落可引起体循环栓塞性病变。

【超声检查】

1. 二维超声图像

(1) 选择切面:选择胸骨旁左心室长轴、短轴切面及三腔和二腔切面等,左心室短轴切面包括瓣口水平、乳头肌水平和心尖水平,通过不同的左心室短轴切面可以更好地观察和评价心内膜增厚的范围及程度。

(2) 主要超声表现

1) 心内膜明显增厚,回声增强,厚度多大于 2~3mm,与心肌有明显的界线,范围较广泛,多位于左心室的下壁、后壁和后室间隔部位。从心底到心尖部的左心室短轴显示大于 1/3 或 1/2 圆周径(图5-68A,B)。

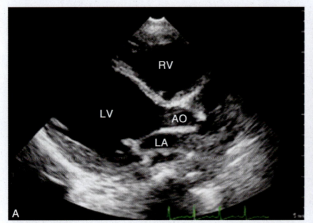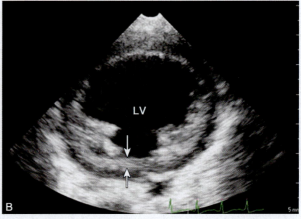

AO:主动脉;LA:左心房;LV:左心室;RV:右心室。

图 5-68　心内膜弹力纤维增生症超声表现

A. 左心室长轴切面:左心室呈球状扩大,室间隔变薄,向右心室膨出,室间隔与左心室壁心内膜增厚、回声增强,与心肌界限明显;左心房室腔扩大,二尖瓣环相对缩小,前后瓣叶增厚,前叶活动幅度明显减小,导致二尖瓣关闭不全;B. 左心室短轴乳头肌水平切面:整个左心室呈球形,收缩和舒张运动明显减弱,收缩期增厚率明显减低,左心室下壁、后壁及部分侧壁心内膜增厚(箭头所示),约 3mm,回声增强,与心肌界限明显,右心室几乎不能显示。

2) 左心室一般呈球形扩大,室间隔明显弧形膨向右心室侧,可伴有不同程度的左心室壁向心运动减弱和/或心肌运动不协调。由于心腔内血流缓慢,可出现左心室腔内附壁血栓,多位于心尖部,大小不等,形状不规则,可伴有活动度,可单发,也可多发。左心房也可增大,一般不如左心室明显。

3) 二尖瓣改变,部分患者二尖瓣叶可轻度增厚,回声增强,前叶活动幅度明显减小,由于左心房、左心室扩大,二尖瓣前后叶对合不良,可导致二尖瓣反流。

4) 左心室收缩和舒张功能改变,EFE 患者常伴有心脏收缩功能的明显减低,EF 值多在 45% 以下,减低的程度与病变的程度密切相关。心脏的舒张功能也同时受累,表现为不同程度的减低,严重者可表现为限制型。

2. 多普勒超声

(1) 频谱多普勒:由于左心室舒张压升高,左心室充盈受到明显限制,二尖瓣口血流频谱表现为高尖形态,减速时间缩短,小于 130ms,充盈时间亦明显缩短。主动脉瓣瓣口血流速度减低常伴随明显的左心室收缩功能减低,如有三尖瓣反流或肺动脉瓣反流,可间接估测肺动脉压力。

（2）彩色多普勒血流显像:左心室长轴切面和短轴切面可显示由于二尖瓣病变所引起的轻至中度二尖瓣反流,左心室腔内血流缓慢,主要在心尖部,是血栓形成的血流动力学基础。

（3）组织多普勒:组织多普勒可定量评价左心室局部心肌的功能和运动协调性,有研究显示 EFE 患儿治疗前左心室存在收缩和舒张的不同步性。

【鉴别诊断】

EFE 的鉴别诊断包括:①病毒性心肌炎,各年龄段均可发病,而 EFE 多见于 1 岁以内小儿。也可表现为左心室扩大,室壁运动减低,但无明显的心内膜增厚和回声增强。②扩张型心肌病,多见于 3 岁以上年龄组,表现为左心室扩大,室壁运动减低,但无心内膜异常改变,继发者可有明确的病因。③心内膜心肌纤维化,病理特征为心内膜和心肌一同弥漫样纤维化改变,通常以右心室型受累为主,亦可为双心室型。心脏超声表现为心内膜和心肌均回声增强,二者间界限不明显。

【临床价值】

心脏超声检查是临床早期诊断 EFE 和进行鉴别诊断的首选方法,还可以评价其治疗效果和预测其转归。

（任卫东）

第五节　心肌和心包疾病

一、心肌病

心肌病(cardiomyopathy)是指除风湿性心脏病、冠心病、高血压心脏病、肺源性心脏病和先天性心脏病等以外的以心肌病变为主要表现的一组疾病。心肌病发病的病理学分为原发性心肌病和继发性心肌病,从功能学的角度,心肌病又可分为扩张型心肌病、限制型心肌病及肥厚型心肌病。根据中国《心肌病诊断与治疗建议 2007》,将原发性心肌病分为扩张型心肌病、肥厚型心肌病、限制型心肌病、致心律失常性右室心肌病和未定型心肌病。原发性心肌病根据发病机制分为遗传性心肌病、获得性心肌病、混合性心肌病;继发性心肌病病因复杂,缺乏影像学特异性表现,本章重点介绍主要的原发性心肌病。

（一）扩张型心肌病

【病理】

扩张型心肌病(dilated cardiomyopathy,DCM)是原发性心肌病的常见类型。病变以心脏扩张为主,心房、心室呈普遍性扩大,常以左心室扩大为主,房室环也因此而扩大,故可引起房室瓣关闭不全,室壁厚度正常、变薄或代偿性轻度肥厚,心室重量增加。

由于心肌的变性和坏死,心肌收缩力减退,心室射血分数和每搏输出量下降,心室收缩和舒张末期容量增多,心脏逐渐扩大;由于房室环扩张,可造成二尖瓣或三尖瓣关闭不全。左心室舒张末压升高,最终发展为充血性心力衰竭。少数病例心肌病主要累及右心室。

【临床表现】

多数起病缓慢,少数突然发病,有气急甚至端坐呼吸、水肿和肝大等充血性心力衰竭的症状。部分病例可发生栓塞和猝死。主要体征有心脏扩大,75%病例可闻及第三心音或第四心音奔马律,心尖区或三尖瓣区可闻及 2/6~3/6 级相对房室瓣关闭不全的杂音,常可出现各种类型的心律失常。

【超声检查】

1. 检查方法　超声心动图检查时,常选用左心室长轴切面、四腔心切面、五腔心切面,观察房室腔大小,瓣膜的开放及关闭功能,室壁活动幅度。利用多普勒技术测定瓣口血流速度及有无反流信号。

2. 二维超声心动图

(1) 各房室腔径增大,以左心室、左心房为主,左心室明显增大,形似球样,室间隔因左心室扩大而向右心室膨出,乳头肌向上向后移位,二尖瓣前后叶被牵拉向后贴近左心室壁,远离室间隔,因此左心室及左心室流出道扩大。

(2) 与明显扩大的左心室相比,室壁相对变薄;室间隔与左心室后壁厚度可正常或变薄,甚至稍厚。

(3) 室壁运动弥漫性减弱,室间隔和室壁运动幅度减小。

(4) 四个瓣膜开放幅度均减低,开放时间缩短,以二尖瓣最为显著。二尖瓣口短轴切面显示二尖瓣开口变小,与扩大的左心室相对应,形成大心腔小瓣口的特征性改变。

(5) 少见病例心室腔内可见附壁血栓。

3. 多普勒超声心动图

(1) 频谱多普勒

1) 脉冲多普勒超声:可记录到二尖瓣及三尖瓣收缩期反流信号。显示主动脉血流频谱的加速支上升缓慢,形成近似于对称的单峰圆顶形频谱曲线,流速降低。肺动脉高压时,肺动脉的血流频谱加速支上升加快,形成近似于三角形的频谱曲线。

2) 连续波多普勒:可记录到二尖瓣及三尖瓣反流的高速血流频谱,可出现肺动脉高压。

(2) 彩色多普勒血流显像:因心功能减退,各瓣口血流速度减慢,心腔内血流显色暗淡。由于心腔扩大,瓣环扩张,左、右心房内可出现多色斑点的二尖瓣和三尖瓣反流束。左、右心室流出道内亦可见主动脉瓣或肺动脉瓣反流束。

【诊断要点和鉴别诊断】

1. 诊断要点

(1) 室间隔与室壁活动幅度普遍性减低。

(2) 全心扩大,以左心为主,呈球样改变。

(3) 各瓣口开放幅度变小,二尖瓣口与左室形成"大心腔、小瓣口"的特征。

(4) 各瓣口血流速度减慢,二尖瓣和主动脉瓣常可记录到反流信号。

2. 鉴别诊断　扩张型心肌病主要需与冠心病合并心功能不全相鉴别。冠心病时左心室也可增大,但一般不呈球形改变,可见节段性运动异常,二尖瓣后移不明显。重要的诊断需要临床排除其他继发性心肌病变。

【临床价值】

扩张型心肌病缺乏特异性临床诊断方法,一般需排除其他心脏疾病而做出诊断。

(二) 肥厚型心肌病

肥厚型心肌病(hypertrophic cardiomyopathy)是以心室肌的明显非对称肥厚、心室腔变小为特征,伴有左心室高动力性收缩和左心室血液充盈受阻,舒张期顺应性下降为基本病变的原因不明心肌病。

【病理】

肥厚型心肌病主要表现为心肌肥厚,其特征是室间隔非对称性肥厚,常发生于室间隔上中部,也可累及左心室前壁、下壁、心尖部。少数患者出现右心室流出道梗阻。心室腔缩小,但心房腔扩大。

二尖瓣前叶可有增厚。少数患者出现左心室弥漫性肥厚。

根据血流动力学改变,一般将肥厚型心肌病分为梗阻性和非梗阻性。在静息状态或诱发条件下出现左心室流出道内压差者为梗阻性肥厚型心肌病,不出现左心室流出道内压差者为非梗阻性肥厚型心肌病。后者对血流动力学影响不大。

梗阻发生在左心室收缩期。当心室收缩时,肥厚的心室间隔突入左心室腔,同时二尖瓣前叶异常向前移位,导致左心室流出道狭窄伴二尖瓣关闭不全,左心室流出道血流速度增快,主动脉瓣因高速血流冲击,可出现扑动或收缩中期关闭。左心室出现高动力性收缩,左心室射血分数高于正常。由于心肌的肥厚和心室腔的缩小,舒张期左心室充盈阻力增大,左心室舒张速度减慢,舒张早期充盈速率下降,舒张期容积减小,故心脏射血功能逐渐减弱,可发生心功能不全。部分患者出现隐匿型梗阻,即安静状态流出道内血流速度基本正常,运动时流出道血流加速。

【临床表现】

部分患者可无症状,而在体检中发现或突然发生猝死。一般可有心悸、胸痛、气急、胸闷。梗阻性可有头晕或晕厥。查体可有心脏轻度增大,流出道梗阻的患者可在胸骨左缘第3～4肋间闻及非特异性较粗糙的喷射性收缩期杂音,此杂音为机能性。当吸入亚硝酸异戊酯或静脉滴注异丙肾上腺素等扩血管药物,可因周围血管扩张,流出道梗阻部位压力阶差增加,杂音增强。各种减弱心肌收缩力或增加心脏回流量的药物或方法可减少压力差而使杂音减弱。

【超声检查】

1. **检查方法**　超声心动图主要检查左心室长轴切面、二尖瓣水平及乳头肌水平短轴切面、四腔心切面,主要观察室壁增厚的部分和厚度,二尖瓣的活动。M型超声心动图检查时,应注意左心室流出道的宽度以及二尖瓣前叶CD段有无收缩期前向运动(SAM)。必要时可用负荷试验,观察有无SAM出现或SAM加重现象。多普勒超声心动图探测左心室流出道内是否存在射流及左心室内反流束,并记录最大射流及反流速度。

2. **二维超声图像**

(1) 非对称性心肌肥厚是肥厚型心肌病的主要特征,但肥厚型心肌病性质不同,其测值也不相同。正常情况下,室间隔和左心室后壁厚度基本一致,一般小于12mm,二者厚度之比平均为(1.03±0.66)。而肥厚型心肌病,其比值>1.3。关于肥厚型心肌病室间隔增厚的标准尚不一致,一般认为室间隔厚度以大于15mm为宜,多数在19～30mm。心尖肥厚主要表现是心室壁下1/3明显肥厚,心尖部心腔狭小,常呈"黑桃样"改变,严重者心尖部心腔闭塞。

(2) 心肌回声不均匀,呈斑点样回声增强(图5-69)。

(3) 左心室流出道狭窄,正常人左心室流出道的宽度为20～35mm,肥厚型心肌病患者,由于增厚的室间隔凸向流出道以及二尖瓣前叶收缩期前向运动,常使左心室流出道狭窄,一般小于20mm。

(4) 二尖瓣前叶收缩期前向运动,由于收缩期二尖瓣前叶前移,可显示二尖瓣关闭不全的直接征象。

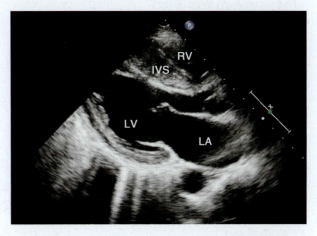

LA:左心房;LV:左心室;RV:右心室;IVS:室间隔。

图 5-69　肥厚型心肌病患者左心室长轴切面
左心室呈不对称性增厚,室间隔明显增厚,心肌回声不均匀,呈斑点样回声增强。后壁无增厚。

（5）肥厚心肌运动异常，收缩期增厚率减低（视频 5-31）。

3. M 型超声心动图

（1）收缩期二尖瓣前叶 CD 段可以看到收缩期前向运动（SAM）与室间隔相贴近，完全梗阻时收缩期难以测出左心室流出道宽度。SAM 现象无特异性，凡左心室流出道血流增快时即可出现。

（2）主动脉瓣运动异常，梗阻性肥厚型心肌病由于在收缩中期左心室流出道狭窄加重，血流阻滞，收缩中期瓣膜提前关闭。另外，收缩期左心室流出道血流速度很快，常冲击主动脉瓣，引起主动脉瓣的扑动。

视频 5-31　肥厚型心肌病患者左心室长轴切面图像

可见室间隔显著增厚，二尖瓣前叶出现 SAM 现象。

4. 多普勒超声

（1）频谱多普勒

1）脉冲多普勒：左心室流出道内出现收缩期射流信号，流速较高，通常记录到双向充填的血流频谱。射流信号通常起自二尖瓣瓣尖水平，但也可出现于二尖瓣乳头肌与腱索交界处的水平。在室间隔基底部显著肥厚时，射流可起始于左心室流出道。主动脉血流频谱呈"尖峰圆顶状"（spike and dome）的双峰状，第二峰明显小于第一峰。由于左心室舒张速度减慢，二尖瓣血流频谱 E 波峰值正常或降低，下降速度减慢，压差半降时间轻度延长，A 波峰值可增高。

2）连续波多普勒：在左心室流出道狭窄时，其特征性改变为频谱形态呈单峰"匕首状"频谱形态，占据收缩期。流速在收缩早期迅速上升后突然减慢，然后迅速上升，收缩晚期达峰值，其后速度下降。频谱明显充填，在心尖部探测，呈负向。收缩早期流速一般为 2m/s 左右，峰值流速多数超过 4m/s。左心室流出道压力阶差>30mmHg 提示为梗阻性肥厚型心肌病，运动时超过这一标准为隐匿型梗阻。

（2）彩色多普勒血流显像：可直接显示左心室流出道的收缩期射流束，根据肥厚部位不同可起自不同水平。射流束向主动脉瓣口延伸，在升主动脉内信号明显减弱。因收缩早期左心室流出道血流速度较高，射流一般为红色；在收缩中期，由于二尖瓣前叶前向运动，左心室流出道变窄，流速显著增高，在左心室流出道狭窄之上和主动脉瓣之下，可以见到红蓝镶嵌的涡流区。另外，左心房内可见起自二尖瓣口收缩期的反流束。

（3）组织多普勒：应用组织多普勒超声技术测量二尖瓣环的运动速度，舒张期早期运动速度 e′ 和晚期运动速度 a′，结合二尖瓣血流速度可判断左心室舒张末期压力。肥厚型心肌病患者可出现左心室舒张末期压力增高，左心室舒张功能异常。

【诊断要点和鉴别诊断】

1. 诊断要点

（1）室间隔增厚，室壁也可以增厚，厚度≥15mm，多数呈非对称性局部心肌增厚。梗阻性心肌病，左心室流出道变窄，二尖瓣前叶有 SAM 现象。

（2）多普勒超声检查左心室流出道可见射流，在 SAM 近主动脉瓣侧有湍流。

（3）无其他导致左心室壁肥厚的心脏疾病存在。

2. 鉴别诊断　主要和高血压、主动脉瓣狭窄等继发性心肌病所引起的室壁增厚相区别。肥厚型心肌病多为室间隔增厚为主的非对称性增厚，室间隔厚度多大于 15mm。而高血压和主动脉瓣口狭窄室壁增厚多为对称性，左心室后壁也增厚。其他尿毒症等心肌肥厚有相关疾病表现。利用多普勒记录的射流频谱形态，切面超声心动图显示局部狭窄的部位等，结合临床有助于鉴别。

【临床价值】

超声心动图对肥厚型心肌病有决定性的诊断价值，不仅可根据切面超声心动图确定室壁增厚的部位和程度，而且也可根据多普勒超声估测血流动力学的改变情况。据 Doi 等报告，如室间隔和左心室后壁厚度比≥1.3 作为诊断肥厚型心肌病的标准，其敏感性为 91%，特异性为 56%；如以比值≥1.5

为标准,则敏感性为90%,特异性为94%。多普勒超声测定的血流动力学改变有助于治疗方案的选择及疗效的判断。

(三) 限制型心肌病

限制型心肌病(restrictive cardiomyopathy)比较少见,约占心肌病的3%,其主要病理改变是心内膜至心肌的广泛纤维化,心腔可由于纤维化和血栓形成而部分闭塞。心室腔以流入道增生为主时,其充盈可受增生纤维组织的限制,心室回心血流减少,导致心室舒张功能障碍,产生类似缩窄性心包炎的改变。

【临床表现】

患者主要为婴幼儿或青年。临床表现与缩窄性心包炎极为相似,代偿期可无症状或有头晕、乏力、劳累后心悸等,以后可出现慢性右心衰竭症状。体检一般无杂音,少数患者心尖区可闻及1/6~2/6级收缩期杂音。

心导管检查:心室压力曲线呈现早期下陷,晚期呈高原波型,与缩窄性心包炎相类似。左心室造影可见心内膜增厚及心室腔缩小。

【超声检查】

1. **检查方法**　超声心动图主要检查左心室长轴切面、四腔心切面,注意心内膜有无增厚,并注意心包改变,以便和缩窄性心包炎相鉴别。利用多普勒超声主要检查各瓣口血流速度。

2. **二维超声图像**

(1) 可见心内膜弥漫性增厚,在心室内膜表面显示致密的回声带,反射增强。

(2) 心尖部心腔多闭塞,呈整个心腔长径缩短,而短轴相对延长的特异畸形。左、右心房多数增大,下腔静脉和肝静脉增宽。

(3) 室间隔和室壁活动幅度明显变小,收缩期增厚率<30%,舒张末期左心室内径明显变小,舒张末期容量明显减低。

(4) 射血分数及短轴缩短率明显减小。

3. **多普勒超声**　限制型心肌病的二尖瓣血流频谱为限制性充盈方式,舒张早期最大流速E波增高,减速时间显著缩短,A波降低,E/A>2.0。组织多普勒测量二尖瓣环心肌收缩期和舒张期运动速度均减低。另外,限制型心肌病的肺动脉收缩压通常超过50mmHg,而缩窄性心包炎的肺动脉收缩压通常小于50mmHg。

【诊断要点和鉴别诊断】

1. **诊断要点**　根据室间隔和左心室后壁均匀增厚,反射增强,活动幅度变小,左心室舒张末期内径变小,可做出诊断。

2. **鉴别诊断**　主要与缩窄性心包炎相鉴别,后者主要是心包脏层及壁层增厚,而本病主要是心肌至心内膜层增厚。吸气显著延长了左心室等容舒张时间并逐渐减小二尖瓣血流的最大速度,这一改变只出现于缩窄性心包炎,心包炎时二尖瓣环室间隔处心肌运动速度正常。

【临床价值】

超声诊断本病有一定价值,能够观察心内膜的变化情况,有利于与缩窄性心包炎相鉴别,有助于临床诊断。心导管检查和心内膜活检具有重要的诊断价值。目前限制型心肌病在临床上缺乏一种特异性的诊断方法。

(四) 心肌致密化不全

心肌致密化不全(noncompaction of ventricular myocardium,NVM)又称"海绵样心肌病变"或"心肌窦状隙持续状态",与心脏形态发育停滞有关,即心肌的致密化过程及随后的肌小梁网状结构的退化受阻。表现为小梁化的心肌持续存在及众多突出的肌小梁和深陷的隐窝为特征。

【临床表现】

临床表现差异很大,此病最先报道于儿童,但成人发病的报道日益增多。约42%的患者无临床症状。心力衰竭、心律失常及血栓形成是左心室心肌致密化不全病理生理的3大特点。

【超声检查】

超声心动图检查是该病筛查及确诊的主要方法,通常采用胸骨旁左心室长轴及短轴切面、心尖及剑突下切面均可观察到病变心肌。

1. **二维超声图像**

（1）心腔内多发、过度隆凸的肌小梁和深陷其间的隐窝形成网状结构,即"非致密化心肌"。病变以心室中段至心尖段最为明显,左心室中部以侧壁、下壁、前壁、后壁等游离壁最常见(图5-70,视频5-32)。

（2）同一室壁部位致密心肌层变薄,儿童非致密化心肌与致密化心肌厚度之比>1.4,成人>2。当合并其他先天性心脏病时可有相应的表现。

（3）左心室腔不同程度扩大,室壁活动度减低。

（4）左心室射血分数减低,收缩功能减低。

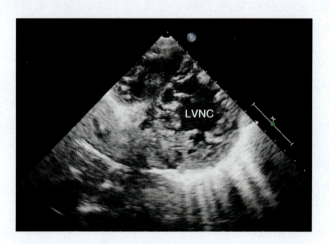

LVNC:左心室心肌致密化不全

图 5-70　心肌致密化不全患者左心室乳头肌水平短轴切面
心腔内层可见多发的肌小梁和深陷隐窝形成网状结构,而外层致密心肌层变薄。

视频0532

视频 5-32　心肌致密化不全患者左心室短轴切面图像
左心室游离壁处可见较多疏松网状结构。

2. **多普勒超声图像**

（1）病变区域肌小梁隐窝内可见低速血流充盈并与心室腔相通,典型者可见心动周期内隐窝与心室腔有血流往返。

（2）因左心室腔扩大,常合并二尖瓣反流。也可合并三尖瓣反流及主动脉瓣反流。

3. **其他超声图像**　包括三维超声心动图、经食管超声心动图及心脏声学造影。实时三维超声心动图能直观、立体地显示心腔内丰富的粗大肌束及深陷隐窝。当经胸超声图像质量差时,可通过经食管超声显示左心室心肌的形态结构。心脏声学造影可通过造影剂在心腔内的充填显影判断隐窝、非致密化心肌及致密心肌的准确厚度及分布范围。

【诊断要点和鉴别诊断】

1. **诊断要点**

（1）左心室腔内多发、过度隆突的肌小梁和深陷其间的隐窝形成网状结构,即"非致密化心肌"。

（2）彩色多普勒可探及隐窝间隙之间有低速血流与心腔相通,病变以心室中段至心尖段最为明显,心室中部以侧壁、下壁、前壁、后壁等游离壁最常见。

（3）同一室壁部位儿童非致密化心肌与致密化心肌厚度之比>1.4,成人>2。

2. **鉴别诊断**　主要与扩张型心肌病、肥厚型心肌病及左心室心尖部血栓形成相鉴别。扩张型心肌病在心尖部有时可见轻度增粗的肌小梁,但其数量较少,同时其室壁厚度均匀变薄,不同于心肌致密化不全时室壁厚度不均;肥厚型心肌病可以有粗大的肌小梁,但缺乏深陷的隐窝;心尖部血栓往往表现为邻近不运动区域的团块状回声,且强弱不均。

【临床价值】

超声诊断本病有一定价值,能够观察到左心室心尖部多发肌小梁及隐窝,结合声学造影有助于临床诊断和鉴别诊断。

二、心包积液

心包可因细菌、病毒、自身免疫、物理、化学等因素而发生急性反应和心包粘连、缩窄等慢性病变。常见病因为结核、病毒、炎症、肿瘤、风湿病等。超声心动图不仅可以诊断心包积液,而且可以估测液体量,目前已成为常规检查手段。

【病理】

心包分纤维性心包和浆膜性心包两部分,前者在心包的最外层,较厚,为致密而坚韧的结缔组织构成,伸缩性较小。后者较薄而光滑,分为壁层和脏层,壁层衬于纤维心包的内面,脏层又名心外膜。两层之间有一间隙叫心包腔,正常含20~30ml浆液,起润滑作用。当心包液体增多时,临床上诊断为心包积液。心包腔在心尖部、心前区及膈面区间隙范围较大,心包积液时,脏、壁两层心包膜分开,因重力作用,心底大隐窝积液较多,也可位于斜窦及横窦。当心包腔液体增加时,腔内压力升高,当达一定程度时,心脏扩大受限,以致心室血流充盈减少,心排出量随之下降,静脉压升高,造成肝淤血,下肢水肿。当心包腔内积液量过多或积聚速度过快时,则出现心脏压塞。

心包积液(pericardial effusion)吸收良好,则无任何后遗症;如果积液内含有较多的细胞成分及纤维素,则吸收较为困难,心包可粘连增厚,影响心功能。少数患者心包纤维化形成坚硬的瘢痕组织,形成心包缩窄。

【临床表现】

症状和体征取决于心包积液的病因与本身特点。急性非特异性心包炎和感染性心包炎的主要症状为心前区疼痛或闷痛,呼吸困难及心脏压塞症状。心包渗液最突出的症状为呼吸困难,可有端坐呼吸,呼吸表浅而快,躯体前倾,并伴发绀。心包积液量极大时,可有干咳、声音嘶哑、吞咽困难。体格检查心包摩擦音为纤维蛋白性心包炎的特异性征象。渗液性心包炎体征主要有心尖搏动微弱或不能触及,心浊音界向两侧增大,卧位时心底部浊音界加宽,颈静脉怒张,肝大,下肢水肿,腹腔积液。心脏压塞失代偿时,可出现颈静脉怒张、奇脉、血压下降及休克征象。

【超声检查】

1. **检查方法**　心包积液时,主要检查左心室长轴切面、四腔心切面及由心尖至二尖瓣环的一系列短轴切面。注意观察右心室前壁、左心室后壁心包腔之间有无液性暗区,估测液体量。当体位变动时,低位处心包腔内液性暗区扩大,这对心包积液的诊断有重要意义。

2. **二维超声图像**

（1）少量心包积液时,胸骨旁左心室长轴切面于房室沟处及左心室后壁心包腔内可见液性暗区。

心包积液增加时,右心室前壁与胸壁之间、心尖部、心脏外侧、前方及后方亦可见均匀分布的带状液性暗区。积液量少时暗区较窄,量多则较宽,在多数患者因液体向下流动,一般心后的暗区较心前者为宽。大量心包积液时,因心包上推,心房后可出现液性暗区。

（2）少量心包积液时,心脏各腔室大小正常。大量积液时,心脏受压,心脏变小,以右心室变小为著。而心房因血容量增加,故可出现增大。

（3）大量心包积液时,可见心脏摆动征,右心室前壁、室间隔及左心室后壁呈同向运动,即收缩期向前,舒张期向后。右心室前壁活动增强,呈波浪式运动。

（4）包裹性心包积液可见积液部位呈局限性液性暗区,液性暗区中可见絮状粘连带。

（5）心包积液的定量诊断:心包积液量的估测有不同的计算方法,供参考。当心包积液液平段<8mm 时,积液量在 500ml 以下;液平段在 10~15mm 时,积液量为 500~1 000ml;当液平段超过 25mm 时,积液量则超过 1 000ml。

根据切面超声心动图也可估计心包积液量。①积液位于左心室后下方,在心前区及心外侧无液性暗区或仅有少量,积液量一般在 100ml 以下;②积液均匀分布于心脏周围,则积液量可达 100~500ml;③液性暗区较宽,环包在心脏周围,心后最多,左心房后也可见到时,积液量可达 500ml 以上。在治疗和穿刺抽液后,液性暗区消失。有作者用容量计算法算出心包壁层内容积减去心脏容积,其间之差为心包积液量。

（6）缩窄性心包炎可见心包增厚,回声增强,可伴钙化影。室壁舒张期运动受限,表现为室壁舒张早期扩张迅速停止运动,舒张期室壁运动呈平坦的曲线。室间隔运动异常,受呼吸和心室间压力变化的影响较大,动度不规则或呈抖动。心室舒张受限,房室环缩窄变形,常出现双心房增大,房室交界处后角小于 150°。

下腔静脉血流回流受阻,下腔静脉扩张,严重时不随呼吸变化。

【诊断要点和鉴别诊断】

1. 诊断要点

（1）心包脏层和壁层之间可见液性暗区,且随体位变化而改变。

（2）心尖部检查时,收缩期液性暗区内可以看到异常反射。

2. 鉴别诊断

（1）心包积液时应与心包脂肪垫所形成的暗区相鉴别:前者在体位改变时液性暗区有变化,无改变时则为心包脂肪垫形成。

（2）与左侧胸腔积液相鉴别:心包积液时,胸壁和肺反射之间可见一液性暗区,但暗区内有心脏搏动反射,暗区也较稳定,则可鉴别。

（3）缩窄性心包炎需与限制型心肌病相鉴别:进一步结合多普勒超声和应变测量可有助于鉴别。不典型改变需行其他影像学检查(表 5-10)。

表 5-10　限制型心肌病和缩窄性心包炎的鉴别诊断

鉴别点	限制型心肌病	缩窄性心包炎
室间隔运动	正常	呼吸位移
二尖瓣血流 E/A 比值	>1.5	>1.5
二尖瓣血流减速时间 DT/ms	<160	<160
二尖瓣血流随呼吸变化	无	通常存在
肝静脉多普勒	吸气相舒张期血流反向	呼气相舒张期血流反向
室间隔处二尖瓣环 e′值	通常<7cm/s	通常>7cm/s
侧壁处二尖瓣环 e′值	高于室间隔瓣环处 e′值	低于室间隔瓣环处 e′值
室间隔心肌应变	减低	通常正常

【临床价值】

超声心动图对心包积液有肯定的诊断价值,诊断符合率在90%以上,并且与其他特殊检查相比其敏感性高达90%,X线为65%,心电图仅50%。50ml心包积液时,超声检查即可发现。超声检查也可估测心包积液量,为临床诊断和治疗提供可靠的信息。心包穿刺时,超声检查可有助于准确定位,选取穿刺点,提高成功率。另外,对于心脏扩大与心包积液的鉴别有重要的意义。但目前仅靠超声检查难以正确判断心包积液的病因和性质。缩窄性心包炎常需要结合其他影像学才能更为准确地诊断。

（张 梅）

三、缩窄性心包炎

"缩窄性心包炎(constrictive pericarditis)"这一名词是于1669年由Richard Lower首次提出;1935年,White进行了进一步总结,描述了缩窄性心包炎的主要特点并首次对12例缩窄性心包炎进行了手术治疗。缩窄性心包炎是由于心包增厚、炎症、粘连或钙化引起,主要影响心脏的舒张功能。目前其主要病因为特发性、心脏手术、放化疗及结核性、病毒性等感染类病变。

【病理】

缩窄性心包炎的病理改变主要为心包脏、壁层广泛粘连,增厚及钙化,心包膜厚度多在3～5mm,少数可达10mm以上,也有20%的患者心包厚度基本正常。由于心包腔闭塞,心脏表面形成一个纤维瘢痕外壳,包绕和压迫整个或局部心脏结构,如房室壁或大血管根部,导致心脏及大血管受压,心室舒张受限,每搏输出量减少,静脉回流受阻,静脉压升高。呼吸所产生胸腔压力的周期性变化不能通过心包传导到各心腔,从而产生左侧充盈压力梯度(肺静脉和左房间压差)的呼吸性变化;由于心包内心腔的总容积相对固定,使左、右心室舒张期充盈相互依赖,左心室充盈减少时右心室充盈增加。

急性心包炎中,7%～10%存在一过性缩窄,除放射治疗外,所有引起慢性缩窄性心包炎的原因均可引起一过性缩窄性心包炎。一过性缩窄可持续2～3个月,可自行或抗感染治疗后逐渐缓解,增厚的心包可恢复至正常厚度,血流动力学变化可以缓解。抗感染治疗对新近出现的缩窄非常有意义。

【临床表现】

缩窄性心包炎的主要临床表现为呼吸困难、疲乏、食欲缺乏、上腹胀满或疼痛,呼吸困难为劳力性,主要与每搏输出量降低有关。体征有颈静脉怒张、Kussmaul征、肝大、腹腔积液、下肢水肿、心率增快。心脏体检可发现心尖搏动不明显,心浊音界不增大,心音减低,可闻及心包叩击音。心律一般为窦性,有时可有心房颤动。脉搏细弱无力,动脉收缩压降低,脉压变小。

【超声检查】

1. 二维超声图像

(1) 选择切面:选择胸骨旁左心室长轴、短轴切面、三腔和两腔心切面及剑突下切面等。左心室短轴切面包括瓣口水平、乳头肌水平和心尖水平,通过不同的切面可以更好地观察和评价心包增厚的范围和程度及室间隔的运动情况。

(2) 主要超声表现

1) 心包膜明显增厚,回声增强,部分患者可出现心包钙化,心包厚度多大于2～3mm,尤其以房室环部位显著。剑突下四腔心切面可清晰显示心包增厚、回声增强和粘连程度(图5-71A,B)。

2) 心室充盈明显受限,多切面显示左心室游离壁舒张中晚期运动受限,运动明显减弱或消失。房室比例异常,心房扩大,心室正常或稍小,左心室长轴切面显示左心房与左心室后壁连接处心包形成的夹角减小,通常小于150°。

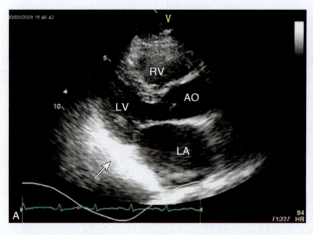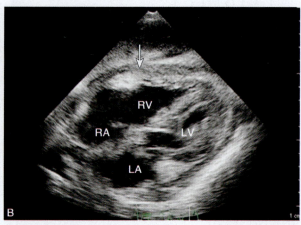

AO:主动脉;LA:左心房;LV:左心室;RA:右心房;RV:右心室。

图 5-71 缩窄性心包炎的超声表现

A. 左心室长轴切面:左心室后壁心包膜明显增厚,回声增强(箭头所示),约 10mm,运动消失,向前压迫左心室后壁,使其及房室环前凸,左心室腔变形,左心室内径变小,左心房向后扩大;B. 剑突下四腔心切面:心包膜明显增厚(箭头所示),8~10mm,房室环处心包回声增强。

3)室间隔异常运动,由于舒张早期心腔压力迅速上升,心室内压力相互依赖,室间隔出现矛盾运动。

4)由于心包的限制,右心室充盈受限,静脉回流受阻,静脉压升高,导致下腔静脉扩张,剑突下切面显示下腔静脉充盈饱满,内径增宽,内径随呼吸变化率减小,多数小于 50%~20%,少数小于 20%。

2. 多普勒超声

(1)频谱多普勒:由于心包限制,呼吸所产生胸腔压力的周期性变化不能通过心包传导到各心腔,吸气时肺静脉压力降低,左心充盈减少,二尖瓣口 E 峰较呼气时减低,幅度大于 25%,E 峰减速时间 DT 明显缩短,小于 150ms(图 5-72)。右心充盈相对增加,三尖瓣吸气时 E 峰较呼气时增加大于 40%。

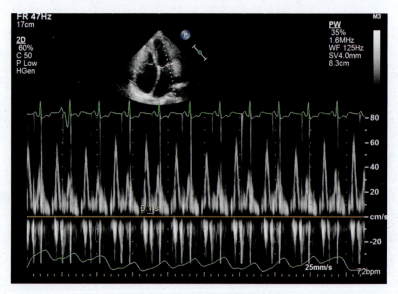

图 5-72 二尖瓣口血流频谱

二尖瓣口 E 峰较呼气时减低,幅度大于 25%,E 峰减速时间 DT 明显缩短,DT=100ms。

（2）彩色多普勒血流显像：彩色多普勒血流显像可显示不同程度的二尖瓣、三尖瓣反流,当三尖瓣反流较严重时,下腔静脉和肝静脉近心端也可见反流。

（3）组织多普勒：组织多普勒记录二尖瓣环运动速度对缩窄性心包炎的诊断和鉴别诊断具有重要意义。由于缩窄性心包炎患者心肌较少受累,且侧向伸展受限,心脏纵轴运动增强,二尖瓣环舒张早期运动速度,尤其是间隔侧瓣环速度正常或增加($>7cm/s$),二尖瓣侧壁瓣环运动速度一般小于间隔侧瓣环运动速度。

【鉴别诊断】

缩窄性心包炎主要的鉴别诊断为限制型心肌病,但后者无心包增厚、回声增强等,二尖瓣、三尖瓣频谱不受呼吸影响。由于存在心肌病变,二尖瓣环舒张早期速度减低。但也有极少数患者超声较难鉴别,需要其他检查来鉴别。

【临床价值】

心脏超声检查是临床早期诊断缩窄性心包炎和进行鉴别诊断的首选方法,还可以评价其治疗效果和预测其转归。

（任卫东）

第六节 冠状动脉疾病

冠状动脉疾病包括冠状动脉粥样硬化性心脏病和冠状动脉异常。冠状动脉异常主要为先天性,包括起源异常、终止部位异常（冠状动脉瘘）、行径或分布异常及动脉瘤。后天性较少见,如川崎病。本节主要介绍冠状动脉粥样硬化性心脏病、冠状动脉瘘和川崎病中的冠状动脉异常改变。

一、冠状动脉粥样硬化性心脏病

冠状动脉粥样硬化性心脏病,简称冠心病（coronary heart disease,CHD）,是指冠状动脉发生粥样硬化引起管腔狭窄或闭塞,导致心肌缺氧缺血或坏死引起的心脏病,也称缺血性心脏病。

【病理】

冠心病的病理基础是冠状动脉粥样硬化,相继出现脂质点和条纹、粥样和纤维粥样斑块、复合病变（严重病变：纤维斑块发生出血、坏死、溃疡、钙化和附壁血栓形成）3 类变化。冠状动脉粥样硬化斑块形成后,造成管腔狭窄,当冠状动脉供血与心肌需血间发生矛盾,冠状动脉血流量不能满足心肌代谢需求,即可引起心肌缺氧缺血。暂时的缺氧缺血引起心绞痛；如果冠状动脉内粥样硬化斑块出血、血栓形成导致管腔急性闭塞、血流中断,持续、严重的心肌缺血可引起心肌坏死即为心肌梗死。冠状动脉粥样硬化最常见于左前降支,其次为右冠状动脉、左主干或左旋支、后降支。

【临床表现】

由于病理解剖和病理生理变化的不同,冠心病有不同的临床表型,根据发病特点和治疗原则不同分为两大类：①慢性冠状动脉疾病,也称慢性心肌缺血综合征,包括稳定型心绞痛、缺血性心肌病和隐匿性冠心病等；②急性冠状动脉综合征,包括不稳定型心绞痛、非 ST 段抬高型心肌梗死和 ST 段抬高型心肌梗死,也有将冠心病猝死包括在内。

典型心绞痛的诱因、发生部位、性质、持续时间及缓解方式均有特征性。常因体力劳动或情绪激动诱发,主要位于胸骨体后,常放射至左肩、左臂内侧达无名指和小指。胸痛常为压迫、发闷或紧缩性,一般持续 3~5min,不超过半小时,舌下含用硝酸甘油等硝酸酯类药物在几分钟之内可以缓解。心电图可正常或 ST 段压低(≥0.1mV),也可出现 T 波倒置。

　　急性心肌梗死患者发病前多有心绞痛表现,尤其是初发型心绞痛或恶化型心绞痛等,胸痛持续时间较长,含用硝酸甘油片不能缓解。多伴有心悸、呼吸困难、冷汗、胸闷或有濒死感,可伴有恶心、呕吐等胃肠道症状,出现心律失常,以室性心律失常最多见,严重者可出现低血压、休克、心力衰竭等表现。特征性的心电图表现为 ST 段弓背向上抬高,随后 R 波降低、病理性 Q 波和 T 波对称性倒置等一系列变化。

【超声检查】

　　1. **左心室壁节段划分**　当冠状动脉的某一分支发生缺血时,该血管供应区域的心室壁会出现节段性室壁运动异常(regional wall motion abnormality,RWMA)。为便于 RWMA 的定位与定量分析,美国超声心动图学会推荐采用左心室壁 17 节段划分法,包括左心室短轴和长轴切面(图 5-73)。在短轴切面观察,左心室基底部(二尖瓣水平)和中部(乳头肌水平)短轴各划分为 6 个节段,从室间隔与右心室游离壁的前结合部开始,逆时针每 60° 划分,分别称为前室间隔、下室间隔、下壁、下侧壁、前侧壁、前壁,共 12 个节段。心尖部呈圆锥样结构,逆时针每 90° 划分为间隔、下壁、侧壁和前壁,另超出心腔末端的心肌部分为心尖帽,共 5 个节段。上述的 17 个节段亦可于心尖声窗获得左心室的 3 个长轴切面,即心尖四腔切面、心尖二腔切面和心尖三腔切面进行观察评估。

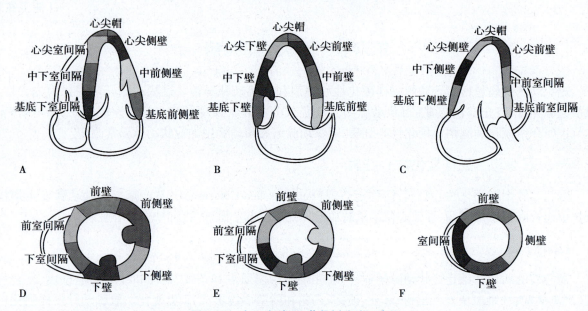

图 5-73　左心室壁 17 节段划分法示意图

　　A. 心尖四腔心切面;B. 心尖两腔心切面;C. 心尖三腔心切面;D. 胸骨旁心室短轴基底水平;E. 胸骨旁心室短轴中间水平;F. 胸骨旁心室短轴心尖水平。

　　左心室壁 17 节段划分法能反映冠状动脉血流供应的区域,易于在超声心动图领域内以及与其他影像技术进行标准化的交流。左心室从基底部、中部至心尖部短轴切面依次对应冠状动脉的近段、中段和远段。左前降支供应前室间隔和左心室前壁,后降支供应下室间隔和下壁,左心室侧壁的血供来自左回旋支,后壁血供由右冠状动脉或回旋支供给。而左心室心尖部的血供个体差异较大,最常见的是由左前降支和后降支共同供给。虽然冠状动脉对于心肌节段的血流供应存在某些变异,但根据运动异常室壁节段可初步判断受累的冠状动脉。

　　2. **检查缺血心肌**　超声心动图判定局部室壁运动异常是诊断冠心病最主要的内容。冠状动脉缺血影响供血区域心肌的正常灌注,从而出现相应的节段性室壁运动异常。正常左心室收缩包括室壁增厚和心内膜向心运动,二者紧密相连,因此节段性室壁运动异常包括收缩期室壁增厚异常和心内膜向心运动异常。

（1）收缩期室壁增厚：即收缩期局部心肌心内膜与心外膜的垂直间距。收缩期室壁增厚率的变化是反映心肌缺血比较特异的指标，通常在 M 型超声心动图上完成：

室壁增厚率=[（收缩期室壁厚度-舒张期室壁厚度）/舒张期室壁厚度]×100%

正常室间隔和左心室后壁收缩期室壁增厚率均>30%。心肌缺血时明显减低。梗死时，心肌在收缩期不但增厚率减低，而且有时出现收缩期变薄，局部左心室壁的厚度在舒张期明显大于收缩期厚度。

（2）收缩期室壁向心运动：即局部心肌的心内膜向心运动幅度，临床上判断收缩期室壁向心运动异常多以目测与幅度测量相结合，进行定性及半定量诊断。

1）目测定性分析

A. 运动正常：收缩期心内膜向心运动幅度>5mm，室壁增厚率>30%。

B. 运动减弱：收缩期心内膜向心运动幅度在 2~4mm，或较正常室壁减弱 50%~70%，室壁增厚率<30%，多见于不同程度的心肌缺血。

C. 运动消失：收缩期心内膜向心运动幅度<2mm，收缩期室壁无增厚。多见于急性心肌梗死区及陈旧性心肌梗死瘢痕区。

D. 矛盾运动或反常运动：收缩期室壁向外运动，见于梗死区坏死节段及室壁瘤膨出区。

E. 运动增强：比正常节段运动增强，见于急性心肌梗死时的未受累心肌。

其他运动异常还包括运动不协调以及运动延迟等。

2）目测半定量分析：采用室壁运动计分法，根据不同的室壁运动状态分别用数字表示：运动正常=1 分，运动减弱=2 分，运动消失=3 分，矛盾运动=4 分，室壁瘤=5 分。各节段室壁运动计分之和与评估节段数的比值即得"室壁运动计分指数"，凡室壁运动计分指数为 1 者属正常，>1 为异常，≥2 者为显著异常。指数越高，病情越严重，并发症越多，是左心功能重要的预后评价指标。

尽管临床实践已证实了室壁运动计分法的准确性及敏感性，单纯用这种方法作为判断缺血心肌的标准也有一定的局限性。因为任一节段的运动都受到其邻近节段运动的影响。例如，室壁某节段出现矛盾运动，其邻近节段的正常心肌由于受其影响，尽管本身的心肌组织正常，也会出现运动减弱。与此相反的情况也会发生，运动增强节段的心肌可牵拉与其相邻的缺血心肌一起运动，从而掩盖了缺血心肌。总的来说，单独用室壁运动异常的判定方法常引起高估或低估，应与室壁增厚率相结合。

如何准确定量分析心肌缺血的程度仍是一个主要研究内容。随着超声技术的不断提升，组织多普勒成像（tissue Doppler imaging，TDI）、速度向量成像（velocity vector imaging，VVI）、实时三维超声心动图（real-time three-dimensional echocardiography，RT-3DE）、斑点追踪成像（speckle tracking imaging，STI）等技术，相继被应用于科研及临床。

3. 心肌梗死及并发症　急性心肌梗死（acute myocardial infarction，AMI）是冠心病患者死亡的主要原因，超声心动图能够监测心肌梗死的动态演变过程及长期随访观察。评价心肌缺血和/或心肌梗死所致的节段性室壁运动异常、患者的心脏结构和功能的变化，早期、及时发现心肌梗死的并发症如室壁瘤、附壁血栓、室间隔穿孔、乳头肌功能不全等。因此，超声心动图检查在心肌梗死及并发症的评估中具有重要的价值。心肌梗死并发症主要有：

（1）梗死区的扩张和延展：急性心肌梗死后，特别是透壁性梗死，导致左心室腔的大小和形态逐渐发生变化，即左心室重构，出现梗死区的扩张和延展。梗死区扩张是指梗死区局部变薄，向外膨出，出现功能异常。梗死区扩张增加了梗死节段的长度，是室壁瘤形成的基础条件之一，常表明室壁心肌坏死的数量较多。梗死区的延展是指梗死周围的缺血心肌受累，功能正常心肌比例下降，室壁运动计分升高。心室重构导致的心腔扩大和心肌收缩功能减低，与患者的临床表现密切相关。

二维超声心动图表现为心室壁局部变薄，舒张期厚度<7mm 或比邻近正常心肌变薄，心肌回声增强，正常室壁的 3 层回声结构消失，局部室壁可略有膨出；心腔内径增大（图 5-74）。

（2）节段性室壁运动异常：采用二维和 M 型超声心动图观察室壁运动，心肌梗死部位可表现为室壁运动明显减低、运动消失、矛盾运动（图 5-75）。

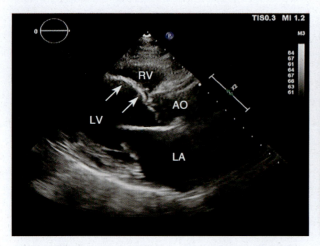

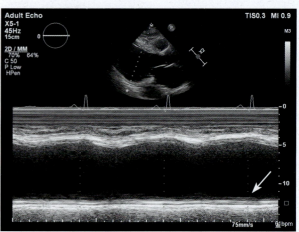

AO:主动脉;LA:左心房;LV:左心室;RV:右心室;箭头:左心室前间壁。

图 5-74 陈旧性心肌梗死二维超声图像
左心室长轴切面显示左心室前间壁心肌变薄,回声增强,略膨向右心室,左心房和左心室增大。

实线箭头:左心室后壁。

图 5-75 陈旧性心肌梗死 M 型超声心动图
M 型超声心动图,左心室后壁运动幅度近消失。

（3）室壁瘤形成:室壁瘤分为真性室壁瘤和假性室壁瘤。超声心动图已成为诊断心肌梗死后室壁瘤形成的主要方法之一,与心脏造影方法相关性良好。

1）真性室壁瘤:真性室壁瘤是心肌梗死的最常见并发症,由于梗死区心肌坏死、纤维化,变薄、扩张,在心室内压力的作用下向外膨出。较大的室壁瘤会导致心力衰竭、恶性心律失常,并易形成附壁血栓。室壁瘤形成与透壁性心肌梗死相关,最好发的部位是心尖部,其次是下壁基底部。

心尖切面是显示室壁瘤最理想的切面。真性室壁瘤的超声特征是室壁变薄、回声可正常或增强,局部扩张,在收缩期和舒张期均呈瘤样向外膨出,收缩期更为显著。瘤壁与正常室壁有连续性,但失去正常的向心性收缩,而呈相反方向的离心运动,即矛盾运动（图 5-76A,视频 5-33A）。需要注意的是真性室壁瘤不同于假性室壁瘤,它是变薄心肌的延续,与左心室体部之间成角较钝。膨出的瘤腔内可观察到血流淤滞的自发显影改变或附壁血栓形成（图 5-76B,视频 5-33B）。彩色多普勒血流显示室壁瘤体内有低速旋转的血流。

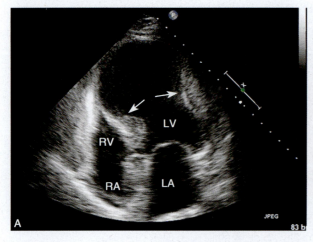

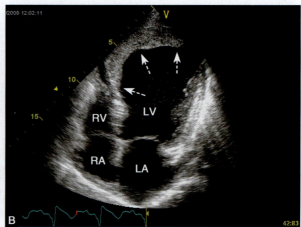

LA:左心房;LV:左心室;RA:右心房;RV:右心室。
实线箭头:正常室壁与瘤体交界处;虚线箭头:附壁血栓。

图 5-76 左心室心尖部室壁瘤二维超声图像
A.心尖四腔心切面显示左心室中下部心肌明显变薄,呈瘤样膨出;B.心尖四腔心切面显示左心室心尖部显著瘤样扩张伴弥漫附壁血栓形成。

视频 5-33　左心室心尖部室壁瘤二维超声图像
A. 心尖四腔心切面显示左心室中下部心肌明显变薄,呈瘤样膨出;B. 心尖四腔心切面显示左心室心尖部显著瘤样扩张伴弥漫附壁血栓形成。

2) 假性室壁瘤:急性心肌梗死时,如坏死心肌的数量较多,可引起心脏破裂,多为心室游离壁,血液将流入心包腔内,造成心脏压塞而导致患者猝死,超声心动图可见心肌梗死变薄室壁的回声中断及程度不一的心包积液。假性室壁瘤是心脏破裂的一种特殊表现类型,由破裂后局限在心包腔内的血液形成。其外壁由心包膜和血栓组成,无心室壁的肌肉组织,此特征有助于鉴别真性和假性室壁瘤。

在二维超声心动图上,假性室壁瘤瘤体一般颈小、体大,在其颈部可见确切的心肌断端(图 5-77A)。彩色多普勒血流图像能直观地显示进出假性室壁瘤的低速血流(图 5-77B)。

(4) 左心室附壁血栓:心肌梗死区心内膜受损、室壁运动减弱或消失以及局部血流淤滞等因素共同作用,易于形成附壁血栓。大多数血栓出现在面积较广的前壁心肌梗死患者,血栓脱落后可造成脑、肾、脾等重要器官和肢体动脉的栓塞。

二维超声心动图是检测左心室附壁血栓的理想方法。血栓一般附着

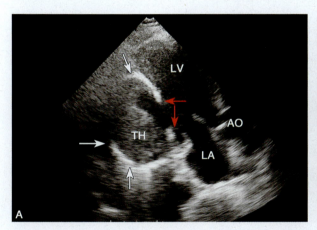
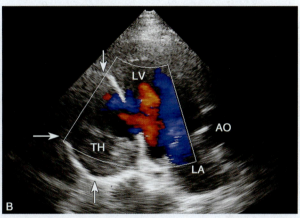

AO:主动脉;LA:左心房;LV:左心室;TH:血栓;红色箭头:室壁中断处;白色箭头:瘤壁。

图 5-77　左心室后壁假性室壁瘤超声图像
A. 心尖三腔心切面二维图像显示左心室后壁连续中断,中断处与心包间较大囊腔伴血栓形成;B. 心尖三腔心切面彩色多普勒显示瘤颈处与心室腔之间的双向低速血流。

在变薄、呈瘤样扩张、有矛盾运动的梗死心肌的心内膜表面(图 5-78)。常位于心尖部,或位于室壁瘤内。血栓多呈不规则形态,基底部一般较宽,边缘较清晰,与心室壁关系密切,但有较明确的界限。血栓回声可强可弱,或不均匀,回声较弱的血栓提示该血栓较为新鲜,回声较强或密度不均的血栓提示血栓有不同程度的机化和纤维化。位于室壁瘤内的血栓活动度较低。

超声诊断左心室附壁血栓应注意以下几点:①血栓回声须在至少 2 个切面显示。②回声较弱的新鲜血栓,超声容易漏诊;左心室长轴切面显示的弥漫附着于变薄的室间隔表面、扁平的机化血栓,易与室间隔相混淆,应进一步从短轴切面观察。③心尖部血栓应与肌肉柱相鉴别,肌肉柱随收缩活动有形变,而血栓无变化。④心尖部血栓与超声近场伪差鉴别,伪差不随心脏搏动活动,而随探头移动而移动。对于不易判断的左心室血栓可采用左心声学造影,血栓处显示为增强造影剂的充盈缺损。

(5) 室间隔穿孔:室间隔穿孔是急性心肌梗死严重的机械并发症之一。当局部缺血坏死的室间隔破裂时,产生继发性室间隔缺损。于胸骨左缘 3~4 肋间可闻及新出现的、响亮的全收缩期杂音,多伴有震颤。大的缺损会出现严重的血流动力学障碍,预后极差,病死率高,因而对其快速明确诊断十分重要。

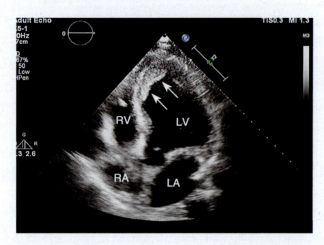

LA:左心房;LV:左心室;RA:右心房;RV:右心室;箭
头:附壁血栓。

图 5-78　左心室附壁血栓二维超声图像

心尖五腔心切面显示左心室前间壁中下部心肌变
薄、回声增强,可见不规则中等偏强回声附着。

梗死相关的室间隔穿孔,超声表现为室间隔的连续性中断并有左向右分流(图 5-79,视频 5-34)。缺损常发生在心肌最薄且有矛盾运动的部位。室间隔近心尖部穿孔多发生于广泛前壁、前室间隔心肌梗死后,下室间隔基底部或中部穿孔多发生于左心室下壁和下室间隔心肌梗死后。评价室间隔穿孔时,有必要采用非标准切面,首选的有效检查手段是应用彩色多普勒血流显像,仔细扫查能够显示室间隔的各切面,辨别病理性左向右分流,发现心室水平左向右分流后,结合二维超声显像观察室间隔的穿孔部位、大小及形态。

(6)乳头肌功能不全或断裂:乳头肌缺血或梗死后,导致乳头肌部分或完全断裂,是一种严重的心肌梗死并发症,它使得与乳头肌相连的二尖瓣瓣叶于收缩期脱入左心房内,导致二尖瓣关闭不全,引起或加重左心衰竭。心绞痛或心肌梗死后,如检出新出现的二尖瓣反流,应考虑出现乳头肌功能障碍的可能。听诊心前区突然出现粗糙的收缩期杂音,临床上有时与室间隔穿孔不易鉴别,行超声心动图检查能够明确区分二者。一旦乳头肌断裂的诊断确立,需紧急行二尖瓣置换术,可同时或不行血管重建术,成功的外科手术治疗后预后较好。

二尖瓣后内乳头肌断裂常因累及右冠状动脉或回旋支引起小面积梗死,伴随着左心室下、后壁、下室间隔心肌梗死出现。因后内侧乳头肌为单支冠状动脉供血,其发生断裂的比例是前外侧乳头肌的 6～10 倍(前外侧乳头肌接受左前降支和回旋支双重血供),前外乳头肌断裂常在左心室前壁、前室间隔和心尖部心肌梗死时出现。

二维超声图像显示断裂的乳头肌连于腱索,随心动周期往返运动,收缩期脱入左心房,舒张期回

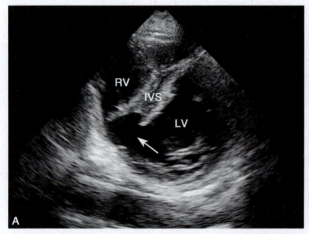
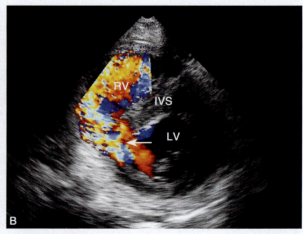

IVS:室间隔;LV:左心室;RV:右心室。

图 5-79　室间隔穿孔超声图像

A. 二尖瓣水平短轴切面显示下室间隔连续中断,边缘不甚整齐(箭头所示);B.彩色多普勒显示左心室血流经
室间隔穿孔处向右心室喷射的混叠色彩分流束(箭头所示)。

视频 5-34
室间隔穿孔
超声图像

至左心室,二尖瓣叶呈连枷样运动,收缩期对合不良(图5-80A)。左心房、左心室可扩大,正常心肌室壁运动代偿性增强。彩色多普勒血流显示二尖瓣反流,一般为偏心性,反流方向与受累瓣叶相反(图5-80B)。对于经胸超声显示困难的患者,可以进一步行经食管超声心动图检查,明确二尖瓣反流的病因。

(7)心肌梗死后综合征:又称 Dressler 综合征,可于急性心肌梗死后数日至数周出现,是主要以心包炎、胸膜炎、肺炎等非特异性炎症为特征的一种综合征,有反复发生的倾向。

4. 检查可逆性心肌缺血 在静息状态下,冠心病患者的左心室功能可能正常。

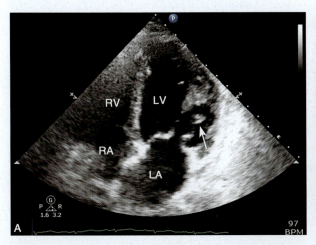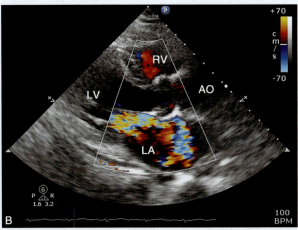

AO:主动脉;LA:左心房;LV:左心室;RA:右心房;RV:右心室。

图 5-80 乳头肌断裂超声图像
A. 心尖四腔心切面显示左心室后内乳头肌断裂,舒张期两断端均位于左心室内(箭头所示);B. 左心室长轴切面彩色多普勒显示乳头肌断裂导致二尖瓣后叶脱垂伴中至重度偏心性反流。

如没有持续的心肌损害,或在检查时左室无缺血,常规的超声心动图检查将不能反映出潜在的冠心病。如果给予心肌一定程度的负荷,心肌血流量的增加不能满足负荷状态下心肌需氧量的增加,从而诱发心肌缺血。与此同时,采用超声心动图来显示、分析和诊断潜在的心肌缺血,这种方法称之为负荷超声心动图(stress echocardiography,SE)。

目前,应用诱发心肌缺血的负荷种类主要为运动负荷和药物负荷。运动负荷试验通常采用平板或踏车运动负荷(立位或卧位),其中卧位踏车运动试验的应用较广。药物负荷试验中最常用的是多巴酚丁胺。在负荷超声心动图检查中,若原运动正常的室壁出现节段性运动异常,或原运动轻度减弱的室壁运动异常进一步恶化,为负荷试验阳性,提示心肌缺血。

5. 缺血性心肌病 缺血性心肌病(ischemic cardiomyopathy,ICM)是指由冠状动脉粥样硬化引起长期心肌缺血、缺氧,导致心肌弥漫性纤维化,属于冠心病的一种特殊类型或晚期阶段。患者多有明确的冠心病病史,主要症状有心绞痛、心力衰竭、心律失常、血栓和栓塞等。

典型缺血性心肌病的左心室由正常心肌、透壁瘢痕和大面积变薄的纤维化组织组成。超声心动图表现为左心显著扩大、严重者左心室形态近似球形,右心亦可扩大;心肌厚薄不均,部分室壁回声增强,可变薄、膨出;弥漫性室壁运动异常,可呈节段性分布;腔室内可有血栓形成。缺血性心肌病呈慢性过程,存在不同程度的继发性二尖瓣反流和肺动脉高压。左心室射血分数显著减低,舒张功能呈限制型充盈障碍。

缺血性心肌病的超声表现与扩张型心肌病有类似之处,主要鉴别点:扩张型心肌病患者无明确的冠心病病史;心室壁厚度相对变薄,厚度较一致,回声较均匀,室壁运动多呈普遍均匀性减低,冠状动脉造影多无明显狭窄。

【临床价值】

超声心动图在冠心病诊断和随访中发挥着重要作用。多数稳定型心绞痛患者静息时常规超声心动图检查无异常,此时应用运动或药物负荷超声可检出左室壁节段运动异常,进而提高冠心病的早期诊断率。心绞痛发作时,超声心动图可检出左心室壁节段运动异常,还有助于发现其他需与冠状动脉狭窄导致的心绞痛相鉴别的疾病,如梗阻性肥厚型心肌病、主动脉瓣狭窄等。

心肌梗死时,床旁超声可检出左心室壁节段运动异常及其范围,同时也可评估左心室收缩和舒张功能。心肌梗死后的患者出现新的收缩期杂音,可以通过超声心动图检查来早期鉴别是否存在乳头肌功能障碍或断裂导致的二尖瓣反流、室间隔穿孔以及心室破裂伴随的假性室壁瘤形成。超声心动图诊断心肌梗死后并发症及左心室重构的形式和程度具有很高的特异性,对临床诊断和治疗提供更可靠的信息,已成为临床上首选的诊断方法。心肌梗死后进行超声心动图随访,能系统、全面地评估心脏的形态、结构、血流、功能的动态变化,对预后程度的判定有十分重要的临床价值。

二、冠状动脉瘘

冠状动脉瘘(coronary artery fistula,CAF)是指左、右冠状动脉的主干或分支与心腔或大血管之间存在异常交通,占先天性心脏病的 0.2%~0.4%,是由于胚胎时期心肌窦状间隙持续存在,致冠状动脉与心腔间存在瘘口。CAF 亦可见于后天获得性,较少见,系因医源性损伤、胸部外伤、感染和肿瘤侵袭所致。

【病理】

冠状动脉瘘 90% 以上为单支动脉瘘,其中以右冠状动脉瘘最为多见,占 50%~55%,其次为左冠状动脉瘘,占 30%~40%,双侧冠状动脉同时受累者占 5%~10%。其中瘘入右心系统最常见,约占 90%,瘘入部位包括右心室、右心房、肺动脉、冠状静脉窦及下腔静脉等,其中瘘入右心室最多见。冠状动脉瘘入左心房、左心室等左心系统较少见,仅占 10%。

异常交通的冠状动脉常显著增宽、扭曲,部分可呈动脉瘤样扩张。瘘管较粗大、分流量较多的 CAF 会导致右心或左心系统容量负荷过重,心脏可有不同程度增大。由于冠状动脉循环经瘘管分流,使其供血区域出现冠状动脉"窃血"现象,进而导致心肌缺血、纤维化、心室收缩功能减低等。

【临床表现】

本病临床症状及体征与瘘管的分流量大小有关,分流量小可无明显症状。分流量较大者,部分患者可表现为体力活动后心悸、气短,因冠状动脉窃血而出现心绞痛,部分会导致严重并发症,包括充血性心力衰竭、肺动脉高压、感染性心内膜炎、扩张的近端冠状动脉内血栓形成、室性心律失常,甚至晕厥、猝死。CAF 常见的典型体征为心前区连续性杂音。

【超声检查】

1. 二维超声心动图

(1) 直接征象:于胸骨旁左心室长轴切面、主动脉根部短轴切面、心尖四腔或五腔切面及多个相应变异切面可显示受累的冠状动脉主干和/或分支扩张,直径≥0.6cm,前两个切面对于显示起始部扩张尤为重要(图 5-81A)。动脉走行多迂曲,管壁变薄,有时呈梭形扩张,甚至囊状动脉瘤。可间断或全程追踪显示扩张冠状动脉的走行途径和长度,最终显示其瘘口,单个瘘口较多见(图 5-81B)。

(2) 间接征象:冠状动脉瘘瘘管本身较细时,瘘口较小,分流量少,对血流动力学影响不大,心腔或血管无增大、增宽表现,例如冠状动脉肺动脉瘘多为细小瘘管,常于影像学检查中偶然发现。瘘管较粗、瘘口较大、分流量较多时,瘘入的心腔或血管内径增大,呈容量负荷增加的表现。如进入右侧心腔可增加右室负荷和肺血流量,导致肺动脉高压;进入左侧心腔可加重左心室负荷,出现左心室扩大,发生冠状动脉窃血时,可见节段性室壁运动异常和左心室收缩功能减低。

2. 超声多普勒

(1)彩色多普勒:显示扩张的冠状动脉内的血流及瘘口处的高速分流,根据彩色血流的显示可以追踪瘘管的走行及瘘口位置,其颜色取决于瘘管内血流方向与探头角度,常有多彩镶嵌的表现。瘘入右心系统者收缩及舒张期均可见分流(图5-81B,视频5-35)。瘘入左心室时,由于收缩期左心室压力高于主动脉压,因此收缩期没有分流,仅见于舒张期。

(2)频谱多普勒:可在瘘口测量分流频谱,除瘘入左心室者仅探及舒张期高速湍流频谱外,其余均在瘘口处探及舒张期为主的双期连续性分流频谱(图5-81C)。

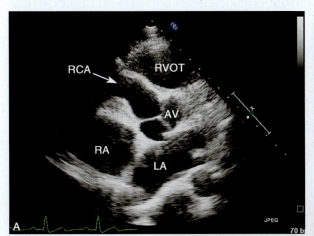
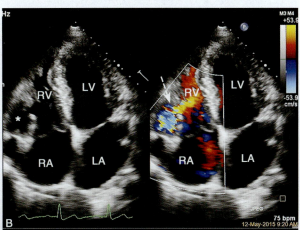
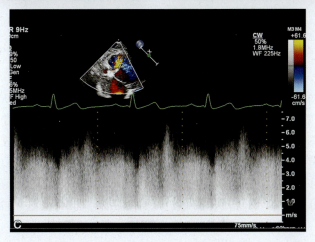

AV:主动脉瓣;LA:左心房;LV:左心室;RA:右心房;RCA:右冠状动脉;RV:右心室;RVOT:右心室流出道。
实线箭头:扩张的冠状动脉;星号:瘘口;虚线箭头:瘘口处血流。

图5-81 右冠状动脉右心室瘘的超声图像

A.胸骨旁主动脉根部短轴切面显示右冠状动脉起始部显著扩张;B.心尖四腔心切面,二维图像显示扩张的右冠状动脉开口于右房室沟处,彩色多普勒显示彩色血流瘘入右心室,呈多彩镶嵌湍流;C.连续多普勒测及双期高速湍流频谱。

视频0535

视频5-35 右冠状动脉右心室瘘的超声图像

【鉴别诊断】

1. **冠状动脉异常起源于肺动脉**　此病是严重的先天性冠状动脉畸形之一,主要以左冠状动脉异常起源于肺动脉相对多见。二维超声常表现为左冠状动脉开口于肺动脉而不在左冠窦内,右侧冠状动脉代偿性增宽;彩色多普勒可直接观察到左冠状动脉向肺动脉内的分流,室间隔、左右心室交界处及心尖部可见丰富的冠状动脉侧支血流信号;频谱多普勒可探及舒张期为主的连续性分流。

2. **冠状动脉瘤**　冠状动脉的一处或多处呈球形、梭形、囊状或串珠样扩张,通常位于冠状动脉的分叉处,以右冠状动脉多见。先天性的冠状动脉瘤罕见,常合并冠状动脉瘘等其他冠状动脉畸形。获得性冠状动脉瘤的病因包括粥样硬化、血管炎(川崎病、动脉炎)、结缔组织病、感染、外伤或医源性等原因。

3. **川崎病**　该病可见冠状动脉扩张,但无异常分流。结合病史,可以鉴别。

【临床价值】

超声心动图是冠状动脉瘘的重要检查手段,应用二维结合彩色多普勒血流显像的检查方法多切面扫查,可以发现冠状动脉近端的异常扩张,追踪冠状动脉走行,寻找瘘口位置,观察远端瘘口处的异常分流,以及是否合并其他畸形,为冠状动脉瘘的诊断提供有力证据。

三、川崎病

川崎病(Kawasaki disease,KD)即皮肤黏膜淋巴结综合征(mucocutaneous lymph node syndrome,MCLS),是原因不明的急性自限性血管炎,主要累及中小动脉,冠状动脉易受累,发病人群以5岁以下亚裔儿童为主。本病由日本儿科医生 Tomisaku Kawasaki 于1967年首次报道,近年来已取代风湿热成为我国小儿后天性心脏病的主要病种之一。

【病理】

川崎病在急性发热期的病理特征是累及全身中等大小的动脉和多个器官组织的全身性炎症,并且特异性累及冠状动脉,冠状动脉血管炎症是决定川崎病预后的最主要病变。川崎病患者血管病变的3个病理过程依次为坏死性动脉炎、亚急性或慢性血管炎和血管腔内肌成纤维细胞增殖。川崎病的病理改变为血管全层粒细胞和单核细胞浸润,内膜增厚,管壁坏死,管腔不均匀性增宽,部分病例形成冠状动脉瘤,严重者瘤内可伴有血栓形成,造成管腔狭窄或闭塞,导致心绞痛,甚至心肌梗死。冠状动脉瘤多数于1~2年内消退。未出现冠状动脉扩张者也会残留血管内膜增厚等损害。

【临床表现】

川崎病主要临床特征包括:①发热;②双侧球结膜充血;③口唇及口腔的变化:唇红,草莓舌,口咽部黏膜弥漫性充血;④皮疹(包括卡介苗接种处发红);⑤四肢末梢改变:急性期手足发红、肿胀,恢复期甲周脱皮;⑥非化脓性颈部淋巴结肿大。

【超声检查】

1. **超声检查方法**

(1) 左冠状动脉:起自左冠窦,于胸骨旁主动脉根部短轴切面4~5点钟位置,可探及其开口,主干向左走行,之后顺时针稍转探头,即可探查到主干分为左前降支和左回旋支。

(2) 右冠状动脉:起自右冠窦,于胸骨旁主动脉根部短轴切面10~11点钟位置,可探及其开口和主干。

正常冠状动脉超声表现为壁薄、内膜光滑,呈两条平行的线样回声,腔内无附加回声。冠状动脉内径正确的测量方法是从内缘到对侧内缘,避开分支开口处。扫查冠状动脉时应适当旋转探头,使之与受检冠状动脉长轴基本平行,尽可能显示更长范围的冠状动脉血管。

2. 超声心动图表现

（1）冠状动脉异常

1）冠状动脉扩张:<5 岁患儿冠状动脉内径≥3mm,≥5 岁患儿冠状动脉内径≥4mm,或任一段冠状动脉内径大于相邻管径的 1.5 倍。

2）冠状动脉瘤:动脉瘤内径<5mm 为小型动脉瘤,5~8mm 为中型动脉瘤,>8mm 为巨大型动脉瘤（图 5-82A）。

3）冠状动脉内血栓形成与心肌梗死:冠状动脉瘤内可形成血栓（图 5-82B）,多见于左冠状动脉主干和左前降支分叉处,血栓致管腔狭窄或闭塞,阻塞冠状动脉血流,或瘤内血栓脱落也可导致远端冠状动脉管腔阻塞,导致心肌梗死,表现为室壁节段性变薄及运动异常。

（2）主动脉根部的评估:约 10% 的患儿存在主动脉根部扩张。

（3）心室形态和功能评估:部分川崎病患儿存在心肌受累,出现左心室功能障碍,部分腔室或全心扩大,心室收缩和舒张功能的评价亦不容忽视。

（4）瓣膜反流:为房室腔扩大的继发改变,重点观察二尖瓣和主动脉瓣。

（5）心包积液:川崎病患儿的心包炎与血管炎及心肌炎有关。超声心动图检查时应注意心包积液是否存在及其严重程度。

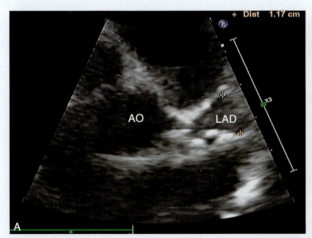 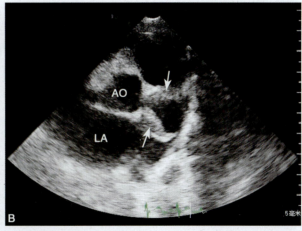

AO:主动脉;LA:左心房;LAD:左前降支;箭头:血栓。

图 5-82　川崎病的超声图像

A. 心底短轴切面显示左冠状动脉主干及分叉近端管壁增厚、回声增强,左前降支显著扩张;B. 心底短轴切面显示左主干和前降支分叉处的冠状动脉瘤,瘤内前后壁均有血栓附着。

【鉴别诊断】

川崎病目前尚无特异性的生物学诊断方法,仍然依据患儿的非特异性临床表现确诊。进行超声心动图检查,有助于及早发现冠状动脉改变。在诊断川崎病的冠状动脉瘤时,应注意与先天性冠状动脉瘤和冠状动脉瘘相鉴别。前者与川崎病的超声表现相似,二者的鉴别在于病史及有无川崎病的症状和体征;后者表现为冠状动脉的全程扩张,与心腔或大血管存在异常交通,瘘口处亦可有冠状动脉瘤形成,极少数川崎病的冠状动脉瘤可破裂而形成冠状动脉瘘,因此,应结合患者的临床表现综合判断。

【临床价值】

未经治疗的川崎病患儿约有 25% 发生冠状动脉瘤或扩张,可导致缺血性心脏病或猝死,所以临床怀疑川崎病时,应立即进行详细的超声心动图检查。超声心动图检查可显示冠状动脉主干和分支的近端,测量其内径并观察腔内结构与血流情况,为典型川崎病的诊断提供重要信息。川崎病血管病变的初期,血管扩张迅速,在病程的 45 天内,应至少每周进行 1 次超声心动图检查,然后改为每个月 1 次,直至病程第 3 个月末,恢复期可根据病变程度定期复查。对于瘤内血栓形成,进行抗血小板或抗凝药物治疗的患儿,需行超声心动图动态监测血栓变化。

（陈　昕）

第七节　心脏肿瘤、心内血栓和赘生物

一、心脏肿瘤

心脏肿瘤(cardiac tumor)包括原发性肿瘤和继发性肿瘤。原发性肿瘤主要是指起源于心包、心肌或心内膜的肿瘤,临床上相对少见,尸检证实其发病率为 0.02%。近年来,超声心动图在心脏疾病检查中的广泛应用,使得大多数病例能够得到及早发现和治疗。本节重点介绍原发性心脏肿瘤的超声诊断。

【病理】

1. 原发性心脏肿瘤　原发性心脏肿瘤(primary cardiac tumor)分为良性与恶性两类,良性肿瘤的发病率约为恶性肿瘤的 10 倍。据国外文献报道,最常见的良性肿瘤为乳头状弹力纤维瘤,其次为黏液瘤和横纹肌瘤;恶性肿瘤多为肉瘤和血管肉瘤等。

（1）黏液瘤:黏液瘤(myxoma)为常见的心内原发性肿瘤,可发生于心脏的各腔室,单发多见,占全部病例的 97%,少数可同时发生在两个以上心腔内,以左房单发黏液瘤最为多见,占总数的 80%。

黏液瘤是来源于心内膜下层有分化潜能的原始间质细胞的真性肿瘤。房间隔卵圆窝区富含此类细胞,因此是好发部位。瘤体根部大多有较多的纤维组织和狭短的蒂与房间隔相连,瘤体凸向心房腔内,蒂的长短可影响黏液瘤的活动度。心室黏液瘤常发生于心室的游离壁、室间隔或其他部位。

黏液瘤多为圆形或椭圆形,可呈块状、分叶状或穗状,直径一般 5~6cm,小者 1cm,大者可达 15cm,占据整个心腔。表面呈胶冻样物质,可有血栓附着,瘤体质脆易出血,可出现变性、坏死和钙化。

（2）心脏肉瘤:心脏肉瘤(sarcoma)在心脏原发性恶性肿瘤中最为常见,可发生于任何部位,常见于右心房,组织学类型以血管肉瘤最为常见,其次为淋巴肉瘤。肉瘤自心壁长出,基底较宽,部分可有蒂,累及心包时常有积液。根据肿瘤所在部位不同,可引起三尖瓣口或上、下腔静脉开口阻塞现象。

2. 转移性心脏肿瘤　各部位的恶性肿瘤均可转移至心脏。心包为转移瘤的好发部位,胸腔、胸壁恶性肿瘤直接扩散常使心包受累。常见的可转移至心脏的恶性肿瘤有肺癌、食管癌、纵隔肿瘤、乳腺癌,转移灶呈结节状,伴血性心包积液。支气管肺癌可沿肺静脉延伸至左心房;肝、肾肿瘤可沿下腔静脉延伸至右心房,浸润心房壁。

【临床表现】

心脏肿瘤的临床症状表现多样,因其部位、大小、活动度、有无出血坏死以及生长速度等而不同,与肿瘤的病理学性质相关性不大。以左心房黏液瘤为例,主要症状表现为血流阻塞现象、栓塞症状及全身症状。较小的黏液瘤可以没有任何临床症状,较大的左心房黏液瘤舒张期瘤体移向二尖瓣口,阻碍左心房血液的排空,左心室灌注不足,类似二尖瓣狭窄的改变,出现左心房扩大、肺淤血,患者常有心慌、气短、端坐呼吸、咯血、晕厥症状,如完全阻塞可发生晕厥或猝死;收缩期左房黏液瘤可影响二尖瓣的关闭,出现二尖瓣关闭不全。黏液瘤容易脱落发生体循环或肺循环栓塞,体循环栓塞的发生率明显高于肺循环,栓塞的危险性与黏液瘤的质地有关,分叶状及活动度较大者更容易发生栓塞。另外,黏液瘤出血、变性、坏死而引起的全身反应具有五大特征,即发热、红细胞沉降率增快、贫血、体重减轻与血清蛋白异常,患者多有乏力、食欲减退,部分可有荨麻疹、关节酸痛等症状。心电图检查常有心房纤颤、束支传导阻滞等心律失常表现。X线片难以发现心腔内肿瘤,但当肿瘤造成血流阻碍引起心房、心室扩大或心包积液时,可出现心影扩大。

【超声检查】

采用超声心动图检查心脏肿瘤时,需要从多部位、多切面连续扫查,观察肿瘤的特性及其与周围组织的关系。注意观察肿瘤的部位、大小、形态轮廓、内部回声特点、有无包膜、有无蒂及其附着点,心动周期内的变化,心包有无积液,心腔形态、瓣膜功能以及血流动力学改变。必要时还应当检查心脏周围组织结构,明确其与周围肺组织、纵隔以及大血管的关系,右心房肿瘤还应追踪扫查下腔静脉及肝、肾等脏器。以下主要介绍左心房黏液瘤的超声心动图表现。

1. **二维超声心动图**　一般来说,左心室长轴切面与心尖四腔心切面足以清晰地显示左心房黏液瘤,而对于小的黏液瘤则需要采用其他一些非标准切面进行观察,黏液瘤的形态、附着部位以及活动度是二维超声心动图观察的重点。

(1)形态:左心房黏液瘤表现为左心房内致密的光团回声,直径5~6cm,大的可达10cm,小的可小于1cm。黏液瘤一般回声较为均一,如中心有坏死,则中央可出现液性暗区;如有钙化则可出现强光点或光斑。黏液瘤的形态可随着心动周期中的活动而发生变化:收缩期位于左心房内,呈类圆形;舒张期移向二尖瓣口,呈椭圆形(图5-83,视频5-36)。

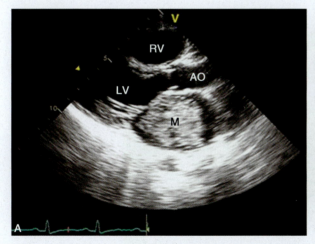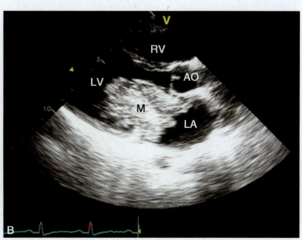

AO:主动脉;LA:左心房;LV:左心室;M:黏液瘤;RV:右心室。

图 5-83　左心房黏液瘤胸骨旁左心室长轴切面

A. 左心房内可见团块样回声反射,收缩期位于左房内;B. 左心房内团块样回声反射舒张期脱入二尖瓣口。

视频0536

视频 5-36　左心房黏液瘤

心尖四腔切面示左心房内团块样回声,随心动周期摆动,活动度大。

（2）部位：左心房黏液瘤常借助一蒂样结构附着于房间隔左心房侧的卵圆窝边缘，四腔心切面可清晰地显示蒂的附着部位（图5-84）。黏液瘤的蒂可长可短，蒂茎为2~5mm。左心房黏液瘤还可以附着于左心房的其他部位如左心房前后壁，左心耳亦可发生。

（3）活动度：黏液瘤因有蒂连接，在心脏舒缩时可上下移动。舒张期左心房黏液瘤可下移到二尖瓣口，甚至通过瓣口到达左心室，造成二尖瓣口阻塞，收缩期又回到左心房。黏液瘤对二尖瓣口的阻塞程度与瘤蒂的长短、附着部位距离瓣口的远近以及肿瘤的大小有关。瘤体较大、蒂较长、附着部位较低，则对二尖瓣口的阻塞程度较重，反之则阻塞程度较小。

（4）房室大小：当黏液瘤阻塞二尖瓣口，影响舒张期二尖瓣口血流排空时，则出现左心房扩大。

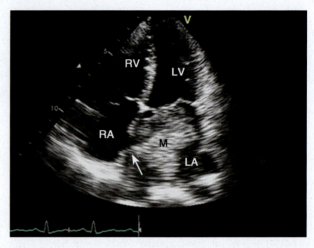

LA：左心房；LV：左心室；M：黏液瘤；RA：右心房；RV：右心室。

图5-84 左心房黏液瘤心尖四腔心切面
左心房内团块样回声，通过一蒂样结构（箭头所示）与房间隔中部相连。

2. M型超声心动图

（1）心底波群：在心底波群中，可见增大的左心房中有一光团反射，收缩期出现或变大，舒张期消失或变小。

（2）二尖瓣波群：心脏舒张期，当肿瘤脱入二尖瓣口，在二尖瓣前叶之后或前后叶之间出现团块状反射，但二尖瓣正常，无增厚表现（图5-85）。

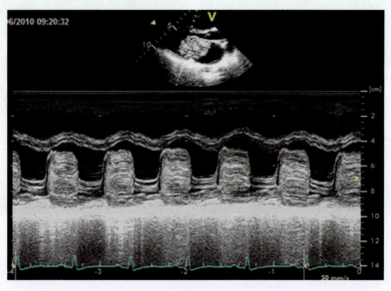

图5-85 左心房黏液瘤M型二尖瓣波群
舒张期，二尖瓣前后叶之间可见团块状反射，但二尖瓣结构正常，无增厚表现。

3. 多普勒超声心动图

（1）彩色多普勒：当舒张期左心房黏液瘤移向二尖瓣口时，由于左心室流入道被黏液瘤所占据，血流通过左心室流入道则受到明显的阻碍，彩色多普勒在心尖四腔、二腔切面显示瘤体与二尖瓣前后叶间狭窄的间隙处出现明亮的红色血流束。该血流束起自二尖瓣环，止于二尖瓣瓣尖部，持续至二尖瓣关闭。部分左心房黏液瘤在收缩期影响二尖瓣关闭时,于二尖瓣口左心房侧可见收缩期反流血流信号。

（2）频谱多普勒:频谱多普勒主要用于观察黏液瘤在舒张期造成二尖瓣口梗阻以及收缩期造成二尖瓣关闭不全所引起的血流动力学改变。脉冲多普勒探测时,取样容积置于二尖瓣口,可记录到舒张期正向、充填的频谱信号,频谱形态与二尖瓣狭窄的形态相似,为双峰,峰值流速加快,E 峰后下降斜率减慢;当取样容积由二尖瓣口左心房侧移向左室侧时,可见舒张期正向血流频谱逐渐变为双向血流频谱;如伴有二尖瓣关闭不全时,将取样容积置于二尖瓣口左心房侧,可记录到收缩期负向充填的湍流频谱。

4. 三维超声心动图　三维超声心动图能够显示黏液瘤的立体图像,从而更为准确地观察黏液瘤的形态、大小、附着部位和活动度。实时三维超声还可立体地显示黏液瘤与周围组织结构的关系,准确地判断肿瘤导致的血流动力学改变。

5. 超声造影　静脉注射超声造影剂时,显影早期可见占位性病变的充盈缺损区。黏液瘤为良性间质性肿瘤,内部仅有稀疏的血管,因此显影后期可见其内有少量的造影剂充盈。

【鉴别诊断】

1. 左心房血栓　左心房血栓多发生在二尖瓣狭窄病变的基础上,活动性血栓与左心房黏液瘤较难鉴别。前者漂浮于左心房内,在血流的冲击下亦可在左心房内作往返运动,但是由于血栓与左心房之间无任何连接,其活动幅度较大,且无固定的轨迹;另外,左心房血栓呈圆形或类圆形,形态较为固定,回声较强。超声造影有助于二者的鉴别:血栓表现为典型的心腔内充盈缺损,其内无造影剂充填因而无增强;黏液瘤在超声造影时有稀疏的造影剂充填,表现为低增强。

2. 二尖瓣赘生物与乳头状瘤　二尖瓣赘生物及乳头状瘤与二尖瓣上的黏液瘤的鉴别较为困难,病史与临床表现可有一定的价值。赘生物为二尖瓣瓣叶上大小不等、回声不均的团块,与二尖瓣附着紧密,本身活动度较小,随二尖瓣启闭上下移动;发生于二尖瓣的乳头状瘤,其与瓣叶的附着面较宽;而二尖瓣上的黏液瘤仅有一短小的蒂与瓣叶相连,结构疏松,回声较低且均匀,其瘤体本身具有一定的活动度。

3. 其他心内的带蒂肿瘤　与其他带蒂的心内良性肿瘤的鉴别较为困难,通常在肿瘤的内部回声密度以及轮廓光滑程度上存在差别。

【临床价值】

超声心动图能够快速、准确地显示心脏内占位性病变的位置、形态、大小、数目、活动度以及与周围组织的关系,已成为当前诊断心脏肿瘤的首选检查方法。但是,超声声像图难以判定心脏肿瘤的病理学性质,常见的左心房黏液瘤主要是根据其他特点并结合临床特征进行诊断。

二、心内血栓和赘生物

（一）心内血栓

心内血栓(thrombus)形成是严重威胁患者生命安全的心脏疾病,血栓脱落常可引起体/肺循环栓塞,导致严重的临床后果。因此,早期诊断、及时治疗心内血栓,对于防止血栓脱落、预防栓塞甚为重要。心腔内血栓最常见的为左心房内血栓,常并发于二尖瓣疾病与心房纤颤;心室内血栓多为急性心肌梗死或梗死后室壁瘤的并发症。本部分主要介绍左心房与左心室血栓的超声诊断。

【病理】

心腔内血栓形成与心腔内血流缓慢、血液淤滞有关。左心房血栓多并发于风湿性心脏病二尖瓣狭窄和心房纤颤的患者,此类患者由于房室舒缩不协调,出现左心房血液排空延缓、血液淤滞,使得血液凝集于左心房壁上形成血栓。血栓可为单个,亦可为多个,血栓脱落可引起体循环栓塞。左心室血栓常并发于室壁运动异常的患者,如急性心肌梗死、室壁瘤与扩张型心肌病等,其中多发生于心肌梗死患者,由于局部室壁运动异常,血流缓慢,使得血液在该部位凝集,形成血栓,一旦血栓脱落,亦可引起体循环栓塞。

【临床表现】

左心房或左心室内血栓形成本身可无临床症状,患者主要出现原发病变如二尖瓣狭窄或急性心肌梗死、扩张型心肌病的临床表现。一旦血栓脱落,根据病变引起栓塞部位的不同而出现相应的临床表现。

【超声检查】

超声检查左心房、左心室血栓时,要注意调节仪器灵敏度及聚焦的部位,作多切面扫查并重复检查,以避免遗漏回声较弱且部位不同的血栓。

1. **左心房血栓**　检查左心房血栓常用左心室长轴切面、四腔心切面、心底短轴切面,检查左心耳血栓应在主动脉根部短轴切面上,上下摆动探头扫查左心耳结构。检查过程中,注意观察房室大小、左心房内有无异常回声以及异常回声的大小、部位及活动度等。彩色多普勒重点观察左心房内有无血流充盈缺损以及二尖瓣狭窄或其他心脏疾患所致的血流动力学改变。如果常规经胸超声心动图检查不能完整显示左心房、左心耳结构,可采用经食管超声检查,从不同的深度,多角度全面扫查左心房及左心耳,明确血栓的部位、大小、形态、数目及活动度。

(1) 二维超声心动图:多切面扫查,左心房内可见椭圆形或者不规则形团块样回声,可单发,亦可多发。多数左心房血栓附着于二尖瓣环以上左心房后壁或左心房侧壁上,血栓基底部较宽,游离面较大、无蒂,随心动周期无显著位移(图5-86)。

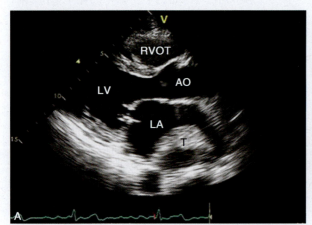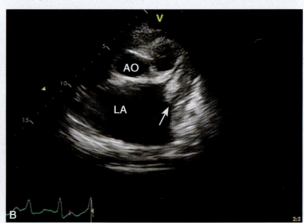

AO:主动脉;LA:左心房;LV:左心室;RVOT:右室流出道;T:血栓。

图5-86　风湿性心脏病二尖瓣狭窄合并左心房血栓形成

A.胸骨旁左心室长轴切面,左心房后壁可见椭圆形光团附着;B.胸骨旁心底短轴切面,扩大的左心耳内可见一团块样回声(箭头所示),为左心耳血栓。

较小的左心房血栓脱落后可经过二尖瓣口进入左心室,再到达周围动脉而导致体循环栓塞。而较大的血栓脱落后,如果直径较大不能通过二尖瓣口,则游离漂浮于左心房内形成往返运动的活动性血栓,在左心房内活动范围大,无固定的运动轨迹,收缩期位于左心房腔内,远离二尖瓣口,舒张期如移向二尖瓣口,可进一步加重二尖瓣狭窄。

(2) 经食管超声心动图:当左心房明显扩大时,经胸超声心动图心底短轴切面可观察到左心耳血栓形成,表现为心耳内回声增强的光团,呈楔形或椭圆形。然而,由于肺气的遮挡或声窗的限制,经胸超声心动图有时难以清晰地显示左心房及左心耳内结构,经食管超声心动图则能探测到经胸超声心动图未能显示的左心房血栓,尤其是左心耳血栓(图5-87,视频5-37)。

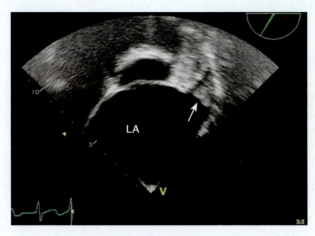

LA:左心房。

图5-87　左心耳血栓经食管超声心动图
风湿性心脏病二尖瓣狭窄患者,左心耳内可见一团块样回声(箭头所示),为左心耳血栓。

视频5-37　左心耳血栓经食管超声心动图
心房纤颤患者,经食管超声心动图示左心耳内团块样低回声,为左心耳血栓。

(3)彩色多普勒:左心房血栓本身不会引起显著的血流动力学改变,彩色多普勒主要表现为左心房内血流充盈缺损以及二尖瓣狭窄或其他心脏疾病所导致的血流动力学改变,如舒张期二尖瓣口五彩镶嵌的花色血流等。

2. 左心室血栓　左心室血栓多发生于室壁运动异常的部位,常见于心尖部,室壁瘤是血栓的好发部位。除常规的多切面扫查外,应当重点观察左心室心尖切面,对于左心室心尖部血栓,注意调节近场聚焦,以清晰地显示心尖部组织结构。对胸壁肥厚、肺气肿但又高度怀疑左心室血栓的患者,如果经胸超声心动图难以清楚地显示左心室结构,可采用经食管超声心动图或心腔造影超声心动图显示左心室及附壁血栓。

(1)二维超声心动图:左心室血栓多位于心肌梗死室壁运动异常的部位,多在心尖部,亦可发生于左心室下壁,其室壁多无运动或呈矛盾运动,室壁瘤患者血栓多位于向外膨出的室壁瘤内。

左心室血栓表现为左心室腔内不均匀的团块样回声,机化血栓回声较强,新鲜血栓回声则较弱;附壁血栓基底面较广,附着于左心室壁,形态不规则,多成扁平形,与室壁的附着面较广,血栓表面与室壁平行(图5-88);部分血栓呈半圆形突出于左心室腔内,表面呈絮状,此种血栓容易脱落,导致体循环栓塞(视频5-38)。

(2)经食管超声心动图:对于胸壁肥厚、肺气肿的患者扫查左心室血栓时,经胸超声心动图往往难以清晰显示左心室腔。采用经食管超声心动图可较为清晰地显示左心室及其附壁血栓。但是,对于急性心肌梗死患者进行经食管超声检查应该慎重,经胸超声心动图能够明确诊断左心室血栓时,则不宜行经食管超声检查。

(3)左心室心腔造影:由于心尖部透声条件较差,该部位的附壁血栓很容易被漏诊或难以确诊。此时,经外周静脉注射左心声学造影剂,利用造影剂进行左心室的超声显影能够清晰地显示心尖部及腔内结构,简单而准确地诊断左心室附壁血栓。左心室内附壁血栓表现为左心室腔内造影剂充盈缺损,与正常显影的心肌组织相比较,血栓内几乎无造影剂充填。

(4)彩色多普勒:彩色多普勒检查时,左心室腔内血栓形成处可见血流充盈缺损。

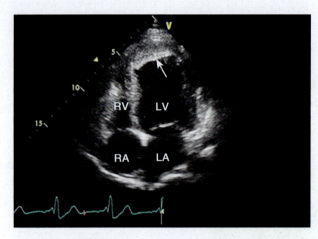

LA：左心房；LV：左心室；RA：右心房；RV：右心室。

图 5-88　左心室心尖部血栓

心肌梗死患者，心尖四腔切面示左心室心尖部室壁变薄，心尖部可见附壁血栓形成（箭头所示）。

视频0538

视频 5-38　左心室心尖部血栓

心肌梗死患者，心尖左心长轴切面示左心室心尖部室壁变薄且运动减低，心尖部可见团块样回声，突出于左心室腔内，为附壁血栓。

【鉴别诊断】

1. 左心房血栓的鉴别诊断

（1）左心房黏液瘤：左心房内血栓主要与左心房黏液瘤鉴别，鉴别要点见表 5-11：

表 5-11　左心房血栓与左心房黏液瘤的鉴别要点

鉴别点	左心房血栓	左心房黏液瘤
部位	左心房后侧壁及左心耳	左心房内
形态	椭圆形、不规则形，形态不变	圆形或椭圆形，形态可变
活动度	心脏收缩时不活动	随心脏的舒缩往返于二尖瓣口
附着	附着面较大、游离面小，无蒂	附着面小、游离面大，有蒂
超声造影	无造影剂充填，呈无增强	有稀疏造影剂充填，呈低增强

（2）左心房云雾影：扫查左心房血栓时还应与左心房内浓密的云雾影像鉴别，尤其与新近的血栓相鉴别。云雾影又称为自发性对比回声，具有形态不固定的特点。

2. 左心室血栓的鉴别诊断

（1）左心室肿瘤：左心室血栓往往继发于心肌梗死等存在室壁运动异常的疾病，多发生于室壁运动异常的部位，常见于心尖部；而左心室肿瘤多无心脏病变的基础，发生部位不定。左心室心肌造影超声心动图有助于二者的鉴别诊断，左心室血栓表现为左心室腔内局部充盈缺损，血栓内部无造影剂充填，多数左心室肿瘤亦表现为左心室腔内局部充盈缺损，但多数实质性肿瘤内部可见不同程度的造影剂充填。

（2）左心室内乳头肌：根据乳头肌与二尖瓣腱索相连的特点，可与左心室内血栓相鉴别。

（3）异位肌束：又称为假腱索，为横跨于左心室腔内的纤维结构，表现为左心室腔内乳头肌与室间隔之间、游离壁与游离壁之间或游离壁与室间隔之间的回声较强的带状回声，可单个，亦可多个；左心室心腔造影有助于鉴别，表现为左心室腔均匀显影，而无充盈缺损。

（二）心内赘生物

心内赘生物（vegetation）通常是指感染性心内膜炎病变中在心脏瓣膜上形成的大小不等的突出

物。该病变常发生于原有心血管基础病变的患者,如二尖瓣脱垂、室间隔缺损等。随着心血管系统有创性检查、介入治疗以及心脏手术的广泛开展,如人工瓣膜置换术、心脏起搏器置入等,该病变的发病率有所上升。

超声心动图不仅能够观察赘生物的形态、大小、部位及活动度,还能够发现其原有的基础心脏病变,检测并发症及血流动力学改变,有助于病变的早期诊断和治疗。

【病理】

心内赘生物是由于细菌、真菌和其他病原微生物入血繁殖,并在心瓣膜、心内膜或大动脉内膜上侵蚀生长,与血小板、白细胞、红细胞和纤维蛋白及坏死组织形成大小不等的团块样突出物。常见的发生部位多在二尖瓣左房面、二尖瓣腱索、主动脉瓣左心室面、右心室心内膜和肺动脉内膜,与心脏的基础性病变导致心内膜损伤有关。心内赘生物形态多变,可呈孤立无蒂的团块黏附在瓣膜上,或呈钟摆样易碎团块,甚至呈条带状。赘生物容易脱落并造成栓塞,栓塞部位以脾、肾和脑血管最为常见,三尖瓣赘生物脱落易导致肺动脉栓塞。

【临床表现】

除了原有的心脏瓣膜病或先天性心脏病的症状和体征,感染性心内膜炎患者主要表现为持续性发热,原有心脏杂音的性质与强度发生改变或出现新的杂音,皮肤黏膜瘀点,血培养阳性以及栓塞症状等。

【超声检查】

超声心动图检查首先查明原有的基础心脏病变。在此基础上,采用多切面扫查于左心室长轴、短轴以及心尖切面上重点观察瓣叶形态及活动状态,观察赘生物附着的位置、大小及形态、活动度和数目,有无瓣周脓肿、瓣叶穿孔、腱索断裂和连枷样运动等并发症。多普勒血流显像确定瓣膜有无反流以及瓣周病变所导致的分流。

1. 二维超声心动图

(1) 赘生物:二维超声能够直接显示赘生物的形态、大小和活动度。①大小不等:小至 2~3mm,大致 10~20mm 以上;②形态不一:可呈团块状、绒毛絮状、息肉状、条带状或不规则形;③回声强度不等:新鲜的赘生物松散、回声较弱;陈旧的或有钙化的赘生物回声增强;④活动度:有蒂与瓣膜相连者,可随着瓣膜呈连枷样运动,已发生钙化的赘生物活动度明显减低,甚至消失;⑤变化较快:经有效抗感染治疗,赘生物逐渐缩小,病变局部回声增强;赘生物如突然消失,多提示其脱落;赘生物如增加、增大,则提示病变进展(图 5-89,视频 5-39)。

(2) 瓣膜穿孔、腱索断裂及连枷样运动:瓣膜穿孔时瓣体上可见裂孔,并发瓣膜撕裂时破损的瓣叶呈连枷样运动,并发腱索受损断裂可出现瓣叶脱垂。

(3) 心脏容量负荷过重:受累瓣膜所在的心腔扩大,常伴有心功能减退表现。

2. M 型超声心动图　二尖瓣赘生物于二尖瓣波群表现为二尖瓣叶活动曲线增粗,出现不规则多重回声,但仍为单峰曲线,较大的赘生物可影响瓣叶关闭,导致 CD 段曲线分离。主动脉瓣赘生物于 M 型主动脉波群可见舒张期主动脉瓣关闭时出现不规则条带样赘生物回声,取样线移至二尖瓣水平,在左室流出道内亦可见不规则条带样赘生物回声。

3. 多普勒超声心动图　彩色多普勒可显示源于病变瓣膜瓣口的五彩镶嵌反流束,色彩紊乱,流程较短,多为偏心性反流束。合并瓣膜穿孔时,反流束起源于瓣叶穿孔部位,其形态、方向与经瓣叶对合缘的反流束不同,常呈多束反流。频谱多普勒可测定反流的速度,估测反流量。

4. 经食管超声心动图　对于经胸超声心动图检查困难的患者,或因人工瓣膜强回声导致成像质

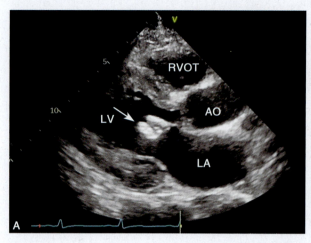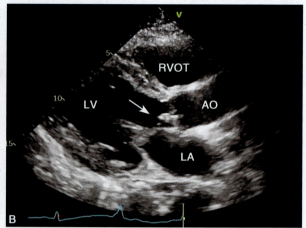

AO：主动脉；LA：左心房；LV：左心室；RVOT：右心室流出道。

图 5-89　感染性心内膜炎合并二尖瓣、主动脉瓣赘生物

A.二尖瓣赘生物，左心室长轴切面见二尖瓣前叶心房侧团块状赘生物(箭头所示)；B.主动脉瓣赘生物，左心室长轴切面二维超声见主动脉瓣无冠瓣心室侧条状赘生物(箭头所示)。

视频0539

视频 5-39　主动脉瓣赘生物

心尖左心长轴切面示主动脉瓣无冠瓣心室侧条带样低回声，为赘生物。

量不佳、瓣膜观察困难的患者，经食管超声心动图因其分辨力高，可避开胸骨、肺气的干扰，能够清楚地显示微小赘生物或人工瓣膜赘生物，其敏感性和特异性均明显高于经胸超声心动图。

【鉴别诊断】

1. 心房肿瘤　大的赘生物与小的瓣膜黏液瘤、纤维弹性组织瘤不易鉴别，除了注意观察肿物本身的特征，还需结合病史、临床表现以及随访观察病情的演变加以鉴别。

2. 风湿性心瓣膜病　风湿性心瓣膜病患者也可出现发热、瓣膜增厚、脱垂、腱索断裂等类似感染性心内膜炎的临床及超声表现，但风湿性心瓣膜病主要表现为瓣叶增厚，瓣膜上的小结节样结构主要位于瓣膜关闭时，与瓣膜附着部位较宽，且无活动性；而感染性心内膜炎赘生物活动度大，基底部较窄。

3. 瓣膜退行性变　瓣膜的钙化团块与瓣环钙化有时难以与陈旧性赘生物相鉴别，可结合年龄、病史、临床表现进行鉴别。

【临床价值】

超声心动图目前已成为诊断心内血栓与感染性心内膜炎赘生物的重要检查方法，不仅能够提供血栓与赘生物的形态、大小、附着部位、活动性以及并发症等诊断信息，还可以通过监测其大小、形态的变化为临床提供治疗决策。

(邓又斌)

第八节　主动脉疾病

一、主动脉窦瘤破裂

主动脉窦瘤(aortic sinus aneurysm)主要是由于先天胚胎发育不良所导致的主动脉窦壁缺少中层弹性纤维和平滑肌，在主动脉高压血流的长期作用下，窦壁逐渐变薄并向邻近的低压心腔膨出而形成窦瘤和破裂。主动脉窦瘤的发病率为先天性心脏病的 1.2%～1.8%，男女之比为(2～3)∶1，国内发病率高于国外,中年人多见,多数患者合并有室间隔缺损。少数后天性原因包括感染性心内膜炎、梅毒和动脉硬化等。

【病理】

由于主动脉中层缺少弹性纤维和平滑肌而导致主动脉壁变薄和缺少弹力,但在成年人之前较少形成窦瘤。随着年龄的增长,主动脉内压力逐渐升高,长期的高压血流作用和/或室水平高速左向右分流的吸引作用,窦壁的最薄处向邻近的低压心腔膨出,较大的窦瘤可形成局部占位和血流梗阻。当窦壁膨出到达极限时,主动脉内的压力突然升高将导致窦瘤局部破裂,形成主动脉-心腔瘘。

主动脉窦瘤的破裂多发生在右冠窦,占75%以上,其次是无冠窦,约占15%,极少发生在左冠窦。右冠窦瘤多数破入右心室,少数破入右心房,而无冠窦多数破入右心房,少数破入右心室。主动脉窦瘤破裂(rupture of aortic sinus aneurysm)可导致主动脉至右心系统的左向右分流,引起右心室和左心室的容量负荷增加,少量的分流仅有轻微的临床表现,大量的分流可引起明显的临床症状,甚至心力衰竭,长期的右心压力将导致肺动脉压力升高。

【临床表现】

未破裂的单纯主动脉窦瘤可以没有任何临床表现,如合并有室间隔缺损等可有相关的临床表现。较大窦瘤的破裂表现有急性的胸痛,常伴有心悸、气短和咳嗽。胸骨旁主动脉听诊区可闻及全心动周期的连续样粗糙杂音,常能触及震颤。当伴有明显主动脉瓣反流时,可探及主动脉瓣舒张期杂音。偶可见房室传导阻滞、心肌缺血及心绞痛或心肌梗死。

【超声检查】

1. 二维超声图像

(1) 选择切面:主动脉窦瘤的探测切面包括胸骨旁左心室长轴切面、主动脉根部短轴切面和胸骨旁四腔切面等。当经胸切面不清楚时,可选择经食管超声心动图的主动脉长、短轴切面。

(2) 主要超声表现

1) 未破裂的窦瘤:正常主动脉窦壁厚度均匀一致,3个窦略向外轻度膨出,窦部内径大于远段的升主动脉内径。当某一部位的形成窦瘤时,可见局部窦壁变薄,明显向外膨出,形成瘤样或囊袋样结构,小的4~5mm,大的1~2cm,但窦壁连续完整。右冠窦瘤一般突入右心室流出道或右心室腔,主动脉短轴显示在10点至1点之间,一般较大,呈近圆形或椭圆形(图5-90)。较大窦瘤可造成右心室流出梗阻,如伴有室间隔缺损,窦瘤可嵌顿于缺损口的右心室面。无冠窦瘤一般突入右心房内,主动脉短轴显示在9点至8点之间,一般较小,呈近圆形或锥形。

2) 破裂的窦瘤:破裂的窦瘤可大可小,破口可单发或多发,大小不同,表现为瘤壁的局部回声中断,少数可见摆动的膜样回声或细长囊袋样结构。窦瘤破裂的患者常伴有心室的容量负荷,其程度取决于分流量的大小,如破入右心房或右心室,表现为以右心为主的全心扩大(图5-91)。

3) 合并其他畸形:邻近主动脉瓣的室间隔缺损是最常见的伴随畸形,其他还包括主动脉瓣畸形和主动脉瓣脱垂等。

2. 多普勒超声

(1) 频谱多普勒:当伴有主动脉窦瘤破裂时,频谱多普勒可探及破口处的全心动周期的血流从主动脉进入邻近的心腔,频谱特征为收缩期和舒张期速度均较高,一般在3~5m/s,以舒张期为主,轮廓不清晰,峰顶呈不规则毛刺样,伴有连续样的粗糙音频(图5-92)。

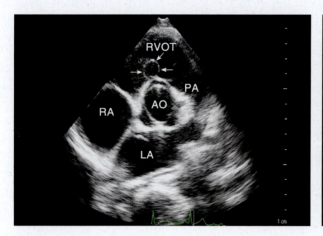

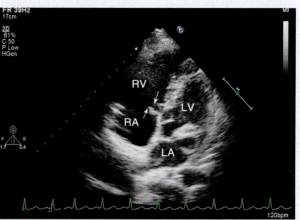

AO：主动脉；LA：左心房；PA：肺动脉；RA：右心房；　　　　LA：左心房；LV：左心室；RA：右心房；RV：右心室。
RVOT：右心室流出道。

图 5-90　主动脉短轴切面　　　　　　　　　　　　图 5-91　胸骨旁四腔心切面

显示在 11 点至 12 点之间，右冠窦瘤突入右心室流　　瘤壁的局部回声中断（箭头所示），破入右心室，
出道，呈近圆形或椭圆形（箭头所示）。　　　　　右心室扩大。

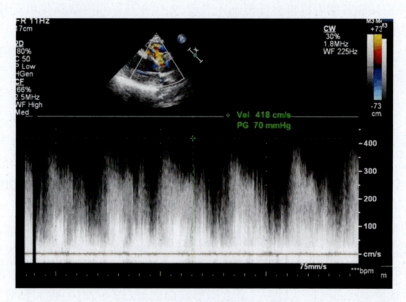

图 5-92　主动脉窦瘤破裂口频谱

多普勒探及破口处的全心动周期的血流从主动脉进入邻近的心腔。

（2）彩色多普勒血流显像：可直接显示主动脉窦瘤破裂处血流从瘤体内进入心腔，由于速度较快，表现为较亮的多色镶嵌样彩色血流，破口处分流束宽度与破裂口的宽度相近（图 5-93）。当窦瘤较大并嵌顿于室间隔缺损口时，易掩盖缺损的室水平分流，造成漏诊。当伴有主动脉瓣关闭不全时，可探及瓣下反流。

3. 经食管心脏超声检查　经食管二维或三维超声心动图能更清晰地显示主动脉窦瘤的部位、大小、有无破裂及分流情况等，尤其是经胸检查较困难的较小窦瘤或较难判定的破裂和分流。

【鉴别诊断】

较大的主动脉窦瘤诊断并不困难，若窦瘤较小且患者的透声条件不好，需行多切面仔细观察或行

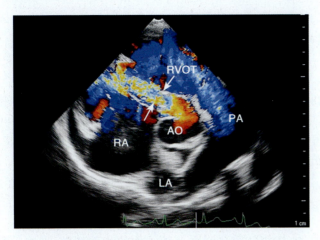

AO：主动脉；LA：左心房；PA：肺动脉；RA：右心房；
RVOT：右心室流出道。

图 5-93　大动脉短轴切面彩色血流

显示主动脉窦瘤破裂处血流从瘤体内进入心腔，表现为较亮的多色镶嵌样彩色血流（箭头所示）。

经食管心脏超声检查。窦瘤较大并嵌顿于室间隔缺损口时，易造成漏诊，是鉴别的难点。有时还需与冠状动脉-右心室或右心房瘘和中老年人动脉硬化所致的主动脉冠窦弥漫性扩张相鉴别。冠状动脉-右心室或右心房瘘，超声显示主动脉窦与右心室或右心房相通的较粗大管道回声，内部有血流信号，血流方向朝向右心室或右心房，为高速血流信号。而动脉硬化性主动脉窦扩张多为老年人，可伴有高血压病史，主动脉窦管壁增厚，回声增强，内壁不光滑，常伴有主动脉瓣退行性改变。

【临床价值】

超声心动图是临床诊断主动脉窦瘤的首选方法，能准确显示窦瘤的部位、大小、有无破裂及其与周围心脏结构的关系等，在诊断和鉴别诊断方面具有优势。

二、主动脉夹层动脉瘤

主动脉夹层动脉瘤（dissecting aortic aneurysm）是指主动脉壁中层血肿和内膜剥脱伴撕裂，以动脉夹层样改变为特征的特殊动脉瘤，具有高度危害性。其发病率为 0.005‰～0.02‰，男女之比约为 2∶1，可发生于任何年龄段，50 岁以上多见。

【病理】

高血压是最常见的病因，主动脉内膜和中层的病变导致主动脉壁胶原及弹性组织退化、断裂、囊性变，或中层营养血管破裂形成壁内血肿的病变均可导致主动脉内膜撕裂，血液从破裂处进入主动脉中层，沿血管走行方向分离内中膜而形成夹层。其他的病因有马方心血管病变、动脉粥样硬化、梅毒性主动脉炎、主动脉脓肿和创伤等。

内膜剥脱和撕裂的部位可发生于主动脉全程各部，严重者可延至颈动脉、肾动脉及髂股动脉等。相对而言，升主动脉更易受累，其次是主动脉弓及降主动脉。大多数主动脉夹层发生于主动脉瓣上 5cm 处的升主动脉和左锁骨下动脉处的降主动脉起始部。

1955 年，DeBakey 根据内膜撕裂的部位及夹层累及的范围，可将主动脉夹层分为以下 3 型（图 5-94）：

（1）DeBakey Ⅰ 型：破口位于升主动脉或主动脉弓部，内膜撕裂累及升主动脉、主动脉弓和降主动脉全程，部分患者可延至髂动脉或颈动脉等远位。

（2）DeBakey Ⅱ 型：破口位于升主动脉，但局限于升主动脉，少数累及部分主动脉弓。

（3）DeBakey Ⅲ 型：破口位于左锁骨下动脉远端，累及胸主动脉（DeBakey Ⅲa 型）或腹主动脉（DeBakey Ⅲb 型）。

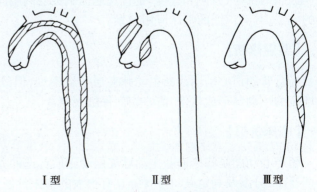

Ⅰ 型　　Ⅱ 型　　Ⅲ 型

图 5-94　主动脉夹层 DeBakey 分型方法

另外一种常用的分型方法是 Stanford 分型,内膜撕裂累及升主动脉,无论范围如何,统称为 Stanford A 型;内膜撕裂仅累及降主动脉,称为 Stanford B 型。

【临床表现】

剧烈而持续样前胸和后背疼痛是急性主动脉夹层的最主要症状,伴瘤体破裂者可导致休克和猝死,是最凶险性急诊疾病之一;而慢性主动脉夹层的患者疼痛可能不明显或不剧烈,一小部分患者可表现为游走性疼痛,多数患者伴有长期高血压病史。伴有局部压迫时可出现咳嗽和吞咽困难等症状,伴有明显主动脉瓣反流时,可探及主动脉瓣舒张期杂音。

【超声检查】

1. 二维超声图像

(1)选择切面:根据夹层发生的部位和范围,选择能够探测到主动脉结构的相关切面,如胸骨旁左室长轴切面、主动脉根部短轴切面、胸骨上窝主动脉弓长轴和短轴切面等,DeBakey I 型和 III 型时还需要显示胸主动脉和降主动脉的长轴和短轴切面,并做连续扫查。当经胸切面不清楚时,可选择经食管超声心动图的主动脉长、短轴切面。

(2)主要超声表现

1)多个切面均可显示主动脉增宽,其内膜撕裂,呈线状或条索状回声,心动周期过程中有明显的摆动。撕裂的内膜厚度不一,如伴有明显的动脉硬化,内膜一般较厚,表面不光滑,而马方夹层时内膜一般较薄,较光滑。

2)短轴和长轴显示撕裂的内膜将主动脉分为真腔和假腔,常见的是真腔面积小于假腔面积,真腔和假腔面积随心动周期有明显的变化,收缩期撕裂的内膜向假腔运动,假腔面积减小,真腔面积增大;舒张期撕裂的内膜向真腔运动,假腔面积增大,真腔面积减小。

3)经食管超声心动图检查可观察到入口及出口,部分经胸检查也可显示,内膜回声连续中断,断端呈飘带样运动(图 5-95)。

4)部分患者的假腔内可有不同程度的血栓形成,或由于血流淤滞而出现云雾样的自主回声反射,伴有血栓的假腔形态多不规则。

2. 多普勒超声

(1)频谱多普勒:真腔内血流速度较高,假腔内血流速度较低,脉冲波取样容积设置于破口处时可探及收缩期血流从真腔进入假腔,速度较高,舒张期血流从假腔进入真腔,速度较低。

(2)彩色多普勒血流显像:可直接显示真腔内、假腔内和破口处血流,一般真腔的血流速度相对较快,颜色较亮,假腔的血流速度缓慢,颜色较暗。收缩期血流从真腔流入假腔,舒张期从假腔流入真腔,部分患者可有多个破口处的血流沟通。当伴有主动脉瓣关闭不全时,可探及瓣下反流(图 5-96)。

3. 三维超声　实时三维超声心动图,尤其是经食管三维超声心动图能从不同的方向和角度观察内膜撕裂的部位、方向和程度,更直观地显示夹层的空间结构,为诊断主动脉夹层提供了更为客观、准确的方法,具有广泛的临床应用前景。

【鉴别诊断】

经食管超声心动图诊断主动脉夹层一般不难,但经胸超声检查时,常由于患者的透声条件不好,在增宽的主动脉形成伪像,需多切面仔细观察。

【临床价值】

超声心动图是临床诊断主动脉夹层动脉瘤首选的方法,能很清晰地显示动脉结构和内膜撕裂,对早期诊断、分型及判定破口位置等具有很大的临床价值。但少数患者经胸超声图像质量较差,显示撕裂的内膜有困难,此时应选择经食管超声心动图检查。

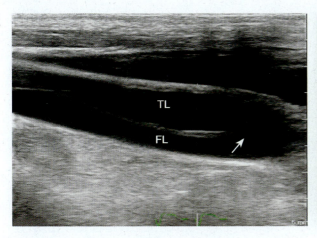

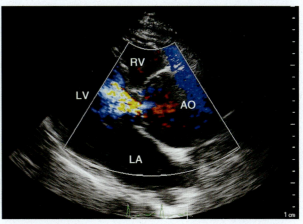

FL：假腔；TL：真腔。　　　　　　　　　　　　　　AO：主动脉；LA：左心房；LV：左心室；RV：右心室。

图 5-95　主动脉夹层超声表现　　　　　　　　　　　　　**图 5-96　主动脉瓣口血流**

动脉内膜回声中断（箭头所示），断端呈飘带样运动。　　　　主动脉瓣关闭不全，CDFI 探及瓣下反流。

三、马方综合征

马方综合征（Marfan syndrome）是一种常染色体显性遗传性疾病，全身多系统受累，包括骨骼、心血管和眼。心血管改变主要累及主动脉根部和主动脉瓣，表现为主动脉根部瘤样扩张和主动脉瓣关闭不全。

【病理】

由于根部主动脉壁中层病变，弹性纤维和平滑肌明显减少或消失，动脉壁变薄和弹性强度减低，在长期的高压血流作用下导致主动脉根部弥漫性瘤样膨出，且随着年龄的增长逐渐加重。主动脉瓣可发生变性、变薄或瓣叶畸形，瓣环常过度扩张，导致主动脉瓣闭合不良或脱垂，伴有不同程度的反流。少数患者二尖瓣亦同时受累，表现为二尖瓣脱垂和反流。当伴有动脉内膜的撕裂时，将引起主动脉夹层动脉瘤，甚至破裂。

【临床表现】

骨骼特征明显，包括身材修长、四肢过长、手指和脚趾细长，同时可有脊柱或胸廓的异常。大多数患者可有眼的异常改变，包括晶状体半脱位、虹膜震颤和继发性青光眼等。

早期可无心血管表现，当伴有明显主动脉瓣反流和二尖瓣反流时，可探及主动脉瓣舒张期杂音和二尖瓣收缩期杂音。反流量较大时导致左心室和左心房扩大，长期的左心室负荷过重可导致心力衰竭。当伴有主动脉夹层动脉瘤，可出现心前区疼痛，破裂时可引起猝死。

【超声检查】

1. 二维超声图像

（1）选择切面：探测切面包括胸骨旁左心室长轴切面、主动脉根部短轴切面和心尖四腔、五腔切面等，当经胸切面不清楚时，可选择经食管超声心动图的主动脉长、短轴切面。

（2）主要超声表现

1）长轴和短轴均可见主动脉根部及窦部管壁变薄，明显向外膨出，与窦瘤的局限性膨出不同，马方主动脉瘤的膨出是弥漫性的整体向外扩张，瘤体一般较大，多数内径超过 4~5cm，少数可达 7~8cm，窦管结合部以远的升主动脉内径逐渐减小至正常。这种位于主动脉根部，底大口小的球形动脉瘤形态是马方主动脉瘤的特征性超声表现（图 5-97）。

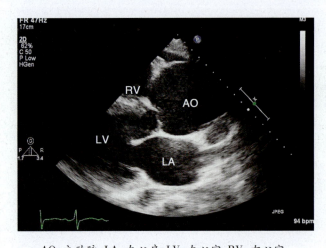

AO:主动脉;LA:左心房;LV:左心室;RV:右心室。

图 5-97　马方综合征左室长轴切面
主动脉根部呈底大口小球形扩张。

2）主动脉瓣口短轴显示主动脉瓣被过度牵拉,收缩期开放明显受限,三瓣叶呈近等边三角形,与各自窦壁之间有明显的距离,瓣口有效面积减小。舒张期三瓣叶对合不良,可见明显对合间隙(图 5-98A,B)。当伴有主动脉瓣脱垂时,可见舒张期瓣叶局部脱入左室流出道内。

部分患者合并有二尖瓣异常改变,二尖瓣叶及腱索冗长,较软,易形变,心动周期中活动幅度较大,收缩期 1 个或 2 个瓣叶的瓣体部分呈弧形脱入左心房,超过瓣环连线,伴或不伴前后叶的对合不良。

3）合并的继发改变,局部内膜撕裂形成伴有真假腔的夹层动脉瘤,与动脉硬化样撕裂的内膜不同,马方夹层动脉瘤的内膜相对较薄,较光滑。当主动脉瓣或二尖瓣的反流量较大时,可显示左心室和左心房不同程度扩大。

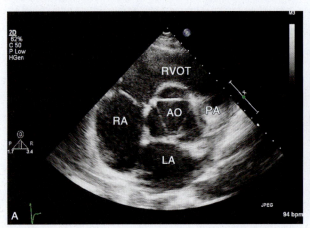 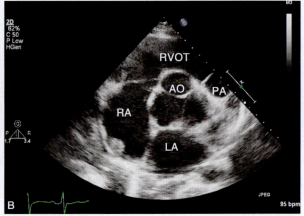

AO:主动脉;LA:左心房;PA:肺动脉;RA:右心房;RVOT:右心室流出道。

图 5-98　大动脉短轴切面
A.收缩期主动脉瓣三瓣叶呈近等边三角形;B.舒张期主动脉瓣三瓣叶对合不良,可见明显对合间隙。

2. 多普勒超声

（1）频谱多普勒:频谱多普勒可探及主动脉瓣和二尖瓣的反流信号及主动脉瓣瓣口狭窄的高速血流信号;此外当并发夹层动脉瘤时,有助于探测内膜破裂处血流和鉴别真假腔。

（2）彩色多普勒血流显像:可直接显示主动脉瓣和二尖瓣反流束的起源、走行和范围,用目测法或面积法快速评估反流程度。当并发夹层动脉瘤时,可直接显示内膜破裂处、真假腔血流及沟通。

3. 经食管心脏超声检查　经胸或经食管三维超声心动图能更清晰、直观地显示夹层主动脉瘤内膜撕裂的部位、大小及真假腔和内膜的动态变化等。

【鉴别诊断】

主要与各种主动脉瘤或动脉硬化所致的主动脉弥漫性扩张相鉴别,马方主动脉瘤有特征性超声表现,有特征性的骨骼、眼异常表现和家族史,因此诊断并不困难。儿童和年轻人的主动脉及瓣膜的异常可能较轻,且无临床症状,需要动态随访检查。

【临床价值】

超声心动图是临床诊断马方综合征主动脉瘤的首选方法,同时在准确评估其程度和并发症(如夹层主动脉瘤,主动脉瓣对合不良、脱垂和反流,二尖瓣脱垂和反流等)方面具有优势。

(高林　任卫东)

第九节　腹部大血管

一、解剖概要

(一) 腹主动脉

腹主动脉在第 12 胸椎体下缘水平,经主动脉裂孔续于胸主动脉。腹主动脉的起始部位于脊柱的中线,在下行的过程中,逐渐移至脊柱的左前方,下方平第 4 腰椎下缘处分为左、右髂总动脉。腹主动脉的长度为 14~15cm,起始部外径约为 2cm,在肾动脉发出点下方约 1.65cm,自此向下口径稍减小,在终端约为 1.59cm。主动脉的管径随着年龄增长而变粗,男性比女性更粗一些。在超声检查中,若主动脉直径>3cm 则属于异常。腹主动脉的主要分支有:

1. **腹腔动脉**　此动脉粗而短,长 1.2~2.5cm,管径 0.8~0.9cm,在相当于第 1 腰椎水平向腹侧发出,然后向左、右分别发出脾动脉和肝总动脉,另有一支胃左动脉比较细小,由腹侧发出,斜向左上方分布于胃。

2. **肠系膜上动脉**　在低于腹腔干的根部约 1.25cm 处由腹侧发出,管径约为 0.77cm,呈锐角(30°角)向下与腹主动脉平行。在此动脉与腹主动脉之间有左肾静脉和十二指肠第三段通过。此动脉与腹主动脉之间的夹角如果变小,可对左肾静脉和十二指肠第三段造成压迫。

3. **肾动脉**　左、右肾动脉在第 1、2 腰椎之间自腹主动脉的两侧水平方向发出,相当于肠系膜上动脉起点之下约 1.5cm 处。左肾动脉较短,它转向后外侧进入肾门;右肾动脉较长,沿脊柱向右绕过下腔静脉后方进入右肾门。右肾动脉起点比左肾动脉较低,双侧肾动脉的平均管径为 0.77cm。

4. **肠系膜下动脉**　起源于腹主动脉分叉处上方 3~4cm 的前壁,外径 0.3~0.6cm。约在第 3 腰椎水平,一般在十二指肠第三段下缘处,由腹主动脉前壁发出,沿腹膜后方朝左下方行走。

(二) 下腔静脉

下腔静脉在第 4、5 腰椎平面,由左、右髂总静脉汇合而成,长约 20cm。沿脊柱右前侧及腹主动脉右侧上行。到肾门平面,收集左、右肾静脉,再向上进入肝脏腔静脉沟内,穿过膈的腔静脉孔注入右心房,下腔静脉有以下主要属支:

1. **肝静脉**　有肝左、肝中、肝右静脉 3 支,通常肝右静脉单独汇入下腔静脉,肝左和肝中静脉多数在汇入前先合成短干,然后汇入下腔静脉位于膈肌下方约 1cm 处,该处也称第二肝门。

2. **肾静脉**　左、右肾静脉分别起自左肾和右肾,于第 1 腰椎水平从侧方汇入下腔静脉。双侧肾静脉均位于双侧肾动脉前方,右肾静脉较短,呈水平走行。左肾静脉较长,穿行于腹主动脉和肠系膜上动脉之间。

(三) 门静脉及其分支

1. **门静脉**　由肠系膜上静脉和脾静脉在胰颈后方汇合而成,由此形成门脉主干。门脉在十二指肠上部后方斜向右上,走行在肝十二指肠韧带中,居胆总管和肝动脉之后,至肝门处分成左、右两支进入肝脏。

2. **肠系膜上静脉**　在十二指肠水平部和胰腺钩突腹侧走行,在胰颈部背侧与脾静脉汇合形成门静脉主干,常位于下腔静脉前方略偏左处。

3. **脾静脉**　起自脾门,向右走行于胰尾和胰体的背侧,在胰颈后方与肠系膜上静脉汇合成门静脉。

二、超声检查方法

仪器应用彩色多普勒超声诊断仪,可提供形态学和血流动力学两方面的信息。彩色多普勒血流显像,既可确定血流的空间分布、特征,也可以准确引导频谱多普勒取样容积的定位。一般采用凸阵宽频探头,频率 2~5MHz。

受检者取仰卧位,需空腹,检查腹主动脉时置探头于腹正中线偏左 1~2cm 内纵切面和横切面扫查,观察腹主动脉全程直至左、右髂总动脉分叉处。此外,还可采用冠状切面,右侧卧位通过脾肾声窗,左侧卧位通过肝肾声窗显示腹主动脉。检测下腔静脉时,置探头于腹正中线右侧 2~3cm 内进行纵切面和横切面扫查。观察上自肝静脉左、中、右 3 支汇合处(第二肝门)、在肾门水平(左、右肾静脉),直至髂总静脉分叉处。检测腹腔动脉和肠系膜上动脉时,首先纵切显示腹主动脉长轴,在胰体上缘水平处显示腹腔动脉开口于腹主动脉前壁,在腹腔动脉起点下方约 1cm 处向前壁发出肠系膜上动脉。检查时首先使用二维超声了解血管及其相关器官解剖结构,然后使用彩色多普勒血流显像检查血管长轴切面,显示血流空间分布及异常血流后,再进行频谱多普勒检查。

观察内容:二维图像包括血管外形、走行、管壁厚度、内径、内膜有无增厚、斑块、管腔有无狭窄及闭塞。彩色多普勒血流显像包括血流空间分布及异常血流的出现部位。频谱多普勒检测血流频谱曲线及血流参数。

三、正常声像图及多普勒血流频谱曲线

腹主动脉二维超声图像:纵切面在脊柱偏左侧、肝左叶后方可见一条管状无回声结构,管壁光滑而规则,随心脏节律一致跳动。上段腹主动脉近膈肌处所处位置最深,其内径也最大,随腹主动脉逐渐下降,其位置也沿着脊柱前方逐渐变为表浅,并向腹壁接近,内径也逐渐减小。横切面显示可见在脊柱强弧形回声前方,正中线偏左侧,呈现圆形无回声区。有些老年人由于腹主动脉明显硬化、扭曲,在一个纵切面上难以获得血管全貌图像,必须通过不同方向进行分段显示。在横切面上,会因切到扭曲的血管而误认为截面积显著增大进而误诊为腹主动脉瘤。正常成人腹主动脉近段(近膈肌处)内径为 1.5~2.8cm,中段(胰腺水平)为 1.1~2.5cm,远段(在近分叉处)常小于 2cm。

(一)腹主动脉的主要分支二维超声图像

1. **腹腔动脉**　在正中线左侧约 1cm 处纵切,腹腔动脉开口于腹主动脉前壁,呈粗短杆状突起,管状暗区顶部不封闭,腹腔动脉恰位于肝尾状叶下方,肠系膜上动脉和胰腺的上方。通常,腹腔动脉与腹主动脉垂直或与腹主动脉形成向头侧的夹角,腹腔动脉的分支呈"T"征("海鸥征"),左侧"翅膀"是脾动脉,右侧"翅膀"是肝总动脉。由于肠系膜上动脉近侧段没有分支,所以这个"T"字结构能够鉴别出腹腔动脉和肠系膜上动脉。

2. **肠系膜上动脉**　纵切面二维超声图像上,显示在腹腔动脉起点下方 1~2cm 处,起自腹主动脉前壁,肠系膜上动脉与腹主动脉前壁成锐角(约 30°),向足侧行进时,二维超声图像上可观察到其位置在胰腺及脾静脉后方,位于左肾静脉前面,往下经胰腺钩突及十二指肠第三段前面,进入肠系膜,正常内径为(0.6±0.09)cm。该动脉是寻找胰腺、肾静脉及肾动脉的重要标记。正常左肾静脉在肠系膜上动脉后方走行汇合于下腔静脉。

3. **肾动脉**　一般均从横切面进行观察,当探头平行置于第 1、2 腰椎水平,在显示腹主动脉横切面后,将探头稍向上、下移动,可见圆形的腹主动脉两侧有管状结构向左、右肾门方向前进。右肾动脉的起点比左侧低,血管较细长,从下腔静脉后方进入右肾门;左肾动脉从腹主动脉分出后,直接进入左肾。必要时,可以采取侧方腰部冠状切面或前腹肋间或肋缘下横切面,特别是侧方腰部冠状切面,其优点是在该切面充分利用肾脏作透声窗来显示肾动脉,可获得最小的肾动脉和声束夹角图像,显示良好肾动脉彩色血流信号及血流频谱。肾动脉内径右侧为(4.5±0.6)mm,左侧为(4.4±0.6)mm。

下腔静脉肝段有肝脏作为透声窗,容易显示,为了避免伪像,检查时必须纵扫和横扫相结合。肝

段以下的下腔静脉由于位置较深，而且前面有胃肠气体干扰，一部分受检者可能显示不清，从而影响检查效果。横切扫查时，可显示不同水平下腔静脉的横断图像，位于腹主动脉的右侧，下腔静脉二维超声图像纵切面上呈两条规则、光滑的平行线状回声，为一条宽窄不均的管状结构，随心脏舒缩及呼吸有明显波动。横切面可见在脊柱回声右前方，腹主动脉的右侧，管腔左右径宽而前后径窄，呈椭圆形或较扁平的无回声区，其管腔也随心脏舒缩及呼吸运动有所变化。正常下腔静脉内径近心段为2.0cm，中段为1.9~2.1cm，远心段为1.7~1.9cm。

（二）下腔静脉主要属支二维超声图像

1. 肝静脉　显示肝静脉一般采取右肋缘下斜切扫查，让患者深吸气后屏气，在肝下移的情况下，将探头方向指向膈肌并侧动探头，可以在肝脏近膈顶处观察到下腔静脉横断面和3支肝静脉汇入下腔静脉的切面像。肝右静脉（1.05±0.24）cm，肝中静脉（0.96±0.2）cm，肝左静脉（0.8±0.12）cm。

2. 肾静脉　一般采取横切面进行观察。右肾静脉较短，自右肾向左水平下走行，汇入下腔静脉的右侧壁。左肾静脉较长，起自左肾向右水平走行，走行于肠系膜上动脉的后方，跨过腹主动脉前方，汇入下腔静脉的左侧壁。

（三）门静脉及其分支二维超声图像

1. 门静脉　探头置于脊柱右前方先找到下腔静脉纵切面图，此时在其前方可见一个椭圆形的门静脉暗区，然后将探头头端向外沿门静脉解剖走向作轻微倾斜扫查，可见斜跨下腔静脉之前的边缘清晰的管状无回声区，自下向右上至第一肝门进入肝脏，此段为门静脉主干。正常门静脉主干内径为8~13mm，不随呼吸运动变化，易与肝静脉区别，横切面显示门静脉截面是薄壁圆形无回声区，位于下腔静脉的右前方。

2. 脾静脉　在脐上4~6cm处横切二维超声图像可显示位于胰腺后方的脾静脉，即为脾静脉的胰后段，向左追踪至脾门处，可观察到脾门处脾静脉。正常脾静脉内径肝侧为（0.62±0.1）cm（0.5~0.9cm），脾侧为（0.47±0.18）cm（0.3~0.8cm）。

3. 肠系膜上静脉　横切面二维超声图像显示肠系膜上静脉位于肠系膜上动脉的右侧，恰在胰颈之后，呈圆形或椭圆形暗区。正常测值内径为（0.8±0.24）cm（0.5~1.2cm）。

（四）腹部血管多普勒血流频谱曲线

正常腹主动脉血流频谱曲线收缩期呈陡直角上升尖峰窄带正向波形，舒张期流速较低，从上到下流速有下降趋势。腹主动脉主要分支动脉，如：腹腔动脉及肝、脾动脉等显示为低阻力型曲线。肠系膜上动脉血流频谱介于腹主动脉和腹腔动脉之间（图5-99）。门静脉血流频谱曲线呈向肝性连续性低速血流，平均流速约20cm/s，不受呼吸影响，可有轻微的心脏搏动影响，餐后30~50min，流速明显增加，而下腔静脉、肝静脉受右房压力影响，呈三相波，即在舒张期向右心房方向显示2个较高速度的负向波（S波和D波），吸气时流速增快。心房收缩期出现逆向血流，显示一个正向波（a波）（图5-100）。静脉血流频谱曲线，随着自近心端向远端波动逐渐减弱，以致转为速度较均匀的曲线。

四、腹部大血管疾病

（一）腹主动脉瘤

【病理】

常见病因是动脉硬化，其次为创伤、感染、中层囊性坏死、梅毒及先天性异常等引起。腹主动脉瘤的基本病理改变是动脉壁中层弹力纤维损坏、变性、断裂，形成瘢痕组织，动脉壁失去弹性，在血流冲击下逐渐膨大，形成动脉瘤。根据动脉瘤的结构，可分为3类。①真性动脉瘤：动脉瘤壁与主动脉壁延续，多发生在肾动脉水平以下，髂动脉分叉上方部分。②假性动脉瘤：动脉瘤壁由纤维组织、血块机化物、动脉壁等共同组成。多由外伤及感染等原因，血液从破损动脉壁口外流，在动脉周围形成血肿，此后血肿的内表面被内皮覆盖，形成瘤壁，内腔仍无血管相通。③夹层动脉瘤：又称壁间动脉瘤，由于血流从撕裂的内膜口向疏松的中层流入，使中层撕开，形成一个假血管腔，假腔的另一端又再破入血管腔内，形成一个血流通道。

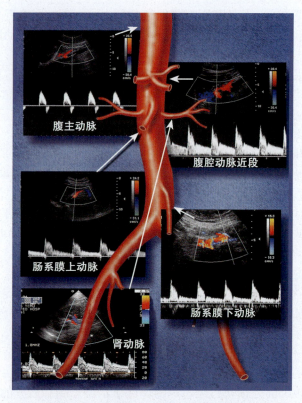

图 5-99 腹主动脉及其分支血流频谱图

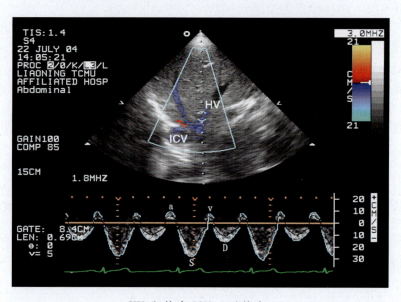

HV:肝静脉;ICV:下腔静脉。

图 5-100 肝静脉血流频谱图及示意图

彩色多普勒血流显像:显示动脉血流色彩明亮,有搏动性随着心动周期一闪一闪的血流信号。静脉血流速度低,受呼吸和心动周期的双重影响。

【临床表现】

常见症状为中上腹或脐周出现搏动性包块,包块处有时可闻及收缩期杂音。夹层动脉瘤可出现剧烈胸腹痛。

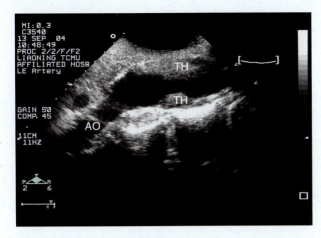

AO:腹主动脉;TH:血栓。

图 5-101　腹主动脉瘤纵切面二维超声图像

显示瘤体呈囊状扩张,前壁及后壁均有附壁血栓。

【超声检查】

1. 真性动脉瘤

（1）二维超声图像:病变段腹主动脉局限性扩张,多呈梭形或纺锤形。当动脉某段一侧管壁受损,该侧呈局限性囊状扩张,横径增宽明显,前后径增大可不明显。并发附壁血栓时,在管壁上有一片低实质回声块,自内壁向管腔突出（图 5-101）。当瘤体较大时,可显示缓慢血流形成"云雾状"血液流动回声。

真性动脉瘤诊断标准:

1）腹主动脉最宽处外径较相邻正常段外径增大 1.5 倍以上。

2）最大径（外径）>3.0cm。

符合以上两标准之一即可诊断。

在检查时应主要观察动脉瘤的大小,观察有无附壁血栓以及血栓的位置。确定动脉瘤的部位,判断是否累及肾动脉。

（2）频谱多普勒:动脉瘤内呈低速涡流,狭窄处呈高速血流。

（3）彩色多普勒显像:瘤腔内收缩期呈现流速缓慢暗红色或暗蓝色,瘤体较大时,显示瘤体内有红、蓝相间的涡流或漩流。

2. 假性动脉瘤

（1）二维超声图像:主动脉旁显示厚壁无回声区,其壁回声由外向内,回声强度逐渐减弱,与主动脉壁不连续,搏动不明显。瘤体大,开口小,瘤壁不光滑。

（2）频谱多普勒:取样容积置于腹主动脉破口处可获得双向特征性的频谱,即全收缩期高速血流和全舒张期反向中速血流信号。

（3）彩色多普勒显像:显示收缩期高速射流呈镶嵌色彩经破口进入瘤体,舒张期转换彩色从破口再流向主动脉,瘤体内可形成红、蓝相间的漩流。

3. 夹层动脉瘤

（1）二维超声图像:显示腹主动脉管腔被分成两部分,即真腔和假腔,假腔内径一般大于真腔。动脉壁内膜分离,管腔内可见细线样回声,随血管搏动而飘动,断端呈飘带样运动。纵切面显示双层管壁,外层为高回声,内层为细弱撕裂内膜回声,中间为剥离形成的假腔。横断面呈双环状（图 5-102）。

（2）彩色多普勒显像:真腔内血流速度快,方向与正常动脉相似,假腔内血流速度慢而不规则。

（3）频谱多普勒:收缩期真腔内血流速度高,而假腔内血流速度缓慢。

夹层动脉瘤真腔与假腔的鉴别:

1）在收缩期开始先向假腔侧移动,管腔扩张者为真腔,另一腔为假腔。

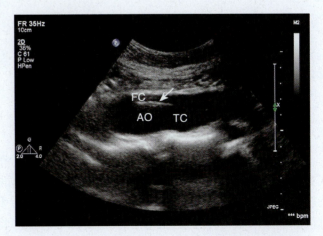

AO:腹主动脉;FC:假腔;TC 真腔。

图 5-102　腹主动脉夹层动脉瘤纵切面二维超声图像

显示动脉壁内膜分离,管腔内有细线样回声（箭头所示）。

2）频谱多普勒检测收缩期血流速度快者为真腔,流速缓慢者为假腔。

3）彩色多普勒血流显像,收缩期腔内血流色明亮者为真腔,反之为假腔。

【临床价值】

超声检查可为临床诊断提供动脉瘤的形态和血流动力学资料,对瘤体波及范围判定和瘤内有无血栓诊断,以及动态随访观察均有重要价值。

（二）门静脉栓塞

【病理】

门静脉栓塞可由血栓和癌栓引起。门静脉栓塞可形成肝外型或称肝前型门静脉高压,肝癌由于输出静脉-肝静脉阻塞,肿瘤血液沿门静脉分支逆行至较大分支,甚至到达门静脉主干,形成瘤栓。

【临床表现】

门静脉栓塞可出现门静脉高压症状,表现脾大、腹腔积液等体征。门脉癌栓形成除肝癌临床症状外,一般无其他特异症状。

【超声检查】

1. **二维超声图像** 门静脉管腔内出现团块状实质性低回声,呈圆形或椭圆形,有时可完全阻塞整个管腔(图 5-103)。门静脉血栓阻塞时,管壁回声可变得模糊不清,并在其周围形成侧支循环,呈筛网状改变。

2. **彩色多普勒血流显像** 可见门静脉管腔内血流局部受阻或变细,完全阻塞者则显示血流中断。癌栓者团块状内可见点状血流进入。

3. **频谱多普勒** 完全阻塞则无血流信号,部分阻塞管腔狭窄处可测及高速血流信号。

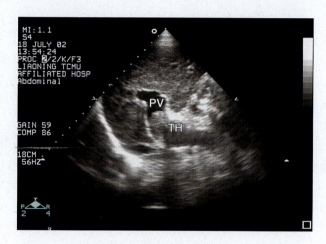

PV:门静脉;TH:血栓。

图 5-103 门静脉血栓(TH)二维超声图像

【临床价值】

超声检查可提供门静脉栓塞的形态和部位及阻塞程度,通过彩色多普勒检测有助于栓子良、恶性鉴别。

（三）下腔静脉阻塞综合征

【病理】

根据肝静脉、肾静脉汇入下腔静脉的部位,将下腔静脉分为 3 段。①上段:也即肝段,为肝静脉汇入处以上的部分;②中段:肝静脉与肾静脉汇入处之间的部分;③下段:肾静脉汇入处以下部分。下腔静脉阻塞肝段的病因可为先天性下腔静脉内纤维隔膜和肝静脉炎性闭塞。目前,把下腔静脉肝段或肝静脉以及二者均有狭窄、阻塞者称为布-加综合征。将下腔静脉中、下段阻塞称为下腔静脉阻塞综合征,其病因主要是血栓形成,也可为下腔静脉本身炎症或其周围炎症、肿瘤的浸润或压迫,造成狭窄或闭塞。血栓可继发于下肢,或盆腔静脉血栓向下腔静脉扩展而成。

【临床表现】

主要表现为肝、脾大,腹腔积液和门静脉高压,侧胸壁和侧腹壁静脉曲张,下肢水肿等。

【超声检查】

1. 二维超声图像

（1）肝段下腔静脉梗阻（布-加综合征）:显示下腔静脉汇入右心房处下方,管腔狭窄或闭塞,管腔内可见向上凸出或斜行的膜状分隔（图5-104）,也可见为团块状回声。肝静脉管腔纤细或闭塞,也可见阻塞远侧腔静脉扩张。此外,尚可显示肝、脾大,肝大以尾叶肿大为显著,内部回声减低。

（2）下腔静脉血栓形成:腔内可见低或中等回声团块（图5-105）,表面不光滑,外形不规则,附着于血管壁一侧或呈环形附着,导致管腔狭窄或闭塞,管壁回声增高,个别病例下腔静脉栓塞有可能是肾癌形成癌栓蔓延到下腔静脉所致。病变远段静脉属支扩张,抬高下肢后扩张更明显,内径随呼吸运动变化消失,瓦尔萨尔瓦动作时股静脉内径不增宽。

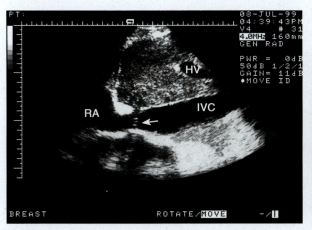

HV:肝静脉;IVC:下腔静脉;RA:右心房。

图5-104　布-加综合征二维超声图像

箭头示下腔静脉肝段膜性狭窄。

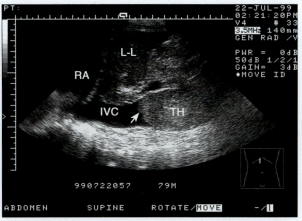

IVC:下腔静脉;L-L:肝左叶;RA:右心房;TH:血栓。

图5-105　下腔静脉阻塞综合征二维超声图像

箭头示下腔静脉中下段栓塞。

2. 彩色多普勒显像

显示下腔静脉内彩色血流色彩暗淡或无彩色血流通过。

3. 频谱多普勒

下腔静脉或肝静脉不全梗阻时,在狭窄处出现持续单相高速湍流。完全梗阻时,梗阻远端血管内无血流信号或仅见极低的断续频谱曲线,也可显示为逆流曲线,不受呼吸和心动周期影响。

【临床价值】

超声检查可确定下腔静脉和肝静脉病变的位置、形态、范围和程度,并可提供血流动力学改变信息,观察侧支循环形成,对确定手术治疗方式、评价手术治疗效果均有重要价值。

（陆恩祥）

参考文献

［1］SUSAN STANDRING.格氏解剖学:临床实践的解剖学基础.41版.丁自海,刘树伟,译.济南:山东科学技术出版社,2017.

［2］任卫东,常才.超声诊断学.3版.北京:人民卫生出版社,2013.

［3］王新房,谢明星.超声心动图学.5版.北京:人民卫生出版社,2016.

［4］FEIGENBAUM H，ARMSTRONG FW，RYAN T. Feigenbaum's Echocardiography. 8th ed. Philadelphia，PA：Lippincott Williams & Wilkins，2019：544-547.

［5］邓又斌，谢明星，张青萍. 中华影像医学：超声诊断学卷. 2 版. 北京：人民卫生出版社，2011.

［6］LAI WW，MERTENS L，COHEN MS，et al. Echocardiography in Pediatric and Congenital Heart Disease. Hoboken NJ：Wiley-Blackwell，2009：22-33.

［7］PORTER TR，ABDELMONEIM S，BELCIK JT，et al. Guidelines for the cardiac sonographer in the performance of contrast echocardiography：a focused update from the American Society of Echocardiography. J Am Soc Echocardiogr，2014，27（8）：797-810.

［8］SAMUEL B，TIMOTHY WC，MAYOORAN N，et al. Agitated Saline Contrast Echocardiography in the Identification of Intra-and Extracardiac Shunts：Connecting the Dots. J Am Soc Echocardiogr，2021，34（1）：1-12.

［9］PUCHALSKI MD，LUI GK，MILLER-HANCEe WC，et al. Guidelines for performing a comprehensive transesophageal echocardiographic examination in children and all patients with congenital heart disease：recommendations from the American Society of Echocardiography. J Am Soc Echocardiogr，2018，31（2）：173-215.

［10］经食管超声心动图临床应用中国专家共识专家组. 经食管超声心动图临床应用中国专家共识. 中国循环杂志，2018，33（1）：11-23.

［11］任卫东，马春燕. 超声诊断基础与临床应用图解. 北京：化学工业出版社，2020.

［12］HAHN RT，ABRAHAM T，ADAMS MS，et al. Guidelines for performing a comprehensive transesophageal echocardiographic examination：recommendations from the American Society of Echocardiography and the Society of Cardiovascular Anesthesiologists. J Am Soc Echocardiogr，2013，26（9）：921-964.

［13］LANG RM，BANANO LP，MORAVI V，et al. Recommendations for cardiac chamber quantification by echocardiography in adults：An update from the American Society of Echocardiography and the European Association of Cardiovascular Imaging. J Am Soc Echocardiogr，2015，28（1）：1-39.

［14］中华医学会超声医学分会超声心动图学组. 中国心血管超声造影检查专家共识. 中华超声影像学杂志，2016，25（4）：277-293.

第六章　外　周　血　管

第一节　颈部血管疾病

一、解剖概述

主动脉弓从右至左依次发出头臂干（brachiocephalic trunk）、左颈总动脉（common carotid artery, CCA）和左锁骨下动脉（subclavian artery, SA）。头臂干又称无名动脉,在胸锁关节上缘后方分出右颈总动脉和右锁骨下动脉。颈总动脉在甲状软骨上缘处分为颈内及颈外动脉,该分叉处管径稍扩大,又称壶腹部。颈内动脉（internal carotid artery, ICA）从颈总动脉分出后初始在颈外动脉后外侧,后转向内侧进入颅内。颈内动脉的分支分布于眼及颅内的脑组织。颈外动脉（external carotid artery, ECA）有多个分支,提供甲状腺、舌、面部及枕部组织器官的血运,并在眼部和枕部与同侧颈内动脉的分支、锁骨下动脉的分支吻合及在面部与对侧的颈外动脉分支形成动脉侧支循环。椎动脉（vertebral artery, VA）是锁骨下动脉第一分支,椎动脉分颈段、椎间段和颅内段,在未进入横突孔前为颈段,然后从第6或第5至第1颈椎横突孔穿行而上,经枕骨大孔进颅后汇合成基底动脉。

两侧锁骨下静脉（subclavian vein, SV）在锁骨下方向颈根部横向走行,与两侧向下纵向走行的颈内静脉（internal jugular vein, IJV）汇合成头臂静脉（brachiocephalic vein）,也称无名静脉。颈外静脉一般注入锁骨下静脉。颈部的椎静脉（vertebral vein）与椎动脉伴行,位于椎动脉前外侧。

二、超声检查方法

检查时,受检者取仰卧位,双臂自然平放于身体两侧,头部不枕枕头,颈后可垫枕,头后仰充分暴露颈部。探头采用3~12MHz,二维实时显像通常先进行纵断面扫描,沿颈总动脉由近心端逐渐向头部方向移动检查颈动脉分叉部、颈内动脉的颅外段、颈外动脉,然后将探头顺时针或逆时针方向旋转90°,进行颈部动脉的横切面扫描。检查椎动脉受检者体位同前,置探头于颈根部胸锁乳突肌内侧,先显示颈总动脉纵切面图像,然后将探头稍向外侧移动,即可显示椎动脉颈段,并沿其长轴向上移动至第6或第5颈椎横突水平,椎动脉由此进入横突孔,向上穿行直至第2颈椎横突孔,然后测量各血管内径,观察血管内膜、管壁变化,管腔有无斑块、狭窄和闭塞等。检查内容:二维图像主要观测颈部动脉走行和起源有无异常,动脉内径有无增宽或狭窄,内膜-中膜厚度,管壁搏动情况,腔内有无斑块、血栓等病变。彩色多普勒血流图像:在二维图像的基础上观察彩色血流情况。通过以颜色表示血流方向,以色彩明暗反映流速,血流呈多彩镶嵌者为湍流,可直观显示血流方向、流速及狭窄部位。如进一步确定血管走行和起源,并根据血流颜色、亮度判定其紊乱程度,寻找异常沟通的部位,有无局限性充盈缺损或血流信号消失等血流阻塞样病变的存在。频谱多普勒图像:正常情况下将取样容积置于所要检测的血管中心,当出现异常彩色血流信号时,应将取样容积置于异常彩色血流信号中心,超声束与血流方向夹角应小于60°。连续观察和测量20个心动周期以上的速度-时间曲线,主要观测频谱的形态、测定收缩期峰值流速（peak systolic velocity, PSV）、舒张末期流速（end diastolic velocity, EDV）、PSV_{ICA}/PSV_{CCA}、EDV_{ICA}/EDV_{CCA} 和阻力指数（resistance index, RI）、搏动指数（pulsatility index, PI）等。

三、正常声像图及多普勒血流频谱曲线

（一）颈动脉

1. 正常颈动脉二维超声图像 正常人颈动脉二维图像显示纵切面动脉管壁呈 2 条平行光带，管壁由内膜、中膜和外膜 3 层所组成（图 6-1）。内膜回声较低，纤细光滑，连续性好，呈线状光带，中膜为暗区带，外膜为血管壁最外层，呈明亮光带，横切面管腔呈圆形，随心动周期而有搏动。正常颈动脉壁内-中膜厚度（IMT）测定标准，一般认为 IMT 应<1mm，颈动脉分叉部 IMT<1.2mm。正常颈动脉内径测值随年龄增长有增宽趋势。颈总、颈外、颈内动脉三者内径比较，其大小依次为颈总动脉>颈内动脉>颈外动脉。

2. 频谱多普勒检测 颈内动脉提供颅内血流，颅内动脉有丰富的动脉吻合支，动脉的截面积大，血流阻力较小，因此，颈内动脉呈低阻力型、连续的三峰频谱。收缩期缓慢上升和下降的血流后为舒张期缓慢下降的正向血流曲线，并形成切迹不明显的双峰曲线，第

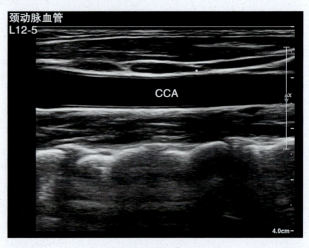

CCA：颈总动脉。

图 6-1 正常颈动脉纵切面声图像

显示管壁 3 层结构呈 2 条平行光带。

一峰高于第二峰，收缩期第一峰有无血流信号的频窗。舒张期有持续的正向血流信号、形成低幅的第三峰（图 6-2）。颈外动脉提供面部的血液，有较多分支，远端血管阻力较高，为高阻力型频谱。收缩期形成一个快速上升、呈高尖峰、舒张期快速下降到基线的血流曲线，因远端阻力较颈内动脉高，在基线上有少量正向血流，甚至无血流信号显示（图 6-2）。颞浅动脉拍击时，同侧颈外动脉舒张期出现相应的波动。颈总动脉血流频谱曲线形态呈三峰（图 6-2），收缩期有两个峰。舒张早期增速形成第三峰。舒张期全程有持续低速血流，其流速介于颈内动脉与颈外动脉之间（表 6-1）。收缩期峰值流速依次为

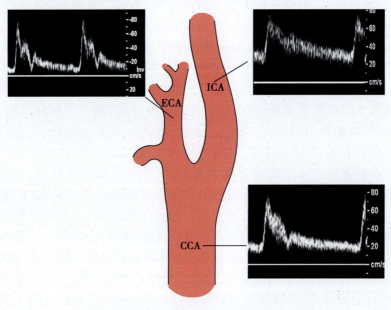

CCA：颈总动脉；ECA：颈外动脉；ICA：颈内动脉。

图 6-2 颈总、颈内、颈外动脉三者血流频谱比较图像

表 6-1 颈内动脉及颈外动脉的区分

动脉名称	解剖特点	内径及分支	频谱形态	PSV	多普勒音频	压迫颞浅动脉
颈内动脉	后外	宽、无分支	低阻力型	低	远、低钝	无反应
颈外动脉	前内	细、有分支	高阻力型	高	近、高尖	有反应

注:PSV,收缩期峰值血流速度。

颈总动脉>颈外动脉>颈内动脉,而舒张末期流速则是颈内动脉>颈总动脉>颈外动脉(图 6-2)。

根据多普勒频谱曲线所测量的血流参数,计算以下指数和比值:

(1) 阻力指数:RI=(PSV−EDV)/PSV。阻力指数比较依次为颈外动脉>颈总动脉>颈内动脉。正常颈动脉阻力指数为 0.5~0.75,大于 0.75 提示外周阻力增加,小于 0.5 表示阻力降低。

(2) 颈内动脉与颈总动脉峰值流速之比:PSV_{ICA}/PSV_{CCA} 正常时小于 0.8。这项指标对判断管腔狭窄程度有一定价值。

(二) 椎动脉

1. 正常椎动脉二维超声图像 椎动脉分为 3 段:从锁骨下动脉发出到进入第 6 颈椎横突孔部分的椎前段或近段;寰椎部分为远段,中间部分为中段或横突部。从长轴切面上,可以清楚显示出从锁骨下动脉的起始部至第 6 颈椎的椎动脉的近段;椎动脉的中段走行在椎体的横突孔内,便出现强弱交替、有规律的椎体横突和椎间隙的回声,椎动脉椎间段因穿越横突孔而仅在横突间隙分节段显示,在其前方有椎静脉伴行。椎动脉内径测值左、右侧管径可不相同,一般多见左>右侧。正常成人椎动脉内膜光滑,壁呈弱、等回声,腔内为无回声。

2. 频谱多普勒检测 椎动脉血流频谱与颈内动脉较相似(图 6-3)。由于椎静脉与其伴行出现两条平行血管,检测时应注意区分椎静脉,方法是观察其血流频谱曲线,椎静脉为向心方向的双峰血流波,最重要的鉴别点是椎静脉随呼吸而有幅度变化。

3. 彩色多普勒血流图像 显示正常人颈部及椎动脉管腔内充满彩色血流,管壁及血流界限分明,通常朝向探头的血流呈红色,背向探头的血流呈蓝色。收缩期管腔中央为色彩明亮的较高速血流,靠近两侧壁血流为彩色深暗的较低速血流,舒张期血流彩色转为深暗显示流速减慢。在颈动脉分叉部血流速度常减慢,在其后外侧有色彩深暗的低流速区,有时可见此处形成涡流。颈总动脉近端有时在舒张早期位于两侧壁出现短暂细窄的向心血流。

彩色多普勒血流图像能清晰地显示颅外段椎动脉走行、血流方向和分布,以及伴行的椎静脉。

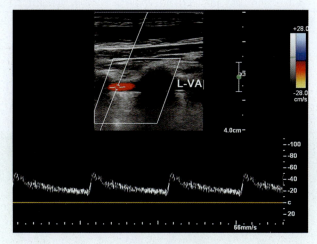

L-VA:左侧椎动脉。

图 6-3 正常椎动脉血流频谱图

(三) 颈内静脉

颈内静脉位于颈动脉外侧,横断面管腔呈椭圆形,管壁回声低而薄,为一层清晰光带。探头稍加压管腔即可闭合,随呼吸管腔有膨胀与缩小变化,实时显像有时可见瓣膜活动。静脉血流多普勒频谱曲线呈向心方向双峰型,近心端可出现双向三峰型,心脏收缩期及舒张中、晚期静脉血流流向心脏,形成 2 个正向波峰,在舒张晚期右房收缩,血液逆流出现反向血流,出现负向第三峰(图 6-4)。静脉血流受呼吸影响较大、流速低,持续全心动周期。

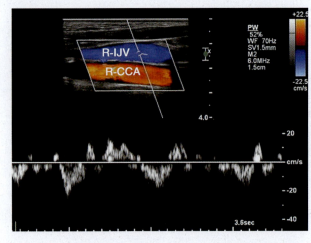

R-IJV：右侧颈内静脉；R-CCA：右侧颈总动脉。

图 6-4 正常颈内静脉血流频谱图

彩色多普勒血流显像：颈内静脉彩色血流颜色与颈总动脉相反。

四、颈部血管病

（一）颈动脉硬化性闭塞症

【病理】

动脉硬化性闭塞症（arteriosclerosis obliterans）的病理变化主要是动脉内膜类脂质的沉积，进一步发展而形成斑块，导致内腔狭窄。血管内膜破坏，血小板聚集，继而血栓形成、脱落，栓子脱落可进入颅内血管引起脑栓塞。内膜斑块内可有出血、溃疡形成，严重者管腔完全阻塞。

【临床表现】

50 岁以上男性多见，常伴有高血压、高脂血症或糖尿病病史。临床症状与其狭窄程度有关，轻者可无症状，狭窄较明显者则可出现短暂性脑缺血发作（transient ischemic attack，TIA），起病突然，历时短暂，出现一侧肢体无力或麻木，也可表现短暂性言语困难等。体检常在患侧颈总动脉或其分叉处触及震颤，并闻及收缩期血管杂音。

【超声检查】

1. 二维超声图像表现

（1）颈动脉内膜面粗糙：早期少量类脂质沉积于内膜，形成脂肪条带呈线状弱回声，贴附在内膜上形成内膜局限性增厚。

（2）粥样硬化斑块形成：多发生在颈动脉分叉部，其次为颈内动脉起始段及颈总动脉，颈外动脉起始段较少见。斑块形态多不规则，突出于管腔，内部结构呈弱或等回声者为软斑。斑块纤维化、钙化，内部回声增强，后方伴声影者为硬斑（图 6-5）。IMT 及斑块的界定即颈动脉内-中膜厚度≥1.0mm 为内膜增厚，局限性内-中膜厚度≥1.5mm 定义为斑块。

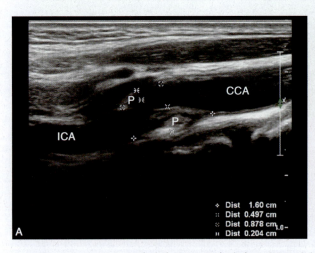

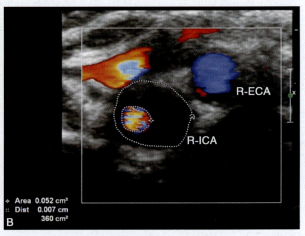

CCA：颈总动脉；ICA：颈内动脉；R-ECA：右侧颈外动脉；R-ICA：右侧颈内动脉；P：斑块。

图 6-5 颈内动脉起始部斑块二维超声图像

A. 纵断面超声图像；B. 横切面超声图像。

（3）斑块内出血：内部出现不规则低回声区。

（4）溃疡形成：斑块表面出现形似"火山口"的壁龛影。

（5）斑块的评价

1）根据斑块声学特征①均质回声斑块：分低回声、等回声及强回声斑块；②不均质回声斑块：斑块内部包含强、中、低回声。

2）根据斑块形态学特征①规则型：如扁平斑块，基底较宽，表面纤维帽光滑，回声均匀，形态规则；②不规则型：如溃疡斑块，表面不光滑，局部组织缺损，形成"火山口"样缺损。

3）根据斑块超声造影后增强特点①易损斑块：斑块由周边向内部呈密度较高的点状及短线状增强；②稳定斑块：斑块无增强或周边及内部呈稀疏点状增强。

（6）发现斑块造成管腔狭窄，应作横切面超声，测量狭窄部直径、面积，计算其狭窄程度。

1）内径狭窄百分率的测定：一般采用血管长轴的二维切面和彩色血流图像，测定该部位原始管腔内径（D_1）和狭窄最严重部位的管腔残余内径或血流宽度（D_2），然后按$[(D_1-D_2)/D_1]\times100\%$计算内径最大狭窄百分率。

2）面积狭窄百分率的测定：一般在长轴切面找到狭窄最严重的部位后，将探头横置取该处短轴的二维和彩色血流图像切面，分别测定原始管腔的横截面积（A_1）和残余管腔横截面积（A_2），然后按$[(A_1-A_2)/A_1]\times100\%$计算面积最大狭窄百分率。

2. 多普勒超声检测

（1）彩色多普勒超声检测：轻度狭窄显示管腔内血流变细，无明显多色彩镶嵌血流；中度或严重狭窄血流束明显变窄伴多色彩镶嵌血流，血管完全闭塞者局部彩色血流突然中断（图6-6）。

（2）根据频谱多普勒检测所得血流参数和计算比值，参考表6-2所列诊断标准，估计狭窄程度。

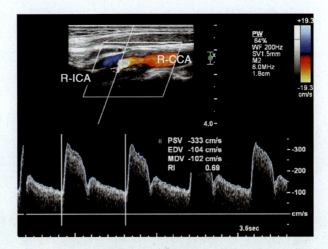

R-CCA：右侧颈总动脉；R-ICA：右侧颈内动脉。

图6-6　颈内动脉起始部狭窄超声图像
狭窄处血流速度明显加快。

表6-2　颈动脉狭窄超声评价标准

狭窄程度	PSV/(cm·s⁻¹)	EDV/(cm·s⁻¹)	PSV_{ICA}/PSV_{CCA}
正常或<50%	<125	<40	<2.0
50%~69%	125~230	40~100	2.0~4.0
70%~99%	≥230	≥100	≥4.0
闭塞	无血流信号	无血流信号	无血流信号

注：EDV，舒张末期血流速度；PSV，收缩期峰值血流速度。

【鉴别诊断】

应与累及颈总动脉的多发性大动脉炎者鉴别。多发性大动脉炎以女性中青年多见，二维超声图像表现为局限性或普遍性管壁增厚、狭窄、搏动减弱，但无斑块形成，常有多支血管受累可做出鉴别。

【临床价值】

超声检查对颅外段颈动脉有无斑块形成、狭窄、阻塞及血流异常，判断狭窄程度的诊断，确定治疗方案，预防脑卒中，估计预后均有重要意义。

(二) 多发性大动脉炎(头臂干型)

【病理】

多发性大动脉炎(polyarteritis),也称缩窄性大动脉炎、高安动脉炎(Takayasu arteritis)等,为主动脉及其分支的慢性进行性非特异性炎症。这种病变发生在含弹性纤维的大、中动脉,病变开始从动脉外膜向内膜延伸,使动脉壁各层均有细胞浸润和结缔组织增生,导致管壁增厚、僵硬、管腔狭窄或闭塞。也可因病变血管壁破坏广泛,结缔组织修复不足,引起血管扩张而形成动脉瘤。

本病根据其受累动脉分为4型。①头臂干型:受累动脉为从主动脉弓发出无名动脉、左锁骨下动脉、左颈总动脉。病变由主动脉弓分支起始部向上伸展,经颈动脉到颅底,由锁骨下动脉伸展到椎动脉起始部。②胸腹主动脉型:受累动脉为降主动脉与腹主动脉及其分支。③肾动脉型:病变主要累及肾动脉。④混合型:病变同时累及上述两型以上动脉。

【临床表现】

女性多见,发病年龄多在30岁以上。根据受累动脉、缺血部位不同出现相应临床症状及体征,颈动脉病变可出现脑缺血症状,锁骨下动脉闭塞则出现上肢麻木、发凉、上肢动脉无搏动等。体检于病变血管处可闻及收缩期杂音,远端血管搏动减弱、血压降低。

【超声检查】

1. 二维超声图像表现　大动脉炎的病理过程复杂,累及的部位和病程不同,超声表现不同。病变早期时,纵切面图像显示动脉管壁正常的强-弱-强回声的三层结构模糊不清,动脉壁僵硬、搏动减弱。动脉壁全层弥漫、不规则性增厚,呈弱回声、等回声或不均匀性回声。横切面可见管腔呈偏心性狭窄。有时可呈斑块状增厚,边缘多较光滑,管腔出现向心性狭窄以至闭塞(图6-7A、B)。

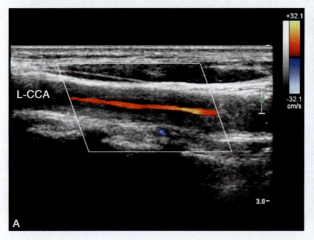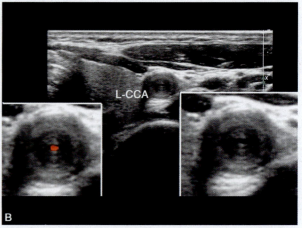

L-CCA:左侧颈总动脉。

图6-7　多发性大动脉炎头臂干型
A.纵切面超声图像;B.横切面超声图像。
显示管壁增厚,管腔狭窄。

2. 多普勒超声检测　狭窄部高速血流、频谱曲线形态失常,谱带增宽,血管完全阻塞则检测不到血流信号。彩色多普勒显像:血流束变细窄,局部狭窄部出现多色彩镶嵌血流,血管闭塞则无血流通过。

【鉴别诊断】

应与颈动脉硬化闭塞症作鉴别,见表 6-3。

表 6-3 多发性大动脉炎(头臂干型)与颈动脉硬化闭塞症鉴别

颈动脉硬化闭塞症	多发性大动脉炎(头臂干型)
1. 40 岁以上男性多见	1. 30 岁以下女性
2. 常伴高血压、高脂血症、糖尿病	2. 无
3. 二维超声图像:管壁局限性斑块、狭窄或阻塞,血管走行迁曲	3. 管壁全层增厚、管腔狭窄较广泛,多累及数处血管

【临床价值】

超声检查应结合纵切面和横切面检查,明确病变位置、病变程度、累及范围、血流动力学改变和侧支建立情况等。

(三) 颈动脉瘤

【病理】

真性颈动脉瘤(carotid aneurysm)可由动脉硬化、感染及先天性等原因引起,但以动脉硬化为多见。假性动脉瘤(pseudoaneurysm)多由外伤或手术引起。多见于外伤后,血液通过破裂处进入周围组织而形成血肿,继而血肿被机化后其内表面被内皮覆盖。一般为单发、一侧性囊状病变。腔内可有血栓形成。

【临床表现】

肿块位于颈前三角区,多具有搏动,肿瘤部位常可闻及收缩期杂音,当压迫动脉瘤近端时,肿块搏动和杂音可减小或消失。动脉瘤增大压迫气管、食管及喉返神经时则出现呼吸困难、吞咽困难、霍纳征(Horner sign)及声音嘶哑。

【超声检查】

1. **二维超声图像表现** 血管壁局限性扩张或膨大,小者呈梭形,大者如囊球形,管腔内膜粗糙,实时显像可见有收缩期搏动,血流进入瘤体有旋涡,呈云烟样飘动。腔内有时可见血栓回声,呈环形分布或偏于一侧。假性动脉瘤无明确的正常 3 层动脉壁构成的包膜,瘤壁增厚。典型病例可以找到瘤体与颈动脉相通的瘤颈,瘤颈较细小。

2. **多普勒超声检测** 彩色多普勒血流显示膨大瘤体内有红、蓝相间的涡流。频谱多普勒检测瘤体内血流为异常湍流。假性动脉瘤显示动脉壁有小破口,收缩期有一束多彩血流向瘤体内射血。破口处多普勒血流检测显示异常"往返血流"频谱曲线。

【临床价值】

超声检查对颈动脉瘤与颈动脉扭曲的鉴别诊断及对来自颈动脉三角的其他肿块鉴别有实际意义。

(四) 椎动脉狭窄性疾病

【病理】

椎动脉狭窄(vertebral artery stenosis)是指后天因素引起的病变,常见原因有:动脉粥样硬化、头臂型多发性大动脉炎、颈椎病等。最常见的病因是动脉粥样硬化,椎动脉狭窄或闭塞好发部位在椎动脉起始部。也可由于颈椎骨质增生、横突孔变窄、椎间隙狭窄,颈椎曲度变直等情况,导致椎动脉椎骨段受压发生扭曲、骨赘刺激血管痉挛,压迫产生狭窄,导致椎动脉供血减少或阻断。

【临床表现】

症状为发作性、眩晕、头痛、恶心、呕吐、听力及视力障碍,甚至出现猝倒、共济失调、脑梗死等症状。发病多由于头颈部前屈、后伸或旋转而引起,若伴有椎动脉粥样硬化者则症状加重,持续时间长。由于双侧椎动脉汇合成基底动脉的特殊解剖关系,当椎动脉有闭塞时易产生侧支循环,脑供血不足的临床症状可不明显。

【超声检查】

1. **二维超声图像**　病变在横突段者显示穿行在横突孔之间血管走行迂曲及局部受压管腔变窄。伴动脉硬化者,可见血管内膜粗糙,管壁回声增厚、增强,有小斑块形成、管腔狭窄,多见于椎动脉起始部。血管闭塞者,管腔中显示不清晰低弱回声。

2. **多普勒超声检测**　椎动脉彩色血流束受压处变细窄,血流束明显变细窄伴五彩明亮镶嵌血流,频谱曲线显示峰速度增高、窗口变小者提示为中或重度狭窄。血管完全闭塞者,局部彩色血流中断(图6-8),频谱多普勒检测无血流信号。椎动脉血流频谱曲线异常可显示以下4种情况:

(1) 高阻力血流频谱曲线:表现为舒张期低流速或舒张早期反向血流,舒张晚期无血流。此类型多见于脑血管硬化,颅内血管床阻力增大,椎基底动脉颅内段狭窄,或见于在检查部位远端椎动脉的狭窄(图6-9)。

(2) 收缩期峰流速高血流频谱曲线:见于狭窄局部,狭窄程度超过50%,或椎动脉代偿。

(3) 出现不同程度的倒流血流频谱曲线:见于锁骨下动脉盗血综合征。

(4) 无多普勒血流信号:如果在能清晰显示椎动脉的情况下没有发现血流信号,就可以诊断椎动脉闭塞。但应该注意对近侧段椎动脉的进一步检查,来证实是否是椎动脉的起始部典型的闭塞,还是仅有一段血管闭塞。

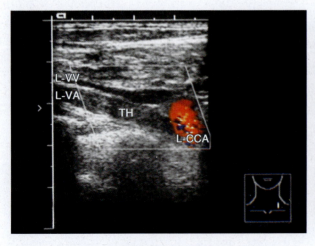

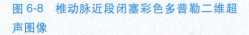

L-CCA:左侧颈总动脉;L-VA:左侧椎动脉;
L-VV:左侧椎静脉;TH:血栓。

图6-8　椎动脉近段闭塞彩色多普勒二维超声图像

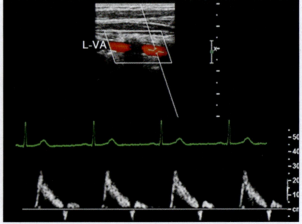

L-VA:左侧椎动脉。

图6-9　椎动脉高阻力多普勒血流频谱曲线

椎动脉狭窄目前国内外尚无统一的评价标准,表6-4为参考标准:

表6-4 椎动脉起始段狭窄评价标准

狭窄程度	PSV/(cm·s^{-1})	EDV/(cm·s^{-1})	PSV$_{起始段}$/PSV$_{椎间隙段}$
正常或<50%	<170	<34	<2.5
50%~69%	170~200	34~60	2.5~4.1
70%~99%	≥200	≥60	>4.1
闭塞	无血流信号	无血流信号	无血流信号

注:PSV,收缩期峰值血流速度;EDV,舒张末期血流速度。

【临床价值】

应用双功能超声扫描检查椎动脉可以迅速显示椎动脉走行,清晰显示椎间段血管,观察血管腔内膜变化、有无斑块和血栓形成,确定血管狭窄、闭塞部位,判断椎动脉血流方向及时相,以明确是否有锁骨下动脉盗血综合征等,均有重要的临床意义。

(五) 锁骨下动脉盗血综合征

【病理】

锁骨下动脉盗血综合征(subclavian steal syndrome)是指由各种原因引起锁骨下动脉近端或无名动脉阻塞,引起同侧椎动脉血流逆行流向锁骨下动脉远端,从而导致椎基底动脉供血不足所产生的综合征。正常侧的椎动脉及颈总动脉血流量则代偿性增加。其病因是动脉粥样硬化、动脉炎、血栓性阻塞、动脉畸形(锁骨下动脉发育不全)及动脉受压等。

【临床表现】

通常可无症状,当出现椎基底动脉缺血时出现头晕、发作性晕厥,伴有视物不清,双侧上肢血压相差2.6~4.0kPa(20~30mmHg)以上,或上肢测不到血压,患侧颈部可闻及血管杂音。大多数患者以上肢脉搏减弱或无搏动就诊。

【超声检查】

1. **二维超声图像** 无名动脉或锁骨下动脉显示管腔狭窄、闭塞或有血栓、斑块回声。在胸骨上窝检测锁骨下动脉及无名动脉,大动脉炎所致锁骨下动脉狭窄者,主动脉分支管壁呈较均匀性增厚,为低回声。动脉粥样硬化所致锁骨下动脉盗血综合征,大、中型动脉有动脉硬化斑块回声并伴有局部血流速度。若不具备上述特征,可能由先天性畸形或动脉受压所致。

2. **彩色多普勒超声** 不完全闭塞时,于病变处可显示为"五彩镶嵌"彩色血流。当完全性闭塞时,于闭塞处可见彩色血流中断。彩色多普勒对锁骨下动脉起始部及无名动脉狭窄程度的判定极有帮助。

3. **多普勒超声** 量化诊断依赖于多普勒频谱分析和速度测量,狭窄的无名动脉或锁骨下动脉内检出高速湍流频谱曲线。部分型盗血时患侧椎动脉显示收缩期自头侧逆向颈根方向的倒流,舒张期又转为进颅方向血流(图6-10)。完全型盗血时同侧椎动脉显示收缩及舒张期双期反向血流(图6-11)。锁骨下动脉盗血综合征分3级:Ⅰ级,隐匿型盗血;Ⅱ级,部分型盗血;Ⅲ,完全型盗血(图6-12)。一般情况下,通过部分型盗血频谱,可间接地判断锁骨下动脉起始部或无名动脉狭窄的程度。如果颈部或其他动脉病变,采用椎动脉盗血频谱判断锁骨下动脉狭窄程度时,应综合考虑其他动脉病变的影响。

锁骨下动脉隐匿型或部分型盗血时,彩色多普勒超声并不能显示典型的椎动脉反流图像,此时可利用加压束臂试验观察椎动脉血流动力学变化(图6-13),通过观察频谱及彩色血流改变,对该综合征的诊断有帮助。

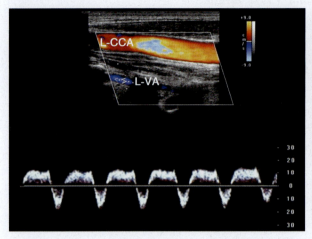

L-CCA：左侧颈总动脉；L-VA：左侧椎动脉。

图 6-10 部分型盗血患侧椎动脉多普勒血流频谱曲线

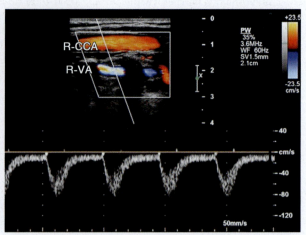

R-CCA：右侧颈总动脉；R-VA：右侧椎动脉。

图 6-11 完全型盗血同侧椎动脉双期反向血流多普勒血流频谱曲线

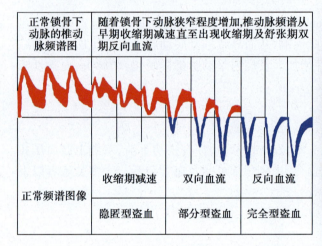

图 6-12 锁骨下动脉盗血综合征分级示意图

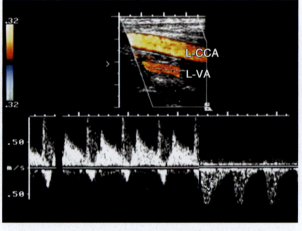

L-CCA：左侧颈总动脉；L-VA：左侧椎动脉。

图 6-13 锁骨下动脉盗血综合征患侧椎动脉血流频谱图

（加压束臂试验前、后变化）显示试验收缩早期倒流，舒张期为进颅方向血流，加压后放松，全心动周期均为倒流。

　　若以患侧上臂血压计袖带充气加压束臂试验，放气减压时，上肢动脉阻力减低，这时舒张期也出现倒流。频谱多普勒检测出现收缩期倒流，舒张期正向血流在采用上述加压束臂试验后，转为全心动周期倒血。

（陆恩祥　任卫东）

第二节　四肢血管疾病

一、解剖概要

（一）动脉

左侧锁骨下动脉起自主动脉弓,右侧锁骨下动脉起于头臂干,左侧较长。锁骨下动脉起始后向内沿肺尖内侧斜越胸膜顶的前面,出胸廓上口至颈根部,经第一肋上方穿过斜角肌间隙,呈弓形弯向外方,至第一肋外缘移行为腋动脉,腋动脉经背阔肌下缘移行为肱动脉,肱动脉沿肱二头肌内侧沟下行,至肘窝深部,平桡骨颈高度分为桡动脉和尺动脉。桡动脉在肘窝发出后,先行于肱桡肌与旋前圆肌之间,继而在肱桡肌腱与桡侧腕屈肌腱之间下行达桡腕关节入手掌深面,末端与尺动脉掌深支吻合形成掌深弓。尺动脉在尺侧腕屈肌和指浅屈肌之间下行,经豌豆骨桡侧入手掌,末端与桡动脉的掌浅支吻合成掌浅弓。

股动脉起自腹股沟韧带深面,与髂外动脉相连续,股动脉在腹股沟韧带下方 3~5cm 处发出股深动脉,股动脉本干继经股三角向下,由股前方转到股内侧,进入内收肌管至腘窝移行为腘动脉。腘动脉在小腿上 1/3 处分出胫前和胫后动脉。胫前动脉穿小腿骨间膜上部至小腿前骨筋膜间隙,位于趾长、蹈长伸肌与胫骨前肌之间,至踝关节前方经小腿横韧带和十字韧带深面至足背移行为足背动脉。胫后动脉走行在小腿浅、深层肌肉之间下行,经内踝后方至足底,分为足底内、外侧动脉。足背动脉经蹈长、趾长伸肌腱之间前行,足背动脉位置表浅,位于蹈长伸肌腱外侧,可触及其搏动。

（二）静脉

四肢静脉均由深、浅静脉组成。上肢从手掌至腋窝均与同名动脉伴行,多为 2 条,成对的桡尺静脉接受手部深、浅静脉弓的回流,并在前臂近端汇入肱静脉。肱静脉可成对上行,在上臂肱二头肌的下缘移行为腋静脉。腋静脉在第一肋外缘处向内移行为锁骨下静脉,锁骨下静脉向内行至胸锁关节后方与颈内静脉汇合成无名静脉,无名静脉汇流入上腔静脉。头静脉和贵要静脉组成上肢浅静脉系统,头静脉走行于前臂的外侧汇入腋静脉,贵要静脉走行于上臂的内侧近正中汇入肱静脉,向上移行为腋静脉。

下肢静脉分为深静脉与浅静脉。浅静脉位于皮下组织中,有交通支穿过深筋膜与深静脉相交通。

1. 深静脉

（1）胫后静脉:由足底内、外侧静脉合成,在内踝的后方与同名动脉相伴行,向上至腘肌下缘与胫前静脉汇合组成腘静脉。

（2）腘静脉:居于腘动脉与胫神经之间,继续向上至股部中下 1/3 交界处,穿过内收肌管的收肌腱裂孔移行于股静脉。

（3）股静脉继续向上至腹股沟韧带下缘移行于髂外静脉,全程与股动脉相伴行。

当股静脉经过内收肌管时,位于股动脉后外侧,至股三角尖端处,静脉位于动脉的后方,继续向上,股静脉则位于股动脉的内侧。

2. 浅静脉

（1）大隐静脉:为全身最大的浅静脉,起始于足背静脉弓的内侧缘,经内踝之前约 1cm 处,沿小腿内侧上升,在胫骨前嵴后方约 3.5cm 处与隐神经伴行,继续向上,经胫骨和股骨内侧髁的后部,距股骨内上髁约 2cm,再沿大腿内侧上升,至腹股沟韧带下方,平均约为 3.4cm 处,穿过卵圆窝筛状板汇入股静脉。

（2）小隐静脉:自外踝后方上升,初在跟腱外侧,继而沿小腿背侧中线向上,至腘窝下部,穿深筋膜,经腓肠肌的两头间至腘窝于膝关节平面以上,注入腘静脉。

下肢深、浅静脉的交通支,有调节下肢静脉血流作用。当浅静脉发生阻塞或手术结扎时,深静脉的血流量升高。交通支常以直角方向,由浅静脉至深静脉。这些交通支内有瓣膜,瓣膜的游离缘均向深层开放,阻止向浅层回流,当交通静脉功能不全时,在小腿肌收缩时深静脉血流向浅静脉回流,导致静脉扩张、曲张。

二、超声检查方法

仪器使用彩色多普勒血流显像的超声仪。探头选用线阵式高频(5~10MHz)。检查时受检者取仰卧位或坐位。

(一) 上肢血管检查

取仰卧位,上肢外展,从锁骨上窝和腋窝开始,在颈根部胸锁关节上方、锁骨上窝扫查左锁骨下动、静脉及右侧无名动脉和左、右无名静脉。检查腋动、静脉时,探头置于腋前皱襞处,先找到腋动脉,然后在动脉后内方显示腋静脉。探头置于肱二头肌内侧沟探测肱动、静脉。前臂腕关节尺、桡侧分别检查尺动、静脉和桡动、静脉。

(二) 下肢血管检查

取仰卧位,大腿外展、外旋,膝关节微屈,从股动、静脉开始扫查。腘血管检测应取俯卧位,抬高小腿,以便静脉回流。检查胫前、后及足背血管也可取坐位。

肢体血管检测注意事项:

1. 血管检测应双侧对比,沿血管走行方向、体表投影,由近心端向远侧端进行扫查。

2. 检查时探头放置压力适当,以免管腔受压,特别是静脉血管或表浅的动脉压闭或压扁,影响检查结果。

3. 一般经横切面测量管腔内径,纵切面显示血管长轴彩色血流图,并进行频谱多普勒测量血流参数,声束与血流夹角≤60°。

4. 检测静脉时,还应采取做深呼吸、瓦尔萨尔瓦动作、抬高肢体、探头加压血管、挤压远端肢体等方法,通过上述方法来改变静脉内的血流状态,帮助判断静脉腔有无血栓及血流通畅情况。检查下肢静脉可取头高30°的卧位或坐位,必要时可以采取立位,目的是使下肢静脉充盈血液利于下肢静脉的显示。

二维实时检查应注意观察:①血管内径是否均匀,有无局部膨大、变细、狭窄,血管走行有无扭曲或受压;②管壁的厚度、回声强度、有无钙化,管腔内有无斑块及异常团块。

频谱多普勒检测通常应测量收缩期前向峰值,舒张期反向峰值等血流参数。彩色多普勒血流显像,观察血流色彩、性质、有无异常通道。

三、正常声像图及多普勒血流频谱曲线

1. **二维超声图像** 肢体动脉血管内膜光滑、菲薄,连续性好,纵切面显示前、后管壁呈2条近似平行的回声带。横切面呈圆形,有搏动性。肢体静脉声像图,管壁薄,内径大于伴行动脉,实时显像下观察可见流动的血流呈云雾状,并随呼吸变化,下肢静脉吸气后屏气或作瓦尔萨尔瓦动作后管径增大。在吸气时膈肌下降、腹压增高,下肢静脉回流受阻;呼气时膈肌上升,增高的腹压解除,血流恢复通畅。正常静脉管腔探头加压后管腔压瘪。

2. **频谱多普勒超声**

(1) 正常肢体动脉:多普勒频谱曲线呈三相波形,第一个为陡直收缩期尖峰,此为心脏收缩时前进的血流,第二个是舒张早期反向血流,第三个又在舒张期转为正向小波,此为动脉壁弹性回缩产生的前进血流(图6-14)。上述三相形频谱曲线显示以下肢动脉明显。肢体动脉收缩期最大流速由近侧至远侧是递减的。

(2) 正常肢体静脉:血流频谱曲线在静止状态下为自发性血流,其特点为随呼吸运动变化的单相、低速流向心脏的血流,曲线形态随呼吸有波浪起伏变化。深吸气或瓦尔萨尔瓦试验,大、中静脉内

血流停止(图6-15);远心端肢体加压或抬高肢体时,近心端血流加速;挤压小腿放松后或瓦尔萨尔瓦试验,不应出现反向血流。上肢大、中静脉血流呈双向性,随呼吸也有起伏变化,尤以锁骨下静脉为明显,显示心脏收缩期及舒张早、中期静脉血流向心脏,形成2个波峰,舒张晚期右房收缩血流逆流,出现方向相反的血流。

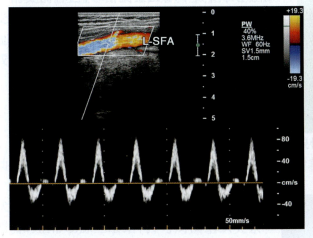

L-SFA:左侧股浅动脉。

图6-14 正常下肢动脉多普勒频谱曲线

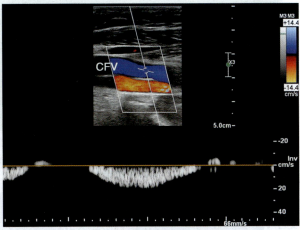

CFV:股总静脉。

图6-15 正常股静脉血流频谱图

3. 彩色多普勒超声 肢体动脉彩色血流显示,收缩期色彩明亮,舒张期色彩暗淡。肢体静脉彩色血流显示与伴行动脉血流方向相反。血流信号持续整个心动周期,吸气时血流变慢而色彩暗淡,呼气时血流加速且色彩明亮,远端肢体加压,彩色血流色彩加强,表明流速增高。

四、四肢血管疾病

(一)动脉硬化性闭塞症

【病理】

动脉硬化包括3种病变:动脉粥样硬化、动脉中层钙化和高血压性小动脉硬化。动脉粥样硬化是引起肢体动脉狭窄的主要原因,由动脉粥样硬化引起的肢体动脉狭窄或闭塞。

【临床表现】

常发生于50岁以上男性,常伴有糖尿病、高脂血症、高血压等全身性疾病。患者困乏、发冷、麻木、疼痛、间歇性跛行,动脉搏动减弱以至消失,肢体组织营养障碍,趾或足发生溃疡、坏死。一般好发于腹主动脉下端、髂动脉和股动脉,上肢动脉少见。糖尿病患者出现下肢动脉粥样硬化病变较非糖尿病者年龄小,病变多在膝关节以下中小型动脉如胫前、胫后、足背动脉。一般病程较长,症状较轻,可持续数个月至数年。

1. 二维超声图像

(1)管壁增厚,回声增高,血管呈不规则扭曲。

(2)血管内膜粗糙,增厚有粥样硬化斑块形成(图6-16)。

(3)管腔呈不规则狭窄和局部扩张,可有血栓形成。

2. 多普勒超声检测

(1)动脉狭窄的下段,收缩期峰值流速及平均流速减慢,舒张期反向血流常消失而呈单一向上波形。

破坏平衡,使血栓容易形成。手术后数天内患者体内抗凝血酶Ⅲ含量和活力减退以及制动是术后血液高凝状态的重要原因。

产后、手术后长期卧床以及肢体挤压伤等易形成静脉血栓。静脉血栓形成可分两种类型:①静脉血栓形成主要是由于血流缓慢和血液凝固性增高,而静脉壁无特殊变化,这种血栓与凝固血块相同称为"红血栓",呈长条形与静脉壁黏着很松,容易脱落引起肺梗死。②在血栓性静脉炎时,静脉壁损害起主要作用,所形成的血栓由血小板、白细胞和纤维蛋白所组成,与静脉壁多有紧密联结,称为"白血栓",此种血栓不易脱落,很少形成栓子。上肢静脉血栓多由血管内膜损害引起,包括静脉导管插入机械因素和静脉注射药物的化学刺激。

【临床表现】

下肢一般多见于左侧,主要由于髂总动脉交叉在左侧髂总静脉之上,引起该侧静脉血流缓慢所致。临床表现随发病部位有所不同:①小腿肌内静脉血栓形成,小腿肌肉疼痛,局部压痛明显,向足背侧弯曲时小腿肌更感疼痛,足背和踝部常有水肿;②髂股静脉血栓形成,起病常急骤,整个下肢严重水肿,皮肤发白或略发绀,浅组静脉多扩张,血栓部位常有显著压痛;③腘静脉血栓形成,肢体肿胀位于足、踝和小腿下部;④上肢深静脉腋静脉、锁骨下静脉血栓形成,患侧上肢肿胀、疼痛、发绀、静脉曲张。

【超声检查】

1. 二维超声图像

(1) 阻塞远侧端静脉扩张,随呼吸或体位变化,管径大小改变不明显或消失。

(2) 阻塞部位可见血栓回声,急性期血栓呈均匀低回声,慢性期呈不均质增强回声,表面不规则。血栓所在部位探头加压管腔不能压闭(图6-18)。

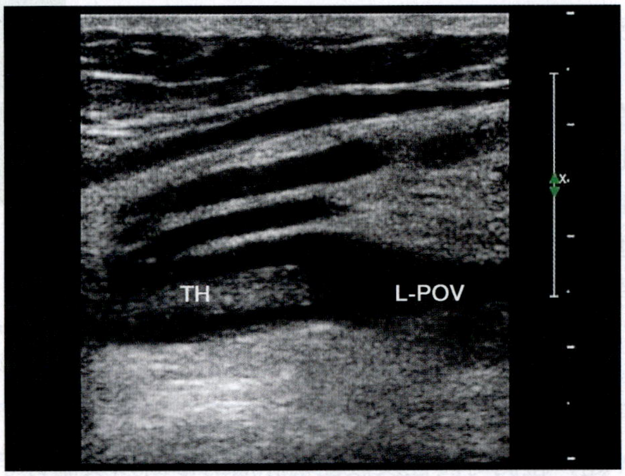

2. 多普勒超声

(1) 频谱多普勒血流显示远端血流速减慢,深呼吸或瓦尔萨尔瓦试验,挤压肢体时血流信号改变不明显或消失,完全梗阻时近心端无回流血流信号。

(2) 彩色多普勒血流显示部分阻塞者彩色血流绕过血栓向心走行。完全阻塞者则显示血流中断,慢性可见侧支循环形成。

L-POV:左腘静脉;TH:血栓。

图 6-18 下肢股静脉血栓形成二维超声图像

【临床价值】

超声对深静脉血栓形成的诊断,血栓部位和血栓形成范围的判定,侧支循环的有无形成和治疗方案的判定均具有临床应用价值。

(四) 深静脉瓣功能不全

【病理】

下肢深静脉瓣功能不全可分为继发性和原发性下肢深静脉功能不全,前者主要是血栓性静脉炎引起的静脉瓣损害导致不能有效防止血液反流,后者包括静脉瓣发育异常,由长期咳嗽或肿瘤压迫等因素所致。由于静脉血流不畅,随之出现下肢静脉压升高,液体外渗,下肢肿胀和浅静脉曲张、组织缺氧,下肢皮肤营养不良,严重者可引起皮肤溃烂。

【临床表现】

下肢水肿、疼痛、静脉曲张及皮肤色素沉着,软组织变硬和皮肤溃疡,长期不愈。

【超声检查】

1. **二维超声图像** 病变血管扩张,有时可见静脉壁增厚、畸形及瓣膜缩短,内膜粗糙,开闭活动受限,并可检出血栓回声。

2. **多普勒超声检测** 取站立位做瓦尔萨尔瓦动作或加压小腿或大腿,放松后出现彩色倒转血流束及反向血流频谱曲线。

超声检查时可用以下几种方法诱发静脉反流(下行血流):

(1) 远侧肢体挤压法:是观察被检静脉的远侧肢体挤压解除后,被检静脉内是否出现静脉反流(下行血流)并测量反流时间,为超声检查时诱发静脉反流的最常用方法。

(2) 小腿袖带充气法:是观察被检静脉的远侧小腿充气袖带快速减压时,被检静脉内是否出现静脉反流并测量反流时间。

(3) 踝关节屈曲运动法:是观察经过数次踝关节趾屈和背屈运动后,被检静脉内是否出现静脉反流并测量反流时间。

(4) 瓦尔萨尔瓦动作法:是深吸气后,屏气过程中用力做呼气动作以增加腹压,观察被检静脉内是否出现静脉反流并测量反流时间,主要用于评估隐股静脉交界处瓣膜功能。瓦尔萨尔瓦动作法不适用于检测下肢远侧静脉反流。

一般认为,正常静脉内无反流或反流时间小于 0.5s;静脉反流时间持续 1s 以上即可诊断静脉瓣膜功能不全。以上几种检查方法中,前 3 种方法均利用被检静脉内血液的地心引力作用诱发静脉反流,必须在站立位、头高足低卧位或坐位下进行;第 4 种方法利用瓦尔萨尔瓦动作时腹压增高,而不是静脉血液的地心引力诱发静脉反流,可在平卧位下进行,评价某些静脉瓣功能。

【临床价值】

超声检查深静脉瓣功能不全可提供临床诊断客观依据,对鉴别原发性及继发性下肢深静脉瓣功能不全和大隐静脉曲张有实用价值。

(五) 动静脉瘘

【病理】

动静脉瘘(arteriovenous fistula)是由先天性或后天性如外伤、医源性血管损伤、细菌感染等所引起。先天性动静脉瘘常累及无数细小动、静脉分支血管,呈干状和瘤样多发性动静脉交通。后天性动静脉瘘常见于中等大小的动、静脉,瘘口一般为单发型,也有多发型,其形态可见 4 种类型,即洞口型、管状型、囊瘤型和窦状型。动静脉瘘可发生在身体任何部位,但以四肢为常见,其次颈总动脉与颈内静脉、锁骨下动脉与锁骨下静脉、椎动脉与椎静脉、肾动脉与肾静脉等处均可出现。

【临床表现】

动静脉瘘口的临床表现随瘘口大小、部位和存在时间而不同。发生在肢体较大的动静脉瘘,能产生不同程度的静脉压升高和血液回流障碍,出现肢体肿胀、动脉缺血,静脉功能不全。如发生在主动脉与下腔静脉,锁骨下动、静脉等心脏部位,则可产生心功能不全等表现。

【超声检查】

1. **二维超声图像** 显示伴行动、静脉之间有异常瘘口,瘘口近端处静脉扩大。

2. 频谱及彩色多普勒检测　瘘口处频谱多普勒检测显示收缩期>舒张期全心动周期连续性血流频谱曲线呈高速低阻频谱多普勒曲线（图6-19）。彩色多普勒血流显像可见一股高速色彩明亮或镶嵌血流从动脉通过瘘口进入静脉。

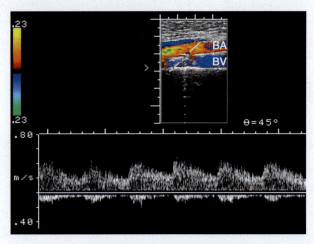

BA：肱动脉；BV：肱静脉。

图6-19　瘘口处频谱多普勒曲线

【临床价值】

超声可发现动静脉瘘部位、大小及其血流动力学改变，提供了临床诊断的可靠依据。其次对确定治疗方案和术后疗效的评价均有重要价值。

（陆恩祥）

参考文献

［1］任卫东,唐力. 血管超声诊断基础与临床. 北京:人民军医出版社,2005.
［2］陆恩祥,任卫东. 腹部血管超声诊断图谱. 沈阳:辽宁科学技术出版社,2006.
［3］唐杰,温朝阳. 腹部和外周血管多普勒诊断学. 3版. 北京:人民卫生出版社,2007.
［4］陆恩祥. 血管超声的诊断思路. 中华医学超声杂志(电子版),2009,6(3):423-426.
［5］赵伟华,陆恩祥. 彩色多普勒超声在诊断锁骨下动脉盗血综合征的应用. 中国超声诊断杂志,2003,4(2):101-102.
［6］康晓静,陆恩祥. 超声在血管变异引起的锁骨下动脉盗血综合征中的应用. 中国临床医学影像杂志,2009,20(8):652-653.

第七章　胸　　部

第一节　胸部解剖概要

胸部分为胸腔和胸腔内容两部分,胸腔又分为胸壁和膈,胸腔内容又分为中间的纵隔和两侧的肺及胸膜。

胸壁(chest wall):由胸骨、肋骨、胸椎及其间的关节连结构成的胸廓与附着或覆盖在胸廓的皮肤、肌肉、筋膜、血管、神经等软组织一起构成,胸壁以腋后线为界,分为胸前外侧壁和胸后壁。层次包括:皮肤、浅筋膜、深筋膜及胸壁浅层肌、肋骨(或肋间肌)、胸内筋膜、壁胸膜。

横膈(diaphragm):位于胸腹腔之间,为一扁而薄的阔肌,呈穹窿状,左右各一。右侧穹窿顶高于左侧,在右锁骨中线达第5肋高度。膈有3个裂孔,其中主动脉裂孔为主动脉与胸导管通过处;食管裂孔有食管与迷走神经通过;腔静脉孔为下腔静脉通过处。膈在各起始部之间常形成三角形裂隙,裂隙中仅有两层筋膜,没有肌纤维,是膈的薄弱区。腹部器官可经过裂隙突入胸腔,形成膈疝。

纵隔(mediastinum):是两侧纵隔胸膜间脏器和结缔组织的总称。其前界为胸骨,后界为脊柱胸段,两侧为纵隔胸膜,向上达胸廓上口入口,向下抵横膈。通常以胸骨角和第4胸椎体下缘的水平面将纵隔分为上纵隔和下纵隔。下纵隔又以心包为界分为前、中、后三部分,胸骨与前侧心包间称为前纵隔,后侧心包与脊柱之间为后纵隔,前、后纵隔之间相当于心包的位置为中纵隔。上纵隔内主要有胸腺、出入心脏的大血管、迷走神经、膈神经、气管、食管及胸导管等器官;前纵隔仅有少量淋巴结和疏松结缔组织;中纵隔主要含有心包、心脏及连接心脏的大血管根部;后纵隔内含有胸主动脉、奇静脉、胸交感干、支气管、食管、胸导管及淋巴结等。

肺(lung):位于胸腔内、纵隔的两侧。每侧肺呈不规则半圆锥形,上端肺尖呈钝圆形,高出锁骨内侧1/3,约2~3cm。下部肺底向上凹坐在膈肌上,肋面对向肋骨和肋间肌,内侧面对向纵隔有支气管、肺动脉、肺静脉出入,称为肺门。右肺比左肺略大,被斜裂和水平裂分为上、中、下三叶。左叶只有斜裂将左叶分为上、下两叶。肺表面包有脏胸膜,肺内含有大量气体,呈海绵状,质软而轻,比重小于1,能浮于水面。

胸膜及胸膜腔:胸膜是覆盖在肺表面、胸廓内面、膈上面及纵隔侧面的浆膜。被覆于肺表面的部分称脏胸膜,被覆于胸壁内面、膈上面及纵隔两侧的部分称壁胸膜。正常胸膜仅0.2~0.4mm,脏、壁两层胸膜紧贴在一起,在肺根部互相延续,在左、右两肺周围形成完全分开的封闭潜在的腔隙,称为胸膜腔。腔内仅有少量浆液,以减少呼吸时两层之间的摩擦。胸膜腔在移行处留有一定的间隙,肺缘不伸入其间,称胸膜隐窝。每侧肋胸膜和膈胸膜返折处有肋膈隐窝,其位置最低,胸膜炎症渗出常积聚于此。

第二节　胸部超声检查方法

一、仪器选择与探头

胸部超声检查,以高分辨力线阵和凸阵实时超声仪为首选。胸壁、胸膜腔及接近胸壁的肺内病变,多用线阵或凸阵探头,探头频率以5~7.5MHz或5~10MHz超宽频带探头为宜。对深部肺及纵隔病变,宜选用扇扫式或小凸阵探头,探头频率通常用 3.0~3.5MHz。经胸骨上窝、锁骨上窝及剑突下,用扇扫式探头更有利于观察上纵隔、肺尖、肺上沟、肺底及膈肌病变。下纵隔病变,可通过食管超声内镜进行检查。彩色多普勒血流显像(CDFI)有助于观察肺实变、肺不张和肺内肿物与肺内血管和支气管的关系。

二、检查方法

参照胸部 X 线和/或胸部 CT 所提示的病变部位及检查要求,选择扫查途径和范围。

(一) 肋间隙扫查

经胸壁肋间隙扫查是胸部超声检查最常用的检查方法,适用于胸壁、肋骨、胸腔、胸腔内及近胸壁肺内病灶的探测。患者取坐位、仰卧位、俯卧位、侧卧位。探头沿肋间隙自上而下逐一进行横向扫查或经胸壁矢状扫查。可清晰显示胸壁各层次结构。为了解病变与胸壁或肺的关系、近胸壁肺内病变侵犯胸壁程度,可在呼吸时实时观察胸壁与肺的相对运动状态。

(二) 胸骨上窝及胸骨旁扫查

适于前纵隔及上纵隔病变。胸骨上窝扫查,患者肩下垫枕,取头低后仰位,同时将头略转向左侧或右侧对观察也有帮助。胸骨旁扫查,患者宜取患侧朝下侧卧位,使纵隔结构移位,有利于进行观察。

(三) 锁骨上窝扫查

适用于肺尖及肺上沟病变,患者取坐位、仰卧位,探头置于锁骨上窝。

(四) 肋缘(剑)下扫查

适用于膈肌和膈旁肺及胸膜病变,患者取仰卧位或侧卧位,探头置于肋缘下或剑突下,通过肝脏或脾脏显示膈肌、膈胸膜。探测时一般在深吸气下进行。

第三节　正常声像图

一、肋间隙扫查声像图

胸壁各层组织可分别显示:皮肤为线状高回声,皮下脂肪为弱回声,肋间外肌、肋间内肌、肋间最内肌三层显示为不均匀实质弱回声(图 7-1)。在肋骨线深面可见一条随呼吸运动来回滑动的高回声线,为"胸膜线"。脏胸膜随着呼吸与壁胸膜形成相对运动,形成胸膜滑动征(也称肺滑动征)。当超声垂直投射于胸膜-肺表面,可出现混响伪像,表现为等距离排列的多条回声,其强度依次递减,称为 A 线,也称为水平线(图 7-2,视频 7-1)。探头纵向放置于两根相邻肋骨上,肋骨表现为平滑曲线状高回声,后方伴有声影,位于两根相邻肋骨之间下方的第一条高回声线条为胸膜线,其下方为肺组织的气体伪像,称"蝙蝠征"(图 7-3)。在婴幼儿声束可透过肋骨时,肋骨内、外板呈高回声,中间为弱回声。

二、肋缘(剑突)下经肝和脾扫查声像图

横膈与肺交界面为向上凸起光滑的弧形带状强回声,覆盖于肝和脾的上缘和左缘,高分辨力超声显示膈肌为 2~3mm 弱回声带,其上方为肺底部肺组织回声。

三、经胸骨上窝扫查上纵隔声像图

冠状及矢状切面可显示主动脉弓的横断面、头臂动脉、上腔静脉、左头臂静脉、右肺动脉、左心房及其附近的组织结构。声束向腹侧倾斜,内可见下腔静脉和升主动脉以及气管前间隙。平行主动脉弓扫查,主要显示主动脉弓长轴,头臂大血管及其起点、降主动脉、主肺动脉间隙、右肺动脉和左方及其邻近组织结构。在婴儿期,于胸骨后方,气管、大血管前方,可见胸腺,分左、右两叶,呈均匀实质性低回声,并有包膜。

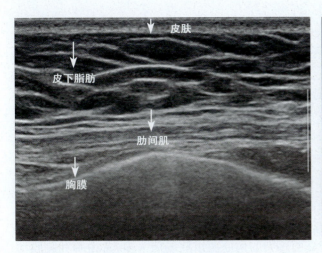

图 7-1　胸壁正常声像图
皮肤为线状高回声,皮下脂肪为弱回声,肋间肌为不均质实质弱回声,胸膜为线状高回声。

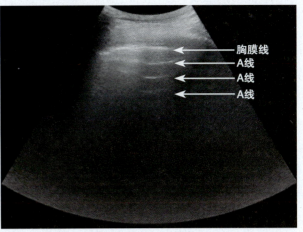

图 7-2　胸膜线及 A 线
A 线呈等距离排列的多条回声,其强度依次递减。

视频 7-1　胸膜滑动征
脏胸膜随着呼吸与壁胸膜形成相对运动,形成胸膜滑动征。

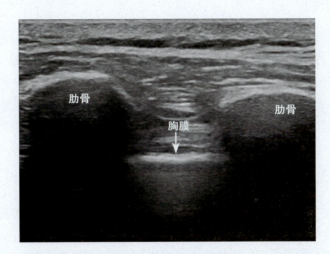

图 7-3　蝙蝠征声像图
探头纵向放置于两根相邻肋骨上,肋骨表现为平滑曲线状高回声,后伴声影。

四、右胸骨旁扫查纵隔声像图

经肋间探头向内倾斜横向扫查,在隆凸水平可显示升主动脉横断面及其后方的右肺动脉、左头臂静脉、上心包隐窝。在左心房水平,可显示升主动脉及上腔静脉横断面,右上肺静脉进入左心房。纵向扫查,可显示右主支气管前壁、整个升主动脉纵断面、左心房、右肺动脉及其后方的隆凸下间隙。略向外倾斜纵向扫查,可显示纵断面的上腔静脉进入右心房,上腔静脉后方是右肺动脉。

经胸骨上窝和胸骨旁扫查纵隔,可将其分为以下各区。①主动脉上区:为主动脉弓上方间隙,应见到整个主动脉弓及其分支,头臂静脉和上腔静脉分叉;②右气管旁区:位于右支气管上方,头臂动脉下方间隙,应见到头臂动脉、右头臂静脉、升主动脉和右肺动脉;③主-肺动脉窗:为主动脉弓下方及肺动脉干、右肺动脉及左主支气管上方间隙;④血管前区:位于升主动脉、上腔静脉及主肺动脉干前方,胸骨后间隙;⑤隆凸下区:为气管隆凸下方、左心房上方间隙,此区可见升主动脉、右肺动脉和左心房;⑥心包旁区:为心脏的前后,应见到左心房、左心室及两侧心包脂肪垫。正常除心脏、大血管外,以上所有纵隔间隙的结缔组织和脂肪,声像图均呈均匀高回声。

第四节　胸壁疾病的诊断

胸壁除乳腺及皮肤外,其他组织如肋骨、肋软骨、胸骨、脂肪、神经、血管、肌肉及淋巴组织,可发生多种疾病,其中以外伤、炎症和肿瘤最常见。

一、胸壁炎症疾病

【病因】

胸壁炎症疾病主要包括化脓性细菌、真菌感染及胸壁结核。原发性胸壁化脓性感染相对较少,而继发感染最多,其中以术后感染占绝大多数。胸壁真菌感染的病原菌以放线菌为多,常由肺和胸膜活动性放线菌病变伴发瘘管直接蔓延引起。胸壁结核往往继发于肺、胸膜或纵隔的结核,感染途径为淋巴道感染、血行感染及直接感染。

【病理】

胸壁软组织炎症可分为急性感染和慢性炎症。急性感染多为蜂窝织炎,为一种弥漫性化脓性感染,感染进一步发展可导致局部组织坏死而形成脓肿,脓肿周围往往有明显的充血、水肿和白细胞浸润,周围肉芽组织增生形成不规则的壁,脓肿扩散时常可形成窦道和瘘管。慢性炎症可由急性感染迁延而来,亦包括特异性感染,如胸壁结核。胸壁结核包括胸膜周围结核、肋骨周围结核及结核性脓肿,首先引起胸壁淋巴结结核,继而形成脓肿,侵入周围胸壁软组织,向胸壁内、外蔓延,侵蚀和破坏肋骨或胸骨。

【临床表现】

急性炎症常表现为病变部位出现红、肿、热、痛等症状,感染位置较深者疼痛较剧烈。慢性炎症多无特异性临床表现,局部可有压痛,可触及肿块样改变,胸壁结核是临床上以无痛性肿块和无热性脓肿为主要特征的疾病,破溃后形成瘘管,全身可有发热、不适、盗汗等症状。

【超声检查】

1. **胸壁急性蜂窝织炎**　主要表现为病变区软组织增厚,回声不均匀减低、边界不清,形态不规则,局部血流信号增多。周围软组织可出现不同程度的水肿,回声增强,皮肤层增厚。

2. **胸壁脓肿**　早期表现为胸壁内不均匀低回声区,出现液化坏死时呈不规则的无回声区,并逐渐融合扩大,形成不规则厚壁脓腔,腔内可见加压流动的细点状或团絮状杂乱回声沉积物,部分可见分隔样回声,脓腔边缘多不规则或模糊不清(图 7-4),壁上可见血流信号。

3. **胸壁结核(tuberculosis of chest wall)**　胸壁结核的声像图表现:早期病灶较小,限于肋间软组织内,呈椭圆形,内部呈不均匀低回声,干酪坏死后出现无回声区,逐渐增大沿肋间呈梭形,并可见点状钙化,但肋骨无异常(图 7-5)。脓肿较大时,可穿破肋间肌,在皮下及胸膜外形成脓肿,包绕肋骨,或内外呈哑铃形,肋骨结构仍保持完整。脓肿晚期侵袭肋骨或胸骨时,可见骨皮质不规则变薄、回声中断或消失。死骨形成时,在脓腔中可见不规则片状、斑点状强回声后伴声影。脓肿向胸壁深层及胸内侵袭时,可在胸膜外形成无回声区,凸向肺野,边缘不光整(图 7-6),并可见低回声不规则窦道形成,壁胸膜回声增强模糊不清,晚期胸膜发生钙化。

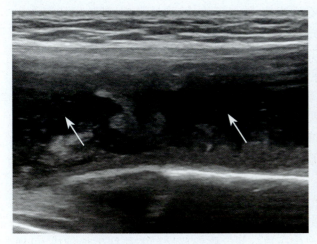

图 7-4　胸壁脓肿声像图

病灶呈不规则厚壁脓腔,腔内可见流动的细点状或团絮状杂乱回声(箭头所示),脓腔边缘不规则,内部坏死呈无回声区。

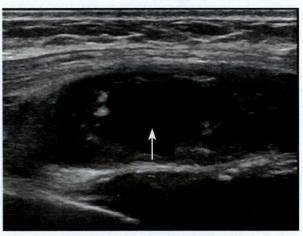

图 7-5　胸壁结核早期

肋间软组织内病灶呈椭圆形,内部干酪样坏死呈无回声区。

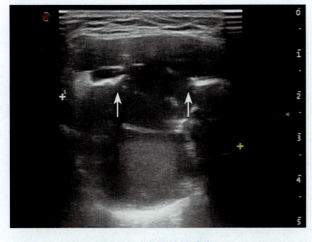

图 7-6　胸壁结核晚期

病灶侵袭肋骨,骨皮质回声中断(箭头所示),脓肿向胸壁深层及胸内侵袭,凸向肺野。

【鉴别诊断】

1. **血肿**　感染性血肿与脓肿二者之间鉴别较为困难,但脓肿多有不同程度的包膜形成,为重要特征,且脓肿内部常可见点状回声漂浮流动。血肿多有外伤及术后病史。

2. **胸壁肿瘤**　胸壁肿瘤多表现为实质性低回声包块,边界清晰,质硬,部分可见包膜,必要时可行超声引导下穿刺活检以明确诊断。

【临床价值】

超声可显示病变的形态、内部回声、血供情况以及与周围组织结构的关系等,为胸壁炎症疾病的诊断提供客观的依据,并可对病变的治疗情况进行随访观察及疗效评估。对胸壁脓肿行超声引导下穿刺抽吸、引流及活检,进行细菌培养及病理学检查,从而选择最佳的治疗方法以提高疗效。

二、胸壁肿瘤

【病因】

胸壁肿瘤病因主要为先天性因素和获得性因素。先天性因素包括家族遗传或自身基因突变;获得性因素则是不良生活方式或其他慢性疾病和损伤,也可能因巨大的精神压力等因素所诱发,本病好发于有肿瘤家族史的人群。

【病理】

胸壁肿瘤可分为胸壁软组织源性肿瘤和骨源性肿瘤两大类,又分为原发性和继发性,以继发性较多见。原发性胸壁软组织肿瘤中良性多见,常见的有纤维瘤、神经纤维瘤、神经鞘瘤、脂肪瘤和海绵状血管瘤等。恶性者有纤维肉瘤、神经纤维肉瘤、脂肪肉瘤、恶性神经鞘瘤等。胸壁原发性骨肿瘤远较转移性者少见,占全身原发性骨肿瘤的 5%～10%,其中 80% 发生于肋骨,其次为胸骨、锁骨、肩胛骨。但发生于胸骨的肿瘤以恶性居多。常见的胸骨恶性肿瘤有多发性骨髓瘤、淋巴瘤、骨肉瘤和滑膜肉瘤等。常见的肋骨恶性肿瘤在成人为多发性骨髓瘤、软骨肉瘤,其他有小圆形细胞肿瘤、骨肉瘤和纤维肉瘤,均罕见。在儿童则以尤因(Ewing)肉瘤最常见。而肋骨良性肿瘤或肿瘤样病变则以软骨类肿瘤、骨纤维异常增殖症、纤维瘤、血管瘤和巨细胞瘤等为常见。转移性肿瘤在胸壁肿瘤性病变中最为多见,大多来自肺癌、甲状腺癌、乳腺癌、肾上腺癌、前列腺癌和肝癌等。

【临床表现】

胸壁良性肿瘤大多边界清晰,表面光滑,生长较缓慢,大多数肿瘤体积较小,无明显自觉症状,往往为患者无意触及而发现,少数肿瘤体积较大时可产生压迫症状。胸壁恶性肿瘤往往生长较快,可侵犯周围结构引起粘连疼痛等。

【超声检查】

1. **胸壁良性肿瘤**

(1) 胸壁软组织源性肿瘤:肿瘤位于胸壁的软组织层内,声像图表现多样,大多呈圆形或椭圆形,形态较规则,边界清。

1) 脂肪瘤:胸壁脂肪瘤的声像图显示,脂肪瘤呈中等回声,内部回声不均伴较多线状高回声,边界清晰或不清,皮下脂肪瘤断面呈扁平形,肋间脂肪瘤可呈哑铃形,部分向外延伸至筋膜下,部分凸向胸内(图7-7)。胸壁内面的脂肪瘤,紧贴胸内壁并向肺侧隆起,但肋骨及胸膜回声无异常。彩色多普勒超声显示肿瘤内部多无血流信号。

2) 血管瘤:血管瘤以婴儿多见,随年龄增长而增大,临床病理类型主要有海绵状血管瘤、毛细血管瘤和血管内皮瘤。声像图上,

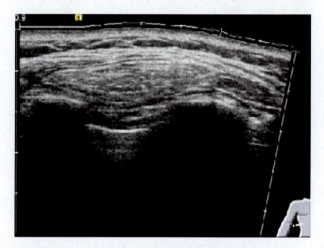

图 7-7　胸壁脂肪瘤
胸壁肌层可见扁平形高回声,边界清晰。

胸壁海绵状血管瘤范围往往较大,肿瘤边界不清,内部回声不均匀,其内可见粗细不均的迂曲样管状结构,内部大多可见较丰富的血流,可探及动脉血流频谱(图7-8)。

3) 神经鞘瘤:声像图表现为肿瘤呈圆形或椭圆形,边界清晰,包膜完整,内部为较均匀的低回声,后方回声增强,常见囊性变、坏死、出血。肿瘤位于壁胸膜外,凸向胸膜腔内或肺内,肿瘤边缘倾斜呈锐角。肿瘤较小时,呼吸时可随胸壁活动,无骨质改变。彩色多普勒超声显示肿瘤内有少许血流信号。

(2) 胸壁骨源性肿瘤:可发生于肋骨、肩胛骨或锁骨等处,声像图表现为突出骨表面的结节状或分叶状实质性低-中回声病变,后方回声多衰减,内可见少量血流信号,部分肿瘤可见骨皮质回声线连续性中断。

2. **胸壁恶性肿瘤**　胸壁恶性肿瘤可发生于胸壁软组织及骨组织,声像图表现为形态不规则,边界不清,内部回声呈多样性,分布不均匀,血流信号大多较丰富。肿瘤生长迅速,侵袭性强,可累及周围的软组织、肌层和胸膜层,造成层次结构模糊不清及破坏。病变可导致骨结构局部破坏,骨皮质回声连续性中断。胸壁转移瘤多有恶性肿瘤病史。

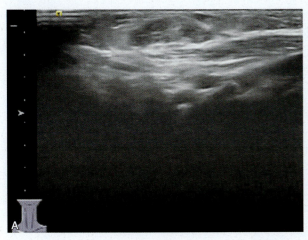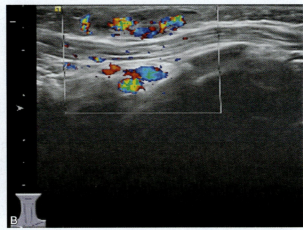

图 7-8　胸壁血管瘤

A. 胸壁脂肪层可见混合回声,边界欠清晰;B. 内可见丰富的血流信号。

（1）纤维肉瘤:声像图表现为肿瘤呈圆形或类圆形,边界清晰,内部呈低回声,分布均匀,肿瘤生长迅速,较大者形态多样,边界不清,内部回声不均匀,并可见肿瘤向周围组织浸润征象。

（2）软骨肉瘤:声像图表现为肋胸骨破坏,骨皮质回声中断,肿瘤向胸内外生长,呈梭形,凸向肺野,肿瘤肺侧壁回声不减弱,胸壁侧基底较宽,边缘呈锐角。早期胸膜回声完整。肿瘤内部呈较均匀低回声,当发生钙化时,可见斑片状强回声;发生黏液变性,可见无回声区,胸膜受累后可发生胸腔积液。较大的肿瘤,压迫邻近肋骨使之变形。

（3）肋骨转移瘤:声像图表现为肋骨局限性梭形肿大,骨质破坏,骨皮质变薄或回声中断,肿瘤多呈较均匀低回声,肿瘤边界多较清楚,肿瘤无后方衰减(图 7-9),很少发生软组织肿块,可先后出现多处肋骨回声相同的病灶。彩色多普勒超声可见肿瘤内动脉血流信号异常或增粗。

【鉴别诊断】

良性肿瘤生长缓慢,形态规则,表面光滑,边界清晰,内部血流信号较少,肿瘤呈膨胀性生长,较大者可对周围结构产生压迫。

恶性肿瘤生长迅速,形态不规则,表面不规整,边界不清楚,内部血流丰富,肿瘤呈浸润性生长,易侵袭和破坏周围组织。

有无周围组织的侵袭及破坏是鉴别胸壁良恶性肿瘤的要点。但多数胸壁肿瘤仅依靠声像图表现难以鉴别其良恶性,需结合临床症状及病史,必要时行超声引导下穿刺活检进一步明确诊断。

【临床价值】

超声检查可清晰显示胸壁各层结构,明确胸壁肿瘤的位置、大小、形态、边缘、内部回声、血流情况,观察周围组织的受累情况等,为临床提供可靠的诊断信息。对于超声鉴别诊断困难时,可行超声引导下穿刺细胞学或组织学检查以明确诊断。

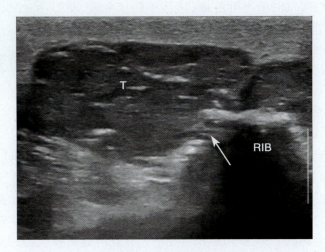

RIB:肋骨;T:肿瘤。

图 7-9　肋骨转移瘤

肿瘤呈不均匀低回声,边界较清,周围骨质破坏,骨皮质回声中断(箭头所示)。

第五节　胸膜疾病的诊断

一、胸腔积液

【病理】

胸腔积液(pleural effusion,PE)可分为渗出性和漏出性两种。前者因胸膜内感染和各种刺激所引起,多继发于肺、胸膜或纵隔炎症和肿瘤,少数由腹内炎症(如膈下脓肿等)波及。渗出液可以是稀薄的浆液性、浆液纤维蛋白性或黏稠脓性,有时呈血性、乳糜性或胆固醇性。后者常由于肝、肾疾病及心功能不全所引起。胸膜腔内脓性渗出液潴留称为脓胸。

【临床表现】

年轻患者胸膜炎多为结核性,中年以上患者可能为恶性肿瘤,有心力衰竭者应考虑为漏出性积液。炎性积液者多伴胸痛和发热。胸腔积液≥500ml时,可感到胸闷,大量积液时有心悸、气促等症状。

【超声检查】

1. 游离性胸腔积液　正常时脏壁两层胸膜合二为一,呈一光滑的回声带,其间的微量液体不易被测出。当胸腔积液时,胸膜的壁层与脏层分开,两层间出现无回声区,这是胸腔积液声像图最基本、最重要的征象(图7-10)。两层胸膜分离的范围与宽度视积液量而定。

（1）少量积液:因重力作用位于胸腔底部,于肺底与膈肌之间呈现长条带形无回声区,位于后侧肋膈窦的液性暗区呈三角形。其形态和宽度随呼吸、体位而变动,具流动性;吸气时肺下叶膨胀,液体被挤压分散,肋膈窦液区变小或消失;呼气时又重现或增大;健侧卧位时液体流向内侧,外侧液性区变小或消失。

（2）中等量积液:液性区上界不超过第6后肋水平,胸腔积液超出肋膈窦向上扩展,压迫肺下叶,液性区范围增大,深度加宽。由

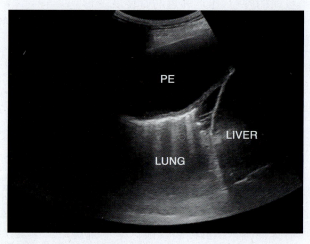

LIVER:肝脏;LUNG:肺;PE:胸腔积液。

图7-10　游离性胸腔积液

于重力作用,坐位呈上窄下宽分布。呼吸及体位变动时,液性无回声区的深度和范围也随之改变,胸廓下部液性无回声区深吸气时增宽,胸廓上部变小;呼气时则相反。由坐位改为仰卧位,液体下注至背侧,肺上浮,因此腋后线胸腔积液无回声区最大,腋中线及腋前线胸腔积液厚度减少或消失。

（3）大量积液:液性区上界超过第6后肋水平,肺被压部分或全部向肺门纵隔方向萎缩,体积变小,膈肌下移,膈回声光带变平。心脏向健侧移位,大部分胸腔呈液性无回声区,此时呼吸和体位改变,对胸腔积液无回声区厚度影响不大或变化甚微。萎陷的肺呈均匀弱回声,中心部可见支气管的残留气体强回声,深吸气时增多。

胸腔积液的透声性80%是清晰的,多为漏出液或早期浆液性渗出液。约有20%透光性较差,多属浆液纤维蛋白性渗出液、血液或脓液,因此在液性无回声区中可有长短不定的细纤维带状回声,漂浮

于胸腔积液中,左侧与纵隔邻近时,可有与心搏一致的有节律的摆动,或两端与胸膜粘连,大量纤维渗出并沉积在一起,互相构成网格状,常见于结核性及化脓性胸腔积液中(图7-11)。肋膈角回声,在漏出液或初期渗出液呈锐利清晰三角形;渗出液出现纤维素沉着,胸膜增厚,则逐渐模糊,呈毛玻璃样或肋膈角变钝闭塞。在胸膜上出现乳头状或结节状突起者,多见于肿瘤性或结核性胸腔积液中。如需明确胸腔积液性质,应在超声引导下进行胸腔穿刺,送检胸腔积液常规、生化、结核PCR及脱落细胞检查。

2. 局限性胸膜积液

(1)包裹性胸腔积液(encapsulated pleural effusion):胸腔积液在胸壁与肺之间,局限于一处,形成大小不等的圆形、卵圆形或半月形无回声区,凸向肺内,与肺野间分界清楚,近胸壁侧基底较宽,两端呈锐角。腔壁增厚,内壁多不光滑,有时腔内有分隔,并可见粗大点状或条状回声,液体无流动性表现(图7-12)。

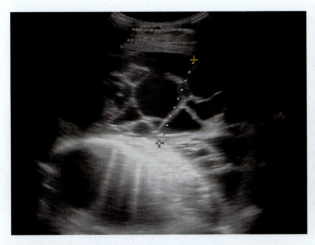

图7-11　多房性胸腔积液
胸腔积液内可见大量纤维渗出、沉积,呈网格状。

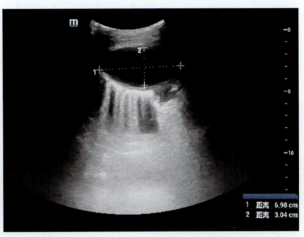

图7-12　包裹性胸腔积液
积液呈卵圆形,凸向肺内,与肺野分界清晰。

(2)肺底胸腔积液(diaphragmatic pleural effusion):从肋缘(剑突)下探测容易显示,无回声区在肺底与膈之间呈条带状或扁平状,凸向膈上,边缘清楚,肺侧边缘回声增强,有包裹时变换体位无回声区大小不变。

(3)叶间积液:胸腔积液位于叶间裂,为小范围的局限性积液,呈外窄内宽的片状无回声区,超声较易漏诊。

3. 化脓性胸膜炎　化脓性胸膜炎(suppurative pleurisy)简称脓胸,急性脓胸多继发于邻近器官感染,如肺炎及肺化脓症,少数由食管穿孔或膈下脓肿蔓延而来。慢性脓胸多为结核性或由于急性脓胸引流不畅延误治疗的结果。脓胸时,胸腔积液呈混浊黏稠脓性或干酪样,腔壁增厚,常呈包裹性,有时可发生钙化。有时脓腔内容物稠稀分层。声像图表现,液性暗区内有漂动的散在高回声点,随体位变动和剧烈振动而移动;脓汁稠厚处则呈不均匀弱回声或高回声,反复转动患者身体,分层现象消失,代之以弥漫性弱回声,且有漂浮和翻滚现象。壁胸膜、脏胸膜呈不规则性增厚,回声增强,胸膜钙化时,可见局限强回声并伴声影。超声引导下穿刺置管引流已成为胸腔积脓最有效的治疗方法。

【临床价值】

超声对胸腔积液的诊断有重要临床价值,它可帮助定位、定量、指导穿刺引流和鉴别胸部X线密度增强阴影是胸膜增厚、肺实质性病灶,还是胸腔积液或包裹性积液。少量胸腔积液X线难以诊断时,超声探测肋膈角内有液性暗区即可明确诊断。

二、气胸

【病理】

胸膜腔内积气称为气胸,气胸的形成多由于肺组织、支气管破裂,空气进入胸膜腔,或因胸壁伤口穿破胸膜,胸膜腔与外界沟通,空气进入所致。气胸通常分为三大类:自发性气胸、创伤性气胸和人工气胸。

【临床表现】

起病大多急骤,典型症状为突发胸痛、继而胸闷或呼吸困难,并可有刺激性干咳。

【超声检查】

气胸的主要超声表现是动态观察时缺乏肺的呼吸移动,即无肺滑动征,胸膜间隙消失,呈粗糙的强反射回声,无彗星尾征(B 线)。存在液气胸时,可有移动的液-气平面,液体内的气泡呈高回声反射。

【临床价值】

肺滑动征消失提示存在气胸的可能。B 线消失不能成为气胸极有价值的诊断标准,但是如果 B 线存在常可以排除气胸的诊断,证明脏胸膜和壁胸膜之间存在黏附,排除气胸的真阴性率可达到 100%。

三、胸膜肿瘤

原发性胸膜肿瘤中,以间皮瘤(mesothelioma)最常见,其他如纤维瘤、脂肪瘤、血管瘤较为少见。转移性胸膜肿瘤比原发性多见,常为肺癌、食管癌、纵隔恶性肿瘤、乳腺癌等经血行转移或直接侵犯。

(一)胸膜间皮瘤

【病理】

胸膜间皮瘤(mesothelioma of pleura)起源于胸膜间皮细胞或胸膜下结缔组织,按生长方式分为局限性纤维性间皮瘤和弥漫性恶性间皮瘤两种。前者 80% 为良性,多为单发,30%~50% 肿瘤有短蒂,肿瘤呈圆形有包膜,大小不等,最大直径可达 30cm。肿瘤坚实,切面呈灰黄色,不向周围浸润,一般不产生胸腔积液。弥漫性恶性间皮瘤,常以大片灰黄色肿瘤充填一侧胸腔,包围和压缩肺。肿瘤组织为上皮性,可发生出血、坏死。多伴有浆液性、浆液血性或血性胸腔积液和胸膜增厚。容易向膈肌、肺门、纵隔、心包浸润扩展。

【临床表现】

局限性间皮瘤多无明显不适或仅有胸痛、活动后气促;弥漫性间皮瘤有较剧烈胸痛、进行性呼吸困难、消瘦等症状。

【超声检查】

1. **局限性间皮瘤** 肿瘤与胸壁相连,呈圆形或扁平形,有完整包膜回声,内部为较均匀的实质性低回声,基底宽,与胸壁夹角多呈钝角,有时可见小的囊性变所产生的无回声区和钙化强回声。肿瘤邻近胸膜可均匀或不规则增厚。恶性者一般轮廓不规则,内部回声不均匀。当伴有胸腔积液时,肿瘤显示更为清晰。

2. 弥漫性恶性间皮瘤　胸膜弥漫性增厚,可达膈上而包裹肺。肿瘤多呈结节或结节融合状低回声,边界不规则,与胸壁界限不清(图7-13)。较大者,内部回声不均匀,发生坏死、出血时可有灶性无回声区。肿瘤后部多有衰减。常伴有血性胸腔积液。

(二) 转移性胸膜肿瘤

【病理】

转移性胸膜肿瘤(metastatic pleural tumor)较原发性多见,大部为血行转移,少数为邻近器官恶性肿瘤直接侵犯。原发肿瘤最多为肺癌,其次为乳腺癌、纵隔肿瘤、卵巢癌及胰腺癌等。壁胸膜、脏胸膜均可受累,转移灶常为多发性。

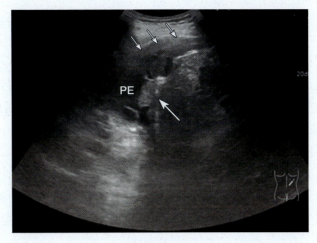

PE:胸腔积液。

图7-13　弥漫性恶性间皮瘤
胸膜弥漫性增厚,达膈上,边界与胸壁界限不清(小箭头所示),并可见结节样凸起(大箭头所示)。

【临床表现】

转移性胸膜肿瘤常因发生胸腔积液而出现胸痛、呼吸困难等症状。

【超声检查】

转移性胸膜肿瘤的声像图显示,肿瘤通常位于脏层和/或壁层胸膜表面,单发或多发。多合并胸腔积液,呈结节样或乳头状,内部回声为低-中等回声,胸膜侧基底宽,与胸膜呈钝角,也可表现为局部胸膜明显不均匀增厚,表面不光整,向胸腔内凸出。彩色多普勒检查肿瘤内多能检测到血流信号。转移瘤通常与周围组织边界欠清,有时可导致胸膜粘连。

(三) 胸膜局限性纤维性肿瘤

【病理】

胸膜局限性纤维性肿瘤(localized fibrous tumor of pleural,LFTP)起源于间皮下结缔组织,66%~80%来源于脏胸膜。

【临床表现】

临床上一般无临床症状,少数也可出现胸部症状,如胸痛、呼吸困难等。

【超声检查】

声像图上显示为紧贴胸膜的实性低回声结节,多呈圆形或椭圆形,较小者内部回声均匀,较大者内部回声不均匀,发生坏死、出血时可见灶性无回声区,良性者边界清晰,恶性者呈侵袭性生长,一般无钙化,部分肿瘤合并同侧胸腔积液。

【临床价值】

胸膜肿瘤的声像图均缺乏特异性,应与包裹性胸腔积液、石棉肺的胸膜斑和弥漫性胸膜增厚、恶性淋巴瘤等鉴别。定性诊断需依靠超声引导下穿刺活检。

第六节　肺部疾病的诊断

目前肺组织病变的诊断主要依靠 X 线、CT、MRI 及支气管镜检查。超声检查因受肺内气体的干扰及肋骨、肩胛骨等的影响而受到限制。当肺内占位性病变接近胸壁或存在大片肺实变、不张或有胸腔积液存在时,超声对肺内的相应病变诊断及鉴别诊断有较高价值,成为又一新的辅助检查手段,正逐渐受到临床重视。

一、肺肿瘤

在肺肿瘤的影像学诊断中,超声是一种有价值的补充,超声对肺肿瘤的诊断有助于判断病变性质、对肿瘤进行分期、引导穿刺活检、评估外科手术及监控治疗效果。

（一）肺癌

【病理】

根据肺癌细胞的分化程度、形态特征,将肺癌(bronchogenic carcinoma)分为鳞状上皮细胞癌(简称鳞癌)、小细胞未分化癌、大细胞未分化癌、腺癌、混合型肺癌等,其中鳞癌最常见,约占 50%,其次为腺癌、小细胞未分化癌,小细胞未分化癌是恶性程度最高的肺癌。根据肿瘤发生部位将肺癌分为中心型、周围型和弥漫型 3 类,中心型是指癌肿发生在段以上的支气管,即发生在段支气管和支气管的肺癌;周围型是指发生于段以下支气管的肺癌;弥漫型指癌肿发生于细支气管或肺泡,多弥漫地分布于两肺。

【临床表现】

主要临床症状有咳嗽、胸痛、咯血痰、呼吸困难及感染发热。有时无症状,偶由胸部透视被发现。

【超声检查】

肺癌的声像图所见:

1. **二维图像特征**　肺癌肿块呈结节状或不规则类圆形团块,内部呈实质性弱回声或等回声多见,轮廓清晰(图 7-14)。腺癌多呈弱回声或等回声,较均匀;鳞癌多较大,强弱不均;小细胞癌多呈均匀弱回声或无回声。较大肿瘤或合并出血坏死者,则内部回声不均匀,并可见内壁不光滑的无回声区。与支气管相通的空洞,有时在无回声区中,可见不规则点状强回声。

2. **胸膜、胸壁侵犯**　肿瘤对胸膜、胸壁的侵犯程度,是临床分期、判断手术适应证、决定治疗方式、判定预后的依据。在声像图上,仅脏胸膜受累,脏胸膜线状回声中断、增厚或消失,呼吸时肿瘤尚可随肺移动。肿瘤累及壁胸膜有粘连或侵犯胸壁时,肿瘤与胸壁分界不清,呼吸时肿瘤与胸壁同步运动或无活动(表 7-1)。

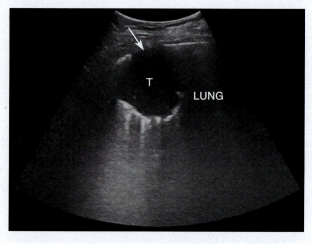

LUNG:肺;T:肿瘤。

图 7-14　周围型肺腺癌

肿瘤呈均匀低回声,类圆形,与脏胸膜相连,但胸膜光滑、连续(箭头所示)。

表 7-1　肺癌胸壁侵犯分期及超声征象

分期	病理所见	超声征象
P0	癌组织未达脏胸膜表面	肿瘤表面有非含气肺组织且不与胸膜连续
P1	癌组织已达脏胸膜	肿瘤与脏胸膜相连,但胸膜平滑、连续,无增厚及纤维素形成
P2	癌组织超越脏胸膜表面	脏胸膜回声中断、缺损、增厚、有纤维素沉着,但呼吸时肿瘤可移动
P3	癌组织侵入壁胸膜及相邻胸壁和纵隔脏器	肿瘤与壁胸膜粘连,胸膜回声消失、增厚、呼吸时肿瘤移动受限或消失

3. 特殊位置肺癌

（1）中心型肺癌:超声检查一般较困难,当肿瘤引起叶、段支气管阻塞时,以实变肺为超声窗,常可显示肿瘤。声像图上肿瘤呈结节状、团块状或形态不规则状,内部呈实质性弱回声,分布均匀或不均匀,边界多较清晰,位于实变肺近肺门的一端。左侧中心型肺癌,肿瘤团块有时在左室长轴及胸旁四腔观上,于左房后上方出现实质性肿块,内部均匀或不均匀,左房受压,后壁向腔内隆起呈弧形。肿瘤阻塞的外周肺实变内可显示扩张增宽的支气管液相,肿瘤压迫肺门部可见肺内动脉支扩张,彩色多普勒可显示高速血流。合并中至大量胸腔积液时,中心型肺癌位于肺门部的肿块更易被显示。

（2）膈肌附近肺底部肺癌:于肋缘(剑突)下探测,在膈肌的条带状回声上方,可见边界清楚的弱回声实质肿块,内部均匀或不均匀,形态不定。胸膜未被波及时,膈肌回声带光滑、平整;肿瘤侵及胸膜及膈肌时,出现局限性增厚,膈回声带中断缺损,深呼吸时肿瘤随膈一起活动。可有局限性肺底积液无回声区。

4. 彩色多普勒超声检测

肺癌病灶内部及周边可检出低速、低阻有搏动性血流、连续性低速血流或出现动静脉瘘血流信号,部分血流可伸向肿瘤内。

5. 超声造影检查

由于肺双重血供的起源不同,超声造影剂的到达时间也有差别。正常人右心在注射造影剂后 1~5s 开始显影(提示肺动脉期),而左心在 8~11s 开始显影(提示支气管动脉期),因此病灶内造影剂的增强时间小于 6s 常提示肺动脉供血,相反大于 6s 提示支气管动脉供血。病灶的增强程度以脾脏增强程度为参照,高于其增强程度定义为明显增强,反之为轻微增强(视频 7-2)。

由于肺癌的血供主要来源于支气管动脉,偶有肺动脉参与供血,因此肺癌在"肺动脉期"呈无或轻微增强,而在"支气管动脉期"呈轻微或明显增强,该特征性表现是超声造影诊断肺癌的重要依据。造影动态增强后主要表现为肺癌内部及边缘的新生血管走形扭曲、紊乱,呈典型"螺旋状"。这些新生血管的生成与肿瘤增强程度密切相关,研究表明腺癌增强程度高于鳞癌。

视频0702

视频 7-2　周围型肺腺癌超声造影
肿瘤呈均匀低回声,类圆形,超声造影病灶 13s 开始显影,提示支气管动脉供血,其内伴无增强区,提示肿瘤伴有液化坏死。

6. 食管内镜超声

用于判定肺癌淋巴结转移和中心型肺癌对邻近大血管的浸润程度。声像图上,可见血管受压变形,肿瘤浸润和包绕血管,血管搏动和呼吸时,血管与肿瘤间的滑动消失。肺门周围及纵隔淋巴结肿大。

【临床价值】

超声对早期肺癌、弥漫性及中心型肺癌难以显示。此外,胸骨和肩胛骨等的掩盖区、纵隔胸膜、脊柱旁深部等区域也是超声检查的盲区。唯有对邻近胸壁的周围型肺癌,肿瘤与脏胸膜间肺组织较薄(≤1.0cm),或发生阻塞性肺实变,以及合并胸腔积液者,超声才能显示出肿瘤病灶。CDFI 对判定肿瘤的良恶性、观察肺癌化疗及放疗疗效有重要意义。目前临床上仍需依靠穿刺活检明确病理性质,超声引导下肺占位病变的活检操作简便,能避开支气管、血管,成为更安全有效的方法,临床有较高的实用价值。

（二）肺错构瘤

【病理】

肺错构瘤（hamartoma of lung）是肺正常组织胚胎发育障碍所形成的肿瘤样病变,起源于肺周围支气管组织,肿瘤主要由软骨和纤维组织构成,可含上皮、平滑肌、脂肪及骨组织等,可发生钙化。一般为单发,呈圆形或分叶状,有包膜,大小不一。周围型错构瘤多位于肺的边缘部胸膜下,与正常肺组织分界清楚。

【临床表现】

肺错构瘤生长极慢,多无症状,偶在 X 线检查时被发现。

【超声检查】

肺错构瘤的声像图显示,肿瘤呈均匀或不均匀性低回声,中心部可有条束状高回声,肿瘤的边界清晰光滑、整齐,有时边缘可见钙化,呈圆形或椭圆形,后部回声减弱,很少侵犯胸壁（图 7-15）。纤维型错构瘤可有囊性变,出现不规则无回声区。肺错构瘤应与炎性假瘤、结核瘤、肿瘤等鉴别。

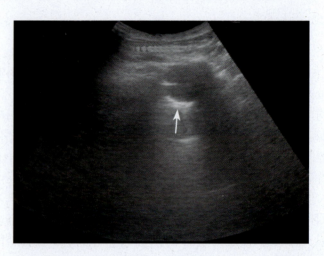

图 7-15 肺错构瘤

肿瘤呈圆形,内部回声均匀,边缘可见钙化（箭头所示）。

（三）先天性肺囊肿

【病理】

先天性肺囊肿（congenital pulmonary cyst）一般为先天性支气管潴留性囊肿,可分为单房或多房性,囊液澄清或为血性,囊壁菲薄,表面光整,内层有纤毛上皮或柱状上皮细胞被覆,外层有腺体、平滑肌、软骨和纤维组织。一般囊肿不与支气管相通。

【临床表现】

小囊肿一般无症状,囊肿过大压迫邻近组织或纵隔,产生呼吸困难;发生感染时有发热、咳嗽、咳痰等症状。

【超声检查】

较大的邻近胸壁的囊肿,声像图上显示囊肿呈圆形,边界清楚,内部为无回声区,囊壁光整回声较高,后壁回声增强。与支气管相通的含气囊肿,上部可见强烈气体回声,下部为液体无回声区。合并感染时,与肺脓肿相似,囊肿壁增厚,内部回声不均匀。

（四）支气管腺瘤

【病理】

支气管腺瘤（bronchial adenoma）为良性肿瘤,有恶变倾向。病理分类癌型和唾液腺型,前者多见。好发于大支气管,右侧多于左侧,多数患者可以在支气管镜下探及。约 3/4 属于中央型支气管腺瘤,1/4 属于周围型支气管腺瘤。

【临床表现】

临床上多发生于 30~40 岁,女性多于男性,多无症状,少数可出现反复咯血、阻塞性肺不张。

【超声检查】

周围型支气管腺瘤位于胸膜下时超声可显示,呈圆形,可有浅分叶,内部回声多为均质等回声,多无钙化,后壁回声清楚,多无衰减。恶变时,包膜不完整,内部回声不均质。中央型支气管腺瘤只在伴有肺实变时才可被超声探及,腺瘤向支气管内呈息肉样生长,超声可观察其形态及大小。

(五) 肺棘球蚴病

【病理】

肺棘球蚴病(pulmonary echinococcosis)又称肺包虫病(pulmonary hydatidosis),见于我国西北地区,系感染细粒棘球蚴或多房棘球蚴所引起,好发于右肺下叶,易破入支气管合并感染。

【临床表现】

患者一般无症状,继发感染时则有发热、咳嗽、胸痛等症状。

【超声检查】

肺包虫囊肿多为圆形、卵圆形,边界清晰,囊壁厚而规则,典型时见环形强回声钙化,囊肿随呼吸稍有变形。常为多房性,并可见"囊中囊",也称"母子囊"。囊内多为无回声液性暗区,内可见强回声漂浮物,系脱落的囊壁组织,与支气管相通时,囊内可见气体反射。破入胸腔则可见部分囊壁残缺,胸腔内大量胸腔积液伴点片状强回声。

二、肺炎症性病变

(一) 肺脓肿

【病理】

肺脓肿(lung abscess)是肺的化脓性炎症,发生坏死、液化形成的,脓汁形成后积聚于脓腔内,张力增高,最后破溃到支气管或胸膜腔内,前者咳出大量脓痰,空气进入脓腔,形成脓气腔;后者产生脓气胸。邻近肺边缘的脓肿,常发生局限性胸膜炎,引起胸膜粘连和渗出。

【临床表现】

临床表现为高热、胸痛、咳嗽、咳痰、气短等症状。

【超声检查】

肺脓肿的声像图显示,早期脓肿病灶呈类圆形,边界不清,内部呈不均匀弱回声,并可见含气小支气管强回声。坏死液化,脓肿形成后,病灶中心部可见不规则无回声区,脓腔周围回声增高,有纤维包膜形成时,边界回声较清楚。脓肿与支气管相通时,脓肿上方可见气体为强回声反射,下方可见脓汁及坏死物质为弱回声的分层现象。合并胸膜腔积液或脓胸时,则可见胸膜增厚及包裹性或游离性液性暗区。

【临床价值】

超声引导下抽吸获取样本进行病原学检查具有重要意义。

（二）肺结核

【病理】

肺结核（pulmonary tuberculosis）是常见的肺部疾病，结核病灶以慢性增生、渗出和肉芽肿型病变为特征，继之发生干酪样变、液化及空洞形成。并可继发胸膜炎和其他器官结核。

【临床表现】

临床症状有低热、乏力、体重减轻、咳嗽、咯血、胸痛和呼吸困难等。

【超声检查】

1. **结核瘤** 声像图上，多显示为不均匀实质性团块，呈圆形或椭圆形，轮廓较清晰，边缘光整，周边部回声较强，中心部分干酪样呈弱回声。空洞液化部分为无回声区，并有较厚的弱回声壁（图7-16）。有钙化的结核瘤，可见点状强回声。

2. **干酪性肺炎** 声像图上，病灶区显示为较均匀弱回声，病灶内可见含气支气管的管状或点状强回声（图7-17）。

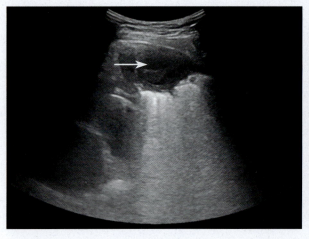

图7-16 结核瘤

病灶显示为椭圆形不均质实质性团块，轮廓清晰，周边回声较强，中心部干酪样呈弱回声（箭头所示）。

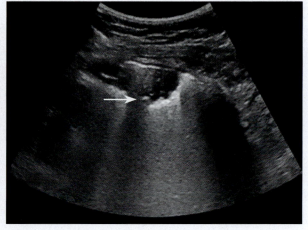

图7-17 干酪性肺结核

病灶显示为较均匀的弱回声，内有点状强回声（箭头所示）。

3. **慢性纤维空洞型肺结核** 病灶区呈不规则回声，强弱不等，空洞内显示为强烈气体回声。病灶边界不清，常可见胸膜增厚。心脏向病灶侧移位，双侧肺受损，常有右心系统内径增大、肝淤血、肝静脉增宽等改变。

【临床价值】

肺结核的诊断，主要依赖X线、CT检查。超声检查对某些类型结核也只是起辅助诊断作用，如大片的干酪性肺炎、慢性纤维空洞型结核、接近胸壁的结核瘤、合并胸腔积液的浸润型结核和结核性胸膜炎等。

（三）肺炎

【病理】

肺炎（pneumonia）可由多种病原体引起，由肺炎双球菌引起的大叶性肺炎，病理改变为肺泡内和间质炎症细胞浸润，浆液纤维蛋白渗出，继而发生肺实变，最后溶解咳铁锈色痰，病灶吸收而愈。

【临床表现】

大叶性肺炎临床上起病急,有高热、寒战、胸痛、咳嗽、呼吸困难、全身酸痛等症状。

【超声检查】

声像图上大叶性或肺段性肺炎显示肺实变,内部回声增强(似肝脏回声),边界清晰,其内可见含气支气管的管状强回声(支气管气相)(图 7-18),后方有时出现彗星尾征和含液支气管所形成的管状无回声(支气管液相),以及由肺实质内残留空气所引起的散射点状强回声等 3 项改变,胸膜回声光滑连续或轻度凹陷,部分可有少量胸腔积液。彩色多普勒超声检查可于支气管旁显示肺动、静脉血流图和频谱。

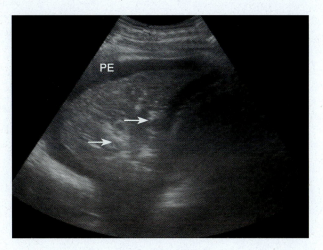

PE:胸腔积液。

图 7-18 大叶性肺炎

肺实变,内部回声增强,似肝脏回声,其内可见含气支气管的管状强回声(箭头所示),并伴有少量胸腔积液。

【鉴别诊断】

阻塞性肺不张的支气管气相常常是固定的,多数分散的强回声光点分散在肺组织内,而移动的支气管气相是肺炎的重要征象。

【临床价值】

超声对于肺炎的诊断准确性优于胸部 X 线片,与 CT 的诊断准确性一致。对于评估疾病的病程尤其是妊娠期妇女及儿童有较大意义。

三、肺水肿

【病因】

肺水肿(pulmonary edema)是由于某种原因引起肺内组织液的生成和回流平衡失调,使大量组织液在短时间内不能被肺淋巴和肺静脉系统吸收,积聚在肺泡、肺间质和细小支气管内,从而造成肺通气与换气功能严重障碍。肺水肿按解剖部位分为心源性和非心源性两大类。

【临床表现】

突然起病、呼吸困难、发绀、频繁咳嗽、咯大量泡沫样痰,双肺有弥漫性湿啰音,X 线表现呈两肺蝶形片状模糊阴影。

【超声检查】

由于肺组织中液体量增加,超声在气体和液体的界面上产生强烈混响而形成的征象,也称彗星尾征、火箭征(B 线),可出现单条或多条,可局限或弥散分布。B 线的数量取决于肺的气液比例,也就是肺通气损失程度。无 B 线、孤立的 B 线或 B 线局限在膈肌上最后一个肋间时被认为是正常表现。B 线间距在 7mm 左右时(B7 线),提示肺小叶间隔增厚,多为间质性肺水肿。B 线间距在 3mm 左右时(B3 线),提示肺泡性肺水肿(图 7-19)。弥漫性 B 线也称"白肺",提示重度肺水肿。

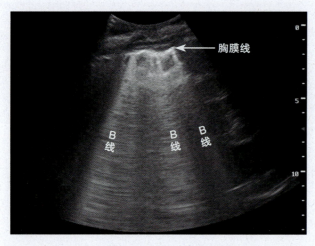

图 7-19　肺泡性肺水肿
肺内可见多条 B 线,间距 4mm。

胸膜线

B
线

B
线

B
线

【临床价值】

床旁超声检查能够在很大程度上提示间质增厚水肿的程度,而且方便易行,已经成为急诊室和监护病房的必备检查手段。

四、肺隔离症

【病理】

肺隔离症(pulmonary sequestration)是一种少见的先天性肺部疾病。本病特点是部分肺组织被胸膜包裹而与正常肺组织互相隔离,无正常支气管相通,其血液供应动脉来自胸主动脉或腹主动脉的异常分支,静脉回流到半奇静脉或门静脉系统。肺隔离症的肺组织中肺泡发育不全,没有功能。肺隔离症分肺内型和肺外型两种,肺外型 77% 位于肺下叶与膈之间,80% 在左侧。

【临床表现】

此病多无症状,偶由胸部 X 线透视被发现。

【超声检查】

只有肺外型肺隔离症可用超声诊断。声像图上,多见于左、右下叶基底段,肺实变呈类三角形低回声区,其内可见多发散在液性暗区,呈蜂窝状,有较粗伴行血管进入肿块内,类似肝实质样肿块,边界清楚,彩色多普勒血流显像,可见到异常供应动脉血流来自胸或腹主动脉即可提出拟诊。

五、肺不张

【病理】

肺不张(atelectasis)指全肺或部分肺呈收缩和无气状态。根据病因分类,肺不张可分为压缩性肺不张和支气管阻塞引起的阻塞性肺不张,压缩性肺不张多由大量胸腔积液、气胸、胸腔内肿瘤所致。

【临床表现】

肺不张的临床表现主要取决于病因、肺不张程度和范围,以及并发症的严重程度等。可有胸闷、气急、呼吸困难、干咳等症状。

【超声检查】

肺不张表现为肺内部分或完全无气体时,形成实变图像。声像图上多表现为楔形的均匀高回声区域,其形态取决于被阻塞的支气管大小和部位,压缩性肺不张可见伴有含气支气管的管状强回声(支气管气相)或含液支气管的管状无回声(支气管液相)。彩色多普勒检查可清晰显示不张的肺组织内血流呈"树枝样"分布,从肺门或段支气管向外延伸(图 7-20)。阻塞性肺不张的二维声像图和彩色多普勒表现与压缩性肺不张类似,但一般无含气支气管回声。

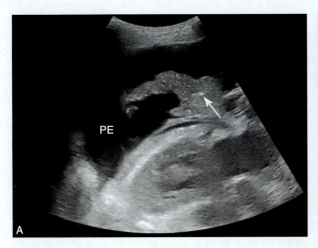
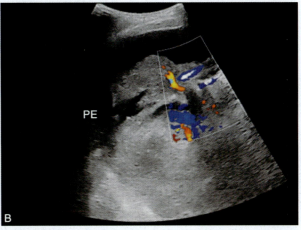

PE：胸腔积液。

图 7-20　压缩性肺不张

A. 压缩肺叶呈楔形均匀高回声，内可见含气支气管的管状强回声（箭头所示）；B. 彩色多普勒清晰显示不张的肺组织内血流信号。

六、肺炎性假瘤

【病理】

肺炎性假瘤（pulmonary inflammatory pseudotumor）为某些非特异性炎症慢性增生导致的肺内肿瘤样病变。其是由多种细胞成分组成的炎性肉芽肿，周围有假性包膜，边缘较光整。

【临床表现】

临床上常有间歇性干咳、胸痛、低热等症状，或可无任何症状，偶由 X 线检查被发现。

【超声检查】

声像图上，一般为单发性圆形或椭圆形结节，边界回声清晰，内部多为低回声，胸膜回声多较平整或轻度凹陷。连续观察生长缓慢。应与结核瘤、肺癌、错构瘤等鉴别。

第七节　纵隔常见疾病的超声诊断

一、纵隔肿瘤

纵隔肿瘤大部分来自胸腺、淋巴结、神经组织和纵隔间叶组织。其中以胸腺瘤和畸胎瘤最多，神经源性肿瘤及恶性淋巴瘤次之，胸内甲状腺瘤、支气管囊肿为第 3 位，其他则少见，前四者占全部纵隔肿瘤的 3/4（国内统计以神经源性肿瘤最多，其次为畸胎类肿瘤，胸腺瘤为第 3 位）。纵隔肿瘤中 25%~30% 为恶性，淋巴肿瘤大部分为恶性，胸腺瘤有 45% 向周围浸润。各种肿瘤又有其好发部位：上纵隔好发甲状腺肿瘤、胸腺瘤、畸胎瘤、神经源性肿瘤等；前纵隔多见胸腺瘤、畸胎瘤、胸腺囊肿、恶性淋巴瘤、胸内甲状腺肿瘤等；中纵隔多见恶性淋巴瘤、支气管囊肿、心包囊肿等；后纵隔多见神经源性肿瘤及肠源性囊肿。

（一）畸胎瘤

【病理】

纵隔是生殖腺外最易发生畸胎瘤（teratoma）的部位，纵隔畸胎瘤占纵隔肿瘤第 2 位（20%），好发生于上纵隔及前纵隔,可分为囊性、实质性、混合性 3 种,80% 为良性。良性囊性畸胎瘤有完整包膜、边缘光滑,肿瘤内容有黄褐色液体或含毛发黄色皮脂物质,除皮肤外,还含有气管或肠管上皮、神经、平滑肌及淋巴组织,甚至骨及软骨等组织。囊性畸胎瘤一般呈圆形或椭圆形。实质性畸胎瘤,常以实质性结构为主,含液部分较少,呈圆形或不规则分叶状,恶性变的倾向较大。

【临床表现】

出生时即可发病,但常于成年后因胸痛、咳嗽或体检时偶尔发现。

【超声检查】

畸胎瘤的声像图表现:

1. **囊性畸胎瘤**　为圆形、椭圆形或分叶状;多为单房,也可为双房或多房,肿瘤大部分呈囊性,肿瘤外壁光滑清晰,内壁可见实质性的结节状、团块状回声,附着于囊壁并凸向囊腔,有时囊肿内容为稀薄液体与油脂样皮脂同时存在,二者分层,后者漂浮于上方显示为高回声,前者显示为无回声区,称为脂液分层征。部分囊性畸胎瘤,油脂液状物充满囊腔,则显示为较均匀类实质回声,周边部可有高回声光团。肿瘤的后部回声不减弱或增强。

2. **混合性畸胎瘤**　肿瘤外壁光滑,肿瘤内部不均匀,兼有实质回声,回声较高,与肝实质相似和液性囊腔无回声区并存,二者界限较清楚,有时实质区内可见强回声伴有声影(图 7-21)。

3. **实质性畸胎瘤**　肿瘤内大部分呈实质性较均匀的低回声,与不规则团块状、斑片状高回声并存,肿瘤边界回声清晰。含有骨或牙齿时,可出现局限性强回声,伴有明显声影。如肿瘤呈分叶状,内部呈不均匀低回声,边缘不规则,增大较快合并胸腔及心包积液时,常为恶变的表现。

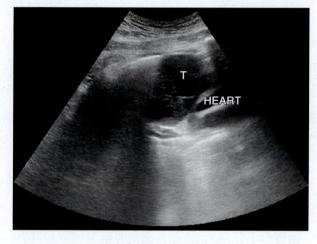

HEART:心脏;T:肿瘤。

图 7-21　混合性畸胎瘤
肿瘤边界清晰,内部回声不均,呈囊实混合性回声。

(二)　胸腺瘤

【病理】

胸腺瘤(thymoma)占纵隔肿瘤的 20% ~ 30%,占前纵隔肿瘤第 1 位。胸腺瘤含有胸腺上皮细胞和胸腺淋巴细胞,上皮细胞型具有恶性趋势。胸腺瘤为实质性,切面多呈分叶状,内部结构均一,两面光滑,边界清楚,多数有纤维包膜,有时发生囊性变、出血、坏死及钙化。恶性者可发生多发性胸膜转移种植。

【临床表现】

半数患者无症状,在查体时偶然发现;少数患者有瘤体侵犯或压迫邻近纵隔结构所引起的胸部局部症状,如咳嗽、胸痛、呼吸困难、吞咽困难等;部分患者可出现全身症状,如减重、疲劳、发热等非特异性症状。另外,胸腺瘤有多种伴随症状,最常见的有重症肌无力、单纯红细胞再生障碍性贫血、低丙种球蛋白血症等。

【超声检查】

胸腺瘤的声像图表现:

1. **良性胸腺瘤** 声像图上多呈圆形、椭圆形,部分呈分叶状,边界清晰光滑,常有明显的包膜回声,肿瘤内部多呈均匀低回声,有囊性变时,可见小的无回声区,完全囊变时呈囊肿样改变。部分呈地图状不均匀实质性回声。有钙化灶时,则出现斑点状强回声。彩色多普勒显示血流分布均匀,以静脉血流为主。

2. **恶性胸腺瘤** 肿瘤包膜回声不完整,边缘回声不规则,呈锥状突起,内部回声不均匀、强弱不一,可向周围组织浸润(心包、血管),并有胸膜及远隔转移征象(图7-22)。彩色多普勒显示血流分布紊乱,以动脉血流为主。

（三）**神经源性肿瘤**

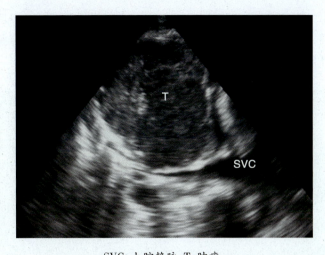

SVC:上腔静脉;T:肿瘤。

图7-22 恶性胸腺瘤

肿瘤包膜不完整,内部回声不均匀,压迫上腔静脉。

【病理】

纵隔神经源性肿瘤占纵隔肿瘤的15%,大部分从交感神经干或肋间神经发生,少数发生于迷走神经、膈神经和喉返神经。其中来源于神经纤维的良性肿瘤有:神经纤维瘤、神经鞘瘤;来源于神经节细胞的良性肿瘤有:神经节细胞瘤、嗜铬细胞瘤及副神经节细胞瘤。恶性者则分别有恶性神经纤维瘤及神经母细胞瘤或神经节母细胞瘤等。成人以神经纤维来源者多见,小儿以神经节细胞来源的肿瘤多见。大部分发生在后纵隔。

【临床表现】

一般无症状,多在X线检查时被发现。生长快、较大的肿瘤,可有压迫症状。神经节细胞瘤,可出现腹泻、高血压、面红、出汗等症状。

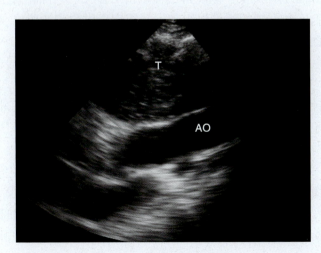

AO:主动脉;T:肿瘤。

图7-23 恶性神经鞘瘤

肿瘤形态不规则,无包膜,内部回声不均匀,与主动脉界限不清。

【超声检查】

1. **神经鞘瘤** 声像图上,肿瘤为实质性,呈圆形、椭圆形或分叶状,轮廓清晰,边缘整齐,有完整包膜回声。内部回声为均匀中低回声,可发生脂肪和囊性变及出血,出现大小不等的无回声区。彩色多普勒超声显示血流不丰富。恶性神经鞘瘤形态不规则,无包膜,内部回声不均匀,可有不规则无回声区(图7-23)。

2. **神经节细胞瘤(gangliocytoma)** 声像图上,肿瘤为实质性,呈圆形或椭圆形,边界清晰,有完整包膜回声,内部为均匀低回声,发生囊性变时,可见大小不等无回声区。彩色多普勒超声显示肿瘤内少许血流信号。此瘤多见于儿童,生长快,常有压迫症状。

3. 神经母细胞瘤　声像图上,肿瘤为实质性,常较巨大,形状不规则,边缘不整齐,边界清晰,无包膜,内部为不均匀中低回声,偶可见无回声区或钙化样强回声。彩色多普勒显示肿瘤内血流不丰富,可探及动脉血流(图 7-24)。

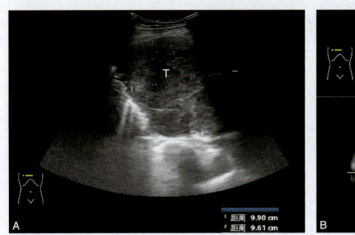 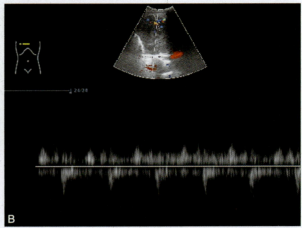

T:肿瘤。

图 7-24　神经母细胞瘤

A. 肿瘤大小 9.9cm×9.6cm,形态不规则,边界清晰,无包膜,内部为不均匀低回声;B. 彩色多普勒显示肿瘤内血流不丰富,可探及动脉血流。

4. 神经纤维瘤　声像图上,肿瘤为实质性,多为圆形、椭圆形或分叶状,边界清晰,无完整包膜,内部回声为均匀中低回声,可有后方回声增强。彩色多普勒显示肿瘤内血流不丰富。

(四) 淋巴瘤

【病理】

淋巴瘤(lymphoma)是一组起源于淋巴结或其他淋巴组织的恶性肿瘤。纵隔淋巴结可能为淋巴瘤的原发部位,也可能是全身淋巴瘤的一部分。多见于前纵隔和中纵隔。可见于任何年龄,以 30~40 岁多见。淋巴瘤可分为霍奇金淋巴瘤和非霍奇金淋巴瘤两大类。纵隔淋巴瘤以前者多见。纵隔霍奇金淋巴瘤大多数为结节硬化型,包括不规则的细胞区和周围的纤维组织带。非霍奇金淋巴瘤为含有分化程度不等的淋巴细胞、组织细胞或网状细胞的结节状或弥漫性增生,多为双侧发病。

【临床表现】

纵隔淋巴瘤临床以单个或一组淋巴结无痛性肿大为特征。淋巴结可融合成团块,压迫和浸润邻近器官,则可发生心包或胸腔积液、肺不张,并可见肝脾大。

【超声检查】

1. 淋巴瘤引起淋巴结明显肿大或融合成团块时,声像图可显示为单发或多发性圆形、椭圆形,或互相融合成分叶状不规则形病灶,轮廓清楚,内部为较均匀弱回声或无回声(图 7-25);有时内部不均匀,高回声和低回声并存。彩色多普勒显示病变内部及周边血流较丰富,并可探及高速动脉血流。

2. 淋巴瘤并发心包或胸腔积液时,可在相应部位探测到积液的无回声区。

3. 淋巴瘤位于肺门可压迫支气管,引起肺不张或阻塞性肺炎时,有相应的肺部回声变化。

4. 可见颈部、腹部、腋下、腹股沟淋巴结肿大,肝脾大及转移灶。

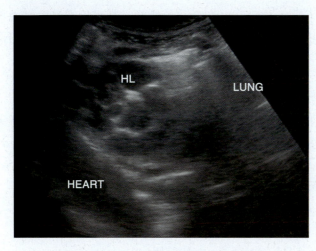

HEART:心脏;HL:霍奇金淋巴瘤;LUNG:肺。

图 7-25　霍奇金淋巴瘤

淋巴结肿大、相互融合,呈分叶状不规则形病灶,内部呈较均匀低回声。

（五）胸骨后甲状腺肿瘤

【病理】

胸骨后甲状腺肿瘤多位于上纵隔,接近胸廓入口,常与颈部甲状腺相连。

【临床表现】

临床上女性多见,10%的患者伴发甲状腺功能亢进。临床上少有症状,偶有气管、食管或上腔静脉受压的相应症状。

【超声检查】

除极少数纵隔内异位甲状腺肿之外,绝大多数胸骨后甲状腺肿瘤与颈部甲状腺相连,超声可通过胸骨上窝、锁骨上窝及胸骨旁扫查,嘱患者做吞咽动作时,胸内肿块与颈部甲状腺同向运动,是判断胸骨后甲状腺肿瘤的重要依据。彩色多普勒超声有助于证实病变起源器官。气管受压时可向一侧移位。

（六）纵隔囊肿

【病理】

纵隔囊肿种类繁多,大多是先天发育异常所致。如来源于气管或支气管芽的气管和支气管囊肿,来源于前肠芽的食管囊肿和胃肠囊肿,以及由于中胚层组织发育异常所致的心包囊肿和囊性淋巴管瘤等。这类囊肿一般不发生恶变。

【临床表现】

临床上多数患者无症状,仅于常规体检或其他原因行胸部 X 线检查时发现,少数患者囊肿过大时可出现胸骨后压迫、恶心、呼吸困难、咳嗽、吞咽困难等症状。

【超声检查】

超声可清晰显示心包囊肿、支气管囊肿和食管囊肿。声像图上显示为纵隔内圆形或卵圆形的无回声暗区。心包囊肿可随心脏搏动而有同步移动,多为单房性。支气管囊肿多位于中纵隔的中上部,多为单房性,可见环形强回声包膜,深呼吸时其形态可有大小的改变,并随气管活动。食管囊肿一般位于后、上纵隔。部分囊液呈高黏稠状态,呈均匀类实质回声时,彩色多普勒超声显示病变内无血流可有助于诊断。此外,还有胸导管囊肿、淋巴囊肿、神经性肠囊肿等均表现为纵隔内的囊性占位,较罕见。

【鉴别诊断】

1. **主动脉瘤或无名动脉瘤**　位于升主动脉、主动脉弓和无名动脉部位的动脉瘤,需要与纵隔肿瘤相区别。超声心动图检查病变段动脉失去正常形态,局限性扩张,瘤体边缘与动脉壁相连。

2. **椎旁脓肿**　椎旁脓肿位于脊柱两侧,呈对称性。超声检查可显示骨质破坏。结合临床表现即可确诊。

3. **中心型肺癌**　位于偏向一侧的肺门部,患者常有咯血、咳痰及刺激性咳嗽。CT、支气管碘油造影、痰液脱落细胞检查有助于确诊。

4. 纵隔淋巴结核　多见于青少年,患者常有乏力、盗汗、消瘦、低热等症状。超声检查淋巴结内部通常呈低回声,发生干酪样坏死液化时则变不均匀,液化时可见囊变区。部分可见淋巴结融合,内部可见针尖样、斑点状甚至弧形强回声钙化灶。结核菌素试验多为阳性。

【临床价值】

超声可显示肿瘤发生的部位、形态、大小、内部结构、与周围脏器的关系,并可在超声引导下行穿刺活检。前纵隔及上纵隔肿瘤超声检查的敏感性为 90%,特异性为 99.6%。经食管内镜超声(EUS)对纵隔病变的定性、定位诊断具有重要作用,可直接确定病变范围、性质及病变与重要器官的关系。同时超声造影引导下穿刺活检,对纵隔肿瘤诊断有重要意义,对制订治疗方案有指导作用。

二、膈疝

【病理】

腹腔或后腹膜脏器或组织穿越横膈进入胸腔而形成膈疝。膈疝分为创伤性膈疝与非创伤性膈疝,后者可分为先天性和后天性两类,左侧多见。

【临床表现】

多无临床症状,疝口较大疝入内容物较多时,可有上腹部或胸骨后受压感及不适,亦可出现心脏、呼吸和胃肠道症状。

【超声检查】

1. 食管裂孔疝　由于裂孔扩大,部分胃底嵌入胸腔称为胸腔胃,若胃底与食管下段直接相连称为短食管型,若胸腔胃位于食管旁侧称为食管旁疝。声像图显示胸腔胃在横膈上中纵隔后呈囊性液性暗区,囊壁为胃壁层次结构,囊内为含有消化液及食物的混浊液体,可见到漂浮的不均质高回声斑点,并有气体强回声反射,饮水后内容物漂浮运动明显且囊腔扩大。

2. 腰肋裂孔疝　位于胸后方,嵌入内容进入后纵隔,多为横结肠、肝、肾等。结肠声像图显示为后纵隔条状或弯曲管状混合性回声,内可见气体强回声反射,可见结肠袋结构,随深呼吸移动。纵隔肿块为肾疝时探及典型肾包膜、肾实质及中央集合系统强回声,同侧肾区肾脏缺如。右侧纵隔实质性肿块,纵隔肿块为肝疝时,可探及典型肝包膜、肝实质以及肝内管道结构。

3. 胸肋裂孔疝　位于前纵隔,疝入内容多为胃、结肠及大网膜等。

(王　辉)

参考文献

[1] KASIA C,KAZUHIRO Y. The role of endobronchial ultrasound/esophageal ultrasound for evaluation of the mediastinum in lung cancer. Expert Rev Respir Med,2014,8(6):763-776.

[2] ÑAMENDYS-SILVA SA,GARRIDO-AGUIRRE E,ROMERO-GONZÁLEZ JP, et al. Pulmonary Ultrasound:A new era in critical care medicine. Ultrasound Q,2018,34(4):219-225.

[3] LIM CK,CHUNG CL,LIN YT,et al. Transthoracic ultrasound elastography in pulmonary lesions and diseases. Ultrasound Med Biol,2017,43(1):145-152.

[4] 郭万学. 超声医学.6版. 北京:人民军医出版社,2011.

[5] SCHENCK EJ,RAJWANI K. Ultrasound in the diagnosis and management of pneumonia. Curr Opin Infect Dis,2016,29(2):223-228.

[6] CAO BS,WU JH,LI X,et al. Sonographically guided transthoracic biopsy of peripheral lung and mediastinal lesions:role of contrast-enhanced sonography. J Ultrasound Med,2011,30(11):1479-1490.

第八章 肝 脏

第一节 肝脏超声解剖

一、正常肝脏解剖概要

肝脏是体内最大的实质性器官,重约 1 500g。主要位于右季肋部,部分位于中上腹部和左季肋部。肝上界达膈肌,约平右侧锁骨中线第 5 肋间;下界一般不超过右侧肋弓。肝脏膈面呈圆顶形,较光滑。脏面凹陷不平,有左右纵沟和中间一条横沟。横沟称为肝门(第一肝门),门静脉、肝动脉和肝管等由此出入肝脏。右纵沟前方为胆囊窝,胆囊位于此处;后方静脉窝内有下腔静脉通过。左纵沟前方有肝圆韧带,后方有静脉韧带,它们分别是胎儿期脐静脉和静脉导管的遗迹。从正面透视图来看,肝脏的大部分被肋骨、肋软骨、肋弓、胸骨柄和剑突等遮挡,在膈顶区还被右肺下叶的气体所覆盖。所以作肝脏超声扫查时,应充分了解上述解剖特点,采用适当的扫查技巧和不同切面进行扫查,指导患者采用深吸气或改变体位(如左侧卧位、坐位)等方式进行配合,以便获得比较完整、全面的肝脏超声切面图像。

(一)肝脏基本矢状切面图

1. 肝-右肾矢状切面图[图 8-1(1)]　沿右侧锁骨中线与腋前线之间矢状切面,显示右肝、右肾和结肠的关系。可简称"肝-肾矢状切面图"。在此切面上,肝膈面呈弧形回声,肝脏后面与右肾相邻。肝下缘较尖,似楔形,但可因靠外斜切而下缘较钝。肝包膜平薄光滑。肝实质呈均匀的点状中等回声。切面中央常见肝内血管回声。两个管壁较厚的圆形结构代表门静脉右干的前后分支,即门静脉右前叶和右后叶支。肾脏矢状切面呈椭圆形,中心部分为肾窦区高回声,系肾盂肾盏及其周围血管、脂肪和结缔组织形成的不规则界面所致。肾周围实质呈低回声,其中肾锥体呈弱回声。与正常肝肾实质相比,肝实质回声比肾实质回声稍高。肝下方不规则的强回声来自肠道气体,一般代表结肠肝曲。

如切面更向外移,则肾脏不显示。此时肝脏切面轮廓较圆钝,肝实质回声均匀,血管结构少。肝脏下方仅见来自结肠的气体回声。

2. 肝-胆囊矢状切面图[图 8-1(2)]　沿右锁骨中线或右腹直肌外鞘缘矢状切面,显示肝、胆囊、右肾的关系。

此肝脏切面肝下缘更为尖锐,可见胆囊窝。在肝内近中央部可见门静脉右支切面。胆囊呈无回声梨形结构,胆囊颈部指向门静脉右支。胆囊颈部和门静脉右支之间可见连线样高回声,代表肝中裂的纤维结构。但胆囊背侧与右肾之间充以肠管,代表十二指肠及横结肠,若切面外移,此肠管也可能为结肠肝曲。

在上述两个矢状切面上,应注意膈肌与肝包膜之间存在着潜在的腹膜间隙,称为膈下间隙。膈下间隙包括肝上间隙与肝下间隙,肝上间隙被镰状韧带分为左、右两间隙,右肝上间隙被冠状韧带分为右肝上前间隙与右肝上后间隙。膈下积液或积脓时能显现出此间隙。肝、肾之间的腹腔间隙称肝肾隐窝(hepatorenal recess),少量腹腔积液时可在此间隙显示。

3. 经下腔静脉矢状切面图[图 8-1(3)]　在右正中旁 2cm 处矢状切面,显示下腔静脉、肝、肾、胰头等结构。

此切面的最大特点是肝脏后面见到纵贯全腹的长带状无回声结构,即下腔静脉。其向头侧穿过膈肌腔静脉孔与右心房相连,在穿过横膈之前,有时可见肝中静脉入口。

肝脏膈面略呈弧形,借横膈中心腱与心脏相邻;肝下缘尖锐,其脏面浅部与胃窦相邻,而其深部与胰头相邻或相近。肝后方以其尾状叶(caudate lobe)与下腔静脉接壤,前方为肝左内侧叶(方叶)。此矢状切图上常可显示门静脉的回声。与下腔静脉直接相邻处为主门静脉(main portal vein),若门静脉结构呈 C 形结构或不连续的 C 形,则 C 形字上半部应为门静脉左支。

4. 经腹主动脉矢状切面图[图 8-1(4)]　在腹正中线或左正中旁 1cm 处矢状切面,显示肝左叶、胃、胰体等结构。

此切面以腹主动脉的粗管状结构为特征,显示肝左外叶的矢状切面。肝膈面比较平坦,受膈肌上方心脏影响可有压迹,故切面呈三角形。肝下缘更加尖锐。声像图还可显示胃体部、肝胃韧带、胰体部、食管-胃交界处和上腹部一些重要血管结构。

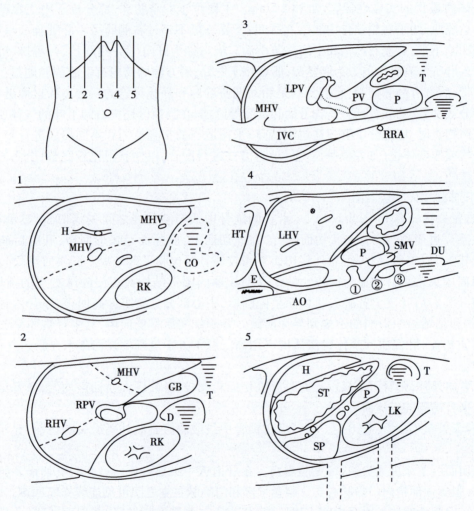

H:肝;RK:右肾;MHV:肝中静脉;CO:结肠右曲;RHV:肝右静脉;GB:胆囊;T:横结肠;D:十二指肠;RPV:门脉右干;LPV:门脉左干(矢状部);PV:门脉(主干);P:胰腺;IVC:下腔静脉;RRA:右肾动脉;AO:主动脉;E:食管;HT:心脏;ST:胃;SMV:肠系膜上静脉;DU:十二指肠;LHV:肝左静脉;①②③分别为腹腔动脉、肠系膜上动脉和左肾动脉;SP:脾;LK:左肾。

图 8-1　肝基本纵切面图

1.肝-右肾矢状切面图;2.肝-胆囊矢状切面图;3.经下腔静脉矢状切面图;4.经腹主动脉矢状切面图;5.左侧锁中线纵切面图。

除以上4个基本矢状切面以外,如果继续向左扫查,在左胸骨旁线矢状切,可显示肝左叶与胃体部图像。此切面上肝左叶特别薄,呈边缘很锐的三角形。由于个体差异,部分正常人在此切面上可能不显示肝左叶。胃体部表现为大量气体反射或流动的胃内容物。饮水后可使胃充盈,并见其深部偏左的结构为脾、左肾和胰尾。

（二）肝脏基本横切面

1. 高位肝横切面图[图8-2(1)] 肝脏切面以放射状排列的肝静脉为特征。肝左、肝中、肝右静脉向下腔静脉集中汇流。胃与肝左叶相邻。肝脏包膜光滑,在膈面呈弧形中等回声,肝左叶外缘较尖锐。肝实质呈均匀弥漫点状中等回声。

2. 经第一肝门横切面图[图8-2(2)] 此肝脏切面以粗大横行走向的门静脉及其分支为特征。由于门静脉右支与左支位置不一致(左支较高),通常在一幅声像图上不能同时显示。需用不同水平切面,或取右肋缘下斜切面(后述)补充显示。在肝门部于门静脉腹侧,常见管径较细的左、右肝管及其汇合处,此处为肝总管近端。

在门静脉和下腔静脉之间为肝尾状叶,其大小和形状个体差异较大。有时肝尾状叶较大(常见于肝硬化),须与肝肿瘤鉴别。

3. 经胰腺水平近肾门部横切面图[图8-2(3)] 肝脏切面明显减小,可见胆囊切面。胰腺呈中等水平的弯带状结构,位于肝左叶和胃的后方,在腹部大血管(下腔静脉,腹主动脉,脾静脉和肠系膜上动、静脉)的腹侧。成人肝脏实质回声较胰腺略低,较肾皮质略高。

在此切面上双肾可比较清楚地显示。肾横切面可呈马蹄形(肾门部)或椭圆形(远离肾门部)。

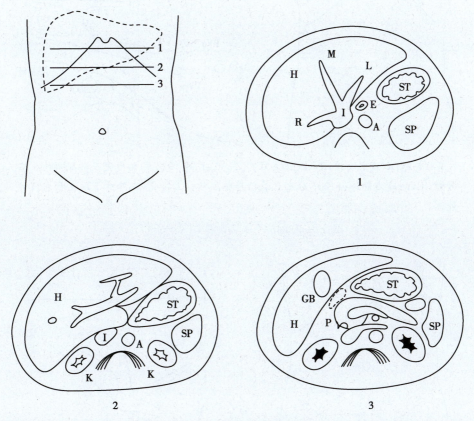

E:食管;H:肝;ST:胃;SP:脾;GB:胆囊;L:肝左静脉;M:肝中静脉;R:肝右静脉;I:下腔静脉;A:主动脉;K:肾;P:胰腺。

图8-2 肝基本横切面图

1.高位肝横切面;2.经第一肝门横切面;3.经胰腺水平近肾门部横切面。

如近肾上极或下极,则切面呈小圆形或小椭圆形。

4. 低位肝脏横切面　右肝切面进一步减小。腹腔内其余部分主要为蠕动的肠道切面,通常气体干扰明显。在腹壁上用探头加压扫查,可以排除部分肠腔气体,显示脊柱前方的大血管以及脊柱两旁的腰大肌等结构。

（三）右肋缘下斜切面

1. 右肋缘下斜切面图Ⅰ（第一肝门）（图 8-3）　探头从右肋缘下向肝门方向扫查,重点显示门静脉及其右肝内的分支。门静脉主干及其左支和右支呈一条粗管状结构。门静脉右支向右上斜行,分成门静脉右前支（RAPV）和右后支（RPPV）;门静脉左支经过横部、矢状部到达囊部,它与其分支构成"工"字形。左支的主要分支有:门静脉左内叶支、左外叶下段支和左外叶上段支。门静脉矢状部走行在肝左叶间裂中,横部走行于肝尾叶和肝左内叶（方叶）之间。门静脉右支的腹侧,可见左、右肝管及其汇合点,代表肝总管近端,实时超声部分能显示,管径常在 3mm 以下。肝右静脉位于门静脉右前叶支和右后叶支之间,相当于肝右叶间裂之中,呈小圆形,管壁很薄。

2. 右肋缘下斜切面图Ⅱ（第二肝门）（图 8-4）　探头置于肋缘下向横膈方向（头端）倾斜扫查,显示肝静脉汇入下腔静脉处,即第二肝门。超声扫查通常不容易同时显示肝静脉左、中、右三支,但可同时显示其中两支静脉。肝静脉管壁薄而光滑,呈放射状向下腔静脉集中（朝横膈方向）。管腔内无回

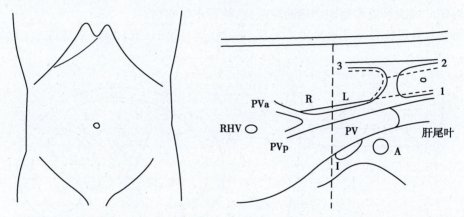

I:下腔静脉;A:腹主动脉;PV:门脉左右支汇合点;L,R:门脉左、右分支及其腹侧的左右肝管;RHV:肝右静脉;1、2、3 分别代表门静脉左外叶上段支、左外叶下段支和左内叶静脉。

图 8-3　右肋缘下斜切面图Ⅰ（第一肝门）

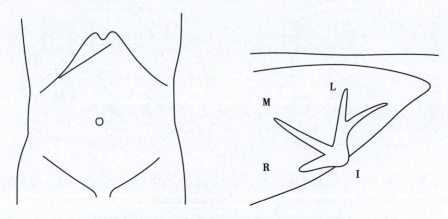

I:下腔静脉;L:肝左静脉;M:肝中静脉;R:肝右静脉。

图 8-4　右肋缘下斜切面图Ⅱ（第二肝门）

声,或可见向心性微弱回声小点的流动,肝中静脉位于肝中裂内,为肝左叶和肝右叶的分界。肝右静脉的头端走行于肝右叶间裂内,它为右肝前叶和右后叶的分界标志。肝左静脉近端位于左叶间裂,以后走行于肝左外叶的上下段之间。

（四）右肋间斜切和经门静脉长轴纵切面（图8-5,图8-6）

常用于检查肝门区有无病变,并观察门静脉和肝外胆管。右肋间斜切扫查还可弥补上腹部肝脏切面扫查的不足。此切面中可重点观察:粗管状的门静脉进入肝门和肝右叶(门静脉右支);门静脉右支分成右前叶支和右后叶支。肝外胆管在门静脉腹侧并与之平行。位于肝动脉右支(RHA)之前的肝外胆管为肝总管,远离肝门在胆囊体后方和十二指肠深部的肝外胆管为胆总管。

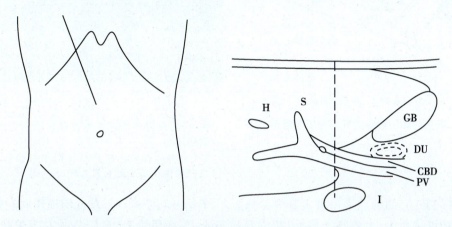

H:肝;GB:胆囊;PV:门静脉;CBD:胆总管;DU:十二指肠;I:下腔静脉;S:门静脉右支的右肝内分支。

图8-5　右肋间斜切和经门静脉长轴切面

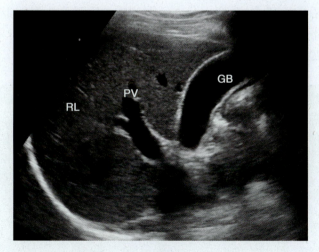

GB:胆囊;PV:门静脉;RL:肝右叶。

图8-6　右肋间斜切面显示门静脉右支的右肝内分支

二、肝内血管

（一）肝静脉

肝静脉有肝左静脉、肝中静脉和肝右静脉三支。通常肝右静脉单独汇入下腔静脉,肝左静脉和肝中静脉可分别汇入下腔静脉,亦可在汇入前先合成短干(合干型),然后汇入下腔静脉位于膈肌下方约1cm处,该处称第二肝门。肝静脉在肝内分布似垂柳状。肝左静脉近段位于左叶间裂中,远端和末梢部分走行于肝左外上段和外下段之间的段间裂中。肝中静脉走行于肝中裂,肝右静脉最大,其头端走行于右叶间裂中(图8-7,图8-8)。

（二）门静脉

门静脉主要由肠系膜上静脉和脾静脉汇合而成,汇合处在胰颈背侧,由此形成主门静脉。门静脉在十二指肠第二段的上部后方斜向右上,走行于十二指肠韧带中,居胆总管与肝动脉之后,至第一肝门处分成左、右两支进入肝脏。在下腔静脉前形成交叉,二者之间为网膜孔。此交叉在解剖学上相当恒定,故可作为重要的声像图标志。

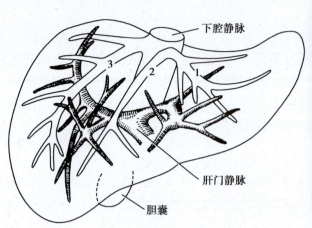

1、2、3 分别为肝左、中、右静脉。

图 8-7 肝静脉和门静脉的肝内分支示意图

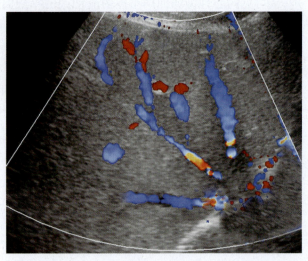

图 8-8 肝静脉的彩色多普勒显示肋下经第二肝门斜切面图

3 支肝静脉在彩色超声血流图中呈蓝色,表明血流从肝周围实质汇流至第二肝门。

从第一肝门开始,门静脉主干进入肝内并分成左、右分支(图 8-9)。左支沿横沟向左侧横行行走,名左支横段,待抵达左内、左外叶交界处,折向足端行走,与横段垂直,名门静脉左支矢状段。从矢状段再横向分出细支,两支向外侧,为左外上段支及左外下段支;另两支向外侧,为方叶支及尾状叶支,有时分出两个细支至尾状叶。

门静脉右支较短,约 1.5cm,也分成两支,即前叶支及后叶支。又分为若干小支:

(1)前叶支:分前上段支及前下段支。①右前上段支:分两小分支。腹侧支向腹壁及头端行走,背侧支向背部分出,与背部接近垂直。②右前下段支:分为第 1 支及第 2 支。第 1 支位置较低,向足端及较为右侧的方向行走,第 2 支位置较高,向腹侧足端行走(图 8-10)。

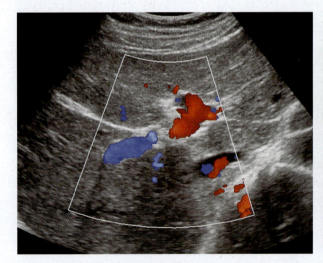

图 8-9 门静脉左、右分支肋下经第一肝门斜切面图

图左侧蓝色管道为门静脉右支;图右侧红色管道为门静脉左支横段与左支矢状段。

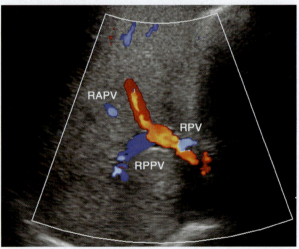

图 8-10 门静脉右支及前叶支肋下经门静脉右支斜切图

右支(RPV)较短,长约 2cm。之后分成斜向上方的门静脉右前支(RAPV)及右后支(RPPV),右后支斜向下后,血流背离探头,故呈蓝色。

（2）门静脉右后叶支：分后上段支及后下段支。①右后上段支：在右肋间斜切面中呈弧形走向，并向右侧腹壁分出 3 支垂直小支，分别名为第 1、第 2、第 3 小支。②右后下段支：在肋下斜切面中可显示，从右后叶支分出后向外侧略向腹侧行走，通常仅此一支而很少见到分支（图 8-11）。

【门静脉及其分支声像图】

门静脉声像图比较复杂，在不同切面上有不同表现。

1. 在下腔静脉矢状切面图上，与下腔静脉紧贴的椭圆形管状结构为门静脉主干或主门脉［图 8-1（3）］。

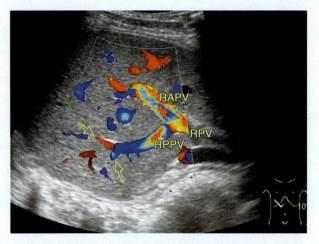

图 8-11　门静脉右支经肋间斜切图

经肋间斜切扫查显示门静脉右支（RPV）、右前支（RAPV）及右后支（RPPV），门脉右后上段支呈弧形走向，并分支（空心箭头）。

2. 自上述矢状切面稍向左，可见主门静脉与门静脉的肝内分支相连，形成特征性的 C 形结构，"C" 的上半部代表门静脉左干［图 8-1（3），LVP］，与门静脉右干切面有所区别。

3. 自下腔静脉矢状切面向右作右锁骨中线肝脏矢状切面，可见肝内回声较高的圆形血管切面，与胆囊颈相邻，为门静脉右支［图 8-1（2）］。

4. 近右腋前线肝脏矢状切面，可见由门静脉右干分成的两个血管切面，即右前叶门静脉和右后叶门静脉，二者之间可见部分纵行的肝右静脉长支。

5. 自正中线向左作矢状切面扫查，于主动脉平面作肝左外叶矢状切图，仅能见到肝左静脉［图 8-1（4）］的周缘部分及其划分的肝左外叶上段和肝左外叶下段，在肝段中可找到左门静脉矢状部的细小分支。

（三）肝动脉

肝总动脉发自腹主动脉的第二腹侧支——腹腔动脉。它向右走行于胰头上缘抵达十二指肠第一段上方，在向胰头右前方分出胃十二指肠动脉之后，称肝固有动脉。它通过肝十二指肠韧带向上，并与肝外胆管伴行于门静脉的腹侧。在第一肝门附近，肝固有动脉分成左、右两支。肝动脉右支一般穿行于肝总管与门静脉之间；在少数情况下，肝动脉右支走行于肝总管之前（约占 15%）。

肝动脉与门静脉、肝内胆管在肝内伴行，三者共包入 Glisson 纤维鞘中，由于肝动脉在肝内的分支较细，常规超声检查显示比较困难，利用高灵敏度彩色超声多普勒诊断仪可以发现动脉搏动性血流。临床上常利用门静脉来寻找与之伴行的肝动脉。

（四）胆管系统

胆管系统通常与门静脉伴行，在门静脉的腹侧、右方，包绕在一纤维结构中，即 Glisson 系统。在第一肝门处，肝左、右肝管汇合为肝总管，肝总管与胆囊管汇合后，即为胆总管。

第二节　肝脏检查方法和正常声像图

一、肝脏超声检查方法

超声扫查是目前首选的肝脏影像检查法，也适用于肝脏的毗邻器官、胆系、胰腺和右肾等。肝脏扫查时，要注意其与周围脏器的关系。

为减少胃肠气体干扰，患者当日如也需做胃肠钡剂 X 线检查或胃肠镜检查，需先行超声检查。若腹内积便或积气较多，宜于检查前夜服用泻药以促使排出粪便和消化道内积气。

（一）操作手法

1. 体位

（1）平卧位：为最常用的体位，它适于显示左、右各叶大部区域，但对右后叶、右后上段、右膈顶区等处显示不满意。

（2）左侧卧位：是一个必要的补充体位。用于详细观察右叶最外区、后区、右肝-肾区、右膈顶部、肝右静脉长支等重要部位。寻找门静脉主干、右支、右前支及其小分支，右后支及其小分支等。

（3）右侧卧位：可显示左外叶（尤其在胃充气时）。

（4）坐位或半卧位：在显示肝左、右膈顶部小病灶，以及移开被肋骨所遮盖的肝脏浅表部位时有较大帮助。

2. 探头部位　可分为右肋下、剑突下、左肋下、右肋间4处。

（1）右肋下位：主要显示左内叶、尾状叶、右前叶、右后叶及第一、第二肝门。

（2）剑突下位：主要显示左内叶、尾状叶、左外叶的内侧部及第二肝门。

（3）左肋下位：主要显示左外上段、左外下段及左叶的外侧角及左下角。

（4）右肋间位：主要显示肝脏右前、右后叶各段及膈顶区。

3. 声束扫查切面　可分为纵切、横切及斜切三种。

（1）纵切：各种探头部位均可作纵切。凸阵或扇扫探头亦可作肋间纵切，但线阵探头作肋间纵切不满意，声像图常被肋骨遮盖形成多处暗条。纵切面尚可分为矢状切及冠状切2类，凡与腹壁接近垂直的纵切面名"矢状切"，与腹壁接近平行的纵切面名"冠状切"。

（2）横切：各种探头部位均可作横切。用线阵作肋间横切时亦受肋骨遮盖所限制，而凸阵、扇扫探头不受所限。

（3）斜切：肋间斜切多指声束切面平行于肋间的各组斜切面。肋下斜切多指与肋缘平行的各组切面，即右肋间斜切与右肋下斜切二者声束切面接近垂直。

4. 系统性扫切　探头沿皮肤表面作规律性顺序滑移，或者其皮肤接触面不变，而依靠侧动探头角度改变体内声束切面的角度。系统性扫切可在一个有限空间内观察许多连续的顺序切面，既能获得该区内组织结构的空间连续概念，又可顺序搜索该区以显示较小占位病变。

（1）连续顺序纵行或横行扫切：适用于肋下、剑突下区，可显示一立方形体内的空间信息。

（2）连续顺序侧角扫切：适用于肋间、肋下及剑突下区，可显示一立体锥体内的空间信息。

（3）声束交叉定位：在获得某区内占位声像图后，应取另一探头位置，与前一声束切面相垂直的另一切面进行搜索、显示。凡在2个不同的声束切面（特别2个接近垂直的声束切面）中均可显示肝内占位者，可确定其为真实的肝内占位性病变。

5. 扫查区"死角"、易漏区、复杂区

（1）扫查区"死角"：通常指肝为肺或骨骼所掩盖的区域。大致有如下几处：①肝右前上段及右后上段的膈顶部；②左外叶外侧角区；③沿肝脏表面的肋骨下区。

（2）易漏区：系指检查过程中特别容易疏忽的部位。常见于右叶下角、右后上段的外侧区、尾状叶等处。

（3）复杂区：系指解剖结构比较复杂的部位。主要为第一肝门区、第二肝门区等处。

6. 辅助显示　为解决上述检查中的难题，可使用一些辅助显示的技巧。

（1）改变体位：肝脏因重力作用产生移位，使原在"死角"区内的病灶得以显示。

（2）呼吸动作：使肝脏与肋骨、肋间产生相对运动，使原在"死角"区内的病灶得以显示。

（3）呼气后屏气：使膈顶区肺泡内空气反射尽量退出肝的膈部，则大大增加膈顶区病灶的显出率。

（4）吸气后屏气：使肝脏向足端位移，特别适合于显示为肋缘所盖的肝表面及下角部病灶。此外，由于肝脏在肋缘下面积的增加，便于声束的肋下斜切面，可用最大倾角向头端扫切，增加其显示范围。

（5）尽量侧角扫查：肋间切面亦应用上述原则寻找，有时在侧角甚大时方可显示病灶的存在。

（二）纵切扫查

由剑突下区起，直至整个右侧胸壁进行矢状切扫查，将探头长轴朝向受检者矢状面进行。剑突下区扫查可对肝左叶作大致全面探测，适用于观察肝脏表面、边缘，左叶大小和尾状叶状态。由肝左叶外段最边缘处从左向右移动。首先可见肝左静脉走行于门静脉外侧上、下二支之间。稍右移，嘱受检者做深呼吸，取对肝表面之垂直矢状扫查，获左外段最大图像，由此测定左叶大小。通过腹主动脉和下腔静脉2幅纵切图像进行常规观察。腹主动脉层扫查在最大吸气状态下，头足径为左叶上下径，腹背径为前后（厚）径。尾状叶位下腔静脉稍左方大致同一水平，其大小、厚薄的个体差异较大。再稍右移，便可见与门静脉左支脐部末端相接、伸向腹侧下方脐孔的高回声带，为肝圆韧带，甚或可观察到其中的线状管腔结构。

由左乳头线依次向右作纵切矢状扫查，于正中线左3cm至正中线右6cm区内可显示肝脏形态的轮廓。以右肋缘下，由内（左）向外（右）矢状切扫查，可依次显示胆总管、门静脉主干、胆囊窝和下腔静脉，以及胆囊与右肾。

经右侧胸壁冠状切扫查适用于对肝右叶的评价和测量右叶大小，腋中线肝右叶冠状切的最大长度即为肝右叶横径。

肝脏矢状切扫查由内及外可得腹主动脉、下腔静脉矢状切面图，肝-胆囊矢状切面图和肝-肾矢状切面图，此均属重要的必查断层图像，正常图像所见参阅本章第一节。

本扫查的缺点是右前胸和侧胸壁扫查时，消瘦患者受肋骨声影影响，其图像常欠完整。

（三）右肋间扫查

右肋间扫查是探测肝脏中必需的途径。通常，受检者取稍偏左侧卧位，探头置于第7~9肋间，由上而下，由前胸壁至侧胸壁，依次侧角扫查。在肋间扫查测得的肝脏前后缘间的垂直距离为肝右叶前后径。

经右肋间扫查，肝右叶门静脉分支也可沿其长轴获得显示，因而方便右叶四个分段的鉴别。即清晰可辨分布于前上、前下（由第7肋间查定前段支）和后上、后下（由第8、9肋间查定后段支）四段的门静脉支，又可查定划区右前、右后两段的肝右静脉及其长支。

本扫查法可显示右肋缘下扫查时的盲区，即由腋前线扫查以门静脉前支为中心观察并可显示肝右静脉和部分下腔静脉，以及部分胆囊声像。在肝右叶严重萎缩的肝硬化、Chilaiditi综合征、进餐后、肥胖或肝肿瘤等右肋缘下扫查容易出现肝右叶盲区的检例，本途径甚为有用。

（四）右肋缘下扫查

右肋缘下扫查能显示为右肺下部所遮盖的肝脏部分。线阵探头扫查辅以凸阵探头或扇扫探头，常可窥察整个肝脏全貌。探头先置右季肋下区，透过肝显示右肾，并由外（右下）方沿肋缘向内（左上）方逐步滑动扫查，直至胸骨下端处。重点显示第一及第二肝门。此际，常需患者从左侧卧位逐渐放平以配合扫查并嘱采取腹式（膈）深呼吸，以使肝脏下移而暴露更好。如作胸式深呼吸，则吸足气而鼓胸缩腹却适得其反，肝脏上升反而不易扫查。

于右肋缘下中部，可显示出门静脉左支横（水平）段、向腹壁垂直的脐部和其右侧的胆囊。由脐部向左右追踪，可见门静脉之肝左内叶及左外叶分支。脐部右侧（胆囊侧）常可显示肝圆韧带的高回声带。扫查面稍向头端倾斜，便可显示肝右前叶上段（S_8）。门静脉右前段支呈椭圆形。更稍上倾探头，显示右前下段支。探头扫查面再向头端倾斜，可见肝中静脉与肝右静脉之间的门静脉右前上支横切面图像。

探头扫查面倾向足端，即显示门静脉右后段支。背侧稍浅层为右后上段支（S_7），深层为右后下段支（S_6）。

于右肋缘下中段稍上，与门静脉不同断层水平扫查，可显示肝静脉。同时显示肝右静脉和肝中静脉较属常见，可作为肝右叶分段的标志。在此图面上，肝右静脉与肝中静脉之间，门静脉右支呈圆形横切面。结合门静脉右叶前、后段分支，可予区分肝脏右叶的四段。此扫查图形中，在深吸气后屏息状态下肝静脉径增大而较易显示。

更向右上方侧动探头角度,可显示膈肌下肝穹窿区。再稍内移,即见门静脉左支、胆囊以及其间的肝左叶内段。

(五) 剑突下斜-横切面扫查

剑突下斜-横切扫查适用于对肝左叶的观察。受检者取仰卧位,上消化道积气过多、肝萎缩或肥胖者可取半坐位。探头横置或左端稍向上斜置于剑突下正中略左,侧动探头以变换扫查面,即可显现门静脉左支脐部及其分支左叶外段两支并行的腹、背支。扫查面更倾向头端,可于腹、背两支之间探测到向左前方走行的肝左静脉。

将探头稍向右移,可显示出门静脉左支横段和脐部。由脐部向右分出几条左内支。门静脉左支横段背侧为包绕下腔静脉的肝尾状叶。脐部向背侧有一线状光带,此为静脉导管韧带,可作为尾状叶与左外叶的分界。扫查面倾向头端,可观察到走行于肝左内叶和右前叶之间的肝中静脉。肝左外叶与内叶界限处可见高回声的肝圆韧带。将扫查面倾向足端,则可显示胆囊及胆囊窝。位于门静脉左支横段腹侧,胆囊窝、肝中静脉与肝圆韧带之间的区域即为左内叶(S_4)。

二、正常肝脏声像图及正常测值

(一) 正常肝脏形态、轮廓、大小、表面、边缘状态

正常肝脏呈楔状,右叶厚而大,向左渐小而薄。其大小、形态因体型、身长与胖瘦而异,肝右叶厚径与体表面积和胸厚径显著相关。矮胖体型者,肝左右径宽,下缘位置较高,左叶外缘常达左锁骨中线外,即多呈横宽的水平肝型。瘦长体型者,肝左右径窄,前后径较薄而上下径较长,下缘常及肋缘下或呈垂直肝型。正常型肝脏断层的轮廓规则而光滑。由实时显像仪探测肝脏大小,实际上只能取得大致的指标。以平行于腹主动脉的剑突下区矢状扫查最大吸气时头-足端长度测值为左叶长径(U),以同时之前-后(腹-背侧)测值为厚径(LD)。肝右叶厚度与胸廓前后径有关,右叶长径(m)系右侧胸壁腋中线最大长度。通常情况下,平稳呼吸时在右锁骨中线肋缘下探测不到肝脏,当深呼吸时长度可达肋缘下 1cm 左右。肝脏各径的生理参考值见表 8-1。

表 8-1　超声肝脏各径线正常测值

切面	性别	例数	平均值/cm
右肋下肝最大斜径	男	65	12.33
	女	65	12.20
右叶厚	男	63	9.39
	女	65	8.72
右叶长(右锁骨中线)	男	33	11.28
	女	33	10.67
右叶长(腹主动脉前)	男	63	7.28
	女	65	7.31
左叶厚	男	63	5.82
	女	65	5.17
左右叶最大横径	男	63	18.72
	女	65	17.21

在吸气时,剑突下纵切扫查观察正常肝脏左叶表面呈均匀平滑的线状中等回声。正常肝脏边缘的主要观测目标为肝左叶下缘或右叶下缘均尖锐,左叶近圆韧带处可显饱满。右肝外侧边缘一般为薄边或略呈钝角,其与腹壁形成的角度通常不大,前面和下面的充实度亦不显示膨满,更无突出。

(二) 肝实质

正常肝实质回声强度常低于膈肌回声,稍低于或基本等同于胰腺实质回声,而高于肾皮质回声强度。在仪器条件相同的情况下,肥胖者肝实质回声水平可相对增高,同时远场出现回声衰减。必须注

意,正常肝脏声像图也有高或弱回声的部分,多为伪像所致。出现弱回声的区域有:①右肋缘下扫查的胆囊颈部后方;②肝门区(出现率较低);③门静脉脐部以及壁回声较强的门静脉某段的后方。相反,出现高回声可能误认为异常者有:①肝圆韧带,在右肋缘下扫查图上门静脉脐部与胆囊之间,紧靠脐部;②肝镰状韧带,在剑突下(上腹部)横切扫查时出现。

(三) 肝内血管

1. 肝动脉　肝固有动脉内径(0.33±0.12)cm,峰值流速<50cm/s;肝动脉右前支及左矢状段支二维图上较难显示管径,在超声彩色血流成像指示下用脉冲多普勒法可测得峰值流速分别为46~57cm/s 及47~55cm/s;RI 分别为 0.56~0.59 及 0.57~0.60;PI 分别为 0.89~0.97 及 0.91~0.99。通常认为肝动脉供血占肝脏血流总量的25%。移植肝的肝动脉血供非常重要,肝动脉阻塞可导致肝坏死。需注意的是,移植肝的肝动脉吻合口远端在多普勒血流曲线上常表现为湍流等形态,与正常动脉内血流不同。

2. 门静脉　门静脉主干内径(1.17±0.13)cm;右支主干(0.9±0.12)cm;右前支(0.66±0.19)cm;右后支(0.64±0.14)cm;左支横段(9.38±0.19)cm。正常门静脉主干为向肝性血流,但流速并非恒定。吸气时流速增大,流速值为 15~26cm/s(图 8-12)。

3. 肝静脉　肝左静脉较细,内径 0.5cm 左右;肝中静脉及肝右静脉内径均在 1cm 左右。使用超声彩色血流成像时,肝左静脉、肝中静脉在横切图中极易显示;肝右静脉常需变换体位及侧动探头角度,使"声束-流向"夹角 θ 减小后显示。

正常肝静脉内血流呈搏动性,在脉冲多普勒曲线上呈 W 形。第 1 个向下的谷为"S",与右心室收缩期的右心房充盈相关;继之,为第 1 个向上的峰"V",为三尖瓣开放以前、右心房的过度充盈所致;第 2 个谷为"D",与 V 峰相接。D 谷为右心室舒张期三尖瓣开放时右心房内血流因右心室负压增加而回流,同时增加了体循环系统的静脉血向右心房的回流;D 谷之后为第 2 峰 A,为右心房收缩(右心室舒张后期)时,血流双向流动(既向右心室亦向上、下腔静脉)的结果。在向下腔静脉内流动的逆向血流传导至肝静脉内,产生一个 A 峰(图 8-13)。

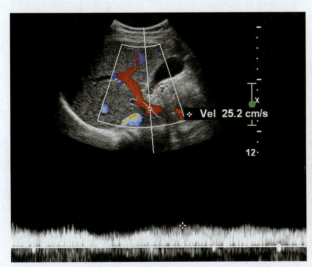

图 8-12　脉冲多普勒检测门静脉

经右肋间门静脉主干纵切图。红色为门静脉主干的流道。下方曲线为门静脉主干内多普勒血流流速曲线。

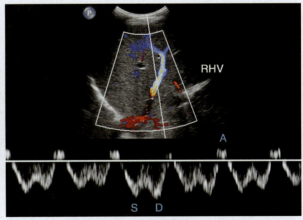

RHV:肝右静脉。

图 8-13　脉冲多普勒检测肝静脉肋下经第二肝门斜切面图

图中蓝色血流为肝静脉。脉冲多普勒在肝右静脉中取样。下方为肝静脉内脉冲多普勒流速曲线。曲线基本在零基线下方,示离肝性血流。曲线呈现 2 个负峰、1 切迹及 1 正向小峰。第一负峰(S)较宽,与右心室收缩相关;第 2 峰(D)较尖,与右心室舒张有关,正向小峰(A)与右心房收缩有关。

第三节　局灶性肝病

　　肝脏常可在实质内出现或为十分局限的病灶,可为单个,亦可多个。局灶性肝病可发生于肝脏的任何部位,其尺寸差别甚大,可小至 1cm 以下,亦可大至 10cm 以上,甚至占据肝脏的一叶或数叶,属于肝占位性病变。肝脏为右上腹的最大实质性脏器,它的前面、右侧面及一部分右后面均直接与下胸壁或右腹壁接触,而在肋下肝大病例或让患者吸气后屏气,常可从肋缘下触及下角部的肝脏前面。因此,可从肋间、肋缘下或剑突下各种切面扫查。局灶性肝病可分为液性或实质性病变,有时为两种状态的混合,超声能予以鉴别;局灶性肝病可分为良性与恶性两类,声像图上有一般规律可循。但有时在某些病例中鉴别十分困难。总的来说,超声对局灶性肝病的诊断贡献甚大,它较常规 CT 能测得更小的病灶及易于区别性质。与肝动脉造影、CT、磁共振及核素成像等方法一样,为诊断局灶性肝病中必不可少的方法之一。

一、原发性肝癌

　　原发性肝癌(primary liver cancer)是最常见的肝脏原发性恶性肿瘤。目前,其在世界癌症发病率中居第 5 位,在癌症致死率中居第 3 位。每年全世界新发病例约 50 万。大于 80%的肝细胞癌(hepatocellular carcinoma,HCC)继发于肝硬化,据文献统计,HCC 在肝硬化患者中的发病率较非肝硬化患者高 16 倍(肝硬化患者年发病率为 2%~6.6%;非肝硬化患者年发病率为 0.4%)。

　　原发性肝癌主要分为肝细胞癌、肝内胆管细胞型肝癌和混合型肝癌,其中 HCC 占到 90%以上。本节主要描述原发性肝细胞癌。

　　在肝癌亚临床期(早期),瘤体 3~5cm,大多数患者仍无典型症状,诊断仍较困难,多在血清甲胎蛋白(AFP)普查中发现,但约 33%的小肝癌其甲胎蛋白不高,甚至结节直径>5cm 时亦在正常范围。AFP 诊断 HCC 的敏感性为 39%~64%,特异性为 76%~91%。在我国,用 CT 或磁共振进行肝癌普查不太现实,而常规超声可用作首选筛查方法。

【病理】

　　原发性肝细胞癌可在任何年龄发病,但以 30~50 岁为多。男女发病比例约为 2.6:1。本病与乙型及丙型肝炎后(常 10 多年后)肝硬化,血吸虫肝硬化,摄食高浓度黄曲霉毒素、高浓度亚硝酸盐等有密切关系。肝华支睾吸虫病多与胆管细胞型肝癌的发病有关。

　　肝癌在大体病理上有多种分类法,常见的分类主要包括:

1. **巨块型**　单发的大的病灶,可伴有周边卫星灶。
2. **结节型**　肝内多发独立的结节样病灶。
3. **弥漫型**　肝内弥漫分布的微小结节样病灶。

　　我国于 1979 年通过的全国肝癌病理分类法将肝癌分为 4 型:①弥漫型,占尸解肝癌标本资料的 1.45%;②块状型,占 77.78%;③结节型,占 18.84%;④小癌型,占 1.93%。其中弥漫型为癌结节弥漫分布于全肝,无肿瘤包膜与边界,结节小,与肝硬化结节不易区别;块状型的肿块径线 5cm,肿块边界清楚或不规则,常有完整或不完整的包膜,少数可无包膜,边缘可见小卫星结节,如肿块径线超过 10cm 者为巨块型;结节型多具包膜,边界清楚,单个结节小于 5cm;小癌型在尸检中发现率虽低,但在外科切除中占 25%(1967—1978 年)至 72%(1973—1978 年),其边界清楚,由具不同程度的纤维包膜形成。包膜可为癌细胞浸润,突破向外,又为淋巴细胞包围及再包膜化(图 8-14)。

　　原发性肝癌的内部组织分化及分布亦各不相同。癌细胞可为索状分布、腺样结构、鹅卵石样结构或混合型。亦可发生结缔组织增生,从包膜伸入癌肿内部。癌肿内部血管丰富,并易在肝静脉、门静脉内出现癌栓。

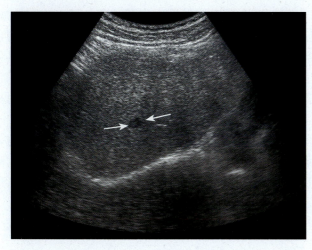

图 8-14　小肝癌的灰阶超声

肝右叶可见直径约为 8mm 的低回声实质团块,边界尚清,形态不规则。

【临床表现】

1. 症状　肝癌的亚临床前期是指从病变开始至诊断亚临床肝癌之前,患者没有任何临床症状与体征,临床上也难以发现,在肝癌亚临床期(早期),瘤体 3~5cm,多数患者仍无典型症状,部分患者可以有上腹闷胀、腹部隐痛、乏力和食欲缺乏等慢性肝病的相关症状。晚期肝癌患者以肝区疼痛、腹胀、上腹肿块及食欲减退等最常见,亦可有乏力、消瘦、发热。少数起病为急腹症、腹泻、便血、低血糖症等。无症状者占 0.3%~4.3%。

2. 体征　小肝癌可无任何体征或仅表现肝硬化体征。一般肝癌病例则有进行性肝大、扪及质硬结节或巨块、黄疸、腹腔积液、脾大及转移性癌肿转移至其他脏器的继发体征。

3. 实验室检查　AFP 是目前肝癌诊断最常用且比较重要的血清标志物,对肝细胞肝癌有相对的专一性。诊断标准:在排除慢性或活动性肝炎、肝硬化、睾丸或卵巢胚胎源性肿瘤及妊娠等,AFP≥400μg/L 者应考虑肝癌可能。对于 AFP 低度升高者,应动态观察并与肝功能变化进行对比分析。采用高敏方法如血凝法、火箭法和放射免疫法等方法其阳性率显著提高,假阳性也随之增加。临床中如果几种检测方法配合对照并进行实时的动态观察,诊断的准确率可以达到 90%。AFP 检测也存在一定的缺陷,临床中 30%~40% 的肝癌患者其 AFP 可为阴性,需要血清酶学或其他方法的辅助进行诊断。

血清甲胎蛋白异质体、异常凝血酶原和血浆游离微小核糖核酸也可作为肝癌早期诊断标志物,特别是对血清 AFP 阴性人群。

4. 影像学检查　增强 CT 和增强 MRI 是诊断肝癌的主要手段。

(1) CT 平扫:肝癌大多呈不均匀低密度影,癌灶内合并坏死、囊变、陈旧出血则密度更低,新鲜出血密度增高。边界清楚或不清,有时可见假包膜。增强后,肝癌强化呈"快进快出",坏死和囊变区始终为低密度。HCC 侵犯门脉时,可见血管内充盈缺损等。

(2) MRI 平扫:病灶在 T1WI 上多呈边界不清楚低信号,少数可呈等信号或高信号。在 T2WI 上信号多高于正常肝组织。增强后,其强化特征与 CT 增强相似。MRI 是目前已广泛应用于 HCC 检查的一种医学成像技术,具有无辐射、多序列成像、可显示出癌灶内的脂肪变性情况等优点,同时,MRI 图像分辨率较高,软组织对比度较好,可从个体层面上获得肝脏解剖和功能信息,更有助于 HCC 的早期诊断和预后评估。在 HCC 诊断中,MRI 对 HCC 及小 HCC 病灶的检出率高于 CT,但 MRI 耗时较长、具有禁忌证。二者各具优缺点且优势互补,临床应用时应结合患者实际情况综合考虑。PET/CT 及 PET/MR 根据局部放射性浓聚程度可对原发肿瘤进行定性诊断,定量指标为最大标准化摄取值 (SUV_{max})。有研究显示 ^{18}F-FDG 对 HCC 检出的阳性率约 67.6%。以 FDG 浓聚高于或接近于本底且 [11]C-乙酸盐浓聚高于本底为阳性标准诊断 PLC(包括 HCC、ICC 及混合型肝癌)的灵敏度分别为 100% 和 76.3%。分化好的 HCC 对 [11]C-乙酸盐摄取高,FDG 对分化差的肝肿瘤诊断更具优势,联合显像提高了其定性诊断能力。

【超声检查】

1. 常规灰阶超声

(1) 肝癌灰阶超声表现

1）包膜（capsule）：多数癌结节具完整或不完整的包膜，可有侧壁回声失落现象。10cm 以上的癌肿亦可有完整包膜，少数癌肿可无包膜。根据包膜情况，可分为①圆形或椭圆形完整或基本完整的包膜：包膜层甚薄，多小于 1mm；②子结节型：在完整包膜的 1 处或 2～3 处有外突的小圆形结节，亦具包膜，与母结节的包膜相连（图 8-15）；③分叶状：呈 4～5 个或更多的弧形隆突的包膜组成其外缘；④包膜不清，肿瘤外周可与周围肝组织区分，但声像图上无法确认其包膜。有无包膜与结节大小间无明显关系。

2）内部回声（internal echo）：肝癌结节内部回声多而复杂。大致可分为：①低回声型，分为均匀低回声、低回声中心点状增强，低回声中高回声镶嵌等（图 8-16）；②高回声型，分为均匀高回声型、高回声多结节组合型，高回声内低结节型等（图 8-17）；③混合型，包括高低结节混杂、结节中心液化、声晕征（acoustic halo sign）等（图 8-18）。

3）周围暗环（surrounding dark ring）：少数肝癌具周围窄暗环，为肿瘤结节压迫其周围肝实质或小血管而形成"周围血管围绕征"（图 8-19）。

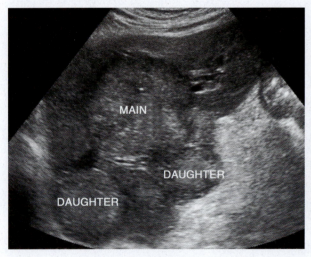

MAIN:母结节;DAUGHTER:子结节。

图 8-15　肝癌母结节与子结节均有完整包膜

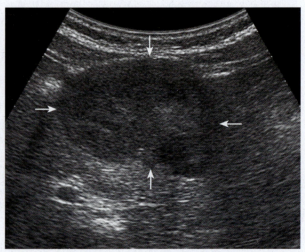

图 8-16　低回声型肝癌灰阶超声
肝右叶近肝表面见低回声实质团块，边界不清，形态不规则，内部回声分布不均匀（箭头所示）。

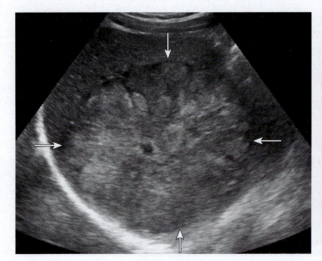

图 8-17　高回声型肝癌灰阶超声
肝右叶见巨大高回声实质占位，形态不规则，边界尚清（箭头所示）。

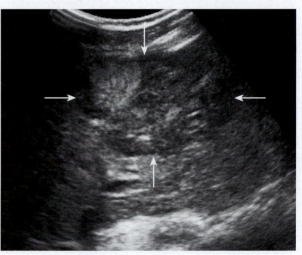

图 8-18　混合回声型肝癌灰阶超声
肝内高低混合回声实质占位（箭头所示），边界不清，形态不规则。

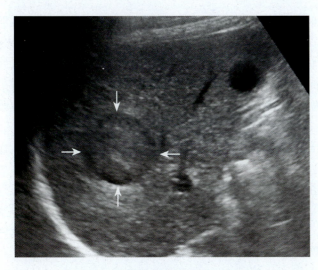

图 8-19　肝癌的周围暗环的灰阶超声

肝右叶见低回声实质占位(箭头所示)，其周围见不规则低回声环绕，形成"暗环"回声。

4）后方回声(posterior echo)：肝癌结节的后方回声常轻度增强，尤其在低回声病灶中更明显。但在后方的两侧(侧后)常具侧后声影，系由于纤维包膜所致。

（2）肝癌声像图的五大特征

1）膨胀性生长：多数肝癌结节呈膨胀性生长，而少数呈浸润性生长。膨胀性生长使外形呈圆形或椭圆形，并由于包膜限制可使周围的癌组织受压变性，产生声晕(acoustic halo)等图形。

2）多形性：肝癌声像图具高、低型或各种回声的混合。亦可在一叶或数叶肝脏内出现多种不同强度、不同形态特征的图像。

3）多变性：随着癌肿的生长发展，不仅在形态上增大，而且其内部回声特征亦可改变。例如，小型低回声结节或变为等回声结节，再增大变为高回声结节或混合回声结节；相反，高回声结节亦可因坏死液化而出现中央无回声等变化。

4）生长迅速：原发性肝癌生长迅速。在 3cm 以下的小肝癌结节，其直径倍增时间为 89 天左右。

5）常伴肝硬化：原发性肝癌约 80%伴不同程度肝硬化。其表现为肝实质的线状、网状回声增高，肝静脉变细、扭曲及肝外门静脉增宽，以及脾大等。

（3）肝癌的播散及转移

1）癌栓(cancer thrombus)：原发性肝癌易发生癌栓。癌栓可出现在门静脉、肝静脉或肝管内。门静脉内癌栓可扩展至对侧肝叶的门静脉分支，亦可延至门静脉主干管腔(图 8-20)。肝静脉癌栓可扩展延伸至下腔静脉，甚至可至右心房、右心室(图 8-21)，进一步则产生肺转移等。除肺转移外，上述部位的癌栓超声均较容易做出诊断。同样，肝管内癌栓二维超声可清晰显示。

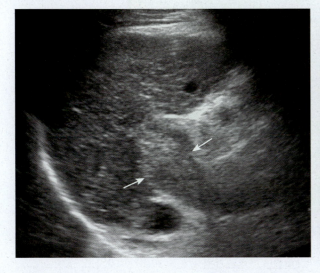

图 8-20　门脉内癌栓灰阶超声

门静脉主干及右支管径不规则扩张，内充满稍高回声实质团块(箭头所示)。

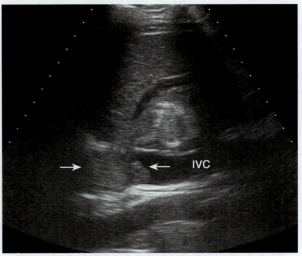

IVC：下腔静脉。

图 8-21　癌栓扩延至下腔静脉灰阶超声

下腔静脉横膈水平段内见不规则稍高实质回声充填(箭头所示)。

2）肝内播散及侵犯邻近脏器：肝癌可通过门静脉及肝内淋巴管道而造成肝内转移。亦可侵入胆囊、胰腺、胃壁、十二指肠、结肠及右肾。

3）转移：肝癌可向多处转移。除经下腔静脉转移至肺外，较常见为第一肝门旁与腹主动脉旁、腹膜后淋巴结转移，常融合成团块状，多大于10mm，二维超声较容易显示。而腹腔内转移灶由于位置的不确定性及肠道气体的干扰，超声对其检出较为困难，只有到了晚期出现腹腔积液后，才能在腹腔积液衬托下显示部分转移灶。

（4）小肝癌的声像图特征：影像技术显示肝癌结节的最大径线在3cm以下者，为小肝癌；2cm以下者为微小肝癌。小肝癌声像图特征归纳如下。

1）低回声结节：80%左右小肝癌以本型为主要表现。具以下7种特点：①圆形或椭圆形结节，外形圆整；②具细薄包膜，包膜一般光滑，厚度在0.5mm左右，呈细弧嵌线状；③侧壁回声失落；④后壁轻微增强；⑤内部细小低回声，分布均匀，其中心部位常具花蕊样点状增强，往往为数至十数个点状回声；⑥病灶的后方回声轻度增强；⑦侧后声影，常需侧动探头以获得最合适的显示（图8-22）。

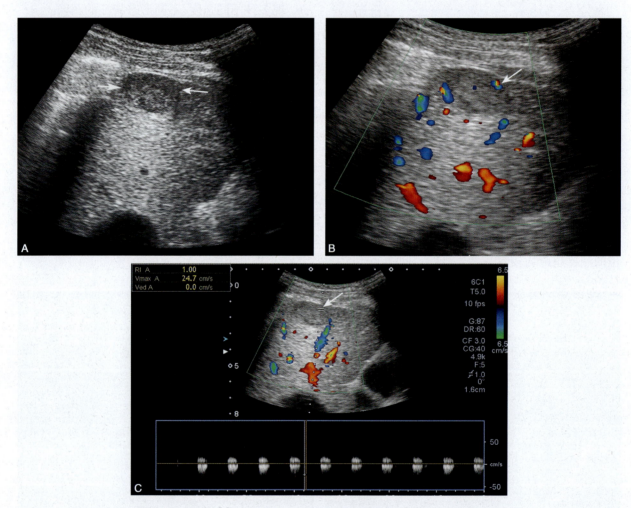

图8-22　小肝癌灰阶超声

A.肝右叶近肝表面见低回声不均质团块（箭头所示），边界尚清，形态不规则，其大小约为18mm×16mm；B.彩色多普勒：瘤内见不规则短线状彩色血流信号；C.脉冲多普勒：瘤内可测及脉冲样动脉血流，RI=1.0。

2）高回声结节：10%以下小肝癌可有此种表现。①为圆形、椭圆形或略不规则的结节；②无明显可辨认的包膜；③周围无回声窄暗环，完全性或不完全性围绕；④内部回声分布不均，常具增粗点状回声；⑤病理检验示在纤维化及脂肪变性的肝细胞基础上恶变发展形成。

3）分隔型结节：1%以下小肝癌中出现。①包膜较厚，常在 1mm 以上；②圆形或椭圆形；③内部以弱回声为基础；④具多条线状纤维隔，从包膜向内伸入，将低回声结节分成数个大小不一的小区。此型在病理上相当于癌肿中结缔组织增生类型。

4）等回声结节：在少数小肝癌病例的某一阶段发生。其回声强度及分布与周围肝组织几乎不能分清。等回声结节可为由低回声结节转变成高回声结节的中间阶段。

（5）弥漫性肝癌：常在一叶、数叶或全肝发生。其声像图表现为：①肝脏明显肿大；②具中度至重度肝硬化图像；③于数叶或全肝分布不规则的粗亮斑点；④易见门静脉或肝静脉内癌栓；⑤常伴 AFP 极度升高。

2. 彩色多普勒

（1）富血供型肝癌：彩色多普勒可显示肝癌结节周围血管围绕；外周动脉彩色血流进入结节内部；结节内彩色血流丰富，分布如线状、树枝状等；在实时状态下呈现搏动状彩色血流，脉冲多普勒多测及其血流为动脉性血流，RI>0.60，PI>0.90（图 8-23，图 8-24）。

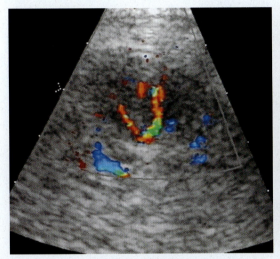

图 8-23　富血供型肝癌彩色多普勒图像
肝癌结节内部树枝状血流，提示血供丰富。

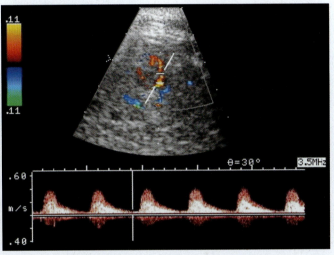

图 8-24　富血供型肝癌脉冲多普勒图像
检测到肝癌内血流为高阻力型血流，提示肝癌的诊断。

（2）少血供型肝癌：彩色多普勒仅见肝癌结节周围血管围绕或无彩色血流，如测到动脉性血流曲线，其 RI 及 PI 值与上述相似。

（3）肝动脉-门静脉瘘：常在门静脉内显示彩色血流呈明亮色，或伴红蓝色彩镶嵌；脉冲多普勒于瘘口处测及流速>60cm/s 的高速搏动性血流。

3. 超声造影　经周围静脉注入超声专用的超声造影剂。肝癌的超声造影表现：常见表现为"快进快出"。即注射造影剂后，在动脉期早期（10～25s）病灶出现整体均匀增强，早于并强于周围肝实质；如病灶有坏死则可呈现不均匀增强。随后，病灶增强的高回声随时间较快地消退，逐渐呈等回声，并在门脉期及延迟期常呈低回声改变，这种较典型的超声造影表现对诊断肝癌有较高的特异性和敏感性。然而，也有极少数病例门脉期和延迟期始终呈等回声改变。有报道这可能与肝细胞癌的分化程度有关，分化程度越好的肝癌其门脉期或延迟期低回声出现的机会越少（图 8-25）。

4. 少见类型原发性肝恶性肿瘤

（1）胆管细胞型肝癌：近年来有增多趋势。多发生于二级以下胆管内。因胆管易被癌肿阻塞，致使远端小胆管明显扩张。灰阶超声显示肝内局部区域的胆管内径增宽，外形常不规则，部分病例则可不出现胆管扩张。病灶以实质性低回声为主，分布不均匀，边界不清。少数可见其中心不规则的无回声区，系坏死或液化。胆管细胞型肝癌常在其周围具环状或不规则的无回声区，均为阻塞远端小肝管

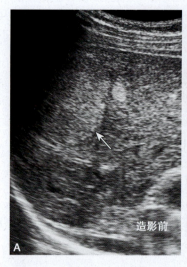
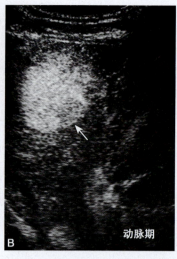
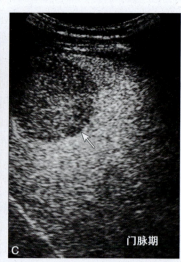

图 8-25 原发性肝癌(HCC)超声造影表现

A.造影前:肝右叶见稍高回声不均质团块,边界不清,形态欠规则(箭头所示);B.动脉期:静脉注射超声造影剂后,肝右叶病灶在动脉期呈快速整体不均匀增强,其内回声强度明显高于周围肝实质,呈高回声表现(箭头所示);C.门脉期:肝右叶病灶内增强快速减退,其内回声强度明显低于周边正常肝实质呈低回声(箭头所示)。

中胆汁淤积或小胆管扩张。彩色多普勒常能测及肿瘤内搏动性彩色血流,脉冲多普勒测及高阻力动脉血流。超声造影可显示胆管细胞型肝癌呈快速环状或分枝状强化,门脉期快速减退呈低回声,并呈现分叶状表现,具有一定的特征性。

（2）肝胚胎性肉瘤:又名肝母细胞瘤,多发于幼儿或童年时期。生长迅速,肝大明显,可扪及巨大肿块。灰阶超声显示肝内巨大的实性高或高低混合回声肿物,包膜欠清晰,内部多为分布杂乱的不规则高回声,也可以有多房型囊性表现。如有出血及凝血块则可表现为高回声(图 8-26)。

【鉴别诊断】

1. 肝血管瘤 低回声肝血管瘤容易与原发性肝癌相混淆。其周边具高回声的厚壁(>2mm)、内呈网状及血管穿透等特征;而高回声肝血管瘤应与高回声型肝癌作鉴别,其边缘清晰、突出,内部细小暗点呈筛网状、边缘裂开及血管进入等特征。超声造影对鉴别二者有很大帮助。

2. 肝腺瘤 常呈稍低回声病灶,常具一个至数个圆形或方形的出血或钙化的高回声斑,直径 0.5～1cm;少数可伴内部液性无回声区。

3. 肝脓肿 厚壁、内部坏死组织未全液化的脓肿应与肝癌中心坏死液化鉴别。前者常具周围炎症反应圈,液区内部混浊小点或条片状坏死组织可见。

4. 转移性肝癌 有些转移性肝癌与原发性肝癌极难鉴别。有些声像图上具特殊表现可提示为转移性。例如:牛眼征多为乳腺癌或肺癌转移等。

【临床价值】

常规超声是诊断原发性肝癌的首选影像

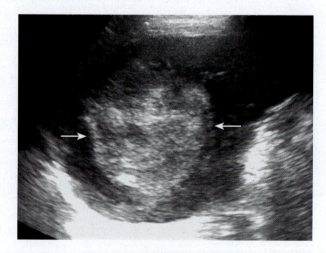

图 8-26 肝母细胞瘤灰阶超声

肝右叶见 76mm×73mm 高回声实质性肿块(箭头所示),边界欠清,形态不规则,内分布不均匀。

诊断方法,对肝癌的早期发现、早期诊断和早期治疗有重要的临床价值。目前,高分辨力的常规灰阶超声对直径 1.0cm 的小肝癌病灶已能较易发现,加之超声造影的应用,使超声对原发性肝癌的诊断准确性可达 90%~95%,甚至更高。同时,超声检查可判断肝癌的大小、数目,与肝内及肝周重要结构(如门静脉主干、下腔静脉)间关系,有无癌栓及有无肝硬化与硬化程度等情况,可指导临床治疗方案的选择;超声技术还可判断肝癌介入和局部消融治疗后的疗效,通过肝癌治疗后血供情况确定治疗是否有效,有无存活肿瘤组织,尤其是超声造影,其对肝癌局部治疗的疗效判断准确性可达 90% 以上;另外,超声作为肝癌局部治疗的导向或引导工具,已被公认为有效的首选方法。

二、转移性肝肿瘤

肝脏是恶性肿瘤转移最常见的靶器官之一,是仅次于淋巴结的恶性肿瘤最常见的转移部位;由于肝脏接受肝动脉和门静脉双重血供,胃肠道肿瘤多经门静脉转移至肝,肺癌、黑色素瘤、乳腺癌等经肝动脉转移至肝,胆囊癌、胆管癌等经淋巴系统或直接侵犯转移入肝。

【病理】

转移性肝癌的大小、数目和形态多变,以多个结节灶较多见,也可以形成巨块型;显微镜下其组织病理特征与原发肿瘤灶相同。由于肿瘤在肝脏内迅速生长,故常可发生坏死、囊性变、出血及钙化等。

【临床表现】

转移性肝癌患者多有原发脏器恶性肿瘤的手术史;早期可无任何症状和体征,或主要表现为原发灶的症状,如胃癌患者可有长期慢性溃疡病史或黑便史,卵巢癌患者可有内分泌紊乱等;随着病情发展,肿瘤增大,可扪及肝大及明显结节,出现肝区疼痛、腹胀不适、食欲缺乏、消瘦等症状;晚期则出现黄疸、腹腔积液、恶病质的表现。

肿瘤标志物是指特征性存在于恶性肿瘤细胞,或由恶性肿瘤细胞异常产生,或是宿主对肿瘤的刺激反应而产生的物质,其能反映肿瘤的发生及发展。不同来源肿瘤具有各自相对较为特征性的肿瘤标志物的异常,其中癌胚抗原(CEA)是最广谱的指标,其升高最常见于胰腺癌、胃癌、结直肠癌等;CA125 升高最常见于卵巢癌和乳腺癌;CA19-9 是消化系肿瘤的重要指标,如胰腺癌、胆囊癌等;AFP升高最常见于肝癌及生殖腺恶性肿瘤。由于转移性肝癌与原发肿瘤之间存在相同的肿瘤基因和生物学行为,因此实验室检查常出现原发灶的上述肿瘤标志物异常,但由于肿瘤标志物非常之多,单个标志物的敏感性或特异性往往偏低,因此需要多个肿瘤标志物联合检测以提高诊断的敏感性和特异性。

【超声检查】

1. **灰阶超声**　依原发灶不同,其在肝内转移灶的声像图可有相异的特征。

(1)乳腺癌:肝内出现单个或多个结节,呈牛眼征或声晕样(图 8-27)。

(2)胃癌:可有 2 种不同表现。或为边缘清晰的高回声结节;或为囊实性肿瘤,系具分泌功能的腺癌转移。

(3)胰腺癌:可为 0.5cm 以下的均匀低回声小结节,无后壁回声增强;亦可为囊实性肿瘤,腺癌分泌物积聚成液区。

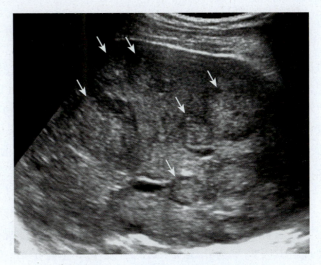

图 8-27　乳腺癌肝转移瘤灰阶超声
肝内散在大小不等的转移结节,有暗环(箭头所示)。

（4）结肠癌：边界清晰的高回声结节在声像图上无特异性；但亦可呈现钙化型强回声结节，其后方有清晰声影，比较有特异性。

（5）肺癌：腺癌呈高回声结节或分隔型囊实性肿瘤；燕麦细胞癌多为牛眼样图形。

（6）肾癌：肾腺癌多为高回声结节，亦有报道在少数病例中出现钙化者；肾盂癌多为低回声结节。

（7）胆囊癌：多为低回声结节，边缘常不规则。

（8）十二指肠肉瘤：可呈现低回声结节、高回声环状分层结节或中心无回声区的放射状分布声像图。

（9）卵巢癌：可出现高回声结节、分隔型囊实性结节或在甚少病例中出现钙化型结节。

（10）恶性淋巴瘤：弱回声结节，包膜十分清晰，可伴中心花蕊状增高回声点。

（11）黑色素肉瘤：低回声结节，包膜十分清晰，中心部分具较多的点状高回声；亦可为较大的实质性高回声结节，其中心为小型无回声区。

2. 彩色多普勒　彩色多普勒常能测及转移性肝癌病灶内的彩色血流，但其血供常较原发性肝癌为少，常表现为短线状或点状彩色血流，脉冲多普勒可检测到动脉血流，其 RI 均与原发性肝癌相似，多大于 0.6。部分病例仅在转移性结节周围呈现血管围绕或结节内部无血流信号（图 8-28）。

3. 超声造影　注射造影剂后，转移性肝癌的病灶常在动脉期呈快速环状增强或整体增强，峰值时常呈环状高回声或高回声改变；但转移性肝癌消退较快，常在动脉晚期或门脉早期即呈低回声改变，出现的时间明显比原发性肝癌为早。同时在造影增强期间，尤其在门脉期，由于转移性肝癌快速减退，此时可通过超声连续全面扫查全肝，可以显示灰阶超声未显示肝内转移病灶，提高了肝内转移灶的检出（图 8-29）。

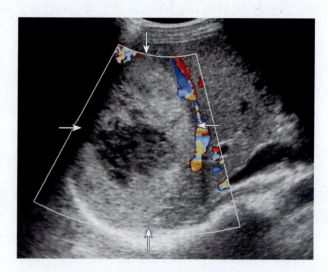

图 8-28　转移性肝癌彩色多普勒图像
转移性肝癌结节周围有血管围绕（箭头所示），结节内部无彩色血流分布。

【临床价值】

肝脏是其他脏器原发性恶性肿瘤转移的重要场所。近年来影像技术的发展对提高转移性肝癌的检出及鉴别诊断提供了重要的技术手段。超声检查是转移性肝癌首选的检查方法。在正常肝脏背景中，常规灰阶超声能发现小至 1cm 的转移性肝癌；同时它能初步明确转移的数量及其性质。近年来超声造影技术的应用，使得转移性肝癌的检出率大大提高，也已作为转移性肝癌鉴别诊断和疗效判断的重要手段。目前其他影像技术如增强 MRI/CT 和 PET-CT 等的应用，更进一步提高了转移性肝癌的诊断准确性。但是，毕竟这些技术检查均具有一定的放射性，同时价格也比较高，不能作为常规的筛查技术。超声技术以其方便实用而成为转移性肝癌的重要检查技术。

三、肝血管瘤

肝血管瘤（hepatic hemangioma）是成人肝脏最常见的良性肿瘤，通常在超声健康体检时被偶然发现。其发病率为 0.32%~2%，可发生于任何年龄，女性多于男性。好发于肝右叶，以单发为多，但多发者亦可达 10% 以上。一项基于 670 000 名健康体检人群的统计分析结果表明：肝血管瘤的发病率约为 1.5%。肝血管瘤通常被认为系胚胎发育过程中血管过度发育或分化异常导致的血管

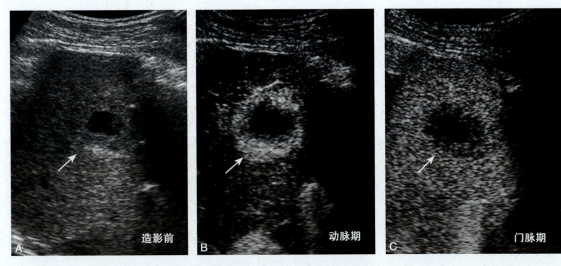

图 8-29　转移性肝癌超声造影表现

A.造影前:肝右叶见低回声不均质团块(箭头所示),边界不清,形态不规则,其中心回声更低;B.动脉期:静脉注射超声造影剂后,肝右叶病灶在动脉期呈快速环状增强(箭头所示),回声强度明显高于周围肝实质,中心见不规则无增强区;C.门脉期:肝右叶病灶原环状增强区域快速减退呈低回声(箭头所示),中央始终为不规则未增强区。

畸形。既往研究结果显示,性激素可以促使血管内皮细胞的增生、移行乃至形成毛细血管样结构。如怀孕和口服避孕药可使体内雌激素、孕激素水平升高,导致血管瘤生长,这可能与女性血管瘤患者的病因相关。

【病理】

根据血管瘤直径及数目,可分为单发、多发和弥漫生长血管瘤。根据血管瘤内纤维组织的多少,可分为硬化性血管瘤、血管内皮细胞瘤、毛细血管瘤和海绵状血管瘤等亚型,其中以海绵状血管瘤最多见,约占96%。肝血管瘤的直径差异较大,小者直径小于 5mm,大者可达 10~20cm 及以上。其切面为圆形或楔形,呈蜂窝状,由多数细小血管组成,亦可由较少的粗大血管所组成,可在局部管腔内产生血栓,血栓可进一步纤维化完全堵塞管腔甚至钙化等。新鲜的肝海绵状血管瘤标本具弹性,可受压变形并在去压后复原。

【临床表现】

多数肝血管瘤病例无任何症状,常在体检时偶然发现。临床表现与肿瘤直径、部位相关。若肿瘤较大,可因对邻近组织和脏器的压迫导致产生临床症状。部分患者主诉肝区或右上腹部疼痛。肝血管瘤体积较大者可压迫胃肠道而发生食欲缺乏、消化不良,饭后饱胀、嗳气、恶心、呕吐等症状。也有少数患者因为巨大血管瘤或肝门部血管瘤对胆道的压迫引起胆道梗阻,出现黄疸,或压迫肝静脉和/或下腔静脉导致布-加综合征,极少数肝包膜下血管瘤可破裂出血而发生急腹症,甚至发生休克,危及生命。

较小的肝血管瘤病例可无任何体征。中型或较大血管瘤可出现肝大,少数大型肝血管瘤可在上腹部扪及巨大肿块,一般质地中等或较软,在瘤体表面加压有弹性感,少数病例腹部听诊可闻及血管杂音。

实验室检查少数病例有血小板减少、低纤维蛋白原血症的表现。诊断主要依赖于影像学检查,多种影像学检查联合应用,可极大地提高肝血管瘤的诊断准确性。

【超声检查】

1. **二维超声图像**　肝血管瘤在声像图上一般表现为：

（1）肝内出现边界十分清晰的占位病变（图 8-30）。

（2）外形可为圆形、椭圆形或不规则形。

（3）常具边缘裂开征或血管进入、血管穿通征（图 8-31）。

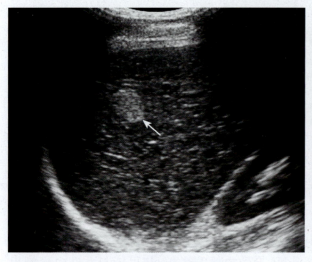 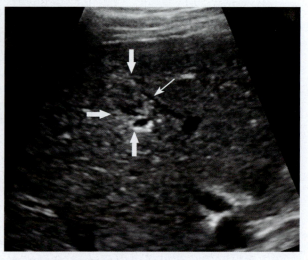

图 8-30　肝血管瘤灰阶超声

肝右叶高回声实质肿块，边界清晰，内分布均匀（箭头所示）。

图 8-31　肝血管瘤（血管穿通征）声像图

肝内见稍高回声实质团块，内回声分布欠均匀（粗箭头所示），其边缘见无回声管道样结构穿过（细箭头所示）。

2. **小型（<3cm）肝血管瘤的灰阶超声表现**

（1）高回声型：多见。文献报道在 25 个手术证实的血管瘤分析中，0.3~3cm 直径 15 个。其中高回声占 93.33%（14/15）。高回声型肝小血管瘤内部为均匀点状回声聚集区，间以点状大小的无回声区所组成。2cm 以上者常可显示边缘裂开征。

（2）低回声型：较少见。有研究显示低回声型肝血管瘤约占全部肝血管瘤的 6.67%，表现为周围较厚的稍高回声边缘（<2mm），似浮雕状。内部可见圆形、椭圆形、管状的较粗血管壁，而管腔内则为血液低回声。低回声型常可见较粗的血管进入或者呈血管穿通征。

3. **中型及大型（>10cm）肝血管瘤的灰阶超声规律**

（1）分型

1）高回声型：较少，占 1/6~1/5。声像图表现与小型的高回声型一致，但易见血管进入及穿通征，内部有较多小的无回声区。

2）低回声型：较多，占 1/3 左右。其边缘更厚，内部管道更清晰。

3）混合型：为上述高、低回声型的各种组合，占 50% 左右。

（2）加压后形变：位于肋缘下方肝脏内的中、大型肝血管瘤，在固定超声探头时于周围加压，可见其中肿瘤的浅部向深部渐被压扁，如同海绵受压一样；去压后较快地呈弹性回复。在肋缘遮盖部的肝脏，可行深吸气后屏气使肿瘤移位至肋缘下方后再做加压试验。但生长在肝脏高位的肝血管瘤，如肝脏的膈顶部、肝脏的中、上部，均无法做此试验。

4. **肿瘤生长速度**　肝血管瘤的生长速度一般极为缓慢。用超声随访测量，肿瘤尺寸可数年不变。或者生长极慢，每年的径线增长不超过 2~3mm。然而，亦有少数病例发现肝血管瘤后，在数月至 1 年内其直径增长较快（在 5~10mm 内），并出现新病灶，可持续 1~2 年，以后又趋稳定。其真实原因不明,是否与该段期间某些激素或血液生化成分改变有关,尚待深入研究。

5. 彩色多普勒

(1) 中、小型肝血管瘤的外周常无血管围绕。

(2) 多数肝血管瘤结节内部彩色多普勒成像显示无彩色血流信号;约17%可出现结节内彩点状、短线状或树枝状,以周围部多见,用脉冲多普勒多能测及动脉血流,RI<0.60,PI<1.0。

6. 超声造影
经周围静脉注射超声造影剂后,显示肝血管瘤在动脉期呈周边部环状增强,逐渐呈结节样向中央延伸并填充,在门脉期或延迟期病灶全部填充呈高回声或等回声均匀团块,境界清晰。如肝血管瘤较大,则病灶可不完全填充,则病灶中央呈不规则形的无回声区。这些表现在超声造影表现中具有特征性。

【鉴别诊断】

1. **小肝癌**　大多数为内部低回声,其包膜细薄;而低回声型小血管瘤则具厚壁,并常见边缘裂开征与血管进入等。

2. **原发性肝癌**　大型血管瘤如合并管腔内血栓者,回声紊乱,分布不均,但血管瘤具有加压后形变的特点。肝癌亦可回声紊乱,但无加压后形变,且常伴声晕、子结节、门静脉或肝静脉内癌栓等特征。

3. **肝血管平滑肌脂肪瘤**　发病率较低,具细薄包膜,内部呈高回声为主,回声较均匀,后方可有轻度衰减现象。彩色多普勒可无彩色血流,或偶可在内部测及少量低阻性动脉血流(图8-32)。

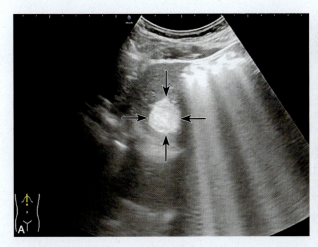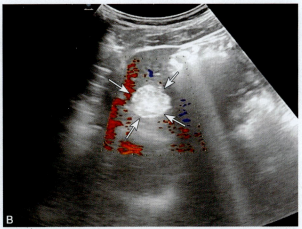

图 8-32　肝血管平滑肌脂肪瘤灰阶超声
A.肝左叶见高回声实质团块(箭头所示),内部回声分布尚均匀;B.彩色多普勒未见其内有彩色血流信号。

4. **肝血管肉瘤**　为肝血管瘤的恶变,发病率极低。灰阶超声上难以与血管瘤进行鉴别。需根据临床表现、肿瘤迅速生长并出现恶病质等综合判断(图8-33)。

【临床价值】

1. 超声是检查肝血管瘤的首选方法,但其检出敏感性受诸多因素影响,如患者肥胖程度、脂肪肝程度及部位等,相对于 MRI 等其他影像技术,超声具有一定的主观性。

2. 在肝血管瘤的鉴别诊断中,常规超声对其诊断有较高的准确性,尤其对高回声型肝血管瘤更为明显,但对低回声型肝血管瘤的诊断,常规超声符合率较低,而超声造影对诊断肝血管瘤具有较高的诊断价值。

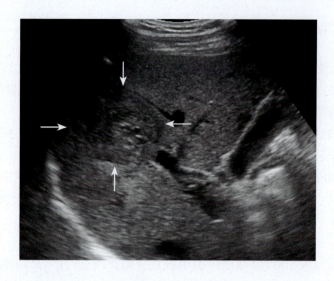

图 8-33　肝血管平滑肌肉瘤灰阶超声
肝左叶见 60mm×51mm 稍高回声实质团块（箭头所示），内部回声不均匀。

四、肝囊肿

肝囊肿（hepatic cyst）为最常见的肝内良性占位病变。小型肝囊肿一般无任何症状，由超声、尸检或疑有其他肝病作 CT 检查时发现。少数大型肝囊肿可致肝脏明显肿大，上腹部扪及局部膨隆或出现其他消化道症状。超声对实质性组织及液性成分的鉴别能力甚高，故能准确诊断肝囊肿。

【病理】

肝囊肿发病率（尸解及手术）据文献报道在 1.4%～5.3%，可分为潴留性和先天性两大类。潴留性囊肿为肝内小胆管慢性、不完全性阻塞，常因炎症、水肿、结石阻塞或瘢痕收缩所致，囊内多含一定浓度的胆汁。先天性囊肿常为多个，囊液不含胆汁。两类肝囊肿其囊壁为纤维组织而内层覆以上皮细胞，少数囊肿可有一或数个分隔。

【临床表现】

1. **症状**　较大囊肿患者可有饭后饱胀、食欲减退、嗳气、恶心、呕吐、右上腹痛等症状，并发感染时可伴寒战、发热、剧痛、黄疸。

2. **体征**　肝脏可肿大，表面不平，或可扪及肿块。

3. **实验室检查**　多为阴性，部分病例可有碱性磷酸酶升高及磺溴酞钠潴留，黄疸者胆红素升高等。

【超声检查】

1. **常规灰阶超声**

（1）肝囊肿的一般表现

1）外形为圆形或椭圆形（图 8-34）。多房性囊肿可为不规则形。

2）包膜薄而清晰，通常壁厚在 1mm 以下。

A. 前壁弧形、光滑，回声较肝组织略高。

B. 后壁弧形、光滑，回声非常高，较前壁及同等深度的肝组织增亮数倍以上。

C. 侧壁回声失落，即不能显示真实的侧部囊壁。但可由周围肝组织的散射回声而衬托出其边界。

D. 后方回声，在线阵显示时为典型蝌蚪尾征（tadpole-tail sign）表现，即后方回声明显内收并明显增强。

E. 侧后回声，具两侧细条状声影，为折射性声影（refractive acoustic shadow）。

F. 内部回声，以无回声区最多见。少数囊肿的内部可出现细小点状回声。

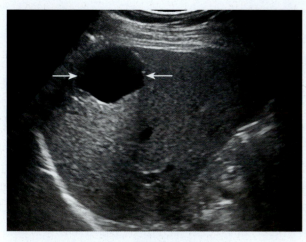

图 8-34 肝囊肿（箭头所示）

（2）单纯型囊肿：其特点为囊壁薄，内部完全无回声。大型囊肿可对周围肝内管道产生压迫及扭曲。如可在其表面加压，则囊肿略具轻度形变。

（3）分隔型囊肿：特点为外形常呈不规则性圆形或椭圆形，内部由多条纤维分隔分成大小不等的多个囊腔。分隔型囊肿其囊壁仍薄，壁外的周围肝组织呈正常图像。

（4）囊液混浊：囊肿内容非完全无回声，而为较多的微细低回声小点。可分散性分布，亦可分层分布，上层为无回声清液而底层为微细沉淀。变动体位则回声旋动。

2. 彩色多普勒　肝囊肿在彩色多普勒上多未能检测到彩色血流。在有感染的病例中可在囊壁或分隔上检测到动脉性彩色血流，RI 多较低。

【鉴别诊断】

1. 小肝癌或小肝血管瘤　小型（直径 3~5mm）肝囊肿内部常呈弱回声。但后壁回声与后方回声均明显增强，而小肝癌及肝血管瘤均无上述特征。

2. 具分泌功能腺癌的肝转移瘤　可为单个无回声区，亦可为多个集中性小囊肿，但壁往往较厚。

3. 肝棘球蚴病　囊沙型肝棘球蚴病应与含混浊液的肝囊肿相鉴别。肝棘球蚴病囊沙回声较粗较亮，患者常有疫区流行病史。

【临床价值】

超声扫查对肝囊肿有较重要的临床价值，是首选的影像诊断方法。肝囊肿声像图表现具有特异性，超声诊断能力优于其他影像诊断方法。超声还可引导囊肿抽液及硬化治疗，是临床上广泛使用的微创治疗方法。

五、肝脓肿

肝脓肿（liver abscess）是肝脏常见的感染性疾病，主要分为阿米巴性、细菌性两大类，少见的感染有真菌性和包虫性肝脓肿等，其中以细菌性肝脓肿最常见，占肝脓肿发病率的 80%。在美国和欧洲国家，肝脓肿的病原菌主要是链球菌和大肠埃希菌；在我国等亚洲国家，肺炎克雷伯菌引起的肝脓肿逐渐增多，随着肝脓肿进展，脓肿液化，病灶纤维化等，肝脓肿在超声图像上可表现为不同的征象。

【病理】

1. 阿米巴肝脓肿　阿米巴原虫多经门静脉进入肝脏，于门静脉小支内发生栓塞、溶组织等作用，局部肝组织坏死形成脓肿。脓肿周围结缔组织增生，脓肿内部为坏死的肝细胞、红白细胞、脂肪、脓细胞、脓栓及夏科-莱登晶体。脓肿邻近的肝组织可呈现炎症反应。

2. 细菌性肝脓肿　细菌性肝脓肿多为肝脏的继发性化脓性感染，其来源有 4 个途径：门静脉途径，胆道途径，肝动脉途径和直接肝脏途径。开放性肝脏外伤性破裂，或者由邻近器官破溃直接侵入，细菌可直接进入肝脏引起肝脓肿，虽然这类原因所占比例不高，但却是临床容易误诊和忽视的环节。通常为多发小型的脓肿，少数情况可为较大脓肿。小型肝脓肿用药后可自愈，亦可逐渐发展增大，较大的肝脓肿需穿刺引流出脓液，有助于脓肿愈合。慢性肝脓肿的囊壁可发生纤维化或钙化。

【临床表现】

1. **症状**　肝脓肿的主要临床表现是发热、寒战和腹痛,体温可高达 39~40℃,但是具有典型三联征表现的患者仅占约 30%,25%的患者伴有恶心和呕吐,如果继发胸腔积液还可伴有胸痛或者呼吸困难。少数患者仅有轻微症状,肝内炎症及脓肿进展缓慢,易漏诊。

2. **体征**　肝大,有明显压痛。肝区叩击痛明显。有时可发现胸背部局部肿胀,肿胀部位亦有压痛。严重者可有黄疸。

3. **实验室检查**　80%左右的患者可以表现为白细胞计数增高,尤其是中性粒细胞的增加更能反映炎症的严重程度。但是肺炎克雷伯菌感染的肝脓肿患者常常发生白细胞减少和血小板计数降低。生化检查可以发现肝功能的改变,碱性磷酸酶、γ-谷氨酰转肽酶增高,红细胞沉降时间延长,转氨酶和胆红素以及白蛋白随着肝脏破坏程度的不同也有一定程度的改变。部分患者可能还伴有贫血或者凝血时间的延长。细菌性肝脓肿血培养可能培养出致病菌;阿米巴肝脓肿在粪便中可能找到溶组织阿米巴原虫。

【超声检查】

1. **灰阶超声**

(1) 肝内出现一个或多个占位病变,典型者壁厚,且整个脓肿壁的厚度不均。一般外壁比较圆整,而内壁常极不平整,如虫蚀样(图 8-35)。少数脓肿壁较薄,内壁亦可平整。

(2) 肝脓肿后壁一样具回声增强效应,与肝囊肿相似。

(3) 肝脓肿侧壁一般显示清晰,无回声失落现象。

(4) 肝脓肿后方回声亦见增强,但强度比囊肿稍弱。

(5) 内部回声可为:

1) 低回声,分布均匀,改变体位或压放后可见其中低回声旋动。

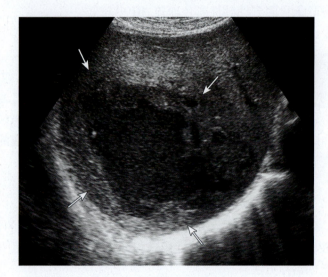

图 8-35　肝脓肿灰阶超声
肝右叶巨大低回声脓肿,内壁不平整(箭头所示)。

2) 粗回声,分层分布,最下方为斑片状;稍浅为粗点状,再上为细粒状;最上可为清液。

3) 清液状,其底部呈长条带或大片斑片状回声。

4) 澄清液体。

(6) 周围炎症反应,在大多数肝脓肿外壁之外,具有环状由亮渐暗的分布。

(7) 慢性脓肿囊壁钙化时,可显示其上方的半圈亮弧形反射。此反射下方为清晰声影。内部回声为声影所掩盖,不能显示。

(8) 极少数情况下脓肿内部伴产气杆菌,则有气体后方的彗星尾征(comet tail sign)出现。

2. **彩色多普勒**　在完全液化的肝脓肿,彩色多普勒未能显示彩色血流;但在液化不完全或者肝脓肿早期或痊愈期时,常可在实质部分显示彩色血流,脉冲测及动脉曲线,但 RI 多小于 0.6。

3. **超声造影**　超声造影常显示肝脓肿内部未见增强,但脓肿壁可有轻度增强,并与肝实质同步减退。但在未完全液化的肝脓肿,超声造影常呈蜂窝状增强。

【鉴别诊断】

1. **原发性肝癌**　内部低回声或不均回声的肝脓肿需与肝癌鉴别。一般以厚壁、周围炎症反应为脓肿的图像特征。在一些慢性肝脓肿或周围炎症反应消退情况下,更难与肝癌进行鉴别。超声引导穿刺活检或引流有助于诊断。或者用药物试验治疗并以超声随访占位性病灶的大小改变,肝脓肿可在几天或十几天内出现较明显的变小。

2. **肝囊肿**　已完全液化具稀薄脓液的肝脓肿应与肝囊肿鉴别。其主要观察点为侧壁情况。肝脓肿壁层一般较厚,亦可较薄。但因脓肿壁经过炎症后形成,内具有较多、较乱的纤维组织,具有较多散射界面,因而脓肿具有清晰的侧壁,但囊肿则会出现侧壁回声失落。其次,可观察其内壁是否毛糙不平。肝脓肿内壁常可显示高低不平,不像肝囊肿的内壁光滑。

【临床价值】

超声显像能清晰地显示脓肿的形态、大小、数目、内容物是否稠厚以及增厚的腔壁等,尤其对定位诊断有重要价值。但是肝脓肿在不同时期可表现不同,尤其在早期或无症状时,常规超声检查有一定困难。超声造影对其诊断有肯定作用。同时,超声引导对病灶穿刺抽脓、作细菌培养和涂片检验,还可抽吸引流和注射抗生素进行介入治疗。

六、肝棘球蚴病

肝棘球蚴病(hepatic echinococcosis)为一种地方病,又称肝包虫病,患者通常具频繁疫犬接触史。受疫犬粪便污染的牛、羊等动物皮毛上亦可沾染虫卵;在极罕见情况下,可因穿着污染虫卵而未经正规消毒处理的羊毛皮衣而遭感染。超声可根据本病的大体病理改变及与之相应的图像特征而做出诊断,其和免疫学诊断相补充,成为本病定性诊断与定位诊断的有效手段。

【病理】

本病为细粒棘球绦虫的六钩蚴脱壳逸出后,进入肝脏并生长转变成囊状体,形成育囊和原头节。包虫囊肿的囊壁分内、外两层,内囊为虫体本身,外囊则为肝脏组织形成的一层纤维包膜。内囊囊壁的内层细胞为虫体本身,可由此生长发育,脱落至原来的包囊内则成为母子囊,少数情况下可存在第三代包囊(孙囊)。囊液一般清晰;亦可从内囊内层细胞生长发育成多量原头节,脱落入囊内成为囊沙。人体为细粒棘球绦虫的中间宿主,包虫在体内进行无性生殖。故稍不慎,可致体内大量包虫的广泛繁殖。包虫囊可因损伤而退化或自动死亡。囊液渐被吸收而呈混油胶冻样。慢性肝棘球蚴病可有囊壁钙化。肝棘球蚴病可因外伤或穿刺而破裂,破入腹腔的即时呈急腹症伴休克(多因过敏所致),可破入胆管,由囊皮阻塞胆道致使胆绞痛而伴黄疸。少数肝棘球蚴病可继发感染,临床表现与肝脓肿相似。

【临床表现】

1. **症状**　肝区饱胀牵曳,或具压迫感,食欲减退、恶心、呕吐,或伴右侧胸痛、呼吸困难等症状。

2. **体征**　肝大,肝区肿块表面光滑,坚韧具弹性,有波动感,少数则在叩击后闻及震颤音。可伴右侧胸腔积液体征。

3. **实验室检查**　嗜酸性粒细胞增多,可在10%左右(少数可达70%);囊液抗原0.1ml皮内试验阳性(阳性率80%~95%);补体结合试验阳性(阳性率80%);间接血凝试验阳性;以及乳胶凝集、免疫电泳、免疫荧光、琼脂扩散、酶标记免疫吸附试验等呈阳性结果。

【超声检查】

1. 灰阶超声

(1) 单囊型:为单个圆形或椭圆形囊包。囊壁薄而清晰,侧壁回声失落明显。分辨力高的仪器中可显示内、外两层囊壁(图 8-36)。较大囊包可使肝组织及肝内结构受压。囊液呈无回声区,后壁及后方增强。最大囊肿直径可超过 20cm。有时,整个肝内可多处出现单囊。

(2) 多囊型:多个较小囊包并存(图 8-37)。每个小囊包可为圆形,亦可为方形或多边形。在肝内可出现一个多囊体或数个多囊体,亦可为多囊与单囊共同存在。

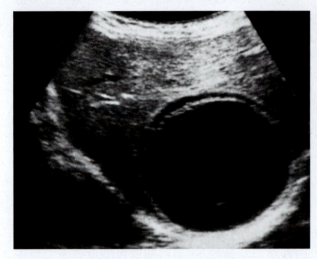
图 8-36　单囊型肝棘球蚴病

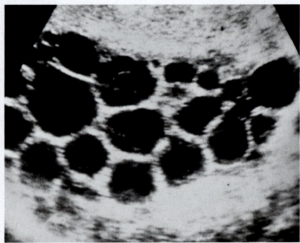
图 8-37　多囊型肝棘球蚴病

(3) 囊沙型:囊壁特征与一般囊包相同。但其内部回声可呈均匀细粒状、条带状、岛屿状等表现。

1) 混合型:在多囊型中一部分囊包中出现囊沙。另一部分为纯无回声区。

2) 母子囊型:为囊中囊的声像图,是最具特征性的表现。子囊中囊液可为无回声区,亦可为囊沙。

2. 彩色多普勒　彩色多普勒常不能显示肝棘球蚴病灶内的彩色血流,当合并感染时,可测及少量点线状彩色血流。

【鉴别诊断】

1. 肝囊肿囊壁为单层,较薄。但有时单囊型肝棘球蚴病不易显示双层囊壁,则应与免疫学诊断结合分析。在不能确切排除肝棘球蚴病之前,应严禁作穿刺抽液检验。

2. 多囊肝应与多囊型肝棘球蚴病进行鉴别。多囊型肝棘球蚴病的多个小囊为集中分布;多囊肝则为分散、随机分布。

【临床价值】

超声检查可诊断包虫囊肿的数目、大小、形态、囊壁厚薄、脏器定位等,并可与相似病变进行鉴别。结合疫区病史,超声诊断该病的符合率可达 97.2%,有助于肝棘球蚴病的早期诊断,并可进行手术前定位。

七、肝脏局灶性结节增生

肝脏局灶性结节增生(hepatic focal nodular hyperplasia,hFNH)是较少见的肝内良性肿瘤,约占肝肿瘤的 8%,是继肝血管瘤之后第 2 种常见的肝脏良性占位性病变。hFNH 确切病因不明,其目前被认为是肝实质对先天存在的动脉血管畸形高灌注的增生性反应,而不是真正意义上的肿瘤。男女患病比例为 1:(6~8),尤其多见于育龄期女性,而在亚洲男女比例接近 1:1。与妊娠及避孕药应用关系密切。较常见于 20~50 岁年龄段。hFNH 多为肝内<5cm 的单发病灶,少数为多发病灶,多不伴有临床症状。

【病理】

hFNH 的病理改变主要为肝内局限性的肝细胞增生,伴有中央瘢痕及放射状分布至周边的纤维分隔及畸形血管。hFNH 的中央瘢痕内往往有一根主要供血动脉,并沿着纤维分隔呈"轮辐状"延伸至周边。典型的病灶切面中央可见星状的纤维瘢痕组织形成间隔向四周放射,中央瘢痕包含有畸形的血管结构,异常增粗的动脉随分隔供应结节周边。

其镜下可见正常肝组织的所有细胞类型,可伴有不同程度的胆管增生。大体标本显示多数病灶境界清楚,质地硬,呈结节状;切面颜色由灰褐色到淡红色,通常颜色较正常肝组织淡;个别病灶可出现红色淤血区。

hFNH 可分为典型(80%)和非典型(20%)两类。典型的 hFNH 具有 3 类典型的改变,包括局灶结节样结构、畸形血管及胆管增生。而非典型的 hFNH 只具有其中两项镜下改变。

【临床表现】

hFNH 多无明显的临床症状,常为超声体检发现。同时,目前研究显示 hFNH 患者中患脂肪肝的比例较高,可伴有上腹部轻微不适。如肿瘤较大(20%的患者),临床可表现腹痛、腹胀等症状。实验室检查多无阳性发现,少数可有 γ-谷氨酰转肽酶或谷丙转氨酶轻度升高。

【超声检查】

1. 灰阶超声

(1) 检出病灶:hFNH 在常规灰阶超声上常表现较隐匿,与周围肝组织回声分界不清。有时发现周围血管或胆管受压移位可能是唯一的检出线索。同时,此类病例常伴有脂肪肝,使病灶更不容易显示。

(2) 二维声像图

1) hFNH 常表现为边界欠清晰,低回声或稍低回声病灶(85%),内部常欠均匀(图 8-38)。

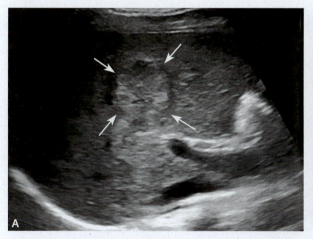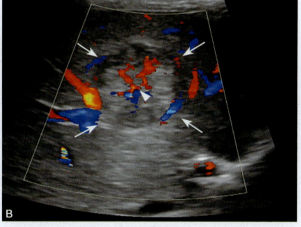

图 8-38　肝脏局灶性结节增生灰阶超声

A. 肝右叶稍低回声欠均质团块,边界欠清,形态尚规则,有浅淡暗环(箭头所示);B. 彩色多普勒显示病灶中央有彩色血流向周围呈放射状分布(三角箭头所示)。

2) 周边常可观察到浅淡的低回声晕环,类似肝癌的假包膜,往往由病灶挤压周围肝组织或肝内血管所致。病灶后方回声可以不增强或有轻度增强改变。

3) 在部分 hFNH 中,偶尔常规超声也能显示稍低回声的中央瘢痕及放射状分隔的存在。

2. 多普勒超声

（1）彩色多普勒：90%以上的 hFNH 内部血流较丰富，其特征性的表现是由病灶中央出现"星状"彩色血流（50%~70%），或呈轮辐状排列辐射至周边，病灶越大，轮辐状血流征象越明显，病灶周围常可显示粗大的供血动脉从周围肝实质穿入病灶内。

（2）脉冲多普勒：可检出彩色血流信号为动脉血流，其流速常较高，平均约 0.54m/s（0.14~1.13m/s），但阻力指数较低，通常低于 0.6（RI 0.40~0.70）。

3. 超声造影 注射超声造影剂后，hFNH 在动脉期呈快速放射状或整体增强，均在动脉早期即可快速填充整个病灶，门脉期呈稍高回声或等回声，延迟期多呈等回声改变。

【鉴别诊断】

hFNH 的鉴别诊断包括①HCC：HCC 多有慢性乙型肝炎病史或同时伴有 AFP 升高，病灶多表现为形态不规则的低回声，内可测及 RI 较高的动脉血流；②肝血管瘤：表现为肝内稍高回声病灶，边界清晰，内部不能测及轮辐状彩色血流。

【临床价值】

超声检查尤其是彩色多普勒超声是临床早期发现 hFNH 并明确诊断的首选方法，同时可以依据病灶中央出现"星状"或放射状彩色血流的特异性表现，将 hFNH 与肝内其他病灶做出鉴别。超声造影为明确该病变提供了确诊的依据。

八、肝细胞腺瘤

肝细胞腺瘤（hepatocellular adenoma，HCA）简称肝腺瘤，是一种较少见的肝内良性肿瘤，在人群中发病率为（3~4）/10 万，男女比例约为 1:10，常见于有口服避孕药史的 20~30 岁年轻女性。70%~80% 的肝腺瘤多位于肝右叶包膜下，直径多在 8~10cm（75%）。流行病学调查表明，其女性患者发病率与口服避孕药直接相关，而男性患者则常有类固醇服药史、糖尿病或肝糖原贮积症等。

【病理】

肝腺瘤的病理改变主要为肝细胞瘤样增生，其镜下往往缺乏汇管区结构，内部可见扭曲的大动脉或薄壁静脉。由于其包膜较薄或不完整，导致 40%~50% 肝腺瘤在临床上具有破裂倾向。另外，肝腺瘤内往往有脂肪聚集，并且 5%~15% 的肝腺瘤伴有钙化，而>10cm 的肝腺瘤有恶变倾向。

应该认识到即使是病理诊断，肝腺瘤与高分化型肝癌及肝脏局灶性结节增生的鉴别有时也是相当困难的。一般而言，仅凭病理细胞学检查表现常无法鉴别肝腺瘤与肝细胞癌，在免疫组化方面，肝腺瘤表现为网状支架染色尚存，CD34 新生血管增生不明显。

【临床表现】

肝腺瘤多无明显的临床症状，如肿瘤较大（20% 的患者）可因右上腹胀痛或触及肿块而发现。腹部疼痛常为病灶内出血、破裂或后腹膜血肿引起，发生率 40%~60%。由于肝腺瘤具有出血和恶变的潜能，临床常需要外科手术治疗。

【超声检查】

1. 灰阶超声 肝腺瘤在灰阶超声上呈现椭圆形或圆形，常表现为稍高回声、低回声或混合性回声肿块，而以稍低回声为主，边界欠清，内部回声分布尚均匀，但较大病灶时可欠均匀或不均匀，并可见脂肪或斑片状钙化高回声或强回声区。瘤内出血或坏死常可有内部回声不均匀或有无回声区等表现（图 8-39）。

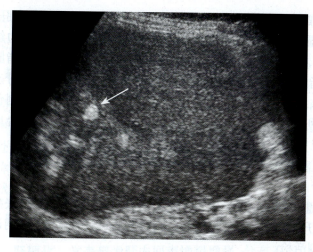

图 8-39　肝腺瘤灰阶超声

肝右叶近膈顶见稍低回声巨大实质团块(整个切面均为肿瘤),边界不清,形态不规则,内部可见斑片状强回声或高回声区。

2. 多普勒超声

(1)彩色多普勒:肝腺瘤在彩色多普勒超声显示血供较丰富,呈现线状或分枝状,可出现于病灶的内部和周边部,病灶较大者常表现为周边粗大扭曲的动脉血流进入病灶。

(2)脉冲多普勒:病灶内常可检测到动脉血流且流速较高,而阻力指数常较低,多小于 0.6。

3. 超声造影　病灶常在动脉期快速整体增强,呈高回声表现,同时可见病灶周边有增强的环状高回声并伸入病灶内部。门脉期和延迟期常呈等回声改变。

【鉴别诊断】

1. 高分化肝细胞癌　其多有慢性乙型肝炎病史或同时伴有 AFP 升高,病灶多表现为形态不规则的低回声,彩色多普勒测及高阻型动脉血流。

2. 肝血管瘤　多表现为肝内高回声病灶,边界清晰,内分布均匀,彩色普勒不易测到血流。

3. 肝脏局灶性结节增生　灰阶超声可显示病灶呈低回声为主,偶可见中央瘢痕,彩色多普勒可观察到病灶中央出现"星状""放射状"或"轮辐状"彩色血流的特异性表现。

【临床价值】

由于肝腺瘤在临床上比较少见,对其认识不足,误诊率较高。综合灰阶超声、彩色多普勒超声的较特异性表现,尤其是超声造影等有助于肝腺瘤的准确诊断。

(王文平)

第四节　肝脏弥漫性病变

肝脏弥漫性病变是指各种病因所致肝内回声异常在肝实质内弥漫性分布。早期常无明显的特征性图像。肝脏弥漫性病变常见的有脂肪肝、肝硬化、肝血吸虫病、淤血肝等。随着病情的进展,肝内各种病变的病理性超声图像特征逐渐显现,故超声检查需随访观察至明确诊断。

一、脂肪肝

脂肪肝(fatty liver)是指由于各种原因引起的肝细胞内脂质过度堆积的临床病理综合征。长期营养不良、慢性感染或中毒、肥胖病、内分泌失常、糖尿病、高脂蛋白血症、病毒性肝炎、甲状腺功能减退等均可引起脂肪肝。

(一) 弥漫性脂肪肝

【病理】

正常人肝组织中含有少量的脂肪,如甘油三酯、磷脂、糖脂和胆固醇等,其重量为肝重量的 3%～5%,如果肝内脂肪蓄积太多,超过肝重量的 5%、组织学上肝细胞 50% 以上有脂肪变性或全肝脏 1/3 肝小叶脂肪沉积时,称为脂肪肝,其中主要为中性脂肪,其余为卵磷脂和少量胆固醇。长期营养不良、

且大小不一，直径一般在 3~5mm，最大可达 5cm，结节由多个小叶构成，纤维隔宽窄不一，一般较宽。此型多由大片肝细胞坏死引起，相当于既往的坏死后性肝硬化。③大小结节混合性肝硬化：为上述两类的混合，此型肝硬化亦很常见。④不完全分隔性肝硬化：其特点为纤维增长显著，多数肝小叶被纤维隔包绕形成结节，纤维隔可向肝小叶内延伸，但不完全分隔肝小叶，形成较大的多小叶结节，再生结节不显著。此型病因在我国主要表现为血吸虫病，又称再生结节不明显性肝硬化。

其病理改变有：早期肝脏轻度增大，进展期肝逐渐缩小变形，半数肝硬化肝脏中度缩小，体积增大者与脂肪含量增加有关，随着病变发展，肝脏体积逐渐缩小，肝越缩小质地越硬。坏死后肝硬化，肝脏轮廓变形较显著，表面有大小不等的结节，由宽窄不等的结缔组织束收缩形成塌陷区，有时肝的大部分特别左叶可萎缩。门静脉性肝硬化的肝脏由细小、弥漫性和不均匀的结节组成，周围肝小叶的结缔组织束较狭窄、整齐，肝切面结节大者直径 1cm，小者不足 1mm。肝硬化结节多呈圆形，不整齐，肝脏呈棕黄或带有绿色，结节间有白色结缔组织。显微镜下可见结缔组织增生，肝小叶破坏，紊乱的肝小梁和闭塞或扩大的肝静脉窦构成结节（假小叶）。假小叶及肝实质纤维化的形成直接压迫门静脉，并可压瘪门静脉、肝静脉的小支，或使血管移位，纤维组织收缩，血管扭曲、闭塞，造成肝内循环障碍，导致门静脉回流受阻，肝供血转而依靠肝动脉扩张代偿，肝动脉分支与门静脉小支吻合，高压的肝动脉血流进入门静脉造成门静脉高压。门静脉亦可与肝静脉小支间形成分流。失代偿期由于门静脉高压及肝功能不全，导致血浆胶体渗透压降低，继发性醛固酮和抗利尿激素分泌增多，继而形成腹腔积液。

【临床表现】

肝硬化患者临床表现各异，肝功能受损和门静脉高压为其主要临床表现。可能包括非特异性症状（如厌食、体重减轻、乏力和疲劳等），或肝功能失代偿的症状和体征（黄疸、瘙痒、上消化道出血征象、腹腔积液所致的腹部膨隆和肝性脑病所致的意识模糊）。体格检查表现可能包括：黄疸、蜘蛛痣、男性乳房发育、腹腔积液、脾大、掌红斑、杵状指（趾）和扑翼样震颤。实验室检查异常可能包括：血清胆红素升高、氨基转移酶异常、碱性磷酸酶/γ-谷氨酰转肽酶（gamma-glutamyl transpeptidase，GGT）升高、凝血酶原时间延长/国际标准化比值（international normalized ratio，INR）升高、低钠血症、低白蛋白血症和血小板减少。代偿期临床可无症状或症状较轻，缺乏特异性。体检可发现肝脏轻度肿大，肝区触痛。实验室检查肝功能正常或轻度异常。失代偿期主要表现为门静脉高压和肝功能减退。可出现一系列全身症状如乏力、体重减轻、低热等；消化系统症状如厌食、腹胀、腹泻等；血液系统障碍，表现为低白蛋白血症、水肿、腹腔积液、贫血、出血倾向；排泄解毒功能减退；内分泌失调可出现肝掌、蜘蛛痣、水钠潴留；胆汁分泌和排泄功能障碍可表现为黄疸。终末期可表现为多种并发症，例如门静脉高压多表现为侧支循环形成（食管-胃底静脉曲张、腹部静脉曲张、痔静脉扩张），脾大（脾功能亢进）。在由肝炎病毒感染的患者中，原发性肝癌的发生率会大大增加。其他并发症包括：食管-胃底静脉曲张破裂出血、自发性细菌性腹膜炎、肝性脑病、水电解质和酸碱平衡紊乱、肝肾综合征、肝肺综合征、门静脉血栓形成等。门静脉高压可致脾大、腹腔积液、腹壁静脉曲张或呕血。X 线食管吞钡或内镜检查发现食管静脉曲张。

【超声检查】

早期肝硬化时肝大小变化不明显或轻度增大，典型酒精性肝硬化者肝脏可中度增大；肝包膜尚光滑，肝实质密集或较密中小点状，肝内回声普遍增高，透声性差，血管走行基本正常，无特征性的声像图改变。进展期肝硬化出现一系列典型的灰阶超声和多普勒超声征象：

1. 肝脏大小位置　结节性肝硬化的肝脏常缩小，肝右叶上、下径变短，肋间扫查示肝脏厚度变薄，以肝左叶缩小最为明显和常见，检查时需深吸气方能显示肝左叶全貌，致使肝左、右叶最大横径变小。缩小的肝脏向右季肋部上移，肝上界较正常位置抬高一个肋间，肝左叶被牵拉至右侧软骨处，结肠肝曲上移至肋弓以内,致使右锁骨中线与右肋下斜径不易测及,应取右前斜位腋中线,肋间内检查可显示肝右叶的情况。需要指出,有些肝硬化因肝动脉血流增加,或血吸虫、酒精性肝硬化的肝左叶可代偿性增大。

2. **肝包膜、边角和形态**　肝包膜增厚,回声增高,厚薄不均,肝表面凹凸不平,呈锯齿状、小结节状或粗结节状,在出现腹腔积液时更为清晰。肝边缘角变钝或不规则。肝横切面失去正常的楔形形态,矢状切面上不呈三角形,而似椭圆形。

3. **肝实质**　弥漫性增高,呈密集、较密大小不一的点状,如散在的粟粒大,小米粒大至高粱米大的粗颗粒样及不规则的高回声、斑片条索(图 8-41);透声性差,因肝脏纤维化使声能被反射、吸收、散射而逐渐减少,衰减增加,肝区远方回声降低。

4. **肝内外血管**　肝硬化后期由于纤维结缔组织收缩牵拉,肝内外血管粗细不均匀,或纹理紊乱,亦可致血管扭曲、闭塞而不显示。肝内肝静脉主干及分支变细,肝静脉平均直径 0.56cm(正常0.77cm)。门静脉:肝内 1 级分支的管腔略增粗,门静脉主干内径明显增宽对估价肝硬化程度有较大意义,左支矢状部多增粗,常因肝缩小牵拉右移。肝内硬化越重,门静脉回流受阻越显著,彩色多普勒可显示门静脉主干、右干及左支矢状部等部位的血流速度可明显减低。肝动脉:肝硬化门静脉高压时,由于肝内静脉的扭曲、闭塞、循环障碍,肝动脉可代偿性增宽,肝动脉与门静脉吻合支交通形成,脉冲多普勒显示肝动脉血流量明显增加,因此肝左叶或尾状叶可代偿性增大;肝固有动脉较正常易显示,常在门静脉主干、右干的前面及门静脉左支后面与其平行,亦可在门静脉胆管之间出现,或环绕门静脉主干而行。肝内、外动脉均增宽,其直径达 4~10mm,而与其并行的胆管直径正常。增宽的肝动脉呈不对称性分布,可从肝总动脉发自腹腔动脉的分叉起点,沿其分布的走行追踪探测确定。增宽的肝动脉管壁回声增高,有搏动性,用脉冲多普勒检测到其收缩期高速血流可与门静脉及胆道进行相鉴别。

5. **脾大、腹腔积液**　脾大极为常见,肿大程度与肝硬化严重程度相一致。并伴腹腔积液、侧支循环形成。腹腔积液表现为,在缩小的肝脏周围,被肝硬化无回声区所包绕,并衬托出肝表面高低不平的硬化结节。大量腹腔积液时,可在脾周围或腹腔内出现大面积无回声区(图 8-42),最大径可达10cm 左右,并可见肠管似海藻样在腹腔积液中飘荡。

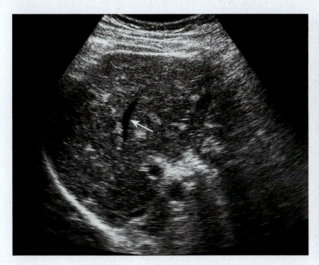

图 8-41　肝硬化灰阶超声

肝内实质回声增强增粗,分布不均匀,见散在分布的稍高回声结节,边界不清(硬化结节)。肝静脉变细(箭头所示)。

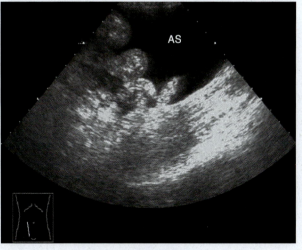

图 8-42　下腹部灰阶超声

下腹部腹腔内大片无回声区,为腹腔积液(AS)。

6. **胆囊**　肝硬化时,胆囊可随肝缩小、向右上后移位至腋前线,或游离在肝下缘飘荡在腹腔积液中。胆囊壁增厚,或呈双层,其间为低回声,此征象并非急性胆囊炎,可能因肝纤维化血管萎缩,胆囊静脉回流受阻,胆囊静脉压增高,引起胆囊壁水肿,或与肝功能障碍血浆蛋白降低有关。文献报道肝硬化时,胆石症的发生率较无肝硬化者为多。

胆汁性肝硬化肝脏缩小不明显,肝区回声增高,可伴肝内或肝外胆道扩张,或原发病的表现。

（二）门静脉高压

肝硬化门静脉高压(portal hypertension)患者常因脾大、腹腔积液就诊,或因食管静脉曲张破裂致消化道大出血而急诊抢救,远期门体分流性脑病、肝昏迷的发生使患者遭受长期难以摆脱的折磨。由于肝炎、酒精中毒、寄生虫病的流行等,对肝硬化门静脉高压的病因不易控制,加之病程进展隐蔽缓慢,尽管对本病的诊断、治疗不断改进提高,目前还不能彻底有效地防治该病。

【病理】

门静脉为独立的血液循环,回流胃、肠、脾、胆等消化道的静脉血,正常肝血流第一肝门供血,门静脉系统占肝血流入量的75%,肝动脉占25%。3支肝静脉由第二肝门进入下腔静脉为肝血流出道,流入量与流出量呈生理性动态平衡。

肝内阻塞性病变时,肝静脉由于纤维结缔组织收缩牵拉,肝静脉粗细不均匀,血管扭曲、紊乱或不清,主干变细,严重者可闭塞,从而使肝静脉流出受阻。

门静脉主干、右干及左矢状部内径增宽,肝硬化纤维性变越重,血流受阻越显著,血管内径越宽门静脉压力越大,血管扩张回流受阻,进而门静脉侧支循环建立和开放。而肝血供不足,部分肝动脉代偿性增宽使血流量增加,增宽的肝动脉不对称性分布或形成肝内动静脉短路,加重门静脉高压且出现脾大和腹腔积液。

【超声检查】

1. **检查方法**　空腹,饮水充盈胃,以利于排出气体扩大声窗,通过肝、脾为声束进路。仔细观察及反复调整体位,减低声束与血管走行方向间的夹角,以获取最佳图像。

(1) 彩色多普勒:观察彩色血流的位置、形态,沿彩色血流追踪血管的行径。血流朝向探头的肝动脉CDFI图像呈亮红色,门静脉呈红、暗红色;血流背离探头的血流CDFI呈蓝色;动静脉瘘时,呈红蓝混合的花色血流图像。

(2) 脉冲多普勒:测量用同步心电图做时相标志,连续观察30~50个心动周期。测量肝动脉(HA)血流的收缩期最大速度(V_{max})、舒张期末期最低速度(V_{min})、时间平均速度(V)、血流时间速度积分及血流速度频谱开始与同步心电图Q波的时间差(Δt),计算肝动脉的阻力指数(RI)与搏动指数(PI)。门静脉(PV)、脾静脉(SPV)、肠系膜上静脉(SMV)、下静脉(IMV)、侧支血管等为连续性低速血流曲线。肝静脉近第二肝门处血流呈三相峰,收缩期S峰,舒张期D峰,舒张末期反向A峰(正常S>D);或S与D峰之间有反向的第四峰。血流速度高低与呼吸、心跳有关,低速血流(<5mm/s)需降低滤波阈值才能显示。

2. **门静脉高压的灰阶超声表现**

(1) 门静脉:门静脉主干明显增粗,左、右支亦增粗。血流呈红色,血流曲线为连续性血流,通常峰值速度<20cm/s。少数上腹部气体多者,门静脉血流曲线显示不佳。有文献报告门静脉扩张(>13mm)是门静脉高压的特征,其门静脉主干平均为19mm,左支17.4mm,右支17.7mm,脾门部静脉13mm,均较正常明显增宽。

(2) 肝固有动脉:肝固有动脉较正常易显示。在门静脉主干、右支的前面及门静脉左支后面与其平行,亦可在门静脉与胆管之间出现或环绕门静脉主干而行,肝动脉肝内分支与门静脉走行一致。肝动脉管壁回声较高,有搏动性,其血流呈橘红或橘黄色,内径平均为(0.64±0.26)cm,最高流速

92.2cm/s。

（3）肝静脉：血流呈蓝色，在肝实质内为低速血流。部分肝静脉管腔变细，在肝实质内壁管可显示不清，仅见粗细不均、迂曲的蓝色血流。多普勒血流曲线呈 S<D 峰，出现第四峰或 S、D 峰相连呈驼峰。

（4）脐静脉重新开放：是肝内型门静脉高压的重要依据。重新开放的脐静脉位于肝左内、外叶之间的肝圆韧带内，横切面显示脐静脉呈圆形的无回声区，周围被肝圆韧带的高回声包绕。长轴切面肝圆韧带呈无回声管腔，一端与门静脉左支囊部、矢状部相通，另一端至肝下缘延续至腹壁，长 6~7cm，呈暗红色血流。脐静脉血流显示连续低速血流曲线，重新开放的脐静脉血流的多少与门静脉高压的严重性呈正相关。部分脐静脉重新开放与腹腔积液同时存在。依据脐静脉重新开放程度的声像图分为 3 度：轻度，脐静脉近门静脉左支囊部肝圆韧带有细小的无回声管腔，内径 0.4cm 以下，彩色显示暗红色，血流曲线为低速静脉血流，此型轻度脐静脉开放，易忽略；中度，脐静脉呈管状由门静脉左支囊部开始至肝边缘，部分与腹壁静脉曲张相连，内径 0.4~0.7cm；重度，扩张的脐静脉内径>0.8cm，呈粗管状，同时伴有显著的腹壁静脉曲张。

（5）肝内静脉不规则扩张：在门静脉左支矢状部或右前叶支周围，肝组织中的静脉扩张，呈红、蓝色的"窦道样"或不规则形的"湖泊样"血池，伴连续性低速度血流曲线与门静脉相同。可能来自回流受阻的门静脉分支不规则的局部扩张。

（6）门静脉内离肝血流：正常门静脉呈单一暗红色，门静脉高压时探头方向不变，门静脉主干或左支矢状部内同时显示红、蓝双色血流。脉冲多普勒亦呈相应的正、负双性低速血流曲线。

（7）腹壁静脉曲张：超声束沿腹壁、胸壁表浅与粗细不均的曲张静脉血管长轴切面，显示串珠样无回声区内径 0.3~0.5cm，彩色多普勒超声呈红色或蓝色伴低速血流曲线。一端与肝内开放的脐静脉延续，另一端与腹壁深层小动脉形成花色动静脉瘘，呈高速度连续血流与"风暴吼叫"样声谱。

（8）门静脉周围静脉扩张与门静脉血栓海绵样变性：胃左、胃十二指肠、肠系膜上、下静脉扩张，肝门横切面呈"蜂窝样"低回声，长轴呈"蚯蚓状"红、蓝相间彩色血流，连续性低速血流曲线略大于正常的门静脉速度。门静脉腔内透声极差，边缘不清，有多个高低不等血栓的高回声，或充满絮状斑片回声，彩色多普勒显示其不规则的红、蓝色点线状血流，为门静脉血栓海绵样变性。

（9）食管-胃底静脉曲张：胃冠状静脉在十二指肠第一段后方上缘注入门静脉，并与食管下端静脉丛吻合，其血流由奇静脉入上腔静脉。正常胃冠状静脉用高频彩色多普勒超声，空腹胃内充满水在胃小弯侧可见蓝色的静脉血流。门静脉高压时胃冠状静脉扩张，其直径 7~18mm，平均 12mm。据文献报道，从剑突下肝左叶后方食管末端可探测到增粗曲张的食管下段静脉（图 8-43）。

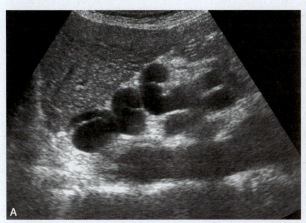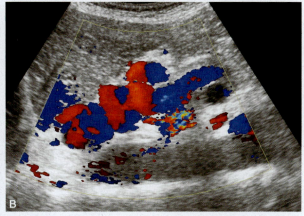

图 8-43　肝硬化门静脉高压侧支循环

A. 灰阶超声：胃底静脉曲张呈扭曲的无回声管道结构；B. 彩色多普勒示胃底静脉曲张为彩色血流所填充。

（10）脾及其血流:脾大,脾门区脾静脉增粗（图8-44）。脾门区脾静脉增粗>1cm。

【临床价值】

典型肝硬化灰阶超声图像上都有较特征表现,超声即能提示肝硬化的明确诊断,但在早期尤其是肝弥漫性肝纤维化状态下,常规灰阶超声诊断比较困难。同时,超声对肝硬化的诊断不能区别是门静脉性、坏死后性肝硬化或胆汁性肝硬化,需结合肝胆系统病史来间接提示。近年来发展起来的超声弹性成像,通过对肝脏硬度的超声评判,可以鉴别肝纤维化的等级,以帮助临床提供有用的信息。彩色多普勒超声能从肝内和肝外血管及血流变化来提供血流动力学的信息,进一步对判断肝硬化门静脉高压的严重程度提供了帮助。

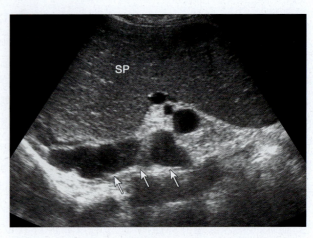

SP:脾。

图8-44　门静脉高压脾大灰阶超声

肿大的脾伴脾静脉曲张,内径大于15mm(箭头所示)。

三、华支睾吸虫病

华支睾吸虫病是华支睾吸虫(*Clonorchis sinensis*)成虫寄生于人体肝内胆道引起的疾病。本病主要流行于亚洲,广泛分布于国内中南、东北、华东、西南23个省市,是因食用了含有华支睾吸虫生囊蚴的淡水鱼而感染的一种寄生虫病。在其流行过程中,人是终宿主,其他哺乳动物为保存宿主,螺类及淡水鱼为中间宿主,因此是一组人畜共患性疾病。当人食入未煮熟而含有囊蚴的鱼肉("鱼生")或螺后,蚴虫在十二指肠破囊而出,经胆总管开口入胆管,并上行定居于肝内小胆管。成虫可在肝内存活长达20~25年及以上。

【病理】

华支睾吸虫病的危害性主要是患者的肝功能损害,是虫体在胆道寄生时的代谢产物和机械刺激的结果。病变主要在肝脏的次级胆管。成虫寄生在人体肝内小胆管、大胆管或胆总管,虫卵由粪便排出。淡水螺为中间宿主,发育成尾蚴,排出螺体,侵入鱼体。人食入含有华支睾吸虫囊蚴的鱼肉后,由十二指肠侵入胆道系统。华支睾吸虫引起胆管堵塞,胆汁淤积,肝内外胆管扩张。主要病变在肝的左外叶。轻度感染或感染初期其病变并不明显,重度感染并经过相当长的时间后,胆管出现局限性的扩张,管壁增厚。胆管内大量虫体可引起胆管阻塞和胆汁滞留,如合并细菌感染可引起胆管炎和胆管性肝炎。慢性感染可有大量的纤维结缔组织增生,附近的肝实质可明显萎缩。目前认为虫卵、死亡虫体及其碎片的脱落所导致的胆道感染,破坏了胆道上皮的正常结构及其功能,导致胆汁中细菌性 β-葡糖醛酸糖苷酶活性升高,其结果有利于难溶性胆红素钙的形成;胆道分泌糖蛋白增多,并附着于虫卵表面作为结石核心,起支架和黏附剂作用,促进胆红素钙的沉积,最后导致色素类结石(即肝内多发性结石)的出现。虫体机械刺激和代谢产物的刺激,致胆管内壁上皮细胞脱屑,易发生腺瘤样增生、胆管壁增厚、胆管扩张、胆管周围组织纤维性变,胆管呈圆柱形扩张并形成小窝,成虫与虫卵充填在胆管壁的小窝内,并可引起门静脉周围结缔组织增生、淋巴细胞和嗜酸性粒细胞浸润。严重者可致肝脂肪性变,肝细胞萎缩坏死,最后形成肝硬化,可合并脾大、腹腔积液、胆囊结石。虫体在胆道内造成机械性梗阻,引起黄疸,并可波及胰管,曾有报道尸检时在胆管内发现上千条虫体。此外,国内外资料表明华支睾吸虫感染与胆管上皮癌、肝细胞癌的发生有一定关系。

【临床表现】

患者有在流行区吃过未煮熟的淡水鱼史。临床症状以疲乏、上腹不适、消化不良、腹痛、腹泻、肝区隐痛、头晕等较为常见,但许多感染者并无明显症状。中度感染有消化不良的症状似肝炎,但血中嗜酸性粒细胞不同程度升高,或出现腹泻和便秘等。常见体征有肝大,脾大较少见,偶见发育欠佳类似侏儒症者。严重感染者在晚期可造成肝硬化、腹腔积液,甚至死亡。成虫进入胆囊内可并发胆囊炎,进入胰管可发生胰腺炎症状。粪便或十二指肠引流液中能查见虫卵,免疫学试验对诊断有帮助。粪便或十二指肠液中查到华支睾吸虫虫卵是本病确诊的依据。

1. **急性华支睾吸虫病**　一次大量食入华支睾吸虫可致急性发作。潜伏期一般为 30 天左右,起病较急,主要表现为上腹部持续性刺痛,进餐后加重,重者可出现黄疸。可同时伴有腹泻,每日 3~4 次,为黄色稀水样便。患者肝大,以左叶明显,肝区触痛显著。

2. **慢性华支睾吸虫病**　反复多次感染或急性期未能有效及时治疗,均可演变为慢性华支睾吸虫病。

（1）轻度感染:无明显症状或仅有上腹胀痛不适,少数患者肝脏可轻度肿大。

（2）中度感染:有不同程度的乏力、食欲缺乏、腹痛及腹泻。肝大,以左叶为著,并可有压痛和叩痛。

（3）重度感染:可形成肝硬化,从而导致门静脉高压、腹腔积液、腹壁静脉曲张、脾大等。反复胆道感染者可引起发热或出现黄疸。儿童可伴有明显的生长发育障碍。肝功能失代偿是华支睾吸虫病引起死亡的主要原因。

【超声检查】

灰阶超声表现:

1. 肝脏轻度肿大,以左叶增大、变厚为主。

2. 肝包膜尚光整,重症包膜增厚,凹凸不平。肝实质密集点状高回声或团块回声,或粗糙的网状不均匀的回声,或边缘不清的小片状低回声区。慢性病变者呈条索状、粗糙的点状回声增多,尤以左叶为重。

3. 肝内外胆管可扩张,其腔内有高低不一的点状回声,管壁增厚,内膜面粗糙,回声增高呈双线条带。病变以肝内小胆管扩张为主,受损的微小胆管呈间断的等号样高回声,呈丛状分布,周围有散在光点。

4. 常伴胆囊结石、胆囊炎表现,其结石多为虫卵、成虫残体碎片的沉积物,亦可呈现在胆汁内浮动点状或不规则的回声团块。以左外叶为最密集。轻至中度感染时肝内胆管病变不明显,虫数多时肝内胆管因机械性堵塞、胆汁淤积而扩张,胆管壁增厚。急性重度感染时可有细胞浸润及胆管周围充血等炎症变化。有时在"等号样"高回声中夹有小的点状强回声,后无明显声影,可能以虫卵为核心形成小结石,以左肝管内出现率最高。

5. 晚期可出现肝硬化、脾大的一般表现。华支睾吸虫所致的肝硬化可随抗虫治疗而治愈,超声图像上肝内异常回声可转为正常。

【鉴别诊断】

1. **病毒性肝炎及其他原因所致的肝硬化**　以疲乏、消化道症状为主,肝脏普遍肿大,肝功能明显异常,肝炎病毒标志物阳性,粪便检查无华支睾吸虫虫卵。

2. **原发性肝癌**　肝脏进行性肿大,质地较硬,AFP 显著升高,结合超声影像学发现可以加以鉴别。

3. **肝片形吸虫病**　其临床表现与华支睾吸虫病相似,但病情及梗阻性黄疸更严重,常伴发胆道出血。粪检发现虫卵可确诊。

【临床价值】

本病无特异性声像图,注意与肝血吸虫病区别。对原因不明的肝左叶病变伴胆道扩张、梗阻时,结合病史、流行区应考虑本病。晚期注意与门静脉性肝硬化、肝癌等进行鉴别。

四、肝血吸虫病

凡是寄生在脊椎动物血管内的吸虫称为血吸虫。血吸虫病是由血吸虫寄生于人体所引起的地方性疾病,主要流行于亚洲、非洲、拉丁美洲的 73 个国家,患病人数约 2 亿。在亚洲,寄生虫性肝脏疾病中血吸虫病(schistosomiasis)占首位。在我国流行的是日本血吸虫病,其成虫寄生在门静脉系统引起肝脏病变。日本血吸虫主要分布于日本、中国。我国主要流行于长江流域及其以南地区。曼氏血吸虫见于南美洲、非洲,成虫进入肠系膜静脉排卵引起肠吸虫病,伴黏膜的慢性肉芽肿性炎症。埃及血吸虫成虫进入直肠静脉排卵,最后引起肉芽肿性膀胱炎。

【病理】

血吸虫虫卵从人或哺乳动物的粪便中排出,虫卵在水中孵出毛蚴,侵入中间宿主钉螺体内,发育成尾蚴即传染性幼虫,再从钉螺逸出进入水中,人或哺乳动物接触疫水而被感染。尾蚴进入门静脉发育为成虫产卵,部分虫卵随门静脉血流入肝,部分入肠随粪便排出。虫卵顺门静脉血流入肝,停留在门静脉小分支内,在汇管区引起嗜酸性脓肿和假结核结节。急性期表现为肝大,表面及切面见粟粒至黄豆大灰黄色结节为嗜酸性脓肿,虫卵分泌的毒素使肝窦扩张充血,肝细胞萎缩或灶性坏死。中至重度感染或慢性者,肝脏多数汇管区反复大量虫卵沉积,导致大量纤维组织增生,肝脏变硬、缩小、变形。虫卵死后可钙化,致使汇管区和较大门静脉分支被虫卵阻塞,血管周围纤维化,肝脏假结核结节转为纤维组织,最终发展为血吸虫肝硬化。进而引起门静脉高压,食管静脉曲张,以致破裂出血。急性期虫体代谢物使脾窦扩张充血、脾小体增大及大量细胞浸润,脾大。门静脉高压加重可使脾大达 1~4kg,质地坚硬,包膜增厚。脾静脉偶有血栓形成,引起脾梗死。脾内以巨噬细胞增生为主,红细胞破坏加强,出现脾功能亢进(贫血、白细胞减少、血小板减少)。

【临床表现】

患者有疫区河水接触史。急性期有发热,荨麻疹,腹痛,腹泻,轻度肝脾大。粪便可检出虫卵,孵化"+"。慢性期以血吸虫肝硬化、门静脉高压及脾功能亢进为主,伴腹腔积液等。

【超声检查】

1. 急性期肝血吸虫病的灰阶超声表现

(1)肝轻度增大,左叶明显,脾正常大小或轻度增大。

(2)肝区较密中小点状回声,并有轻度纤细网状高回声分布。

2. 慢性期及晚期

(1)肝脏多缩小,左叶可能增大,表面高低不平呈结节状。

(2)肝实质回声有两种表现

1)肝内呈密集的中等或较大的点状或斑片状高回声,分布不均匀,或有纤维条索或网格样回声。肝脏大小无明显改变,血管走行基本正常,脾稍大。结合病史超声检查可提示肝血吸虫病。

2)肝区呈高回声纤维条索或网格样,其间有小的透声区,使回声高低不均匀,或呈"地图样"(图8-45)、或"破棉絮"样改变。肝包膜高低不平,血管纹理紊乱或模糊不清,但门脉主干可增粗,管壁回声增高,管壁增厚。肝脏缩小变形,脾中度肿大,为血吸虫肝硬化。

(3)晚期血吸虫肝硬化,肝脏回声成纤维条索或网格样,间接征象包括门静脉主干明显扩张,胆囊壁双层、腹腔积液、腹壁静脉曲张、侧支循环等一系列门静脉高压的表现。

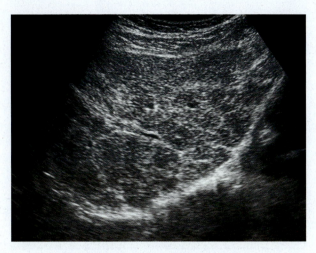
图 8-45　肝血吸虫病灰阶超声
肝区呈纤维网状条索,其间低回声呈"地图样"。

（4）脾增大多显著,巨大者由左上腹至髂前上棘,右侧超过中线至脐右侧。脾区回声增高,呈较密或密集的中小点状回声分布。

【鉴别诊断】

超声检查所见多为晚期血吸虫病,有流行区疫水接触史,急性期肝脏回声无特异性,但皮疹、腹泻有助于诊断,粪便涂片找虫卵或肠黏膜活检虫卵阳性为确诊依据。晚期有消瘦、贫血、巨脾、肝硬化、腹腔积液等临床表现。童年发病者可出现侏儒症。

【临床价值】

慢性和晚期肝血吸虫病超声图像有一定的特征,结合流行区疫水接触史,有助于鉴别。但急性期的表现灰阶超声上可无变化。另外,肝血吸虫病治疗前后其声像图上可无变化,因此从超声图像上不能识别是否为活动性病变。

五、淤血肝

淤血肝即肝静脉淤血（hepatic venous congestion）,是一种由慢性右心压力升高传导至肝脏而引起的被动性静脉淤血。随着病程进展,肝静脉淤血可导致肝纤维化、失代偿性肝硬化和肝细胞癌。该病有急性或长期慢性心脏病病史,心力衰竭可使肝静脉系统淤血、增粗、肝增大。常规超声检查能显示较特征性的征象。肝静脉淤血的严重程度随心力衰竭的病情改变而变化,并能反映心功能的状态。

【病理】

任何导致右心衰竭的病因（如风湿性心瓣膜病、动脉硬化性心脏病、肺源性心脏病及缩窄性心包炎、急性心脏压塞等心力衰竭）都能导致肝静脉淤血。此时,右心扩大、右房压力增高,下腔静脉压力亦增高,故无静脉瓣的肝静脉回流受阻,造成肝内中心静脉被动充血,进一步使肝静脉压力升高,静脉内径增宽。右心衰竭可致肝内长期慢性淤血、缺氧,导致肝小叶中心区肝细胞萎缩、消失,网状支架的塌陷、坏死、纤维组织增生引起肝功能异常,肝小叶纤维化,形成心源性肝硬化。下腔静脉在右房入口处先天性或后天性狭窄,血栓形成使肝静脉回流受阻,肝静脉扩张,肝淤血。

【临床表现】

肝静脉淤血可能长期无症状,怀疑其存在的唯一线索可能是肝脏检查异常。肝淤血引起的肝包膜拉伸时可引起患者右上腹隐痛和恶心等消化道症状,其他症状包括厌食、早饱和上腹不适等,体格检查常可表现为肝大和心力衰竭症状,包括肝颈静脉回流、周围水肿和腹腔积液。当急性心脏压塞、下腔静脉或肝静脉血栓形成时,可在很短时间内出现肝大、肝剧痛,肝压痛明显,肝表面光滑、质地韧软,充实饱满感,持续压肝半分钟,静脉充盈显著,即肝颈反流试验阳性,而慢性心力衰竭肝大,肝痛轻。肝大可随心力衰竭的好转而减轻,甚至消失。心源性肝硬化时肝实质较硬,压痛不明显,伴有心力衰竭。

【超声检查】

1. 灰阶超声
（1）肝脏增大、增厚,边缘钝圆。

（2）三支肝静脉扩张，直径达 0.8～2.0cm，呈明显增粗的无回声管腔，各级分支均易清晰显示，扩张的肝静脉在第二肝门呈花瓣样进入下腔静脉（图 8-46）。实时状态下有时腔内见血细胞呈聚集状缓慢地流动，收缩期由右房反流，逆向肝静脉。

（3）下腔静脉明显增粗，最宽者内径可达 2.5～4.4cm，随心搏及呼吸运动管腔变化的幅度均明显减弱。下腔静脉右房入口处狭窄所致肝淤血，则见腔静脉狭窄局部呈异常回声结构，或腔内有大块血栓所致的稍高回声团块，其远段内径增宽。

（4）淤血肝回声均匀，肝静脉与门静脉均易显示，衬托出全肝的透声性增强，但门静脉血管大小无明显变化。心源性肝硬化时，肝区回声增高，出现纤维索或密集的中小点状回声。

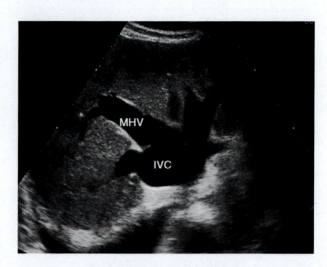

MHV：肝中静脉；IVC：下腔静脉。

图 8-46 淤血肝

三支肝静脉扩张。

2. 多普勒超声

（1）显示左、中、右支肝静脉血流彩色充盈饱满，收缩及舒张期肝静脉、下腔静脉的血流随心脏搏动呈红、蓝色交替变化。

（2）脉冲多普勒显示增粗的下腔静脉与肝静脉血流曲线形态失常，收缩期 S 峰与舒张期 D 峰间出现反相 V 峰，或 D>S 峰，舒张末期 A 峰增高。

（3）心脏超声检查可发现相应的心脏或心包导致心力衰竭的原发性病变。

【临床价值】

淤血性肝大是右心衰竭、心包积液的重要征象。超声发现肝静脉扩张和下腔静脉增宽要考虑到心脏病变的可能，需提醒临床医师。同时，也应注意与下腔静脉阻塞综合征鉴别，二者肝淤血表现相似，但病因不同，通过下腔静脉和肝静脉的血流动力学检测可进行鉴别。

六、布-加综合征

布-加综合征（Budd-Chiari syndrome）为肝段下腔静脉或肝静脉部分或完全性阻塞，引起下腔静脉高压和门静脉高压的综合症状。其由肝小静脉至回流入右心房的下腔静脉连接处之间的任意段病变导致肝静脉流出道堵塞引起，是肝后性门静脉高压的主要成因。

临床表现通常继发于肝充血性肿大，表现为门静脉高压、腹痛、腹腔积液及胸腹壁静脉曲张等。肝脏可形成在增强影像中表现为增强结节的再生结节。肝脏的受累部分会逐渐变化而形成肝纤维化，从而导致门静脉高压。目前已知布-加综合征可导致肝癌形成。

【病理】

肝静脉一支或多支在下腔静脉入口处，节段性、膜状狭窄、梗阻、血栓形成以至闭塞，使肝静脉回流受阻，肝大，肝静脉粗细不均，肝窦充血、出血，甚至肝细胞坏死。肝小叶间静脉扩张交通支形成。肝静脉回流受阻，肝淤血，尾叶代偿性增大，门脉增粗及脾大、腹腔积液。下腔静脉狭窄、闭塞、血栓形成。Budd-Chiari 综合征可分三型：①下腔静脉上段右心房入口处隔膜状物向腔内突出形成隔膜样狭窄，或膜状物呈环状与管壁周边相连，中心有孔，造成下腔静脉管腔局部狭小，形成不完全性或完全性阻塞，亦可因管壁局部增厚占据管腔造成狭窄（又称肝外型）。梗阻远端下腔静脉扩张，可能合并 1～2

支肝静脉阻塞。②下腔静脉肝段梗阻(又称肝内型),腔壁增厚,内腔狭窄,范围长短不定,严重者肝段下腔静脉闭塞。累及第二肝门处,可使肝静脉回流受阻、肝脾大。③原发性或继发性血栓形成,造成下腔静脉狭窄或闭塞。

【超声检查】

1. **灰阶超声**　随着肝静脉、下腔静脉堵塞的部位、程度不同,其表现不一。

(1)肝大、尾状叶的上下径与前后径明显增大。

(2)肝静脉不同程度扩张,迂曲或粗细不均,肝静脉之间(肝中静脉与肝右静脉)出现交通支,或扩张成静脉湖,完全闭塞的静脉管腔结构不清楚。

(3)肝静脉近第二肝门处呈红蓝双色血流提示肝静脉反流。

(4)肝静脉的一支或多支内见异常膜样高回声,或节段性管腔狭窄等。

(5)下腔静脉上段近右房入口处,出现向腔内突出或与管壁相连的隔膜状高回声或腔壁局限性增厚,形成腔内狭窄,其远端下腔静脉扩张内径可达30mm(图8-47)。

(6)肝段下腔静脉狭窄位置较低,范围较长,管壁可为一侧或环状局限性增厚、回声增高、僵硬,失去柔顺性,呼吸运动时管腔大小变化幅度下降。

(7)门静脉高压表现为门静脉增粗,脐静脉重新开放、脾大、腹腔积液等,其超声表现见门静脉高压。

(8)下腔静脉血栓或癌栓,下腔静脉腔内显示等或稍高回声实质团块,或呈长梭形附着于下腔静脉腔内壁,使管腔狭窄,常位于近横膈水平。

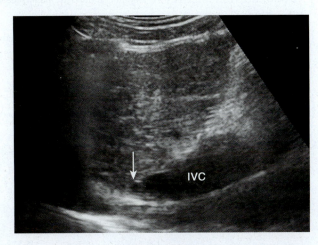

IVC:下腔静脉。

图8-47　布-加综合征

下腔静脉横膈水平局部阻塞狭窄(箭头所示),其远端管腔扩张,内径约为23mm。

2. **彩色多普勒**

(1)彩色多普勒显示肝静脉颜色呈深蓝或暗红色,多普勒测及其血流为低速、连续血流曲线,失去二相或三相血流曲线。闭塞处血管无彩色血流。

(2)肝静脉扩张则其流速减慢,或有逆流的部位呈正、负双向血流曲线,而肝静脉狭窄部位处流速加快,呈湍流血流曲线。

(3)彩色多普勒显示下腔静脉狭窄处(常在第二肝门水平)呈浅蓝或花色,流道明显变细,呈一狭长的蓝色或花色血流,最细仅1mm左右,而此处脉冲多普勒血流速度快,可出现湍流。狭窄处远段下腔静脉可扩张处,血流呈深蓝色或无血流,脉冲多普勒显示流速慢。下腔静脉完全阻塞时,其无彩色血流显示。

【鉴别诊断】

1. **肝硬化**　轻度肝硬化的肝脏表现有时与布-加综合征有类似征象。因此,仅靠肝质地回声的改变来鉴别二者比较困难。肝内血管的显示,尤其是肝静脉、下腔静脉的显示甚为重要。

2. **门静脉高压**　布-加综合征晚期亦可形成门静脉高压,单纯从门静脉检查很难鉴别二者的差异,仔细寻找三支肝静脉有无扩张及彩色多普勒血流方向等征象有助于鉴别。肝脏内部质地、尾状叶增大、血管异常均为重要信息。

【临床价值】

布-加综合征在初期诊断较为困难,在出现腹腔积液时与肝硬化腹腔积液鉴别较困难,仔细检查肝内血管对二者的鉴别有重要诊断价值。以往临床主要依据 X 线造影诊断,近年来二维超声尤其是彩色多普勒超声已逐渐成为诊断布-加综合征的首选影像学检查方法。

(王文平)

参考文献

[1] FAINGOLD R,ALBUQUERQUE P,CARPINETA L. Hepatobiliary tumors. Radiol Clin North Am,2011,49(4):679-687.

[2] 彭裕文. 局部解剖学. 7 版. 北京:人民卫生出版社,2008.

[3] TINKLE CL,HAAS-KOGAN D. Hepatocellular carcinoma:natural history,current management,and emerging tools. Biologics. 2012(6):207-619.

[4] DIETRICH CF,CUI XW,BOOZARI B,et al. Contrast-enhanced ultrasound (CEUS) in the diagnostic algorithm of hepatocellular and cholangiocellular carcinoma,comments on the AASLD guidelines. Ultraschall Med,2012,33(Suppl 1):S57-66.

[5] HEGADE VS,ARMSTRONG MJ,SMITHSON JA. Hepatic schistosomiasis. QJM,2012,105(1):87.

[6] JEONG JY,SOHN JH,KIM TY,et al. Hepatic inflammatory pseudotumor misinterpreted as hepatocellular carcinoma. Clin Mol Hepatol,2012,18(2):239-244.

[7] BERZIGOTTI A,PISCAGLIA F. Ultrasound in portal hypertension--part 1. Ultraschall Med,2011,32(6):548-568.

[8] SIRLI R,SPOREA I,JURCHIS A. Cystic tumor of the liver. Med Ultrason,2012,14(1):78-79.

[9] OOI CC,LOW SC,SCHNEIDER-KOLSKY M,et al. Diagnostic accuracy of contrast-enhanced ultrasound in differentiating benign and malignant focal liver lesions:a retrospective study. J Med Imaging Radiat Oncol,2010,54(5):421-430.

[10] DE TONI EN,GALLMEIER E,AUERNHAMMER CJ,et al. Contrast-enhanced ultrasound for surveillance of choroidal carcinoma patients:features of liver metastasis arising several years after treatment of the primary tumor. Case Rep Oncol,2011,4(2):336-342.

[11] AGUSTIN C,DIETRICH A,SPINA JC,et al. Focal nodular hyperplasia and hepatic adenoma:current diagnosis and management. Updates in surgery,2014,66(1):9-21.

[12] 秦建民. 转移性肝癌个体化治疗方案的选择与临床意义. 世界华人消化杂志,2018,26(29):1677-1687.

[13] XIAO J,WANG F,WONG NK,et al. Global liver disease burdens and research trends:Analysis from a Chinese perspective. J Hepatol,2019,71(1):212-221.

[14] 中华医学会肝病学分会. 肝硬化诊治指南. 临床肝胆病杂志,2019,35(11):2408-2425.

[15] 赵建龙,张忠. 病理学. 2 版. 南京:江苏凤凰科学技术出版社,2018.

第九章　胆　　道

第一节　胆道解剖概要

胆道是指肝脏排泌的胆汁输入十二指肠的管道结构,胆道系统的超声显像可分为胆囊和胆管两大部分,胆管以肝门为界,分为肝内及肝外两部分。肝内部分由毛细胆管、小叶间胆管以及逐渐汇合而成的左、右肝管组成;肝外部分由肝总管、胆总管、胆囊及胆囊管组成(图9-1,图9-2)。

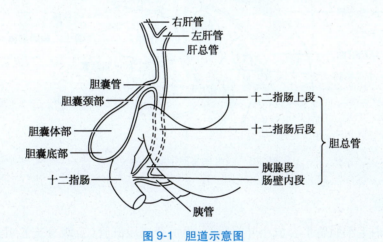

图 9-1　胆道示意图

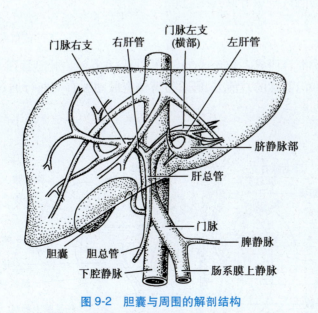

图 9-2　胆囊与周围的解剖结构

一、胆囊

　　胆囊(gallbladder)位于肝右叶脏面下方的胆囊窝内,呈梨形,为中空器官,长7~9cm,宽2~3cm,容量35~50ml,分为底、体、颈三部分。胆囊底部微露于肝脏下缘,其体表投影位置相当于右上腹腹直肌外缘和右肋弓交界处或右侧第9肋软骨处。胆囊体是胆囊底向左后上方逐渐缩窄的部分,在近肝门右侧与胆囊颈相接。胆囊管长3~4cm,内径0.2~0.3cm,常以接近平行的锐角从右侧汇入胆总管。胆囊颈膨出的后壁形成一个漏斗状的囊,称为哈氏囊(Hartman pouch),胆石常嵌顿其内,是超声探测须注意的部位。胆囊的前面与外侧是肝右叶脏面,内侧后方有十二指肠及胰头,下方自后向前是右肾上极和横结肠(图9-3)。

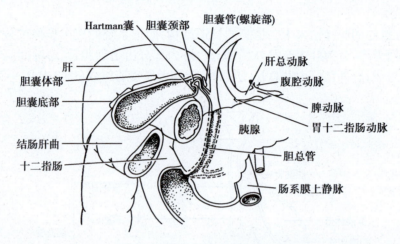

图9-3　胆囊与其周围肠管的关系

二、肝内胆管

　　肝内胆管由肝内毛细胆管汇合成小叶间胆管,再汇合成段肝管(三级分支)、叶肝管(二级分支),在近肝门处汇总成左、右肝管(一级分支)。

三、肝外胆管

　　肝总管:由左、右肝管汇合而成。长3~4cm,直径0.4~0.6cm。肝总管在十二指肠韧带外缘走行,位于肝固有动脉的右侧和门静脉的右前方,肝总管背侧有肝动脉右支横行通过,肝总管与胆囊管汇合成胆总管(图9-4)。

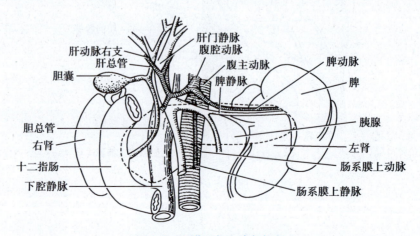

图9-4　胆道系与上腹部解剖

胆总管：长 4~8cm,直径 0.6~0.8cm,管壁厚 0.2~0.3mm,富有弹力纤维。胆总管依行程分为十二指肠上段、十二指肠后段、十二指肠下段(胰腺段)和十二指肠壁内段四部分。

（1）十二指肠上段:自胆囊管汇合处至十二指肠上缘,在肝十二指肠韧带右缘向下走行,位于门静脉右前方,肝固有动脉右侧。

（2）十二指肠后段:紧贴在十二指肠第一段的后面,位于门静脉前右侧、下腔静脉前方。胃十二指肠动脉在其左伴行。此段下行时逐渐向右弯曲,离开门静脉。

（3）十二指肠下段(胰腺段):约 2/3 的人此段穿过胰腺实质,1/3 的人此段位于胰背侧沟内,下行中继续向右弯曲,位于下腔静脉前方。此段管腔较窄,结石容易停留,胰头癌、胰腺炎等亦易于在此引起阻塞。

（4）十二指肠壁内段:此段斜行穿入十二指肠壁内,在开口前形成膨大的法特(Vater)壶腹,胰管常在此与其汇合。开口于十二指肠降段的十二指肠乳头,除十二指肠上段外,其余各段易被十二指肠和横结肠遮挡。

第二节　胆道检查方法和正常声像图

一、胆道检查方法

（一）仪器的选择

胆道检查宜选用实时超声仪,便于观察肝门部的解剖结构,并能追踪胆管、血管等。胆道内较小的病灶如结石、胆管癌等较少漏检。

胆道超声检查一般选用频率为 3.0MHz 或 3.5MHz 的探头,肥胖者用 2.5MHz,儿童和消瘦者用 5.0MHz 的探头。根据病变深度不同,选用近、中、远等不同深度的聚集探头。用 5.0MHz 探头可以清晰地显示成人胆囊壁结构。

（二）检查方法

1. 患者准备

（1）检查前禁食 8h,以保证胆囊、胆管内充盈胆汁,并减少胃肠内容物和气体的干扰。通常在检查前一天晚餐后开始禁食。

（2）检查前 24h 禁食脂肪食物,停用影响排空胆汁的药如阿托品、羟甲烟胺等。

（3）超声检查应在 X 线胃肠造影 3d 后、胆系造影 2d 后进行。

（4）横结肠内容物和气体较多,干扰胆囊、胆管的成像和观察时,可灌肠排便后检查,腹胀严重者可用消胀药。

2. 检查体位

（1）仰卧位:是超声检查腹部最常用的体位,检查方便,效果较好。缺点是有时胃肠气体影响对后方胆系的观察。

（2）右前斜位:可使肝脏和胆囊向左下移动,扩大了肝脏、胆囊的超声窗作用,减少胃肠气体的干扰,并使胆管从门脉右前位旋转至门脉正前方,提高了肝外胆管的显示率,有利于发现胆囊颈部结石以及追踪肝外胆管中下段病变,是胆道检查的重要体位。

（3）膝胸位:腹壁抬高离开床面,仍自腹壁扫查。这是观察胆囊颈部结石移动的最佳体位。上身低、下身高可以观察肝外胆管结石的移动。

（4）坐位或站位:肝脏、胆囊位置较高的患者可试用,并可观察结石移动。

3. 扫查方法

（1）胆囊的观察:将探头置于右肋缘与腹肌外缘交界处,缓慢倾斜,直到在肝右叶下方出现胆囊轮廓。首先观察胆囊的长轴断面,然后连续观察横断面。

（2）肝内胆管的观察：右上腹斜切面不难显示肝门部的门静脉，其右侧前壁可发现与其平行的肝外胆管，向下追踪直至胰头。胆囊切除或胆囊显示困难的病例，可利用肝左叶内门脉呈"工"字形的特征（图9-5），向右追踪至门脉主干，从而发现肝外胆管。为获得肝外胆管的纵断图像，需在肝门至胰头区域的右上腹仔细斜断或纵断。往往上段向右斜，下段与脊柱平行或向右折曲。肝外胆管扩张时，沿其延伸方向扫查可追踪至胰头，壶腹部病变须横断才能显示。

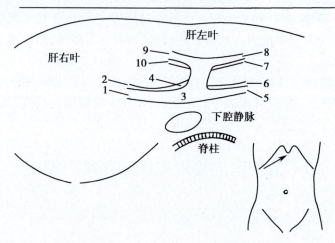

1. 门脉右支；2. 右肝管；3. 门脉左支；4. 左肝管；5 和 6. 左外叶上支门脉及胆管；7 和 8. 左外叶下支门脉及胆管；9 和 10. 左内叶门脉及胆管。

图9-5　肝内胆管支与门静脉分支伴行分布

（3）肝外胆管的观察：探头置于剑突右侧肋缘下，向上断层可显示门静脉左、右支。各级肝管与相应的门脉伴行，不难识别。目前超声仪的分辨力，可以显示正常的左、右肝管和少数二级分支，三级以上的分支尚不能显示。胆管扩张时则不难显示。

二、胆道正常声像图

（一）胆囊

胆囊形态个体差异较大，多数纵切呈梨形。正常胆囊轮廓清晰，囊壁线自然光整，后壁线明亮，囊腔内无回声，后方回声增强，为典型的囊性结构。超声测量长径一般不超过9cm，前后径不超过3cm。对于反映胆囊的张力状态，前后径较长径灵敏。正常胆囊壁一般呈现在一条较强的回声线带中（图9-6）。某些病例尤其当胆囊收缩后厚度增加，为2~3mm，用高频探头扫查，胆囊壁可呈现高、弱、高3层回声带。中间的弱回声带较窄，为肌层。两侧高回声带分别为胆囊壁的外膜和黏膜的界面回声构成。肝中裂下段显示为胆囊颈部连接门静脉右支根部间的线状高回声带，是识别胆囊的重要标志（图9-7）。

（二）肝内胆管

应用实时超声仪沿右肋缘至剑突下扫查，可以显示紧贴门静脉左、右支前壁的左、右肝管，其内径小于2mm，若有扩张，则呈平行管征。门静脉左支及其矢状部和外侧支的分支构成特征性的"工"字形结构，可供识别肝管和门脉。二级以上的肝胆管分支，尚难以清晰显示。

（三）肝外胆管

超声显像可以将肝外胆管划分为上、下两段，上段自肝门发出与门脉伴行，下段与下腔静脉伴行并延伸进入胰头背外侧。正常人的肝外胆管上段显示，纵断图像在门静脉腹侧可找到与之平行的肝

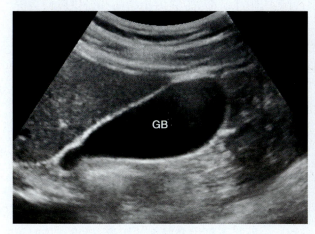

GB：胆囊。

图 9-6　正常胆囊声像图

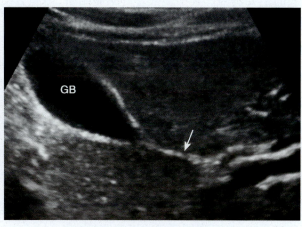

GB：胆囊。

图 9-7　肝中裂强回声线（箭头所示）

外胆管，位于肝动脉右支之前的肝外胆管即肝总管，与门脉形成双管结构（图 9-8），内径小于门静脉的1/3，其间有时可见肝动脉右支的圆形横截面。在肝门附近横断层时，肝外胆管有时和肝动脉、门静脉共同显示为 3 个圆形的管腔结构，即"米老鼠征"。门静脉是"头"，肝外胆管和肝动脉分别为"左耳"和"右耳"。肝外胆管下段由于胃肠气体干扰，常不易显示。选择门静脉和下腔静脉相邻的断面，尽可能向下扫查以接近门静脉最远端，可确定此处的肝胆管为胆总管。采用探头加压扫查和饮水充盈胃窦及十二指肠等方法，可以显著地提高其显示率。对胰头作横断层时，可显示胰头背外侧、下腔静脉前的胆总管的圆形横断面。实时线阵超声仪测量210 例正常人肝外胆管上段的内径，测值为(3.3 ± 1.14)mm，其 95% 范围为 1～5mm。老年组测值较成年组略大，有统计学差别。肝外胆管上段有肝脏作超声窗，有伴行的门脉作解剖标志，因而容易显示和识别，是观察肝外胆管的窗口。但须注意与胆囊颈管鉴别，

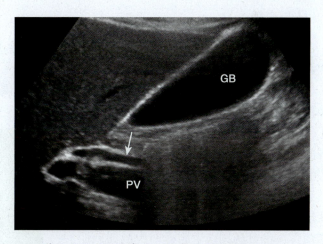

箭头所指为肝总管，GB：胆囊；PV：门静脉主干。

图 9-8　肝外胆管声像图

尤其当其扩张时，纵切可呈现与肝总管段完全相似的"双筒猎枪征"而导致误诊。此外，偶尔肝动脉与门脉也形成双管结构。但是肝动脉一般仅有一小段与门脉平行，多数屈曲穿行于门脉和胆管之间，横断观察"米老鼠征"或追踪解剖结构以及使用双功能多普勒检测则不难鉴别。近年来，由于超声仪和诊断技术的进步，肝外胆管下段的显示率明显提高，其平均值略大于上段，一般不超过 8mm。

第三节　胆　囊　疾　病

一、急性胆囊炎

【病理】

急性胆囊炎（acute cholecystitis）是常见的急腹症之一，细菌感染、胆石梗阻、缺血和胰液反流是本

病的主要诱因。其中多数合并胆囊结石,由胆石梗阻引起的胆汁淤滞、胆囊内压增高和血供障碍等综合作用引起。

急性胆囊炎视炎症改变的程度不同,临床病理学可分为3种类型。①单纯性胆囊炎:也称卡他性胆囊炎,胆囊稍肿胀,壁轻度增厚,黏膜充血水肿,胆汁正常或略混浊,常伴有黏膜腺分泌亢进。②化脓性胆囊炎:也称蜂窝织炎性胆囊炎,胆囊肿大,囊壁充血水肿,明显增厚,胆汁混浊或呈脓性。胆囊与周围组织粘连,或形成胆囊周围脓肿。③坏疽性胆囊炎:胆囊极度肿大,如胆囊壁血液循环发生障碍时该处可发生出血坏死,甚至穿孔而并发局限性或弥漫性腹膜炎。若有产气杆菌感染,胆囊内可积气,但较少见,好发于老年及糖尿病患者。

【临床表现】

临床主要特征是上腹部持续性疼痛,伴阵发性加剧,并有右上腹压痛和肌紧张,深压胆囊同时让患者深吸气,可有触痛反应即墨菲征(Murphy sign)阳性。右肋缘下可扪及肿大的胆囊,严重感染时可有轻度黄疸。

实验室检查有白细胞计数增高,血清胆红素或碱性磷酸酶增高。X线检查可见右侧膈肌升高,右肺下叶盘状肺不张或胸腔内少许积液。

本病发展迅速,可于数小时内出现严重并发症。因此及时确诊和了解病情的进展情况,对于确定有效治疗方案是至关重要的。

【超声检查】

单纯性胆囊炎初期超声显示胆囊稍大,囊壁轻度增厚,缺乏诊断特征。形成化脓性胆囊炎后声像图特征较明显,主要表现如下:

1. 胆囊肿大常呈圆形或椭圆形,胆囊壁伸展呈饱满状,是胆囊张力增高所致,胆囊壁轮廓线模糊,外壁线不规则。

2. 胆囊壁弥漫增厚,呈高回声,其间出现间断或连续的弱回声带,形成胆囊壁的“双边影”(double-layer echo)表现(图9-9)。此征系浆膜下水肿、出血和炎症细胞浸润等改变所致。较重的病例可以出现双层或多层弱回声带。部分病例整个胆囊回声减弱或胆囊壁内缘呈弱回声带。

3. 胆囊切面无回声区内出现稀疏或密集的分布不均的细小或粗大回声斑点,呈云雾状,为胆囊积脓的表现。

4. 超声墨菲征阳性,将探头压迫胆囊体表区触痛加重,探头深压腹壁接近胆囊底部嘱患者深吸气,触痛加剧并突然屏住气不动。

5. 多伴有胆囊结石,往往嵌顿于胆囊颈管部。

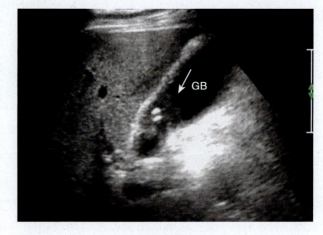

GB:胆囊。

图9-9　急性化脓性胆囊炎

显示胆囊壁增厚,其间出现暗带,颈部有小结石和淤胆(箭头所示)。

6. 急性胆囊炎穿孔时,可显示胆囊壁的局部膨出或缺损,以及胆囊周围的局限性积液。

7. 胆囊收缩功能差或缺失。

【鉴别诊断】

1. 在鉴别诊断中,某些慢性胆囊炎可以表现出壁增厚、壁内出现暗带、囊腔内出现回声等类似急性胆囊炎的表现,但往往是壁厚而腔小,张力状态不高,超声墨菲征为阴性,再结合临床资料往往不难鉴别。此外,在肝硬化低蛋白血症和某些急性肝炎的病例,胆囊壁增厚、腔内可出现回声,但是胆囊并不肿大,超声墨菲征阴性,病史与临床表现亦不同,可与急性胆囊炎相鉴别。

2. **胆囊内沉积物的鉴别**　胆囊内沉积性回声可以是病理性的,如脓液或脱落的细胞屑等,也可以是功能性的,如淤滞浓缩胆汁内形成的胆色素钙颗粒或胆固醇结晶,多发生有胆道梗阻患者。二者应注意鉴别,并应注意与泥沙样结石和胆囊内伪回声相鉴别。

3. **胆囊壁增厚的鉴别**　常见的非胆囊病变所致的胆囊壁增厚是低蛋白血症,以肝硬化腹腔积液最显著。右心衰竭、肾脏疾病和糖尿病患者亦可见胆囊壁增厚呈"双边影",多为胆囊壁水肿所致。

【临床价值】

急性化脓性胆囊炎可有胆囊颈部梗阻和胆囊功能障碍,X线平片检查和各种X线造影的诊断效果均不够理想。超声检查可以清晰地显示胆囊壁的炎性增厚和胆囊内积脓,已成为临床诊断急性胆囊炎的可靠依据。

二、慢性胆囊炎

【病理】

慢性胆囊炎(chronic cholecystitis)是常见的胆囊疾病,常因急性炎症反复发作迁延而来,多与胆石同时存在。炎症和结石长期刺激,可使胆囊壁纤维化,萎缩或增厚,囊腔缩小,功能丧失。部分病例胆囊有增大,黏膜面结缔组织增生与炎症细胞浸润。其病程可分为3个阶段:第一阶段,胆囊仅有轻度炎症改变,可有结石,外观大致正常,胆囊功能良好;第二阶段,炎症加重,结石增多,胆囊肿大,壁增厚,常与周围组织发生粘连,胆囊功能减低;第三阶段,胆囊壁显著增厚,纤维化或整个胆囊缩小,腔内充满结石,胆囊功能丧失。如胆囊管完全堵塞,胆汁不能进入胆囊,胆色素被吸收而胆囊壁黏膜仍不断分泌黏液(白胆汁),可致胆囊积水,如有感染可致胆囊积脓。

【临床表现】

慢性胆囊炎的临床表现多不典型,亦不明显,但大多数患者有胆绞痛史。可有腹胀、嗳气和厌食油腻等消化不良症状。有的常感右肩胛下、右季肋或右腰等处隐痛。患者右上腹肋缘下有轻压痛或压之不适感。十二指肠引流检查,胆汁可有脓细胞。口服或静脉胆囊造影常不显影或收缩功能差,或伴有结石影。

【超声检查】

慢性胆囊炎的声像图表现:

1. 轻型慢性胆囊炎无明显的声像图特征,胆囊壁可稍增厚。

2. 胆囊壁增厚呈均匀的弱回声或中等高回声,厚度>3mm。当胆囊与周围粘连萎缩时,轮廓及内腔均变得模糊不清而且固定。

3. 胆囊无回声区内可出现中等或较弱的沉积性回声团,呈团块状、乳头状或长条状,无声影,伴体位改变而缓慢流动和变形。这是陈旧、稠厚胆汁或炎性胆汁团的表现,反映其胆囊功能不全。常伴有结石强回声及声影。

4. 少数病例因胆囊萎缩,胆囊无回声区显示不清,仅可见胆囊区呈一弧形光带,后壁显示不清,为声影所占据,囊腔变小甚至闭合。如合并结石,可以出现囊壁-结石-声影三合征,即"WES"征(图9-10)。

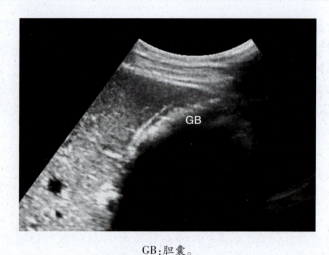

GB：胆囊。

图 9-10　"WES"征

显示囊壁-结石-声影三合征。

5. 胆囊无收缩功能。

6. 增殖型胆囊炎的胆囊壁显著增厚，可以超过 1.5cm，呈中等或较弱回声，黏膜腔显著缩小，黏膜表面较光整。萎缩型显示胆囊缩小，囊腔变窄，严重萎缩的胆囊仅残留一块瘢痕组织，超声显像难以发现和识别。

【鉴别诊断】

1. 慢性胆囊炎囊壁增厚应与胆囊癌相鉴别，后者所致的胆囊壁增厚极为显著，其厚度不均一，一般多大于 5mm，且不规则，胆囊内腔模糊不清，胆囊有变形，且与肝脏分界不清。必要时可对肿瘤组织作超声引导下穿刺活检。

2. 胆囊萎缩或出现"WES"征时，要注意与十二指肠内气体回声相鉴别，后者回声活跃多变，且为"混浊"声影，必要时可饮水后观察。

【临床价值】

胆囊壁增厚在慢性胆囊炎超声显像诊断上最有意义，超声测值与手术实测值常为一致。一般均以 4mm 为异常，与急性胆囊炎的病理学基础不同，慢性胆囊炎的囊壁增厚系炎症反复发作而致纤维化。

但胆囊壁增厚并非胆囊炎的特异所见，胆囊癌、胆囊周围炎、肝硬化腹腔积液、低白蛋白血症、心力衰竭等疾患均有胆囊壁增厚。应结合临床和辅助检查，综合分析，方可得出正确诊断。

三、胆囊结石

在胆道系统中，胆汁的某些成分（色素、胆固醇、黏液物质及钙等）可以在各种因素的作用下析出、凝集形成结石。发生于各级胆管内的结石称为胆管结石，发生于胆囊内的结石称为胆囊结石（cholecystolithiasis），统称"胆石症"。形成的基本因素主要包括胆汁理化状态的改变、胆汁淤滞和感染 3 种。胆囊结石往往合并胆囊炎且互为因果，最终导致胆囊缩小，囊壁增厚，囊腔内可充满结石。

【病理】

按组成成分，胆石分为色素性结石、胆固醇性结石和混合性结石 3 种。①色素性结石成分以胆红素钙为主，有泥沙样和沙粒状两种，多见于胆管。②胆固醇性结石成分以胆固醇为主，多见于胆囊，常为单个，体积较大，直径可达数厘米。③混合性结石由两种以上主要成分构成。以胆红素为主的混合性结石在我国最常见，结石多为多面体，少数呈球形。多发生于胆囊或较大的胆管内，大小、数目不等，常为多发。

【临床表现】

胆绞痛是胆囊结石的典型症状，可突然发作又突然消失，疼痛开始于右上腹部，放射至后背和右肩胛下角，每次发作可持续数分钟或数小时。部分患者疼痛发作伴发高热和轻度黄疸，即 Charcot 三联征。疼痛间歇有厌油腻、腹胀、消化不良、上腹部烧灼感、呕吐等症状。查体可见右上腹部有压痛，有时可扪到充满结石的胆囊。

口服胆囊造影剂 X 线检查可显示胆囊内结石。如患者肝功能和肠道吸收功能正常，应用双剂量口服造影剂后胆囊未显影，可确认胆囊功能丧失。十二指肠引流检查，胆囊胆汁中可有胆沙或胆固醇结晶。

【超声检查】

胆囊结石的声像图表现：

1. 典型的胆囊结石三大主要征象

（1）胆囊腔内出现形态稳定的强回声团：液性胆汁与结石之间形成很大的声阻差界面，这是产生强回声的基础。由于结石的形状、结构和种类不同，其回声形态亦有差异。较大而孤立分布的结石，多呈新月形、半圆形强回声团块，有的称之为"贝壳征"（图 9-11）。较小的多发结石堆积于胆囊后壁时，则形成一片强回声带，难以分辨各个结石。胆囊结石的强回声团边界清楚、明亮稳定，并能在两个垂直方向的断层中得到证实。

（2）伴有声影：结石强回声后方的一条无回声暗带即是声影。这是声束在通过结石的途径中，反射、衰减和折射使能量丧失的结果。结石的声影边缘锐利，内部无多重反射的回声，称之为"干净"的声影，可与胃肠气体形成的声影鉴别。有时结石强回声不明显，而声影显著。声影的出现对于结石，特别是对小结石的诊断更有价值。

（3）改变体位时，结石回声团依重力方向移动：多数胆石的比重大于胆汁，仰卧时沉积于胆囊后壁。变动体位时迅速移动，对结石或胆囊内新生物的鉴别有重要意义。

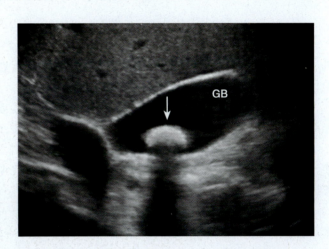

GB：胆囊。

图 9-11　胆囊结石"贝壳征"
显示胆囊腔内半圆形强回声团，后方伴声影（箭头所示）。

同时具备以上 3 个特征，是超声诊断胆囊结石的可靠依据。

2. 胆囊结石的声像图分型

Ⅰ型（典型结石）：胆囊的形态显示完整，具有上述胆囊结石的三大主征，即有明显的强回声团或斑；清晰的声影；强回声团随改变体位移动。

Ⅱ型（填满型）：胆囊内充满结石，位于胆囊腔的正常胆囊液性暗区消失，胆囊轮廓的前壁呈弧形或半圆形中等或强回声带，其后有较宽的声影带，致使胆囊后半部和后壁轮廓完全不显示。这是胆囊内充满小结石而缺少胆汁的特征性图像（图 9-12），当增厚的胆囊壁弱回声带包绕着结石强回声，后方伴有声影，简称为囊壁-结石-声影三合征，即"WES 征"。

胆囊含有少量胆汁时，结石前方也可显示为弱回声带或无回声暗带而构成"WES"征。此多为慢性胆囊炎。其间填满结石，有囊壁增厚而无囊腔萎缩，此图像需与肠道肿瘤的"假肾征"相鉴别。"WES"征反映胆囊结石和胆囊炎的一种后期改变，有较高的诊断价值。

Ⅲa 型（小结石型）：胆囊外形显示较完整，胆石颗粒细小，沉积层薄，且声影不明显。

Ⅲb 型（泥沙型）：胆囊外形显示一般较完整，泥沙样结石，颗粒粗大、沉积较厚的泥沙样和小碎石，根据胆囊后壁沉积的强回声带、有泥沙样或粗沙粒样强回声带、声影以及可移动等特征，不难诊

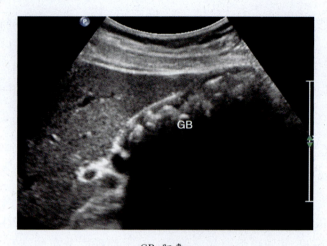

GB：胆囊。

图 9-12　胆囊结石充满型
显示胆囊腔内充满强回声团，后方伴声影。

断。若颗粒细小、沉积层较薄，仅表现为胆囊后壁线粗糙、回声较强，但声影不明显的结石，应变动体位，仔细观察有无沉积颗粒的移动。坐位或立位时，结石积聚于胆囊底部，较易显露。

此外，还有胆囊颈部结石和胆囊壁内结石。

（1）胆囊颈部结石：有胆汁衬托时，颈部结石表现颇为典型，不难发现和诊断。此时，在横断面上可出现"靶环征"。然而当结石嵌顿于胆囊颈部时，由于囊壁与结石紧密接触，强回声团变得不明显，仅表现为胆囊肿大或颈部有声影。采用右前斜位有利于暴露结石，借助脂餐试验可了解颈部是否阻塞。此外，利用右前斜位或俯卧位，使隐匿于胆囊颈部或哈氏囊内的较小结石移动至胆囊体部前壁，可提高检出率。

（2）胆囊壁内结石：胆囊壁往往增厚，内可见单发或多发的数毫米长的强回声斑，后方出现间隔相等、逐渐衰减的多次反射回声线段，形成"彗星尾"征，改变体位时不移动。

3. 各类胆结石超声图像特征　近年来的研究表明，超声不仅能显示结石的数目和大小，并且能反映结石的结构和成分。日本学者土屋幸浩等（1985）报道结石断面的肉眼观可分为 3 类，其声像图有不同特征。

（1）放射状结构：纯胆固醇性结石或混合性结石。表面呈强回声，深部逐渐减弱，最后移行为声影。强回声区多限于结石的前半部，故呈半圆形，也有深达结石后缘的，并可出现彗星尾征。

（2）层状结构：系混合性结石或胆色素钙结石。表面呈狭窄的强回声带，其后突然衰减为声影区，界限十分鲜明。外层有钙化的混合性结石最典型。

（3）无结构或细层状结构：系胆红素钙结石。超声通过性好，整块结石完全显示，声影较弱。小结石中以堆积型和充满型多见。堆积型中，自上层至最下层全部显示，结石后方的胆囊高回声线清晰可见，为胆色素结石；反之，深部结石因声影不能显示，或胆囊后壁线因"彗星尾"多次反射重叠而显示不清则是混合性结石。胆囊结石充满型系混合性结石。

【鉴别诊断】

在胆囊结石诊断中要注意识别假阴性和假阳性。假阴性主要发生于小结石、填满型结石、胆囊颈部结石、高位胆囊和过度肥胖胆囊显像不清者。假阳性常见下列情况：

1. 使用头孢曲松钠后引起的胆囊假性结石，使用头孢曲松钠后，胆囊内会出现头孢曲松钙盐沉积，声像图上多表现为多发，可呈粉末状、团状、悬浮状或沉沙状，后方声影较淡，并随着体位改变而缓慢移动，形态具有可变性。停药后这些沉积物在短期内会逐渐消失。可根据其声像图特征及临床特点与胆囊结石鉴别。

2. 漂浮至胆囊前方的肠道内气体强回声团，后方也伴有声影，但该强回声团活跃，不稳定，改变患者体位或深呼吸时不随胆囊移动，或与胆囊分离。此外，胃肠道内气体后方声影为"混浊声影"，与胆石后方的"清晰声影"迥然不同。

3. 胆囊内非结石性高回声病变，如软组织肿瘤、凝血块、胆泥、陈旧性胆汁、黏稠的脓团等，这些均无声影，或无移动性，或移动较结石缓慢，一般不难鉴别。

4. 胆囊内回声伪像，胆囊是位置浅表的囊性无回声结构、电子噪声、多次反射的回声，声束旁瓣和部分容积效应等均可在其内显示而形成多种伪像,诊断时须改变体位,用适当的扫查技术排除这类伪像。

5. 弯曲的胆囊颈本身或螺旋瓣可有与胆石类似的回声,仔细观察完整的胆囊各部图像,可资鉴别。

【临床价值】

目前超声仪显示在胆汁充盈状态下小至 1mm 的结石,当直径大于 2mm 时,则可出现典型的结石超声征象,即强回声和声影。国内外资料证明,超声诊断胆囊结石已经达到较高水平,一般诊断准确率达 95% 左右。尤其对 X 线造影胆囊不显影的病例,超声检查对临床确诊有很大帮助。

四、胆囊癌

原发性胆囊癌(primary carcinoma of gallbladder)是一种恶性程度较高的肿瘤。由于早期无特殊症状和体征,诊断往往被延误。胆囊癌在 X 线造影时多不显影,其他检查方法仅能发现一些晚期征象,并无特异性。超声检查能直接显示胆囊壁的增厚、胆囊腔内的肿块以及肝脏和淋巴结的转移灶,显著提高了胆囊癌的临床诊断水平。

【病理】

胆囊癌形态不一,多数为浸润性的硬性癌,胆囊壁明显增厚或厚薄不均,高低不平。亦可浸润邻近组织。乳头状癌少见,可能从乳头状瘤或息肉恶变而来,癌肿突入胆囊腔内,影响胆囊排空。肿瘤如阻塞胆囊颈,致使胆囊明显增大,囊壁变薄,类似胆囊脓肿或胆囊积液。胆囊癌大多为腺癌(70%~90%),鳞状细胞癌占 10% 左右。腺癌又可分为浸润型(硬化型)、黏液型(胶质癌)、乳头状腺癌 3 种。早期浸润型腺癌局限于颈部壁内,晚期囊壁弥漫性增厚。

胆囊癌扩散较快且较广泛,癌细胞可直接浸润到邻近的肝、十二指肠、横结肠等组织,也可转移到卵巢、乳房、肺、脊柱、皮肤、直肠等。淋巴径路的播散,一般包括胆囊管及肝门附近的淋巴结,大网膜区域淋巴结,以及纵隔与锁骨上淋巴结等。癌瘤如压迫门静脉和转移至肝脏,则并发腹腔积液或消化道出血。

胆囊管阻塞时可继发感染积脓。约 70% 的胆囊癌同时合并胆囊结石。

【临床表现】

胆囊癌多伴有慢性胆囊炎和胆石症病史,晚期则产生显著症状。右上腹部持续性隐痛、食欲缺乏、恶心呕吐。晚期出现黄疸且进行性加深,并有发热、腹腔积液等。

查体有肝大,右季肋下可扪到坚硬而无压痛的肿物。CT 和磁共振检查可显示胆囊肿大,团块和结石影。

【超声检查】

胆囊癌的声像图表现:胆囊癌声像图根据其不同的癌变特点和不同的发展阶段可分为 5 种类型,即小结节型、蕈伞型、厚壁型、混合型、实块型(图 9-13)。

1. **小结节型**　为胆囊癌的早期表现。病灶一般较小,为 1.0~2.5cm。典型的呈乳头状中等回声团块,自囊壁突向腔内,基底较宽,表面不平整。好发于胆囊颈部,合并多量结石时可能漏诊。

2. **蕈伞型**　为基底宽、边缘不整齐的蕈伞型肿块突入胆囊腔,低回声或中等回声,常为多发,可连成一片;单发的病灶以乳头状为基本图像(图 9-14)。肿块周边常可见胆泥形成的点状回声。本型特征明显,不难诊断。

3. **厚壁型**　胆囊壁呈不均匀增厚,可以呈局限型或弥漫型,表面多不规则,往往以颈部、体部增厚

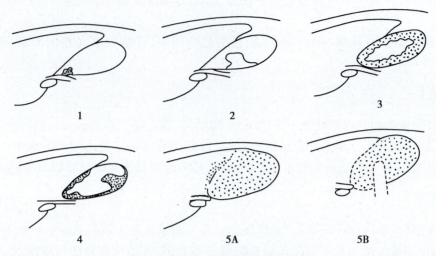

图9-13　原发性胆囊癌声像图分型

1.小结节型;2.蕈伞型;3.厚壁型;4.混合型;5A.实块型;5B.实块型合并结石。

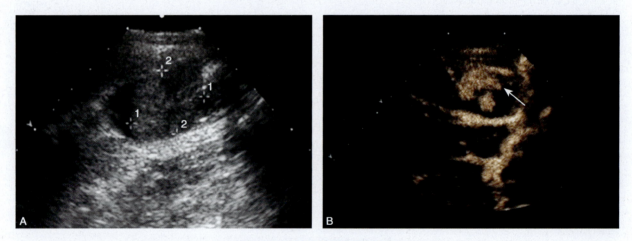

图9-14　蕈伞型胆囊癌声像图

A.胆囊内见一乳头状低回声实性肿块;B.超声造影动脉期呈快进高增强,供血呈分支状分布(箭头所示)。

显著。早期仅轻度增厚时诊断较困难,与慢性胆囊炎不易鉴别。

4. **混合型**　胆囊壁显示不均匀增厚,并且伴有乳头状或蕈伞状突起物,突入胆囊腔,为蕈伞型和厚壁型的混合表现,此型较多见(图9-15)。

5. **实块型**　胆囊肿大,正常囊腔消失,呈现为一低回声或不均质回声的实性肿块,或囊内充满斑块状回声,有时可见结石的强回声团伴声影,彩色多普勒显示实性肿块或斑块内可见丰富的血流信号。因癌肿浸润肝脏,使肝与胆囊之间的正常高回声带被破坏、中断、甚至消失;癌肿侵及周围组织和肠袢时,则胆囊轮廓不清。本型易误诊为肝内肿瘤,若发现其中有结石强回声团,则有助于鉴别。本型为晚期表现,绝大多数已不能切除。

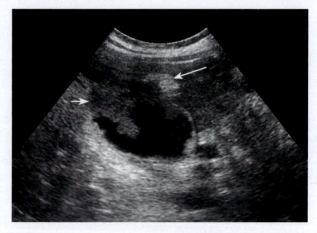

图9-15　混合型胆囊癌声像图

胆囊壁不均匀增厚(长箭头),伴有乳头状突起(短箭头)。

【鉴别诊断】

需与胆囊癌鉴别的病变主要可归结为两类：

一类是胆囊壁本身良性病变形成的增厚或隆起性病变,如慢性胆囊炎、腺肌增生症、良性腺瘤、胆固醇息肉、炎性息肉、肉芽肿等,分述如下：

(1) 慢性胆囊炎：囊壁增厚多属匀称性增厚,内壁也较规则,其厚度也不如厚壁型胆囊癌显著。

(2) 腺肌增生症：早期胆囊癌应与胆囊腺肌增生症鉴别,前者外壁不规则增厚,内壁回声增强、连续中断、不规则且厚度超过 1mm,胆囊壁层次消失,彩色多普勒壁内可见明显的搏动性血流信号；后者一般囊壁匀称性增厚,壁内显示出小囊状结构及壁上可见伴有"彗星尾征"的小强光点。

(3) 良性腺瘤：较大的腺瘤有可能发生恶变,良性与早期恶性间很难从影像上鉴别,一般体积越大则恶变的可能性越大；另外肿瘤表面的光滑程度和基底部胆囊壁层次清晰度也可作为参考。

(4) 息肉样病变：一般直径小于 1cm,可资鉴别。

超声造影可对胆囊壁隆起性的良性病变与胆囊癌进行一定的鉴别诊断。徐辉雄等报道了 2007—2010 年 192 例超声造影诊断胆囊病变的多中心研究,认为造影图像中肿瘤内呈分支状或线状分布的供血和肿瘤下方胆囊壁的破坏是胆囊癌的特征性表现,而良性病变的供血呈点状分布,胆囊壁连续完整。如肝脏恶性肿瘤的"快进快出"表现,胆囊腺瘤也可出现,因此不能以此鉴别胆囊肿瘤的良恶性,造影时发现增强范围大于二维超声显示范围,伴有胆囊壁的破坏、连续性中断(视频 9-1),可供与胆囊腺瘤进行鉴别。

视频 9-1 胆囊癌超声造影表现

动脉期呈高增强,胆囊壁连续性中断,增强范围大于二维超声显示范围,内部伴有坏死无增强区。

另一类是胆囊腔内回声性病变形成的肿块伪像,如：无声影或声影不明显的堆积状泥沙结石、陈旧性的稠厚胆汁团或脓团、凝血块等。这些异物与胆囊壁均有分界线,且当改变体位时观察多可见其移动,易于做出鉴别。

实块型胆囊癌须与肝脏或横结肠瘤相鉴别。实块型虽然丧失了正常胆囊的形态特征,但其解剖学标志——肝中裂由门脉右支根部指向胆囊颈部的高回声仍然存在是其重要特征。当肿块内有结石的强回声和声影时,则可靠地证实肿块来自胆囊。结肠肿块有含气体强回声的黏膜腔是其特征。

【临床价值】

超声检查对发现胆囊壁隆起性病变有重要的临床价值,早期胆囊癌在形态上呈隆起性病变者占 80%~90%。超声显像对胆囊良、恶性肿瘤的鉴别诊断有重要作用。良性病变多数在 1cm 以内,而恶性肿瘤大多数超过 1cm。肿瘤形态,对胆囊壁有无浸润,以及单发或多发等,也有助于胆囊恶性肿瘤的诊断。联合超声造影技术,可以提高诊断的准确性。

五、胆囊良性腺瘤

【病理】

胆囊良性腺瘤(benign gallbladder adenoma)可发生在胆囊或胆道的任何部位,常为单个,低而扁平,质地坚实,边缘清楚,瘤体直径 0.5~4.0cm,大的直径可达 15cm。胆囊腺瘤可分为单纯性和乳头状,呈圆形或乳头状,偶见有蒂。腺瘤结构可全部由结缔组织基质内的上皮腺泡组成,或混有肌肉与结缔组织,或含有囊肿。其中肌腺瘤是胆囊最常见的良性肿瘤,常位于或靠近胆囊底部,突出于黏膜层下,可在胆囊壁上摸到。乳头状腺瘤有恶变倾向,是癌前期病变。纤维瘤体小而质地坚实,早期即可阻塞胆管发生黄疸。

【临床表现】

瘤体小的胆囊良性肿瘤一般不产生症状,很难获得诊断。因肿瘤常伴发慢性胆囊炎、胆固醇沉着或结石,可有慢性胆囊炎症状。常为胃肠道症状,如腹痛、腹胀、厌油腻、大便次数增多,右上腹不适等。体检时常无异常发现,胆囊造影检查,腺瘤多见于胆囊底部,构成一小环形或半环形透光的充盈缺损,胆囊充盈良好,进脂肪餐后胆囊收缩至原来大小一半时,常能清晰地显示腺瘤。

【超声检查】

胆囊良性腺瘤的声像图表现:腺瘤呈自囊壁向腔内隆起的乳头状或圆形、高回声或等回声结节,基底较宽、偶有蒂,好发于颈部和底部,可多发(图 9-16)。平均体积较胆固醇息肉大,多数不超过15mm,无声影、无移动性是与结石鉴别的特征。超声造影可以更加清晰地展示腺瘤的形态、边界及血供特征,动脉期呈快进高增强,供血呈弥漫分布(视频 9-2)。

凡大于 10mm 的结节,要高度警惕恶性的可能。

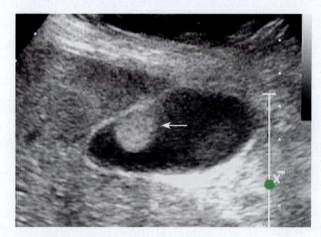

图 9-16　胆囊良性腺瘤声像图
胆囊壁上圆形等回声结节,囊壁完整连续(箭头所示)。

视频0902

视频 9-2　胆囊良性腺瘤超声造影
超声造影动脉期呈快进高增强,供血呈弥漫分布。

【鉴别诊断】

胆囊良性腺瘤应与胆囊结石、陈旧性黏稠胆汁、胆固醇性或炎性息肉和早期胆囊癌鉴别。胆囊结石的强回声团伴有声影,陈旧性黏稠胆汁可表现高回声团,均沉积于后壁,有移动性特征等可鉴别。较小的腺瘤不易与胆固醇性或炎性息肉鉴别,较大的腺瘤不易与早期胆囊癌鉴别。

【临床价值】

超声显像对胆囊隆起性病变的检出非常灵敏和准确,不但增进了对胆囊增生性病变、炎性病变的认识,对胆囊良性腺瘤的诊断和胆囊良性、恶性肿瘤的鉴别均有重要的临床价值,并且极大地提高了胆囊癌早期发现和诊断的水平。

六、胆囊增生性疾病

1960 年,Jutras 把胆囊胆固醇沉着症(cholesterosis of the gallbladder)、胆囊腺肌增生症(gallbladder adenomyomatosis)、胆囊神经组织和胆囊弹性组织增生症统称为胆囊增生性疾病(gallbladder hyperplasia disease）。在病理上，这类病变是胆囊内一种组织成分的过度增生，既不同于炎症所引起的纤维组织增生，也不是真性肿瘤，无恶变倾向。其中以胆固醇沉着症和胆囊腺肌增生症较为多见，可以有两种病变。

（一）胆囊胆固醇沉着症

【病理】

本症是由于胆固醇代谢的局部紊乱，造成胆汁中胆固醇含量增高，而沉积于胆囊黏膜固有层的巨噬细胞内，逐渐形成了向黏膜表面突出的黄色小结节，故称为胆固醇沉着症。其结节的分布有弥漫型和局限型两种，而以后者多见，呈息肉样改变，故又称为胆固醇息肉。这是常见的胆囊瘤样病变。

【临床表现】

多无症状，超声检查偶然发现。

【超声检查】

胆囊的形态大小一般正常，囊壁可轻度增厚。息肉常见多发，体积较小，显示为自囊壁向腔内突起的乳头状或桑椹状偏强回声结节，小的仅呈现为偏强回声点，大的通常不超过1cm（图9-17）。多数有长短不等的蒂，或基底较窄，不随体位改变而移动。一般无声影。胆囊可合并有结石。蒂部较细的息肉，可从囊壁脱落并且从胆囊排出，故术前一日复查是必要的。

【鉴别诊断】

胆固醇息肉是胆囊小隆起病变中最常见的疾病，由于其体积小、多发、形态特征较明显，超声显像诊断一般并不困难。胆囊颈部黏膜皱襞可呈乳头状高回声突起，然而从不同方向探测，可发现对称性表现，是其可资鉴别的特点。较小的胆囊腺瘤不易与息肉相鉴别。

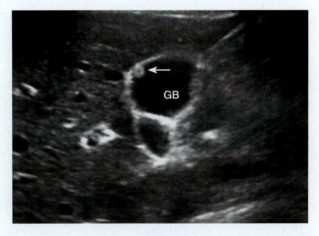

GB：胆囊。

图 9-17 胆固醇息肉

胆囊壁上桑椹状偏强回声结节，基底较窄，后方无声影，不随体位改变而移动（箭头）。

【临床价值】

胆固醇息肉体积小，无明确临床症状和体征，通常临床诊断较困难。超声检查用于胆系后，对本病的发现和认识有了很大提高，是其诊断的重要手段。

（二）胆囊腺肌增生症

胆囊腺肌增生症又称胆囊腺肌瘤（gallbladder adenomyoma）、胆囊憩室病等，属于胆囊增生性疾病，是一种胆囊黏膜上皮增生、肌层肥厚、黏膜上皮陷入并穿过肥厚的肌层形成胆囊壁内憩室的病变。

【病理】

胆囊黏膜上皮不同程度的增生，增生的黏膜上皮深入肌层或接近浆膜层形成许多细小窦状结构，即罗-阿窦（Rokitansky-Aschoff sinus，RAS）。位置较深或窦口出现狭窄的罗-阿窦易发生胆汁淤滞、感染,或形成胆固醇结晶。罗-阿窦周围环绕数量不等的增生的平滑肌组织,肌层明显增厚、结构紊乱或被增生的腺体分隔。

【临床表现】

本病好发于成年女性,男女比例为 1∶3,好发年龄 30~60 岁。通常症状不明显或与慢性胆囊炎、胆囊结石相似,有消化不良、恶心、右上腹疼痛。胆囊可有高浓缩、高激惹、高排空等特点。体格检查可有右上腹压痛。偶见罗-阿窦扩大成憩室向外穿破而引起腹膜炎,或与消化道沟通而形成瘘管。

【超声检查】

根据病变范围不同可分为 3 型:弥漫型、节段型和局限型(图 9-18)。其中以节段型较多见。

1. **弥漫型**　病变累及整个胆囊。脂餐试验显示胆囊收缩功能亢进。

2. **节段型**　胆囊壁节段性增厚隆起,于增厚的胆囊壁内有小的圆形液性囊腔。可合并有胆囊壁内小胆固醇结晶,显示为强回声斑,其后方有“彗星尾征”。

3. **局限型**　常发生于胆囊底部,胆囊壁呈结节状增厚,以往曾被误认为腺瘤、腺肌瘤或囊腺瘤(图 9-19)。

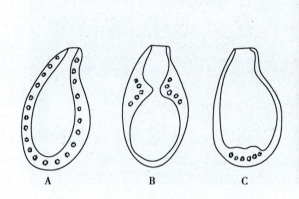

图 9-18　胆囊腺肌增生症 Justras 分型
A. 弥漫型;B. 节段型;C. 局限型。

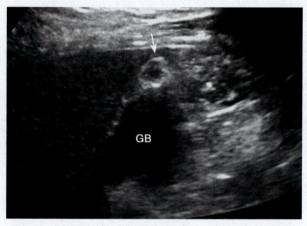

GB:胆囊。

图 9-19　局灶型胆囊腺肌增生症
胆囊底部囊壁呈结节状增厚(箭头)。

【鉴别诊断】

超声显示出增厚胆囊壁内的小囊样结构是腺肌增生症区别于胆囊癌和慢性胆囊炎的重要特征。当罗-阿窦较小而超声未能显示时,对于胆囊壁的增厚,尤其在弥漫型,则可观察脂餐后的胆囊收缩状态。腺肌样增生表现为收缩功能亢进,而慢性胆囊炎在增厚的胆囊壁内可因感染、坏死形成液性区或脓腔,但形态不规则,大小不等,并且有亚急性胆囊炎的症状。局限型腺肌样增生有时难以与息肉和腺瘤相鉴别。

【临床价值】

本病的特点是胆囊壁的增厚、壁内憩室形成以及胆囊的收缩功能增强。而超声检查宜于从形态和功能这两方面反映其特点,是本病的首选检查方法,必要时行胆囊造影或磁共振成像,有助于确诊。

第四节　胆　管　疾　病

一、胆管结石

胆管结石(biliary stone)多为胆色素钙结石,少数为混合性结石和脂肪酸钙结石。胆管结石缺乏胆汁的对比条件,其回声及声影往往不如胆囊内结石清晰。胆管结石可分布于肝内和肝外胆管。

(一) 肝外胆管结石

【病理】

肝外胆管结石以原发性胆总管结石多见,其来源有二:一是在肝外胆管内形成;二是由肝内胆管结石下降至胆总管。肝外胆管结石在我国发病率较高,占胆石症的85%~86%,这与欧美的情况不同。肝外胆管一般呈不同程度的扩张,其内可充满胆色素性泥沙样结石,亦可见一至数枚球形或铸型柱状混合性结石。肝外胆管结石的特点是胆管梗阻和感染,胆管梗阻和诱发的急性胆道感染涉及整个胆道系统。胆管壁因充血、水肿、增生和纤维化而增厚。结石在胆管内可以移动,除非发生嵌顿,一般不引起完全性阻塞。急性发作时可引起阻塞性黄疸和化脓性胆管炎。

【临床表现】

本症多见于壮年和老年人,多有长期反复发作的胆系感染等病史。病情严重程度与梗阻部位、程度和感染的轻重有关。静止期和慢性阶段可以无症状或出现一些类似溃疡病、慢性胆囊炎症状。典型发作症状是:胆道间歇性梗阻和伴发胆道感染症状,如间歇性发作的上腹痛、恶寒、黄疸、恶心、呕吐。急性发作时则出现腹痛、寒战高热和黄疸即 Charcot 三联征。重症病例可出现弥散性血管内凝血、中毒性休克,全身情况迅速恶化,以致死亡。因此,对于本病要注意及时诊断和治疗。

【超声检查】

肝外胆管结石的声像图表现(图 9-20):

1. 有结石的胆管一般都扩张。沿胆管长轴扫查时,如发现结石堵塞管腔,可见其近端的胆管扩大,胆管内径>6mm 者占 96%。胆管壁增厚、回声较高。

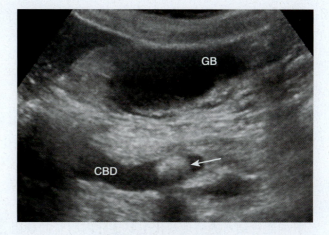

CBD:胆总管;GB:胆囊。

图 9-20　肝外胆管结石声像图
胆总管略扩张,内见一强回声团,后方伴声影(箭头)。胆囊壁增厚,回声增强。

2. 胆管腔内有形态稳定的强回声团,并且能在 2 个相互垂直的断面中得到证实。据统计,肝外胆管结石表现为强回声团者占95%,多呈球形,少数为新月形;仅 5% 为松散的泥沙样结石,呈中等或较弱的回声团。

3. 强回声团与胆管壁之间分界清楚,典型的尚可见细窄的液性暗环包绕着结石强回声团。

4. 在强回声团后方出现声影。据统计,肝外胆管结石中 79% 出现声影,这是诊断结石的重要特征。须注意的是许多胆色素结石声影较淡,甚至不明显。

5. 膝胸位或脂餐后结石强回声团发生位置变动,或直接观察到结石强回声团或颗粒的移动过程,则是可靠的诊断根据。

【鉴别诊断】

超声诊断肝外胆管结石较胆囊结石困难。产生假阳性的因素主要是:胆囊颈部或胆囊管结石、肝门部的肿大钙化淋巴结、肝动脉右支的横断面、胆管外的术后瘢痕组织。这些位于胆管旁的强回声病变和结构,尤其与胆管紧贴粘连时,可以形成在管腔内的伪象。注意识别肝外胆管的解剖特征,纵断面和横断面仔细观察有助于鉴别。肝外胆管内的肿瘤和壶腹癌,可以表现为胆管内的高回声团,一般无声影,与管壁分界不清,无移动特征,故不难鉴别。在胆管内的凝血块、脓团、蛔虫的碎段以及胆泥等,均可呈现类似结石的高回声团,但无声影是其特点。胆管内的气泡有时不易与结石鉴别。必要时可借助超声造影检查进行鉴别诊断。

假阴性主要发生于较小的结石以及位于胆总管下段的结石。嵌顿于 Vater 壶腹部的更易漏诊。胆囊有大量结石时,特别于右前斜位,可掩盖肝外胆管而导致漏诊。当肝外胆管有气泡时,结石的显示和识别较为困难。

对于肝外胆管扩张,临床怀疑结石而病变未能显示的患者,可试用饮水法、脂餐法或膝胸位,以提高胆管下段结石的显示率。值得重视加压扫查,特别在采用扇扫探头或凸面探头于右上腹自上而下连续横断,较易显示扩张的肝外胆管及其内的结石。综合应用以上技术,能够使胆总管下段结石的超声显示率提高到84%。

【临床价值】

超声对肝外胆管结石的诊断常因受胃肠内气体的干扰,尤其在胆总管下段结石其诊断率较低。早期的国外文献报道其准确率仅25%。近年来高分辨力实时超声仪的发展和检查技术的改进,如采用探头加压扫查、膝胸位、脂餐试验,检查前胃肠道准备等,使超声诊断肝外胆管结石的准确率达到80%左右,提高了诊断价值。

(二) 肝内胆管结石

【病理】

肝内胆管结石(intrahepatic biliary stone)在我国、日本和东南亚地区的发病率较高,临床诊断有时颇为困难,手术往往难以彻底清除,常有严重并发症发生,使病情复杂和恶化,故应高度重视。

肝内胆管结石多为胆色素混合结石,常多发,形态不整,质较易碎,大小及数目不定,有的呈泥沙状,称为泥沙样结石;有的积聚成堆或填满扩张的胆管,呈柱状、梭状或囊状,称为铸形结石或管状结石。好发部位是左、右肝管汇合部和左肝管。

肝内胆管结石的病理变化主要是肝内胆管的梗阻、炎症和不同程度的肝实质损害。肝内胆管梗阻使近侧的肝内胆管有不同程度的扩张,使感染加重,产生梗阻性黄疸。肝胆管炎最基本的病理改变表现为:炎症胆管充血水肿、细胞浸润、炎症渗出、黏膜坏死脱落、胆管壁溃疡形成、出血等。炎症修复则导致胆管壁增厚、管腔狭窄、小胆管闭锁。胆汁淤滞和感染可引起肝实质损害,如肝组织坏死、脓肿形成和肝叶萎缩。

【临床表现】

肝内胆管结石多发生于中、青年,平时可有上腹部不适等消化不良症状,急性发作时表现为急性化脓性肝胆管炎症状,有寒战、高热、全身感染等,病程晚期有轻度黄疸。肝门部结石嵌顿,肝门部胆管狭窄合并肝内胆管结石的病例多表现为慢性梗阻性黄疸、毒血症、败血症症状等,病程晚期有轻度黄疸。并发肝外胆管结石病例可发生急性化脓性胆管炎,有突发右上腹阵发绞痛,寒战高热,巩膜黄染及全身毒血症症状。

【超声检查】

肝内胆管结石的声像图表现:肝内胆管结石的声像表现仍然是强回声团及其后方声影,其特点如下:

1. 在肝内循胆管的走向出现强回声团,其形状、大小差异较大,可表现为斑点状、条索状、圆形或边界不规则的片状区域。肝内结石的回声一般较肝实质明显增强,大约高 6dB。偶见较肝实质稍强而显示不明显者。尤须重视当肝管极度扩张、充满泥沙样结石时,可呈现类似软组织肿块的图像,声影较弱,可能导致误诊。

2. 强回声团后方伴有声影。

3. 结石强回声团具有沿左、右肝管及段间肝管走行分布的特点(图 9-21),呈孤立型、散在型或整合型表现。当有淤滞的胆汁充盈肝胆管时,可显示出典型的图像,即在扩张的胆管腔内有结石强回声团,周围有液性暗区。胆管前后壁的亮线清晰。相反,若胆管内无淤滞的胆汁,则结石仅为在肝实质中的强回声团,而胆管壁界限显示不清,此时注意伴行的门脉分支有助于判断。

4. 结石阻塞部位以上的小胆管扩张,多与伴行的门脉分支形成"平行管道"征(parallel-channel sign),亦可成分叉状,合并感染时可呈囊状,肝硬化时则扩张不明显。

5. 肝内合并胆汁淤积或炎症感染时,肝大、边缘变钝、肝实质回声粗大不均或可见多发脓肿。有时可见结石梗阻的叶、段肝胆管以上的肝实质萎缩,而其余肝叶代偿性增大,整个肝脏变形。

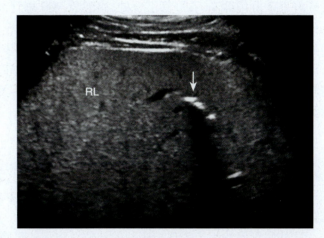

RL:右肝。

图 9-21　肝内胆管结石声像图

肝内结石强回声团沿胆管走行分布,后方伴声影(箭头)。

【鉴别诊断】

1. 正常的肝圆韧带在横断或斜断时表现为肝左叶内的高回声团块,后方常伴声影,然而纵断时显示为自门脉左支矢状部向前下方延伸出肝的高回声带,故不难鉴别。

2. 肝内软组织肿瘤,如肝血管瘤、原发和转移性肝癌等均可表现为高回声团,但无声影。这类肿块一般呈球形,边界清楚,分布于肝实质而不限于左、右肝管是其特点。

3. 肝内胆管结石应注意和肝内胆管积气以及肝内钙化灶相鉴别。参见表 9-1。

表 9-1　肝内胆管结石的鉴别诊断

鉴别点	分布	强回声特征	后方声影	胆管扩张	左侧卧位	其他
肝内胆管结石	沿胆管主干分布	形态稳定,边界清楚,圆形,斑块状,条索状	干净	有	无改变	X 线片阴性或见结石影
肝内胆管积气	左支或二级肝胆管	形态不稳定,边界不清,带状、星点状	多数有多重气体反射,伴彗星尾征	无	有改变,右肝胆管内增多	多有胆道手术史,X 线片可见气体影
肝内钙化灶	在胆管分支(门脉分支)间分布	强回声,边界清	可有声影	无	无改变	X 线上有钙化灶

【临床价值】

由于肝脏本身是良好的"透声窗",超声显像诊断肝内胆管结石常获得较好的效果,一般诊断并不困难。

二、肝外胆管癌

【病理】

肝外胆管癌较胆囊癌少见,其发病率占胆囊癌的 1/4~1/2,近年来发病率有增高的趋势。肝外胆管癌好发于肝门部左、右肝管汇合处,胆囊管与肝总管汇合处以及壶腹部。约 80% 是腺癌,偶见未分化癌和鳞癌。胆管因癌细胞的弥漫性浸润而变硬、增厚,肿瘤环绕胆管浸润使胆管狭窄或堵塞,亦可呈乳头状或结节状肿块突入管腔,使胆管部分或完全阻塞。

肝外胆管癌以腺癌最多见,腺癌又分为乳头状腺癌与黏液腺癌。肝外胆管癌常在早期发生扩散与转移。常见的浸润部位为肝、局部淋巴结,其次为胆囊、胃肠道、主动脉周围淋巴结、胰腺,肺、肾上腺、肠系膜转移最少见。

【临床表现】

肝外胆管癌的临床表现以阻塞性黄疸为最突出,其起病隐匿,早期即出现黄疸。黄疸可呈进行性加重。如伴继发感染,可有高热、上腹剧痛、胃肠道症状。其他如体重减轻、身体瘦弱、乏力、肝大、腹腔积液、恶病质等,有时能触及肿大胆囊。

肝外胆管癌的临床表现与癌肿的部位及病程的早晚有关。位于胆总管的壶腹癌则有进行性加重性黄疸和消化道出血,以及顽固性脂肪泻,并可发生继发性贫血。位于壶腹部与胆囊管间的胆总管癌,则与胰头癌的临床表现相似,可出现胆囊肿大的体征。位于肝总管内的癌瘤称肝管癌,黄疸极显著,肝脏明显肿大,胆囊则不肿大。内镜逆行胰胆管造影(ERCP)、经皮经肝穿刺胆管造影(PTC)、MRI 等有助于胆管癌的诊断。

【超声检查】

胆管癌的声像图表现可归结为两大类:一类在扩张的胆管远端显示出软组织肿块,另一类见扩张的胆管远端突然截断或细窄闭塞,但是见不到有明确边界的肿块。病理标本所见,前者为乳头型和团块型,第二类则可分为狭窄型和截断型。

1. **乳头型** 肿块呈乳头状高回声团,自胆管壁突入扩张的胆管腔内,边缘不齐,无声影(图 9-22)。肿块一般不大,其形态、位置于脂餐后或复查时固定不变。

2. **团块型** 肿块呈圆形或分叶状堵塞于扩张的胆管内,与管壁无分界,并可见胆管壁亮线残缺不齐。肿块多数为高回声,较大时可显示为不均匀高回声,脂餐后或复查时病变位置、形态不变。

3. **截断型或狭窄型** 扩张的胆管远端突然被截断或呈锥形狭窄,阻塞端及其周围区域往往呈现为较致密的高回声点,边界不清楚,系癌组织浸润所致。

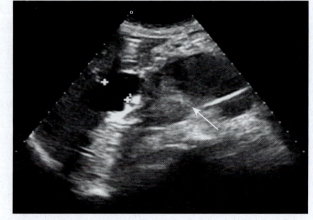

图 9-22 肝外胆管癌

扩张的胆管远端见等回声的肿块,与管壁边界不清,管壁的亮线断续(箭头所示)。

肝外胆管癌一般无声影。当胆管癌自肝门侵及肝内胆管时,可出现多发性声影。

超声所见胆管癌的间接征象有:

（1）病灶以上胆道系统明显扩张。

（2）肝脏弥漫性肿大。

（3）肝门淋巴结肿大或肝内有转移灶。

【鉴别诊断】

胆管癌患者一般均会出现不同程度的黄疸,须着重与胆管结石、肝癌或胰头癌等鉴别。高位胆管癌与肝癌,下端胆管癌与壶腹癌、胰头癌等的鉴别,主要依靠对于相应解剖结构的识别。当癌肿较大且伴广泛侵犯时难以鉴别。关于胆管癌所致狭窄与良性病变的鉴别,典型病例并不困难。某些硬化性胆管炎的病例与胆管癌难以鉴别。诊断有困难时,应进一步在超声引导下行 PTC、ERCP 等检查再行综合判断。

【临床价值】

超声显像能够显示胆管形态及走行的改变,并可准确判断胆管内肿块的形态特征。超声检查对阻塞性黄疸的诊断和阻塞部位的确定均有重要的临床价值,并有助于确定治疗方案。

三、先天性胆管囊状扩张症

【病理】

先天性胆管囊状扩张症(congenital cystic dilatation of bile duct)多由于先天性胆管壁薄弱,胆道有轻重不等的阻塞使胆管腔内压增高,扩大而形成囊肿。它可发生于上自肝脏,下至十二指肠的任何胆管分支,一般可分为 6 型:Ⅰ型为常见型,有胆总管囊肿,节段型胆总管扩张和弥漫型梭状扩张 3 个亚型;Ⅱ型为肝胆管憩室;Ⅲ型为胆总管末端囊肿;Ⅳa 型为肝内及肝外胆管及多发性囊肿;Ⅳb 型为肝外胆管多发性囊肿;Ⅴ型为肝内胆管单发性或多发性囊肿,肝内胆管多发性囊状扩张症又称 Caroli 病。

【临床表现】

先天性胆管囊状扩张症有 3 个特征:腹痛、黄疸和肿块。腹中部或右上腹部绞痛或牵拉痛,并伴有发热和恶心、呕吐。约 70% 病例有黄疸,多在感染和疼痛时出现。90% 病例可有腹部肿块,多在右上腹,并有明显的囊样弹性感。Caroli 病则出现腹痛、胆管炎、肝脓肿和革兰氏阴性杆菌败血症。内镜逆行胰胆管造影(ERCP),胆道 MRI 成像等对诊断有确定价值。

【超声检查】

先天性胆管囊状扩张症的声像图表现为肝内、外胆管的某一部位出现局限性扩大的无回声区,多为圆形,也有的呈梭状,可单发,也可多发。

1. 肝外胆管囊状扩张症

（1）肝总管部位显示局限性无回声区,多呈球形、椭圆形或纺锤形,可延及肝门或胰头。

（2）囊壁清晰、较薄,囊腔无回声,后方声影增强。囊肿的大小和张力状态常有改变。

（3）囊肿与近端肝管相连是重要的特征性改变。

（4）肝内胆管一般正常或轻度扩张。

（5）胆囊往往被推移至腹前壁。

（6）囊肿内可有结石。

2. 肝内胆管囊状扩张症

（1）囊肿沿左、右肝管分布，并与肝管相通。

（2）肝内出现多个圆形或梭形透声暗区，亦可表现节段性或较均匀的扩张。

（3）囊壁呈边界清晰的高回声线。

（4）有时合并肝外胆管囊状扩张。

【鉴别诊断】

胆总管囊肿应和右上腹部囊性肿块鉴别，如肝囊肿、胆囊积液和畸形、小网膜、胰腺和右肾囊肿等。

须和 Caroli 病鉴别的有多囊肝和梗阻引起的肝内胆管扩张，多发性肝脓肿等。根据囊肿分布和形态的特点一般易于做出鉴别。肝胆管囊肿多沿主肝管分布，有囊腔与肝管、囊腔与囊腔相通等特征。肝囊肿、多囊肝、肝脓肿的囊腔多弥散分布于肝实质内，囊腔与肝管、囊腔与囊腔均不相通。

【临床价值】

超声显像能够清晰地显示肝内扩张的胆管，能灵敏而准确地做出先天性胆管囊状扩张的诊断，因而超声检查对先天性胆管囊状扩张症有重要的临床诊断价值。

四、胆道蛔虫病

胆道蛔虫病（biliary ascariasis）是肠蛔虫病的并发症。多发于儿童和青壮年。

【病理】

蛔虫经 Oddi 括约肌钻入胆道，刺激胆总管括约肌阵发性痉挛而产生剧痛。蛔虫多在肝外胆管，但也可钻入肝内小胆管，很少钻入胆囊。多数病例仅有 1 条蛔虫，一般不超过 10 条，但也有多达百余条者。

胆道蛔虫引起的主要病变为化脓性胆管炎、胆道出血、败血症等。有的可发生急性和慢性胰腺炎、肝萎缩、慢性胆管周围炎所致局限性萎缩性硬化、胆石症等。

【临床表现】

胆道蛔虫病的主要临床表现为突然发生的剑突右下方阵发性"钻顶样"剧烈绞痛，向右肩放射，疼痛亦可突然缓解。恶心呕吐，吐出物为胃内容物、胆汁，亦可吐出蛔虫。可发生寒战、发热等胆道感染症状，如有胆道阻塞，可出现黄疸。

查体时剑突下或稍偏右有深压痛，无腹肌紧张及反跳痛。腹痛剧烈而体征轻微，二者不相称是本病的特点。

实验室检查白细胞与嗜酸性粒细胞增多。粪便及十二指肠液检查可找到蛔虫卵。

【超声检查】

胆道蛔虫的声像图表现（图 9-23）：

1. 肝外胆管呈不同程度的扩张，胆总管常呈明显扩张。

2. 扩张的胆管内有数毫米宽的平行双线状高回声带，前端圆钝，形态自然、边缘清

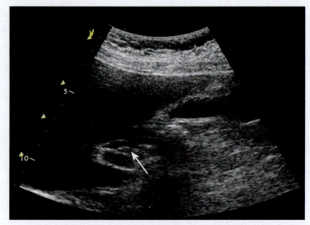

图 9-23　胆道蛔虫的声像图
胆总管内见平行双线状高回声带（箭头所示）。

晰、光滑。光带间暗区是蛔虫的假体腔,其内可见间断的点线状高回声。蛔虫死亡后,其中心暗带逐渐变得模糊甚至消失。

3. 有多条蛔虫时胆管内可见多条平行双线状高回声带,如几十条蛔虫绞成团,堵塞胆管时见到胆管有极度扩张。

4. 实时超声探测看到虫体在胆管内蠕动是具有诊断意义的特异性表现。

5. 肝内胆道蛔虫,可见肝内胆道明显扩张及其中平行双线状高回声带。存活蛔虫可见蠕动。

6. 胆囊蛔虫病,在胆囊内呈平行双线状高回声光带,多呈弧形或蜷曲状。

7. 如蛔虫死亡则虫体萎缩,渐裂解成段,不易识别。

【鉴别诊断】

胆管内缺少胆汁充盈,或内含陈旧稠厚胆汁、脓团、气泡、胆泥或有大量胆石时,不易发现蛔虫的平行双线状回声带,则易于漏诊。

蛔虫死后,虫体萎缩,破碎时看不到平行光带,与胆道结石不易鉴别,但后者胆道扩张较重,范围广泛,并常引起黄疸等可以区别。应注意观察易造成假阳性的因素并加以鉴别:①肝动脉有时穿行于胆管和门静脉之间,而酷似扩张胆管内的双线状伪像,但肝动脉管壁搏动,彩色多普勒超声检查更易于识别;②肝总管与胆囊管汇合前,其隔壁可显示为胆管腔内的高回声线,应注意鉴别。

【临床价值】

超声显像诊断胆道蛔虫病是简便、实用而有效的方法,其准确率高达95%以上,如胆管扩张,胆汁充盈,见到特征性平行双线状高回声带可作为本病诊断的依据,如显示活蛔虫蠕动即可确诊。

五、阻塞性黄疸的鉴别诊断

黄疸是由于血中胆红素含量升高,组织被染成黄色,从而使巩膜、黏膜、皮肤和体液出现黄染。黄疸主要见于肝胆系统疾病,亦可见于其他引起胆红素代谢异常的疾病。根据黄疸的发生机制可分为:溶血性黄疸、肝细胞性黄疸和阻塞性黄疸。肝细胞性黄疸和阻塞性黄疸的鉴别诊断还存在一些困难,是临床研究的一项重要课题。近年来,虽然发展了一些适用于胆系的介入性检查方法,如内镜逆行胰胆管造影、经皮经肝穿刺胆管造影等,然而由于不可避免地给患者带来一定的损伤和痛苦,其应用受到一定限制。

(一) 胆系肝外阻塞的超声表现

胆道系统显示扩张,是超声诊断肝外阻塞性黄疸的根据。

1. 肝内胆管扩张

(1) 正常左、右肝胆管内径一般小于2mm,或小于伴行的门静脉的1/3。目前,多数二级以上的正常肝内胆管显示不清。

(2) 肝内胆管内径>3mm者可提示肝内胆管扩张。

(3) 轻至中度肝内胆管扩张的特征是,肝内胆管腔明显扩张,并与伴行的门脉支形成小"平行管征"。

(4) 重度扩张时,往往相应的门脉支受压而显示不清。胆管极度扩张则呈树枝状或"放射状""丛状"向肝门部汇集。

(5) 扩张的肝内胆管,其后方回声增强,管壁不规则,管道多叉,可一直延伸到肝实质周边。

(6) 恶性肿瘤压迫产生的肝内胆管扩张的发生率较高,扩张的程度较重,如肿瘤位于高位肝门部时,胆管扩张为显著。

2. 肝外胆管扩张

(1) 胆道阻塞引起的肝外胆管扩张多为均匀性扩张,但下段较上段、肝外较肝内明显。正常人肝外胆管上段内径≤6mm,内径为7~10mm为轻度扩张,>10mm为显著扩张。

（2）胆管扩张,管径与伴行的门脉相似时,肝门部纵断面可出现"双筒猎枪征",是诊断肝外胆管扩张较特异的征象。

（3）实验证明,肝外胆管发生梗阻后,胆管扩张先于黄疸出现,胆管压力升高时先引起胆管扩张,压力进一步升高造成胆汁逆流时才出现黄疸。胆管肿瘤早期或胆管结石导致胆管不完全阻塞时可出现"无黄疸性胆管扩张"。

（二）胆道梗阻部位及梗阻病因的诊断

1. 梗阻部位的判断　超声检查阻塞性黄疸患者应注意观察下列指征:①肝内胆管有无扩张;②左、右肝胆管有无扩张和连通;③肝外胆管有无扩张,肝门部有无"双筒猎枪征";④胆囊有无肿大和其他病变;⑤胰管有无扩张。

根据声像图判断梗阻所在部位的要点:

（1）胆总管扩张提示胆道下段梗阻。

（2）肝外胆管正常或不显示,而肝内胆管或左、右肝管仅一侧扩张,提示肝门部梗阻。

（3）多数情况下胆囊与胆总管的张力状态是一致的,胆囊肿大则提示其下端梗阻,如胆囊不大提示其上端发生梗阻。

（4）仅有胆囊肿大,肝内、肝外胆管均正常者,提示胆囊管阻塞或胆囊本身的病变。因此,不应仅根据胆囊是否增大判断梗阻部位。

（5）如胆总管和胰管均扩张,则提示十二指肠Vater壶腹发生阻塞。

2. 梗阻病因的诊断　肝外阻塞性黄疸90%以上的病因是胆管结石、胰头部肿瘤和胆管癌,因而应重视对结石和软组织肿瘤的鉴别诊断。其特点如下:

（1）胆管结石多呈形态较规整的强回声团,后方有声影,与胆管壁之间分界清楚,脂餐后或膝胸位等条件下可观察到其移位。胆管壁平直完整。

（2）软组织肿瘤多为等回声弱回声团,形态不规整,后方无声影,无移动性,与胆管壁分界不清、无界限或胆管壁高回声线残缺、不平整。

须注意堆积的泥沙样结石、胆泥或陈旧性、炎性胆汁团可以无声影而类似软组织肿块;少数胆管癌出现较弱的声影而类似结石,通过脂餐或改变体位等方法观察其有无移动,有助于鉴别。

胆管的病理征象对黄疸的病因诊断有重要帮助。①胆管扩张的长度和形状:从左、右肝管汇合处测量,如扩张胆管超过3.5cm,多为下端胆管梗阻;若超过9cm,则提示壶腹部及乳头部梗阻,胆管呈均匀扩张者多为胆道阻塞引起,如胆管呈囊状或柱状节段性扩张,多为先天异常如先天性胆总管囊肿和Caroli病。②胆管壁异常:炎症时胆管壁可毛糙增厚;肿瘤时多呈现管壁局限性增厚,狭窄乃至堵塞管腔。③腔内异常:胆管结石或蛔虫均有特征图像,炎症或阻塞时管腔内可出现沉积物回声,肿瘤可显示乳头状肿块回声。

鉴别肝内外阻塞性黄疸时,黄疸、胆管扩张的有无和病因有关。

（三）超声显像诊断阻塞性黄疸的临床价值

自1974年Taylor报道应用灰阶超声鉴别阻塞性黄疸以来,大量的临床研究证实此方法简便、安全、灵敏、可靠,已成为黄疸鉴别诊断中的首选方法。超声显像鉴别肝内或肝外梗阻的准确率可达95%左右。超声图像能够清楚地显示扩张的肝内胆管、胆囊和胰头,其判断梗阻发生部位的准确率达94.4%,病因诊断的符合率为73%~81%。

近年来由于介入超声技术的发展,在超声引导下经皮经肝穿刺胆管造影(PTC)和经皮经肝穿刺胆汁引流术(PTBD)应用于临床,不仅提高了阻塞性黄疸的正确诊断率,并可进行减压治疗以减轻症状,改善全身状况。

（梁　萍）

参考文献

［1］JOO I,LEE JY,KIM JH,et al. Differentiation of adenomyomatosis of the gallbladder From early-stage,wall-thickening-type Gallbladder cancer using high-resolution ultrasound. Eur Radiol,2013,23(3):730-738.

［2］KIM HC,YANG DM,JIN W,et al. Color Doppler twinkling artifacts in various conditions during abdominal and pelvic sonography. J Ultrasound Med,2010,29(4):621-632.

［3］LEVY AD,MURAKAT LA,ROHRMANN CA JR. Gallbladder carcinoma radiologic-pathologic correlation. Radiographics,2001,21(2):295-314;questionnaire,549-555.

［4］LIU LN,XU HX,LU MD,et al. Contrast-enhanced ultrasound in the diagnosis of gallbladderdiseases:a multi-center experience. PLoS One,2012,7(10):e48371.

［5］BISWAS PK. Carcinoma gallbladder. Mymensingh Med J,2010,19(3):477-481.

［6］CLAUDON M,DIETRICH CF,CHOIBI,et al. Guidelines and Good Clinical Practic Recommendations for Contrast Enhanced Ultrasound(CEUS)in the Liver-Update 2012. Ultraschall in Med,2013,34(1):11-29.

［7］ITO H,HANN LE,D'ANGELICA M,et al. Polypoid lesions of the gallbladder:diagnosis and followup. J Am Coll Surg,2009,208(4):570-575.

［8］CERWENKA H. Intraoperative ultrasonography during planned liver resections remains an important surgical tool. Surg Endosc,2008,22(4):1137-1138.

［9］SHARMA MP,AHUJA V. Aetiological spectrum of obstructive jaundice and diagnostic ability of ultrasonography:a clinicians perspective. Trop Gastroenterol,1999,20(4):167-169.

［10］ZHANG HP,BAI M,GU JY,et al. Value of contrast-enhanced ultrasound in the differential diagnosis of gallbladder lesion. World J Gastroenterol,2018,24(6):744-751.

第十章　脾

第一节　脾解剖概要

脾是由被膜即脏腹膜包绕,富含血管的巨大淋巴组织团块,为人体最大的淋巴器官,在机体防御和免疫功能方面起着十分重要的作用。现代外科对尽可能保留脾及其免疫功能日益重视。脾实质由红髓和白髓组成,含有丰富的血窦和网状内皮系统,肩负血液过滤、贮血和胎儿期造血等功能。脾质地脆,腹部外伤时容易造成脾的损伤、破裂,引发腹腔内出血。

脾的形状变化较大,很大程度上取决于生长时与之相邻的结构。脾上外侧面,即膈面受左侧膈肌影响,光滑隆起。而其下内侧面,即脏面则受结肠脾曲、右肾和胃的影响,向内凹陷且不规则。在脏面的脾门部有脾血管、神经和淋巴管出入。脾的前缘稍钝,有 2~3 个切迹,前后缘之间为脾的宽度。脾上端朝向背内侧,与第 11 胸椎同高;下端比较宽钝,朝向腹外侧,贴近胸壁。脾切迹(splenic notch)是脾触诊的标志,超声检查时局部脾包膜回声可能出现连续性中断,切勿误诊为脾外伤。

脾位于腹膜腔内左季肋部后外侧,被第 9~10 肋骨包绕,紧贴于横膈之下,其长轴与第 10 肋骨一致。脾脏面右前方与胃底相邻,其后与左肾相贴,其下与结肠脾曲相接,脾门部与位于腹膜后的胰尾部相接。脾正常位置易受腹压(腹腔积液、妊娠)、胸膜腔内压(左侧胸腔积液、肺不张)和膈肌位置及运动的影响。脾的支持韧带薄弱,易因周围脏器病变挤压和体位变动而发生位置改变。因此,超声检查时可以通过改变受检者的体位如右侧卧位和呼吸的深度,使脾得以更清晰地显示。

脾的血管供应:脾动脉起自腹腔动脉,沿胰腺上缘走行,至脾门附近分若干细支进入脾门(hilum of spleen)。脾静脉(splenic vein)与脾动脉(splenic artery)伴行并靠近胰腺背侧,在脾门部接受来自脾内的静脉分支。脾静脉与肠系膜上静脉在胰颈背面汇合形成门静脉主干。正常脾静脉宽 5~8mm,脾动脉管径 4~5mm,在声像图和彩色多普勒血流显像上易于识别,故常作为脾门和胰腺背侧的声像图标志。

在脾的附近,特别是在胃脾韧带和大网膜中可存在副脾(accessory spleen),出现率 10%~40%。副脾的位置、大小不定,数目可以不止一个。脾切除后副脾可增大,超声检查时切勿将之误认为肿物。

脾的大小和重量因不同年龄、不同性别而异。正常成人脾长 10~12cm,厚 3~4cm,宽 6~8cm,重 100~200g。

第二节　超声检查方法和正常声像图

一、超声检查方法

（一）检查前准备

一般无须特殊准备,但不宜在饱餐后进行,以免受胃推挤过度地向后上方移位。为了清楚地显示脾门区、胰尾、左肾附近肿物,或进行左上腹部病变的鉴别诊断,应在空腹情况下进行检查。空腹检查后饮水 300~500ml(小儿可在哺乳后)再查,可以提高脾及其周围脏器的清晰度和显示率,有利于脾肿物的鉴别诊断。

（二）体位及扫查方法

1. 右侧卧位　此体位比较方便,故最常用于脾的厚径和长径测量。将探头置于脾区第8、9、10、11肋间并靠近腋中线和腋后线,寻找并选择脾最长径及有脾门血管的切面测量脾长径和厚径。也可将探头旋转90°,作脾横断面扫查,选择脾门血管清晰处测量脾的宽径,但是后者临床上比较少用。检查时可适当侧动探头,观察脾包膜和实质内有无异常回声,并用彩色多普勒血流显像(CDFI)技术注意观察脾门部及脾血管在脾内的延伸。

2. 仰卧位　也是常用的扫查体位。将探头置于左腋后线附近,行脾冠状扫查,显示脾、肾及其与脊柱的关系,但容易受肋骨声影的干扰。将探头角度偏向腹侧直至显示脾门,此为前倾冠状断面,同样可用于脾厚径和长径测量(图10-1)。仰卧位检查时操作不够方便,但可补充右侧卧位扫查的不足,尤其适合于危重病患者。

脾大时,可将探头沿左侧肋缘下向左肩方向侧动扫查,声束指向膈面,观察脾实质内有无局灶性或弥漫性病变。

3. 俯卧位　不常用。多在脾萎缩或右侧卧位、仰卧位扫查难以显示脾图像,或少数脾显著肿大而需与腹膜后肿瘤鉴别时应用。

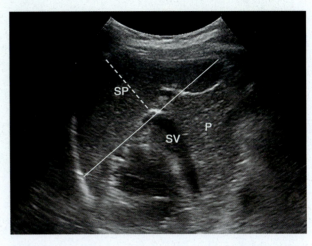

虚线:代表脾厚径;实线:代表最大长径(脾下端至上端)。
P:胰尾;SV:脾静脉。

图 10-1　正常脾声像图和超声测量方法(前倾冠状断面)

二、正常脾声像图

（一）二维超声图像

1. 正常脾声像图　正常脾纵断图(沿肋间扫查)略呈半月形,边缘稍钝。膈面呈整齐而光滑的弧线形回声,部分被肺气混响(多次反射)遮挡;脏面略凹陷,回声较高,有特征性的脾门切迹和脾血管断面(图10-1)。脾实质表现为非常均匀的点状中等水平回声,比左肾皮质回声稍高。

通过腋后线冠状断面,可以清楚显示脾与左肾、脊柱和肺的毗邻关系;通过左上腹横断面扫查(最好采取坐位和饮水,或口服造影剂),可清楚显示胰腺体尾部后方的脾静脉,观察脾门部的脾血管及与胰尾关系;通过左肋间斜断扫查,不仅可以观察脾轮廓和内部回声,对于脾门和脾血管进行彩色多普勒检查以观测血流变化也极为有利。

2. 副脾声像图　偶尔在少数正常人的脾门附近可发现副脾,呈小圆形或椭圆形结节,与脾实质回声相同,属正常变异,切勿误诊为脾门淋巴结肿大或胰尾肿瘤(图10-2)。

（二）多普勒超声

彩色多普勒血流显像显示脾血管呈条状从脾门处进入脾实质内,并在其内分支,呈树枝状分布,通常可显示一到二级分支(图10-2)。脾静脉血流方向远离探头,脾动脉血流方向朝向探头。脉冲多普勒超声显示脾静脉为连续性血流频谱,可受呼吸等因素的影响;脾动脉呈与心率一致的搏动性血流频谱。约有半数副脾有血管分支与脾动静脉相通,CDFI可显示。

（三）超声造影

注射超声造影剂10~15s后,脾内小血管由脾门处开始呈放射状向脾内增强显影,随后脾实质开始不均匀增强。40~50s后,脾实质呈均匀增强,持续5~10min。若存在副脾,注射造影剂后,副脾与脾呈同步增强、同步减退,其内部回声与脾实质回声相同。在造影早期,有时可观察到1支小动脉由脾门开始出现,并进入与其对应的副脾内(视频10-1)。

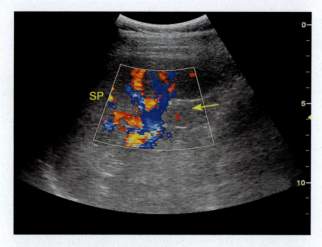

SP：脾。

图 10-2　脾门处彩色多普勒血流成像

显示脾门处动静脉彩色血流,箭头示副脾,其内可检出动脉血流信号。

视频 10-1　正常脾脏超声造影

脾上端副脾小结节,超声造影显示与脾实质同步等增强。

第三节　脾超声测量和正常值

脾的形态比较复杂多变,其解剖位置深在隐蔽,加上肋骨和肺内气体产生的干扰,为准确的超声测量带来困难。

（一）脾径线测量

测量指标有厚径、长径、宽径3种。其中,以右侧卧位厚径、长径测量方法最为简便、实用。也可采用仰卧位,注意将探头置于腋后线,选择适当的脾脏断面。

1. **脾厚径**　通过左侧肋间前倾冠状断面显示脾长轴断面的脾门,以脾动、静脉为标志,测量脾门至脾膈面的间距。

2. **脾长径**　通过左侧肋间前倾冠状断面显示脾的最大长轴断面图像,测量其上下端间距。

3. **脾宽径**　垂直于脾长轴切面,在脾门处测量其最大横径。

婴幼儿、儿童和成人脾脏测值,见表10-1和表10-2。

表 10-1　成人脾脏的正常测值

脾脏	长径/cm	宽径/cm	厚径/cm
成人（男）	9.0±1.1	5.5±1.6	3.1±0.6
成人（女）	8.5±1.5	5.4±1.5	2.9±0.5

表 10-2　婴幼儿及儿童脾脏的正常测值

年龄	脾长径/cm			
	第10百分位数	中位数	第90百分位数	建议上限值
0~3 个月	3.3	4.5	5.8	6.0
3~6 个月	4.9	5.3	6.4	6.5
6~12 个月	5.2	6.2	6.8	7.0
1~2 岁	5.4	6.9	7.5	8.0

年龄	脾长径/cm			
	第10百分位数	中位数	第90百分位数	建议上限值
2~4岁	6.4	7.4	8.6	9.0
4~6岁	6.9	7.8	8.8	9.5
6~8岁	7.0	8.2	9.6	10.0
8~10岁	7.9	9.2	10.5	11.0
10~12岁	8.6	9.9	10.9	11.5
12~15岁	8.7	10.1	11.4	12.0

临床上超声评价脾脏大小,以长径和厚径较常用,因为两径线与脾脏实际大小和重量相关性较好。

(二) 脾脏最大切面面积超声测量

利用仪器电子测定面积装置,进行脾脏轮廓描绘,直接读数。亦可采用面积代表值进行评估。面积代表值=长×厚。

(三) 脾脏体积测定

成人和儿童脾脏体积测定方法复杂,需特殊设备,三维超声探头扫描范围有限,实际应用比较困难。胎儿脾体积测量可采用三维超声计算机辅助虚拟脏器分析技术(VOCAL),有一定的实用价值。

与体积测定相似的脾脏测量指标尚有脾体积代表值。根据尸检体积代表值与脾重的相关研究,证实了二者呈高度相关。体积代表值=长×厚×宽。正常成人脾面积、面积代表值和体积代表值,见表10-3。

表 10-3　正常成人脾的面积、面积代表值和体积代表值

脾脏	面积/cm²	面积代表值/cm²	体积代表值/cm³
成人(男)	26.6±6.5	30.6±6.8	175.2±77.5
成人(女)	24.3±6.8	27.2±6.5	136.7±63.8

第四节　脾　疾　病

一、弥漫性脾大

【病理】

弥漫性脾大(diffuse splenomegaly)的病因很多。常见病因包括①感染性疾病:急性和亚急性感染性疾病如传染性肝炎、细菌性心内膜炎、败血症、传染性单核细胞增多症、伤寒等;慢性感染如慢性肝炎、粟粒型结核等;②淤血性疾病:如肝硬化继发门静脉高压、门脉血栓形成、布-加综合征、脾静脉阻塞综合征和慢性心力衰竭;③血液病:如红细胞和淋巴细胞生成异常性疾病和骨髓增生性疾病;④先天性代谢性疾病:如戈谢病、糖原沉着病等;⑤自身免疫性疾病:如红斑狼疮、结节性动脉周围炎等;⑥寄生虫性疾病:如疟疾、血吸虫病等。

【临床表现】

弥漫性脾大常为全身疾病的一部分,除了自身疾病的表现外,还有不同程度的脾大及由脾大压迫

周围器官所致的左上腹部不适、腹胀、疼痛及食欲缺乏等。

【超声检查】

1. 二维超声图像

（1）脾大的超声诊断标准（满足任何一条即可诊断）

1）成年男女脾厚径分别超过 4cm 和 3.8cm,同时脾下缘超过肋缘线。

2）脾长径超过 12cm。

3）婴幼儿和儿童脾长径超过正常相同年龄组上限值或脾/左肾长径比值大于 1.25。

正常脾测量值个体差异较大,其他指标如脾的面积、面积代表值和体积代表值仅供参考。

超声检查脾大时,可根据其程度分为轻度、中度和重度脾大。①轻度脾大:仅表现为超声径线测值超过正常标准,脾形态无明显改变;仰卧位平静呼吸时不超过肋缘线,深吸气时可达肋缘下 2~3cm。②中度脾大:脾各径线显著增加,仰卧位平静呼吸时在肋缘下可探到脾下缘,深吸气时超过 3cm,但未超过脐水平,也未对邻近器官产生压迫移位。③重度脾大:脾的体积进一步增大,对邻近器官如肾脏产生压迫性移位、变形或伴有横膈明显抬高;脾前缘可超过左锁骨中线,甚至抵达腹正中线,脾下缘可超过脐水平线甚至抵达盆腔。

（2）弥漫性脾大的超声分型:根据脾大的程度和声像图表现不同,有学者将脾大分成 3 型。①感染性脾大（"软性"脾大）,包括急性和慢性 2 个亚型;②淤血性脾大（图 10-3）;③增生性脾大（"硬性"脾大）,多见于白血病和淋巴瘤等血液病。上述分型有一定的实用价值（表 10-4）。

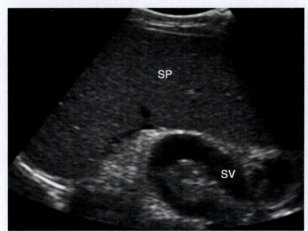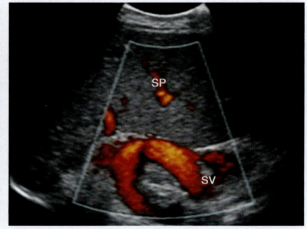

SP:脾;SV:脾静脉。

图 10-3　肝硬化引起淤血性脾大声像图和彩色能量图表现
脾静脉迂曲、扩张。

表 10-4　脾大病因及其声像图表现

病因	脾大	形态	脾内部回声	其他特点	弹性成像
感染性疾病					
急性期	+~++	正常	均匀低回声	感染控制后体积可恢复正常	软
慢性期	++~+++	正常或失常	等回声或低回声	感染控制后难以恢复正常	软或较硬
淤血性疾病					
早期	+~++	正常	均匀等回声	脾静脉增宽>8mm	软

续表

病因	脾大	形态	脾内部回声	其他特点	弹性成像
晚期	++~+++	失常	均匀增强	脾静脉及侧支扩张、迂曲,偶见血栓形成	较硬或硬
血液病					
红细胞生成异常性疾病	±~++	正常	均匀等回声	局灶性病变少见,可由脾内髓外造血或脾梗死引起	较硬
骨髓增生性疾病	+~+++	正常或失常	均匀等回声或低回声	局灶性病变少见,可由脾内髓外造血所致	较硬
淋巴细胞生成异常疾病	+~+++	正常或失常	均匀低回声	可见局灶性低回声,由恶性淋巴细胞侵犯所致	硬
先天性代谢性疾病:血色病、肝豆状核变性、戈谢病、Niemann-Pick病	++~+++	失常	等回声或显著增强	约1/3病例伴有脾内局灶性病变,多发、圆形的低、混合性或高回声。由戈谢细胞团、纤维增生或梗死所致	较硬或硬
自身免疫性疾病:Felty综合征、Still病、系统性红斑狼疮、皮肌炎、淀粉样变性	±~++	正常	均匀等回声	脾内局灶性病变极少见,偶由栓塞或脾内淀粉样瘤形成	软或较硬
寄生虫性病变:疟疾、黑热病、血吸虫病、弓形体病、锥虫病	++~+++	正常或失常	等回声、低回声或高回声	约7%血吸虫病脾内可出现局灶性高回声	硬

2. 多普勒超声　脾内彩色血流信号普遍增多,脾动脉峰值流速增高。合并脾静脉血栓时,可见血流消失或变细。

3. 超声造影　表现为轻度延迟的整体增强,增强早期的不均匀表现更为明显。如果伴有脾局灶性病变,有着不同疾病的造影特点。

【鉴别诊断】

超声检查可以确定有无弥漫性脾大,但对其病因的鉴别诊断并无太多帮助。核素扫描和CT检查也缺乏特异性。病因诊断主要依靠临床和实验室检查,如生化、细菌学、寄生虫学、免疫学、骨髓细胞学检查等。超声检查发现脾大,尚需与左上腹部其他肿物鉴别。

1. 左上腹部肿物　腹膜后巨大肿物、左叶肝脏巨大肿瘤等周围脏器肿瘤,可使脾发生移位,勿将肿物误认为脾及其肿物。

2. 脾下垂和游走脾　脾下垂(splenoptosis)常合并其他内脏下垂,且多数脾下垂患者脾体积正常,这些都有助于鉴别。游走脾(floating spleen)多位于左侧盆腹腔,其回声与脾相似,努力寻找脾门血管和脾切迹有助于鉴别。必要时核素检查可以协助诊断。

【临床价值】

超声检查有助于迅速诊断弥漫性脾大及其程度,有助于与左上腹部其他肿物鉴别,已成为影像学检查的首选方法。但应注意,正常人脾脏大小可以有较大的差异。超过正常超声测值指标的"轻度脾大",其实际意义需要医师根据临床资料全面评估。据研究,约有25%的正常健康检查的儿童触及脾并被超声检出"轻度脾大",不少身体强健的职业运动员超声检查常有"脾大"。

超声检查用于弥漫性脾大的病因鉴别,其特异性较差,但有助于提示若干原因引起的充血性脾大以及某些脂质或糖原代谢障碍等所致的脾大。CDFI对于门静脉高压和脾静脉阻塞综合征等血液循环所致的脾大,还可提供血流动力学和病理生理学的诊断信息。

二、脾囊肿

【病理】

脾囊肿(splenic cyst)可分寄生虫性和非寄生虫性囊肿,后者又可分为真性和假性囊肿两类。真性囊肿的囊壁有分泌细胞,如单纯性或先天性脾囊肿、表皮样囊肿(epidermoid cyst)、罕见的内膜异位症性囊肿;假性囊肿的囊壁无内衬的分泌细胞,多由脾损伤和梗死演变而来,少数由胰腺炎累及脾或脾内异位胰腺炎所致。

【临床表现】

单纯性脾囊肿一般无自觉症状。脾假性囊肿常有外伤史和左季肋部胀痛不适。表皮样囊肿和棘球蚴(包虫)囊肿多表现为左上腹包块。脾棘球蚴囊肿(echinococcus cystis of spleen)比较少见,仅占腹部棘球蚴病患者的2.5%,而且多与肝棘球蚴病(肝包虫病)或其他脏器棘球蚴囊肿伴发。

【超声检查】

1. 二维超声图像

(1) 单纯性脾囊肿:①脾实质内出现圆形或椭圆形无回声区;②囊壁菲薄、光滑;③囊肿后壁和后方组织回声明显增强(图10-4A);④脾脏多无明显增大,除非脾囊肿的体积较大;脾外形一般无改变,有时仅见局部隆起;个别外生性囊肿显著向包膜外突出(注意仔细扫查以免漏诊);⑤复杂性囊肿:囊肿合并出血或感染时,内部回声增多,可见分隔回声,囊壁也可稍厚。

(2) 表皮样囊肿:①表皮样囊肿一般较大,故常伴有脾体积增大和形态改变;②囊肿形态近圆形,边界清晰,囊壁较光滑,可伴有轻度不规则,有时可见分隔;③囊内常为无回声或浮动的细点状中强水平回声(代表胆固醇结晶和脱落的内皮细胞碎屑),后壁及后方组织回声增强(图10-4B)。

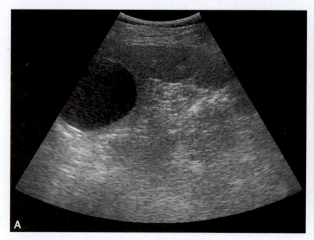
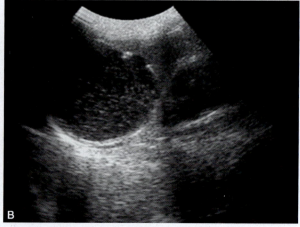

图 10-4 脾囊肿声像图
A.单纯性脾囊肿声像图;B.表皮样囊肿声像图。

（3）脾棘球蚴囊肿：①脾大，脾内出现圆形或椭圆形无回声区。②囊壁厚，清晰光滑。仔细分辨囊壁可见"双边"结构，厚约 1mm，具有特异性诊断价值（代表母囊）。③棘球蚴囊肿可能出现几种不同的声像图类型，如单囊型（单房囊肿，变动体位时有时可见包囊砂呈"落雪状"）、多房型（子囊型，内有多数分隔，可呈蜂房样）等。此外，还可出现内囊分离、塌陷和囊壁不同程度钙化等表现，与单纯性脾囊肿易于区别。

（4）脾假性囊肿（splenic pseudocyst）：①假性囊肿可位于脾实质内或包膜下，呈圆形、椭圆形、梭形或不规则形；②囊肿内壁常欠光滑、略厚，偶尔可发生囊壁钙化；③囊腔内可有分隔、低水平回声和分层沉淀现象（图 10-5）。

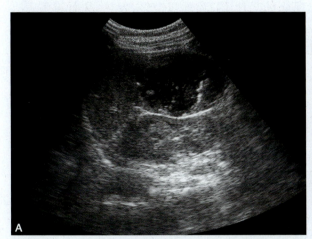
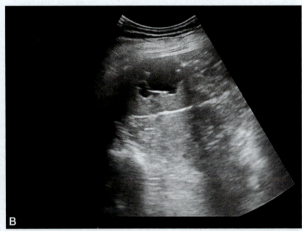

图 10-5　脾假性囊肿声像图

A. 脾假性囊肿并囊壁钙化；B. 脾囊肿并多发分隔。

2. 多普勒超声　囊内无彩色血流，表皮样囊肿内的点状强回声可能出现快闪伪像，部分病例囊壁可见点状彩色血流信号。

3. 超声造影　囊肿内未见微泡造影剂信号增强，呈无回声。

【鉴别诊断】

与脾囊肿鉴别的其他疾病有：脾结核性脓肿、脾血管畸形（脾动脉瘤）、外生性左肾上极囊肿、胰尾部靠近脾门的胰腺假性囊肿、转移性卵巢囊腺癌等。鉴别诊断有困难时，可于超声引导下抽吸结合实验室和病理检查以明确诊断。

【临床价值】

超声检查是脾囊肿首选的影像学检查方法，它可提供重要的诊断和鉴别诊断信息。彩色多普勒血流显像有助于确定或除外酷似脾囊肿的少见病（如脾动脉瘤）。此外，对于体积较大并且有症状的脾囊肿，超声引导下介入性操作有助于进一步诊断与处理。

三、脾肿瘤

【病理】

脾肿瘤（splenic tumor）比较罕见，有原发性（良性、恶性）和转移性两类。临床上以恶性淋巴瘤和急性、慢性白血病引起者相对多见，它们往往引起普遍性均质性脾大，真正引起局灶性单发和多发结节损害者较少。

原发性良性脾肿瘤以血管瘤、内皮瘤、错构瘤、畸胎瘤、淋巴管瘤等相对常见,原发性恶性肿瘤多为淋巴肉瘤和血管内皮肉瘤。脾转移性肿瘤有淋巴瘤、皮肤黑色素瘤以及来自消化道、胰腺、肺、乳腺、卵巢等不同部位的恶性肿瘤。据尸检研究资料,恶性淋巴瘤患者脾的受累率高达75%。另有资料表明,霍奇金淋巴瘤与非霍奇金淋巴瘤早期受累率分别可达34%~42%和64%。从这个意义上讲,脾转移性肿瘤实际上并非罕见。

【临床表现】

脾良性肿瘤多无症状,脾大或肿物较大时可致左上腹不适、隐痛等。脾恶性肿瘤在早期亦可无任何症状,随着肿瘤增大可出现左上腹胀痛,晚期可出现全身乏力、倦怠、体重减轻、发热、贫血等恶病质症状。临床上早期发现脾肿瘤常很困难,超声检查有助于鉴别弥漫性脾大和脾脏局限性占位病变包括不同类型的脾肿瘤。近年来许多研究指出,超声引导穿刺活检有助于提供细胞学和病理组织学诊断。

【超声检查】

1. 脾血管瘤(splenic hemangioma)

(1)二维超声图像:脾内出现一个或数个圆形或椭圆形病变,通常边界清晰、规整,多为高水平回声型,亦可呈低水平回声型或混合回声型,极少数呈无回声型,伴有轻度后方回声增强(图10-6)。

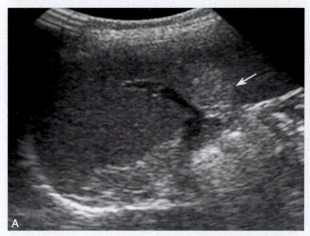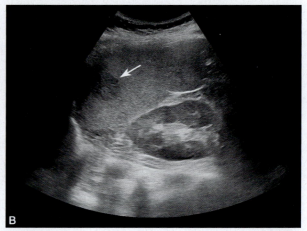

图 10-6 脾血管瘤声像图
A.单发高回声型(箭头所示);B.单发低回声型(箭头所示)。

(2)多普勒超声:瘤体内常不显示明显的彩色血流信号,个别在瘤体周边探及点状或短线状血流,可为动脉或静脉血流频谱。

(3)超声造影:表现为快速向心性或弥散性增强,增强持续时间较长,呈现"快进慢退"模式。有时大的病灶增强后会有后方衰减等改变(视频10-2)。

2. 脾淋巴管瘤(splenic lymphangioma)　本病也称淋巴管囊肿。

(1)二维超声图像:多为无回声型,内有细条状回声呈多房样结构(图10-7A),周边多数较清晰,后壁回声增强。

(2)多普勒超声:较少显示彩色血流信号(图10-7B)。

(3)超声造影:常显示出树枝样逐渐填充整个病灶,其消退也较慢,与脾血管瘤相似。

视频1002

视频 10-2　脾血管瘤超声造影
脾血管瘤超声造影显示结节快速高增强,增强程度高于周围正常脾实质,持续时间长。

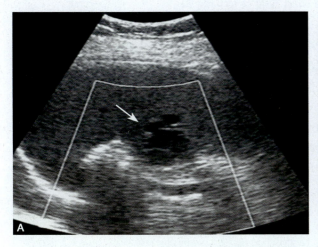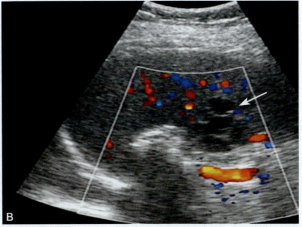

图 10-7 囊性淋巴管瘤超声表现

二维超声显示囊性淋巴管瘤呈多房样无回声(箭头所示),CDFI 血流显示较少。

3. 脾淋巴瘤(splenic lymphoma)

（1）二维超声图像

1）非霍奇金淋巴瘤和霍奇金淋巴瘤患者可伴有弥漫性脾大。脾实质呈弥漫均匀中等水平回声（弥漫浸润型）。此类病变比较多见,但缺乏特异性,敏感性也差。

2）脾内局限性病变,多为非霍奇金淋巴瘤引起。一般呈圆形或椭圆形,境界较清晰(图 10-8)。按照病变大小可分为①小结节型:超声表现为多数散在的低回声结节,结节直径一般小于 1cm;②大结节型:超声表现为脾内多发低回声结节,结节直径一般小于 3cm;③大块型:多呈低回声性肿物,直径一般大于 3cm。这种分类方法有一定的临床意义。一般而言,弥漫浸润型和小结节型倾向于相对低度的恶性淋巴瘤,而大结节型和大块型更倾向于高度侵袭性的恶性淋巴瘤。

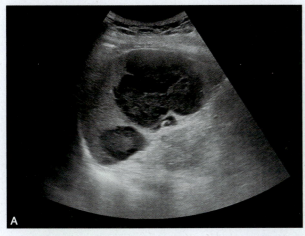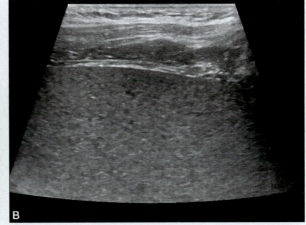

图 10-8 脾淋巴瘤声像图

A.非霍奇金淋巴瘤(多发,低回声大结节型);B.转移性非霍奇金淋巴瘤(多发性低回声小结节型),高频超声显示脾内弥漫分布低回声小结节,结节径线比较均匀一致。

上述局灶性病变按回声不同,可分为类囊肿型、低回声型、回声增强型和钙化型。其中以低回声型或类囊肿型最多见,在化疗之后偶可见到回声增强和钙化型。

（2）多普勒超声:瘤体及周边可显示彩色血流,并可测及高速高阻动脉血流频谱。

（3）超声造影：为动脉相低增强，与脾血管瘤和脉管瘤及错构瘤相比为"快进快退"增强模式的表现（视频10-3）。

4. 脾血管内皮肉瘤（splenic hemangioendothelial sarcoma）

（1）二维超声图像：脾血管内皮肉瘤是常见的原发性恶性肿瘤之一，其声像图表现为脾实质内较大或巨大的实性占位性病变，也可呈囊实性混合性肿物。肿物回声呈非均匀性增强或减低，显著的占位效应和邻近器官受压现象以及肿物压缩性差为其特点（图10-9）。

（2）多普勒超声：常能显示瘤体内、瘤周边的彩色血流，呈点状或短线状，为动脉或静脉血流频谱，动脉血流呈高速低阻型。

视频1003

视频 10-3　脾淋巴瘤超声造影
脾内淋巴瘤超声造影呈迅速高增强，高于脾实质，随后造影剂迅速消退，病灶强化程度低于周围实质。

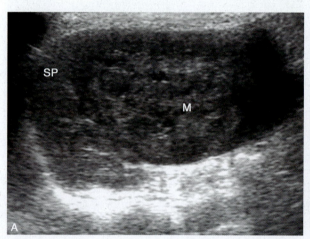
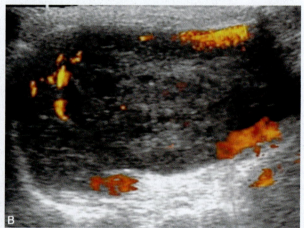

M：血管内皮肉瘤；SP：脾。

图 10-9　脾血管内皮肉瘤灰阶超声（A）和彩色能量图表现（B）

5. 脾转移性肿瘤（metastatic tumor of spleen）

（1）二维超声图像：脾转移性肿瘤的声像图表现与原发肿瘤病理结构有关，多为低回声，部分呈高回声及混合回声（图10-10），内部回声分布不均，边界清晰。个别可出现周围晕环或复合囊性病变征象。病变常为多发，病灶增大可相互融合成团块状。

（2）多普勒超声：多不能显示瘤体内的彩色血流，个别可在周边显示高阻型动脉血流。

（3）超声造影：与淋巴瘤相似，注射造影剂后，可以观察到病灶周边开始环状增强，而后向病灶内部填充，常在几分钟内消退并呈低回声。病灶边界清晰，但其回声强度常低于周围脾实质。到增强晚期，病灶-脾实质之间的反差更为明显，能发现二维超声不能发现的小病灶或转移灶。

【鉴别诊断】

脾肿瘤需与梗死、血肿、脓肿、结核等脾局灶性病变相鉴别。超声造影和增强CT有助于鉴别诊断。鉴别诊断有困难时，超声引

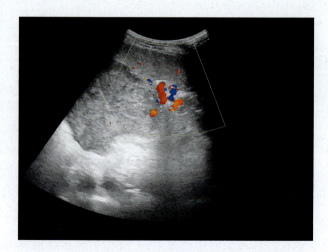

图 10-10　脾转移性肿瘤
胃癌脾实质内转移，病灶形态不规则，呈不均质回声。CDFI显示病变周边少量血流信号，脾门血管受压移位。

导下穿刺活检常能明确诊断。

【临床价值】

超声检查能早期发现脾肿瘤,对脾囊实性病变的物理性质鉴别具有很高的准确性,但对肿瘤的定性诊断仍存在着一定困难。CDFI 虽能反映脾肿瘤的血供情况,但对脾肿瘤的定性诊断也同样存在局限性。超声造影可观察肿瘤血流灌注的表现,能明显提高脾内病灶的检出率,对定性诊断也很有帮助。超声及超声造影对化疗后脾病灶的疗效随访有很高的临床应用价值。采用超声引导下穿刺活检能进一步提高脾肿瘤诊断的准确性。

四、脾外伤

【病理】

在腹部闭合性损伤中,脾破裂(splenic rupture)居于首位。脾破裂可分以下 3 种类型:①真性脾破裂,破损累及包膜,引起不同程度的出血,即脾周围血肿或游离性腹腔内出血,后者易导致失血性休克;②中央型破裂,即破裂发生在脾实质内,引起实质挫伤、实质内多发性小血肿或较大血肿;③包膜下破裂,引起包膜下血肿。

【临床表现】

脾破裂部位最多见于脾外侧膈面,也可发生于脾上极、下极或近脾门处。临床表现与破裂的部位、损伤类型及失血的轻重缓急程度有关。轻者仅表现左季肋部局部疼痛;重者可出现局部绞痛,腹膜刺激征,甚至出现休克等症状。脾破裂需要及时诊断和抢救,危重患者短时间内可因失血过多而死亡。

脾破裂通常有明显的外伤史,自发性破裂相对少见。多数患者伴有脾大,这是因为脾大患者外伤后引起脾破裂的概率较高,脾实质挫伤出血和血肿又常引起脾大。急性脾外伤可引起迟发性脾破裂,亦可演变为脾假性动脉瘤,一般发生于伤后 2 周左右,应予注意。

【超声检查】

脾破裂的声像图表现取决于脾破裂的类型和病期。

1. 二维超声图像

(1) 中央型破裂(脾挫伤):正常脾实质回声十分均匀,脾挫伤引起实质内片状或团块状回声增强或强弱不均,代表新鲜出血或血肿(图 10-11A)。这种异常回声可发展为局限性无回声区或低回声区(局限性血肿),也可发展为多发小片状低回声区(代表多发性小血肿)。局限性回声增高的新鲜血肿有时表现酷似脾肿瘤,其特点是多样性和易变性,隔日复查常见明显的动态改变如回声由强变弱,多数含液性病变融合扩大等。

(2) 包膜下脾破裂(脾包膜下血肿):①多数呈梭形或不规则形无回声区或低回声区,位于脾包膜下方。血肿通常位于脾的膈面或外侧,使脾实质受压移位(图 10-11B)。②血肿内可有低回声的团块和沉淀物,代表凝血块和血细胞沉渣。有时尚可见索条状分隔样结构,系机化所致,代表陈旧性血肿。

(3) 真性脾破裂

1) 脾包膜的连续性中断:脾实质常可见裂口与裂隙(图 10-11C),甚至大部分断裂。严重者,脾失去其正常轮廓。少数脾上极破裂或由于疼痛等原因超声扫查困难,看不到脾包膜撕裂的原发征象。

2) 脾周围积液征象:脾周围出现低水平回声或无回声区,适当加压扫查可见积液宽度发生改变。此乃脾周围血肿表现,为真性脾破裂的重要间接征象。但非手术指征,需要严密随诊观察。

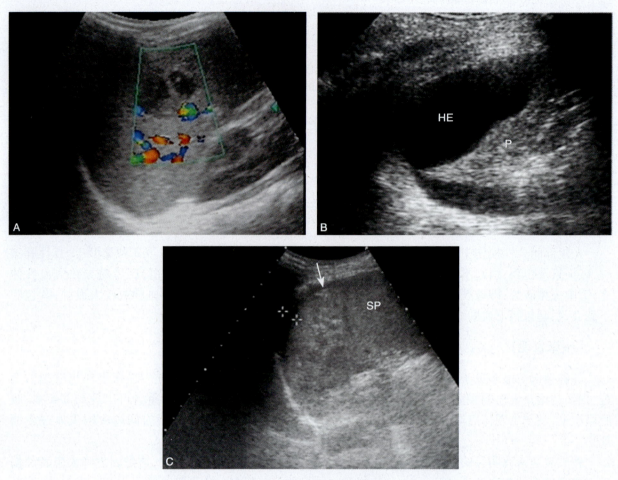

HE:血肿;P:正常脾实质;SP:脾。

图 10-11 脾破裂超声图像

A. 中央型破裂,实质内新鲜血肿形成,CDFI 血肿内未见血流信号;B. 包膜下脾破裂,脾包膜下血肿;C. 真性脾破裂,脾包膜连续性中断(箭头示),脾周积液(测量标志示)。

3)腹膜腔游离积液及活动性出血征象:此系真性脾破裂的又一重要继发性征象,有重要的临床意义。少量出血时,仅在左上腹脾周出现无回声或低回声间隙,同时在直肠膀胱陷凹或直肠子宫陷凹内有积液征象;多量出血时,膀胱和盆腔无回声区范围增大;大量出血时,无回声区扩大至右侧腹部,肠间隙、肝周围、膈下区均可见到。急性脾破裂应当动态观察出血量变化,若在最初几小时内出血量明显增多,应提示活动性出血。

2. 多普勒超声 彩色多普勒血流显像检查在脾挫伤和血肿内常无血流信号。

3. 超声造影 中华医学会外科学分会根据临床术中所见,将脾脏外伤程度分级如下。Ⅰ级:脾被膜下破裂或被膜及实质轻度损伤,手术所见脾裂伤长度≤5cm,深度≤1cm。Ⅱ级:脾裂伤总长度>5cm,深度>1cm,但未累及脾门或脾段血管受损。Ⅲ级:脾破裂伤及脾门或脾部分离断,或脾叶血管受损。Ⅳ级:脾广泛破裂,或脾蒂、脾动静脉主干受损。相比于常规超声检查,超声造影能精准显示脾外伤的部位、大小和范围,从而明确脾损伤类型并做出分级诊断。

注射造影剂后,脾破裂区域显示为边缘清晰的轻度增强或无增强区,尤其在增强晚期更为明显(图 10-12)。实时超声如果发现造影剂外溢至脾周围或浓聚的形态发生改变,提示脾活动性出血。

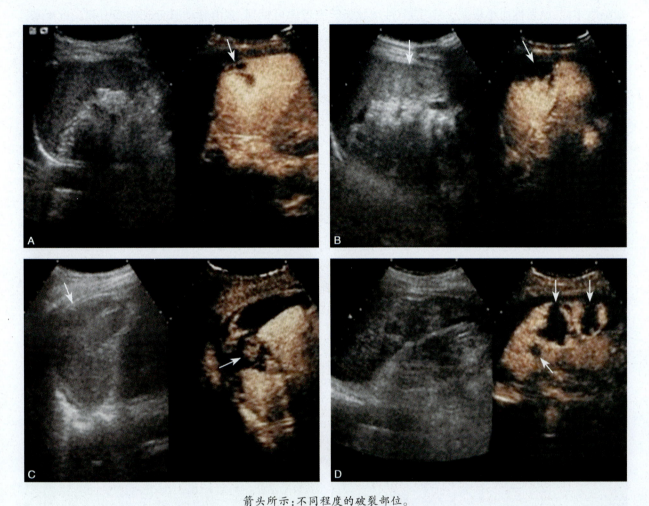

箭头所示：不同程度的破裂部位。

图 10-12　常规超声与超声造影诊断脾外伤和分级的比较

A. Ⅰ级脾外伤，常规超声呈假阴性；B. Ⅱ级脾外伤；C. Ⅲ级脾外伤；D. Ⅳ级脾外伤。

【鉴别诊断】

脾破裂的声像图表现多种多样，有时酷似脾脏许多局灶性病变，如多种脾肿瘤、脾脓肿和脾梗死等。但是，结合有无外伤病史和其他临床资料并认真进行图像分析，不难加以鉴别。

【临床价值】

值得指出的是，常规超声检查有助于脾外伤的诊断并确定其类型。然而不少研究表明，超声诊断急性脾破裂的敏感性和准确性有较大的局限性，例如难以判断急性损伤的类型，漏诊率较高，远不及增强 CT 和超声造影。但是，超声特别有助于急性脾破裂合并腹膜腔出血的迅速诊断和果断处理。

超声造影有助于快速进行脾损伤的准确分级诊断，其准确性与 CT 相近，可望代替增强 CT 检查。对于血流动力学稳定并采取保守治疗的多数脾外伤患者，常规超声和超声造影可以作为理想的随访工具。

五、脾梗死

【病理】

脾梗死（splenic infarction）以往比较少见，在风湿性心瓣膜病、细菌性心内膜炎、慢性白血病、真性红细胞增多症、原发性血小板减少症、结节性动脉炎等患者偶可见到,多由脾动脉分支栓塞引起。近年来,由于介入性诊断和治疗需要开展 X 线血管造影和选择性肝、脾动脉栓塞术,致使本病发生率明显提高。

【临床表现】

轻度脾梗死临床上仅表现为低热和白细胞增多,上腹不适。严重梗死可突然发生左上腹部剧烈疼痛,并向左肩放射,可伴有高热及脾周围炎症,甚至发展为脾脓肿。

【超声检查】

1. 二维超声图像

（1）脾大:脾梗死好发于淤血性脾大、原发性血小板减少症和慢性白血病等患者,故脾大者多见。

（2）急性期脾梗死:脾实质内出现单发性或多发性病变。前者呈局限性回声减低区,典型者呈楔形,底部宽,朝向包膜;后者范围较广,脾周围出现大片回声减低区,内有蜂窝状或短线状纹理（图 10-13A）,正常脾实质靠近脾门区。当组织液化坏死时,尚可出现无回声区和假性囊肿。脾动脉栓塞所致全脾梗死者少见,声像图表现为整个脾实质非均质性弥漫性回声减低。

（3）陈旧性脾梗死:常因纤维化、瘢痕化和钙化产生不同程度的高回声、强回声（钙化灶尚可伴有声影）,病变体积反而趋于缩小。

2. 彩色多普勒超声

CDFI 可显示脾实质内缺乏血流灌注的梗死区,其形态特征如前所述（图 10-13B）,故有助于本病诊断。

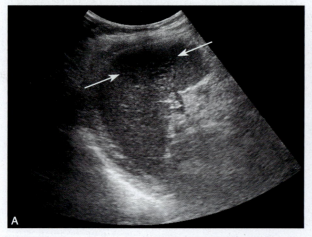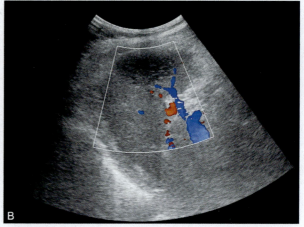

图 10-13　脾梗死超声图像
A. 单发性脾梗死（箭头所示）;B. CDFI 显示梗死区域无血流信号分布。

3. 超声造影

与脾周围实质相比,梗死区多为无增强,其边界清晰。动脉相有时可见脾动脉分支,增强时突然中断。

【鉴别诊断】

典型脾梗死声像图表现并不多见,检查时需注意多个切面观察,以获取典型声像图。对于接受导管术和有栓塞病史的患者,脾脏超声检查时需要提高警惕,以早期发现。超声诊断时需与脾脓肿、脾肿瘤等鉴别。

【临床价值】

根据典型超声表现和病史,超声诊断较易。超声造影有助于明确诊断,超声随访有助于了解病情变化。尽管增强 CT 对脾梗死的诊断优于常规超声,但常规超声联合超声造影可部分代替增强 CT 检查。

六、脾结核

【病理】

脾结核（splenic tuberculosis）常为全身性血行播散性结核的一部分。它可表现为弥漫的粟粒样结核结节（急性血行播散），也可表现为慢性局灶性病变如结核瘤、结核性脓肿。以上病变尚可伴有或形成多发和单发钙化灶。本病常有不同程度的脾大。

【临床表现】

脾结核常见于体型瘦弱者。可有午后低热和夜间盗汗等中毒症状，常伴有其他部位结核的表现。患者常有轻度贫血，红细胞沉降率加快，结核抗体阳性。

【超声检查】

1. 二维超声图像

（1）轻度脾大。

（2）急性粟粒型结核：脾内出现许多散在分布的微小结节（图 10-14A），直径 2~5mm。治愈后，可残留或演变为多数点状强回声，代表钙化灶。

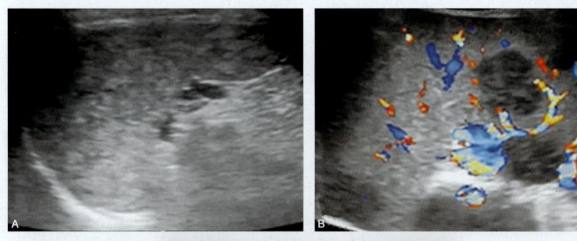

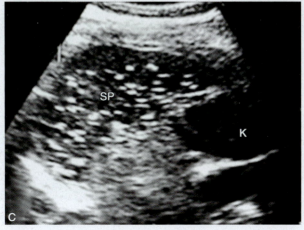

K：肾；SP：脾。

图 10-14　脾结核超声图像
A. 粟粒型；B. 结节型；C. 纤维钙化型。

（3）局灶性脾结核：通常呈单发或多个低回声结节，有时酷似肿瘤（图10-14B），其中可伴有小片无回声区（代表结核性脓肿液化坏死）和斑点状（图10-14C）、斑块状强回声，后者常伴有声影（代表钙化灶）。

（4）分型：有学者将脾结核声像图分为4型，即粟粒型、结节型、脓肿型和纤维钙化型（图10-14）。

2. 多普勒超声 粟粒型脾结核多普勒超声显示脾门和脾实质内丰富血流信号；结节型脾结核结节内部少许血流信号；脓肿型结节内部无血流信号显示。

【鉴别诊断】

脾结核的声像图表现属非特异性，需结合病史、化验检查、影像学检查以及诊断性抗结核治疗进行诊断。本病尚需与其他脾脏局灶性病变如脾肿瘤和组织胞浆菌病等鉴别。超声引导穿刺组织活检和微生物学检查有助于确定诊断。

七、脾脓肿及真菌感染性脓肿

【病理】

脾脓肿（splenic abscess）并不多见，在败血症、细菌性心内膜炎、晚期肿瘤使用免疫抑制药物和免疫系统缺陷的患者中相对多见，偶尔在脾外伤后也可发生。

【临床表现】

临床上主要表现为高热、左上腹部疼痛及包块，白细胞计数增多。可有腹膜刺激征，偶有患侧反应性胸膜腔积液。

【超声检查】

1. 二维超声表现

（1）脾脓肿：常表现为脾大和局限性的低回声或混合性回声病变，边界常不规则，壁较厚。当合并产气杆菌感染时，病灶内可见气体强回声伴不典型声影或彗星尾征（图10-15）。

（2）脾真菌感染性脓肿（真菌性肉芽肿）：声像图有多种表现。①轮中轮型：见于疾病早期，系由于病变中心坏死（低回声）外有炎症细胞包绕（高回声），周缘有纤维增生（低回声）形成的特征性的分层回声结构；②靶环型：此型较多见，由轮中轮型演变而来，直径1~4cm；③低回声型；④钙化型：呈强回声，伴有声影。

2. 频谱多普勒超声
在脓肿早期可探及彩色血流信号，并可测及动脉血流。在成熟期，内部液化区无血流信号，在脓肿边缘可出现少许彩色血流信号，其动脉的阻力指数可为低阻型。

3. 超声造影
脾内脓肿超声造影表现为边缘清晰，周围回声环状增强、内部轻度增强的病灶，尤其在造影晚期表现更明显。脓

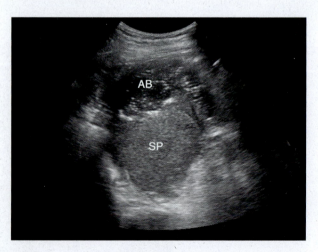

AB：脓肿；SP：脾。

图10-15 脾脓肿声像图

脾内混合性回声病变，内见低回声及多发点状强回声，代表气体。

肿内部的分隔可见增强表现,其内部坏死、液化部分无增强。脾包膜下或脾周脓肿病灶表现为周围环状增强,中心无明显增强。

【鉴别诊断】

脾脓肿需与脾囊肿、脾血肿、脾梗死、脾淋巴瘤相鉴别。

1. **脾囊肿**　较为少见。表现为圆形无回声区,壁薄清晰,规整,后方回声明显增强。CDFI 内部未见血流信号。

2. **脾血肿**　多数患者新近有外伤史,超声表现多为不规则低回声型,其周围无明显血流信号,可资鉴别。

3. **脾梗死**　多为楔形或不规则形的低回声区,边界可清晰但无明确包膜,彩色多普勒血流显像无血流信号。超声造影示梗死灶内无增强。

4. **脾淋巴瘤**　可呈低回声,圆形或椭圆形病灶,边界清晰、规整。彩色多普勒血流显像可显示内部彩色血流信号,并可测及动脉血流频谱。

【临床价值】

超声和超声造影对脾脓肿有一定的诊断价值,但仍有一定的局限性。超声引导下穿刺活检和引流能明确诊断并可以避免脾手术切除。

(崔立刚)

参考文献

［1］曹海根,王金锐. 实用腹部超声诊断学. 2 版. 北京:人民卫生出版社,2006.

［2］袁光华,张武,简文豪,等. 超声诊断基础与临床检查规范. 北京:科学技术文献出版社,2005.

［3］张武. 现代超声诊断学. 北京:科学技术文献出版社,2008.

［4］RUMACK CM,WILSON SR,CHARBONEAU JW,et al. Diagnostic ultrasound. 3rd ed. Philadelphia:Elsevier Mosby Publisher,2005.

［5］梁峭嵘,黄春燕,梁彤,等. 超声造影在脾外伤评估及分级诊断中的临床应用. 中华医学超声杂志(电子版),2008,5(2):288-294.

［6］COLECCHIA A,MONTRONE L,SCAIOLI E,et al. Measurement of spleen stiffness to evaluate portal hypertension and the presence of esophageal varices in patients with HCV-related cirrhosis. Gastroenterology,2012,143(3):646-654.

［7］CHEN JW,YEH DM,PENG SH,et al. Sonographic diagnosis of a subclinical wandering spleen:role of the decubitus position. J Ultrasound Med,2012,31(3):483-487.

第十一章　胰　　腺

第一节　胰腺超声解剖

成人胰腺(pancreas)为扁长三角形器官,长 12～20cm。胰腺位置较深,位于胃的后方,相当于第1、2 腰椎水平,十二指肠降部和脾门之间,横位于腹后壁。胰腺无真正的包膜,周边仅有纤细的纤维组织包绕。成人胰腺重 85～95g。可分为胰头、胰颈、胰体、胰尾 4 部分。

胰头部为胰腺右侧端最宽大的部分,位于脊柱右侧,第 2 腰椎水平的十二指肠 C 字形弯曲内,十二指肠降部和横部紧紧围绕胰头(图 11-1);胰头上方与胃网膜孔和小网膜囊相邻,后方与下腔静脉相邻。胆总管末段穿行于胰头的后上部分,终止于十二指肠的 Vater 壶腹。故当胰头病变如胰头癌时,常侵犯胆总管,导致胆总管狭窄,临床表现为进行性加重的梗阻性黄疸。

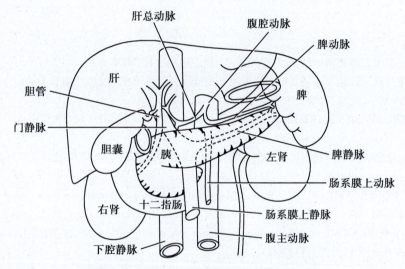

图 11-1　胰腺解剖示意图:胰腺的分部及毗邻

胰颈部为胰头与胰体间的狭窄部分,它位于小网膜囊后方的后腹膜内,肠系膜上静脉穿行于胰颈后部,并与脾静脉汇合成门静脉主干。胰头、颈部癌易压迫或侵及门静脉。

胰体部位于主动脉前方、小网膜囊后方,胰体前方隔网膜与胃窦和胃体相邻,后方无腹膜覆盖,后方由右向左与腹主动脉、肠系膜上动脉起始部、左肾上腺以及左肾血管相邻;脾静脉位于上述诸结构与胰腺之间。胰体的中线部分位于第 1、第 2 腰椎椎体的前方,因此处最为固定,故为腹部钝性外伤的常见部位。

胰尾部位于脊柱左侧、第 12 胸椎至第 1 腰椎水平。解剖上很难确定胰体、尾的界限。脾动脉位于胰体尾上方,脾静脉位于胰体尾后方,左肾静脉在胰体尾下方穿行。胰尾大多可达脾门,也可距脾脏数厘米。

主胰管位于胰实质内,自胰尾沿胰的长轴右行,沿途汇集各小叶导管,最后在穿入十二指肠肠壁时与胆总管汇合形成 Vater 壶腹,共同开口于十二指肠大乳头;主胰管直径≤2mm,胰头部最宽(图 11-2)。

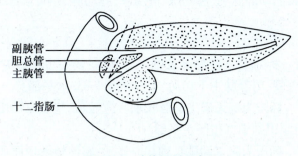

图 11-2　胰管解剖示意图

副胰管
胆总管
主胰管

十二指肠

第二节　胰腺的检查方法

一、检查前准备

患者检查前一天晚上应进食清淡少渣食物,禁食豆、奶等易产气食物。检查前需禁食 8~12h,于上午空腹状态下进行检查。超声检查应在当日钡剂、胃镜等检查前先施行;胰腺位于消化道后方,优先超声检查可最大限度避免胃肠气体、钡剂等影响胰腺超声显示。对胰腺显示欠佳的患者,应嘱其饮水或口服声学造影剂 500~800ml 后检查,可改善超声检查效果。

二、仪器条件

(一) 仪器

常规检查胰腺时对超声仪器无特殊要求,但高分辨力仪器能获得质量较好的超声图像,便于详尽分析与诊断。

(二) 探头

检查成人胰腺一般使用凸阵探头,探头频率通常为 2~5MHz,检查儿童和婴幼儿可选用探头频率 5~10MHz 的凸阵或线阵探头。

三、检查体位

(一) 仰卧位

为胰腺首选及最常用的检查体位。患者深吸气使横膈向下,通过尽可能下移的左肝作为声窗检查胰腺。

(二) 坐位或半卧位

当胃和横结肠内气体较多时,取坐位或半卧位,使肝脏下移,覆盖胰腺,以肝脏作声窗,并推移充气的胃和结肠,避免胃肠气体干扰,常能改善对胰腺的显示效果。特别是饮水后坐位,使胃体部下降,能为扫查胰腺提供良好的透声窗。

(三) 侧卧位

当胃和结肠内气体较多,胰尾部显示不清时,饮水后取左侧卧位,使胃肠道内的气体向胃幽门或十二指肠及肝曲移动,利于胰尾的显示。同样,向右侧卧位使气体向胃底及脾曲移动,利于胰头、胰体的显示。

四、标准切面

(一) 横切面

即胰腺长轴切面,是胰腺最重要的切面。主要标志为胰腺后方的脾静脉长轴。应显示:胰头(包括钩突部)、胰颈、胰体、部分胰尾和主胰管。此外,还应识别并熟悉以下结构:胆总管和胃的横切面、腹主动脉、下腔静脉、肠系膜上动静脉、腹腔动脉、肝动脉、脾动脉、左肾静脉、十二指肠上部、十二指肠水平部。

（二）矢状切面

1. **经胰头部矢状切面** 标志为下腔静脉长轴。应显示：胰头短轴或矢状切面，以及下腔静脉长轴。还应识别：肝左叶、肝总管、门静脉主干切面、十二指肠上部、水平部。

2. **经胰颈部矢状切面** 标志为肠系膜上静脉长轴。应显示：胰颈短轴切面、肠系膜上静脉及其背侧的胰腺钩突部。此外，尚应识别十二指肠水平部。

3. **经胰体部矢状切面** 标志为腹主动脉长轴。应显示：胰体短轴切面、腹主动脉、肠系膜上动脉。此外，尚应识别脾静脉、胃体、十二指肠水平部。

4. **经胰尾部矢状切面** 标志为脊柱左缘和左肾。应显示：胃、胰尾、脾动静脉和左肾。饮水后取坐位，易于识别。

胰腺矢状切面是观察胰腺肿瘤对周围大血管有无侵犯的重要切面。

（三）左季肋部斜切面

显示胰尾和左肾上极、左肾上腺之间的关系。可应用彩色多普勒血流显像（CDFI）观察脾，脾动、静脉与胰尾之间的关系。

（四）左肋间斜切面

以脾为透声窗，沿脾门血管显示胰尾的脾侧，对左季肋部斜切面显示胰尾与脾血管困难的病例尤为有效。

五、注意事项

胰腺易受胃肠气体干扰，影响检查效果，是超声检查较为困难的腹腔脏器之一。熟悉胰腺与毗邻组织结构的解剖关系及声像图上的解剖标志，有利于超声显示胰腺及其病变。声像图上的解剖标志最重要的是胰腺后方的脾静脉。易误诊或混淆的情况包括：

1. 横切面扫查检查时，如胰头部肿瘤显示不清楚，但胰管可见均匀性扩张，此时易将扩张的胰管视为脾静脉而漏诊胰腺病变。使用彩色多普勒血流显像（CDFI）十分有助于二者的鉴别。

2. 胰腺周围肿大的淋巴结与胰腺紧贴时，易被误诊为胰腺肿瘤，应多切面仔细扫查，淋巴结肿大通常为多发，而胰腺肿瘤单发多见。

3. 腹膜后纤维化时，横切面扫查可能显示为近似胰腺的低回声带，易将其误认为胰腺而漏诊腹膜后纤维化的病变。后腹膜纤维化常发生于腹主动脉与肠系膜上动脉之间、脾静脉后方，与胰腺的解剖位置并不相符。

4. 有时，也可能将胰头部的十二指肠内积液误诊为胰腺囊性病变，可通过观察有无肠蠕动或改变体位来加以分辨。

第三节 胰腺正常声像图及正常值

一、胰腺正常声像图

胰腺超声扫查以横切面最常用。横切面上观察，胰腺大致可分为3种形态①蝌蚪形：胰头粗而体尾逐渐变细；②哑铃形：胰腺的头、尾粗而体部细；③腊肠形：胰腺的头、体及尾几乎等粗。

正常成人胰腺的回声较肝脏稍高，无被膜，边缘光滑、整齐，有时和周围组织的界限不十分清晰，边缘显示不及肝、肾清楚，部分正常胰腺内可见主胰管回声，但内径<2mm（图 11-3），CDFI：胰腺内可见散在点状及短条状血流信号（视频 11-1）。

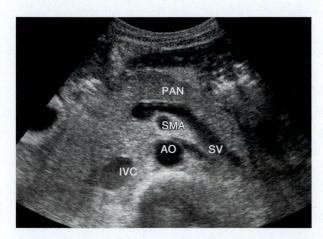

AO：腹主动脉；IVC：下腔静脉；PAN：胰腺；SMA：肠系膜上动脉；SV：脾静脉。

图 11-3　正常胰腺声像图

胰腺回声均匀，边界清晰，边缘光滑、整齐。

视频1101

视频 11-1　正常胰腺彩色多普勒检查动态图像

胰腺内见散在点状及短条状血流信号，胰腺后方脾静脉、肠系膜上动脉血流信号显示佳，向上倾斜探头，显示胰腺上缘的脾动脉。

二、胰腺正常值

目前公认的胰腺大小以胰腺的厚径为准。测量方法为：于下腔静脉前方测量胰头；于肠系膜上静脉和脾静脉汇合处前方测量胰颈；于腹主动脉前方测量胰体；于脊柱或腹主动脉左缘左肾前方测量胰尾。

由于胰腺的形态个体差异较大，胰腺不同部位测值的正常范围变化也较大。此外，不同年龄段的胰腺大小也有一定差别，老年人胰腺有不同程度萎缩。胰腺的上下径大于前后径。临床习惯以前后径即厚度来判断胰腺是否肿大。

综合国内外诸多位学者的测值报道，胰腺前后径正常参考值如表 11-1 所示。

表 11-1　成人胰腺正常值

部位	正常/cm	可疑异常/cm	异常/cm
胰头	<2.0	2.1~2.5	>2.6
胰体	<1.5	1.6~2.0	>2.1
胰尾	<1.2	1.2~2.3	>2.3
胰管	<0.2	0.2~0.3	>0.3

第四节　胰　腺　炎

一、急性胰腺炎

【病理】

急性胰腺炎（acute pancreatitis）根据病理变化可分为：急性水肿性胰腺炎和急性出血性坏死性胰腺炎，急性水肿性胰腺炎可发展为急性出血性坏死性胰腺炎，临床以前者最多见，占 90% 以上。胰腺炎一般认为是由胰腺消化酶被激活后对胰腺组织自身消化所引起的化学性炎症。

【临床表现】

急性胰腺炎患者在发病前常有饮酒、饱食或高脂餐史、有些患者既往有胆石症发作史。急性腹痛是急性胰腺炎最突出的症状,也是最先出现的症状。疼痛为持续性,逐渐加重,伴有胆石症发作者则兼有右上腹绞痛,占5%~20%。40%~50%的急性胰腺炎患者有后背及腰部牵涉痛。消化道症状包括恶心、呕吐、腹胀、肠麻痹等。其他症状包括黄疸、发热、腹腔积液、胸腔积液、电解质紊乱、出血、皮下淤血斑及休克、甚至猝死等。实验室检查有血清淀粉酶、尿淀粉酶的升高。

【超声检查】

1. 二维超声图像

(1) 胰腺大小:典型急性胰腺炎时胰腺呈弥漫性肿大,以前后径增大为主。个别胰腺炎可为局限性肿大,多见于胰头和胰尾。

(2) 形态和边缘:胰腺形态与边缘的改变较大小更能客观地反映胰腺的病理变化。轻型炎症时,胰腺边缘整齐,形态规则;重型时边缘模糊不清,形态不规则,胰腺与其周围组织分界不清,边缘不光滑(图11-4)。

(3) 内部回声:水肿性胰腺炎多数回声明显减低,内部回声均匀或不均匀,个别回声增强或无变化;出血性坏死性胰腺炎内部回声强弱不均,可有液化区域。

(4) 胰管:轻度扩张或不扩张,当胰液外漏时胰管扩张可消失或减轻。

(5) 积液:可见于小网膜囊、肾前旁间隙、腹腔、盆腔、胸腔,最常见的部位为小网膜囊。

(6) 胰腺脓肿:胰腺正常结构消失,内部呈不均匀的混合回声,是最严重的局部并发症之一。

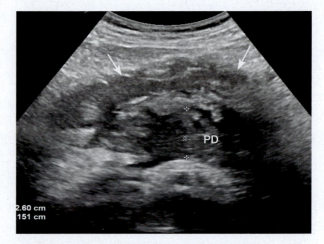

图11-4　急性出血性坏死性胰腺炎
胰腺弥漫性增大,回声减低、不均匀,表面不平整,胰头部与周围组织分界不清,胰腺后方脾静脉受压显示不清,胰管未扩张,胰周受累呈回声不均匀低回声(箭头所示),测量处胰体为2.6cm,胰管(PD)为0.15cm。

2. 彩色多普勒血流显像

由于急性炎症的渗出和胃肠气体干扰,胰腺内部血流显示较为困难。脓肿坏死区域血流信号完全消失。

【临床价值】

急性胰腺炎的早期或病情较轻者,胰腺的形态和回声改变可不明显,不足以引起胰腺声像图的改变。因此,急性胰腺炎的超声诊断不能依赖单次超声检查,而应动态观察胰腺的超声表现。

急性胰腺炎时由于炎症刺激,胃肠道胀气较重,加之患者腹痛也拒压,影响超声检查时胰腺的显示。超声对急性水肿性胰腺炎的诊断率为78%~92%,对坏死性胰腺炎的诊断率为89%~92%。

二、慢性胰腺炎

【病理】

慢性胰腺炎(chronic pancreatitis)基本病理改变为胰腺反复发生或持续进行性的炎症,导致胰腺逐渐广泛的纤维化及钙化,可有大小不等的假性囊肿、胰管扩张、胰管钙化或结石形成,因而使胰腺的内、外分泌功能出现不可逆性的衰退。

【临床表现】

腹痛是慢性胰腺炎最突出的症状,75%～90%的患者都有程度不等的腹痛。腹痛多呈反复发作的上腹部疼痛,饮酒、饱餐可诱发。慢性胰腺炎的腹痛常有胰腺疼痛的体位性特点,即患者喜坐位或前倾,平卧位时或进食后疼痛加重;前倾俯坐或屈腹时可使疼痛缓解。体重减轻为仅次于腹痛的一种较常见症状,约75%的患者有此表现。腹泻也是慢性胰腺炎的典型表现,约30%的患者可有腹泻,典型的可为脂肪泻。此外,还可有黄疸、糖尿病等。

【超声检查】

1. 二维超声图像

（1）胰腺大小:胰腺大小变化无一定规律,文献报道28%～50%的慢性胰腺炎胰腺大小正常,其余大部分可有不同程度的肿大,少数缩小。另外,少数慢性胰腺炎表现为局限性肿大,即局限性胰腺炎,又称假瘤型胰腺炎（视频11-2）,此时尤其需与胰腺肿瘤鉴别。

（2）形态和边缘:胰腺形态僵硬、饱满,边缘不整,这是大部分慢性胰腺炎的重要超声表现。对胰腺大小正常的病例,此声像图特征具有重要的诊断意义。

（3）内部回声:大部分病例有不同程度的胰腺内部回声粗糙,慢性钙化型胰腺炎常伴有回声增高,或内见斑点状高回声,是胰腺实质钙化的标志（图11-5）。

（4）胰腺结石:对慢性胰腺炎有确诊价值,为胰管内点状或团块状强回声,后方伴声影,常见于慢性钙化型胰腺炎（图11-6）。

视频11-2　免疫性慢性胰腺炎复发动态图像
胰头明显增大,胰腺回声不均,内见点状及条状中高回声,胰腺表面不平整。磁共振及超声检查曾疑为胰头癌。

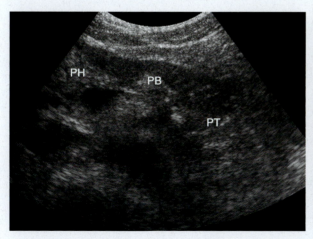

PB:胰体;PH:胰头;PT:胰尾。

图11-5　慢性胰腺炎
胰腺实质回声不均匀,内见散在点状高回声,胰腺边界欠清晰,后方脾静脉显示不清。

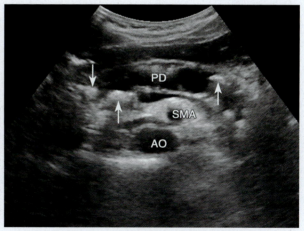

AO:腹主动脉;PD:胰管;SMA:肠系膜上动脉。

图11-6　慢性钙化型胰腺炎
胰管扩张、胰管壁增厚、壁上见片状强回声（钙化）,胰管内见强回声后伴声影（胰管结石,箭头所示）。

（5）胰管扩张:为不规则扩张,粗细不均,典型的为串珠样改变。钙化型胰腺炎常伴有结石形成,胰管扩张较明显,梗阻型胰腺炎以轻中度胰管扩张较常见。

（6）胰腺假性囊肿:可发生在胰腺内和胰周,囊壁较厚而不规则,或壁薄,有时其内可见分隔。

2. 彩色多普勒血流显像　胰腺内无血流信号或血流信号稀少。

【鉴别诊断】

长期以来,胰腺内钙化灶及结石、胰管不规则扩张、胰腺假性囊肿为临床上诊断慢性胰腺炎最有价值的诊断指标。需与慢性胰腺炎相鉴别的疾病有:

1. **假瘤型胰腺炎与胰腺癌**　假瘤型胰腺炎肿块的超声特征为:后方回声无衰减;肿块内有胰管贯穿;肿块与非肿块边界不清;肿块内有强回声钙化灶;尾侧胰管扩张不明显或仅有轻度扩张;肿块占位效应不明显,无周围组织浸润;随症状的减轻和加重,肿块大小和回声可发生变化。而胰腺癌的肿块多数后方回声衰减;肿块内无胰管回声;肿块较小时即可浸润周围组织,胰头癌胰管扩张明显。另外,超声造影时,肿块与胰腺实质同步增强为假瘤型胰腺炎的特点,有助于与胰腺癌的鉴别。

2. **慢性胰腺炎与弥漫性胰腺癌**　弥漫性胰腺癌可表现为胰腺弥漫性回声减低,表面不平,无明显占位效应,与无钙化的慢性胰腺炎的声像图非常相似,鉴别较为困难,应结合病史等加以鉴别。慢性胰腺炎一般病史较长,有腹痛、腹胀的反复发作,淀粉酶升高等病史;弥漫性胰腺癌病史短,乏力,消瘦明显,必要时行穿刺活检。

【临床价值】

经腹超声可清晰显示慢性胰腺炎的形态、结构改变,以及胰管扩张、胰管结石、胰腺假性囊肿等病变情况,是慢性胰腺炎首选、常规的影像检查方法,但其对慢性胰腺炎早期胰腺表面不光滑,内部回声不均匀改变不敏感,亦不易显示细小的钙化和结石,故对早期慢性胰腺炎的敏感性较低。超声内镜检查能更敏感地检出胰腺表面不规整,内部回声不均匀,细小钙化灶和结石,以及胰管的串珠状改变,从而提高慢性胰腺炎的诊断率。

三、胰腺脓肿

胰腺脓肿(pancreatic abscess)指腹腔内邻近胰腺部位的脓液积聚,可来源于胰腺局限性坏死液化继发感染,或来自胰腺假性囊肿继发感染,是重症急性胰腺炎的严重并发症,通常在胰腺炎发病 4~6 周后形成,在重症急性胰腺炎中的发病率约为 5%,国外报道胰腺脓肿的死亡率为 14%~54%,国内报道为 12.2%~25%。

声像图表现:胰腺周围或胰腺内无回声,壁厚不规则,边界不清,无回声的透声性较差,内可见随体位改变移动点片状的低、中、高回声。

第五节　胰　腺　囊　肿

一、胰腺真性囊肿

【病理】

胰腺真性囊肿发生于胰腺组织,小的囊肿在胰腺内,大的囊肿突出于胰腺表面。囊肿内层为腺管或腺泡上皮细胞组成。其包括先天性囊肿、潴留性囊肿、寄生虫性囊肿等。

【临床表现】

临床上胰腺真性囊肿较少见,约占全部胰腺囊肿的 10%。胰腺真性囊肿多无明显的症状和体征,少数患者可出现恶心呕吐、腹部不适、腹胀、腹痛等,发现腹部肿块是就诊的主要原因之一。

【超声检查】

1. **先天性囊肿**　胰腺实质内单发或多发的无回声,圆形或椭圆形,壁薄、内壁光滑,囊液透声性好,一般体积小(图 11-7),常合并肝、肾、脾囊肿。

2. **潴留性囊肿**　胰腺内体积较小的无回声,其声像图表现与先天性囊肿无明显区别,胰管可与囊肿相通。有时可见胰腺结石、钙化等慢性胰腺炎的表现。

3. **寄生虫性囊肿**　棘球蚴病可发生于胰腺,表现为囊中有囊,囊壁上不规则的点片状强回声是其重要的特点。

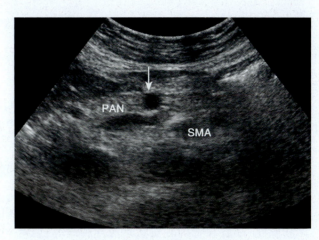

PAN:胰腺;SMA:肠系膜上动脉。

图 11-7　胰腺囊肿

胰体部见一 0.8cm×0.7cm 的无回声(箭头所示),边界清,后壁回声增强。

【鉴别诊断】

1. **胰外囊肿**　大的胰腺囊肿可突出于胰腺外,需与胰外囊肿鉴别。胰外囊肿包膜与胰腺不相连,深呼吸时囊肿运动与胰腺运动不一致。

2. **胰腺脓肿、血肿**　无明确包膜,无回声内可见点状回声,囊液的透声性较差。有相应的病史和临床表现。

【临床价值】

超声检查可清晰显示胰腺囊肿,简便、无创、价廉,为胰腺真性囊肿长期随诊的首选影像检查方法。

二、胰腺假性囊肿

【病理】

胰腺假性囊肿多发生于急、慢性胰腺炎,手术或胰腺外伤后。由于胰腺组织破坏或胰管破裂导致胰液外漏,胰液、血液、渗出液及坏死组织积聚于胰腺周围,刺激胰腺组织渗出,纤维组织增生形成包裹。因胰腺假性囊肿的囊壁由肉芽和纤维组织构成,缺乏实际意义上的上皮层,故称为胰腺假性囊肿,是胰腺炎常见的并发症之一。部分假性囊肿能自行消退。

【临床表现】

胰腺假性囊肿较真性囊肿多见,约占胰腺囊肿的 80%。小的囊肿患者无症状,大的囊肿患者可出现腹痛、腹胀等不适症状,并且随着囊肿的不断扩大,压迫邻近胃、十二指肠、胆管等脏器,可出现黄疸、恶心、呕吐、食欲缺乏等消化道症状。

【超声检查】

囊肿单发或 2~3 个,表现为大小不等的类圆形或不规则形无回声,囊壁薄或较厚、或厚薄不均匀,部分囊肿可有分隔;坏死或继发感染者,囊内部可见点、片状中等回声或低回声。囊肿与胰腺相连或不连。大的囊肿常挤压周围脏器,使其受压或移位,并与周围脏器粘连。

【鉴别诊断】

1. **胰腺假性囊肿与真性囊肿**　后者一般较小,壁薄、光滑,囊液清,无急性胰腺炎的发作史,无手术、外伤病史。假性囊肿多位于胰腺外,与胰腺相连或不相连,真性囊肿多位于胰腺内或与胰腺相连。

2. 肠系膜或网膜囊肿　其囊肿壁薄、光滑,透声好,与胰腺不相连,呼吸运动时囊肿与胰腺运动不一致,无胰腺炎、手术、外伤等病史。

3. 胰腺囊腺瘤　少数胰腺囊腺瘤表现为胰腺内单房囊性或少分隔的多房囊性,与位于胰腺内的假性囊肿相似,结合病史有助于鉴别。囊腺瘤一般无症状,假性囊肿有胰腺炎、手术等病史。

第六节　胰　腺　肿　瘤

胰腺肿瘤根据其起源不同分为胰腺外分泌肿瘤和胰腺内分泌肿瘤,前者主要包括胰腺囊腺瘤(癌)、胰腺癌、胰腺导管内乳头状黏液性肿瘤等;后者主要包括胰岛细胞瘤、胃泌素瘤、胰高血糖素瘤、血管活性肠肽(VIP)瘤等;其他肿瘤有壶腹癌、胰腺实性假乳头状瘤、淋巴瘤等。

胰腺内分泌肿瘤根据有无功能,可分为功能性和无功能性。较常见的功能性胰腺内分泌肿瘤包括胰岛素瘤(有功能性胰岛细胞瘤)、胃泌素瘤、胰高血糖素瘤;常见的无功能内分泌肿瘤是无功能性胰岛细胞瘤。

一、胰腺囊腺瘤与囊腺癌

【病理】

胰腺囊腺瘤(pancreatic cystadenoma)与囊腺癌(pancreatic cystadenocarcinoma)是较为少见的胰腺囊性外分泌肿瘤,通常认为其起源于胰腺大导管的上皮细胞,占胰腺囊性病变的10%~13%,囊腺癌占胰腺恶性肿瘤的1%。

胰腺囊腺瘤与囊腺癌主要包括浆液性和黏液性肿瘤,浆液性囊腺瘤通常被认为是良性病变,不会发生恶变,但有极少数报道为恶性;黏液性肿瘤包括囊腺瘤和囊腺癌,黏液性囊腺瘤具有潜在恶性倾向,长期随访发现可发展为黏液性囊腺癌。

【临床表现】

本病多见于女性,平均年龄为50岁,肿瘤生长缓慢,最早出现的症状为疼痛、闷胀或不适,轻重不一,常不易引起患者注意。随着时间推延,腹痛、闷胀症状逐渐加重,往往在餐后加重,服药无效。

【超声检查】

1. 二维超声图像　囊腺瘤或囊腺癌多发生于胰体、尾部,但也有浆液性囊腺瘤胰头部多见的报道。

浆液性囊腺瘤多数表现为多房囊性病灶,至少有6个小囊,且小囊直径通常<2cm,病灶中心常可见星形瘢痕,瘢痕和囊壁上有时可见钙化。微囊型也可表现为类似实性肿块的高回声或低回声,但因其透声性好,瘤体后方回声增强。少数浆液性囊腺瘤呈单囊或由数目少的大囊构成,囊腔直径>2cm(图11-8,图11-9)。

胰腺黏液性囊腺瘤/癌由单囊腔或少数较大囊腔构成,囊腔直径通常>2cm,少有中央分隔,内壁光滑或见乳头状实性组织突入囊腔内,囊壁厚薄不均匀,囊壁的钙化少,囊壁乳头状实性组织突起提示为恶性病变。

2. 彩色多普勒血流显像　胰腺囊腺瘤或囊腺癌血供较胰腺癌丰富,肿瘤内可检测到动脉血流信号(图11-10)。囊腺癌内更易检出血流信号,如肿瘤侵犯周围血管,出现相应的超声表现。

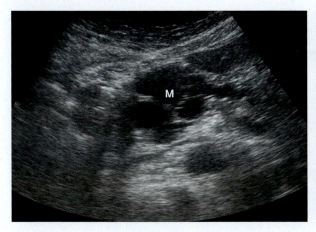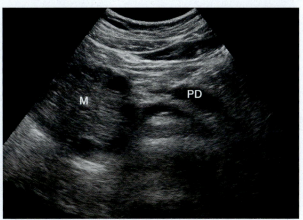

M:肿瘤。

图 11-8　胰腺浆液性囊腺瘤(呈多房囊性)
胰头区见无回声,内有分隔,隔较厚,边界清。

M:肿瘤;PD:扩张的胰管。

图 11-9　胰腺浆液性囊腺瘤(呈囊实性,以实性为主)
胰头部见中等回声,周边见多个小无回声,边界清,
后方回声增强,胰管扩张(PD)0.8cm。

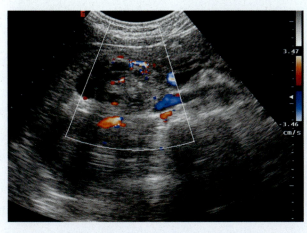

图 11-10　胰腺浆液性囊腺瘤(呈囊实性)
肿瘤内见点状钙化,彩色多普勒血流显像检查肿瘤内部及
周边见血流信号。

通常情况下,声像图上浆液性囊腺瘤与黏液性囊腺瘤、囊腺瘤与囊腺癌常难以鉴别。

【鉴别诊断】

1. **胰腺癌**　呈实性的胰腺囊腺瘤(癌)需与胰腺癌鉴别。胰腺癌常有后方回声衰减,浸润生长,内部血流信号少;而胰腺囊腺瘤(癌)后方回声常增强,浸润性生长少见,内部血流信号较丰富。

2. **胰腺导管内乳头状黏液性肿瘤**　胰腺囊腺瘤(癌)与导管内乳头状黏液性肿瘤均可呈多房囊性,胰腺囊腺瘤(癌)多见于中年女性,病变与胰管不相通,胰管不扩张或轻度扩张;胰腺导管内乳头状黏液性肿瘤多见于老年男性,其病灶均与胰管相通或位于导管内,且胰管扩张明显。

3. **胰腺假性囊肿**　见本章第五节第二部分。

二、胰腺癌

【病理】

胰腺癌(pancreatic carcinoma)分为胰腺导管腺癌和胰腺腺泡细胞癌,以胰腺导管腺癌最常见,占80%~90%。胰腺导管腺癌起源于胰腺导管上皮,是一种几乎完全发生于成年人的肿瘤。胰腺腺泡细胞癌占成人所有胰腺外分泌肿瘤的1%~2%。70%~80%的胰腺癌发生在胰头部,体、尾部次之,少数为弥漫性胰腺癌。

【临床表现】

胰腺癌出现临床症状时往往已属晚期,而在病程早期患者可无症状或症状不典型。胰腺癌的主要症状包括:

1. **黄疸**　胰头癌引起的黄疸表现为进行性加重的黄疸。

2. 腹痛 因肿瘤部位的不同而异,胰头癌患者往往可有进食后的上腹部胀满不适或腹痛,胰体尾部癌腹痛往往位于左上腹或脐周,后期因肿瘤侵及腹膜后神经组织而引起腰背痛,可呈束带痛。

3. 其他 晚期出现食欲缺乏、消化不良,致使患者周身无力、体重减轻。胰腺导管腺癌预后较差,1 年生存率约为 24%,5 年生存率约为 5%。

【超声检查】

1. 二维超声图像

(1) 直接征象:①小于 2cm 的肿瘤多为均匀低回声,圆形,与正常组织无明显分界,无包膜,后方回声衰减不明显;②随肿瘤增大,肿块内回声不均匀,部分可有钙化、液化或呈高回声改变,肿物边界不清,呈浸润性生长,形态不规则,后方回声衰减(视频 11-3,图 11-11);③全胰腺癌者胰腺大小正常或弥漫性增大,回声减低,均匀或不均匀,晚期可见浸润性生长;④胰头癌时胰管呈不同程度扩张,内壁平滑。

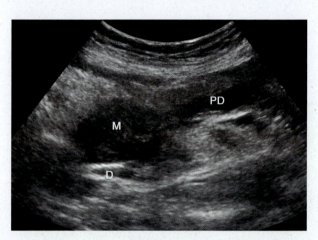

D:胆总管内支架;M:肿瘤;PD:胰管。

图 11-11　胰头部胰腺癌
肿瘤呈低回声,边界不清,边缘不规则,后方伴衰减,胰管扩张。

视频 11-3　胰头癌二维超声动态图像
胰头区见一低回声病变,并可见胰管扩张。

(2) 间接征象:①胆管扩张,胰头癌和肿大的淋巴结可浸润或压迫胆总管,引起胆道梗阻,超声可见扩张的胆总管中断于胰腺的低回声肿物内(视频 11-4);②肿瘤附近的血管被推移、挤压、变形或被

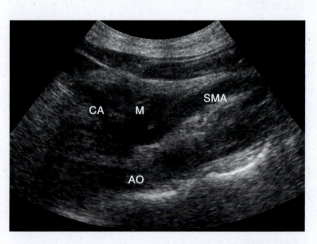

AO:腹主动脉;CA:腹腔干;M:肿瘤;SMA:肠系膜上动脉。

图 11-12　胰体部胰腺癌
肿瘤位于腹主动脉前方,呈低回声,后方衰减,浸润性生长,侵犯腹腔干及肠系膜上动脉。

视频 11-4　胰头癌合并慢性胰腺炎动态图像
胰头增大,呈等回声,肿瘤边界不清;胰腺回声不均,表面不平整,胰管扩张,壁上见点状高回声,胆总管明显增宽,内见支架回声。

肿瘤包绕(图 11-12);③部分可见胰周淋巴结肿大,呈低回声;④肿瘤常侵犯周围脏器如十二指肠、胃、脾、胆囊等,与周围脏器的分界消失。

2. 彩色多普勒血流显像　由于胰腺癌为少血管性肿瘤,加之病变部位较深,超声上直径<3cm 的胰腺癌肿瘤内较少能检测出血流信号(视频 11-5);肿瘤增大时可于周边或内部检出少许血流信号。胰腺周围大血管较多,血管可被推移、挤压、浸润,或管腔内癌栓形成,彩色多普勒血流显像有利于大血管的检查及鉴别。

视频 11-5　胰头癌彩色多普勒血流显像动态图像
胰头区可见一低回声病变伴胰管扩张,CDFI 显示病变内未见明确血流信号。

【鉴别诊断】

1. 假瘤型胰腺炎　见慢性胰腺炎鉴别诊断。

2. 慢性胰腺炎　见慢性胰腺炎鉴别诊断。

3. 无功能性胰岛细胞瘤　肿瘤多位于胰体尾部,边界清,有包膜,后方无衰减,胰管无扩张或轻度扩张,彩色多普勒检查血流信号较胰腺癌丰富。

4. 壶腹癌　肿瘤的主要特点为位于管腔内、而非外压性的病灶;病灶较小时即出现黄疸、胆管扩张;胰腺肿大不明显,但胰管扩张明显。

5. 胰腺囊腺癌　肿瘤以实性回声为主者,需与胰腺癌鉴别,以实性为主的胰腺囊腺癌多呈高回声且透声性好,后方回声无衰减或增强。胰管扩张较少见。肿瘤内血流信号较胰腺癌丰富。

6. 胰腺原发淋巴瘤　为胰腺罕见肿瘤,约占胰腺肿瘤的 1%,声像图表现为胰腺的极低回声肿物,个别可累及整个胰腺;胰腺原发淋巴瘤很少引起胰管扩张。由于多数病例声像图表现与胰腺癌难以完全鉴别,需穿刺活检明确诊断。

7. 腹膜后肿瘤　肿瘤位于脾静脉的后方,与胰腺有一定的边界。胰管、胆管扩张较少见。

【临床价值】

胰腺位于腹膜后,位置较深,且易受胃肠道气体干扰,特别是体型肥胖者,超声难以清楚显示,故小的胰腺癌超声易漏诊,尤其小于 2cm 者。对可疑患者,超声检查时应耐心细致,多角度、多切面扫查,或饮水后以充盈的胃腔为透声窗进行检查;必要时可行超声内镜检查。小的胰头癌即可引起胰管扩张,应注意勿将扩张胰管误认为脾静脉而漏诊胰头癌,彩色多普勒血流显像有利于脾静脉与胰管的鉴别。

三、胰岛细胞瘤

胰岛细胞瘤(islet cell tumor)分为功能性与无功能性两种,属少见病。肿瘤多位于胰体尾部。功能性胰岛细胞瘤分泌过多的胰岛素,引起相应的临床症状,称胰岛素瘤(insulinoma);无功能性胰岛细胞瘤(non-functional islet cell tumor)为无特异性内分泌激素过多所致的临床综合征。

(一)　功能性胰岛细胞瘤——胰岛素瘤

【病理】

胰岛素瘤由胰岛 β 细胞组成,是胰腺起源的最常见的内分泌肿瘤。一般人群中发病率为(1~4)/100 万,占所有胰腺肿瘤的 1%~2%,可发生于任何年龄,无性别差异。90% 的胰岛素瘤是良性的,90% 为单发,通常 90% 胰岛素瘤直径<2cm,90% 位于胰腺内。约 10% 的胰岛素瘤患者属于多发性内分泌肿瘤 I 型(MEN-I)。

【临床表现】

胰岛素瘤临床以反复发作的空腹低血糖为特点,轻者表现为自汗、软弱无力、震颤、饥饿感、面色苍白、恶心呕吐等；重者可出现意识模糊、昏迷、抽搐、嗜睡等神经精神症状。因有典型的低血糖症状，临床诊断并不困难。

【超声检查】

胰岛素瘤声像图表现：多数为边界清晰、圆形的均匀低回声，少数为高回声。彩色多普勒血流显像可见肿瘤内部血流信号丰富（图 11-13）。

【鉴别诊断】

胰岛素瘤声像图表现与小的无功能性胰岛细胞瘤、呈实性的胰腺实性假乳头状瘤不易鉴别，但胰岛素瘤有典型的临床症状，结合病史可资鉴别。

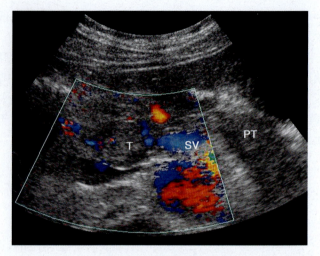

PT：胰尾；SV：脾静脉；T：肿瘤。

图 11-13　胰岛素瘤

肿瘤呈低回声，形态规则、边界清楚，有包膜，CDFI 周边及内部可见较丰富血流信号，以周边血流为主。

【临床价值】

由于胰岛素瘤一般较小，平均直径为 1~2cm，经腹超声检出率不高，超声内镜检查和术中超声非常有助于小的胰岛素瘤的检出。

（二）无功能性胰岛细胞瘤

【病理】

无功能性胰岛细胞瘤指具有胰岛细胞组织学特征，而无特异性内分泌激素过多所致临床综合征的肿瘤，发病率占胰岛细胞瘤的 15%~41%，44%~67% 为恶性。

【临床表现】

缺乏特异性症状，起病隐匿，病程长，进展缓慢，往往到肿瘤逐渐长大至压迫、阻塞胆胰管，推移或侵犯胃十二指肠等才引起临床注意。就诊时肿瘤往往较大，因此其首发症状常为腹部包块，其他常见症状为腹痛、腹胀，部分出现黄疸。

【超声检查】

二维超声检查：直径<5cm 的肿瘤多为圆形均匀低回声，边界清晰，有包膜。大的肿瘤呈类圆形、分叶状或不规则形，呈低回声或混合回声（因肿瘤坏死液化或钙化），并挤压邻近血管脏器。恶性胰岛细胞瘤一般体积较大，形态不规则，常有局部浸润或肝、脾、淋巴结转移的声像图表现。

彩色多普勒血流显像检查：小的肿瘤内亦容易探查到血流信号，大的肿瘤内血流信号丰富，坏死液化区无血流信号。

【鉴别诊断】

1. **胰腺实性假乳头状瘤**　与无功能性胰岛细胞瘤比较，二者在肿瘤较小时均可表现为均匀低回声，边界清，后方无衰减，肿瘤较大时均可呈囊实性，声像图上难以鉴别。

2. **胰腺癌**　见本章本节第二部分。

【临床价值】

无功能性胰岛细胞瘤早期无症状,小的病变多于健康体检或因其他疾病超声检查时发现;大的肿瘤病变外突,挤压周围组织器官,超声可因显示不清肿瘤与胰腺的关系而难以定位。

四、胰腺导管内乳头状黏液性肿瘤

【病理】

胰腺导管内乳头状黏液性肿瘤(intraductal papillary mucinous neoplasm of the pancreas,IPMN)是最近几年被认识的一种胰腺囊性肿瘤,曾有不同的命名,如高分泌黏液癌、导管内乳头状瘤、导管高分泌黏液肿瘤、黏液性导管扩张症等。IPMN 是一种较少见的胰腺肿瘤,占胰腺囊性肿瘤的 21% ~ 33%,常见于老年男性,胰头多见。目前认为其为一类从良性腺瘤到交界性肿瘤、原位癌、浸润性腺癌逐渐演变的疾病。IPMN 的病理特点为胰腺导管上皮肿瘤伴或不伴有乳头状突起,同时产生大量黏液造成主胰管和/或分支胰管的囊性扩张。

根据术前影像学检查及病理结果,依照病灶发生的部位将其分为 3 型:主胰管型,分支胰管型,混合型。病灶主要侵及主胰管且主胰管扩张的为主胰管型;病灶主要侵及分支胰管,而主胰管内没有结节者归为分支胰管型;两种表现均存在者为混合型。

【临床表现】

最常见的表现是慢性复发性胰腺炎的相关症状,包括腹痛、体重下降、新发或加重的糖尿病、脂肪泻、腰背痛、恶心呕吐、疲劳乏力、食欲减退等。

【超声检查】

1. **二维超声图像**　胰腺导管内乳头状黏液性肿瘤病变均与扩张的胰管相连或位于胰管内,绝大多数胰管扩张明显。病变可表现为:①呈多房囊性或囊性为主的囊实性病灶,突出于胰腺实质,病灶呈中等回声或低回声,内见少许不规则小无回声;②扩张胰管内见中等回声或低回声;③整个胰腺呈多囊样改变,仔细检查每个囊腔均与导管相通,囊间分隔厚薄不均匀,胰管明显扩张(图 11-14)。

2. **彩色多普勒血流显像**　恶性病灶内可探及较丰富的血流信号,良性病灶内绝大多数探及不到血流信号。

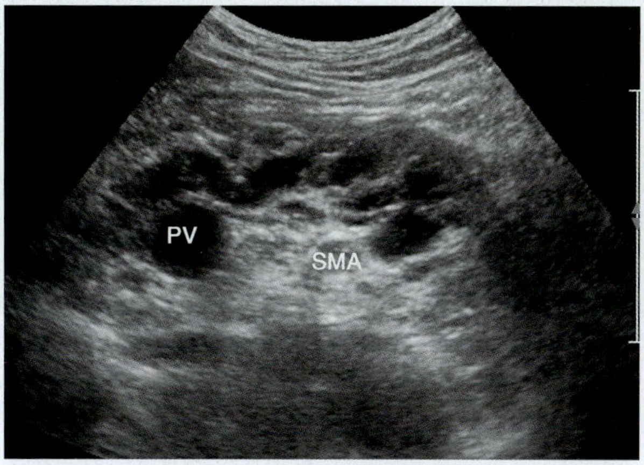

【鉴别诊断】

胰腺囊腺瘤(癌):见本章本节第一部分。

【临床价值】

由于胰腺导管内乳头状黏液性肿瘤为最近几年才被认识的一种少见胰腺囊性肿瘤,超声医生对其认识尚不足,诊断率较低。其病变累及整个胰腺者,声像图有特征性表现,超声可能做出诊断。

PV:门静脉;SMA:肠系膜上动脉。

图 11-14　胰腺导管内乳头状黏液腺癌
整个胰腺呈多囊样表现,分隔厚薄不均匀,主胰管明显扩张为 0.7cm(PV 前方)。

五、胰腺实性假乳头状瘤

【病理】

胰腺实性假乳头状瘤(solid pseudopapillary neoplasm of the pancreas,SPNP)也是一种近年来被逐渐认识的胰腺肿瘤,其组织学来源尚未确定,属于恶性潜能的良性肿瘤或低度恶性肿瘤。曾用名包括胰腺实性和囊性肿瘤、乳头状囊性肿瘤、乳头状上皮肿瘤等。1996年,WHO肿瘤病理学分类中将其统一命名为胰腺实性假乳头状瘤。肿瘤多向胰腺外生长,绝大多数有完整包膜,肿瘤体积较小者以实性多见,较大者肿瘤发生出血坏死而呈囊实性或囊性。

【临床表现】

胰腺实性假乳头状瘤发病率较低,占胰腺肿瘤的1.0%~2.7%,约占胰腺囊性肿瘤的4.0%,好发于年轻女性,20~30岁为好发年龄,偶见于老年妇女和男性。男女发病率之比为1:9。主要临床症状包括中上腹不适、隐痛,部分患者可伴有恶心、呕吐;多数患者无症状,于体检或其他检查时发现。

【超声检查】

1. **二维超声图像** 肿瘤体积小者多为实性,呈低回声,有包膜,边界清,向外凸,一般不伴有胰管扩张。肿瘤体积大者多为囊实性,部分可呈高度囊性变,表现为低回声内见无回声(图11-15),或仅在囊壁上残余薄层低回声肿瘤组织,囊性区内可见分隔,彩色多普勒血流显像探及肿块边缘或内部血流信号(图11-16),体积大的肿瘤超声常难以定位。

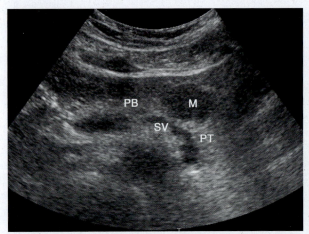

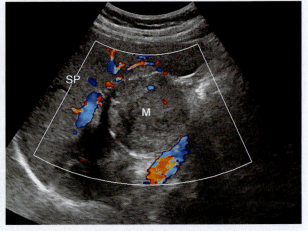

M:肿瘤;PB:胰体;PT:胰尾;SV:脾静脉。

图11-15 胰腺实性假乳头状瘤二维超声图像
患者女,35岁,体检发现胰腺肿物。胰腺体尾部可见2.3cm×1.8cm的低回声区,边界清,向外凸。

M:肿瘤;SP:脾脏。

图11-16 胰腺实性假乳头状瘤彩色多普勒超声图像
肿瘤位于胰尾,与脾脏分界尚清,CDFI:肿瘤内见少许点状血流信号。

胰腺实性假乳头状瘤引起胰管及胆管扩张的比例小且程度相对较轻,肿块局部可伴有粗大钙化,极少浸润周围组织或血管,个别可侵袭脾、门脉或十二指肠,浸润性SPNP多发生在年龄相对较大的患者,且提示恶性度增加。

2. **彩色多普勒血流显像** 肿瘤多数表现为少血流信号,体积较小者内部可无血流信号,少数内部可见丰富血流信号。

【鉴别诊断】

胰腺实性假乳头状瘤可呈实性、囊实性及囊性,因此需与胰腺癌、胰岛细胞瘤、胰腺囊腺瘤或囊腺癌、胰腺导管内乳头状黏液性肿瘤及假性囊肿鉴别。当肿瘤较大向外生长时,需与腹膜后肿瘤鉴别。

六、胃泌素瘤

【病理】

胃泌素瘤发病率低于胰岛素瘤,是胰岛细胞中的 α_1 细胞肿瘤,20% 的胃泌素瘤可发生于胰外,特别是十二指肠和胃壁。胃泌素瘤分为散发型和多发性内分泌肿瘤(MEN-Ⅰ)型,10%~25% 的胃泌素瘤属于 MEN-Ⅰ 型,可合并甲状旁腺、垂体、胰岛、肾上腺皮质等病变。60%~90% 的胃泌素瘤为恶性,是一类恶性度低、进展缓慢的肿瘤,患者的 10 年生存率为 90%~100%。

【临床表现】

好发于中青年男性,主要症状是腹痛、腹泻,有难治、多发、反复发作性的上消化道溃疡等。实验室检查有高胃泌素血症。

【超声检查】

肿瘤多位于胰腺头、尾部,胰体部较少见,大多数为多发。肿瘤多呈低回声,边界清晰、规则,内部回声较均匀。胰管无扩张,彩色多普勒血流显像检查内部血流信号丰富。

【临床价值】

较小的肿瘤经腹超声常难以显示,文献报道其诊断敏感性为 50%,通常超声的检出率不如 CT。

七、胰高血糖素瘤

【病理】

胰高血糖素瘤起源于胰岛 α 细胞,胰内病变多为单发,仅 2%~5% 为多发;肿瘤较常位于胰尾部,其次为胰体,胰头部较少见。本病 70%~80% 为恶性,肝脏为最常见转移部位。

【临床表现】

本病较少见,多为恶性,多见于 50~60 岁女性。主要表现为坏死松解性游走性红斑、糖尿病、腹泻、体重减轻、舌炎、口腔炎、深静脉血栓形成,实验室检查胰高血糖素升高。

【超声检查】

肿瘤多位于胰体尾部,为高回声或低回声,边界清晰,内部血流信号较丰富。

八、壶腹癌

【病理】

壶腹癌指来源于十二指肠乳头区、胆总管下端、胰管开口部、胆胰共通管的上皮类恶性肿瘤,约占胃肠道恶性肿瘤的 0.2%。病理组织学可分为腺癌、乳头状腺癌、黏液腺癌与未分化癌,以腺癌、乳头状腺癌多见,黏液腺癌与未分化癌少见,其生物学行为较胰腺癌好,术后 5 年生存率 33%~55%。

【临床表现】

壶腹部肿瘤主要是恶性肿瘤,良性肿瘤极少见。大多数发生于 40 岁以上男性。本病较早出现黄疸,呈进行性加重。常有上腹痛、上消化道出血、发热、贫血、食欲缺乏、恶心、呕吐及胆囊肿大、肝大。

【超声检查】

1. **二维超声图像**　壶腹癌一般瘤体较小,直径多小于 3cm,位于胰头及下腔静脉右侧。肿瘤可呈低回声、中等回声或高回声,边界不清,扩张的胆管在此肿物处中断(图 11-17)。肝内外胆管均匀性扩张,胆管内可有胆泥沉积。合并结石时极易漏诊壶腹癌的诊断。胰管全程扩张,内径大于 0.3cm。有时可见周围淋巴结肿大。肿瘤进展可侵犯周围大血管。

2. **彩色多普勒血流显像检查**　超声能显示的肿瘤内多数能检出血流信号。

【鉴别诊断】

根据超声检查发现胆管全程扩张,胰管扩张,胆管末端实性占位性病变,胰腺回声相对正常等表现,可以做出壶腹癌的初步判断。即使未能发现胆管末端占位性病变,如胆、胰管扩张明显,而胰腺未见明确异常,也应高度怀疑本病,进一步行超声内镜(EUS)或内镜逆行胰胆管造影(ERCP)检查。

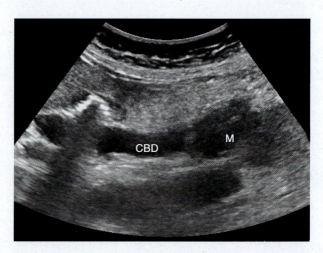

CBD:胆总管;M:肿瘤。

图 11-17　壶腹癌

壶腹部可见 4.7cm×3.4cm×2.2cm 低回声,形态不规则,边界不清,胆总管明显扩张,内径 1.4cm,肿瘤处胆总管壁显示不清。

需鉴别诊断的疾病包括:

1. **胰头癌**　见本章本节第二部分。

2. **胆总管结石**　结石常常嵌顿于壶腹部,为高回声,伴声影。部分声影不明显的结石与肿瘤鉴别困难,需行 EUS 或 ERCP 检查。

3. **壶腹部炎性狭窄**　胆总管末端逐渐变细,内无肿瘤占位性病变的回声,经腹超声有时鉴别较困难,EUS 或 ERCP 检查诊断率较高。

【临床价值】

壶腹部位于胆总管与主胰管汇合处、十二指肠乳头部,超声检查不易显示肿瘤本身,但当壶腹癌致胰管、胆管扩张时,沿胆总管长轴顺时针旋转向下追踪,可能检出肿物。当然,由于壶腹部周围缺乏均质回声的对比参照物,容易受胃肠气体的干扰,超声有时仍难以显示肿物,尤其难以辨认出 1cm 以下的肿块。

九、胰腺其他肿瘤

(一) 胰腺淋巴瘤

约占胰腺肿瘤的 1%,原发性胰腺淋巴瘤肿块相对较大,70%大于 6cm,肿瘤可表现为胰腺内均匀低回声,边界不清,局部浸润,一般胰管无扩张。肿瘤亦可浸润整个胰腺,表现为胰腺肿大,弥漫性回声减低,胰管轻度扩张或无扩张。

（二）胰腺转移癌

较少见，多数表现为胰腺内实性占位病变，呈低回声，边界清，部分转移性肿瘤表现为胰腺内囊性病变，呈无回声区，如来源于卵巢的囊腺癌和黑色素瘤等。极个别胰腺转移瘤浸润整个胰腺，胰腺弥漫性回声减低。超声检查不能鉴别胰腺病变为原发还是转移癌。

此外，还有胰母细胞瘤、胰腺肉瘤、淋巴管瘤、血管瘤等罕见的胰腺肿瘤。

（戴晴　姜玉新）

参考文献

[1] 北京协和医院.超声医学科诊疗常规.北京:人民卫生出版社,2005.

[2] 姚方,沙悦,陆星华.胰腺脓肿及胰腺坏死感染15例分析.中华消化杂志,2004,24(4):239.

[3] 陈克敏,方文强,赵殿辉,等.胰腺内分泌肿瘤影像学检查.中国医学计算机成像杂志,2002,8(4):260-265.

[4] TRUTY MJ,THOMAS RM,KATZ MH,et al. Multimodality imaging of pancreatic ductal adenocarcinoma:a review of the literature. J Am Coll Surg,2012,215(1):41-51.

[5] SCIALPI M,MIDIRI M,BARTOLOTTA TV,et al. Pancreatic carcinoma versus chronic focal pancreatitis:contrast-enhanced power Doppler ultrasonography findings. Abdom Imaging,2005,30(2):222-227.

[6] OKABAYASHI T,SHIMA Y,SUMIYOSHI T,et al. Diagnosis and management of insulinoma. World J Gastroenterol,2013,19(6):829-837.

[7] RAUT CP,CLEARY KR,STAERKEL GA,et al. Intraductal papillary mucinous neoplasms of the pancreas:effect of invasion and pancreatic margin status on recurrence and survival. Ann Surg Oncol,2006,13(4):582-594.

[8] SANG H,SHIN DJ,HAN KT,et al. Validating a simple scoring system to predict malignancy and invasiveness of intraductal papillary mucinous neoplasms of the pancreas. World J Surg,2010,34(4):776-783.

第十二章 肾、输尿管和膀胱

第一节 肾

一、肾解剖概要

肾为实性器官,位于腹膜后间隙,在脊柱和腰大肌两旁,其后面紧贴腹后壁与腰方肌(图 12-1)。肾脏在横膈之下,上极相当于第 11 或 12 胸椎,下极相当于第 2 或第 3 腰椎水平,右肾较左肾约低半个椎体。平静呼吸时,肾脏位置略有移动,一般不超过一个椎体范围。正常成人肾的长为 10~12cm,宽 5~7cm,厚 3~5cm,男性略大于女性。从背面观,双肾上极距中线 4~5cm,下极距中线 5~6cm,故两肾长轴略呈"八"字形。

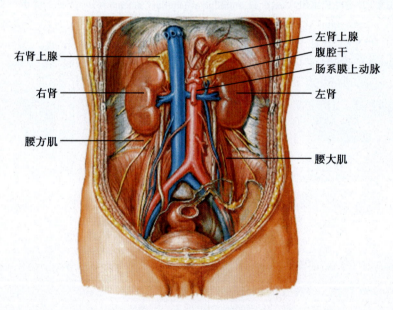

图 12-1 肾脏的位置及毗邻

肾脏分肾实质和肾窦区两部分。肾实质边缘部为皮质,厚 5~7mm,深部为髓质,由 8~15 个肾锥体构成。锥体的底朝向皮质,尖端指向肾窦,称肾乳头。肾窦内有肾的动静脉分支,肾大、小盏和肾盂以及脂肪等组织。肾盂为输尿管上端膨大部分,呈扁平漏斗状,在肾窦内向肾实质展开,形成 2~3 个大盏和 8~12 个小盏。

肾内缘凹陷,肾门部为肾动脉、肾静脉、输尿管及神经和淋巴管的出入之处。前三者的排列关系由前向后为肾静脉、肾动脉、输尿管。

肾及其内上方的肾上腺由肾脂肪囊包绕。肾脂肪囊表面的筋膜称肾筋膜或 Gerota 筋膜。右肾与肝、十二指肠和结肠肝曲相邻。左肾与脾、胰尾、胃和结肠脾曲相邻。

肾有极其丰富的动静脉血管供应。肾动脉粗大,平第 2 腰椎处起于腹主动脉,水平走向两侧,通常 2 支经肾门分 4~5 支段动脉分别进入肾段。右肾动脉略长于左肾动脉。在肾内,肾动脉依次分为肾段动脉、叶间动脉及弓形动脉（图 12-2）。肾静脉始于肾门，由 3~5 支较细的静脉汇成粗短的静脉干。左侧肾静脉稍长。左、右肾静脉水平向内走行并注入下腔静脉。熟悉肾脏血管的解剖，在肾血管彩色多普勒图像显示和血流动力学检查中至关重要。

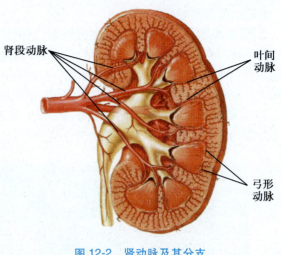

图 12-2　肾动脉及其分支

二、肾超声检查和正常声像图

（一）仪器方法

常规应用凸阵探头。由于肾上极有时受肋骨遮挡显示不清，用扇扫式或小型凸阵探头扫查更佳。探头频率选用 3.5~5MHz，婴幼儿和瘦小成人可用 5~7MHz。

（二）检查前准备

一般无需特殊准备。但若同时检查膀胱、输尿管，前列腺或盆腔其他结构，可让受检者在检查前保持膀胱充盈。

（三）体位和探测途径

1. **左侧卧位用于检查右肾**　受检者右手抬举至头部，在右腰部利用肝脏为声窗对右肾行冠状断面检查，即右肾长轴断面。

2. **右侧卧位用于检查左肾**　受检者左手上举至头部，在左腰部利用脾脏为声窗对左肾进行纵断面和冠状断面扫查，即左肾长轴断面。

注意：肾的冠状断面扫查以肾门为主要标志。它是全面观察肾脏细微结构（包括包膜、皮髓质、肾盂、肾盏和肾血管）极为重要的长轴断面；它可用于显示肾与腰大肌-脊柱等结构的相邻关系；有利于肾脏长、宽径的准确测量，还便于和 X 线肾盂造影、MRI 等影像进行比较观察。此外，在左肾还可以显示肾门血管，特别是探测左肾动脉有无异常。

上述侧卧位时需常规肾脏横断面扫查即短轴断面：应自上而下或自下而上进行一系列肾脏横断面扫查，常需呼吸配合。

侧卧位获得的肾脏图像质量常较背部扫查为好。

3. **仰卧位前腹壁扫查**　受检者仰卧于诊断床上，双臂置于枕旁。此体位适合于右上腹经肝和右肾扫查（纵切面和横切面需深吸气屏气配合）。左上腹部因有胃气干扰，此途径观察左肾存在困难，需饮水使胃充盈，坐位扫查。这种扫查技术对于观察左肾及其邻近器官如胰尾、脾及血管等非常有利，值得重视。

4. **俯卧位背部扫查**　用于经腹扫查困难者。俯卧位由于第 12 肋骨遮挡，扫查时需要深吸气，肾脏纵断面扫查不易充分显示肾上极时，也可根据长轴进行肾的横断面扫查。

（四）扫查步骤方法

1. **肾的长轴扫查**　包括肾脏纵断面和冠状断面扫查。观察肾脏长轴系列断层图像及其与邻近器官的关系。还可在受检者深呼吸或屏气时扫查。

2. **肾的横断面扫查**　将探头沿肾脏长轴转动 90°。嘱受检者深吸气进行肾的系列横断面观察。自肾上极开始经肾门至肾下极来回进行。在肾门水平检查时，需注意肾血管及附近有无肿物和淋巴结肿大。

按照常规，重点进行实时灰阶超声检查。然后，根据需要进行 CDFI 和多普勒频谱检查及必要的记录。

（五）正常声像图

1. 肾脏纵断面　呈椭圆形或扁卵圆形,肾的包膜清晰、光滑。肾皮质呈均匀的中低水平回声,肾锥体呈圆形或三角形弱回声区(图 12-3);小儿肾锥体回声更弱,勿误认为小囊肿。肾中央部分为肾窦区,包括集合系统(肾盂、肾盏)、血管和脂肪,呈不规则的高水平回声。肾皮质和肾锥体之间短线或点状较强回声代表弓形血管。高分辨力仪器常能清楚地显示肾盏、肾盂轮廓甚至包括其中无回声的含液部分。

2. 肾脏的横断面　在肾门部呈马蹄铁形。靠近肾的上极或下极则呈卵圆形或圆形。同样,肾的周缘部分为均匀低水平回声,中心部分为不规则的高水平回声。在肾门部常见肾血管的图像(图 12-4)。

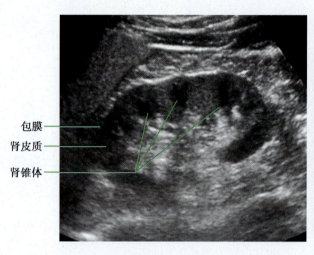

包膜

肾皮质

肾锥体

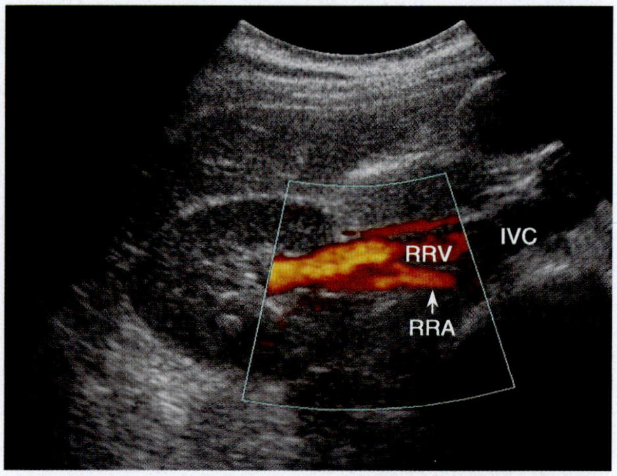

IVC：下腔静脉；RRA：右肾动脉；RRV：右肾静脉。

图 12-3　肾脏冠状断面声像图

图 12-4　右肾横断面(肾门血管水平)声像图
显示右肾静脉与下腔静脉的关系。

3. 肾脏的冠状断面　是与纵断面不同的重要长轴断面。它能够显示肾脏和肾周全貌,包括肾包膜、实质(皮质、髓质)、肾盏和肾盂以及肾动、静脉。彩色多普勒超声能够更加清晰地显示肾动、静脉及其肾内分布。

（六）正常肾脏超声测量

测量方法:应寻找肾的最大长轴切面测出其长径。最好在肾门水平短轴切面上测量横径及厚径。注意尽可能选择整个肾脏包膜显示最清晰时获取最大长轴切面,避免长径测值偏小。注意调整探头与肾长轴方向垂直获得最佳横切面,避免由于不垂直导致测值过高。

三、肾囊性疾病

（一）肾囊肿

【病理与临床表现】

单纯性肾囊肿(renal cyst)病因未明,发生率随年龄增长而升高。尸检研究发现,50 岁以上者半数有之。囊肿的壁菲薄,其中充满澄清液体。小的囊肿直径仅几毫米或几厘米,一般无临床症状,大的囊肿可以形成腹部肿物。这种囊肿常单发,也称孤立性囊肿;部分患者有 2 个以上至数个,称多发性肾囊肿,也可双肾均有囊肿。本病预后良好,即使双肾多发性囊肿也呈良性居多,与先天性多囊肾不同。

复杂性肾囊肿和单纯性肾囊肿的区别在于前者囊壁稍厚或钙化,囊内可以有分隔、钙乳沉淀,或因合并出血、感染而出现囊内回声增多。

【超声检查】

一般呈圆形或椭圆形;囊壁菲薄(几乎难以辨认)、光滑整齐;囊内无回声;囊肿后方回声增强等典型单纯性囊肿声像图,囊肿的大小不等(图12-5)。有的囊肿两旁尚可见到由于边缘回声失落引起的侧边后方回声失落。此外,囊肿在肾内常造成肾皮质和肾窦的弧形压迹,外生性囊肿也可向外隆起使肾包膜产生局部隆起。CDFI 检查:囊内无血流信号,或许在囊壁偶见少许绕行的血流信号。

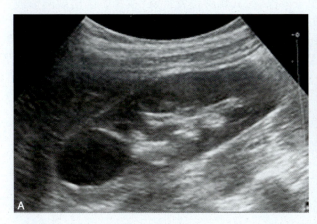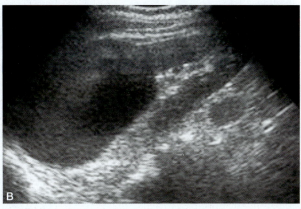

图 12-5　肾囊肿声像图

A.为单纯性肾囊肿,位于右肾上极;B.为复杂性肾囊肿,囊肿底部雾状低水平回声提示囊内出血或感染,需结合临床资料进一步确定。

【鉴别诊断】

单纯性肾囊肿一般容易诊断,然而其超声表现并不都典型。例如:直径<1cm 或更小的囊肿内部常出现低水平回声(部分容积效应伪像所致,采用谐波成像或改变扫查位置有助于改善图像质量);位置很深的单纯性囊肿其壁回声可以显得不够锐利和清晰。

多发性肾囊肿,即多发性单纯性囊肿患者,尤其是双侧多发性肾囊肿,尚应与多囊肾作仔细鉴别[见下文"(二)多囊肾"]。

复杂性肾囊肿,少部分肾囊肿呈分叶或多房状,内有细线样分隔回声;极少数肾囊肿壁出现彗星尾征,斑点状或弧形强回声(代表钙化),或囊内点状强回声聚集呈团块样分布,称为钙乳征(图12-6),变换体位时囊内钙乳团强回声随重力方向移位变形,可以与囊壁钙化鉴别(视频12-1)。囊肿内合

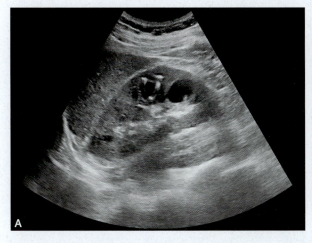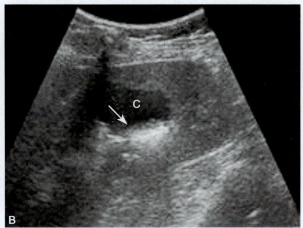

C:囊肿。

图 12-6　复杂性肾囊肿声像图

A.肾实质小囊肿伴有部分囊壁钙化引起的强回声;B.钙乳征声像图:肾囊肿的底部可见细点状强回声和分层平面(箭头所示),代表钙乳沉淀物。

视频 12-1　肾脏囊肿钙乳征
右肾囊肿内团状样钙乳强回声团,转动体位横断面动态评估,可见强回声团沿重力方向移动变形。

并出血或感染时可出现弥漫性低回声或沉渣状回声。复杂性肾囊肿也称不典型肾囊肿,必须与囊性肾癌进行鉴别,可行超声造影、增强 CT 进一步检查,按照 Bosniak 分类进行风险评估。

肾盂旁肾囊肿起源于淋巴管,其囊肿位置特殊,在肾窦区出现圆形或椭圆形无回声结构。可呈单房性,部分呈多房性。后者呈细线样分隔,极易与肾积水混淆。其特点是囊肿只占据一部分或大部分肾中央区,不完全具有肾积水的特征——肾小盏扩张,囊肿与肾锥体之间或多或少存在肾窦脂肪强回声。

【临床价值】

1. 超声诊断肾囊肿的敏感性超过 X 线肾盂造影和放射性核素扫描,可靠性高达 95% 以上。多数体积不大(<5cm)的无症状而具有典型单纯性囊肿表现者,由于预后良好,经超声诊断可免除穿刺、肾动脉造影等损伤性检查或手术探查。

2. 对于不符合典型单纯性囊肿的患者,即复杂性肾囊肿需进一步明确囊肿性质。尤其对于囊壁较厚和分隔较厚,伴有实性成分和钙化的囊肿,应特别注意 CDFI 检查有无丰富血流信号以除外肿瘤,必要时进一步做超声造影或增强 CT 扫查,依照 Bosniak 分类进行分层处理。

3. 超声引导下穿刺引流和无水乙醇硬化治疗适合于体积超过 5~6cm 的有症状的肾囊肿和合并出血、感染的肾囊肿。业内已公认,这种微创技术可以替代手术和腹腔镜手术治疗。

(二) 多囊肾

【病理与临床表现】

多囊肾为先天性遗传性双肾发育异常,分为常染色体显性遗传多囊肾(autosomal dominant polycystic kidney disease,ADPKD)和常染色体隐性遗传多囊肾(autosomal recessive polycystic kidney disease,ARPKD)两类。前者也称成人型多囊肾,比较多见,发病年龄一般在 40~60 岁,多以腹部肿物、高血压、血尿、腰痛等来诊。后者以往称"婴儿型",其实可发生在围生期、新生儿期、婴儿期和少年期各年龄段,婴幼儿易因肾衰竭夭折,少年期以合并肝纤维化和门静脉高压更突出,所幸均比较少见。

【超声检查】

1. 成人型多囊肾　进展期患者多数在中年以上。典型声像图表现为双肾显著增大,表面不规则,肾皮质、髓质内许多大小不等的囊泡样无回声和低回声结构(注:低回声通常代表囊内陈旧性出血,少数合并囊内感染),囊壁清晰、整齐。肾窦区被多数囊泡压迫变形,甚至显示不清(图 12-7)。

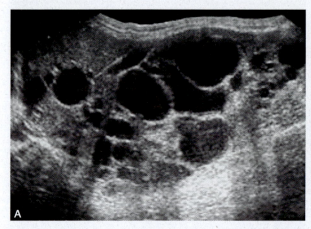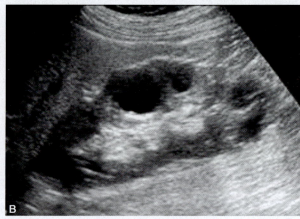

图 12-7　多囊肾声像图(纵断面)
A.典型的多囊肾声像图,可见患者同时合并多囊肝;B.轻型或早期多囊肾声像图。

　　多囊肾早期患者病情较轻,其声像图表现可不典型,囊肿数目较少,有时酷似多发性肾囊肿,故应加以鉴别。

　　2. 婴儿型多囊肾　本病少见,年龄包括围生期和儿童(图 12-8)。成人型多囊肾与婴儿型多囊肾的比较请参见表 12-1。

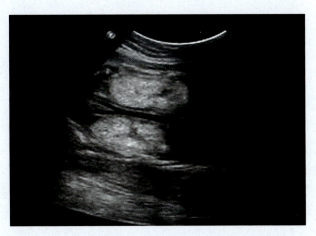

图 12-8　婴儿型多囊肾
围生期,妊娠 7 个月,胎儿腹部冠状断面。

表 12-1　成人型和婴儿型多囊肾比较

比较点	成人型	婴儿型
发生率	1:(500~1 000)	1:(6 000~14 000)
遗传类型	显性	隐性
发病年龄	40~60 岁	婴儿期(围生期)
超声特点		
肾大小	增大	增大
表面形态	不平,可轮廓不清	轮廓清楚
肾内回声	无数圆形囊肿大小不一(0.1~10cm),彼此孤立	肾实质回声增强,显示不出无数微小囊肿
肾窦回声	早期可见受压征象,晚期肾窦显示不清	皮髓质分界不清
伴随症	30%~60%有多囊肝	可伴有肝囊肿和肝脏门静脉周围纤维化-门静脉高压
合并症	肾性高血压、肾功能不全	肾功能不全

【鉴别诊断】

　　根据前述超声征象,诊断多囊肾一般没有困难。需要注意鉴别的疾病有以下几种:

　　1. 多发性单纯性肾囊肿　部分患者单侧或双肾有多个囊肿,故与多囊肾有相似之处。但肾囊肿数量较少,发生在肾皮质,肾窦回声比较完整,且无家族史,故比较容易区别(表 12-2)。

　　Bear 提出多囊肾的诊断标准与年龄有关:有家族史的患者,30 岁以下至少有 2 个囊肿,单侧或双侧均有;30~59 岁至少有 2 个,而且双肾受累;60 岁以上至少有 4 个,而且双肾受累。

　　2. 重度肾积水　某些断面可似多囊或多房囊状,因而可能与多囊肾混淆。利用肾冠状断面扫查,特别注意寻找有无残存肾实质(残存肾实质很像较厚而不太整齐的囊壁)以及肾的"囊腔"是否与其

表 12-2　多发性单纯性肾囊肿与多囊肾的鉴别

鉴别点	多发性单纯性肾囊肿	多囊肾
囊肿分布	单侧或双侧	双侧
囊肿数目	少	多或无数
肾脏大小	局部为主,可能稍大	普遍性增大
肾轮廓	光滑、边缘清楚	很不规则、边缘不清
肾中央区	正常或局部压迫变形	常变形或难以分辨
家族遗传史	无	常有

他囊腔相通,此为鉴别的要点。多囊肾为双侧性,多数囊肿大小悬殊,每个囊壁清晰,彼此不相通。此外,多囊肾的表面常高低不平,致使肾轮廓和肝、肾间界限不清。与肾积水境界清楚的肾轮廓(有时尚见残存的薄层肾实质)形成了鲜明对比。根据这些超声特点可以对二者进行鉴别。

3. **多囊性肾发育异常**(multicystic dysplastic kidney,MCDK)　也称多囊性发育异常肾或多囊性肾发育不良,本病属于非遗传性胚胎期发育异常,常为单侧肾累及,患侧肾无功能。若为双侧性肾脏受累,其结局是胎死宫内。本病好发于围生期胎儿、新生儿和 2 岁以内的婴幼儿,多因腹部包块就诊。患儿的这种多囊性肾发育异常,多在数年内逐渐自然退化(natural involution),故在成年人罕见。超声表现:①一侧肾区多囊性肿物,囊肿大小不等,常失去肾脏外形,以致与成人型多囊肾混淆,容易造成误诊;肾实质和肾窦以及闭锁的集合系统显示不清。②对侧肾代偿性肥大,回声正常(图 12-9)。与多囊肾双肾受累表现全然不同,本病预后良好。由于腹部肿物常常渐趋消失,故正确的超声诊断有着重要意义。

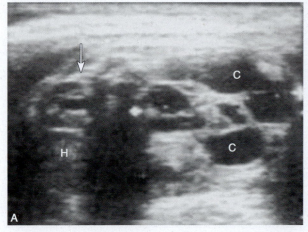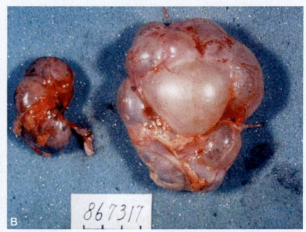

C:囊肿;H:肝脏;箭头:正常右肾。

图 12-9　胎儿多囊性肾
A.胎儿多囊性肾发育异常声像图;B.引产后尸解大体照片。

【临床价值】

超声是多囊肾最好的影像学诊断方法。超声诊断多囊肾具有高度准确性(97%),不仅适用于多囊肾的诊断和鉴别诊断,还可作为有效的筛选检查手段对患者的家庭成员进行检查,对于家族中早期无症状患者的职业选择、劳动力安排具有重要意义。有学者主张,超声引导囊肿穿刺抽液减压,对于多囊肾患者能一时性缓解症状或改善其肾功能。

四、肾肿瘤

肾脏原发性肿瘤可分良性和恶性,但以恶性占大多数。肾肿瘤又分肾实质肿瘤和肾盂肿瘤两类。肾实质肿瘤在成人多数是肾细胞癌(renal cell carcinoma,RCC)(透明细胞癌为主),在儿童多为肾母细胞瘤(Wilms 瘤)。血管平滑肌脂肪瘤(hepatic angiomyolipoma,HAML)(错构瘤)是比较常见的一种良性肿瘤,腹部常规超声或在超声体检时偶尔发现。至于脂肪瘤和血管瘤则较为少见。肾盂肿瘤较肾实质肿瘤相对少见,约占肾肿瘤的15%。肾盂肿瘤80%左右是移行上皮细胞癌,少数是鳞状上皮癌。肾盂良性(移行上皮性)乳头状瘤属常见肾盂肿瘤,但因易于复发和恶变,临床上习惯按低度恶性予以积极处理。

肾脏转移性肿瘤,一般见于其他器官恶性肿瘤的晚期。其中,进展期的淋巴瘤和白血病侵犯肾脏的机会较多,分别占尸检比例的1/2 和2/3(双侧和单侧侵犯可呈弥漫性或局灶性浸润)。

(一) 肾细胞癌

【病理与临床表现】

肾细胞癌是成人最为多见的肾实质肿瘤,男女之比约3∶1。好发年龄在50 岁以上。肿瘤可发生在肾实质的上、中、下各部。局部实性肿物居多数,多为透明细胞癌,体积可大可小;囊性肾癌占5%~7%,弥漫浸润型也较少见,但值得重视。RCC 有沿肾静脉、下腔静脉转移并形成瘤栓的倾向。

本病早期60%无明显症状。患者一旦出现典型的腰痛、血尿、腹痛三联征,为晚期;肾癌三联征的发生率尚不足10%,往往肿瘤大、预后差。既往外科手术发现的 RCC 平均直径达 7~8cm,手术切除率和5 年生存率均低(在20 世纪80 年代仅为56%)。自从CT 和超声广泛应用于临床以来,RCC 的早期诊断、治疗和预后已大为改观,小肾癌发现率大幅度提高(9%~38%)。超声的普及应用对于发现早期无症状性肾癌,包括小肾癌的人群普查,具有十分重要的意义。

【超声检查】

声像图特点取决于肿瘤的大小及其侵犯范围。

1. **肾外形改变**　较大的肿物常引起外形改变,包括局部肿大、隆起,包膜不规则。多呈圆形和椭圆形实性肿物,边界可清晰或不清晰。偶见肿物外向生长,甚至带蒂,易误认为肾外肿物或漏诊(注意:采用肾脏长轴和短轴多平面扫查,可以避免误诊、漏诊)。

2. **回声类型**　有:低回声型(10%)、等回声型(86%)和极少数的高回声型(图 12-10)。此外,较

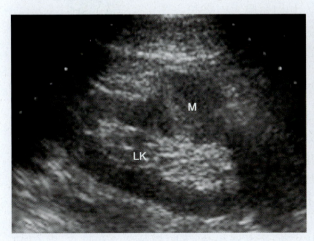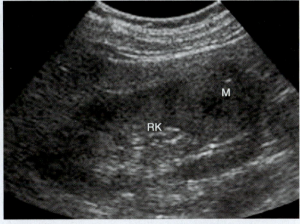

LK:左肾(M 为稍高水平回声肾癌);RK:右肾(M 为等回声性肾癌)。

图 12-10　肾癌声像图表现

大肿物往往内部回声不均匀,中央还可出现钙化斑块强回声以及小片低回声和无回声区,可称为混合型或囊性变型,代表肿瘤内液化坏死和出血。

3. 具有明显的占位特点 除包膜局部隆起外,常引起正常肾实质和肾中央区(肾盂肾盏)明显压迹和浸润。

4. CDFI 血流信号增多型较多见(如抱球状或点、线状散在分布的高速血流),或肿物局部的肾血管分布紊乱(图 12-11);然而,少血流信号和无血流信号型可见于不少体积较大的 RCC。CDFI 显示肿瘤滋养血管的敏感度较差,故未见血流信号增多不能排除 RCC 的诊断。

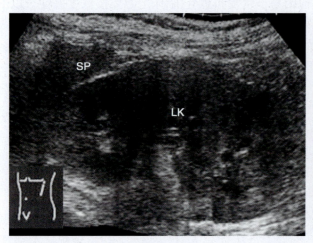
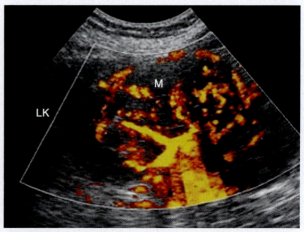

LK:左肾;M:肿瘤;SP:脾脏。

图 12-11 肾透明细胞癌声像图和 CDFI 表现(血流信号增多型)

5. 超声造影 灰阶超声造影可以显著提高肾细胞癌的肿瘤血管显示率,多数表现为动脉期快速增强和廓清,可以帮助进一步明确肿瘤的范围,提高肾细胞癌超声诊断的敏感性和准确性。对于较大肿瘤,超声造影能够准确判定肿瘤内部无造影剂灌注的液化坏死区,引导穿刺活检(视频 12-2)。

6. 小肾癌 体积≤3cm 的小肾细胞癌,在影像学称为小肾癌。通常分化良好,生长缓慢(平均每年生长 0.45cm),无转移,手术治疗效果极好,据报道 8 年生存率可达 98.4%。声像图特点:①多数回声较高,可伴有斑点状小钙化;②可有假包膜,有明显的占位效应,如向包膜表面隆起;③或呈"不典型囊肿"表现,即:囊内有回声,呈多房性或蜂窝状,囊壁或间隔增厚,其上有乳头或实性成分;④CDFI 常显示囊壁或间隔血流信号增多。

视频1202

视频 12-2 肾肿瘤的超声造影
左肾中上部巨大占位性病变,超声显示为不均质低回声,穿刺前超声造影显示病变中央大片无造影剂灌注区。

7. 囊性肾癌 是比较少见的特殊类型肾细胞癌(5%~7%),但值得重视。声像图特点:①囊肿可小(≤3cm)、可大(≥5cm);②单房或多房,壁较厚而不规则,内部回声增多,可有斑点状钙化或多数厚的分隔(图 12-12);③"单纯性囊肿"内出现实性回声;④实性肿物内出现不规则的以囊性为主的混合性回声,透声较差;⑤CDFI 往往有助于发现囊壁、瘤内间隔和实性成分中的血流信号,包括囊性小肾癌。超声造影和增强 CT 有助于进一步确定此型 RCC 的血流特征(视频 12-2)。临床常用增强 CT 和超声造影的 Bosniak 分类系统对肾脏囊性占位进行危险分层诊断。

8. 肾细胞癌的转移征象 肾细胞癌常沿肾静脉扩散,引起肾静脉、下腔静脉瘤栓和阻塞,用 CDFI 可以进一步证实静脉瘤栓及其范围。有时可见肾门淋巴结和腹膜后淋巴结肿大导致肾静脉、下腔静脉移位和受压,笔者尚遇 1 例肾门淋巴结肿大并压迫左肾静脉引起继发性精索静脉曲张。

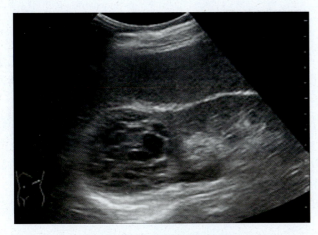

图 12-12　囊性肾癌声像图
多房囊性肾癌，内有厚薄不均匀的许多间隔。

【鉴别诊断】

1. **假肿瘤**　最常见为正常肾柱。肾柱是肾皮质伸向肾窦的组织块，其回声比肾窦低，可似肾肿瘤。但肾柱回声通常和正常皮质相同（注意：左肾肾柱受肋软骨声衰减影响，回声减低，更似肿瘤）。该"肿物"不伴有肾盂肾盏畸形等占位征象。通常用彩色多普勒超声可以作鉴别诊断（图 12-13），超声造影、增强 CT 扫描、MRI 均有助于识别。

2. **肾表面分叶现象**　正常肾可保留胎儿期的分叶残迹，常为双侧性。有时由于分叶较大而叶间沟较深，被误认为肿瘤结节。但此"结节"的回声与正常肾实质其余部分相同，无占位特点，其 CDFI 表现正常。

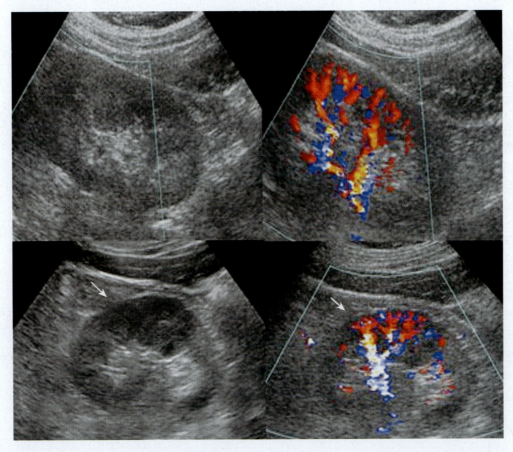

图 12-13　肾脏假肿瘤
"肥大的肾柱（↓）"声像图，CDFI 显示正常肾血管和肾锥体。

3. **非肿瘤病变**　黄色肉芽肿性肾盂肾炎和肾结核等也容易与肾肿瘤混淆，需结合病史和其他临床资料如感染症状综合分析。超声造影、增强 CT 均难以鉴别，组织学穿刺活检可以明确诊断。

4. **良性肾肿瘤**　如小的血管平滑肌脂肪瘤，应与较高回声的小肾癌鉴别。增强 CT 是可靠的鉴别方法。

【临床价值】

尽管超声影像检出肾癌的敏感性不及增强 CT,但超声的普遍应用使得该技术发现肾癌往往先于 CT、MRI,尤其早期无症状肾细胞癌和小肾癌。因此,超声普查肾肿瘤具有重要地位,它有助于早期发现直径≤3cm 的小肾癌。

彩色多普勒可进一步增加肾细胞癌的诊断信息,但存在血流信号减少型。超声造影可以显著提高 CDFI 显示肿瘤血管的敏感性,从而更有助于肿瘤大小、范围的评估。CDFI 用于显示肾静脉、下腔静脉转移性瘤栓非常有用,其准确性分别高达 87% 和 100%。增强 CT 有助于进一步诊断肾细胞癌和分期,并能够与其他肿物特别是血管平滑肌脂肪瘤等进行鉴别。

超声检查肾脏应注意识别假肿瘤,避免假阳性。如"肥大的"肾柱、(胚胎性)分叶肾、肾结核等,CDFI 常有帮助,必要时借助于其他影像检查。

(二) 肾母细胞瘤

【病理与临床表现】

肾母细胞瘤也称 Wilms 瘤,是儿童最常见的腹部恶性肿瘤之一。少数病例为双侧性。

【超声检查】

1. 肿瘤体积常常较大,可超过肾脏本身。
2. 肿瘤内部回声改变依肿瘤血管多少、出血坏死以及液化程度等而不同。间质较少者常为均质性;在实性成分中常有多个含液无回声区,代表肿瘤组织崩解和液体积聚。少数肿瘤出现钙化引起的强回声和声影。
3. 腹腔积液或腹膜后积液征象提示肿瘤迅速生长,使肾(肿瘤)包膜失去了完整性。
4. 可有肾静脉和下腔静脉及局部淋巴结侵犯。
5. CDFI 表现 瘤体内可见较丰富的血流信号。

(三) 恶性淋巴瘤

【病理、临床表现与超声检查】

淋巴瘤可以侵犯肾脏,但并不多见。有两种类型:
1. 局限型 呈结节状或团块状低回声性肿物。
2. 弥漫浸润型 肾脏形态饱满,结构不清晰。肾实质回声呈广泛性回声轻度增强,也可呈普遍性回声减低。

淋巴瘤的肾脏侵犯通常是本病的晚期表现。超声检查应当注意有无肾门区及腹膜后淋巴结肿大,这对疾病的临床分期有帮助。

(四) 肾尿路上皮癌

【病理与临床表现】

肾盂肿瘤主要是由尿路上皮癌(urothelial carcinoma,UC)引起,其他类型少见。病理分乳头型(附着在黏膜上,有蒂,高分化)和浸润型(结节状、黏膜增厚,低分化)两类。发病者老年人居多,男女之比为 4∶1。常以无痛血尿、腰痛来诊。超声检查肾盂肿瘤比较困难。UC 声像图表现受肾窦回声的影响,其形态、大小、部位以及是否合并肾盂、肾盂阻塞(积水)有很大不同,故使 UC 超声表现复杂多变。

【超声检查】

1. 无尿路阻塞的小肿瘤,由于肾窦区回声较强,超声常不能清晰显示,需要进行其他影像检查。

2. 肾窦内低回声型,肿物部分或全部占据肾窦,使肾窦区呈低回声,边界清楚,提示较大的乳头状肿瘤,有时似"肾积水"。

3. **CDFI**　肿瘤内很少显示血流信号。

4. **阻塞型 UC**　肿物阻塞可继发肾盏或肾盂扩张。此时,声像图容易显示实性肿物的形态、大小和范围。CDFI:肿瘤内很少显示血流信号(图 12-14)。

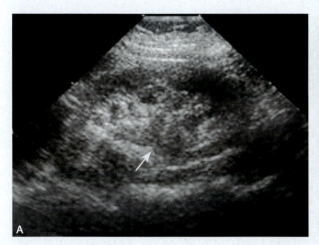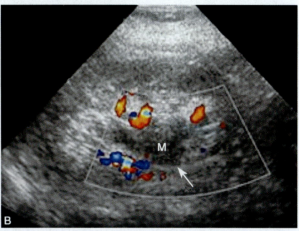

M 及 ↓ 为肿物。

图 12-14　乳头状尿路上皮癌
A.乳头状尿路上皮癌声像图;B.乳头状尿路上皮癌 CDFI 表现。

5. **弥漫浸润生长型 UC**　肿瘤细胞由肾盂、肾盏向肾实质破坏性弥漫性浸润。其特殊声像图表现:患肾弥漫性肿大,可保持肾外形;实质显著增厚,皮髓质界限不清;肾盂、肾盏似"轻度积水"但充满实性回声;可伴有肿瘤血管转移等其他表现。此型 UC 需要与内科弥漫性肾病鉴别。

【鉴别诊断、临床价值】

1. 常规超声检查肾盂肿瘤敏感性虽然较差,但不失为首选的无创影像检查法。如果超声未显示肿物或显示不满意,可建议进一步 X 线尿路造影或 CT、MRI 检查。

2. 肾窦内低回声型肿物应与肾积水、肾窦脂肪瘤样病(renal sinus lipomatosis,RSL)鉴别。UC 有时酷似肾积水(或肾积水合并感染),肾窦区出现低回声,边界清晰,但其透声性较差。肾窦脂肪瘤样病即肾窦脂肪增生,肾窦也出现较宽的低回声区,见于部分老年人和肥胖者,无任何症状,CDFI 和超声造影可以鉴别。

UC 超声造影表现为肾窦内肿物晚于肾实质增强,增强程度也较低。通过超声造影可以明确 UC 的大小、范围(视频 12-3)。

视频1203

视频 12-3　肾窦内肿物造影
左侧肾窦内不规则低回声病变,合并肾积水。超声造影显示病变增强迟于周围肾实质。造影后边界更加清晰。

(五) 血管平滑肌脂肪瘤(错构瘤)

【病理与临床表现】

血管平滑肌脂肪瘤(错构瘤)为肾脏最常见的良性肿瘤,由不同比例的脂肪、血管和平滑肌组织构成。可单发、多发或者双侧发生。4cm 以下通常无症状,如果长大,可能因瘤体出血而产生腰痛、血尿。

【超声检查、鉴别诊断与临床价值】

声像图具有一定的特征性。呈圆形,边界清楚、无声晕,多数有密集而均匀的高回声。瘤体较大

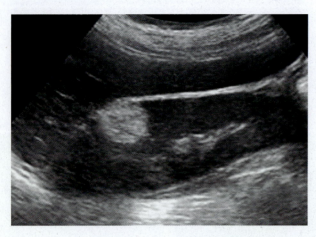

图 12-15　血管平滑肌脂肪瘤声像图

的错构瘤声衰减显著,后方还可伴有模糊声影(图 12-15)。由于瘤内含有脂肪,CT 扫描有助于证实本病并与肾细胞癌鉴别。

五、肾结石

【病理与临床表现】

肾结石(nephrolithiasis)是常见疾病,20～40 岁男性居多数。肾结石主要分布在肾的集合系统内,位于肾盂者居多,肾盏次之,可为双侧性。约 80% 的肾结石含钙(草酸钙、磷酸钙),X 线平片易于显示,尿酸结石和胱氨酸结石 X 线显影较淡或不易显影,称"X 线阴性结石"或"透 X 线结石"。超声检查有助于本病的诊断。

单纯无梗阻性肾结石一般无临床症状。结石下行如果引起尿路阻塞,肾盂、输尿管平滑肌强烈收缩,则产生剧烈肾绞痛。血尿或镜下血尿比较多见。症状性肾结石常与肾盏或肾盂扩张(肾积水)合并存在,并可继发尿路感染。输尿管结石常引起近端输尿管扩张,疼痛急性发作时输尿管扩张者更多见,而且有利于超声显示。

【超声检查】

1. 肾窦区内出现点状、团块状或弧形强回声,伴有声影(图 12-16)。一般含钙结石超声穿透性差,声影显著;非含钙结石如鹿角状结石穿透性较好,声影不显著。可单发或多发。鹿角状结石有不规则分支或呈数个分散的强回声团,实时超声局部连续动态扫查可见这些强回声团相互连结。

2. 多数结石行 CDFI 或能量多普勒超声(PDI)检查可见具有特征性的快闪伪像(twinkling artifact),出现率约为 80%。即在结石及其声影部位出现彩色镶嵌现象。

3. 肾结石继发肾积水时,出现结石梗阻引起的肾盂肾盏扩张表现。

4. 诊断注意事项　肾和输尿管结石若无合并肾盏、肾盂及输尿管扩张,灰阶超声显示结石有时比较困难,肥胖患者尤其如此。以下方法有助于识别可疑结石:

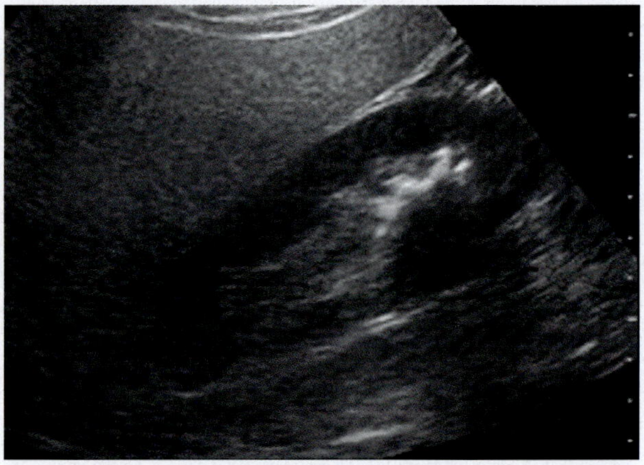

(1) CDFI 或 PDI 检查一旦发现特征性的快闪伪像,有助于肾结石诊断,特别是不够典型的小结石,但阴性不能完全除外。

(2) 利用组织谐波成像技术和适当聚焦方法,可能使结石和声影显示得更清晰。如有仪器设备条件,还可采用较高频率,缩小凸阵探头扫描角度扫查。

(3) 在超声检查阴性而临床高度怀疑泌尿系结石的情况下,应考虑到结石位于输尿管或结石太小,仍需超声向下追踪扫查或做 X 线腹部平片、静脉尿路造影、磁共振尿路造影(MRU)或 CT 检查(平扫)。CT 检查对于肾结石以及是否合并梗阻的诊断极为敏感。

图 12-16　肾结石声像图
显示右肾下盏内弧形强回声伴后方声影。

【鉴别诊断】

与肾实质内钙化灶(呈点状、斑块状强回声并伴有声影)，老年人肾动脉管壁钙化鉴别。

【临床价值】

超声可发现 0.3~0.5cm 及以上的肾结石，敏感性高达 96%。超过 5mm 的肾结石敏感性接近 100%。利用彩色多普勒超声快闪伪像有助于不典型小结石的超声显示。对于肾结石，超声通常能够满足临床诊断，一般很少需要再做 MRI 或螺旋 CT，除非合并肾盂、输尿管梗阻原因不明。

六、肾结核

【病理与临床表现】

本病 20~40 岁者多见，男性约为女性的 2 倍。肾结核在临床上约 85% 表现为一侧性病变，少数为双侧性。初期症状有尿频、尿痛和血尿，另有少数患者无明显局部症状。基本病理改变是结核性肉芽肿伴干酪样坏死。最初肾皮质感染累及肾锥体，形成结核结节和局部肿胀。肾乳头的破坏可引起干酪性溃疡、空洞和肾盏积脓。严重者整个肾脏包括肾盏、肾盂、输尿管受累，从而引起多样性病理破坏性表现，如肾盏、肾盂扩张或积脓(结核性脓肾)。结核病变与不同程度的纤维化、钙化伴随，可引起局部或多个病灶大量钙化。

【超声检查】

肾结核声像图具有多样性和复杂性，它取决于肾脏的病理改变。最早期肾结核多为 5~15mm 局灶性的小病变，绝大多数可自愈，超声表现可能完全正常。部分肾结核病变继续发展，经过数年后产生以下多种声像图表现：

1. **结节型**　肾实质局部肿胀，多呈单发或多发性低回声结节，边界模糊，可似肾肿瘤，代表早期干酪样结核结节伴有坏死(图 12-17)。

2. **空洞型**　干酪样结核结节进一步坏死液化，肾乳头和肾盏进一步破坏，形成结核空洞，与肾盏相通。常伴有纤维化、钙化，此时会出现多样性和复杂的回声异常。肾乳头显示不清，肾皮质变薄，结核性空洞似囊肿，呈无回声或低回声，但与扩张的肾盏相通。以上病变区内可出现强回声团块，可伴有声影。

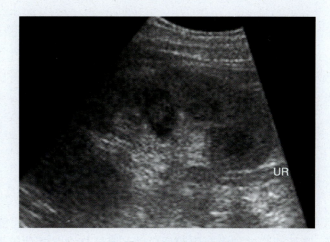

图 12-17　肾结核声像图
肾脏局部肿胀，可见低回声结节，输尿管(UR)黏膜亦见增厚。

3. **肾积水型**　肾盂肾盏显著扩张，酷似重度肾积水，体积增大，外形不规则，断面呈多房囊性改变，囊液呈云雾状低回声。此型与肾积水的不同之处在于，肾盂肾盏壁不均匀增厚，肾盂输尿管结合部管壁不规则增厚甚至管腔狭窄，代表结核性肾积脓或脓肾。

4. **钙化型**　肾外形不规则，包膜不规则增厚或结节状，肾内回声增强、结构不清，其中可见团块状或弧形强回声，伴有大片声影。此型代表"油灰肾"或自截肾。

【鉴别诊断】

鉴于肾结核声像图的复杂性和多样性,应注意与肾肿瘤、肾积水、肾脓肿和肾结石等多种疾病进行鉴别。当发现异常的声像图不像典型的肾肿瘤、肾积水、肾脓肿或脓肾、肾结石时,应考虑到肾结核的可能性。X线肾盂造影和尿的检验有助于进一步诊断。超声引导穿刺组织活检或抽液检验可以提供明确的诊断和鉴别诊断依据。

【临床价值】

超声检查对肾结核的早期诊断未必有很大帮助,一般可根据X线静脉或逆行尿路造影和尿的抗酸杆菌检验以及血清酶联免疫吸附试验等做出诊断。但是超声对于中至重度肾结核和X线不显影的重型肾结核颇有诊断价值,还可协助探测对侧肾有无受累或合并肾积水。对于年轻血尿患者,声像图发现肾实质低回声性肿物时,应更多考虑肾结核的可能性。对于既不像典型的肾肿瘤和肾积水,又不像典型的肾结石和肾囊肿即所谓"四不像"的声像图,应多考虑到肾结核的可能性。

七、肾周围脓肿

【病理与临床表现】

肾周围脓肿(perirenal abscess)常继发于身体某个局部感染化脓病灶,通过血行播散所引起,亦可由肾感染化脓性疾病直接蔓延而来。患者常有恶寒、高热、乏力等中毒症状和腰痛,患侧局部有叩压痛。血液白细胞增多,尿常规出现异常,临床经常误诊为急性肾盂肾炎。

【超声检查】

肾周围脓肿的超声图像主要表现为环绕肾脏周围的新月状或条带状无回声区或低回声区;低回声区的宽度和形态依积脓的量而不同。

【鉴别诊断与临床价值】

超声检查不仅有助于明确本病的诊断,并可与急性化脓性肾盂肾炎、肾脓肿等其他肾脏化脓性疾病进行鉴别。此外,超声还有助于指导穿刺抽吸和置管引流,或协助外科医师选定最佳部位以便作切开引流手术。

八、肾外伤

【病理与临床表现】

闭合性肾损伤可分为肾挫伤、肾实质裂伤(包膜破裂)、肾盏(肾盂)撕裂、肾广泛撕裂(全层裂伤,甚至肾蒂断裂)。肾挫伤可发生在肾实质内,也可引起包膜下血肿;肾包膜破裂引起肾周围积血和积液;肾外筋膜破裂引起腹膜后血肿。肾外伤合并其他脏器损伤如肝脾破裂并伴有腹腔出血,肾蒂撕裂者常引起严重的出血性休克。

肾外伤(renal trauma)分级标准(美国创伤外科协会,2018):

Ⅰ级:肾挫伤,镜下或肉眼血尿,泌尿系检查无异常;非扩展性包膜下血肿无肾实质裂伤。

Ⅱ级:局限于腹膜后肾区的非扩展性肾周血肿;肾实质裂伤,深度<1cm,无尿液外渗。

Ⅲ级:肾实质裂伤>1cm,但无集合系统破裂或尿液外渗。

Ⅳ级:肾实质裂伤累及肾皮质、肾髓质和集合系统;肾动、静脉主干或主要分支损伤伴出血。

Ⅴ级:肾破裂;肾门血管撕裂、离断伴肾脏无血供。

肾外伤的实用分类方法还有(Kawashima 等,2001):Ⅰ.轻度(肾实质挫伤,包膜下小血肿,小的肾皮质撕裂),占大多数(75%~85%),适合保守治疗;Ⅱ.重度(撕裂伤延伸至集合系统,有肾节段性坏死/梗死),仅占10%,可以保守或外科处理,具体取决于严重程度;Ⅲ.灾难性损伤(血管蒂和粉碎性损伤);Ⅳ.肾盂输尿管结合部撕裂伤。其中Ⅲ、Ⅳ伤势严重,共占5%,需紧急手术治疗。总体来说,闭合性钝性损伤大多数病情相对较轻,可以采取保守疗法。因此,肾外伤程度的分级诊断很重要。

【超声检查】

1. 肾实质挫伤

(1)肾包膜完整。局部肾实质回声不规则增强,其中可有小片回声减低区。

(2)包膜下少量出血。在包膜与肾实质之间,可能出现新月形或梭形低回声区或高回声区,代表包膜下出血,提示肾实质可能有轻微裂伤。

(3)CDFI 无明显异常。

2. 肾实质裂伤(伴包膜破裂)

(1)肾周围积液(积血)征象显著。即:肾包膜外有无回声区或低回声区包绕。多量出血时,肾的大部分被无回声区包绕。

(2)肾破裂处包膜中断现象,局部肾实质内可有血肿引起的局部低回声和裂隙。破裂处可位于肾中部或肾脏上、下极,但常规超声检查可能不易找到,除非裂伤范围较大(图12-18)。

3. 肾盏撕裂伤(往往与实质病变并存)

(1)肾实质回声异常增多,或有小片低回声区,包膜完整。

(2)肾中央区扩大伴有不规则回声,它与肾实质的边界模糊不清。

(3)肾盂扩张征象:集合系统因血块堵塞时发生。扩张的肾盂肾盏中常有不规则低水平回声。

4. 肾广泛性撕裂伤
同时伴有肾实质和肾盏裂伤的表现,其中肾周大量积液征象十分突出(积血、尿液),断裂、损伤的肾脏结构模糊不清。CDFI 有助于显示肾血管及其分布异常,肾梗死区内缺乏血流信号。

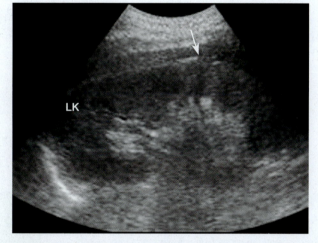

图 12-18　肾脏外伤,左肾(LK)冠状面声像图
箭头显示肾脏包膜局部连续性中断。

超声造影与肾外伤的类型和分级诊断:

Ⅰ级:肾包膜完整,包膜下见新月形无增强区,肾实质内未见异常的无增强灶。

Ⅱ级:肾包膜可连续或不连续,包膜下或肾周可见带状或半月形无增强区,实质内见不规则无增强区,范围<1cm,肾窦局部可因受压迫而变形。

Ⅲ级:实质内见斑片状无增强区(范围>1cm),但未达集合系统。

Ⅳ级:肾实质内大片状无增强区,并与肾盂相通,可见肾盂分离现象。

Ⅴ级:肾碎裂,组织碎成2块以上,可有造影剂外溢或肾实质完全不增强。

【临床价值】

1. 常规超声方便易行,非常适合多数闭合性肾损伤患者的诊断和初步筛查,初步了解肾损伤的类型和严重程度,也适合于保守治疗患者的影像随诊检查。然而,常规超声敏感性、特异性较差,存在着假阴性,CDFI 的敏感性也较差,不足以解决肾外伤的临床分型。对于病情危重的"灾难性肾外伤"以及临床怀疑多脏器损伤的患者,宜首选增强 CT 扫描并采取其他应急措施。

2. 传统认为增强 CT 是肾外伤分级诊断的"金标准"。研究证明,超声造影通过显示肾实质的血流灌注情况,能够进一步明确肾损伤的范围、破裂部位,有无节段性梗死以及有无活动性出血,从而做出精确的分级诊断,接近增强 CT 检查。超声造影简便易行,比较经济,对于指导临床治疗具有重要的实用价值。

3. 增强 CT 不仅能够全面地评价肾外伤,明确损伤类型及范围,了解肾的血流灌注和肾脏的功能,其还具有诊断多脏器损伤(有报道高达 60%~80%)的优势,故多年来发达国家常以增强 CT 作为严重肾外伤的首选影像诊断方法。

九、肾先天性异常

(一) 先天性肾缺如和肾发育不全

单侧性肾缺如(unilateral renal agenesis)也称肾不发育。其在声像图上表现为一侧肾区探不到肾图像,对侧肾代偿性增大。

肾发育不全(renal aplasia)是指先天性肾实质发育低下,肾小叶和肾小球过少。声像图表现为患肾体积明显缩小,对侧肾代偿性增大,形态和内部回声正常。

超声诊断一侧肾缺如应与肾萎缩、异位肾和游走肾鉴别。萎缩肾体积更小,实质回声增强与肾窦回声分界不清,易与邻近含气结肠图像掺杂而漏诊。异位肾和游走肾位置低,肾区常规超声检查可能探不到,应在腹部靠近骶前或盆腔扫查。

(二) 异位肾

异位肾是指肾的先天性位置异常,位置过低,盆腔肾属于最常见的异位肾。超声表现如下:

1. 一侧肾区内看不到肾图像。

2. 在下腹部、骶前或盆腔可见腹部"肿物"。"肿物"常位于骶骨前,并与膀胱或子宫相邻。

3. 仔细观察,该肿物具有类似肾的结构,如中央的肾窦和周缘肾实质的回声。

异位肾的声像图可能由于发育不全或位置特殊而不像典型的正常肾结构,CDFI 有助于显示肾门血管及其在肾门的血流分布,故有助于进一步确诊(图 12-19)。

超声诊断腹部肿物时应考虑到盆腔肾的可能性,同时需与腹腔其他肿瘤包括胃肠道肿瘤相鉴别。采用彩色多普勒超声检查和 X 线静脉肾盂造影,可以容易地证实这一腹部"肿物"的性质。认真、仔细地超声扫查并与腹部肿瘤鉴别,可以避免误诊以及不必要的外科手术。

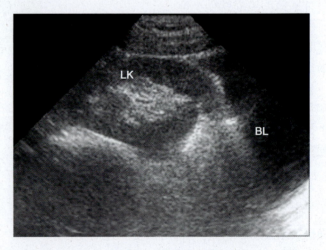

图 12-19 盆腔异位肾

患者左肾区未见肾脏结构,下腹部超声检查于膀胱(BL)上方可见肾脏结构(LK)。

(三) 蹄铁形肾("马蹄肾")

此病为较常见的先天性双肾融合畸形,也称"U"形肾,融合部位发生在双肾下极。因此双肾位置比较靠内前方,双肾下极越过中线以实性组织相连。超声表现:

1. 背部探测可发现双侧肾纵轴排列异常,呈倒置的"八"字形改变。

2. 腹部横断面扫查时可见脊柱、主动脉和下腔静脉前出现"实性低回声性肿物",并与双肾相连,低回声通常似腹膜后肿瘤或肿大淋巴结。

诊断蹄铁形肾时必须注意与腹膜后肿瘤、主动脉旁淋巴结肿大鉴别,避免相互混淆。其他影像检查如 X 线肾盂造影和 CT 也有帮助。

(四) 重复肾

超声确实有可能反映重复肾(duplex kidney)所致的某些异常,包括重复肾盂。声像图表现:①肾脏长径增大;②外形正常或有切迹,个别略呈葫芦状;③肾窦区被正常肾实质分离似肥大肾柱;④部分患者合并肾盂、输尿管扩张;⑤CDFI 可能显示重复的肾门双套血管,分别位于上、下肾窦区,故有助于确诊。

但应承认,超声诊断重复肾和重复肾盂很不容易,它不及 X 线静脉尿路造影及 MRI,因 MRI 能够明确无误地同时显示双侧肾脏、集合系统和全部输尿管,尤其适合于诊断某些复杂的泌尿系畸形和合并症。

十、移植肾及其并发症

【病理与临床表现】

移植肾术后并发症相当多见。超声检查作为影像学随访评估手段,对于发现移植肾有无输尿管阻塞,肾周围积液如血肿、脓肿、尿液囊肿,有无肾血管并发症以及对于肾排斥的诊断和鉴别诊断等均能发挥积极作用,它有助于临床正确、及时地处理。

超声检查移植肾的适应证:

1. **肾周围积液**　如血肿、脓肿、尿液囊肿、淋巴囊肿。
2. **输尿管阻塞所致肾积水**　包括外压性、吻合口局部狭窄,炎症,结石(发生较晚)。
3. **肾血管合并症**　包括移植肾动脉吻合口处和远端狭窄、阻塞,肾梗阻和肾萎缩以及肾静脉血栓。
4. **肾衰竭病因的鉴别**　如急性肾排斥与急性肾小管坏死的提示。
5. **引导介入**　包括移植肾内病变的活组织检查,肾周局部积液的抽吸引流、经皮肾造瘘术。

【超声检查】

1. **检查方法**　采用 5~7.5MHz 探头以提高图像的分辨率。检查前仍需保持膀胱适当充盈。先后进行纵断面和横断面扫查。冠状扫查能够全面显示集合系统和肾实质回声改变。彩色多普勒超声用于肾血管检查、肾血流灌注和肾排斥的血流动力学评估。首次超声检查一般主张在术后即刻或 24h 内尽快进行,以后每隔 1~3d 复查一次。检查时应分别测量移植肾的长(L)、宽(W)、厚(T)各径,体积测定按公式($V=L \times W \times T \times 0.5$)计算。此外,还需观察主肾动脉、段动脉和叶间动脉血流状况并测其血流频谱。

2. **正常移植肾声像图**　正常移植肾的超声表现与普通肾脏相似,由于采用高频探头经腹壁检查,肾皮、髓质和集合系统的回声界限分明,肾锥体呈楔形低回声。肾的各径线随移植时间的推移可有缓慢增加,2 个月后体积可增加 15%~30%,集合系统的宽度也可显示得比较饱满。这是移植的肾脏代偿性肥大负担双肾功能所致。彩色多普勒辅以能量多普勒检查,可清楚显示肾动脉、段动脉、叶间动脉、相应静脉以及肾皮质的丰富血管。频谱多普勒显示动、静脉血流速度正常,肾动脉阻力指数(RI)一般不超过 0.70。

3. **移植肾的并发症**

(1) 肾移植术后急性肾衰竭:许多原因包括肾前性、肾血管、肾实质性和肾后性(尿路梗阻)均可以引起肾移植术后发生肾功能不全。最常见的原因有:急性肾排斥、超急性肾排斥;急性肾小管坏死(主要由于肾缺血性损伤,多见于移植肾来源于尸体的患者,表现为术后无尿,7~10d 后逐渐好转)。

肾血管病变如肾内动脉狭窄、栓塞,肾实质供血障碍和肾梗死、肾静脉狭窄、栓塞。其他原因尚有输尿管阻塞(肾积水);肾周围血肿、积液压迫等。临床鉴别这些原因经常遇到困难。急性肾功能不全预后严重,需要即时诊断和紧急处理。超声是移植肾后合并急性肾衰竭的首选影像检查方法。

(2)肾积水:输尿管吻合口狭窄、结石梗阻是引起肾积水最为常见的术后合并症。然而,肾周积液、血肿、尿液囊肿和淋巴管囊肿等也可继发引起移植肾尿路梗阻。超声显示移植肾的肾盂、肾盏扩张征象与一般肾积水表现相似。排尿后复查肾集合系统对于诊断轻至中度肾积水非常必要,因为膀胱胀满时可引起暂时性反流而造成动力性肾盂扩张。超声检查是除外输尿管梗阻及其病因的首选方法,即使在肾功能受损时也不受任何影响。重度张力较高的肾积水尚可合并尿液囊肿样聚集和尿外渗,产生相应的声像图改变。肾积水合并感染(脓肾)以及肾盂肾炎(局灶性、弥漫性)与原发肾化脓性感染相似,不再赘述。

(3)肾周围积液:包括血肿、感染性血肿、脓肿、尿液囊肿、淋巴囊肿。根据肾周围包绕分布的无回声区和低回声区,一般容易做出超声诊断。单纯尿液积聚和淋巴囊肿一般为无回声,后者常有细线样分隔。血肿和脓肿常出现弥漫性弱回声。超声定位穿刺进行液体抽吸检验和治疗是确实、可靠的方法。

(4)肾排斥:急性肾排斥早期一般发生在术后1~4周,常是可逆性,但其临床症状、体征和生化检查均无特异性。少数超急性肾排斥可在术后即刻至1周发生不可逆性体液免疫反应,预后恶劣。慢性肾排斥(>1个月)仅表现为渐进性肾功能不全,常伴有高血压和蛋白尿。常规超声和彩色多普勒检查能够较早反映肾排斥或急性肾小管坏死的某些征象如肾血管阻力增高等信息,协助定位肾穿刺活检,为诊断和正确使用免疫抑制药物提供依据,还可用于患者疗效的定期随访观察。

1)急性肾排斥主要表现

A. 移植肾肿大,在短时间内体积增加超过25%,厚径≥宽径(图12-20)。

B. 肾锥体明显肿大,甚至球状变形,伴有回声减低。锥体改变可以是普遍性,也可局限于一两个锥体。肿大的锥体常对肾窦区产生显著压迹,提示肾锥体间质水肿。

C. 肾皮质回声增加,可同时伴肾皮质厚度增加,多与皮质缺血和间质单核细胞浸润有关。

D. 肾实质局限性或弥漫性回声减弱,累及皮质与锥体,提示梗死和坏死。

E. 肾动脉血流阻力增高:RI>0.70,甚至高达0.8~1.0。

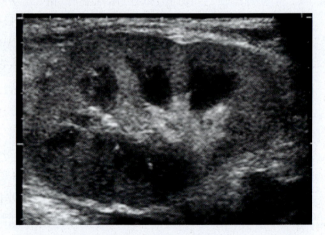

图12-20 急性肾排斥声像图
显示移植肾肿胀,回声增强。

以上征象可提示急性排斥,但并非特异。这些突出的超声表现与急性肾小管坏死有时很难区别,急性肾小管坏死时移植肾的体积和内部回声也可无明显改变,而急性和超急性肾排斥除声像图异常外,肾动脉阻力指数显著增高。最终诊断还应结合临床检查,而且常需超声引导穿刺活检以明确诊断。

2)慢性肾排斥:是晚期移植肾功能不全的主要原因,一般在移植术后3个月开始功能下降。表现为肾脏体积逐渐减小;肾窦区脂肪比例增加;肾实质回声增强,皮质变薄,结构紊乱、不规则,可伴有散在钙化斑点。晚期肾实质和肾窦回声界限模糊不清。

(5)其他:移植肾血管病变如肾动脉吻合口狭窄和肾动脉栓塞等利用彩色和频谱多普勒超声均有显著异常改变,它已成为肾移植术后检查有无血管病变的重要监护手段。有关肾动脉狭窄、阻塞、肾梗死和肾静脉栓塞等重要血管病变在此从略。

【临床价值】

超声对于移植肾多种并发症的诊断和鉴别诊断有很大帮助,但在某些情况下仍会遇到一定的困难。例如:不典型的肾排斥主要病变若仅局限于个别肾锥体,为了明确诊断,需在超声精确定位下进行肾活检术。超声引导定位穿刺抽吸,对于明确移植肾合并周围液体积聚的性质(血肿、脓肿、尿液囊肿或淋巴囊肿)以及作进一步引流、治疗,均有重要的意义。在肾积水和合并感染的尿路阻塞患者,作经皮肾穿刺造瘘,可达到及时引流、改善移植肾功能的目的,甚至挽救患者的生命。

超声在移植肾方面的应用不限于此。研究发现由于肾透析和移植肾的应用,患者生命期延长,原来的患肾未经切除者进一步发展成"尿毒症性囊肿"较多见,也称"获得性囊肿性疾病"。这是双侧性多囊性病变。囊肿一般较小,直径1~3cm,超声检查易于诊断。尿毒症性肾囊肿的囊壁细胞有增生倾向,10%~40%发生腺瘤或腺癌,可视为癌前病变。此外,移植肾患者免疫功能低下,其他内脏器官恶性肿瘤的发病率增加,超声显像对于发现内脏肿瘤和有无扩散有重要的作用。

十一、弥漫性肾脏疾病

【病理与超声检查】

1. **急性肾小球肾炎(acute glomerulonephritis)**　双肾对称性体积增大,横断面形态饱满,可呈圆形。纵断面上肾实质增厚,皮质回声稍增强、正常或偏低,肾锥体回声正常。肾窦区相对变窄。肾动脉阻力指数可增高。经过治疗,肾脏大小和回声等恢复正常。

2. **慢性肾病和慢性肾小球肾炎(chronic glomerulonephritis)**　早期双肾体积正常或稍大,肾实质回声正常或稍增强。诊断和分型主要依靠超声引导穿刺肾组织活检。晚期肾体积缩小,肾皮质萎缩,回声明显增强,皮、髓质以及与肾窦间回声的分界不清。肾动脉硬化症(高血压)晚期产生双肾萎缩,其声像图与上述相似。

多年慢性肾炎肾功能不全肾透析患者,易患"获得性肾囊肿",透析5年以上发生率约90%。声像图特点:囊肿小(0.5~3cm),双侧性、多发性,囊壁细胞增生倾向,有4%~10%的癌变率。

3. **糖尿病肾病(弥漫性毛细血管间肾小球硬化)**　是慢性肾衰竭常见病因之一,其早、晚期声像图与慢性肾小球肾炎相似,但肾体积多不变小。

4. **急性肾小管坏死**　本病主要由缺血如低血压、脱水和毒素(药物、重金属、有机溶剂)引起。声像图表现与重度急性肾小球肾炎相似,肾实质增厚,毒素引起者肾锥体回声增强,肾动脉阻力指数增高。

【临床价值】

1. 弥漫性肾脏疾病声像图诊断敏感性较差,临床诊断通常较少需要做影像检查。

2. 超声引导自动肾活检多用于慢性肾病的确诊和分型。采用自动活检装置和相对细的活检针(18G、16G),安全、准确、快捷,取材质量高,并发症少。

3. 超声一旦发现弥漫性肾实质回声显著增强或肾萎缩,表明患者已有明显的肾功能不全,也有助于提示诊断。

第二节　输尿管疾病

一、输尿管解剖概要

输尿管上端起自肾门,由肾盂移行而来,下端止于膀胱三角区两端的输尿管开口。全长约30cm,

中部最宽处内径约 6mm。输尿管从腹膜后沿腰大肌的前面下行,在跨越髂动脉之前称为输尿管腹段,简称上段输尿管;此后进入盆腔的输尿管称为盆段,简称中段输尿管;输尿管末端斜穿膀胱壁进入膀胱三角区的输尿管口处。此段称为膀胱壁间段,又称输尿管下段。输尿管有 3 个狭窄部,第一狭窄在肾盂移行于输尿管处;第二狭窄在越过小骨盆入口处,相当于髂总动脉和髂外动脉处;第三狭窄位于膀胱壁间段。结石容易滞留于这些狭窄部位。

二、检查方法

(一) 仪器条件

与肾脏检查相同。首选凸阵探头,频率 3~3.5MHz 或以上,小儿可用 ≥5MHz 探头。谐波成像和实时复合扫描技术有助于清楚显示输尿管管腔及其微小病变。

(二) 检查前准备

嘱患者饮水 300~500ml,待膀胱充分充盈后检查。必要时肌内注射呋塞米后检查(呋塞米激发试验),以发现输尿管不完全阻塞和不典型狭窄。

(三) 体位和扫查步骤方法

1. **仰卧位**　患者平卧,上肢自然上举,充分暴露腹部至耻骨联合。

(1) 经侧腹壁-肾脏行冠状断面扫查:注意利用肾脏作为声窗显示肾门,除了解肾盂有无扩张外,重点观察肾盂输尿管连接处及输尿管上段有无扩张、狭窄、黏膜增厚及其他疾病。扫查时适当加压,可排除胃肠气体干扰。

(2) 经前腹壁沿输尿管近段走行方向自上而下行纵断面扫查,在主动脉和下腔静脉外 2cm 左右追踪观察有无扩张的输尿管腹段,并注意管壁有无异常。

(3) 经腹壁膀胱充盈观察输尿管远段有无扩张及病变:①耻骨联合上方横断面和斜断面扫查膀胱三角区,观察输尿管壁间段及其开口处,了解有无扩张、结石;②CDFI:有助于显示双侧输尿管口喷尿和有无不典型小结石。

2. **侧卧位**　充分暴露前腹、侧腹及背部。先显示肾脏长轴及肾门结构,观察肾盂及输尿管连接处有无病变。然后沿输尿管走行自上而下行纵断面扫查,观察输尿管腹段有无病变。该体位可分别从前腹、侧腹及背部进行补充扫查。

注:少部分患者需俯卧位经背部作肾脏冠状面扫查,显示肾门结构和肾盂输尿管连接部后,再沿腰大肌走行对输尿管腹段进行纵断面扫查。此体位由于髂骨影响,不能显示输尿管中下段。

(四) 正常声像图

正常输尿管较细,位置深在,故声像图一般不易显示。膀胱高度充盈时,经腹壁-膀胱斜行扫查,可见输尿管盆腔段及膀胱壁间段显示 <5mm 的细管状结构,输尿管开口处有轻微隆起,略向膀胱突起;经腹壁-膀胱横断面扫查,可见膀胱背侧一对输尿管开口处的轻微隆起,CDFI 显示双侧喷尿现象,似红色火焰状交替出现。

三、输尿管疾病

(一) 输尿管结石

【病理与临床表现】

输尿管结石(ureteral calculus)为泌尿系统常见疾病之一,结石大多数由肾结石落入输尿管后不能下行所致,临床以肾绞痛、腹部绞痛、血尿等为主要临床表现。腹部 X 线平片和尿路造影仍是临床诊断的有效方法,但存在假阴性和假阳性。

【超声检查】

超声诊断可以弥补 X 线平片的不足,它具有较高的符合率。声像图表现(图 12-21):

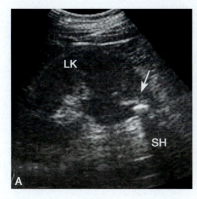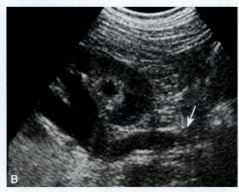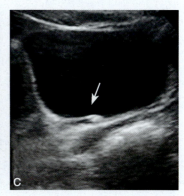

箭头"↓"代表结石部位。

图 12-21　输尿管结石声像图

A.输尿管上段结石伴声影(SH),LK:左肾;B.输尿管上段结石;C.输尿管下段(末端)结石,伴有输尿管轻度扩张。

1. 输尿管内斑点或斑块状强回声,其后伴声影,多发生在输尿管狭窄部,尤其是输尿管末端。

2. 结石部位以上的肾盂或输尿管扩张。

3. 完全性梗阻时患侧输尿管开口处无喷尿现象,彩色多普勒血流显像更容易显示。但是,有喷尿现象者不能完全除外结石。

4. CDFI 显示多数尿路结石出现快闪伪像(twinkling artifact),呈彩色镶嵌的条带状,位于结石表面及其声影中。它对声像图不典型、声影不显著的结石诊断颇为有用。快闪伪像的检出率为70%～82%。

【临床价值】

超声诊断输尿管结石具有较高的符合率,但是输尿管结石可发生在不同的部位,因此扫查方法应当与之相适应,扫查范围应包括上、中、下各段,上段经腹扫查未见者应补充经背部和侧腰部扫查。中、下段结石扫查应注意沿扩张输尿管的走行向下追踪扫查。必要时加压扫查,力求清晰显示结石;CDFI 检查有助于提高结石检出的敏感性。如超声检查阴性,而临床仍然高度怀疑结石,应结合腹部 X 线平片、磁共振尿路造影(MRU)或 CT 检查(平扫),CT 检查对于肾结石以及是否合并梗阻的诊断极为敏感。

(二) 输尿管肿瘤

【病理与临床表现】

原发性输尿管肿瘤(ureteral tumor)如尿路上皮癌比较少见,它多来自肾盂尿路上皮癌的种植、转移。腹膜后肿瘤常可累及输尿管。临床表现以血尿和上尿路梗阻为主。

【超声检查】

输尿管内实性肿瘤回声,管壁僵硬,CDFI 可出现血流信号;输尿管上段肿瘤常伴有上段输尿管及肾盂扩张,或与肾盂肿瘤病变延续;输尿管下段肿瘤可能与膀胱病变延续。

【临床价值】

输尿管肿瘤超声诊断的敏感性较差。原发性肿瘤一般体积较小,超声显示困难,应首选泌尿系 X 线造影或磁共振尿路造影(MRU)。转移性肿瘤体积较大时,超声检查可能优于 X 线尿路造影,但不及 MRU。

（三）重复输尿管

【病理与临床表现】

重复输尿管（ureteral duplication）与先天性重复肾并存，重复肾往往合并重复肾盂输尿管（双集合系统）。重复输尿管可分别独立开口至膀胱，也可先汇合，然后开口至膀胱。

【超声检查】

声像图发现重复肾的敏感性并不高，据报道仅17%出现典型征象，即发现患侧肾增大，有2个独立的中央肾窦高回声区，CDFI可证实有重复肾门血管。重复输尿管合并梗阻时，其1或2个肾盂输尿管扩张，此时声像图检查比较容易发现。

【临床价值】

声像图发现典型重复肾征象有助于提示重复肾盂输尿管，但敏感性较差。确诊依赖X线尿路造影和MRU。

（四）输尿管口囊肿

【病理与临床表现】

输尿管口囊肿（ureterocele）实为输尿管下端的囊性扩张，它向膀胱腔的黏膜层膨出从而形成"输尿管疝"。"囊肿"的外层为膀胱黏膜，内层为输尿管黏膜，中间为肌纤维和结缔组织。输尿管口囊肿壁菲薄，多数与先天性输尿管口狭窄和排尿不畅有关。可单侧或双侧发病，女性比较多见。

【超声检查】

1. 下腹部横断时，在膀胱三角区相当于一侧或双侧输尿管开口处出现圆形囊肿，囊壁极薄，有时可见呈弧形线；纵断时可见末端输尿管扩张，并向膀胱腔内膨出。

2. 该"囊肿"大小随输尿管喷尿有规律地发生胀-缩变化，亦称"胀缩征"。该征具有诊断意义（视频12-4）。

视频1204

视频 12-4 输尿管口囊肿

输尿管末端增宽，开口处突入膀胱可见薄壁囊肿，动态观察，输尿管蠕动尿液排入膀胱，囊肿形态略有变化。

（五）输尿管狭窄

【病理与临床表现】

输尿管狭窄（ureteral stricture）以先天性肾盂输尿管连接部狭窄最为多见，新生儿、儿童多见，引发狭窄以上水平的肾盂扩张。

后天性输尿管狭窄常继发于肾结核、炎症、肿瘤、扭曲和折叠所致。

【超声检查】

1. 狭窄段以上肾盂扩张征象。
2. 肾盏、肾盂病变如肾结核、肾肿瘤（如尿路上皮癌、乳头状癌）征象。
3. 输尿管狭窄段病变为输尿管壁增厚、不规则（结核多见），输尿管肿物所致输尿管增粗，管腔内充满实性团块。
4. 其他 输尿管口及膀胱黏膜因结核、肿瘤等引起的继发性病变。

【临床价值】

超声诊断的敏感性、特异性均较差，进一步诊断有赖于MRU和X线尿路造影等其他影像检查。

（六）先天性巨输尿管

【病理与临床表现】

先天性巨输尿管（congenital mega-ureter）是由于输尿管末端神经和肌肉先天性发育不良，造成输尿管蠕动减弱和尿流障碍，使输尿管管腔严重扩张。本病输尿管膀胱连接处无尿液反流，多单侧发病，常以腹部包块和泌尿系感染就诊，可合并尿路结石。

【超声检查】

1. 输尿管显著扩张，以中下段为著，内径 3~5cm 甚至 10cm 以上呈囊性扩张。
2. 管壁厚而光滑，内无回声，后方回声增强。
3. 可能有结石伴声影（图 12-22）。

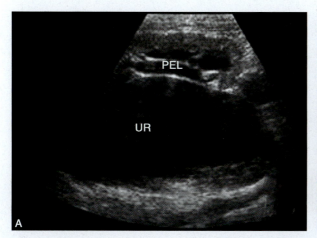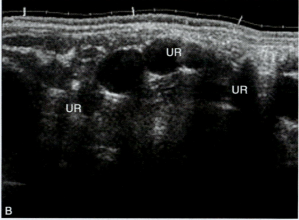

图 12-22　巨输尿管声像图（8 岁儿童）

A. 左肾冠状断面显示高位巨输尿管（UR）和肾盂（PEL）；B. 在其远端可见弯曲的中、低位巨输尿管（UR）。

【鉴别诊断】

巨输尿管如果体积过大，可被超声误诊为腹腔巨大囊肿或腹腔积液。MRU 有助于证实诊断。静脉尿路造影少数可能显影不佳。超声引导穿刺抽液检验和注入造影剂行 X 线检查有助于确定诊断。

第三节　膀　胱

一、膀胱解剖概要

膀胱为贮尿器官，其大小、形状、位置及壁的厚薄随充盈程度和其相邻器官的关系而有所不同。膀胱空虚时呈锥体形，顶部细小，朝向前上方；底部膨大，朝向后下方；顶、底之间为膀胱体部；膀胱充盈时略呈椭圆形或近圆形，顶部锥形变钝。膀胱底的下方为膀胱颈部，尿道内口位于该处，它是膀胱声像图正中矢状断面的重要标志。

成人膀胱位于骨盆腔内耻骨联合后方。充盈的膀胱贴近前腹壁，使垂入盆腔的小肠襻推移向上，从而构成盆腔超声检查的良好声窗。膀胱上面由腹膜覆盖，自其顶部后上方反折，在男性形成直肠膀胱陷凹，女性则形成膀胱子宫陷凹。膀胱后方有两侧输尿管。男性膀胱后下方有两侧精囊、输尿管及其壶腹部、前列腺；女性膀胱后下与子宫颈和阴道相邻。膀胱后上方为乙状结肠或回肠。

膀胱壁由肌层、黏膜下层和黏膜层构成，外面覆以薄层疏松结缔组织。肌层由 3 层平滑肌构成，在尿道内口处构成膀胱括约肌。膀胱内面黏膜层形成许多皱襞,膀胱充盈时皱襞可消失。在膀胱底部有个三角地区,无黏膜下层,故显平滑,称为膀胱三角,为肿瘤和结核的好发部位。三角的尖向前下,续接尿道内口;底部两端有输尿管的开口。正常成人的膀胱容量为 350~500ml。

二、膀胱检查方法和正常声像图

(一) 仪器与探头

1. 经腹部膀胱超声检查,采用实时超声诊断仪,首选凸阵探头,扇扫、线阵亦可,频率 3.5~5MHz。

2. 经直肠超声检查,可用线阵或双平面探头,频率 5MHz。适用于对膀胱颈部、三角区和后尿道细微病变的观察。

3. 经尿道膀胱内超声检查,仅用于膀胱癌分期。早年采用配有尿道探头的超声仪,须由泌尿科医生通过膀胱镜插入带球囊旋转式高频探头,频率可达 10~12MHz,作 360°旋转式扫查。

(二) 检查前准备

经腹部和经直肠扫查需适度充盈膀胱。嘱患者憋尿,或在检查前 40min 饮水 500ml 左右,直至有尿意。必要时可通过导尿管向膀胱注入无菌生理盐水 250~400ml。经尿道扫查应对探头和器械按规定进行浸泡消毒。经直肠扫查的探头准备详见第十三章第一节。

(三) 体位

经腹部扫查采用仰卧位,充分暴露下腹部至耻骨联合。经直肠扫查采用侧卧位,暴露臀部和肛门区。经尿道扫查采用膀胱截石位。

(四) 扫查途径和方法

1. **经腹部扫查** 在耻骨联合上方首先进行正中纵断面扫查,在清晰显示膀胱和尿道内口后,将探头分别向左、右两侧缓慢移动,直至膀胱图像消失。然后进行横断面,先朝足侧方向扫查膀胱颈部及三角区,随后将探头向上滑动直至膀胱顶部。

2. **经直肠扫查** 操作方法见第十三章第一节。

3. **经尿道扫查** 此法宜与膀胱镜检查合用,在退出膀胱镜外套管前置入无菌尿道探头,可不额外增加患者痛苦。经外套管上的输水管注入生理盐水,适当充盈膀胱。由外向内缓慢移动探头作 360°旋转扫查,对膀胱壁各部位依次全面观察。

膀胱超声扫查过程中,重点观察膀胱壁的轮廓、各层回声的连续性和完整性及厚度,内壁有无局限性凹陷或隆起,有无占位性病变以及浸润程度。对占位性病变应作 CDFI 和频谱检查,注意肿物内血流信号特征。

(五) 膀胱容量及残余尿测定

膀胱容量指膀胱充盈状态下预备排尿时膀胱所容纳的尿量,需在排尿前测定。膀胱残余尿为排尿后未能排尽而存留在膀胱内的尿量,应在排尿后立即测定。正常成人膀胱容量约 400ml,残余尿少于 10ml。膀胱炎患者膀胱容量明显减少,而慢性尿潴留患者则容量明显增加。测定膀胱容量和残余尿量有助于了解膀胱功能及其病变程度。常用公式如下:

$$公式 1 \quad V = 4/3\pi r_1 r_2 r_3$$

$$= 1/6\pi d_1 d_2 d_3$$

$$\approx 0.5 d_1 d_2 d_3$$

V 代表容量(下同),r_1,r_2,r_3 分别代表膀胱 3 个半径,d_1,d_2,d_3 分别代表膀胱上下径、左右径和前后径。

$$公式 2 \quad V = 5PH$$

5 为常数，P 为膀胱横断面上的最大面积，H 代表膀胱颈至顶部的高度。

应用上述公式测量膀胱容量或残余尿量与导尿结果有一定的误差。但超声测量方法简便，对患者无痛苦，也无尿路感染之苦。在治疗过程中多次自身比较测量，测量结果可作为临床上估测膀胱功能的参考。

（六）正常声像图

在尿液充盈条件下，膀胱壁整齐光滑，厚薄均匀，黏膜、黏膜下和肌层很薄，层次清晰。厚度通常为 2~3mm，由于厚度测量受到尿液充盈的影响，测值标准仅供参考。膀胱的外形：正中纵断面略呈钝边三角形，其底部较尖，尿道内口则以微凹的"V"形为特征（图 12-23）。膀胱的正中旁断面呈圆形。在下腹部耻骨联合水平以上作横断面扫查时，膀胱大致呈圆形；自此平面向足侧倾斜扫查时，因受骨盆侧壁影响，膀胱的两个侧壁陡直，故外形略呈"方形"，但其四角是圆钝的。

正常情况下，子宫及两侧附件区、前列腺均不应对膀胱产生显著的压迹。

注意事项：①在膀胱未充盈条件下，黏膜皱襞和肌层变厚，不宜进行膀胱壁尤其是黏膜厚度的测定；②对于膀胱壁各部分，包括膀胱三角区以及双侧输尿管口附近，左、右侧壁和前壁，均应做全面扫查；③膀胱前壁、后壁图像容易受伪像干扰，注意采用组织谐波成像（THI）技术可能有所改善；④为了仔细辨认膀胱前壁有无肿物及有无血流信号，可以采用 7~14MHz 高频探头。

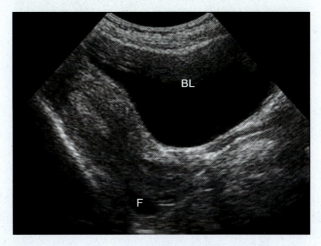

图 12-23　正常女性膀胱纵断面声像图
膀胱（BL）位于子宫前方，直肠子宫陷凹可见极少量体液（F）。

三、膀胱肿瘤

【病理与临床表现】

膀胱肿瘤（bladder tumor）是泌尿系最常见的肿瘤之一，男性多于女性。早期临床症状多为无痛性血尿，晚期可出现尿频、尿急、尿痛和排尿困难。

膀胱肿瘤分为上皮性和非上皮性两类。前者占 95%~98%，且以恶性居多，其中移行上皮癌占 90%，此外尚有鳞癌、腺癌等。肿瘤好发于膀胱三角区，其次为侧壁，发生在顶部者很少见。非上皮性肿瘤仅占 2%~5%，以良性为主，如血管瘤、纤维瘤、平滑肌瘤等。其他少见肿瘤及瘤样病变尚有嗜铬细胞瘤、淋巴瘤，以及子宫内膜异位症、异位甲状腺等。

【超声检查】

1. 膀胱壁黏膜层局限性增厚，呈结节状、息肉样或菜花样突入腔内，表面不光滑；浸润型肿瘤呈弥漫性增厚。肿物以低回声或中低回声者居多，仅少数息肉样或菜花样病变为高回声（图 12-24）。

2. 早期息肉样病变基底窄，借助瘤蒂与膀胱壁相连，膀胱壁回声正常（未侵及肌层），振动腹壁可见肿瘤在液体中浮动。弥漫型肿物基底增宽而固定，局部膀胱壁增厚，其层次不清，连续性中断。病变进一步侵犯膀胱浅深肌层时，甚至侵犯到膀胱周围组织或器官。

弥漫性浸润性病变如果几乎累及整个膀胱，使整个膀胱壁增厚，膀胱腔缩小。

3. 病变后方无声影。个别瘤体表面附有小结石或钙化斑时，后方可出现声影，较大的肿瘤后方有轻度衰减。

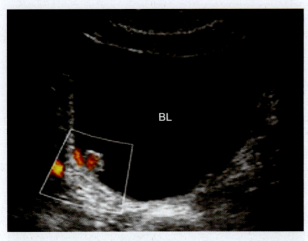

图 12-24　膀胱尿路上皮癌(移行细胞癌)声像图
膀胱(BL)横断面显示膀胱右侧壁接近三角区附近可见中强回声结节,能量多普勒血流成像显示结节内血流信号。

4. CDFI/PDI　小肿瘤可见基底部出现彩色血流信号;较大肿瘤常见树状分支和弥漫分布的高速低阻动脉血流信号。经直肠超声检测血流信号比经腹壁扫查更加敏感。

5. 膀胱肿瘤的声像图分期　病理分期主要依据肿瘤侵犯膀胱壁的深度。所以,精确的声像图分期必须应用高分辨力的经尿道探头,经腹部扫查对膀胱肿瘤分期尚有一定困难。但是,应用经腹部超声或经直肠超声大致估计膀胱肿瘤有无浸润及转移仍然是可行的。

(1) 非浸润型(T_{is}、T_0、T_1):肿瘤基底部局限于黏膜层或黏膜下固有层。声像图表现为肿瘤基底窄,可见纤细的瘤蒂,膀胱黏膜光滑,各层次连续性好。

(2) 浸润型(T_2、T_3):肿瘤侵犯至膀胱浅深肌层及更深组织。声像图表现为肿瘤基底宽大,肿瘤周围膀胱壁不规则增厚,黏膜回声紊乱并有中断现象。

(3) 侵犯膀胱壁外及远处转移(T_4):肿瘤浸润至膀胱以外,累及周围组织及远处脏器。超声表现为膀胱浆膜层强回声中断;病变与周围组织或脏器不易区分,呈不规则的中低回声,肝脏、腹腔淋巴结等处可见实性占位病变。

此外,根据有无淋巴结转移尚可进行分期($N_0 \sim N_3$),超声检查有较大的局限性。

【鉴别诊断】

1. 良性前列腺增生　增生明显的前列腺可突入膀胱,横断面时易误认为膀胱肿瘤。纵断面和全面检查有助于鉴别。进展期前列腺癌可以侵犯膀胱壁,酷似膀胱肿瘤,经直肠超声易于鉴别。

2. 膀胱内血凝块　血凝块多呈强回声,边界不清晰,可随体位改变而移动。

3. 腺性膀胱炎　腺性膀胱炎结节型与膀胱肿瘤声像图极相似,前者表面光滑,回声均匀,基底宽大。最后诊断有赖于膀胱镜检和组织活检。

4. 引起膀胱壁增厚的其他原因　膀胱结核,重度良性前列腺增生。

【临床价值】

对于直径>0.5cm 的膀胱肿瘤,超声检出率高达 90% 以上,并能了解肿瘤内部结构及大致侵犯程度。超声有助于膀胱肿瘤的分型和大致分期。采用高分辨力的经尿道高频探头进行旋转式扫查,能够比经腹超声更好地对膀胱肿瘤进行分期。精确的分期有赖于增强 CT 扫描,尤其是须明确有无盆腔淋巴结转移。对于很小的病变和位置隐蔽者,腹部超声容易漏诊,不及膀胱镜检查。至于肿瘤性质的确诊仍应以膀胱镜活检送病理为准。

四、膀胱结石

【病理与临床表现】

本病常与下尿路梗阻如前列腺增生伴发,少数来自肾结石,或与膀胱憩室或异物伴发。男性明显多于女性,约 27∶1。

【超声检查】

1. 膀胱内点状、弧形或团块状强回声,其后伴有声影(图 12-25)。可单发或多发,自米粒大小至 3~5cm,小于 3mm 的结石常无典型声影。

2. 强回声随体位改变而移动,仰卧位时结石常位于膀胱三角区附近,侧卧位时结石受重力影响向低位移动(视频 12-5)。少数结石较大或呈扁平状,侧动体位时可无明显移动,此时可嘱患者膝胸卧位,有助于观察其移动性。个别结石由于嵌入膀胱黏膜内,故无移动性。

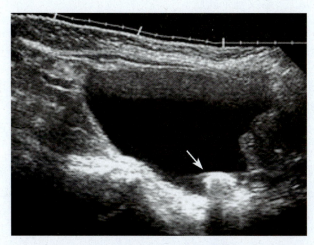

图 12-25　膀胱结石声像图
膀胱内斑块样强回声(箭头所示)后方可见声影。

视频 12-5　膀胱结石
膀胱内结石呈斑块样强回声,随体位改变沿重力方向迅速滚动。

【临床价值】

超声检查对 3mm 以上的结石几乎都能显示,确诊率高于 X 线平片、CT 和膀胱造影,已经成为诊断膀胱结石的首选方法。

五、膀胱炎

(一)急性膀胱炎

急性膀胱炎是临床上常见的泌尿系炎症疾病之一。发病急,患者常有典型的尿急、尿频、尿痛等泌尿系刺激症状。

【超声检查】

1. 膀胱壁回声正常,或表现为轻度水肿增厚,呈低回声,层次清晰。
2. 膀胱容量减少,可降至 100ml 以下。
3. 膀胱积脓时,膀胱内可见均匀的迷雾状低回声。有时分层分布。

(二)慢性膀胱炎、膀胱结核

【超声检查】

早期声像图无明显变化,晚期膀胱发生萎缩、广泛纤维增生时可有如下表现:

1. 膀胱壁增厚,表面欠光滑,回声不均匀。
2. 轻者膀胱容量改变不大,重者膀胱腔的容量显著减少。
3. 膀胱结核早期无明显异常。广泛纤维化后除上述改变外,有时可见到钙化形成的斑点状强回声。尿液有脓血或组织碎屑时,膀胱内可见细点状回声。患者常同时伴有肾结核、前列腺结核的超声表现。

（三）腺性膀胱炎

【病理与临床表现】

腺性膀胱炎是慢性膀胱炎的一种特殊类型。其系膀胱黏膜在慢性炎症的刺激下,尿路上皮细胞呈灶状增生,延伸至固有膜,形成实性的上皮细胞布鲁恩巢(Brunn nest),其内常可见腺性化生,形成腺样结构。病变部位以三角区多见,亦可连接成片,累及整个膀胱。

【超声检查】

腺性膀胱炎的超声有关文献报道不多,作者曾将其声像图改变分为以下 3 种类型:

1. **结节型**　膀胱三角区局限性增厚,呈结节状增生,边界清晰、表面光滑,基底宽大,内部回声均匀,部分较大结节内可见小囊状改变。周围膀胱壁回声及厚度正常。

2. **乳头型**　病变呈息肉状或乳头状增生,突入膀胱腔内,基底窄小,振动腹壁有漂动感。回声较强,边界清晰。周围膀胱壁回声正常。

3. **弥漫增厚型**　膀胱壁呈弥漫性增生,病变可累及膀胱壁一部分或全部,轻者部分膀胱壁增厚仅数毫米,重者整个膀胱壁增厚达几厘米。有文献报道膀胱壁厚如椰壳者。增厚的膀胱壁黏膜不光滑,回声强弱不均。膀胱容量减少。

【临床价值】

超声诊断腺性膀胱炎缺乏特异性。结节型和乳头型应与膀胱肿瘤鉴别,弥漫增厚型应与其他疾病所造成的膀胱壁增厚进行鉴别。本病的最后确诊有赖于膀胱镜取活检病理诊断。

六、膀胱憩室

【病理与临床表现】

膀胱憩室分为先天性(真性)及继发性(假性)两类。前者相对少见,系先天发育异常所致。后者相对多见,多由于膀胱肌层菲薄并伴有机械梗阻所致。膀胱憩室好发于膀胱侧壁、三角区上部及输尿管开口附近。

【超声检查】

1. 膀胱壁外周无回声区,呈囊状结构,与膀胱相通(图 12-26)。
2. 囊状结构的壁薄而光滑。
3. 膀胱充盈时增大,排尿后缩小。
4. 合并结石或肿瘤时,可见相应的声像图表现。

七、膀胱异物

【病理与临床表现】

大多数是由患者本人经尿道逆行放入,少数医源性膀胱异物见于膀胱手术或经尿道

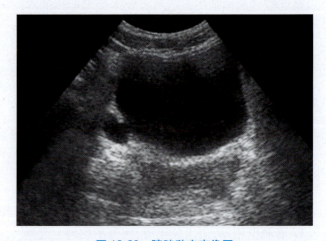

图 12-26　膀胱憩室声像图

膀胱横断面声像图显示膀胱右侧壁局部连续性中断,憩室向膀胱外呈小囊样突出。

器械检查时不慎遗留。膀胱异物多系比较光滑的条状物如圆珠笔芯、发夹、体温表、塑胶管等，异物种类较多，形态不一，超声表现各有不同。超声诊断高度敏感而且准确，对于 X 线检查阴性的异物更有诊断价值。

【超声检查】

1. 金属异物呈强回声，后方伴有声影或彗星尾征；非金属异物呈较强或中强回声，后方可无声影。

2. 异物强回声随体位而移动。

3. 强回声的形态与异物的形状和超声断面有关。管状异物长轴断面呈平行的管状或条状强回声，横断则呈空心圆形，软质异物多呈弯曲状。

4. 膀胱异物合并感染时，可伴有膀胱炎的超声表现。异物存留时间较长时，可作为核心形成膀胱结石。

（崔立刚）

参考文献

[1] 周永昌,郭万学. 超声医学. 4 版. 北京:科学技术文献出版社,2003.

[2] GOLDBERG BB,MCGAHAN JP. 超声测量图谱. 2 版. 张缙熙,译. 北京:人民军医出版社,2008.

[3] 曹海根,王金锐. 实用腹部超声诊断学. 2 版. 北京:人民卫生出版社,2006.

[4] 张武. 现代超声诊断学. 北京:科学技术文献出版社,2008.

[5] RUMACK CM,WILSON SR,CHARBONEAU JW,et al. Diagnostic ultrasound. 3rd ed. Philadelphia:Elsevier Mosby Publisher,2005.

[6] 袁光华,张武,简文豪,等. 超声诊断基础与临床检查规范. 北京:科学技术文献出版社,2005.

[7] 张武,苗立英,勇强,等. 超声诊断无症状肾细胞癌和小肾细胞癌 91 例分析. 中华超声影像学杂志,2000,9(11):686-689.

[8] 贾建文,张武,冉维强,等. 腺性膀胱炎的实时超声表现. 中国超声医学杂志,1990,6(1):2-4.

[9] NICOLA SCHIEDA,MATTHWE S DAVENPORT,SATHEESH KRISHNA,et al. Bosniak classification of cystic renal masses,version 2019:a pictorial guide to clinical use. Radio Graphics,2021,41(3):814-828.

第十三章 男性生殖器:前列腺、睾丸和阴茎

第一节 前列腺及精囊腺

一、前列腺及精囊腺解剖概要

(一) 前列腺及精囊腺的解剖

前列腺是由腺体和纤维肌肉组织组成的腺肌性器官。外有包膜,基底向上,尖部朝下,呈倒置的栗形,位于膀胱颈下方并包绕后尿道。

前列腺位于耻骨联合后、直肠前、尿生殖膈之上。前面窄而钝圆,后面宽阔而平坦。前列腺的前侧面有脂肪和结缔组织,两侧内含前列腺神经血管束,与盆壁软组织如肛提肌、闭孔内肌等相邻。

精囊腺左右各一,长 40~50mm,宽 5~15mm,为一对前后扁平的梭形囊体,位于前列腺后上方、膀胱底部与直肠壁之间。精囊腺的位置和形态多随膀胱、直肠的充盈程度而改变。输精管壶腹部位于其内侧,两侧精囊的排泄管与输精管壶腹部汇合成射精管,自前列腺后上方穿过腺组织并开口于精阜(图 13-1)。

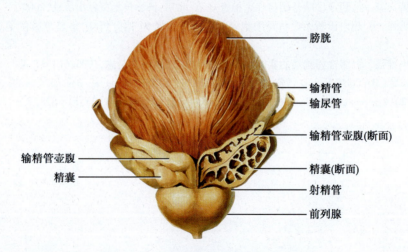

图 13-1 前列腺解剖示意图(后面观)

(二) 前列腺的内部结构

Frank(1954 年)提出前列腺的分层结构及内腺和外腺的分区方法,内腺包括尿道周围组织和移行带;外腺包括周缘区和中央区(图 13-2)。这种方法比较实用,多年来曾被许多学者采用(表 13-1)。

表 13-1 前列腺分层结构

名称	解剖学	组织学	意义
内腺	分布于尿道周围、精阜以上水平,属内层结构,体积小,仅占 25%	黏膜腺(尿道周围腺)、黏膜下腺	低水平回声,良性前列腺增生的好发部位
外腺	包绕内腺,属外层结构。体积大,占 75%	由长分支腺组成,导管较长,由背侧绕行,开口于精阜	回声较强,炎症和癌的好发部位

名称	解剖学	组织学	意义
外科包膜	内腺与外腺之间	少量结缔组织,分界显著	声像图上欠显著,为前列腺结石主要分布区
真包膜	在前列腺最外层	由平滑肌、结缔组织组成,表面光滑,向内形成多数分隔深入腺体	有收缩功能,声像图上呈较强的包膜回声

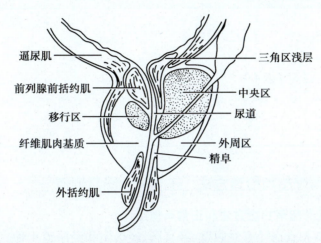

图 13-2 前列腺分区解剖示意图

根据组织学分区方法,McNeal(1968 年)将前列腺分为 4 个带区,即:中央区、周缘区、前列腺前区(包括移行区和尿道周围组织)和前纤维肌肉基质区(图 13-2,表 13-2)。

表 13-2 前列腺解剖分区及临床意义

	McNeal 分区	部位	占比	Frank 分区	临床意义
腺组织区	移行区 尿道周围腺	精阜近端尿道两侧 尿道近端周围	5%	内腺区	前列腺增生的好发部位
	中央区	基底部的锥体结构,有射精管穿过	25%	外腺	前列腺炎症、肿瘤的好发部位
	周缘区	位于后方,两侧及尖部	70%		
非腺组织区	前纤维肌肉基质区	前表面,呈盾形结构	无		原发病变少见

1. **移行区** 位于精阜之上、尿道周围,在前列腺各区中所占区域最小,约占前列腺的 5%。此区是前列腺增生的好发部位。以往所称的前列腺两侧叶增生实际上是移行区腺体增生。原来所谓的中叶增生实际上是尿道周围腺体增生,多数突入膀胱。

2. **中央区** 两个射精管和尿道内口至精阜之间的前列腺组织为中央区,呈圆锥状,约占前列腺体积的 25%,与周缘区合占 95%。中央区与周缘区之间有明显的界线,中央区腺管分支复杂,细而密,上皮细胞密集。

3. **周缘区** 中央区周围的组织为周缘区,约占 70%,此区组成了前列腺的外侧、后侧部分。其形态似一漏斗。周缘区腺管分支粗而简单,上皮细胞较稀疏。此区是前列腺炎和前列腺癌最好发的部位。

前列腺分区与声像图显示:高分辨力的超声诊断仪能够清楚地显示前列腺的内腺区和外腺区结构。内腺区属低回声区,位于精阜以上尿道周围。它包括移行区和尿道周围组织(前列腺前组织),其中移行区腺组织回声略高。外腺区包括两部分:周缘区的回声较高,正常情况下与内腺之间分界不是很清晰。而在前列腺增生时,它们之间的分界十分清晰,为外科包膜;中央区的回声很高,与内腺分界清晰。

前列腺的径线大小随年龄和性的发育而增长。在儿童期体积较小,青春期迅速发育增大,30 岁以后则趋于稳定,老年人有萎缩趋势(表 13-3)。

表 13-3　前列腺各径线与年龄关系

年龄/岁	左右径/cm	上下径/cm	前后径/cm
1~10	1.5	1.2	0.9
11~20	3.8	3.0	2.1
21~30	4.1	3.3	2.4
31~40	4.1	3.1	2.5
41~50	4.0	3.4	2.6
51~60	4.4	3.6	2.7
60 以上	4.1	3.2	2.5

二、前列腺及精囊腺超声检查方法、正常声像图及测值

(一) 前列腺及精囊的超声扫查方法和正常声像图

前列腺及精囊的超声扫查途径有经腹壁、经直肠、经会阴和经尿道 4 种。在临床超声诊断中,以经腹壁扫查和经直肠扫查最为常用。

1. **经腹壁扫查法**　受检者检查前需饮水,使膀胱适当充盈(但不要求过分充盈)。将探头置于耻骨上区,作横状及矢状扫查,声束投向前列腺,即可得到前列腺及精囊的声像图。

(1) 矢状扫查:包括正中矢状扫查,正中旁矢状扫查,往往不能显示整个前列腺,其尖端容易受耻骨声影遮盖。纵切面上,前列腺呈椭圆形或慈姑形,其尖端朝向下后方。包膜回声明亮、整齐,内部回声均匀。将声束扫查方向移向两侧,在膀胱底部的后方见到左、右精囊回声,呈条状低回声区,其上端略尖状如山羊角(图 13-3)。

(2) 横断倾斜扫查:探头自上而下,可获精囊和前列腺声像图。正常前列腺横切面图呈左右对称的栗子形。包膜回声呈形态整齐的增强回声带,内部回声为散在的细小回声点,分布均匀(图 13-4)。在横切面前列腺基底部的两侧,各见一条状低回声区,是为精囊。

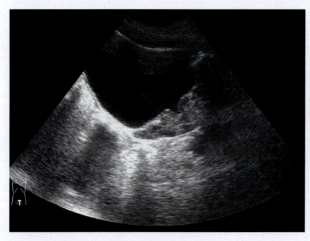

图 13-3　经腹前列腺矢状扫查(正中纵断)

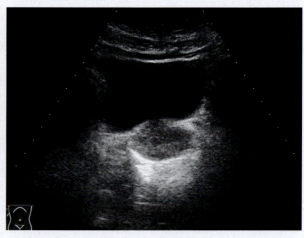

图 13-4　经腹前列腺横断倾斜扫查(最大横切)

（3）腹壁斜断扫查:此方法容易获得清晰的精囊长轴断面及显示其与前列腺的关系。

2. 经直肠扫查法　取截石位、左侧卧位、膝胸位或坐位,一般以左侧卧位最为方便。检查时先在探头表面涂敷少量耦合剂,套上一个橡胶套后,再在橡胶套外涂耦合剂,插入肛门即可检查。待找到前列腺图像,先自前列腺底部至尖部作连续横切面扫查,再将探头转90°于纵切面自右向左或自左向右作连续扫查,观察前列腺形态、大小、回声、结构以及彩色血流信号分布等特征。

（1）横断扫查:探头位于直肠内,其前方为前列腺横切面图。左侧叶位于图右,右侧叶位于图左。正常前列腺外形如栗子或钝三角形,边界整齐,包膜完整,内部回声呈均匀细小点状,内腺回声略低,呈类圆形,位于前部。外腺包绕在内腺的两侧和后方,内腺与外腺的比例约为1∶1(图13-5)。彩色多普勒超声显示前列腺内较多动静脉血流,自后向前,内腺呈抱球状,外腺呈放射状。

（2）矢状扫查:前列腺正中线矢状切面呈栗子形。底部向上,位于图左上,尖部向下,位于图右下。前列腺两侧叶纵切面呈慈姑形,图下方为直肠壁。膀胱位于图的左侧上方,而图右侧为耻骨及其声影(图13-6)。

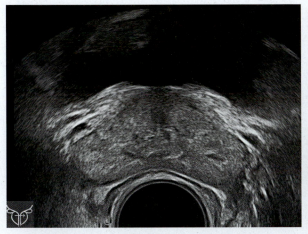

图13-5　经直肠超声检查所示前列腺横切面

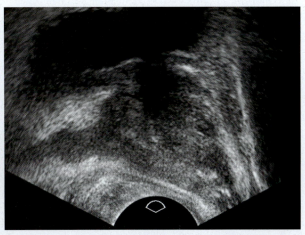

图13-6　经直肠超声检查所示前列腺纵切面

（3）精囊声像图:精囊位于前列腺两侧叶的上后方,前列腺两侧叶的纵切面图呈慈姑形。精囊位于慈姑形的尖部,呈三角形的低回声区。由此向两侧作纵行扫查,低回声区增大到10mm,呈不规则形态,可显示精囊管腔和精囊壁。精囊管壁回声稍高,壁厚约1mm,管腔的回声较低。正常精液呈液性暗区,后方增强效应明显,黏稠时可见细小点状回声,探头加压后可见囊液晃动(图13-7)。

3. 经会阴扫查法　宜选用小凸阵或扇扫式探头,频率3.5~5MHz。

（1）会阴扫查区有二:①会阴前区,位于阴囊后缘;②会阴后区,位于肛门前缘。会阴后区为首选扫查区。

（2）扫查过程中适当加压,以缩短探头至前列腺之间的距离。这样可以进一步改善图像质量。

（3）将前列腺图像尽可能放大,然后进行观察和记录。

（二）前列腺及精囊的正常测值

前列腺的测量值受仪器、探测途径和方法影响较大。经腹壁途径,左右径比较可靠,上下径不易完整显示,前后径测值偏大;经直

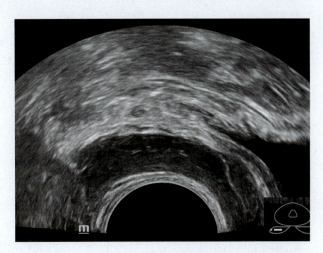

图13-7　经直肠超声检查所示精囊长轴切面

肠纵断(线阵)扫查,则上下径、前后径可靠;经直肠横断扫查,则左右径、前后径可靠;经会阴扫查由于加压因素,左右径测值偏大。国内正常值资料:

经腹壁:上下径(2.9±0.5)cm,左右径(4.1±0.6)cm,前后径(2.8±0.4)cm。

经直肠横向:左右径(4.2±0.4)cm,前后径(2.1±0.7)cm。

经直肠纵向:上下径(3.2±0.3)cm,前后径(2.1±0.2)cm。

经会阴:上下斜径(2.4±0.4)cm,左右径(4.5±0.7)cm。

归纳起来,正常前列腺的左右径、上下径、前后径大致分别为4cm、3cm、2cm。

精囊:宽度5~15mm,长度40~50mm。

三、前列腺炎

【病理与临床表现】

前列腺炎(prostatitis)为中青年男性常见病,可与精囊炎、附睾炎合并发生,有急性和慢性之分。临床诊断本病的患者,约19%其声像图表现阴性。

【超声检查】

前列腺炎的声像图表现:

1. **急性前列腺炎**　①前列腺外形饱满,体积轻度或中度增大,左右两侧可不完全对称。②包膜回声完整,十分清晰。③内部回声均匀减低,或有不规则回声减低区和无回声区。后者提示急性前列腺炎合并脓肿,经直肠指诊实时经腹超声观察(或直肠探头直接加压扫查),可见前列腺质地较软和压迫变形,该区内部无回声区内有液体流动征象。④彩色超声检查(经直肠):可见病变区域脓肿周围以至整个前列腺内丰富的彩色血流信号。

2. **慢性前列腺炎**　①前列腺各径测值轻度增大,或增加不明显,两侧保持对称。②前列腺轮廓和包膜回声清晰、完整,但可有轻度起伏不平,一般无明显隆起。③内部回声不规则性增多,分布不均,常伴有钙化、结石引起的强回声(图13-8)。声像图可分为局限性(似高回声结节)和弥漫性(不规则回声)两种,应与前列腺癌鉴别。④对邻近器官组织无继发性压迫或侵犯现象,精囊、膀胱、肛门括约肌等结构形态无异常。

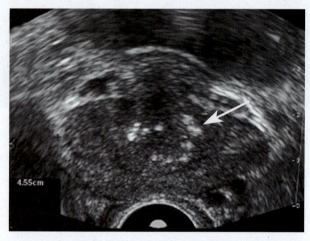

图13-8　前列腺横断面,可见多发钙化灶(箭头)

四、良性前列腺增生

【病理】

良性前列腺增生(benign prostatic hyperplasia,BPH)亦称前列腺增生症。

1. **前列腺增生的好发部位**　主要发生在移行区,偶尔在尿道周围组织发生,即内腺区,形成单个或多个腺瘤结节。腺瘤结节自两侧压迫尿道,使膀胱颈部两侧向上隆起("中叶肥大")。膀胱颈下结节增生,使尿道向前移位并引起膀胱向上隆起("中叶肥大")。

腺瘤结节可有以下类型。①纤维肌瘤型:瘤内腺体很少被螺旋状纤维肌束分开;②囊型腺瘤型:瘤内腺体中度增生,分泌物增多,腺管扩张呈囊性;③管状腺瘤型:多数分支小管腺体增生活跃,紧密排列。

2. 腺区（中央区，周缘区）有外压性萎缩，简称外腺萎缩，它"包绕"增生的内腺，有时薄如橘皮，临床称为"外科包膜"。

3. 良性前列腺增生合并弥漫性前列腺炎者占 30%，由于增生结节压迫导管引起腺内小囊肿，还可以产生局部小梗死区。

【超声检查】

良性前列腺增生的声像图表现：

1. **外形** 前列腺径线增大，前后径更显著，呈椭圆形或圆形。包膜完整、光滑。增大的腺体引起膀胱颈部抬高变形，严重者凸向膀胱。

2. **分界** 内腺瘤样增大，外腺萎缩，二者分界清晰（图 13-9）。

3. **内部回声** 增大的内腺回声多为低回声，少数回声增高或呈等回声型，采用 5~7.5MHz 直肠探头可分为结节型和非结节型。

（1）结节型：增大内腺中见多个圆形或椭圆形结节。结节可呈高回声或等回声，较少为低回声。整个内腺呈非均质性改变，在结节周围有时可见声晕。

（2）非结节型：较少见，内部回声不均匀，可能代表弥漫性增生性改变。

4. 良性前列腺增生常伴前列腺钙化，多数呈细点状或斑点状强回声，有时呈串链状排列，分布于内外腺交界处，可能伴有声影。

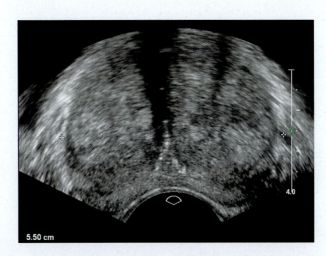

图 13-9 前列腺增生，内腺增大，外腺萎缩

5. **内外腺超声测量** 良性前列腺增生时，以内腺增生和外腺不同程度萎缩为特征。

正常老年男性前列腺内腺平均左右径（1.5±0.2）cm，内腺与全腺左右径比值为（0.33±0.04）cm。前列腺增生患者上述测值显著增加。根据作者经验，内外腺比值测定方法比单纯前列腺的径线大小测量更为敏感（表 13-4）。

表 13-4 前列腺增生内腺超声测量和内外腺比值测定

分类	前列腺增生（$n=80$）		正常组（$n=32$）	
	平均值	标准差	平均值	标准差
内腺左右径/cm	3.7	1.2	1.5	0.2
内腺最大径/cm	4.0	1.4	1.7	0.2
内腺左右径/全腺左右径	0.66	0.16	0.33	0.04
内腺前后径/全腺前后径	0.77	0.16	0.57	0.10

6. **间接征象** 重度良性前列腺增生可伴有膀胱排空障碍引起残余尿，膀胱壁代偿性增厚和假憩室形成，双侧输尿管积水和肾积水。以上征象能提示尿道梗阻的程度，但并非良性前列腺增生诊断的必要条件。

【临床价值】

超声检查是前列腺增生的首选影像诊断方法，其效果优于 CT 和 MR。对于典型的病例，经腹超声即可有助于诊断；对于因肥胖、难以充盈膀胱等腹部检查困难者，经会阴超声检查极有帮助。在具有设备的条件下，采用经直肠超声可以做出更准确的判断，后者对于不典型病例或需与前列腺癌等疾病鉴别时很有帮助。

五、前列腺癌

【病理与临床分期】

1. 本病好发于外腺区,即周缘区约占 70%,中央区 8%,移行区约占 10%。这与良性前列腺增生大部分发生于内腺区不同。95% 为腺癌,起源于腺管、移行上皮者少见。93% 早期病变发生在包膜下,约 71% 的癌灶位于前列腺下 1/3 处,应加以重视。

2. **临床分期**　美国癌症联合会(American Joint Committee on Cancer,AJCC)制定的 AJCC 肿瘤分期手册第 8 版(表 13-5,图 13-10)。

表 13-5　前列腺癌的临床分期

分期	分组	T	N	M	PSA/(ng·ml^{-1})	Gleason 分级分组
I	I	cT1a-c	N0	M0	<10	1
		cT2a			<10	1
		pT2			<10	1
II	II-A	cT1a-c	N0	M0	10~<20	1
		cT2a			<20	
	II-B	T1-2			<20	2
	II-C					3
						4
III	III-A	T1-2	N0	M0	≥20	1~4
	III-B	T3-4			Any	1~4
	III-C	Any			Any	5
IV	IV-A	Any	N1	M0	Any	Any
	IV-B	Any	Any	M1	Any	Any

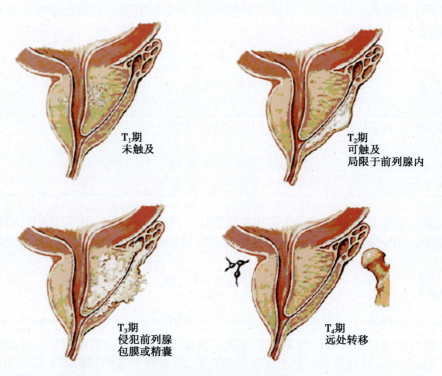

T$_1$期
未触及

T$_2$期
可触及
局限于前列腺内

T$_3$期
侵犯前列腺
包膜或精囊

T$_4$期
远处转移

图 13-10　临床前列腺癌分期

临床 T——原发肿瘤

 TX 原发肿瘤无法评估。

 T0 无原发肿瘤证据。

 T1 临床隐匿性肿瘤，不能被扪及和影像学无法发现。

 T1a 组织学检查意外发现的肿瘤，少于或等于切除组织的 5%。

 T1b 组织学检查意外发现的肿瘤，超过切除组织的 5%。

 T1c 通过穿刺活检诊断的肿瘤，累及单侧或双侧叶，但不可扪及。

 T2 肿瘤可扪及，局限于前列腺内。

 T2a 局限于单侧叶的 1/2 或更少。

 T2b 侵犯超过单侧叶的 1/2，但仅限于一叶。

 T2c 侵犯两叶。

 T3 肿瘤侵犯前列腺包膜外，但未固定也未侵犯邻近结构。

 T3a 包膜外侵犯，单侧或双侧。

 T3b 侵及精囊，单侧或双侧。

 T4 侵及或固定于精囊以外的其他邻近结构：如外括约肌，直肠，膀胱，肛提肌和/或盆壁。

病理 T——原发肿瘤

 pT2 肿瘤局限于前列腺。

 pT3 肿瘤前列腺外侵犯。

 pT3a 前列腺外侵犯（单侧或双侧），或镜下见膀胱颈浸润。

 pT3b 肿瘤侵及精囊。

 pT4 侵及或固定于精囊以外的其他邻近结构：如外括约肌，直肠，膀胱，肛提肌和/或盆壁。

N——区域淋巴结

 NX 区域淋巴结无法评估。

 N0 无区域淋巴结转移。

 N1 区域淋巴结转移。

M——远处转移

 M0 无远处转移。

 M1 有远处转移。

 M1a 非区域淋巴结转移。

 M1b 骨转移。

 M1c 其他部位转移，伴或不伴骨转移。

【超声检查】

前列腺癌（prostate cancer）的声像图表现：

1. **前列腺癌的声像图分期** 按 Lee 方法可将前列腺癌分成Ⅰ期（UA 期）、Ⅱ期（UB 期）和Ⅲ期（UC 期），详见图 13-11。

前列腺癌声像图表现与临床分期的关系见表 13-6。

2. **早期前列腺癌声像图（UA、UB 期）** 通常为低回声结节，多位于外腺区；少数呈等回声或非均质性回声增强。78% 的结节边界模糊不清，较大的结节有包膜隆起。腺体基本左右对称或轻度不对称（图 13-12）。CDFI 示病变局部血流信号增加，但是并非特异性表现。最后诊断有赖于经直肠超声引导下自动组织活检病理学检查。

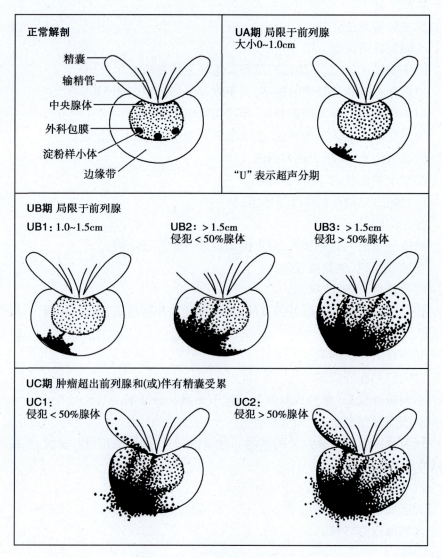

图 13-11　前列腺癌的声像图分期

表 13-6　前列腺癌临床分期与声像图

临床分期	外形	对称性	内部回声	直肠指诊+超声	包膜中断	相邻器官受累
I	正常	对称	1. 局限性异常(小病灶弱回声) 2. 弥漫性非均质性	±	–	–
II	可能改变	可能不对称	1. 局限性异常(弱回声、等回声、混合回声) 2. 弥漫性非均质性	+	–	–
III	不规则	不对称	1. 混合性占多数,可呈弱回声 2. 非均质性	+	+	精囊、膀胱 或直肠
IV	1. 通常与临床III期表现相同,但也可以为 I 或 II 期表现 2. 同时伴有远处器官转移					

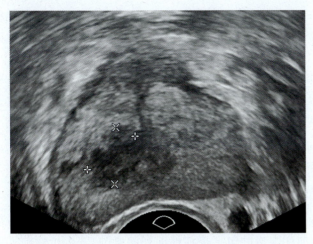

图 13-12　UB2 期前列腺癌图像

3. 进展期前列腺癌声像图(UC 期)

（1）前列腺各径增大,前后径增加更为突出。

（2）轮廓外形呈不规则隆起,包膜不完整,回声连续中断,两侧常不对称。

（3）内部回声不均匀,病变部位回声增强和减弱参差不齐,内外腺分界不清。

（4）邻近器官受累表现,膀胱颈部回声不规则增厚,隆起;精囊周围和精囊本身回声异常,失去对称性。

此外,CDFI 同样显示病变区内血流信号增加。

4. 前列腺癌超声造影成像声像图　超声造影成像新技术,利用含气造影剂增强的背向散射回声信号,能检出管径<100μm 的微血管回声信号,大大增强了具有丰富微血管的肿瘤病灶回声,显著提高超声成像对前列腺癌的检出能力。超声造影成像前列腺癌可疑病灶表现为:①周缘区局灶性早增强区(与移行区、对侧周缘区或周围周缘区组织比较)(视频 13-1);②周缘区局灶性高增强区(与移行区、对侧周缘区或周围周缘区组织比较);③局灶性低增强区或增强缺损区;④异常血管分布区;⑤弥漫性增强(包括以下一种或几种表现:周缘区与移行区分界不清;周缘区弥漫性早增强和/或高增强,增强与移行区类似或早于/强于移行区;扭曲的微血管;病灶内见低增强或增强缺损区等)。最终确诊同样依靠穿刺活检。

视频 13-1　前列腺癌超声造影图像

【鉴别诊断】

前列腺癌声像图表现多种多样,有时很不典型,常需与良性前列腺增生、慢性前列腺炎(特别是局限性炎症)和前列腺结核等鉴别。关于本病与前列腺增生的鉴别,可见表 13-7。

表 13-7　前列腺增生与前列腺癌的声像图比较

比较点	前列腺增生	前列腺癌
好发部位	内腺	外腺
内腺与外腺	内腺呈圆形或椭圆形增大,外腺不同程度萎缩,二者分界清楚	外腺病变可侵及内腺,内外腺分界不清
包膜	完整光滑;回声较强	表面可隆起,不规则,边缘模糊不清
内部回声	多为边界清楚的低回声,一般较均匀(慢性炎症例外)	早期多为低回声,进展期整个腺体回声显得不均匀
左右对称	一般对称	进展期常不对称
侵犯邻近器官	无,但可向膀胱突出	晚期侵犯精囊、膀胱等

【临床价值】

在前列腺癌影像诊断中,超声检查占有重要的地位,尤其是经直肠超声检查(transrectal ultrasonography,TRUS),操作便捷,时间分辨力较 MRI 好,同时,随着仪器分辨率的提高及新超声技术如超声造影、弹性成像的应用,超声成像在前列腺癌检出诊断中发挥越来越重要的作用。TRUS 所引导的组织活检更可为临床可疑早期癌的患者提供病理诊断和鉴别诊断依据。超声还有助于前列腺癌的分期，其正确率（65%）高于 MRI（56%）和 CT（24%），但对盆腔淋巴结转移不及 MRI 和 CT，对Ⅳ期诊断尚有赖于核医学成像。

虽然 TRUS 对前列腺癌的敏感性较高（有报道可达 95%），但特异性不高（62%），对于小于 1cm 的结节其显示率较低（53%），故单凭超声检查易产生假阳性和假阴性。前列腺癌人群普查必须结合直肠指诊、前列腺特异性抗原（prostate-specific antigen，PSA）测定和必要的超声引导下穿刺活检。

六、前列腺囊肿

【病理】

前列腺囊肿（prostatic cyst）分为先天性和后天性两类，先天性前列腺囊肿包括米勒管囊肿（Müllerian duct cyst）和真性前列腺囊肿，后天性前列腺囊肿包括炎症性前列腺囊肿、寄生虫性前列腺囊肿和前列腺癌退行性变形成的囊肿。

米勒管囊肿是因胚胎时期中肾管残留在前列腺中形成前列腺小室贮积分泌物而形成；真性前列腺囊肿其发生原因是胚胎发育期间腺体生长受到阻碍，引起前列腺导管狭窄，造成管腔阻塞，内容物逐渐潴留而成。炎症性囊肿是由于慢性前列腺炎症引起结缔组织增生，造成前列腺导管狭窄，分泌物潴留形成囊肿。寄生虫性囊肿主要由于寄生虫原因使得前列腺管及周围组织慢性炎症，出现肉芽肿增生，逐渐形成囊肿。

【临床表现】

一般小的前列腺囊肿无症状，较大的囊肿伴压迫尿道则引起排尿困难，出现排尿时间延长，排尿淋漓不净，严重者可引起尿潴留。若压迫射精管，可导致精道梗阻，造成男子不育症的发生。

【超声检查】

前列腺大小无改变或变化不大；包膜清晰、完整，左右对称；前列腺内见无回声区，壁较薄，后方回声增强，大小不等，可位于前列腺内部，也可位于前列腺包膜上，先天性多位于后叶，后天性囊肿可位于前列腺任何部位，前列腺囊肿较大时可突入膀胱内。前列腺囊肿可与前列腺炎、前列腺增生、前列腺结石同时存在。TRUS 检查可提高诊断率。

1. 米勒管囊肿　典型的米勒管囊肿声像图表现为前列腺基底部、尿道后上方中线处扫及囊性病灶，形态规则，呈圆形、椭圆形或水滴状，囊壁光滑，囊内无分隔，边界清楚；透声性良好或后方回声增强，未见精囊、输精管扩张及其相关征象。

2. 射精管囊肿　超声声像图表现为前列腺中央出现泪滴样或椭圆形的无回声结构，一侧与同侧精囊相连，另一侧可延伸至精阜（图 13-13）。纵切面表现为囊肿尖端指向精阜的倒置水滴状，囊肿与后尿道之间存在前列腺组织，底部与精囊腺相连。横切面呈圆形。精囊可增大，长径>15mm。

七、前列腺结石

【病理】

前列腺结石（prostatic calculus）是指在前列腺腺泡内或腺管内的真性结石，多发生于

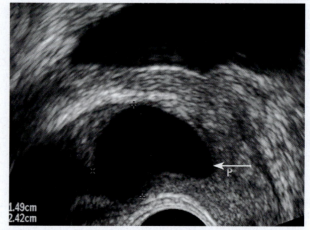

图 13-13　前列腺纵切面示囊肿呈泪滴状尖端指向精阜（箭头）

40 岁以上,常为数枚、圆形、分散在实质内的小结石。前列腺结石合并前列腺增生患者,由于内腺的增生和外腺的受压,在腺体实质内的小结石也被挤压到假包膜,在内外腺交界处排列成弧形。

【临床表现】

前列腺结石一般无症状,不需要治疗。

【超声检查】

1. **散在小结石型** 前列腺内多个散在强回声,大小为 1~3mm,无声影。前列腺正常大小。
2. **弧形结石型** 结石出现在内腺与外腺的交界处,许多小结石排列成弧形,多无声影;只有结石较大、聚集很密或含钙成分多时才出现声影。
3. **成堆小结石型** 十数个强回声小结石聚集成堆,常在纵切面图上的前列腺尖部附近见到。
4. **单个大结石型** 单个斑块状强回声,出现在前列腺中部或左右侧叶,约 5mm 或更大,伴有声影。

【临床价值】

前列腺结石一般无须治疗。超声检查的临床意义在于鉴别诊断,熟悉前列腺结石声像图便于结合临床做出鉴别。出现弧形结石者不仅可确认结石,并对前列腺增生的诊断有帮助。散在小结石需与慢性前列腺炎鉴别。前列腺结石常与慢性前列腺炎伴发。

第二节 睾丸、附睾

一、阴囊解剖概要

(一) 阴囊解剖

阴囊为一皮肤囊袋结构。阴囊中隔将阴囊分为两部分,它们分别容纳左、右侧的睾丸、附睾和精索下段。阴囊厚 3~5mm,自外向内有以下层次结构:皮肤、肉膜、提睾筋膜、提睾肌、睾丸精索鞘膜以及睾丸固有鞘膜。睾丸固有鞘膜为腹膜的延续,在胚胎期随睾丸下降而伸入阴囊,它分为脏层和壁层。壁层在睾丸精索内面,脏层在睾丸后缘移行并包在睾丸和附睾表面。壁层和脏层之间为鞘膜腔,内有少量浆液(图 13-14)。

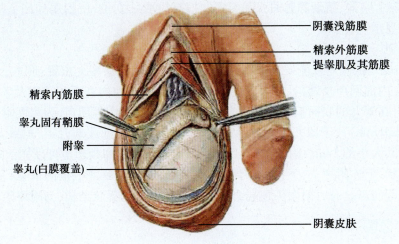

图 13-14 睾丸被膜示意图

（二）睾丸解剖

睾丸位于阴囊内,左右各一,形态为两侧微扁的椭圆体。成年人的睾丸平均长4~5cm,宽2.5cm,前后直径3cm,重10.5~14.0g,体积16~25ml,睾丸体积的大小和睾丸生精功能密切相关。睾丸可分为内、外侧面,前、后两缘,上、下两端,后缘与附睾相连。睾丸表面包绕着睾丸被膜,由外层的鞘膜脏层、中层白膜和内层的血管膜3层构成。白膜含有大量的胶原纤维、成纤维细胞和平滑肌纤维,向睾丸内伸展形成睾丸纵隔,由纵隔发出许多结缔组织小隔,呈放射状将睾丸实质分成200~300个睾丸小叶,睾丸小叶由生精小管盘曲而成,每个小叶包含1~4条曲细精管及周围的间质,睾丸组织的70%~80%由曲细精管组成,曲细精管移行为直精小管,进入纵隔内交织成睾丸网,从睾丸网发出12~15条睾丸输出小管,出睾丸后缘的上部进入附睾(图13-15)。

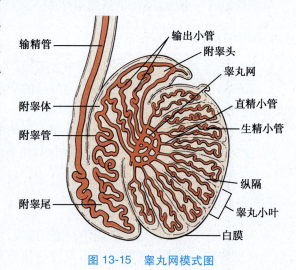

图13-15 睾丸网模式图

（三）附睾解剖

附睾为一对细长扁平器官,呈半月形,长4~6cm,位于睾丸的后上方。附睾分为3部分:上端膨大而钝圆的部分为附睾头,由睾丸输出小管及部分附睾管襻曲而成,中间扁圆的大部分为附睾体,下端细圆的部分为附睾尾,附睾体尾部都由迂曲的附睾管构成。附睾尾向上弯曲续于输精管。

二、超声检查方法

（一）探头情况

阴囊内容物位置表浅,阴囊皮肤薄且无皮下脂肪,均有利于高频超声探测。文献报道多用7.5~12MHz或更高频率超声(18MHz)作为阴囊扫查。

（二）受检者体位

1. 仰卧位扫查 阴囊超声扫查常规取仰卧位,充分暴露阴囊,嘱患者将阴茎沿腹壁向上提拉,使阴囊位置上移,探头包裹清洁套后作直接扫查。由于阴囊及其内容物活动度大、不平整,扫查时探头应轻放,按上、下、左、右顺序检查阴囊内容物。

2. 站立位探测 隐睾、精索静脉曲张和斜疝的扫查应取站立位,使隐睾和疝下降,精索静脉曲张充盈,易于找到和显示病变。

（三）扫查方法

1. 睾丸（testis） 依次对双侧睾丸进行纵切、横切面扫查,观察睾丸位置、形态、大小、边界是否完整、边缘是否光滑、内部回声及结构、有无占位等、睾丸周围鞘膜腔内有无积液以及睾丸内部彩色血流分布特征。有时可在睾丸的表面扫及数毫米大小的突起结构,呈中等回声,为睾丸附件。

2. 附睾（epididymis） 于睾丸后上方寻找附睾头部,呈半圆形或新月形,与睾丸贴近,内部回声略低于睾丸回声,其大小约1cm。附睾体薄,用7.5MHz或以上的高频超声可以显示附睾体,位于睾丸内侧后方,呈薄条状,上连附睾头,下接附睾尾。正常附睾尾位于睾丸下极的下方,呈新月形,包围睾丸下极,内部呈中等回声。有时附睾头顶端会扫及一个数毫米的囊状结构,为附睾附件。

三、正常声像图

（一）正常睾丸声像图

正常睾丸卵圆形,呈中等回声,长3.5~5.0cm,宽2.5~3.5cm,厚1.5~2.5cm,体积计算方法公式为长(cm)×宽(cm)×厚(cm)×0.71(ml)。白膜回声清晰,为一条细狭的整齐环状高回声,有时可以见到白膜呈两层回声。睾丸内部呈细小、密集点状回声,分布均匀。在睾丸门处可探测到增厚的白膜——睾丸纵隔,纵切呈条状高回声,横切呈边界不整齐的点状高回声。睾丸纵隔为条索状高回声(图13-16),有时可见自睾丸纵隔向周围呈扇形分布的条状低回声,为睾丸小隔。有时也可见睾丸附件(图13-17),是位于睾丸上极的结节状图像,大小不超过10mm,边界清晰,与睾丸回声相似。彩色多普勒显示睾丸内血流信号为星点状或条索状分布。

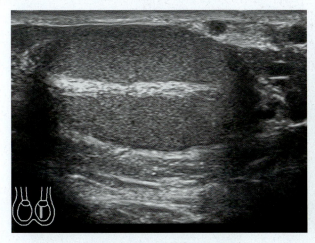

图13-16　睾丸纵隔(长轴切面)

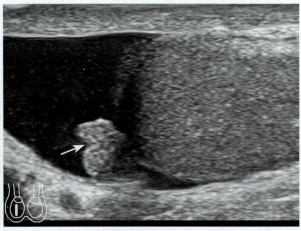

图13-17　睾丸附件(箭头所示)

(二) 正常附睾声像图

正常附睾纵切面头部呈新月形,厚5~14mm,体部厚2~5mm,尾部厚3~7mm,有时也可见囊性附睾附件(图13-18)。附睾头部附着于睾丸上极,回声与睾丸实质相似;附睾体部大多位于睾丸前方,也有一部分正常男性的附睾体部位于睾丸后方。附睾头部与体部有一分界线,较高回声为附睾头部,由睾丸网发出的12~15条输出小管构成,较低回声为附睾体部,内为高度襻曲的附睾管。附睾尾部位于睾丸下极,折返后与输精管相连,该段又被称为附睾尾-输精管环,附睾体尾部回声稍低于睾丸实质。有一部分人群附睾位置可以发生倒置,即头部位于睾丸下极,尾部位于睾丸上极,应注意鉴别。正常附睾内可检测到少许点状或片状彩色多普勒血流信号。

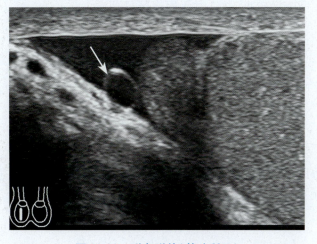

图13-18　附睾附件(箭头所示)

四、阴囊、睾丸、附睾疾病

(一) 鞘膜积液

【病理】

在正常情况下,鞘膜腔内有少量液体,可以起到减少睾丸在阴囊里移动时的摩擦作用。在腹股沟内环以下、睾丸之上部分称为腹膜鞘状突,于出生前逐渐闭合形成一纤维索。如果腹膜鞘状突在出生以后未闭或睾丸部鞘膜囊内液体超过正常量,即可形成各种类型的鞘膜积液。鞘膜积液有4种类型:

①睾丸鞘膜囊内积聚的液体超过正常量,称为睾丸鞘膜积液;②精索鞘状突部分局限性积液,两端关闭,不与腹腔及睾丸鞘膜腔相通者,称为精索鞘膜积液;③精索鞘状突积液并与睾丸鞘膜囊相通,而上端与腹腔不通者,称为精索睾丸鞘膜积液,或称婴儿型鞘膜积液;④鞘状突在出生后未闭,鞘膜内液体可流入腹腔者,称为交通性鞘膜积液。其中,以睾丸鞘膜积液最为常见。鞘膜积液可以继发出血、感染,使含液性质有所改变。鞘膜积液也可以是继发性的,它可与睾丸附睾炎症、肿瘤、扭转等合并存在。

【超声检查】

1. **睾丸鞘膜积液**　阴囊患侧肿大,睾丸、附睾周围被无回声包绕;多量积液时,可见睾丸位于阴囊背侧,不随体位变化而移动。偶见积液内有细点状、分房样或絮片状回声,提示以往感染史或出血史或含胆固醇结晶。睾丸与附睾的形态、大小、内部回声无异常。然而,继发于炎症、肿瘤和扭转等例外(图 13-19)。

2. **精索鞘膜积液(也称包裹性鞘膜积液、精索囊肿)**　囊性肿物位于睾丸上方,呈圆形或椭圆形,边界清晰、光滑,位置可高可低。或与睾丸相邻,触似上下两个睾丸,或位于腹股沟管中。

3. **睾丸精索鞘膜积液(婴儿型)**　阴囊内无回声区呈梨形,向上延伸至精索。

4. **交通性鞘膜积液**　仰卧位时,阴囊内无回声区较小,站立时无回声区显著增大。

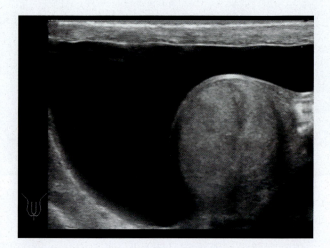

图 13-19　睾丸鞘膜积液

【鉴别诊断】

精索鞘膜积液需与精液囊肿鉴别。后者位于附睾头部,圆形居多数,囊壁薄而光滑,大小 1～2cm,其中可有低水平回声或沉淀样回声。穿刺抽液有助于鉴别,精液囊肿为微混的乳白色。

【临床价值】

采用超声易于区别疝和鞘膜积液,对于临床透光试验阴性而诊断有困难的阴囊肿大患者很有帮助。阴囊背侧扫查值得推荐(从阴囊前壁扫查可能由于疝囊内肠管和网膜掩盖而难以显示睾丸)。

(二) 睾丸肿瘤

【病理】

原发性睾丸肿瘤(tumor of testis)有生殖细胞肿瘤(95%为恶性)和非生殖细胞肿瘤之分。前者又以精原细胞瘤最多见(40%～50%),胚胎癌次之。其他尚有:畸胎瘤(癌)、绒毛膜上皮癌等。转移癌可来自多种器官,恶性淋巴瘤和白血病常累及双侧睾丸,本病多见于青年男性和隐睾患者。

【临床表现】

睾丸肿大为主要症状,伴有阴囊坠胀,部分患者有隐痛。当肿大的睾丸扭转或肿瘤出血、坏死时,可出现阴囊剧痛、红肿。触诊时睾丸坚硬,有的表面凹凸不平。

【超声检查】

各种类型的睾丸肿瘤有一个共同的特点就是睾丸增大,彩色血流显示睾丸血流明显增加(图像参见视频 13-2),且同侧阴囊内找不到正常睾丸。各型睾丸肿瘤还有其各自的特点。

视频 13-2　睾丸肿瘤声像图

1. **精原细胞瘤**　睾丸虽增大,形态仍保持椭圆,轮廓整齐。肿瘤内部常呈细小点状等回声,均匀分布,颇像正常睾丸回声。如肿瘤仅累及睾丸的一部分,则可见到肿瘤回声与睾丸回声间存在的微小差别。少数精原细胞瘤也有呈现不均匀的回声(图 13-20)。

2. **胚胎癌**　睾丸增大,在睾丸内出现不均匀肿块回声,在低回声区内有高回声,偶有囊性变和钙化灶。正常睾丸组织回声受侵犯、缺损直至全部消失。肿瘤的边界欠整齐。高频超声在肿瘤内部可见到结节,结节的边界回声较低。

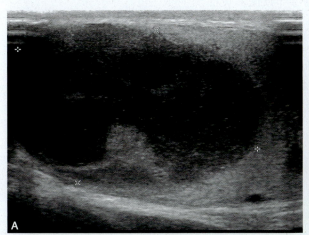
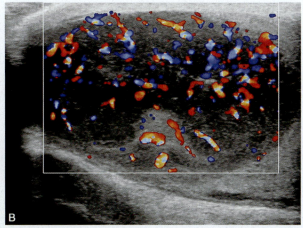

图 13-20　睾丸精原细胞瘤
A. 睾丸精原细胞瘤灰阶图;B. 睾丸精原细胞瘤彩色血流图。

3. **恶性畸胎瘤**　睾丸增大,表面高低不平,呈分叶状,内部回声极不均匀,常有多个不规则液性区,或有钙化强回声和声影出现。液性区出现在肿瘤表浅部位者,切勿误认为多房性鞘膜积液。

4. **成熟畸胎瘤**　声像图基本上与恶性畸胎瘤相同,但睾丸的肿大不如后者明显,且彩色血流图显示肿瘤内血流明显少于恶性畸胎瘤。结合患者常为儿童、临床病史长、发展缓慢或停止发展等特点,不难与恶性畸胎瘤区别(图 13-21)。

【临床价值】

1. **鉴别阴囊肿大**　阴囊肿大原因很多,除睾丸肿瘤外,还有鞘膜积液、睾丸炎、睾丸血肿、阴囊血肿、附睾炎、附睾结核和斜疝等。超声成像法可很容易地鉴别肿块是否来自睾丸。

2. **鉴别睾丸肿瘤类型**　临床上精原细胞瘤与胚胎瘤、畸胎癌的预后不同,处理方法

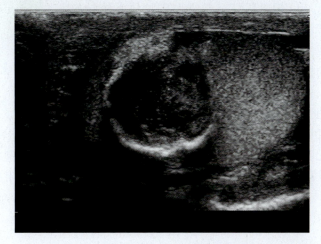

图 13-21　成熟畸胎瘤灰阶图

也不一样。超声成像法不仅能当即提供睾丸肿瘤的报告，并对一部分病例能做出肿瘤分类，有利于治疗方案的决定。

3. 肿瘤分期 超声对邻近组织的浸润，腹膜后淋巴结的转移，转移淋巴结的大小、部位、锁骨上淋巴结和肝脏等远处转移均能检出，但对肺、骨等处的早期病灶往往未能检出，故应结合 X 线判断。

（三）睾丸炎

【病理】

睾丸炎（testitis）包括急性睾丸炎及慢性睾丸炎，好发于中青年。急性睾丸炎常同时合并附睾炎，又称睾丸附睾炎，常见致病菌为大肠埃希菌、变形杆菌、葡萄球菌等，感染途径有①逆行感染：后尿道感染经输精管传入附睾和睾丸；②经淋巴途径感染：尿道炎、前列腺炎、膀胱炎的致病菌经淋巴途径传入附睾和睾丸；③血行感染：全身其他部位的感染病灶经血行到达附睾和睾丸。慢性睾丸炎多为急性睾丸炎的治疗不彻底所致，也可因霉菌、螺旋体、寄生虫感染所致，既往有睾丸外伤史者也可发生肉芽肿性睾丸炎，睾丸局部或全身放射性同位素照射，也可导致慢性炎症发生。

【临床表现】

急性睾丸炎患者可有高热、畏寒，患侧睾丸疼痛，并有阴囊、大腿根部以及腹股沟区域放射痛。患侧睾丸肿胀、压痛，若产生脓肿则触之有波动感，常伴有阴囊皮肤红肿和阴囊内鞘膜积液。慢性睾丸炎睾丸可呈慢性肿大，也可萎缩，睾丸质硬而表面光滑，有轻触痛。

【超声检查】

急性睾丸炎睾丸轻度或中度肿大，睾丸实质回声减低，分布不均匀，如合并化脓还可见形态不规则、边界不清、内部透声欠佳的无回声区，并常合并睾丸鞘膜积液。慢性睾丸炎睾丸体积可以缩小，睾丸实质回声强弱不均。急性肿大的睾丸内彩色多普勒血流信号增加，血管阻力指数减低（图 13-22）。慢性萎缩的睾丸内彩色多普勒血流信号可以减少。

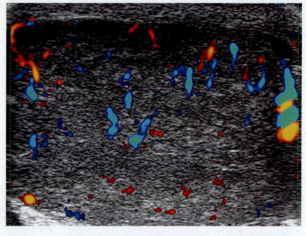

图 13-22 急性睾丸炎，睾丸回声减低，血流信号丰富

【鉴别诊断】

睾丸炎应与睾丸结核、睾丸扭转鉴别。

1. 睾丸结核 常继发于泌尿系统结核，严重时临床表现为结核中毒症状。超声可表现为睾丸肿大，实质回声不均匀，见散在分布的极低回声区，彩色多普勒血流信号增多。

2. 睾丸扭转 急性睾丸炎有时在二维图像上难以与睾丸扭转鉴别。二者均表现为睾丸肿大，内部回声偏低，回声欠均匀，睾丸扭转有时还可见到不规则蜂窝状液性无回声区（坏死灶）。睾丸扭转时，患侧睾丸为进行性肿大，彩色多普勒检查无明显血流信号或较健侧明显减少，流速曲线为高阻型。急性睾丸炎则与之不同，彩色多普勒检查可发现患侧血流信号丰富或较健侧增多，流速曲线为低阻型。

（四）附睾炎

【病理】

附睾炎（epididymitis）有急、慢性之分，根据感染源亦可分为非特异性感染与特异性感染两类。附睾炎常见的致病菌主要有大肠埃希菌、变形杆菌、葡萄球菌及铜绿假单胞菌等,致病菌多经输精管逆行进入附睾尾部,并可向附睾体部与头部蔓延。而经淋巴管或血行感染较为少见。附睾炎可波及一侧或双侧,急性炎症多先累及附睾尾部,附睾管上皮水肿、脱屑,管腔内出现脓性分泌物,然后炎症可经间质蔓延至附睾体部和头部,并形成微小脓肿,炎症后期瘢痕形成附睾管腔闭塞。慢性附睾炎多由急性附睾炎未经治疗或治疗不彻底转化而来,病变多局限在尾部,形成炎性结节,也可纤维化增生使整个附睾硬化。

【临床表现】

急性起病者一侧阴囊肿胀、剧痛,可放射至腹股沟和下腹部。慢性附睾炎症状轻,以阴囊不适与触及结节为主要表现。

【超声检查】

急性附睾炎体积增大,多数以尾部肿大为明显,可增大 3~4 倍,呈半球状或类球状,回声不均,高低混杂,部分病例肿大的附睾尾部可见无回声区(坏死液化),彩色多普勒血流信号丰富。也可表现为弥漫性附睾肿大,头体部可增大 1~2 倍,回声减弱不均匀,彩色多普勒血流信号增多。慢性炎症病例表现为附睾尾部高回声结节,可伴梗阻近端附睾管扩张(图 13-23)。

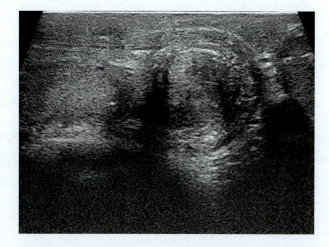

图 13-23　附睾尾部呈结节状增大,回声不均匀

(五) 睾丸和附睾囊肿

1. 睾丸白膜囊肿　睾丸白膜囊肿并非少见,可以触及。通常体积小,直径仅数毫米。本病无痛,属无害性病变。

睾丸白膜囊肿的声像图表现:白膜囊肿位置表浅,相当于睾丸的包膜回声出现 3~4mm 的椭圆形或圆形无回声囊泡,其壁回声强度与包膜回声相同。小囊泡样病变向外常有轻度隆起。

本病声像图易于识别,故可用于与睾丸实性肿瘤结节(多数为恶性病变)进行鉴别。

2. 睾丸内囊肿　多发生于睾丸网区,可继发于炎症、外伤或睾丸网细管的退行性变。

超声表现为睾丸实质内出现小的圆形或椭圆形无回声区,一般仅数毫米,边界清晰。

本病呈良性经过,无重要病理意义。声像图检查有助于除外睾丸实性占位性病变(恶性肿瘤多见),故有鉴别诊断价值。

3. 附睾囊性肿物　附睾囊性肿物有附睾囊肿和精液囊肿两种。附睾囊肿一般圆形无回声,多位于附睾头部,单发或多发,囊肿直径数毫米至数厘米,体部及尾部较少发生。患者多无症状,精液囊肿在中年男性多见,好发部位位于附睾头部输出管附近,囊肿直径多大于 1cm,囊液内含有大量精子,镜检可见精子,故穿刺抽液有助于诊断和鉴别诊断。

附睾头部出现圆形或椭圆形无回声-弱回声肿物,其壁很薄,有时可见低回声沉淀平面。该囊性肿物与附睾头难以分离,并可使睾丸向前移位。由于附睾精液囊肿内有性状为乳白色微混浊液体,超声可表现为囊液内大量细点状回声。

(六) 睾丸外伤

阴囊外伤以钝挫伤多见,偶遇刺伤和枪弹伤。

【超声检查】

1. **阴囊血肿(鞘膜内积血)**　睾丸周围出现无回声区,其中常见浮动的细点状回声或低回声性肿块(新鲜血块回声较高),形态不规则,单侧多见。

2. **患侧阴囊壁增厚**　通过两侧比较容易发现。

3. **睾丸挫伤破裂**　睾丸实质回声异常。部分患者睾丸轮廓、外形异常,失去卵圆形整齐边缘,提示睾丸破裂(但应仔细检查,因有阴囊血肿,需避免假阳性)。

4. **异物**　穿通性阴囊外伤时,可能在睾丸内或外面组织内发现强回声的异物,如小子弹引起的彗星尾征等。

【鉴别诊断】

外伤性阴囊肿大应与腹股沟疝鉴别。后者若从阴囊背部扫查,易于探到正常睾丸结构及其腹侧的疝囊内容物,而不至于将疝囊内容物误认为外伤性积血或积液。

【临床价值】

超声检查有助于正确判断阴囊血肿和确定睾丸是否损伤,确定外科手术探查的适应证,如:睾丸破裂、异物存留;还有助于阴囊外伤后随诊观察,判断预后。

(七)睾丸扭转

【病理与临床表现】

睾丸扭转(testicular torsion)的主要原因为鞘状突发育异常,少数患者伴有外伤等诱发因素。扭转180°~360°及以上,初期或轻度扭转引起静脉回流障碍、淤血肿胀,重则导致动脉供血障碍和睾丸缺血坏死。其典型症状是突发一侧阴囊内睾丸持续性疼痛,随之疼痛加剧和放射到腹股沟及下腹部,伴有恶心呕吐,患侧阴囊肿大。在睾丸扭转后4~6h内治疗的,几乎全部睾丸可以存活;4~10h或6~12h得到治疗的,尚有72%睾丸可存活;10~12h得到治疗者,仅能存活10%~20%。

【超声检查】

患侧睾丸增大,回声减低,可伴少量积液。发病早期睾丸回声均匀,附睾亦可显著增大。彩色多普勒显示患侧睾丸血流信号明显减少或消失(图13-24),能量多普勒超声(PDI)显示更为敏感。双侧睾丸对比观察有助于确诊并与急性附睾-睾丸炎鉴别。睾丸恢复血供以后,血流信号显著增加,疼痛缓解。

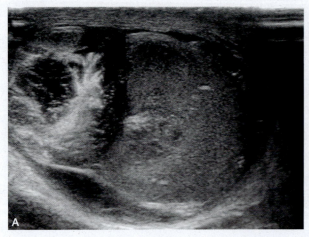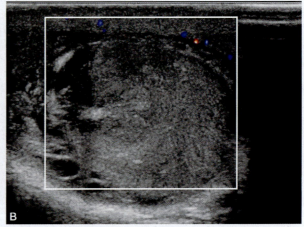

图13-24　睾丸扭转声像图

A. 睾丸扭转,睾丸回声减低,分布不均;B. 睾丸扭转,未见血流信号。

【临床价值】

超声检查结合彩色多普勒超声有助于本病确诊，并与其他阴囊急症特别是急性附睾-睾丸炎进行鉴别。灰阶超声显示睾丸中等回声可以预示睾丸存活；弥漫性回声减低或呈非均质性改变，提示睾丸组织坏死。超声随诊检查可以确定是否完全恢复或局限性坏死、瘢痕化。

（八）精索静脉曲张

【病理】

精索静脉曲张（varicocele，VC）是一种血管性疾病，是因精索静脉回流受阻或瓣膜功能障碍，血液反流，精索静脉内血流淤滞，导致蔓状静脉丛发生不同程度的迂曲扩张。左侧精索静脉曲张远较双侧多见，分别占80%～95%和10%～20%，右侧精索静脉曲张少见。此外，腹膜后肿瘤压迫、肾癌继发肾静脉癌栓和肾门部转移性淋巴结肿大，可引起继发性精索静脉曲张。精索静脉曲张是男性不育的重要病因之一。

【临床表现】

病变轻者无任何不适，重者发生阴囊肿胀，可向下腹部或腹股沟放射，站立较久、行走过多或重体力劳动时加重，平卧休息后症状减轻。

【超声检查】

1. **阴囊根部纵断扫查**　可见精索、附睾头部附近出现迂曲的管状结构，或似多数小囊聚集成的蜂窝状结构；管壁薄而清晰；管腔内呈无回声或见烟雾状活动的低回声；管径增宽（图13-25）。

2. **精索静脉曲张的分型**　国内普遍认同的超声诊断标准为①亚临床型：精索静脉内径≥1.8mm，平静呼吸时无反流，瓦尔萨尔瓦试验出现反流，反流时间≥800ms。②临床型：平静状态下精索静脉丛中至少检测到3支精索静脉，其中1支血管内径>2mm，或增加腹压时静脉内径明显增加，或做瓦尔萨尔瓦试验后静脉血液有明显反流。目前，国内外有关精索静脉曲张的超声诊断标准始终没有统一。

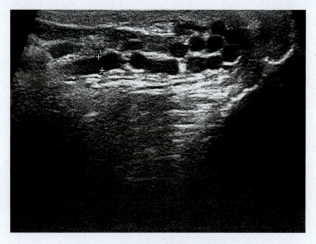

图13-25　精索静脉曲张，管径增宽

3. **瓦尔萨尔瓦试验**　嘱患者深吸气后做屏气动作，可见精索静脉管径增宽。可根据有无反流及反流程度进行精索静脉曲张（VC）分级（表13-8）。

表13-8　精索静脉曲张（VC）的超声分级

VC 超声分级	精索静脉内径/mm	瓦尔萨尔瓦试验反流时间/s
亚临床型	1.8～2.0	1～2
Ⅰ级	2.1～2.7	2～4
Ⅱ级	2.8～3.0	4～6
Ⅲ级	≥3.1	≥6

【临床价值】

　　彩色多普勒超声检查能了解精索、睾丸及附睾的解剖结构和血流状况，并能清晰显示静脉内有无血液反流、反流部位、程度及与瓦尔萨尔瓦试验的关系等，可为临床提供精索静脉形态及血流动力学改变的重要诊断信息。此外，彩色多普勒超声检查还可用于精索静脉曲张结扎后的疗效评估，超声检查可有 3 种表现：①蔓状静脉丛无扩张，也无反流，表明侧支已建成；②静脉丛曲张而无反流，表示侧支尚待慢慢自然建立；③静脉丛扩张、迂曲且有反流，说明有静脉漏扎。

（九）无精子症

　　无精子症（azoospermia）是指经 3 次以上精液分析，射出的精液离心沉淀后，显微镜检查仍未见精子。无精子症是严重的男性不育症，占男性不育的 10%～20%，个别地区甚至高达 37%。无精子症病因复杂，临床上根据输精管道是否梗阻，可将其分为梗阻性无精子症（obstructive azoospermia，OA）和非梗阻性无精子症（non-obstructive azoospermia，NOA）。

　　1. 梗阻性无精子症　梗阻性无精子症是指由于双侧输精管道梗阻导致精液无精子，睾丸生精功能大多正常，睾丸体积和卵泡刺激素（FSH）一般也正常。病变存在于精子输出管道，按梗阻部位分为附睾梗阻、输精管梗阻和射精管梗阻及较罕见的睾丸内梗阻。

　　造成输精管梗阻的原因有先天性双侧输精管缺如、急慢性附睾炎、输精管结扎术后、射精管囊肿等，不同的原因可有不同的表现。

　　（1）附睾：附睾声像图可表现为缺失、截断征及闭锁，附睾管扩张。附睾管扩张表现定义为附睾部位多发管状或囊状结构，按照扩张程度分为细网状扩张、管状扩张、多囊管状扩张。

　　（2）输精管：声像图可表现为缺失、截断征及纤细。梗阻点的近段（睾丸端）可见输精管扩张。有输精管结扎史的患者可见结扎处低回声结节，境界欠清晰，有的结节较大（>1cm），边缘不规则，考虑是肉芽肿形成。

　　（3）精囊：声像图上多表现为缺失、扩张、萎缩，以及精囊区囊状畸形结构。

　　（4）射精管：射精管梗阻的患者可形成射精管囊肿，表现为前列腺纵切面出现沿射精管及输精管走行的无回声结构；上圆、下尖，尖端沿射精管与对侧射精管汇入精阜，呈倒水滴状；横断面上常为圆形或椭圆形，单发时稍偏前列腺中线一侧。

　　（5）睾丸内梗阻：睾丸网呈细网状扩张。双侧睾丸、附睾体尾部、输精管、精囊、射精管及前列腺均未见异常。

　　2. 非梗阻性无精子症　非梗阻性无精子症是指多种疾病导致的睾丸精曲小管精子发生障碍。组织学显示，其睾丸生精细胞发育阻滞而停留在精子发生的某一发育阶段或缺乏生精细胞。

　　非梗阻性无精子症患者的睾丸及生殖管道一般均存在，由于病因多且复杂，声像图差别较大。

　　（1）睾丸体积正常型：声像图上睾丸体积、回声以及血流信号分布正常，附睾、精囊、前列腺大小形态无异常。

　　（2）睾丸体积减小型：睾丸体积小于 12ml，多数病例小于 10ml。按血流是否正常，进一步分为血流正常型和血流减少型。

　　在睾丸体积减小型中，绝大多数患者的精囊及前列腺大小、形态正常；有极少部分患者精囊及前列腺体积明显减小，形态基本正常。此种病例一般见于染色体异常患者中，如部分克氏综合征（生精小管发育不全）患者。

　　非梗阻性无精子症患者的输精管可扫及，但阴囊段输精管外径一般较正常偏细（阴囊段输精管外径正常值：1.8～2.4mm）。

　　对于无精子症患者，明确无精子症的病因以及正确评估无精子症患者睾丸生精功能状况，将有助于指导无精子症患者选择适当的治疗方法来解决其不育的难题。经阴囊及经直肠高频超声可以清晰显示睾丸及输精管道的细微结构的改变，在无精子症病因学分类诊断上具有重要的临床应用价值。

五、隐睾

隐睾(cryptorchidism)是指睾丸未能按正常发育过程通过腹股沟管沿着腹膜鞘突下降至阴囊底部,而停留在下降途中任何部位。其病因可能是在胚胎发育过程中睾丸的正常下降过程受到内分泌激素和物理机械因素的影响。

【病理】

隐睾常见的睾丸停留位置为腹腔内、腹股沟内、腹股沟外环下方,也可见在腹股沟处的滑动性睾丸,最常见的是在腹股沟内。睾丸在异常位置停留的时间越长、位置越高,发生不育和恶变的概率就越大。病理研究证实此类睾丸的生精小管萎缩变细,小管周围组织纤维化,生殖母细胞出现转化障碍。

【临床表现】

患者的一侧或双侧阴囊较小,触诊阴囊内无睾丸,常在腹股沟管内摸到小睾丸,且多伴有同侧的腹股沟斜疝。

【超声检查】

于腹股沟管或腹股沟管内外环附近以及肾门以下的中下腹扫及椭圆形均质低回声或中等回声但体积较小的睾丸图像,内部彩色多普勒血流信号稀少(图 13-26)。腹腔内的睾丸由于位置深受腹部气体干扰而不易显示。恶变的睾丸体积增大,形态失常,回声不均匀,并可扫及实质性肿块,睾丸内彩色血流信号增多,血液流速增高,阻力指数增高。

【鉴别诊断】

超声对于腹股沟隐睾有很高的诊断率,诊断时应注意部分患者睾丸有时会从阴囊回缩至腹股沟,瓦尔萨尔瓦运动后睾丸又下降至阴囊,称为滑动睾丸,应与之区分。

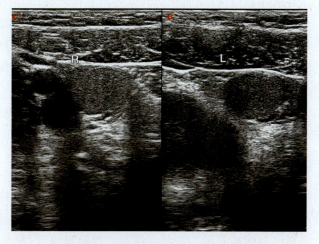

图 13-26　双侧盆腔内扫及睾丸,体积减小

【临床价值】

隐睾在青少年和小儿比较多见。超声检查方法简便,比较准确且无放射性损伤,故将其作为首选检查方法。超声对位于腹膜后隐睾者发现困难。超声若未能发现隐睾,不可贸然诊断"睾丸缺如",CT、MRI 或手术探查仍属必要。

第三节　阴　茎

一、阴茎解剖概要及检查方法

(一) 阴茎解剖

阴茎主要由两条阴茎海绵体和一条尿道海绵体组成,外包筋膜和皮肤。阴茎海绵体为两端细的圆柱体，左右各一，位于阴茎背侧。左右二者紧密结合，向前延伸，尖端变细，嵌入阴茎头内面的凹陷内。尿道海绵体位于阴茎海绵体的腹侧，尿道贯穿其全长。每个海绵体的外面都包有一层厚而致密的纤维膜，分别称为阴茎海绵体白膜和尿道海绵体白膜。海绵体内部由许多海绵体小梁和腔隙构成，腔隙与血管相通。当腔隙充血时，阴茎即变粗变硬而勃起。阴茎动脉源于阴部内动脉，是髂内动脉的一分支，主要分支有海绵体动脉、阴茎背动脉及尿道球动脉（图 13-27），其中海绵体动脉与勃起密切相关。

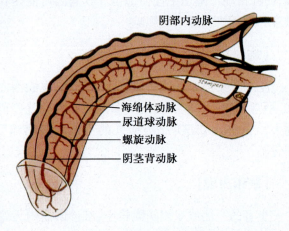

图 13-27　阴茎血管解剖示意图

（二）检查方法及正常图像

阴茎的超声检查采用高频线阵探头。患者取仰卧位，充分暴露阴茎，嘱患者上提阴茎将阴茎背紧贴下腹皮肤，将探头置于阴茎腹侧进行横切面与纵切面扫查。需要注意的是阴茎为人体隐秘部位，检查时更要注意检查室的封闭管理。尤其是阳痿患者进行阴茎勃起功能检查时，紧张的心理因素会影响到检查的顺利进行或检查结果的真实性。

正常图像如下：

1. 正常阴茎横断面和纵断面可见皮肤、左右阴茎海绵体、尿道海绵体以及它们之间的分隔。左右阴茎海绵体类似，纵断面呈边界整齐的宽带状回声，内部为中等水平的均匀点状回声。

2. 阴茎海绵体中央见海绵体动脉，其长轴切面呈细管状回声，在阴茎松软时弯曲而断续显示，当阴茎勃起时明显增粗，显示最为清晰。正常勃起状态下，收缩期峰值流速（peak systolic velocity，PSV）值为左右两侧海绵体动脉分别>25cm/s，或两侧相加>50cm/s。正常舒张末期流速（end diastolic velocity，EDV）<5cm/s，阻力指数（resistance index，RI）≥1。

3. **正常尿道**　在中等回声的尿道海绵体内见尿道回声，纵切面呈细线样较低回声。由于尿道呈闭合状态，常不易清晰显示。

二、阴茎疾病

勃起功能障碍（erectile dysfunction，ED）是指阴茎持续不能达到或者维持勃起以满足性生活，是一种常见的男科疾病。阴茎勃起是一种复杂的神经血管作用过程，涉及血流动力学、心理、内分泌神经及阴茎解剖结构的相互协调。阴茎的动脉血供、白膜或静脉的任何缺陷和病变，均可导致血管性 ED。血管性 ED 可分为动脉性、静脉性、动静脉混合性 ED。

【病理】

1. **动脉性 ED**　由于髂动脉、阴部内动脉及其分支的任何部位血管阻塞性病变导致阴茎海绵体动脉血流减少引起。动脉性 ED 是 40 岁以上继发性 ED 患者最常见的原因之一，患者通常有动脉粥样硬化、糖尿病、冠心病、高血压或高脂血症等全身性疾病。

2. **静脉性 ED**　主要是海绵体静脉系统，包括导静脉、旋静脉和阴茎背深静脉在阴茎勃起时不能完全闭合导致静脉瘘所致。常见的原因有：先天性静脉发育不全、各种原因造成的瓣膜功能受损、海绵体白膜变薄、异常静脉交通支和 ED 治疗术后造成的异常分流。

3. **动静脉混合性 ED**　多普勒检查可能显示 PSV 减低，EDV 增加，RI 进一步减低等改变。

【临床表现】

血管性 ED 患者夜间睡眠阴茎勃起测试显示明显的勃起功能减退。药物海绵体注射诱发勃起试验反应降低。如勃起角度在 60°~90°,为可疑血管病变;如勃起角度<60°,则提示血管病变。

【超声检查】

1. **CDFI 诊断标准**　正常勃起状态下,收缩期峰值流速(peak systolic velocity,PSV)值为左右两侧海绵体动脉分别>25cm/s,或两侧相加>50cm/s,若 PSV<25cm/s,可诊断为动脉性 ED。正常舒张末期流速(end diastolic velocity,EDV)<5cm/s,阻力指数(resistance index,RI)≥1,如果 EDV≥5cm/s,或 RI<1,则考虑为阴茎背深静脉闭合功能异常或者静脉瘘等原因造成的静脉性 ED;深静脉有持续血流被视为静脉性 ED。同时有 PSV 值下降和 EDV、RI 值的异常,可诊断为动静脉混合性 ED。

2. 注射药物后 5min、10min、15min、20min、30min 定时检查阴茎深动脉,如果 PSV>35cm/s 者,可除外动脉性 ED;如果 PSV>35cm/s、舒张期正向血流消失或出现反向血流(RI≥1.0),可以完全除外静脉性 ED;若舒张期血流始终存在,EDV≥5cm/s,则提示静脉性 ED。

【临床价值】

采用超声检查对阴茎深动脉的管径、PSV、EDV、RI 等指标的检测,能客观反映阴茎勃起时动脉和静脉的血流动力学变化,是阴茎动脉功能判断的"金标准",可作为动脉造影和海绵体造影前筛选检查。

(李凤华)

参考文献

[1] 周永昌,郭万学. 超声医学. 5 版. 北京:科学技术文献出版社,2006.

[2] 李凤华. 男性不育症超声动态图鉴. 上海:上海交通大学出版社,2011.

[3] PANER GP, STADLER WM, HANSEL DE, et al. Updates in the Eighth Edition of the Tumor-Node-Metastasis Staging Classification for Urologic Cancers. Eur Urol,2018,73(4):560-569.

[4] MARK KB, PETER LC, JESSE KM, et al. Prostate cancer-major changes in the American Joint Committee on Cancer eighth edition cancer staging manual. CA Cancer J Clin,2017,67(3):246-253.

[5] RUMACKCM, WILSON SR, CHARBONEAU JW, et al. Diagnostic Ultrasound. 4thed. Philadelphia:Elsevier,2011.

[6] XIE SW, DONG BJ, XIA JG, et al. The utility and limitations of contrast-enhanced transrectal ultrasound scanning for the detection of prostate cancer in different area of prostate,Clin Hemorheol Microcirc,2018,70(3):281-290.

[7] XIE SW, LI HL, DU J, et al. Contrast-enhanced ultrasonography with contrast-tuned imaging technology for the detection of prostate cancer:comparison with conventional ultrasonography. BJU Int,2012,109(11):1620-1626.

[8] XIE SW, LI HL, DU J, et al. Influence of serum prostate-specific antigen(PSA)level,prostate volume,and PSA density on prostate cancer detection with contrast-enhanced sonography using contrast-tuned imaging technology. J Ultrasound Med, 2013,32(5):741-748.

[9] FRANIEL T, ASBACH P, TEICHGRÄBER U, et al. Prostate Imaging-An Update. Fortschr Röntgenstr,2015,187(9):751-759.

[10] BOUCHELOUCHE K, TURKBEY B, CHOYKE PL. Advances in imaging modalities in prostate cancer. Curr Opin Oncol, 2015,27(3):224-231.

[11] LOMAS DJ, AHMED HU. All change in the prostate cancer diagnostic pathway. Nat Rev Clin Oncol,2020,17(6): 372-381.

[12] ROGIER RW, RUUD JGVS, ARNOUD WP. Accurate validation of ultrasound imaging of prostate cancer:a review of

challenges in registration of imaging and histopathology. J Ultrasound,2018,21(3):197-207.

[13] DU J,LI FH,GUO YF,et al. Differential diagnosis of azoospermia and etiologic classification of obstructive azoospermia：role of scrotal and transrectal US. Radiology,2010,256(2):493-503.

[14] REBIK K,WAGNER JM,MIDDLETON W. Scrotal Ultrasound. Radiol Clin North Am,2019,57(3):635-648.

[15] WOSNITZER MS,GOLDSTEIN M. Obstructive azoospermia. Urol Clin North Am,2014,41(1):83-95.

[16] MITTAL PK,LITTLE B,HARRI PA,et al. Role of Imaging in the Evaluation of Male Infertility. Radiographics,2017,37(3):837-854.

[17] WEIN AJ. 坎贝尔-沃尔什泌尿外科学. 9 版. 郭应禄,周利群,主译. 北京：北京大学医学出版社,2009.

第十四章 胃　　肠

通常情况下,由于受到气体及内容物干扰,经腹超声检查很难得到理想的胃肠道超声声像图,特别是对于胃肠道微小病变容易遗漏,出现假阴性。但检查前口服水、助显剂(造影剂)、清洁灌肠后可以使胃腔、肠腔充盈,进而提升超声对胃肠道病变的检出率和诊断准确率。特别是胃充盈后经腹超声扫查可以清晰地显示胃壁结构及病变形态、大小、判断浸润深度,是对胃癌 T 分期诊断的有益补充。国家卫生健康委员会发布的《胃癌诊疗规范》(2021 年版)已将胃超声列为胃癌常规影像学检查方法之一。同时经腹胃肠超声可以观察盆腹腔周围邻近脏器或淋巴结转移情况,在必要时行超声引导下对转移灶穿刺活检有助于诊断、制订手术方案并对疾病的预后进行判断。

第一节　胃肠道解剖概要

一、胃肠道解剖特征

胃(stomach)是消化系统中最膨大的空腔脏器,其形态、大小个体差异较大,也会随充盈状态、体位改变而变化。一般正常成人胃平均容积约为 1 500ml。胃分为贲门(cardia)、胃底部、胃体部和幽门部。胃入口为贲门,上与腹段食管相接;贲门水平以上为胃底(fundus of stomach),以下为胃体(body of stomach),胃体上缘称为胃小弯(lesser curvature of stomach),其最低点处称角切迹(angular incisure)。胃体下缘称为胃大弯(greater curvature of stomach),自角切迹对胃大弯侧划一直线,分为胃体和幽门部(pyloric part)。幽门部胃大弯侧有一中间沟,将幽门部分为幽门窦和幽门管。胃出口为幽门(pylorus),下续十二指肠。十二指肠 C 形环绕胰头,位于腰椎 $L_{1\sim3}$,大部分在腹膜后间隙。十二指肠(duodenum)分为 4 部分:球部、降部、水平部和升部。球部走行方向向后,多与胆囊相邻,是十二指肠溃疡的好发部位;降部向下行走于胰头部外侧,胆总管与胰管开口在其内侧壁;水平部自降部转向内侧横行,从椎体右侧行至左侧,位于腹膜后下腔静脉的前方,走行于肠系膜上动脉与腹主动脉之间;升部最短,先向左上方、再向前下方折转延续为空肠。

空肠(jejunum)和回肠(ileum)由小肠系膜根固定于腹后壁,上续十二指肠空肠曲,下接盲肠(cecum)。一般空肠位于腹腔左上部,回肠位于腹腔右下部。

大肠分为盲肠、结肠、直肠和肛管。阑尾多位于盲肠后内侧壁,阑尾根部的体表投影,约在脐与右髂前上棘连线的中、外 1/3 交点处,此点称为麦氏点(McBurney point),急性阑尾炎时,该处常有明显的压痛。

结肠起于盲肠,围绕在空、回肠的周边,分为升结肠(ascending colon)、横结肠(transverse colon)、降结肠(descending colon)和乙状结肠(sigmoid colon)。

二、正常胃肠管壁超声层次构造

正常胃壁和肠壁经腹超声扫查显示为清晰的五层结构,自胃腔或肠腔由内向外依次显示为高回声-低回声-高回声-低回声-高回声,即为"三高二低"的回声。第一层高回声代表黏膜层和胃、肠腔界面的回声,第二层低回声代表黏膜深层(gastric deep mucosa),第三层高回声代表黏膜下层(gastric sub-mucosa),第四层低回声代表固有肌层(muscularis propria),第五层高回声代表浆膜层(serosa layer)(图 14-1)。

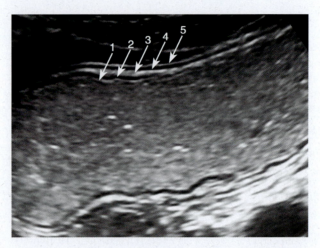

1. 高回声(黏膜层);2. 低回声(黏膜深层);3. 高回声(黏膜下层);4. 低回声(固有肌层);5. 高回声(浆膜层)。

图 14-1　正常胃壁五层结构超声图像

（唐少珊）

第二节　胃肠道的超声检查和正常声像图

一、胃肠道超声检查

1. 检查前准备　①检查前日晚餐进清淡易消化饮食,忌食产气食品,当日检查前禁食 8h,禁水 4h;②胃超声检查前让患者饮水 500～600ml,必要时可饮 1 000ml,排除胃内气体,形成良好的超声透声窗;③胃内有大量潴留物时,应先进行洗胃;④如患者已做胃肠钡剂造影或胃镜检查时,建议次日再进行超声检查;⑤超声检查肠道前日应常规进行清洁洗肠;⑥大肠检查时,当日必要时可同时行温生理盐水 1 000～2 000ml 灌肠;⑦怀疑胃肠穿孔或梗阻患者,禁止饮用水和胃造影剂。

2. 超声检查方法

（1）胃口服造影剂:可分为 3 种。①均质无回声类:最常用水。操作简单方便,但无回声与胃壁的低回声病变反差小,不利于小病变的检出,且胃排空较快。②均质等回声类:目前在国内最常用,均质等回声能提高胃壁低回声病变的检出率,且排空时间相对长。③混合回声类:如海螵蛸混悬液、汽水、过氧化氢溶液等。但敏感度低,很少使用。

（2）超声造影:颈静脉超声造影可以观察胃壁及病变的血流灌注情况。胃的双重超声造影(double contrast-enhanced ultrasound,DCUS)即口服及经静脉联合应用造影剂检查,可以进一步提高对胃病变的诊断能力。

（3）体位:一般采用仰卧位和侧卧位,必要时可采用坐位或半坐位。经直肠检查时,需用腔内探头经肛门插入,患者取膝胸侧卧位。

（4）胃的扫查方法:根据胃的各部位,按顺序依次从食管下段贲门、胃底、胃体、胃角、胃窦到幽门和十二指肠球部进行缓慢、连续的扫查,同时配合体位的改变,从而得到满意的图像。

1）食管下段贲门:平卧位,探头斜置剑突下左季肋缘。

2）胃底:平卧位,探头斜置剑突下左季肋缘、左 9～10 肋间。

3）胃体、胃角、胃窦：右侧卧位，上腹部垂直横切可获得胃体长轴切面；探头自左肋缘沿胃走行向右下侧方移动扫查，可依次获得胃底、胃体、胃角、胃窦部的连续横切面。胃角横切面可见胃体和胃窦呈上、下或左、右关系排列。

4）幽门和十二指肠球部：平卧位，右上腹部斜切可获得胃窦、幽门口及十二指肠球部的长轴切面。

5）胃扫查时应注意观察内容：①胃腔充盈情况、胃腔整体和各断面形态，有无胃腔的狭窄。②胃壁：有无局限性增厚、胃壁层次结构是否清晰、连续性是否完整。③胃腔内容物排空情况及胃蠕动方向和强度。④发现可疑病灶时应以其为中心行多切面扫查。详细了解病灶浸润范围、深度、胃壁僵直度及周围情况。⑤疑似胃癌时应检查肿瘤与邻近脏器关系，肝脏、腹膜后淋巴结及腹腔内有无转移等。

（5）十二指肠及空、回肠的扫查方法

1）十二指肠：十二指肠分球部、降部、水平部和升部4部分。在显示胃窦长轴切面后，探头右移可观察到球部，再依次向下、向左作纵向和横向扫查，可观察到降部、水平部和升部。

2）空、回肠：由于其范围广，走行无规律，可在整个腹腔内行纵、横及斜切面相结合的"交叉式""拉网式"扫查。

（6）大肠的扫查方法：一般可分为经腹壁、盐水灌肠经腹壁和经直肠扫查3种方法。

1）经腹壁扫查：右肋弓下扫查，于肝右叶下方、右肾上，可观察到结肠肝曲，探头沿右侧腹向下扫查，可观察到升结肠。左肋弓下扫查可显示脾和左肾，其内侧为结肠脾曲，探头沿左侧腹向下扫查，可观察到降结肠；从结肠肝曲到脾曲作横向扫查，可观察到横结肠。从体表探测直肠病变，可适当充盈膀胱，在耻骨上进行矢状面和横断面扫查，于前列腺、精囊或子宫、阴道的背侧可看到直肠。

2）盐水灌肠经腹壁法：先经肛门插入Foley导尿管，将气囊充气，在超声监视下以均匀速度注入37~40℃的生理盐水。与此同时，经腹部进行扫查。检查顺序一般从直肠-乙状结肠-降结肠-结肠脾曲-横结肠-结肠肝曲-升结肠-回盲部。注水量应考虑到患者的耐受力和充分显示到病变。

3）经直肠扫查：用直肠专用探头或腔内探头置入肛门作360°旋转扫查。

二、正常胃肠道声像图

1. **正常胃声像图**　空腹时胃腔内可见气体强回声，随胃蠕动发生变化，胃壁呈低回声，厚薄均匀，边缘完整。饮水后胃腔充盈扩大，呈液体回声伴小气泡漂浮，胃壁层次结构显示清晰（视频14-1，视频14-2）。

视频14-1　正常胃声像图（1）　　　　　　　视频14-2　正常胃声像图（2）

（1）食管下段-贲门部：探头沿左季肋缘向外上扫查，在肝左外叶脏面、腹主动脉前方可见倒置漏斗状图像（即食管下段-贲门长轴切面图），中心为管腔内气体高回声，前后两条线状弱回声为前后壁肌层，外侧高回声为浆膜，其上端呈尖端向后上的鸟喙状结构。将探头旋转90°，可在肝左外叶与腹主动脉间看到靶环状图像（即食管下段-贲门短轴切面图）。

（2）胃底：在食管下段-贲门长轴切面图，探头沿左肋弓向左上腹纵行扫查，肝左外叶脏面有含液胃腔，呈椭圆形，后上方与左侧膈肌紧贴，下前方与胃体上部相连，左侧与脾脏相邻。

（3）胃体：平行于胃长轴作纵向扫查，可显示胃体长轴；沿胃长轴垂直扫查，可显示胃体的短轴，从而观察胃的前后壁和胃的大弯、小弯。

（4）胃窦部：胃体短轴切面向右下扫查，可见左、右两个分离的圆形或椭圆形液性无回声区，右侧图像为胃窦部、左侧图像为胃体。探头下移，两个无回声区相靠近呈类"∞"形，相交处胃壁为胃角。

右肋弓下扫查,可显示胃窦长轴切面。

2. 肠管正常声像图

(1) 十二指肠声像图特征:十二指肠位置固定,球部位于胆囊内下方,胰头的右前方。幽门开放时可见液体充盈,呈长锥状含液结构,与胆囊长轴平行。球部远端与降部相连,降部远端向左侧与水平部相连,形成"C"形环绕胰头。

(2) 肠管回声有 3 种表现:①肠管内充满混有气体的肠内容物,形成杂乱的回声反射,后方有声影,大量游离气体可形成强回声,并有多重反射为进食后充盈状态;②周边肠壁呈低回声,中心肠腔内可见气体强回声反射为空腹状态;③肠管内有大量液体时,表现为管状无回声,肠壁五层结构清晰可见,并可见呈"鱼刺征"样排列的小肠黏膜皱襞或结肠袋为肠积液状态。

(唐少珊)

第三节 胃 部 疾 病

一、胃癌

胃癌是发生于胃黏膜上皮的恶性肿瘤,占胃恶性肿瘤的 95%,在消化道恶性肿瘤中其发病率居首位。经腹超声检查是一种简便易行、安全无痛苦的胃疾病检查方法,特别是声学造影剂的应用使超声诊断胃癌的敏感性和特异性有显著提高,在判断肿瘤浸润深度和浸润范围、发现淋巴结和肝脏转移灶以及对化疗效果判定等方面,超声可作为首选检查方法。

【病理】

1. 早期胃癌 指癌组织仅限于黏膜层和黏膜下层,有或无淋巴结转移。根据肉眼形态可分为 3 种类型,即隆起型、平坦型和凹陷型(图 14-2)。癌灶直径在 10mm 以下称小胃癌;在 5mm 以下称为微小胃癌。

2. 进展期胃癌 癌组织侵及肌层称为中期胃癌;突破肌层侵及浆膜层或穿透浆膜浸润邻近组织称为晚期胃癌,二者合称为进展期胃癌。按照 Borrmann 分型(按胃癌大体形态分型方法)分为(图 14-3):

(1) 息肉型(Borrmann Ⅰ型):肿瘤呈息肉状向胃腔内生长,基底较宽,边界较清晰。

(2) 溃疡型(Borrmann Ⅱ型):肿瘤局限,呈盘状,中央坏死,有较大而深的溃疡,溃疡底凹凸不平,边缘隆起呈堤状。

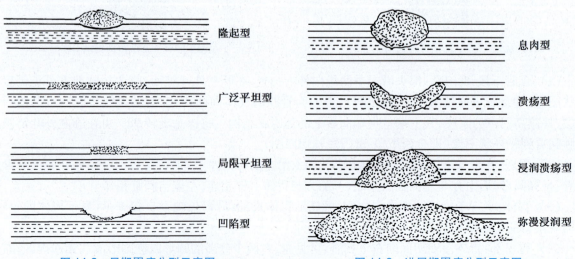

图 14-2 早期胃癌分型示意图　　　　　图 14-3 进展期胃癌分型示意图

（3）浸润溃疡型（Borrmann Ⅲ型）：肿物表面有溃疡，边缘部分隆起，部分被浸润，边界不清。

（4）弥漫浸润型（革囊胃）（Borrmann Ⅳ型）：肿物呈弥漫性浸润性生长，癌组织侵及胃壁各层，范围广，胃腔狭窄，胃壁厚而硬。

【临床表现】

1. **症状** 早期胃癌无明显症状，偶有上腹不适、反酸、嗳气。中晚期胃癌时，会出现上腹部疼痛、厌食、消瘦，甚至呕血和黑便。

2. **体征** 早期胃癌无任何体征。中晚期胃癌中上腹有压痛，晚期胃癌在上腹部可扪及肿块。约50%有缺铁性贫血。粪便隐血试验常持续阳性。

【超声检查】

1. **胃癌的声像图表现**

（1）胃癌的基本声像图表现

1）胃壁增厚、层次结构紊乱或破坏：胃壁呈局限性或弥漫性不规则增厚，胃壁僵直。病变部位胃壁正常五层结构层次紊乱、消失（图14-4），根据病变侵及程度有不同层次的受累表现。胃充盈良好时，正常胃壁厚度不超过6mm。

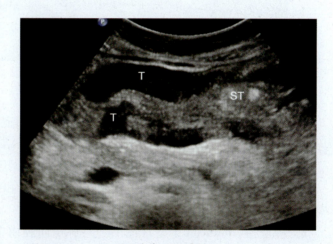

T：肿瘤；ST：胃腔。

图14-4 胃癌声像图
胃壁增厚，正常层次结构消失。

2）胃腔狭窄、变形：因有胃肿瘤侵蚀和突入胃内，胃腔可有不同程度的狭窄、变形，横切面扫查，狭窄的管腔与周围增厚的胃壁形成"靶环征"（target sign），斜切面扫查时则形成"假肾征"（pseudo-kidney sign）（图14-5，视频14-3）。

3）肿瘤内部回声：肿瘤回声多呈不均匀的低弱回声。低分化型胃癌和胃黏液腺癌则内部回声较低，较均匀。

4）病变区胃壁僵硬，蠕动消失：胃癌侵袭胃壁使之僵直，蠕动减缓、蠕动幅度减低或消失。

5）幽门狭窄伴食物潴留：胃幽门部癌瘤不断增大，常引起幽门梗阻，导致胃内食物潴留。

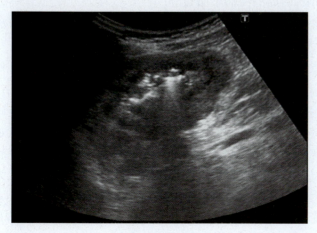

图14-5 胃癌
胃壁明显增厚，胃腔狭窄，呈"假肾征"。

视频1403

视频14-3 胃癌

（2）胃癌转移声像图表现

1）邻近脏器界限不清：如肝、胰腺、脾等，其声像图可见病灶与上述各脏器界限模糊不清。

2）脏器转移灶：最多见为肝脏转移，肝内可见单个或多个大小不等肿物，边界清（图 14-6，视频 14-4），典型表现呈"牛眼征"（bull eye sign）或"靶环征"；恶性胃平滑肌肉瘤肝转移灶内可伴有液化坏死的无回声区；如转移至卵巢，可见双侧卵巢实性肿物，常合并腹腔积液，称为"Krukenberg 瘤"。

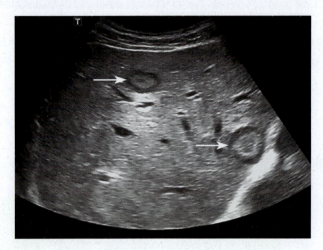

图 14-6 胃癌肝多发转移瘤（箭头所示）

视频 14-4 胃癌肝多发转移瘤

3）淋巴结转移：胃周围特别是腹腔动脉及肠系膜上动脉旁、肝门及脾门周围，肿大的淋巴结显示为实性低、弱回声团，边界清，单发或多发，也可呈多个结节相互融合。

4）大网膜改变：肿瘤种植转移到腹膜时，可见大网膜增厚，有时可见散在低回声结节。

（3）胃癌的超声分型及声像图表现：相对应临床和病理分型，超声沿用 Borrmann 分型。可分为以下几种类型：

1）肿块型（Borrmann Ⅰ 型）（图 14-7）：肿瘤向腔内生长，呈结节状或不规则蕈伞型，肿瘤部分胃壁显著增厚，正常胃壁层次结构消失，范围较局限，与正常胃壁界限清楚。根据胃癌浸润范围大小、胃壁增厚程度，胃腔的超声切面图像可出现①戒指征：肿瘤呈局限性生长，胃充盈时如戒指状；②半月征：空腹时增厚的胃壁如弯月状；③马蹄征：胃壁明显增厚，范围较大，如马蹄状。

2）溃疡型（Borrmann Ⅱ 型）：在肿瘤表面可出现不规则凹陷，凹底部不光滑、边缘隆起不规则，整个病变呈"火山口状"，肿瘤界限较清楚、局限，向周围浸润不明显。

3）浸润溃疡型（Borrmann Ⅲ 型）：肿瘤表面有明显的凹陷，凹陷边缘呈坡状隆起，肿瘤向深层及周围浸润性生长，界限不清楚，侵及范围较大。

4）弥漫型（Borrmann Ⅳ 型）：胃壁大部或全部呈弥漫性增厚、隆起，壁僵硬，胃腔狭窄（图 14-8），黏膜面不规则。重者胃长轴断面呈"线状"胃腔，短轴断面呈"假肾征"。

2. 胃癌浸润深度的超声诊断 一般胃排空后，饮水或饮用胃肠造影剂 500~1 000ml 后，经腹扫查可以观察到胃壁的 5 层线状回声，来判断病变浸润程度。在判断胃癌浸润深度时，应特别注意观察第 3 层高回声层（黏膜下层）的完整性，如胃癌只侵袭第 1、第 2 层线状回声，第 3 层高回声层的完整性未受破坏，则为早期胃癌。如第 3 层高回声层受胃癌浸润而断裂，则表明胃癌已侵入黏膜下层，为进展期胃癌（图 14-9）。

但由于胃肠腔内气体和腹壁脂肪的干扰，有时胃壁层次回声显示欠清。超声内镜可以从胃内用高频率超声探头对病变局部进行扫查，能消除上述干扰，在观察胃内病变的同时，清晰地观察胃癌的浸润深度。

（1）早期胃癌：病灶处于第 1、2 层内，第 1 层高回声层已断裂，第 2 层弱回声层变薄中断或增厚，

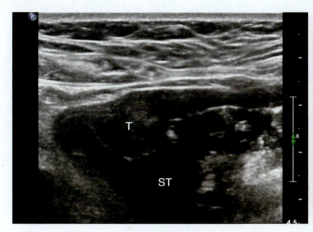

T:肿瘤;ST:胃腔。

图 14-7　胃癌肿块型

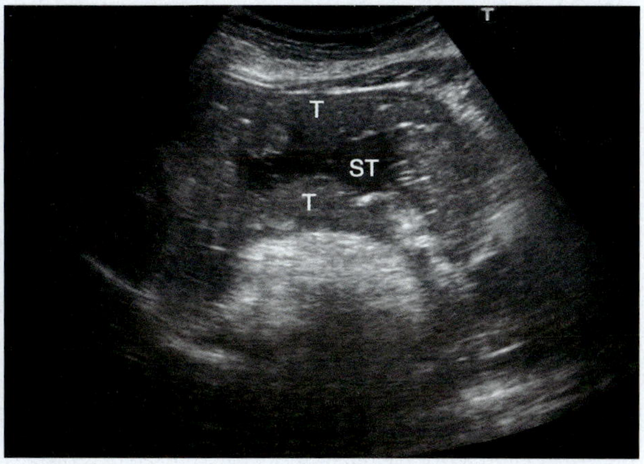

T:肿瘤;ST:胃腔。

图 14-8　胃癌弥漫浸润型(革袋胃)

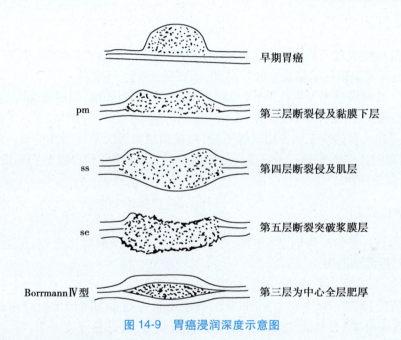

早期胃癌

pm　第三层断裂侵及黏膜下层

ss　第四层断裂侵及肌层

se　第五层断裂突破浆膜层

Borrmann Ⅳ型　第三层为中心全层肥厚

图 14-9　胃癌浸润深度示意图

第 3 层高回声完整连续,病变局限在黏膜层。

（2）进展期胃癌

1）胃癌浸润深度达肌层(pm 层):第 3 层高回声层有断裂,第 4 层弱回声层增厚,但第 5 层高回声连续性完整。

2）胃癌浸润深度达浆膜层(se 层):第 3 层高回声层有断裂,第 4 层弱回声肥厚,第 5 层高回声有断裂和不规整突出。

（3）超声诊断胃癌浸润深度的准确性:据文献报道,超声诊断早期胃癌的诊断准确率较低,约为60%,而对进展期胃癌诊断符合率较高,可达 90%~95%。

误诊原因分析:①合并溃疡病变,胃癌所致溃疡与良性溃疡瘢痕的超声改变相似;②微小胃癌;③受气体或腹壁脂肪的干扰。

3. 胃癌转移途径

1）直接蔓延侵及邻近脏器:如肝、脾、胰腺等器官。胃底大弯侧病变可侵及脾,胃底小弯侧或贲门部病变可侵及肝左外叶,胃体大弯侧病变可侵及胰腺。

2）淋巴结转移：淋巴转移是胃癌的主要转移途径。贲门、胃底肿瘤多转移至胰、脾和胃上淋巴结；胃体、胃窦肿瘤多转移至幽门上、下淋巴结（图 14-10）。

超声检查时要注意观察腹腔动脉、肠系膜上动脉、脾门和肝门周围淋巴结，以及胃上和胃下淋巴结有无肿大。

3）血行扩散：癌灶通过血行播散到远处脏器，主要发生在癌症的晚期，最常见为经门静脉转移至肝，其次是肺、肾、骨骼等实质性脏器的转移。

4）种植转移：肿瘤细胞脱落也可种植转移到腹膜、腹腔或盆腔脏器。女性患者癌灶转移至双侧卵巢，称 Krukenberg 瘤。

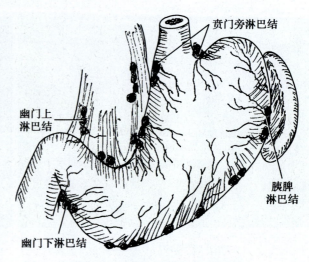

图 14-10　胃癌淋巴结转移示意图

【鉴别诊断】

1. 胃溃疡　溃疡面表现为黏膜面局部凹陷伴强回声光斑，周围胃壁增厚，其厚度常<5mm，层次结构清晰。有时与伴发溃疡的早期胃癌较难鉴别，须胃镜活检进行鉴别。

2. 胃间质瘤　胃间质瘤多发生在第 4 层肌层，可见低弱回声肿瘤，圆形或椭圆形，边界清晰；恶性胃间质瘤体积一般较大，内常伴不规则液性无回声区。

3. 胃恶性淋巴瘤　多发生于第 3 层黏膜下层，向黏膜层和肌层呈浸润性生长，可引起胃壁局限性或弥漫性增厚，但胃腔狭窄不明显。当病变侵及黏膜层发生溃疡时，与胃癌鉴别较困难。淋巴瘤回声一般较低，有时近似无回声。

【其他影像学检查】

1. X 线钡剂检查　是诊断胃癌常用的检查方法，采用双重钡剂对比造影、压迫法和低张造影技术，可发现小病变，提高诊断率。

（1）早期胃癌：常显示为局限性的充盈缺损，表面呈颗粒状。

（2）中晚期胃癌：X 线诊断率可达 90% 以上，肿块型胃癌显示为突出于胃腔内的充盈缺损；溃疡型和浸润溃疡型胃癌可呈"半月征"和"环堤征"，局部胃壁僵直，黏膜皱襞中断，蠕动消失。癌性溃疡的龛影一般多较良性溃疡龛影为大，直径在 2.5cm 以上。弥漫型胃癌表现为胃蠕动波减少或消失、胃腔缩小的皮革状胃。

2. 纤维胃镜检查　纤维胃镜结合组织活检是目前最可靠和最有效的检查方法。

（1）早期胃癌：可分为 3 种类型。①Ⅰ型（隆起型）：局部胃黏膜稍隆起，呈无蒂小息肉状。②Ⅱ型（表浅型）：发病率最高，表现为黏膜粗糙不平或黏膜皱襞中断，根据黏膜略隆起或凹陷又分为 3 种亚型：Ⅱa（隆起表浅型），Ⅱb（平坦表浅型），Ⅱc（凹陷表浅型）。③Ⅲ型（溃疡型）：黏膜凹陷多超过黏膜层，但不超过黏膜下层。

（2）进展期胃癌：肿瘤较大，呈菜花状，表面凹凸不平，常见溃疡及出血。肿瘤基底粗糙，黏膜皱襞中断。

超声内镜检查还能发现腔外生长的肿瘤，明确肿瘤侵入的深度，以及了解有无周围浸润或转移。

【临床价值】

胃充盈后经腹部进行超声检查，可以清晰显示胃的整体轮廓，胃壁的层次结构，作为一种无创伤性检查手段，能尽早发现进展期胃癌，提供病变的部位、大小、侵及范围、周围淋巴结及脏器的转移情况,对肿瘤进行分期,为临床选择合适的治疗方案提供影像学依据。由于受到病灶大小、发生部位、操作者水平、机器分辨率等多种因素的影响,胃超声检查常常会出现假阴性结果,导致误漏诊。经腹超声检查结合胃镜或超声胃镜可以进一步提高胃癌的检出率和诊断率。文献报道经静脉超声造影(contrast-enhanced ultrasound,CEUS)检查提供的血流灌注信息,有助于胃良恶性病变的诊断和鉴别诊断,并能提高进展期胃癌 Borrmann 分型的准确率。

二、胃间质瘤

胃间质瘤(gastric gastrointestinal stromal tumor,gastric GIST)是来源于胃肠道原始间叶组织的肿瘤,是近年来随着免疫组化及电镜技术发展而提出的新的病理学概念。胃间质瘤具有非定向分化的特征,是一种有潜在恶性倾向的侵袭性肿瘤,肿瘤大小与恶性程度呈正相关,胃间质瘤占胃肠道恶性肿瘤的 1%~3%,其中 50%~70% 发生于胃。

【病理】

胃间质瘤大多数起源于胃壁第 4 层肌层,少数起源于第 2 层黏膜层。好发部位依次为胃体、胃底部、胃窦、贲门等部位,多为单发,亦可多发;肿瘤大小不等,直径多在 5cm,但也有大到 10cm 以上者。良性肿瘤呈圆形或椭圆形,边界清晰,呈膨胀性生长,向胃腔内外突起,但不向周围胃壁及胃周组织浸润;恶性间质瘤呈不规则或分叶状,肿瘤黏膜面常可形成溃疡灶,瘤体内可见液化坏死灶和钙化。

【临床表现】

胃间质瘤可发生于任何年龄,多发于 50~70 岁中老年人,男女发病率基本相同。大多数无临床症状,在体检超声检查中意外发现。当肿瘤较大或伴表面溃疡形成时,可出现上腹部不适或消化道出血等症状,并可在上腹部触及肿块。

【超声检查】

1. 良性胃间质瘤声像图表现(图 14-11)

(1)肿物源于胃壁肌层,形态规则,呈圆形、椭圆形。

(2)肿物内一般呈均质低回声,边界清楚。

(3)肿物好发于胃体,以单发为主,直径小于 5cm。

(4)肿物黏膜面一般光滑,少数肿物表面可有溃疡凹陷。

(5)肿物可以位于胃壁间、凸入腔内或凸向腔外。

(6)CDFI 可检出点状血流信号。

2. 恶性胃间质瘤声像图表现

(1)肿物直径常在 5cm 以上,以单发多见。

(2)肿物形态不规则或呈分叶状,内部回声不均质,较大的瘤体内可见液性区或强回声光团,后方伴声影。

(3)肿物黏膜面可完整或破坏,常伴较大的溃疡凹陷。

(4)CDFI 可检出较丰富的血流信号。

(5)转移征象:①与周围组织界限不清;

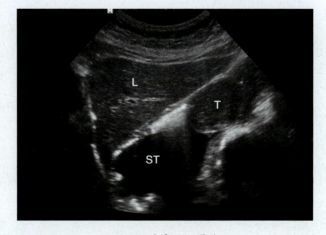

L:肝;T:肿瘤;ST:胃腔。

图 14-11 胃间质瘤
突入胃腔。

②淋巴结转移;③脏器转移,主要是肝脏,典型的转移瘤可见"靶环征"或"牛眼征"。

【鉴别诊断】

1. **胃息肉** 与凸入腔内的胃间质瘤鉴别。胃息肉向胃腔凸出,直径较小,多在 1~2cm,基底窄,有蒂和胃壁相连,内多呈中等回声。

2. **淋巴瘤** 与胃壁间的胃间质瘤鉴别。淋巴瘤源自黏膜下层,肿瘤呈浸润性生长,侵及范围广,肿瘤内部回声较低,近似于无回声。

3. **胃癌** 与恶性胃间质瘤鉴别。胃癌呈浸润性生长,胃壁层次破坏明显,范围广泛。

4. **腹腔其他脏器占位** 较大的外生性胃间质瘤需要与胃周围其他脏器来源的肿瘤相鉴别,如:肝脏左外叶肿物等,应在胃充盈状态下注意观察肿物与胃壁的关系。

三、胃恶性淋巴瘤

胃恶性淋巴瘤(gastric malignant lymphoma)是源于胃壁内淋巴滤泡的恶性肿瘤,发生在胃黏膜下层,也可为全身恶性淋巴瘤的一部分,占消化道原发性淋巴瘤的 1/3,占胃部恶性肿瘤的 3%~5%,在胃肉瘤中发病率最高,占 70%~80%,中老年男性多见。

【病理】

胃恶性淋巴瘤起源于黏膜下层或黏膜固有肌层的淋巴组织,可发生在胃的各部位,多见于胃窦部和胃体部小弯侧及后壁。一般病变较大,有时为多中心性,向周围扩展,并侵犯胃壁全层。大多数肿物表面发生溃疡、出血,其内部也常出现坏死或囊性变。大体形态学可分为 5 种类型:肿块型、溃疡型、浸润型、结节型和混合型,临床以混合型为多见。

【临床表现】

胃恶性淋巴瘤最常见的症状是腹痛,发生率在 90% 以上,其症状多与胃溃疡相似,但服用制酸剂常不能缓解。体重减轻、呕血和黑便较为常见。上腹部触痛和腹部包块是最常见的体征,继发的胃淋巴瘤则可出现发热、体重减轻、肝脾大等全身症状,少部分患者可无任何体征。本病男性多发。

【超声检查】

声像图表现(图 14-12):

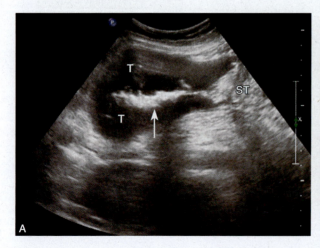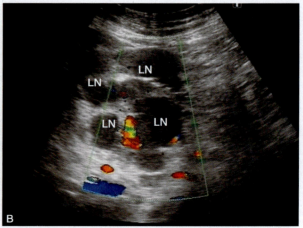

图 14-12 胃恶性淋巴瘤
A. 胃恶性淋巴瘤(T:肿瘤;箭头所示为胃腔);B. 胃周淋巴结转移(LN:转移淋巴结)。

1. 病变来源于黏膜下层,胃壁局限性或弥漫性增厚,胃壁正常层次结构消失,胃壁增厚与胃长轴一致。

2. 肿物内部回声均匀近似无回声,后方回声增强,加大增益肿物内呈结节状。

3. 肿物质地较软,尽管胃壁明显增厚,但导致胃腔狭窄的程度较轻。

4. 肿瘤可侵及胃黏膜层并形成溃疡,在病变表面可见强回声光斑。

5. 病变周围可见淋巴结肿大。

【鉴别诊断】

1. **胃癌**　胃恶性淋巴瘤发生于黏膜下层,侵犯范围广,多累及胃部两个区域以上,早期易发生淋巴结转移;胃癌发生于黏膜层,多伴发溃疡,向外浸润较向周围浸润更明显。胃恶性淋巴瘤胃壁增厚程度比胃癌明显,但胃腔狭窄不明显。

2. **恶性胃间质瘤**　二者均发生于黏膜下层,恶性淋巴瘤回声更低,近似无回声。恶性间质瘤体积较大时常伴液化或钙化灶。

【临床价值】

胃恶性淋巴瘤由于临床表现及 X 线、胃镜等多项检查无特异性,术前正确诊断率较低。超声检查可以对病变大小、浸润范围、周围脏器及淋巴组织的转移情况进行评估。

四、先天性肥厚性幽门狭窄

先天性肥厚性幽门狭窄(congenital hypertrophic pyloric stenosis,CHPS)是婴儿时期原因不明的胃幽门肌层肥厚、幽门管狭窄,造成胃幽门不全性梗阻的外科疾病。见于新生儿,发病率约为 1/1 000,以男婴多见。目前病因有几种假说:先天性肌层发育异常、神经发育异常、遗传或内分泌因素的影响等。

【病理】

病理改变主要是幽门环肌肥厚,幽门增大呈橄榄形,幽门管变窄并增长,胃蠕动增强,幽门管部分突入十二指肠球部,形成"子宫颈样"改变。

【临床表现】

临床症状主要是呕吐。患儿在出生后 3 周左右开始呕吐,呈喷射状,进行性加重,呕吐物为食物,不含胆汁。多数患儿右上腹可触及橄榄形肿物。患儿表现为消瘦,体重无明显增加或反而减轻。

【超声检查】

声像图表现:

1. 胃幽门部胃壁呈对称性环状增厚,以肌层低回声增厚为主。纵切面呈"梭形"或"宫颈征",横切面似"靶环征"(图 14-13A、B,视频 14-5)。

2. 增厚胃壁厚度≥0.4cm,长度≥2.0cm,前后径≥1.5cm。

3. 幽门管腔明显变窄,胃内容物通过受阻,胃体腔可扩张,内可见较多的潴留物回声。胃幽门部可见逆蠕动。

胃幽门部胃壁呈对称性增厚,以肌层低回声增厚为主。纵切面呈"宫颈征",横切面似"靶环征"。

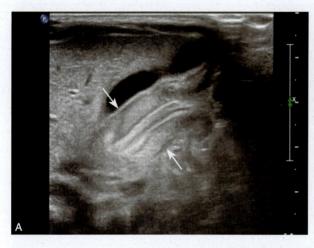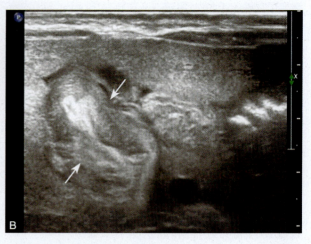

图 14-13　先天性肥厚性幽门狭窄（箭头所示增厚的幽门壁肌层）
A. 胃幽门长轴图像，呈"宫颈征"；B. 胃幽门短轴图像，呈"靶环征"。

视频1405

视频 14-5　先天性肥厚性幽门狭窄

幽门管腔明显变窄，胃内容物通过受阻，胃体部胃腔扩张，内可见较多潴留物回声。

【鉴别诊断】

新生儿胃幽门部肌层增厚伴喷射状呕吐，即可做出正确诊断。

1. **先天性十二指肠梗阻**　先天性十二指肠梗阻亦可引起胃腔的扩张，但无幽门壁增厚及管腔狭窄的超声表现，一般不难鉴别。

2. **幽门痉挛**　幽门痉挛时会出现一过性胃幽门部肥厚、幽门管增长，动态观察可以帮助鉴别。

【临床价值】

超声检查先天性肥厚性幽门狭窄具有特征性声像图表现，方法简单、安全，且诊断准确率高，是本病的首选检查方法。

（唐少册）

第四节　肠 道 肿 瘤

一、小肠恶性肿瘤

小肠肿瘤的发病率约占胃肠道肿瘤的 5%，其中恶性肿瘤约占 3/4。常见的小肠恶性肿瘤有恶性淋巴瘤、腺癌、恶性间质瘤、类癌等。

（一）小肠恶性淋巴瘤

小肠恶性淋巴瘤是最常见的小肠肿瘤，在胃肠道恶性淋巴瘤中发病率仅次于胃。小肠恶性淋巴瘤一般起源于小肠黏膜淋巴滤泡组织，向肠壁各层浸润。可发生于小肠任何部位，但由于远段小肠淋巴组织丰富，恶性淋巴瘤多发于回肠（约 50%），其次为空肠（30%），十二指肠较少见（20%）。病理学上，小肠恶性淋巴瘤绝大部分属非霍奇金淋巴瘤。小肠淋巴瘤的大体形态可分为息肉型、溃疡型和浸润型。

【临床表现】

小肠恶性淋巴瘤病程较短，多在半年以内，无特异的临床症状，临床表现变化多样，主要表现为腹痛、腹部肿块、腹胀三大症状。

【超声检查】

1. **息肉型**　表现为单侧肠壁增厚,呈低回声,凸入肠腔,边界清楚,肠腔气体线推移,环绕瘤体表面,横切肠管可见"指环征"。此型易并发肠梗阻、肠套叠并出现相应的声像图改变。

2. **溃疡型**　常见瘤体表面气体线向一侧内凹,患侧肠壁层次有时可消失。

3. **浸润型**　可见肠壁环型增厚,层次消失,受累肠管呈圆形或椭圆形低回声,轮廓清晰,肠管外周完整,肠腔气体强回声线与正常肠管相比明显变窄。纵切面呈"假肾征",横切面呈"靶环征"(图14-14,视频14-6)。

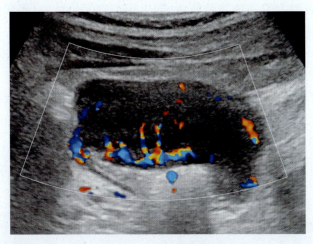

图 14-14　小肠淋巴瘤

视频 14-6　小肠淋巴瘤

4. **恶性淋巴瘤**　属于全身性疾病,因此,检查者应注意肠系膜、腹腔及腹后壁其他部位是否伴有肿大淋巴结。

5. 彩色多普勒显示增厚肠壁及肿块样回声内血流丰富,呈网状分布,为高速高阻或高速低阻。肠系膜肿大淋巴结内可见分支状彩色血流信号。

(二) 小肠腺癌

小肠腺癌是十二指肠中最常见的恶性肿瘤,男性多于女性,多发生于十二指肠乳头水平,常伴胆道系统扩张。病理学上常为分化较好的乳头状腺癌,少数为未分化癌,常继发于克罗恩病、家族性腺瘤性息肉病(FAP)、遗传性非息肉病性结直肠癌(HNPCC)、黑斑息肉病(P-J综合征)、绒毛状腺瘤。小肠腺癌的大体形态分为息肉型、溃疡型和浸润型,临床主要表现为出血、梗阻、黄疸及腹部肿块。

【超声检查】

小肠腺癌的超声表现与恶性淋巴瘤不易区分,由于病灶多发于十二指肠乳头水平,故扫查时应注意观察是否伴有肝内外胆管扩张,空、回肠息肉型腺癌易并发肠套叠,溃疡型腺癌易并发肠穿孔及腹膜炎,超声声像图则显示相应改变。

(三) 小肠恶性间质瘤

小肠恶性间质瘤起源于小肠 Cajal 细胞,是消化道常见的间叶组织源性肿瘤。病理上表现为多形性,即不同区域可分别出现梭形细胞型、上皮细胞型、混合型。临床常无特异性表现,肿瘤发现时一般都比较大。

【超声检查】

1. 小肠恶性间质瘤超声表现为大体积的不均匀性低回声(最大径≥5cm),内部回声杂乱不均,可见位于中心部的无回声区或散在分布的片状无回声区。

2. 需要注意的是,小肠恶性间质瘤的肿瘤大小与病理分类具有一定的相关性,肿瘤越大恶性程度越高。

3. 彩色多普勒显示肿块内血流丰富程度不一,频谱无特异性。

(四) 小肠类癌

小肠类癌属于内分泌肿瘤,较少见,占小肠恶性肿瘤的 2.2%~14%。好发于回肠末段,多为 1~3cm,可单发或多发,多发较常见。临床上表现为腹部肿物及便血,如出现类癌综合征,可表现面部潮红、气管痉挛及皮肤改变等,严重者出现休克、四肢厥冷、血压下降。

【超声检查】

1. 小肠类癌病灶较小,超声检出较困难。扫查时重点显示回肠末段,可见肠壁单侧增厚,向黏膜面突起,肿物呈低回声或等回声,具有多发性。

2. 小于 2cm 的病灶多数肠壁层次清晰延续,大于 2cm 的病灶多数肠壁层次中断模糊。

3. 可见肠系膜淋巴结转移。常伴肝脏转移。

二、小肠良性肿瘤

小肠良性肿瘤较少见,好发于空肠与回肠,十二指肠较少见。良性肿瘤根据组织来源分类,主要包括良性间质瘤、错构瘤、脂肪瘤、腺瘤、纤维瘤、血管瘤及神经纤维瘤、黏液瘤、囊性淋巴管瘤等。其中良性间质瘤最多见,多数为单个。生长方式可分为腔内、肠壁间及腔外生长,3 种生长方式可并存。较大的肿瘤可出现中央缺血性坏死并引起肠壁溃疡、出血甚至穿孔,也可发生恶变。常无症状,腺瘤可长期慢性出血,少数病例可因肠套叠而发生肠梗阻。位于十二指肠部分可出现呕血、大便隐血阳性,脂肪瘤也可出现肠套叠或肠梗阻,神经源性肿瘤、纤维瘤及血管瘤可出现出血、梗阻、肠套叠等。

【超声检查】

1. 肠壁局限性低回声,黏液瘤、囊性淋巴瘤呈无回声区,后方回声增强。

2. 低回声轮廓界限清晰,边缘完整,表面光滑。

3. 患侧肠壁及其相连的肠壁层次清晰,无破损。

4. 并发肠套叠时,横切可出现"同心圆征",近端肠管扩张,体积较大的肿物易于观察,较小者有时不易观察,易漏诊。

5. 邻近肠系膜淋巴结不肿大。

6. 约 2% 的小肠良性肿瘤可出现穿孔。穿孔时由于反复炎症渗出形成脓肿,局部网膜包裹,肠间可出现不均质低回声或无回声区,肠壁增厚,肠蠕动减慢或消失,与邻近活跃肠蠕动形成对比。

【鉴别诊断】

1. 小肠良性肿瘤与小肠恶性肿瘤的鉴别诊断　小肠肿瘤中恶性居多,约占 75%,良性小肠肿瘤发生较少,鉴别要点见表 14-1。

表 14-1　小肠良恶性肿瘤的鉴别诊断

鉴别点	小肠良性肿瘤	小肠恶性肿瘤
临床表现	一般无症状	可出现消瘦、便血、腹痛及腹部包块等症状
生长方式	多呈圆形或椭圆形,也可见分叶状	多呈分叶状或形态不规则低回声包块
界限包膜	轮廓界限清晰,包膜完整	轮廓界限不清,包膜不完整
肠壁层次	肠壁层次清晰,无中断	肠壁层次模糊、中断
肠管蠕动	肠管蠕动正常	肠管蠕动减慢或消失
淋巴结转移	无	可有

2. 小肠肿瘤与小肠炎性疾病的鉴别诊断

（1）小肠肿瘤与肠结核:小肠肿瘤可见团块样低回声,肠结核患者一般肠壁明显增厚,无节段性,而且肠结核患者一般都有结核病史,80%伴肠外结核,检查者应详细询问病史,避免误诊。

（2）小肠肿瘤与克罗恩病:克罗恩病肠壁一般明显增厚,厚者可达 1.5cm,呈低回声,需要注意的是克罗恩病常伴脓肿形成瘘管,细心观察可见瘘管内条状气体强回声闪烁和液体流过。

【临床价值】

超声检查是诊断小肠肿瘤的重要方法,可以方便地鉴别实性与囊性病变,并对实质性肿瘤的良恶性进行有效鉴别,但在病理分型的诊断方面仍需要进行系统的研究与归纳,以提高诊断的准确率。

三、大肠癌

大肠癌(colorectal carcinoma)包括结肠癌和直肠癌,是较常见的胃肠道恶性肿瘤。大肠癌最常位于直肠,其余依次为乙状结肠、盲肠、升结肠、降结肠和横结肠。其病因目前认为是环境因素、遗传因素和结肠慢性炎症综合作用的结果。

【病理】

根据肉眼所见,大肠癌的大体形态可分为:

1. **肿块型**　肿瘤呈息肉状、结节或菜花样向肠腔内突出,境界清楚,有蒂或广基,表面可有出血、坏死,可形成溃疡,该溃疡较浅,使肿瘤外观如盘状。溃疡底部一般高于肠黏膜。镜下检查多为分化良好的腺癌,浸润性小,生长缓慢,淋巴转移迟,手术切除后预后好,多见于右半结肠,特别是盲肠。

2. **溃疡型**　癌组织向肠壁深层及周围浸润,形成火山口状溃疡,底部深达肌层或浆膜,不规则,表面有坏死物附着,肿瘤和周围组织界限不清,镜下多为腺癌,分化差,淋巴转移早,预后差,是大肠癌最常见的类型。

3. **浸润型**　此型肿瘤以向肠壁各层浸润生长为特点。癌组织纤维组织多质硬,局部肠壁增厚,表面黏膜皱襞增粗、不规则或消失变平,早期多无溃疡,后期可出现浅表溃疡。肿瘤向肠壁内浸润生长,常累及肠壁大部或全周,管腔形成狭窄或梗阻。镜下多为硬癌,淋巴转移早,预后较差,常见于左半结肠,特别是乙状结肠和直肠-乙状结肠交界部。

大肠癌的病理组织学类型以腺癌为主,其次是腺鳞癌和未分化癌。

大肠癌的转移有直接浸润、淋巴转移、血行播散和腹腔种植转移等途径。

【临床表现】

大肠癌早期可以无明显症状,肿瘤生长到一定程度,以其生长部位不同而有不同的临床表现:

1. **右半结肠癌**　可能以贫血为主要表现,出现便血,有时在右侧腹部触及肿块,但很少发生肠梗阻,伴有乏力及腹痛等。

2. 左半结肠癌　因为左半结肠管腔狭窄并有弯曲,降结肠及乙状结肠肿瘤多呈环状生长,容易引起肠梗阻和狭窄,出现腹痛并伴有排便习惯的改变,便秘和腹泻交替出现,便血也较多见。

3. 直肠癌　多为无痛性便血或黏液血便,伴有里急后重或排便不净感,也可引起梗阻和排便习惯改变等直肠刺激症状。

【超声检查】

1. 超声检查方法　有经腹壁直接检查法、胃肠造影剂充盈检查法、经直肠腔内检查、经会阴部或经阴道后壁检查。经腹壁检查法适用于所有大肠癌的检查;经直肠超声检查法适用于直肠癌的检查,尤其是中低位(距离肛缘10cm以下)直肠癌的诊断。

2. 大肠癌超声图像表现

(1) 肿块型:肠壁局部等回声或低回声包块,向肠腔内或肠腔外隆起,边缘不规则,使肠腔明显偏移。短轴断面显示呈"戒指征",肠腔气体线偏移,环绕瘤体,肠壁正常层次部分或全部消失,但相邻肠壁层次清晰可见,形成对比。此型常见于右半结肠。

彩色多普勒显示肿块周边及内部血流丰富,基底部可见穿支血流,频谱呈高速高阻型。

(2) 溃疡型:超声见肠壁局部节段性增厚,病变部位周边隆起,中心部凹陷,黏膜面不平整,根据病程不同,可为一侧或环形生长,周边部为低回声,类似肾皮质,中心部肠腔内气体和内容物反射为强回声,类似肾集合系统,表现为"假肾征"(图14-15,视频14-7)。

彩色多普勒显示肿块内部可见点状或条状血流,频谱呈高速高阻型。

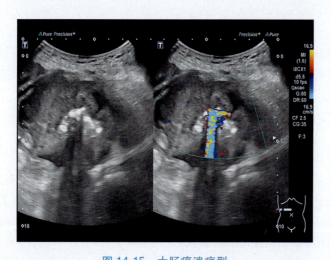

图14-15　大肠癌溃疡型

二维超声长轴切面显示升结肠局部节段性增厚,周边低回声,黏膜面不平,中心气体强回声,呈"假肾征",边缘可见少许血流信号。

视频14-7　大肠癌溃疡型

(3) 浸润型:超声表现为局部肠管不均匀增厚,短轴呈"C"形或"O"形增厚,中心区不规则较强回声,呈"靶环征"或"假肾征",肠壁增厚程度不如"肿块型"明显,且无明显肿块向肠腔或肠外突出,由于纤维组织增生较多,局部肠腔变窄,严重时可致肠梗阻。彩色多普勒显示血流呈星点状或短条状,侵及浆膜层时血流增多,频谱呈高速高阻型。

(4) 转移征象:①经淋巴转移至结肠壁上和结肠、直肠周围的淋巴结,声像图显示为低回声结节,大小不等(0.5~3.2cm),圆形或椭圆形,境界多清晰。②大肠癌晚期,癌肿可以穿破浆膜直接向邻近器官和组织浸润,如邻近小肠、肝脏、胰腺、输尿管、膀胱、子宫附件等脏器,形成不规则的与肠腔结构相连的包块;回盲部或乙状结肠肿块压迫输尿管远端或膀胱,使输尿管尿液引流受阻,进而引起肾盂积水。③腹腔、盆腔种植转移：如种植到壁腹膜，腹盆壁可见大小不一的结节，如种植到脏腹膜（大网膜、肠系膜），大网膜出现饼样增厚，肠管聚集成团，可伴有腹腔积液形成。累及女性卵巢时可形成低回声实质性肿块，又称库肯勃瘤（Krukenberg tumor）。④血行播散：癌细胞可侵入门静脉后转移至肝、肺、肾等脏器。大肠癌常发生肝转移，肝区出现多个低或高回声结节，部分呈"靶环征"，瘤内及周围均有彩色血流显示。

3. 经直肠超声 T 分期　目前临床及指南多推荐使用 TNM 分期，由于经直肠超声检查图像能区分出正常与异常受累的肠壁层次，故可以采用 TNM 分期的原则作为直肠癌的经直肠超声 T 分期的依据。由于超声检查受肠腔内容物、气体及探头频率的影响，对淋巴结预测价值有限；超声探及的淋巴结肿大难以区分炎性增生淋巴结和恶性淋巴瘤，且淋巴结大小缺乏统一的界定标准，故超声对于直肠癌的 N 分期存在很大困难（表 14-2）。

表 14-2　直肠癌病理学与超声 T 分期

病理学分期	说明	超声分期
TX	原发肿瘤无法评估	无法评估
Tis	原位癌	无法评估
T1	侵犯黏膜下层	uT1
T2	侵犯固有肌层	uT2
T3	达浆膜层或无腹膜覆盖的结直肠旁组织	uT3
T4a	穿透腹膜脏层	uT4a
T4b	直接侵犯或粘连于其他器官或结构	uT4b

【鉴别诊断】

1. 肠结核和克罗恩病　好发生于回盲部，超声检查显示肠壁局限增厚，肠腔狭窄、变形，肠管僵硬，单纯从图像上很难鉴别，需要结合临床表现和其他检查方法综合分析，最终明确诊断需要病理检查。

2. 阑尾肿瘤和阑尾炎性包块　在空腹状态下，二者和回盲部肿瘤在声像图上大致相同，容易混淆，发生误诊，从而延误治疗，必要时需要大肠灌注造影检查区分。

3. 结肠恶性淋巴瘤　以回盲部和升结肠常见，声像图表现为肠壁均匀环形增厚，呈极低回声或近似无回声，无肠腔狭窄、变形。

【临床价值】

超声检查可以清晰显示中晚期大肠癌所在的位置、形态、大小及侵犯肠壁的程度和范围，对肿瘤进行分期有一定价值，但对较早期肿瘤，如原位癌、息肉恶变早期等尚有一定困难，故需要和 CT、内镜等检查相结合，可显著提高大肠癌的检出率。超声检查的优势在于不仅可以发现大肠癌，同时对观察肠系膜、腹腔及腹膜后淋巴结、肝、脾、肾、卵巢等脏器有无转移具有一定价值，可综合判断大肠癌的病情，为临床治疗方法的选择提供依据。

（王学梅）

第五节　其他肠道疾病

一、肠梗阻

任何原因引起的肠腔内容物通过障碍统称肠梗阻（intestinal obstruction），是常见的外科急腹症之一。肠梗阻不但可引起肠管形态和功能的改变,还可导致一系列全身性病理生理改变,严重时可危及患者的生命。

【病因病理】

1. 根据发病原因,肠梗阻分为三大类:

(1) 机械性肠梗阻:各种原因导致的肠腔狭小或不通、肠内容物不能通过,是临床最常见的类型。常见原因:①肠外因素,如粘连带压迫、疝嵌顿等;②肠壁因素,如肠套叠、炎症性狭窄、肿瘤、先天畸形等;③肠腔内因素,如蛔虫、异物或粪块堵塞等。

(2) 动力性肠梗阻:分为麻痹性和痉挛性两类,由于神经抑制或毒素刺激导致肠壁肌运动紊乱,使肠内容物不能正常运行。麻痹性肠梗阻较常见,多发生在腹腔手术后、腹部创伤或弥漫性腹膜炎患者。

(3) 血运性肠梗阻:也可归纳入动力性肠梗阻中,是肠系膜血管栓塞或血栓形成,导致肠管血液循环障碍、失去蠕动能力,肠内容物停止运行。

2. **肠梗阻可引起局部和全身性的病理生理变化**

(1) 全身变化:水、电解质和酸碱失衡;血容量下降;休克;呼吸和心脏功能障碍。

(2) 局部变化:机械性肠梗阻,梗阻以上肠蠕动增加,肠壁可呈代偿性增厚,肠腔积气、积液并扩张;梗阻以下肠管瘪陷、空虚或仅存积少量粪便。扩张肠管和塌陷肠管交界处即为梗阻所在。肠腔压力不断升高,可使肠壁因静脉回流受阻而充血、水肿和通透性增加,重者出现坏死穿孔。

【临床表现】

1. **症状** 各种原因引起肠梗阻的共同的临床表现有①腹痛:机械性肠梗阻呈阵发性绞痛,伴高亢的肠鸣音。麻痹性肠梗阻的肠壁肌呈瘫痪状态,只有持续性胀痛或不适,肠鸣音减弱或消失。②呕吐:高位肠梗阻多在早期发生频繁呕吐,吐出物为胃及十二指肠内容物;低位小肠梗阻呕吐出现较晚,呕吐物为肠内经发酵、腐败的肠内容物。③腹胀:低位肠梗阻及麻痹性肠梗阻腹胀明显。④停止排气和排便。

2. **体征** 机械性肠梗阻可见到肠型和肠蠕动波,肠鸣音亢进。当有绞窄性肠梗阻或单纯性肠梗阻晚期,肠壁有坏死、穿孔合并腹腔内感染时,可出现全身中毒症状及休克。

【超声检查】

肠梗阻的超声表现:

1. **肠管扩张伴积气、积液** 梗阻近端肠管明显扩张,小肠内径多>3.0cm,结肠内径多>5.0cm,扩张肠管形态饱满,可显示其内的液体、气体及肠内容物回声。合并肠坏死时局部肠管张力下降,肠管壁塌陷、弹性消失。

2. **肠蠕动异常** ①梗阻近端扩张的肠管蠕动活跃,伴肠腔内液体及气体的往复流动;②麻痹性肠梗阻受累肠管蠕动减弱或消失。

3. **肠壁改变** 肠管纵切面肠黏膜皱襞清晰,可伴有水肿增厚,表现为"琴键"征(图14-16)。

4. **绞窄性肠梗阻的动态变化** ①肠蠕动由增强迅速减弱,以至消失;②短期内复查时可见腹腔积液大量增加。

5. **提示肠梗阻原因的特殊超声征象主要有** ①梗阻末端强回声团提示结石、各类粪石或蛔虫;②梗阻末端低回声团提示肠管肿瘤、克罗恩病等;③肠管纵切面呈"套筒"征,横切面呈"同心圆"征,提示肠套叠;④肠壁均匀性增厚、回声减低,内部血流信号明显减少且发病急速者,提示肠系膜血管阻塞;⑤腹腔内见到闭襻状肠管扩张时,提示肠扭转或粘连。

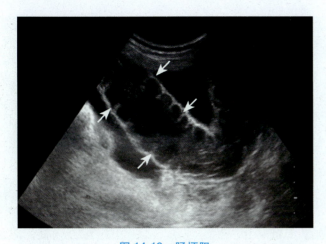

图 14-16　肠梗阻

肠管扩张(箭头所示),可见肠黏膜皱襞的线状回声,腹腔内见积液。

【临床价值】

肠梗阻的典型 X 线表现是直立位腹部平片显示气液平面及肠襻胀气,在梗阻早期 X 线检查可无阳性表现,但超声检查可以判定梗阻的有无、显示肠管扩张和肠蠕动异常,以及有无肠壁血供障碍和腹腔积液等,超声检查还可提示部分肠梗阻的病因,如肠肿瘤、肠套叠、肠扭转、肠系膜血管阻塞等。对保守治疗的患者,超声检查可监测病情的动态变化。

二、肠套叠

肠套叠(intestinal intussusception)是指部分肠管及其肠系膜套入其邻近的肠管腔内,是婴幼儿时期最常见的急腹症之一和急性肠梗阻最常见的病因。本病约 60% 的患儿年龄在 1 岁以内,约 80% 的患儿年龄在 2 岁以内。

【病因病理】

肠套叠可分为原发性与继发性两类,成人肠套叠 80%~90% 可找到器质性病变,大多为肿瘤所致。

小儿肠套叠 90% 以上为原发性,肠管无器质性改变,发病病因不明,可能的诱因是:①饮食规律改变;②肠痉挛、肠蠕动紊乱,以及自主神经功能失调;③回盲部解剖因素:婴儿期回盲部系膜尚未完全固定、活动性较大,回肠盲肠的管径差异较大;④病毒感染:有学者认为肠套叠与病毒感染、末段回肠集合淋巴结增生有关。继发性肠套叠是由梅克尔憩室(Meckel diverticulum)、肠重复畸形、肠息肉、肠肿瘤、腹型过敏性紫癜等引起,占 2%~8%。

肠套叠大多数为单发,一般与肠蠕动方向一致,即近端肠管套入远端肠管内。肠套叠的外部肠管称鞘部,进入到里面的部分称套入部,其最远点称套叠头部;肠管从外面卷入处称套叠颈部;少数病例整个肠套叠可再套入远端肠管内,称为复套。套入部进入鞘部后可沿肠管向前进行,同时肠系膜也被牵入,结果不仅肠腔发生梗阻,还可因肠系膜血管受压,使套入部肠管发生绞窄坏死。

类型如下。①回盲型:回盲瓣是套叠头部,带领回肠末端套入升结肠,此型最多见,占 50%~60%;②回结型:回肠从距回盲瓣几厘米处套入回肠最末端、穿过回盲瓣进入结肠,约占 30%;③回回结肠型;④小肠型:多可自行复位;⑤结肠型;⑥多发型肠套叠。

【临床表现】

肠套叠的典型症状有腹部阵发性绞痛,果酱样血便和腹部肿块。此外,还有呕吐、腹胀、发热、休克等一般肠梗阻症状。临床上按发病缓急和肠梗阻程度分为急性、亚急性和慢性肠套叠。

【超声检查】

1. 肠套叠超声表现

(1)横切面:呈"同心圆征"或"靶环征",外圆呈较均匀的环状低回声,系鞘部肠壁,可水肿、增厚;内圆为套入部肠管;内、外圆之间的不均匀高回声是由套入的肠系膜等产生的,有时可见到椭圆形低回声结节(为肠系膜淋巴结)(图 14-17A)。

(2)纵切面:呈"套筒"征,周边为低回声带(为鞘部肠壁回声),紧贴其内侧的是呈高低混合回声的套入部肠管及肠系膜,中心部有的可见肠内容物、气体强回声。纵断面扫查应仔细寻找套头的具体

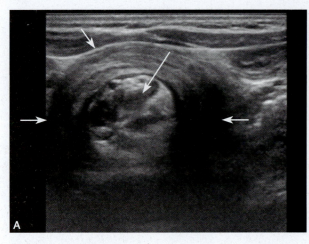
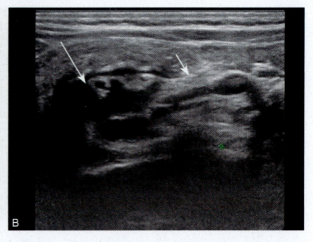

图 14-17　肠套叠

A. 横切面呈"同心圆征",周边呈环状弱回声(短箭头所示),中心部呈高低混合回声(长箭头所示);B. 纵切面呈
"套筒征",可显示套叠头部(长箭头所示)和套叠颈部(短箭头所示)。

位置,套头呈一椭圆形结构,还可显示套叠的颈部(图 14-17B)。

（3）继发肠梗阻时,表现为近端肠管扩张、肠蠕动异常、腹腔积液等。

（4）彩色多普勒超声:有助于显示套叠肠管壁和肠系膜的血流信号及其变化,血流信号缺失提示
肠壁缺血、坏死。

（5）反复发作的肠套叠应考虑到继发性肠套叠的可能,仔细在套叠头部附近检查有无异常回声,
进而明确套叠的原发病因(图 14-18)。

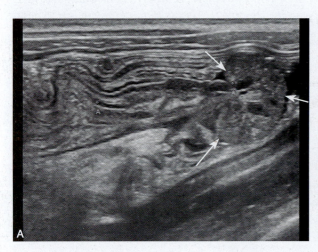
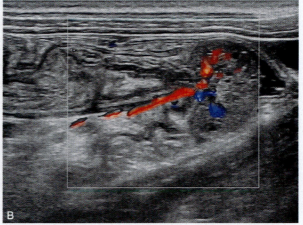

图 14-18　小儿肠息肉继发肠套叠

A. 肠息肉呈低回声(箭头所示),其内见散在小液性区;B. CDFI:息肉内可检出分支状血流信号。

2. 水压灌肠复位超声所见　随着注水量的增加和压力的增高,实时超声监视可见套叠鞘部与套
入部之间的无回声液性暗区逐渐增大,套入部肿块影由大变小,最后消失,回盲瓣呈"蟹爪样"运动。
末端回肠肠壁水肿增厚,其纵断面呈"沟壑样"改变,横断面呈"铜钱样"改变。

【鉴别诊断】

腹部超声检查出现"同心圆"或"靶环征",并不是肠套叠的特异性所见。中上腹部超声扫查时胃
窦部也可呈"同心圆征",动态观察时胃腔同心圆不稳定,会随着胃蠕动而消失;而肠套叠在复位前同
心圆稳定不会消失。

【临床价值】

超声检查无须特殊准备,方法简便,图像易于识别,尤其是婴幼儿腹壁薄,高频探头成像可清晰显示肠套叠包块形态结构,明显提高肠套叠的诊断率,超声检查已经成为肠套叠的首选检查方法。同时超声检查可准确测量套叠肠壁的厚度,彩色多普勒超声可显示套入部肠壁和肠系膜的血流情况,为临床选择复位方式提供有价值的信息。

实时超声监视下水压灌肠治疗小儿急性肠套叠,国内文献报道复位成功率为92%~98%。

三、急性阑尾炎

急性阑尾炎(acute appendicitis)是急腹症中最常见的疾病,各年龄段及妊娠妇女均可发病,但以青年多见。

【解剖和生理】

阑尾长度变异范围较大,一般长6~8cm,直径0.5~0.7cm。管腔远侧为盲端,近侧与盲肠肠腔相通。阑尾和盲肠一般位于右下腹,但也可高达肝下或低至盆腔内,甚至越过中线至左侧。阑尾壁组织结构与结肠相似,阑尾参与B淋巴细胞的产生和成熟,具有一定的免疫功能。

【病理】

急性阑尾炎的病理分型:

1. **急性单纯性阑尾炎**　病变多只限于黏膜和黏膜下层。阑尾外观轻度肿胀;浆膜充血,表面有少量纤维素性渗出物。镜下,阑尾壁各层均有中性粒细胞浸润,黏膜表面有小溃疡和出血点。

2. **急性化脓性阑尾炎**　也称急性蜂窝织炎性阑尾炎。阑尾明显肿胀,浆膜高度充血,表面有脓性渗出物,常被大网膜所包绕。镜下,阑尾黏膜的溃疡面加大并深达肌层和浆膜层,壁内各层有小脓肿形成,腔内有积脓。阑尾周围可有局限性腹膜炎。

3. **坏疽性及穿孔性阑尾炎**　阑尾坏死累及部分或整个阑尾,呈紫黑色,阑尾腔内积脓,压力升高,阑尾壁血液循环障碍。穿孔如未被包裹、感染扩散,可引起急性弥漫性腹膜炎。

4. **阑尾周围脓肿**　急性阑尾炎化脓坏疽或穿孔,大网膜可将阑尾包裹形成阑尾周围脓肿。

【临床表现】

1. **急性阑尾炎的临床症状**　①腹痛:主要是转移性右下腹痛,腹痛多开始于上腹部,逐渐移向脐部,数小时(6~8h)后转移并局限在右下腹。②胃肠道症状:恶心、呕吐等,有的可发生腹泻。③全身症状:炎症重时出现中毒症状,心率增快,发热。当阑尾化脓坏疽穿孔合并腹腔广泛感染时,可出现血容量不足及败血症表现。

2. **体征**　右下腹压痛,一般多在脐与右髂前上棘连线中外1/3交界处,称为阑尾麦氏点(McBurney point)。如炎症累及腹膜,则有腹肌紧张和反跳痛。

【超声检查】

1. **扫查方法**　患者取仰卧位,常规扫查全腹后,将探头置于右下腹压痛明显的区域进行重点观察,在盲肠末端查找阑尾,其远侧为盲端,根部与盲肠相连,应多切面观察阑尾及阑尾周围图像变化。

2. **急性阑尾炎超声表现**　联合应用高频探头扫查易发现阑尾,清晰显示阑尾大小、管壁的厚度、管腔内回声,以及有无粪石,易发现阑尾周围渗出液,可极大地提高阑尾炎的诊断率。

(1)急性单纯性阑尾炎:早期超声检查可无阳性发现,当炎症加重时表现为①阑尾轻度肿胀:成人外径≥7mm,阑尾壁厚≥3mm;②阑尾壁层次结构较清晰完整,管腔内可见少量积液,横切面呈圆形;③探头加压管腔不可压缩,局部压痛明显;④彩色多普勒超声:阑尾壁可检出较丰富的血流信号。

（2）急性阑尾炎化脓、坏死的超声表现:①阑尾较明显肿大;②阑尾壁不均匀增厚,层次结构模糊,合并坏死穿孔时回声连续性中断;③阑尾腔积液（脓）,探头按压可见液体流动影像;④有的可在阑尾腔内可看到粪石呈强回声,后方伴声影;⑤阑尾周围可见积液和大网膜高回声包绕;⑥彩色多普勒超声:阑尾壁及周围可检出较丰富的血流信号（图14-19）。

（3）阑尾周围脓肿:不能辨认出阑尾结构,在右下腹见一回声复杂的包块（为坏死阑尾与增厚的阑尾系膜、周围大网膜等组织形成）,位置固定,形态不规则,边界模糊,其内可见液性区伴密集细小点状回声（为积脓回声）,探头按压可见液体流动影像（图14-20）。

（4）常伴有周围肠系膜淋巴结肿大。

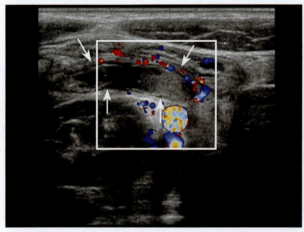

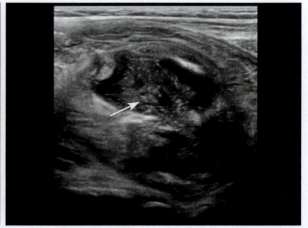

图 14-19　急性化脓性阑尾炎
阑尾明显肿大,纵切面呈腊肠形（箭头所示）,腔内呈液性伴点状弱回声（为积脓回声）,CDFI:管壁及周边可检出较丰富血流信号。

图 14-20　阑尾周围脓肿
未见阑尾显示,右下腹阑尾区见一包块（为坏死的阑尾与周围大网膜及肠管粘连形成）,中心部可见液性积脓回声（箭头所示）。

【临床价值】

部分急性单纯性阑尾炎超声检查可无阳性所见,特别是遇有某些肥胖患者所致超声扫查困难时,超声难以获得阑尾显示,故超声不能排除阑尾炎的诊断。但目前超声仍被公认为诊断急性阑尾炎的一项有价值的方法,具有简单、无创、可重复的优点,并有助于与其他急腹症（如右侧异位妊娠或黄体囊肿破裂、卵巢囊肿蒂扭转、右输尿管结石、肠套叠、梅克尔憩室炎等）进行鉴别。超声检查可提示阑尾周围渗出、粘连、是否合并穿孔以及周围有无脓肿形成等信息,对指导临床选择治疗方法和确定手术方案有重要价值。

（黄丽萍）

参考文献

［1］周永昌,刘学明.腹部超声诊断学图解.北京:人民军医出版社,2011.
［2］陆文明.临床胃肠疾病超声诊断学.西安:第四军医大学出版社,2004.
［3］曹海根,王金锐.实用腹部超声诊断学.2版.北京:人民卫生出版社,2006.
［4］贾译清.临床超声鉴别诊断学.2版.南京:江苏科学技术出版社,2007.
［5］周永昌,郭万学.超声医学.5版.北京:科学技术文献出版社,2006.
［6］吴孟超,吴在德.黄家驷外科学.7版.北京:人民卫生出版社,2008.
［7］都旭东,吴松,谢珉.超声技术在胃肠道间质瘤诊断中的应用价值.中华医学超声杂志（电子版）,2010,7（3）:40-42.

［8］ 臧国礼.大肠癌超声造影成像特点分析.中国超声医学杂志,2008,24(3):279-281.

［9］ 谢晓华,陈缵安,林一鸣,等.经腹超声检查在结肠肿瘤诊断中的临床价值的探讨.中国医学影像技术,2004,20 (1):38-40.

［10］ LIU ZJ,REN WD,GUO JT,et al. Preliminary opinion on assessment categories of stomach ultrasound report and data system(Su-RADS). Gastric Cancer,2018,21(5):879-888.

［11］ 中国医药教育协会超声专委会胃肠超声学组.中国胃充盈超声检查专家共识.肿瘤预防与治疗,2020,33(11):817-827.

［12］ 洪勇强,战微微,杨继东,等.超声双重造影在进展期胃癌诊断及疗效评估中的研究.中华全科医学,2015,13(1):97-99.

［13］ 王霞,徐伟,侯彩霞,等.超声造影诊断胃癌肿瘤分期价值分析.临床军医杂志,2018,46(10):1239-1240.

［14］ ZHOU SF,YIN JB,YANG H,et al. Application value of stomach filling ultrasonography and intravenous contrast agents in diagnosis of advanced gastric cancer. Eur Rev Med Pharmacol Sci,2016,20(15):3206-3210.

［15］ 章蓓.肛管直肠及其周围疾病超声诊断图谱.上海:上海科学技术出版社,2016.

［16］ 刘学明,蒋天安.实用腹部超声诊断图解.北京:人民卫生出版社,2019.

［17］ 郭万学.超声医学.6版.北京:人民军医出版社,2011.

［18］ GIOVANNI M,GABRIELE BP.胃肠道超声诊断学(Ultrasound of the Gastrointestinal Tract).2版.周智洋,刘广健,主译.北京:人民卫生出版社,2018.

［19］ 陈孝平,汪建平,赵继宗.外科学.9版.北京:人民卫生出版社,2018.

［20］ 孙宁,郑珊.小儿外科学.北京:人民卫生出版社,2017.

［21］ 中国医师协会超声医师分会.腹部超声检查指南.北京:人民军医出版社,2014.

第十五章　腹膜后间隙、肾上腺

第一节　腹后壁解剖概要

腹膜后间隙(retroperitoneal space)的范围,上界为横膈,下界为盆膈,两侧到腰大肌外侧缘。间隙的前界为壁腹膜、肝右叶裸区、十二指肠、升降结肠以及直肠的腹膜后部分,后界为脊柱、腰大肌和腰方肌。肠系膜根部二层腹膜之间,也可看作是腹膜后间隙的延伸部分。腹膜后间隙一部分在髂窝,向下为真盆腔,其底部由肛提肌、尾骨肌组成,为间隙的下界。

腹膜后间隙内主要有腹主动脉、下腔静脉及它们的重要分支、胰腺、部分十二指肠、肾上腺、肾及输尿管等。神经主要有交感神经干、节,以及脊椎神经。另外还有淋巴结、淋巴管。有的还有原始泌尿生殖嵴残留部分及胚胎残留组织。以上组织均可以成为肿瘤的来源。由于腹膜后间隙为含有大量疏松结缔组织的潜在腔隙,其前方为阻力小的腹腔,所以出血和感染很容易大面积扩散,肿瘤也可长得很大。

腹膜后间隙由前向后可分为 3 个解剖区(图 15-1)。

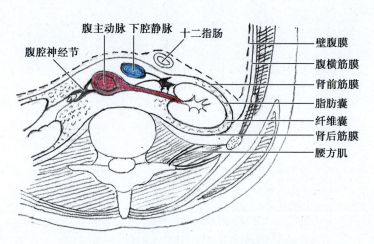

图 15-1　腹膜后间隙解剖示意图(横断面)

1. **肾旁前间隙(anterior pararenal space)**　位于壁腹膜与肾前筋膜之间,内有十二指肠、胰腺、升结肠、降结肠、肠系膜血管、淋巴结以及脂肪组织。肾前筋膜左右延续,两侧间隙越中线潜在连通,但有液体、脓或血时仍多聚积在患侧。

2. **肾周间隙(perirenal space)**　位于肾前筋膜和肾后筋膜之间,内有肾、肾上腺、肾血管、肾盂、输尿管和肾脂肪囊等。肾前筋膜经腹主动脉、下腔静脉的前方与对侧肾前筋膜相移行,肾后筋膜与覆盖腰方肌和腰大肌的筋膜融合。肾前、后筋膜在肾上腺的上方相融合,在肾的外侧融合形成侧椎筋膜,在肾的下方则互不融合,肾周间隙向下与直肠后隙相通。

3. **肾旁后间隙(posterior pararenal space)**　位于肾后筋膜、侧椎筋膜与腹后壁腹内筋膜之间,内无任何器官,仅有脂肪组织、血管和淋巴结等。

(黄丽萍)

第二节　腹后壁超声检查方法

一、检查方法

（一）检查前准备

检查宜在空腹条件下进行,当肠道气体较多时可口服缓泻剂、清洁灌肠等。检查中可饮水充盈胃腔形成透声窗。如观察下腹部或盆腔腹膜后病变,检查前要充盈膀胱。检查前两天禁作钡剂造影和钡灌肠。

（二）体位

常规采用仰卧位,为了观察肿块的移动性以及与肠管的关系,也可采用侧卧位、半卧位、俯卧位或膝胸卧位等。

（三）检查方法

1. 选择频率 3.0~5.0MHz 的凸阵探头,婴幼儿患者可选择更高频率的线阵探头。探头加压扫查,可减少局部胃肠道气体的干扰。

2. 腹膜后间隙为一潜在腔隙,位置深在且受胃肠道气体的影响,超声无法直接显示,但通过显示腹膜后脏器(胰腺、肾、肾上腺等)、腹膜后大血管(腹主动脉、下腔静脉、髂总动、静脉等)和脊柱、腹后壁肌肉,可对腹膜后间隙进行超声解剖定位。

3. 进行自上而下、从左到右的系列连续扫查,全面观察有无腹膜后肿块及肿大淋巴结。

4. 对临床触及肿块或超声扫查发现可疑肿块的区域,进行纵断、横断及多角度扫查,观察肿块的位置、大小、形态、内部及边界回声、活动度及彩色、频谱多普勒血流图像,注意肿块与邻近脏器、周围大血管的关系。

5. 腹膜后肿物位置较固定,可通过结合呼吸运动和体位变化观察肿物的移动性,从而与腹腔肿物进行鉴别。

二、正常腹膜后间隙声像图

对腹膜后间隙进行纵断、横断及多角度扫查,以显示其与腹膜后脏器、血管的毗邻关系,基本超声切面图像是:

1. **经腹主动脉长轴纵断面声像图**　显示腹主动脉长轴,其腹侧有腹腔干、肠系膜上动脉等发出。腹主动脉所在部位相当于肾周间隙,十二指肠横部、胰腺和肠系膜上动脉位于肾旁前间隙。

2. **经胰腺长轴横断面声像图**　胰腺、十二指肠降部、胆总管下段、门静脉、脾静脉和肠系膜上动脉所在的区域,相当于肾旁前间隙。腹主动脉和下腔静脉位于肾周间隙。

3. **经肾门横断面声像图**　显示肾门部肾动、静脉,肾、肾血管和输尿管位于肾周间隙,肠系膜上动、静脉位于肾旁前间隙。

4. **经髂血管的下腹横断面声像图**　显示脊柱前缘呈强回声带,脊柱两侧的腰大肌和腰方肌呈宽带状弱回声。髂外动、静脉位于后腹膜与髂腰筋膜间的间隙。

（黄丽萍）

第三节　腹后壁疾病

一、原发性腹膜后肿瘤

【病理】

原发性腹膜后肿瘤(primary retroperitoneal tumor)是指来源于腹膜后间隙的非器官性肿瘤,不包括胰腺、肾、肾上腺、输尿管等腹膜后间隙脏器的肿瘤,按其组织来源分为间叶组织来源(包括脂肪组织、肌肉组织、纤维组织、血管和淋巴管等)、神经组织来源、泌尿生殖嵴残余组织、胚胎残余组织以及不明来源的肿瘤,以间叶性肿瘤最常见,约占全部腹膜后肿瘤的 2/3。原发性腹膜后肿瘤中 60%~85% 为恶性,其余为交界性或良性。良性肿瘤常见的是纤维瘤、神经纤维瘤和囊性畸胎瘤等;恶性肿瘤常见的是恶性淋巴瘤、神经母细胞瘤、纤维肉瘤、神经纤维肉瘤以及恶性神经鞘瘤等。

【临床表现】

1. **症状**　除嗜铬细胞瘤外,初起一般无症状,随着肿瘤的生长体积逐渐增大后,可出现①占位症状:出现腹部胀满感,瘤内合并出血、坏死时肿瘤可突然增大,并出现剧烈腹痛。②压迫症状:压迫脏器、血管等产生相应的症状,例如肠管受压可出现肠梗阻症状,输尿管受压可导致肾积水,压迫或侵及神经出现疼痛,压迫静脉和淋巴管引起回流障碍,出现下肢水肿、腹壁静脉曲张等。③全身症状:肿瘤发展到一定时期,会出现发热、食欲下降、体重减轻,甚至恶病质等。有分泌功能的肿瘤如嗜铬细胞瘤,因分泌肾上腺素和去甲肾上腺素而出现高血压症状;另一种为巨大的纤维组织肿瘤,可分泌胰岛素类物质而引起低血糖症状。

2. **体征**　腹膜后肿瘤的体征取决于肿瘤的大小、发生部位及病理性质等,良性肿瘤一般体征少而轻,恶性肿瘤的体征出现早、相对较多,可出现压痛、腹腔积液、下肢水肿、腹壁静脉曲张、下肢皮肤知觉减退等。

【超声检查】

原发性腹膜后肿瘤的超声表现:肿块贴近腹后壁,体积较大,位置深在、固定,不随呼吸及体位改变而移动;呈椭圆形、分叶状或形态不规则;较大肿瘤内部易发生出血、坏死或囊性变等,回声不均质;腹膜后大血管及其分支受压变细、变形及移位等,腹腔器官(如肝、胃、小肠等)受压前移;CDFI:因病灶位置深在,内部彩色血流显示受限,部分恶性肿瘤内动、静脉血流信号较丰富,良性肿瘤内血流相对少。

1. **囊性肿块**　常见的有囊性淋巴管瘤(婴幼儿常见,好发于颈部,位于腹膜后者不多)、囊性畸胎瘤、外伤性囊肿、寄生虫囊肿等。

(1) 囊性淋巴管瘤(cystic lymphangioma)的超声表现:①单房或多房囊性肿块,呈类圆形、椭圆形或不规则形;②囊壁较薄,边界清;③内多伴有分隔(图 15-2),可见沉积物回声(因含浆液或乳糜液);④合并感染或囊内出血时肿块可突然增大。

(2) 囊性畸胎瘤(cystic teratoma)的超声表现:可呈单房或多房囊性改变;囊壁稍厚,内壁可不光滑;其内回声因组成成分不同而表现各异,脂质回声与液性部分之间形成清楚的分界线(脂液分层征),牙齿或骨骼表现为强回声团后方伴声影,而毛发表现为高回声团或线状高回声,推动肿块或探头加压时其内结构有漂浮移动征象。

2. **囊实混合性肿瘤**　腹膜后畸胎瘤常见于儿童,成人少见,根据组织成熟程度分为良性和恶性,良性约占 80%,但有恶变倾向。良性畸胎瘤多为囊性肿物,恶性畸胎瘤由 3 个胚层的未成熟组织构成,多为实性或囊实混合肿物。

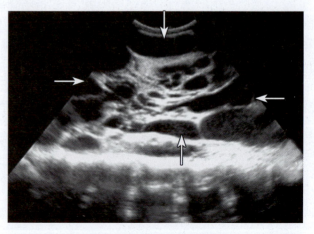

图 15-2　腹膜后囊性淋巴管瘤
腹膜后见一巨大囊性肿物(箭头所示),内呈液性伴较多中等回声带呈多房改变。

超声表现:囊实相间、内部回声杂乱;可见毛发、骨骼、牙齿等成分形成相应的超声图像特征;CDFI:实性部分可检出血流信号。

3. 实性肿瘤

（1）恶性淋巴瘤（malignant lymphoma）:分为非霍奇金淋巴瘤和霍奇金淋巴瘤。腹膜后恶性淋巴瘤可以是全身淋巴瘤的一部分,也可为局部发生。超声表现:①肿大淋巴结位于脊柱旁及腹膜后大血管周围;②为大小不等的圆形或椭圆形,边界清(图 15-3A);③内多呈均匀低弱回声;④多个肿大淋巴结可相互融合时呈分叶状,内部可见线状高回声分隔(图 15-3B);⑤肿瘤体积较大时可因缺血、坏死致回声不均质;⑥间接征象:可有腹膜后大血管受压、肠系膜上动脉与腹主动脉间的夹角增大。

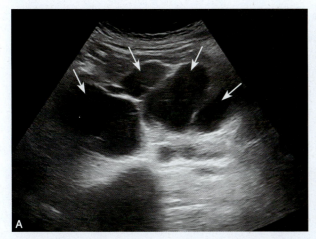 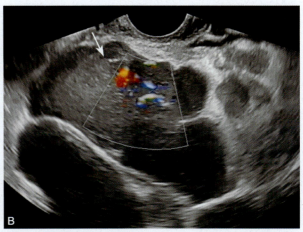

图 15-3　腹膜后非霍奇金淋巴瘤

A. 腹膜后多发淋巴结肿大(箭头所示),呈椭圆形,边界清,形态尚规整,内呈低弱回声;B. 同一病例,盆腔也可见淋巴瘤肿块(箭头所示),呈分叶状,内呈低弱回声伴少许线状高回声。

（2）神经母细胞瘤（neuroblastoma）:起源于神经嵴的胚胎性肿瘤,是幼儿时期最常见的恶性肿瘤,可发生于交感神经系统的任何部位,主要是肾上腺髓质和主动脉旁交感神经节。超声表现:肿物体积通常较大,呈类圆形、不规则形或分叶状,常越过中线生长;内部回声杂乱,见分布不均的斑点、斑片或团块状强回声钙化(图 15-4);合并坏死、囊性变时可见不规则液性区。

（3）脂肪瘤和脂肪肉瘤、良性和恶性神经源性肿瘤、平滑肌瘤和平滑肌肉瘤、纤维肉瘤等实性肿物,瘤体较大时多形态不规则,内部回声不均质,以低回声多见,瘤体内合并出血、坏死或囊性变时出现不规则液性区,合并钙化时出现强回声。

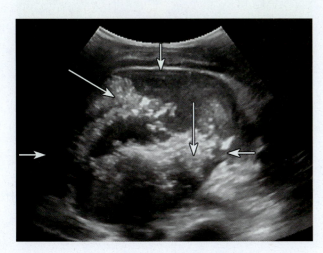

图 15-4　腹膜后节细胞神经母细胞瘤

腹膜后见一实性肿物(短箭头所示),边界清,内呈低回声伴多个强回声点及强回声团(长箭头所示)。

【鉴别诊断】

主要与腹腔内肿物进行鉴别:①腹膜后肿物位置深在、与腹腔内脏器有分界,嘱患者深吸气可见腹腔脏器(如胃、肠管、肝等)在吸气过程中越过肿物表面向下移动,呼气恢复原位,而腹膜后肿物则无移动或移动度小;②腹膜后肿物较大时常伴有腹膜后血管受压变细、变形以及移位等;③膝胸位扫查时,腹腔内肿物活动度较大,而腹膜后肿物位置固定、活动度较小。

【临床价值】

腹膜后肿瘤的组织来源广泛、病理类型多样,超声图像表现复杂,超声检查虽不能确诊肿瘤的组织来源,但有助于明确肿瘤的解剖部位、大小和物理性质(囊性、实性和混合性),提供肿瘤是否侵及邻近脏器和腹膜后大血管的信息,从而协助临床在术前制订准确的治疗方案,术后随访观察治疗效果。

二、继发性腹膜后肿瘤

【病理】

继发性腹膜后肿瘤(secondary retroperitoneal tumor)即腹膜后转移癌,是人体其他部位的恶性肿瘤直接蔓延或经淋巴转移至腹膜后间隙,以腹腔消化系统和盆腔脏器肿瘤多见。转移途径包括①直接蔓延:腹膜后脏器(如肾、肾上腺、胰腺、十二指肠等)或附着于后腹膜的脏器(如结肠、直肠等)的恶性肿瘤均可直接向腹膜后浸润生长。②淋巴转移:淋巴转移的途径因原发肿瘤部位的不同而不同,如胃癌最先转移至脾动脉和胃左动脉旁淋巴结,然后侵犯腹主动脉旁淋巴结;结肠癌侵犯肠系膜血管周围淋巴结;子宫和卵巢的恶性肿瘤则向骶前、髂血管旁和腹主动脉旁淋巴结转移。

【临床表现】

肿瘤合并腹膜后转移时,病程一般已是晚期,多有明显的原发肿瘤症状,或者是手术后复发转移,患者常有消瘦、恶病质、腹腔积液等表现。

【超声检查】

继发性腹膜后肿瘤的超声表现:①肿大淋巴结圆形或椭圆形,边界清楚,内部回声与原发肿瘤病理类型有关,多呈低回声(图 15-5);②多个肿大淋巴结可聚集、融合,呈分叶状或不规则形;③随着结节增大,内部可发生坏死、纤维化等改变,表现为高、低、无不均质回声;④CDFI:部分病例可显示从周边伸入淋巴结内的杂乱血流信号;⑤肿大淋巴结可引起腹膜后血管受压移位等。

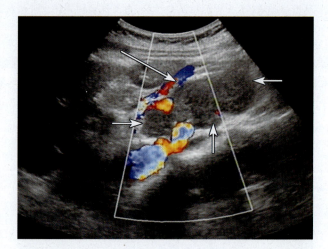

图 15-5　腹膜后转移癌

腹膜后淋巴结肿大,边界清,形态略不整,内呈不均质低回声(短箭头所示);肠系膜上动脉抬高(长箭头所示)。

【临床价值】

超声检查有无腹膜后淋巴结转移,对确定肿瘤分期、选择治疗方案以及观察治疗疗效均具有重要意义。

三、腹膜后血肿

【病理】

腹膜后血肿(retroperitoneal hematoma)多见于腹部外伤后(如腰椎或骨盆骨折、胰腺和肾脏的创伤等),也可见于脊柱、腹部手术后的并发症。

【临床表现】

临床症状因创伤的部位、范围、程度和出血多少而不同,多数患者有腹痛、背痛和血肿区压痛,肠麻痹很常见。盆腔腹膜后有血肿时出现直肠刺激症状,如里急后重感和大便次数增多,急性大量出血可出现休克症状。

【超声检查】

腹膜后血肿的超声表现:腹膜后间隙(多位于下腹部)出现低回声或无回声肿块(图 15-6),肿块前后径小、上下径大,形态不规则,邻近腹膜后脏器可因血肿挤压而移位。出血早期内部回声不均,超声随访可动态观察血肿大小、回声均发生变化的吸收过程。

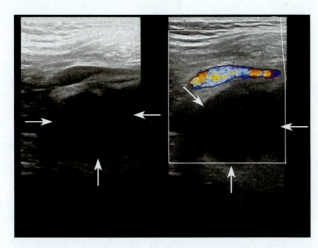

图 15-6　腹膜后血肿
腹膜后见无回声肿块,形态不规整(箭头所示)。

【鉴别诊断】

腹膜后血肿的鉴别诊断有以下几种疾病。①囊性淋巴管瘤:囊性淋巴管瘤多见于婴幼儿,无外伤史。超声表现呈单房或多房液性区。②腹膜后间隙感染和脓肿:感染原因多为邻近脏器炎症蔓延或损伤穿孔所致,临床上多有畏寒、发热、白细胞计数升高等表现,腰部肾周和髂窝区可见液性或混合回声包块;如为结核性脓肿(寒性脓肿),多来源于脊柱结核,其内容物主要是干酪样坏死组织,超声显示的脓肿部位与 X 线检查脊柱破坏部位一致,可鉴别。

【临床价值】

超声检查可确定血肿的解剖定位和范围,估计其出血量,随访可动态观察血肿的吸收变化。

(黄丽萍)

第四节　肾上腺解剖概要

肾上腺是人体重要的内分泌器官之一,左右各一,分别位于两侧肾脏上极内上方,肾上腺与肾共同为肾筋膜和脂肪组织所包裹。右肾上腺呈三角形,左肾上腺呈月牙形。右肾上腺三角区的内侧界为下腔静脉,外侧界是右肾上缘,上界是肝右叶下面;左肾上腺三角区的内侧界为腹主动脉,外侧界为左肾内上缘,上界为脾内缘(图 15-7)。

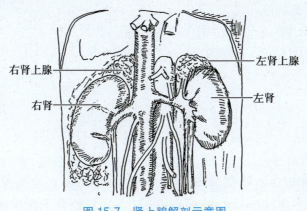

图 15-7　肾上腺解剖示意图

(唐少珊)

第五节　肾上腺超声检查方法和正常声像图

一、肾上腺超声检查方法

（一）探头
常规使用凸阵探头,探头频率 3.5~5MHz,体型肥胖者可选用 2.5~3.0MHz。

（二）检查前准备
肾上腺扫查一般在空腹时进行,患者胃肠气体较多时,可服用缓泻药或清洁灌肠,以减少胃肠气体干扰。

（三）扫查方法
1. **肋间斜切面**　患者侧卧位,以左、右两侧腋前线为中点,沿第 7~10 肋间作斜行扫查,以肝或脾作为声窗,可显示双侧肾上腺。右肾上腺位于肝、下腔静脉、右膈脚所组成的三角区内,左肾上腺位于脾、左肾内上缘或左膈脚、腹主动脉所组成的三角区内。

2. **冠状切面**　患者仰卧位,沿右侧腋中线、左侧腋后线冠状扫查,显示肾脏长轴后,探头向内前方稍侧动,可显示双侧肾上腺。

3. **上腹部横切面**　患者仰卧位,饮水 500~1 000ml 后将胃作为透声窗扫查。左肾上腺位于腹主动脉左外侧,左肾上极前内方,胰尾及脾静脉的后方。右侧以肝脏为声窗,右肾上腺位于下腔静脉后方,右肾上极前内方。

4. **背部纵切面**　俯卧位纵切显示肾脏后,探头指向内侧。右肾上腺在下腔静脉的后方,右肾上极的前方。左肾上腺在腹主动脉外侧,左肾上极内前方。

为排除异位的肾上腺嗜铬细胞瘤的存在,还应注意扫查肾门、腹主动脉旁、髂血管两侧和膀胱。

二、正常肾上腺声像图

正常肾上腺声像图可因扫查切面不同,形态略有改变,一般显示呈"Y"字形、"V"字形、三角形或带状中等回声,周围是脂肪组织包绕呈明亮光带。

超声检查正常肾上腺左右侧显示率不同。由于右侧肝脏可以作为声窗,而左侧常受到胃肠道气体的干扰,右侧高于左侧,尽管有报道成人左、右肾上腺超声显示率分别约为 92%、71%,但超声不能充分显示肾上腺的完整形态,因此不是肾上腺影像检查的首选方法。新生儿肾上腺显示率较成人高,左、右分别是 97%、83% 左右。

正常成人肾上腺超声测量值:

上下径:左侧（2.29±0.11）cm;右侧（3.03±0.14）cm。

前后径:左侧（0.61±0.15）cm;右侧（0.73±0.18）cm。

（唐少珊）

第六节　肾上腺肿瘤

肾上腺由皮质和髓质两部分组成。肾上腺皮质分泌糖皮质激素,肾上腺髓质分泌肾上腺素和去甲肾上腺素。①皮质肿瘤中有皮质醇增多症（hypercortisolism）,又名库欣综合征（Cushing syndrome）、原发性醛固酮增多症（primary aldosteronism）、无功能性肾上腺皮质腺瘤和皮质腺癌;②髓质肿瘤中最常见的是嗜铬细胞瘤（pheochromocytoma）,其次是神经母细胞瘤、节神经细胞瘤、髓样脂肪瘤等。

一、皮质醇增多症

【病理】

皮质醇增多症(hypercortisolism)又名库欣综合征,是由于肾上腺皮质增生或肿瘤引起,其中皮质增生约占70%,皮质腺瘤约占20%,皮质腺癌约占10%。皮质增生多为双侧,腺体增大而肥厚,但肾上腺形态一般无改变,有时皮质呈结节样增生,直径可达1cm,皮质增生多因垂体肿瘤或下丘脑功能异常,引起腺垂体分泌过多的促肾上腺皮质激素(ACTH)所致。肾上腺皮质腺瘤常为单侧性,直径约3cm,切面棕黄色,有完整的包膜。肾上腺皮质腺癌较少见,体积一般较大,形态不规整,直径常在6~8cm,常伴出血、坏死。

【临床表现】

本病多发生于中青年女性。临床表现为满月脸、水牛背、向心性肥胖、血压高、多毛,皮肤出现紫纹、瘀斑。实验室检查血及尿中皮质醇增高,ACTH依赖性皮质醇症血浆ACTH升高。

【超声检查】

根据不同的病理改变,超声声像图可表现为:

1. **肾上腺皮质增生**　超声不易显示,有时可见双侧肾上腺形态饱满,前后径增大>1.0cm;肾上腺皮质结节样增生表现为肾上腺区可见圆形弱回声区,边界清。

2. **皮质腺瘤**　常单发,直径一般为2~4cm,圆形或椭圆形,内部呈均匀实性低回声,有完整包膜。

3. **皮质腺癌**　瘤体较小时与腺瘤相似,瘤体较大时大多呈分叶状,形态不规整,内部回声不均匀,出血坏死时伴无回声区,CDFI血流信号显示丰富(图15-8)。邻近脏器受压后可出现压迹和移位。

二、原发性醛固酮增多症

【病理】

原发性醛固酮增多症(primary aldosteronism)是由于醛固酮分泌过多,造成高血压、低钾血症为特征的综合征。病理改变以皮质腺瘤最多见,约占70%,其次为皮质结节样增生,皮质腺癌极少见。皮质腺瘤90%以上单发,直径多小于2cm,肿瘤呈黄色,有完整的包膜。

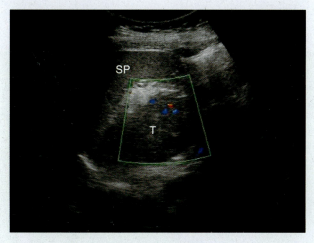

SP:脾;T:肿瘤。

图15-8　肾上腺皮质腺癌

左肾上腺区肿物,边界清,内呈低回声。CDFI:可检出血流信号。

【临床表现】

主要临床表现是高血压、肌无力或麻痹、多尿三大症状。实验室检查呈血钾低,尿钾高。一般降压药物治疗高血压效果不显著,螺内酯试验治疗,高血压及低钾血症可以减轻。

【超声检查】

超声声像图表现:肾上腺皮质腺瘤多呈圆形或椭圆形,直径多在1~2cm,边界清晰,包膜完整明

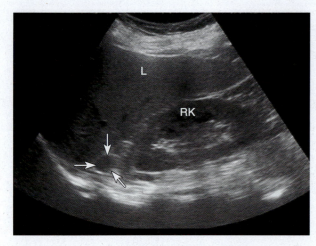

L:肝;RK:右肾。

图 15-9　肾上腺皮质腺瘤

右肾上腺区低回声结节,边界清(箭头所示)。

亮,内呈均质低回声(图 15-9)。

三、嗜铬细胞瘤

【病理】

嗜铬细胞瘤(pheochromocytoma)多起源于肾上腺髓质,占 90%;其余 10% 发生在交感神经节或肾上腺外的嗜铬组织,如腹膜后、腹主动脉旁、颈动脉体等。嗜铬细胞瘤多为单侧,且多见于右侧。肿瘤有完整包膜,大小不等,多在 3~5cm。瘤体内多发生囊性变或出血。嗜铬细胞瘤大多为良性,5%~10% 为恶性,恶性嗜铬细胞瘤可发生邻近脏器浸润、血管内癌栓及肝、骨骼、肺等脏器转移。

【临床表现】

由于儿茶酚胺分泌过多并作用于肾上腺素能受体,引发血压增高是本病的主要症状。血压呈阵发性或持续性升高,阵发性加剧,发病时收缩压可骤升到 26.6kPa(200mmHg)以上。表现为突发性头痛、心悸、气短、出汗。发作时持续时间从十几分钟到几天,长短不等。

【超声检查】

超声声像图表现(图 15-10):

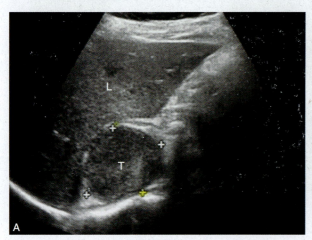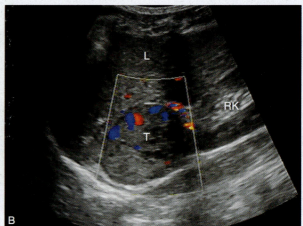

L:肝;T:肿瘤;RK:右肾。

图 15-10　肾上腺嗜铬细胞瘤

A.右肾上腺区肿物,边界清,内呈低回声;B.CDFI:肿物内可见丰富彩色血流信号。

1. 肿物呈圆形或椭圆形,多数直径在 3~5cm。
2. 肿物边界清晰,边缘呈高回声,与肾脏的包膜回声形成"海鸥征"。
3. 肿物较小时内部为均匀的中等或低回声;当肿物增大,发生囊性变或出血时,实质内可见多个无回声区。
4. CDFI 显示肿物内血流信号丰富。

异位嗜铬细胞瘤常发生在肾门、腹主动脉旁、髂动脉旁,也有异位于膀胱、卵巢、胸腔等脏器内。恶性嗜铬细胞瘤可伴发肝脏或淋巴结转移。

【鉴别诊断】

1. **肝肿瘤**　右肾上腺嗜铬细胞瘤体积较大时,突向肝右叶,需与肝脏肿物相鉴别。嗜铬细胞瘤与肝脏有清晰的边界,同时可嘱咐患者做深呼吸,可发现肿物与肝脏存在相对运动。

2. **肾肿瘤**　肿瘤较大时可压迫肾脏,使之移位或变形,易误认为肾上极肿瘤,但肾上腺肿瘤具有边界,与肾脏的包膜回声形成"海鸥征",而肾肿瘤则与肾实质无明确分界。

3. **脾及胰尾肿瘤**　脾及胰尾肿瘤均位于脾或胰腺实质内。胰尾肿瘤位于脾静脉前方,使之向后受压,肾上腺肿瘤位于脾静脉下方,使之前移。

4. **其他**　副脾、脾门部血管横断面、十二指肠横断面等易与肾上腺皮质腺瘤混淆。副脾多位于脾门部,回声与脾实质一致;彩色多普勒可显示脾门部动静脉内血流,明确诊断;十二指肠等肠管通过饮水可加以鉴别。

【临床价值】

超声检查对肾上腺肿瘤有较高的检出率,文献报道其定位准确率在90%以上,肾上腺肿瘤的超声声像图缺乏特异性,其定性诊断需要结合临床表现和实验室检查结果。对于肥胖患者、肾上腺皮质增生或直径<1cm 的肾上腺肿瘤,超声检出率较低。

目前认为对于临床或生化检查怀疑有肾上腺肿瘤的患者,超声诊断应作为病灶定位的首选方法。但对上腹部胀气或肥胖患者、病灶较小超声显示困难者,CT 较超声优越,CT 检查在诊断肾上腺肿瘤,特别是异位嗜铬细胞瘤的检出率较高。

（唐少珊）

参考文献

[1] 曹海根,王金锐.实用腹部超声诊断学.2 版.北京:人民卫生出版社,2006.
[2] 中国医师协会超声医师分会.腹部超声检查指南.北京:人民军医出版社,2014.
[3] 崔慧先,李瑞锡.局部解剖学.9 版.北京:人民卫生出版社,2018.
[4] 王振宇,徐文坚.人体断层影像解剖学.4 版.北京:人民卫生出版社,2016.
[5] 吴孟超,吴在德.黄家驷外科学.7 版.北京:人民卫生出版社,2008.

第十六章 妇   科

随着超声仪器与技术日益发展,超声在妇科方面的应用范围不断拓展,检查内容越来越丰富。盆腔内器官众多,其中子宫和卵巢随着发育与月经周期的变化,可出现明显的生理性改变,因此盆腔声像图较为复杂。熟悉盆腔脏器的解剖结构和形态特征,并了解其不同发育阶段、不同生理时期的特点和变化规律,以及掌握各种超声检查方法、各脏器声像图特征,是进行超声诊断的前提和必要的基础。

第一节 盆腔器官的解剖概要

一、盆腔及其内的结构

骨盆为环状骨性结构,由骶骨、尾骨及左右两块髋骨所组成。每块髋骨又由髂骨、坐骨及耻骨融合而成。两耻骨之间有纤维软骨,形成耻骨联合(pubic symphysis)。以耻骨联合上缘、髂耻缘及骶岬上缘的连线为界,可将骨盆分为大骨盆(假骨盆)和小骨盆(真骨盆)。大骨盆位于骨盆分界线以上,内主要为肠道,两侧为升结肠和降结肠,中部为小肠,后方附着髂腰肌。小骨盆内前方有膀胱和尿道,中部有卵巢、输卵管、子宫和阴道,后方为直肠。盆腔的肌性支持结构主要分为大骨盆肌群和小骨盆肌群。大骨盆肌群包括腹后壁肌群、大部分腰大肌及髂肌;小骨盆肌群包括外侧组(闭孔内肌、梨状肌)和内侧组(肛提肌和尾骨肌),其中肛提肌由耻骨直肠肌、髂尾肌和耻尾肌构成。盆腔的血管主要为髂内、外动静脉及其分支。髂内动脉在小骨盆内行经卵巢及子宫的外后侧,卵巢动、静脉则行经卵巢的后方。

根据盆腔的解剖结构,将盆腔分为前、中、后三部分,前部主要为膀胱、尿道及阴道前壁,中部为子宫、宫颈、阴道顶部,两侧为子宫附件,后部为直肠和阴道后壁。超声检查时了解和熟悉盆腔解剖结构有助于对病变的定位(图 16-1)。

子宫为腹膜间位器官,脏腹膜覆盖子宫体底部及前后面,形成子宫浆膜层。脏腹膜于子宫前面向前反折覆盖膀胱,形成膀胱子宫陷凹。在子宫后面,腹膜沿子宫壁向下至阴道后穹窿再折向直肠,形成直肠子宫陷凹(rectouterine pouch),亦称道格拉斯腔(Douglas pouch)。道格拉斯腔,为盆腔内位置

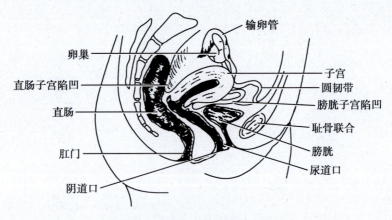

图 16-1 女性盆腔局部解剖结构图

最深、最低的腹膜凹陷(图 16-1)。

二、女性内生殖器及其血液供应

(一) 女性内生殖器

女性内生殖器是指生殖器的内藏部分,包括阴道、子宫、输卵管及卵巢,后二者常被称为子宫附件。女性内生殖器为小骨盆内主要器官(图 16-2)。

1. **阴道(vagina)** 位于小骨盆下部中央,为一上宽下窄的管道,其壁由黏膜、肌层和纤维组织膜构成。上端包绕宫颈,下端开口于阴道前庭后部。前壁长 7～9cm,与膀胱和尿道相邻;后壁长 10～12cm,与直肠贴近。环绕宫颈周围的部分称阴道穹窿,其中后穹窿较深,其顶端与盆腔最低部位的直肠子宫陷凹紧邻,临床常经此处穿刺或引流。

2. **子宫(uterus)** 位于骨盆腔中央,呈倒置的梨形,成年的子宫重约 50g,长 7～8cm,宽 4～5cm,厚 2～3cm。子宫体壁由 3 层

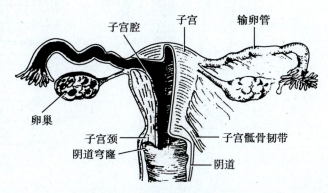

图 16-2　女性内生殖器解剖图

组织构成,外层为浆膜层(脏腹膜),中间层为肌层,内层为黏膜层(子宫内膜)。子宫肌层较厚,非孕时厚约 0.8cm。子宫上部较宽,称子宫体(body of uterus),其上端隆突部分称子宫底(fundus of uterus)。宫底两侧为子宫角(horn of uterus),与输卵管相通。子宫下部较窄,呈圆柱状,称子宫颈(cervix uteri)。宫体与宫颈之比,婴儿期为 1:2,成年人为 2:1,绝经后为 1:1。子宫腔为一个上宽下窄的三角形,容量约 5ml。宫颈腔呈梭形,称宫颈管(cervical canal),成年妇女长约 3cm。宫颈上端通过宫颈内口与子宫腔相连,宫颈下端称为宫颈外口,连接阴道顶端,故宫颈以阴道附着部为界,分为阴道上部与阴道部。

3. **输卵管(fallopian tube)** 为一对细长而弯曲的肌性管道,内侧与子宫角相通,外端游离而与卵巢接近,全长 8～14cm。根据输卵管的形态分为 4 部分:

(1) 间质部(interstitial portion):又称壁内部,为通入子宫壁内的部分,短而狭窄,长约 1cm。

(2) 峡部(isthmic portion):为间质部外侧的一段,管腔较窄,长 2～3cm。

(3) 壶腹部(ampulla portion):在峡部的外侧,管腔较宽大,长 5～8cm。

(4) 伞部(fimbria portion):为输卵管的末端,开口于腹腔,游离端呈漏斗状。伞的长度不一,多为 1.0～1.5cm。

4. **卵巢(ovary)** 为一对扁椭圆形的性腺,位于输卵管的后下方、子宫两侧的后上方,借卵巢系膜与子宫阔韧带后层相连。正常育龄期卵巢大小约 4cm×3cm×1cm,重 5～6g,绝经期后卵巢萎缩变小变硬。卵巢的表面为一层致密的结缔组织,称为白膜,再向内为卵巢实质,又分为皮质和髓质。皮质在外层,内有数以万计的始基卵泡及致密的结缔组织;髓质位于中央,无卵泡,含有疏松结缔组织及丰富的血管、神经、淋巴管,以及少量与卵巢悬韧带相连接的平滑肌纤维。

(二) 女性内生殖器的血液供应

女性内生殖器的血液供应除两侧卵巢动脉(ovarian artery)起自腹主动脉前壁外,其余主要来自髂内动脉的分支。子宫动脉(uterine artery)发自髂内动脉前干,沿盆腔侧壁向下前行,经阔韧带基底部、宫旁组织到达子宫外侧,相当于子宫颈内口水平约 2cm 处,横跨输尿管至子宫侧缘,此后分为上、下两支:上支较粗,沿宫体侧缘迂曲上行,称为子宫体支,至宫角处分为宫底支、输卵管支及卵巢支,上支进入子宫肌层后发出弓状动脉、放射状动脉及螺旋动脉(图 16-3);下支较细,分布于子宫颈及阴道上段,称为子宫颈-阴道支。

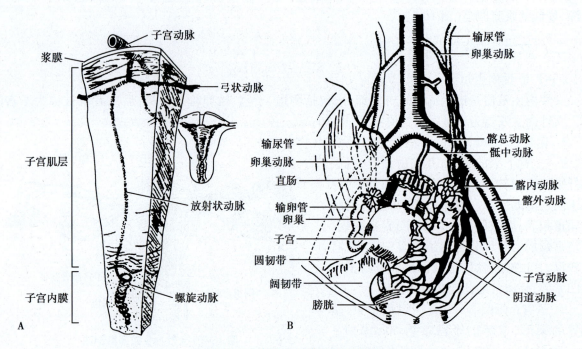

图 16-3　盆腔内血管解剖示意图

A. 子宫壁内血管分布示意图；B. 为盆腔内血管分布示意图。

卵巢具有双重血供，即从腹主动脉发出的卵巢动脉和上述子宫动脉上升支分出的卵巢支。前者自腹主动脉前壁发出后，沿腰大肌前面入盆腔与卵巢前缘平行，发出小支入卵巢实质内，而子宫动脉的卵巢支则自内侧缘从卵巢门进入卵巢（图 16-3）。

盆腔器官周围有丰富的静脉丛，重要的是子宫阴道静脉丛，位于子宫颈和阴道两侧的子宫阔韧带和主韧带中，与膀胱阴道丛和直肠丛相通，收集子宫和阴道的血液，汇合成子宫静脉，注入髂内静脉。

在超声检查中熟悉女性内生殖器形态学的基础知识是进行诊断的前提和必要基础。同时，对女性生殖系统的生理变化特点也必须深入了解，其生理特点之一是它的周期性变化，月经是这个周期性变化的重要标志。因此，熟悉有关子宫、卵巢等女性生殖系统正常与病理情况下内分泌学的变化及其影响，亦是必备的基础知识。

（邓又斌）

第二节　妇科器官的超声检查方法

一、仪器和检查方法

（一）仪器

一般选用二维（B 型）超声仪，多配备 M 型、多普勒超声、三维超声成像及超声造影模式等。探头可有多种选择，如腹部探头（频率 3.5~5.0MHz）、腹部三维容积探头（频率 4~7MHz）、阴道探头（频率 5~9.5MHz）及阴道三维容积探头（频率 6~8MHz）等。在超声检查时，应根据实际需要选择合适的成像模式、探头选择以及检查方法。

经阴道腔内探头的应用是妇产科超声的一大进展，探头频率较高且直接放入阴道内，紧贴阴道穹窿及宫颈，使盆腔器官处于声束近区，故盆腔器官的声像图清晰，尤以对子宫内膜和卵巢的观察更为清晰，并有助于对子宫和卵巢动脉的检测。经阴道超声检查不需充盈膀胱，且不受肥胖的限制，目前已成为妇产科超声检查的重要手段之一。

（二）检查方法

1. 经腹部检查

（1）检查前准备：为了避免肠道内气体的影响，一般于检查前 1h 饮水 300~500ml，使膀胱适度充盈，以能显示子宫底部为宜。

（2）检查方法：常规取平卧位，根据病变特点及其局部解剖结构，用探头作纵向、横向和多角度扫查。纵向扫查时，自腹正中线分别向左、右两侧移动探头，纵切面显示子宫形态较清楚，如子宫位置偏移或受肿块压迫、移位不在中线纵轴平面时，探头位置需斜向扫查以显示子宫真正长径，测量宫颈至宫底长度。横向扫查则自耻骨联合上方平行移动探头，在横切面图像上观察子宫、卵巢和肿块的相互位置关系。对附件疾病的检查，应在宫体两侧作对称的比较观察，以了解其方位关系；移动探头连续扫查，可了解其与周围组织的关系；必要时可变动受检者的体位进行比较，结合探头加压可了解肿块的活动度。

2. 经阴道检查

（1）检查前准备：无须充盈膀胱，或使膀胱少量充盈以利于检查时子宫的定位。

（2）检查方法：受检者取截石位并暴露会阴部。先将无菌套内放入适量的耦合剂后，套入阴道探头前端。操作者手持阴道探头手柄，将探头轻缓放入阴道内直至宫颈表面或阴道穹窿部，通过倾斜、推拉或旋转探头手柄获得子宫和附件的矢状切面、冠状切面和横切面图像。如探测脏器或病灶位置较高时，可在腹壁加压使观察目标接近探头。如子宫过度前屈或卵巢位置比较高，嘱受检者适当抬高或屈曲臀部将有助于图像显示。

经阴道超声检查探头频率较高，且更贴近所需要检查的目标器官，因此与经腹部检查相比能够更好地显示盆腔脏器的解剖结构。经阴道超声可清晰显示子宫内膜及双侧卵巢形态、大小和卵泡，对子宫、卵巢血流的探测和显示效果也优于经腹部检查（图 16-4）。对于体积较大的盆腔肿块，需要经腹部、经阴道联合检查。经阴道检查也为妇科介入超声的应用提供了极为有利的条件，如经阴道超声引导下穿刺，因盆腔脏器处于自然位置，不需经过膀胱，为一条较为理想的途径。而对未婚女性、月经期、阴道畸形及炎症时不宜使用本法。

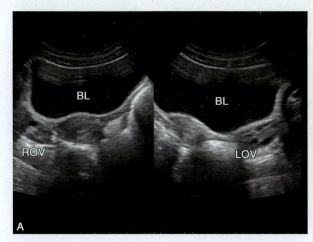
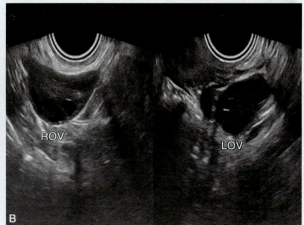

BL：膀胱；LOV：左侧卵巢；ROV：右侧卵巢。

图 16-4　双侧卵巢声像图

A. 经腹部检查：双侧卵巢声像图；B. 经阴道检查：双侧卵巢声像图。

3. 经直肠检查

经腹部探查图像模糊且不适宜经阴道检查时，可采用经直肠检查。探头的准备同经阴道超声检查。检查前受检者需排空大、小便，取侧卧位，右腿屈曲，左腿半屈曲，将探头放入直肠内后，可再转动身体取截石位或在原体位进行扫查。经直肠检查效果次于经阴道扫查，主要用于未婚女性、老年性阴道萎缩或阴道畸形等。

4. **经会阴检查**　对于外阴部或阴道下段病变可采用经会阴扫查，探头的准备同经腹部检查。检查时探头表面涂以适量耦合剂，表面套无菌套后，将探头置于会阴部扫查。

5. **三维超声检查**

（1）检查前准备：经腹部检查时，适度充盈膀胱，选用腹部三维容积探头；经阴道检查时则需排空膀胱，选用阴道三维容积探头。

（2）检查方法：先行常规二维超声检查，显示清晰的二维图像，观察病变的位置、大小、形态、内部结构、边界及周围关系，测量病变大小；拟定三维成像的区域，启动三维成像模式，仪器自动采集数据，即获得 A、B、C 三个平面图像，通过旋转调节 X、Y、Z 轴，清晰显示感兴趣区的立体图像。储存图像后，可于后期对原始图像进行重建观察。三维超声成像在临床上应用日益广泛，优势众多：能够清晰显示子宫、内膜及宫腔形状，有助于子宫内膜粘连、子宫发育异常等的诊断；能够显示肿瘤的位置及其与子宫的关系；能够显示节育器的形状，明确节育器的位置（图 16-5）；此外，三维容积测量可使卵巢或肿瘤体积的估算更加准确。

6. **子宫输卵管超声造影**　子宫输卵管超声造影是将生理盐水、过氧化氢溶液等造影剂经导管注入子宫腔和输卵管，显示子宫腔和输卵管腔的形态，发现子宫腔和输卵管内病变、畸形及评估输卵管通畅性的一种检查方法（图 16-6）。也可应用含氟碳气体的造影剂进行检查。子宫输卵管超声造影有助于观察子宫内膜和宫腔内病变情况，也可以了解输卵管通畅程度，对某些盆腔肿块与子宫或输卵管的关系不清时也可以提供帮助。

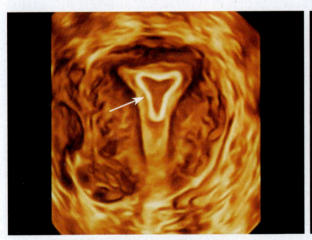

图 16-5　宫内节育器三维声像图
子宫腔内可见"宫"形节育器（箭头所示）。

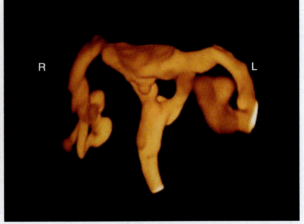

图 16-6　子宫输卵管超声造影声像图
双侧输卵管呈连续条带状高增强，走行自然，管径粗细均匀、光滑，提示双侧输卵管通畅。

（1）检查前准备：需于月经干净后 3~7d 检查，且无生殖器急、慢性炎症等禁忌者。检查前一天晚上服缓泻剂（山梨醇）以清洁肠道，检查时适度充盈膀胱，并于术前 10min 肌内注射阿托品 0.5mg 以预防输卵管痉挛。

（2）检查方法：受检者取截石位，常规消毒铺巾，窥阴器暴露宫颈外口，将造影导管经宫颈口送入至宫腔内约 1cm，固定导管后取出窥阴器。阴道探头套入装有耦合剂的无菌套放入阴道内，实时超声下经导管向宫腔内缓慢注入造影剂，同时用超声观察造影剂进入宫腔及流经输卵管的情况，并观察道格拉斯腔是否出现液性无回声区。由于造影剂在宫腔或输卵管内产生的微气泡在声像图上呈明显强回声，因而易于识别造影剂到达的部位，以评估输卵管通畅性。子宫输卵管超声造影时，还可使用阴道三维容积探头进行三维成像。

7. **超声声学造影**　超声声学造影技术多采用包裹氟碳气体的微气泡造影剂，目前已被应用于临床的很多领域,对于子宫及其附件的肿块,通过观察声学造影后肿瘤内血管形态、数目、走行及定量评估造影剂的灌注时间、廓清时间及时间强度曲线下面积等指标,有助于对肿块良恶性的判断。

（1）适应证:①肿块造影:在二维超声基础上,通过观察肿块内部及周边的血流灌注情况,确定其物理性质(囊性、囊实性或实性),有助于判断肿块良恶性并了解有无侵犯周围脏器及程度。②介入治疗:通过观察血流灌注情况,协助寻找活性组织,引导穿刺活检;评估动脉栓塞或肿瘤消融治疗效果。

（2）禁忌证:对造影剂成分过敏者;孕妇及哺乳期妇女。严重心力衰竭、严重心律失常、严重慢性阻塞性肺疾病、肝肾疾病晚期和急性心肌梗死等患者应慎用。

二、正常声像图

（一）盆腔内结构的声像图表现

在髂嵴下方水平,腰大肌与髂肌的中间部分相互连接形成髂腰肌(iliopsoas),声像图上表现为位于骨盆内的两侧弱回声,同时有断续的高回声边缘。当自腹正中线向髋部作斜切时可显示。靠头端可见腰大肌与髂肌之间的筋膜鞘所形成的线状高回声。靠尾端即为髂腰肌,横切面上呈椭圆形弱回声区,边缘为高回声光带。

位于大骨盆内的结构常因胃肠气体的干扰或肥胖体型而难以显示。小骨盆腔内组织结构的识别更具有重要意义。膀胱充盈状态下,可在膀胱下方、子宫或阴道的两侧显示闭孔内肌和肛提肌。闭孔内肌占据小骨盆内前外侧的大部分,在耻骨上横切面图像上能清楚显示,并见由闭孔筋膜构成的该肌边缘,呈高回声。在后内侧阴道横切面的两侧尚可见另一弱回声区即为两侧的肛提肌。在耻骨上横切面向尾端扫查时,子宫下端或阴道两侧之结构,前外侧为闭孔内肌,后内侧为肛提肌,且愈向尾端扫查时,可因髋臼效应(effect of acetabulum)使充盈膀胱呈正方形。与骨盆侧壁成一定角度纵向扫查,可显示头端的闭孔内肌和尾端的肛提肌。小骨盆腔内其他两组肌肉即尾骨肌和梨状肌位于盆腔内头端更深处,常难以显示。

识别盆腔内的大血管对于定位诊断有一定的意义。髂外动、静脉呈管状结构的无回声区,实时超声可显示动脉搏动。在膀胱高度充盈情况下,从腹正中线向髋部斜向扫查可见髂腰肌前方的管状结构,为髂外动、静脉,横切面时即于子宫底部两侧髂腰肌前方显示,但常因胃肠气体干扰显示不清。髂内动、静脉在离腹正中线3cm左右纵向扫查时,即可显示其管状的无回声区,并可见平行的同侧输尿管回声,卵巢位于其前内侧,可作为定位卵巢的标志。卵巢后方的卵巢动、静脉因管腔太小,二维图像一般不易显示。

输尿管呈管状无回声结构,在小骨盆内通过充盈的膀胱在阴道水平上方,无论纵横切面均可显示,有明亮管壁回声,中心部无回声,位于卵巢后方和髂内动、静脉的前方。实时超声检查时常可显示其蠕动,呈闪烁间歇性回声,在膀胱三角区内可见"射尿反应"(jet effect)。由于输尿管与卵巢和宫颈管紧密相贴,故当卵巢或子宫病变时,常可压迫输尿管致使其扩张和肾盂积水。

耻骨上正中线纵向扫查时,可在膀胱与直肠及乙状结肠之间显示子宫、阴道图像及其两侧的附件,包括输卵管、阔韧带、输卵管系膜和卵巢等盆腔内生殖器官。

在小骨盆内、阴道后方有固定于腹后壁的直肠,大约在小骨盆靠头端的1/2、约在第3骶椎水平有乙状结肠,常因肠道内气体和粪便,使其管腔内呈散在的强回声,可随肠蠕动而活动。有时因肠内气体强回声和声影使肠壁显示不清。直肠内水囊检查有助于识别上述结构和后盆腔部的肿块。

此外,当膀胱充盈扩张时,可显示直肠子宫陷凹,即道格拉斯腔。道格拉斯腔向尾侧伸展约占阴道上1/4,为腹膜腔最低部位,当腹腔内有积液时是液体最易聚集的部位,同时在后盆腔病变的检查时该部位也具有重要临床意义。

（二）正常子宫、输卵管和卵巢声像图表现

1. 子宫声像图　纵切面子宫一般呈倒置梨形,子宫体轮廓线光滑清晰,内部呈均匀的中等强度回

声,宫腔呈线状高回声,其周围有弱回声的内膜围绕。随着月经周期中子宫内膜的变化,宫腔回声有所不同。宫颈回声较宫体稍高且致密,常可见带状的颈管高回声。子宫颈阴道部即阴道的前、后穹隆间常可呈圆形弱回声。横切面子宫近宫底角部呈三角形,体部则呈椭圆形,其中心部位尚可见宫腔内膜线高回声。通过子宫纵切面观察宫体与宫颈的夹角或其位置关系,可以了解子宫是否过度前倾或后倾。子宫下端的阴道,其内气体呈线状强回声,壁为弱回声,易于识别。

　　子宫的大小和形态随年龄及功能改变而有生理性的差异。子宫大小的测量方法:取子宫纵切面,以清晰显示宫腔线和宫颈管线相连为标准纵切面。长径为宫底部至宫颈内口的距离;前后径为与宫体长径相垂直的最大前后距离(图 16-7);横径测量取近子宫底部横切面,显示宫腔线最宽处,沿两侧宫角处稍下方测量宫体两侧最大横径(图 16-8)。育龄期正常长径 5.0~7.5cm,前后径 3.0~4.5cm,横径 4.5~6.0cm,一般三径线之和小于 15cm。

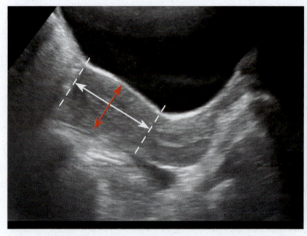

图 16-7　子宫纵切面超声测量示意图

子宫纵切面测量长径(白色箭头所示)和前后径(红色箭头所示)。

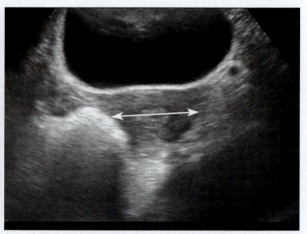

图 16-8　子宫横切面超声测量示意图

子宫横切面测量子宫横径(白色箭头所示)。

　　子宫内膜的测量方法:在子宫长径、前后径测量同一平面测量子宫内膜厚度,为前后两侧双层内膜的厚度(图 16-9)。如有宫腔积液,应分别测量前、后壁内膜厚度。正常育龄期女性内膜厚度一般不超过 12mm,但内膜厚度存在个体差异,变异较大。

　　2. **输卵管、卵巢声像图**　子宫两侧的附件包括输卵管、阔韧带、输卵管系膜和卵巢。横向扫查时可显示两侧子宫角延伸出的输卵管、阔韧带和两侧卵巢。输卵管自子宫底部蜿蜒伸展,呈高回声边缘的管状结构,其内径小于 5mm,一般不易显示。卵巢通常位于子宫体部两侧外上方,但其位置常有变异。子宫后倾时两侧卵巢位于宫底上方。正常位置的卵巢,其后外侧可显示同侧的输尿管和髂内血管,可作为卵巢定位的标志。正常卵巢切面声像图呈杏仁形,其内部回声强度略高于子宫。成年妇女的卵巢大小约 4cm×3cm×1cm,并可按简化的椭球体公式计算其容积,即(长×宽×高)/2,正常应小于 6ml。育龄期妇女的卵巢大小随月经周期而变化,声像图可观察卵泡的生理变化过程,可用于监测卵泡的发育(图 16-10)。

　　3. **月经周期中子宫、卵巢声像图变化**　子宫内膜回声、厚度可随月经周期发生周期性变化,以一个正常月经周期 28d 为例,一般分为月经期(第 1~4d)、增殖期(第 5~14d)及分泌期(第 15~28d)。月经周期中卵巢分泌的雌、孕激素水平的变化使子宫内膜出现周期性改变。排卵前,卵巢以分泌雌激素为主,使子宫内膜发生增殖性变化。在排卵后期,子宫内膜在雌激素、孕激素的联合作用下发生特殊的分泌性变化,其声像图也有相应改变。增殖期子宫内膜多呈线状回声,分泌期和月经期由于内膜水肿、腺体分泌、血管增殖,则表现为典型的"三线"征,即外层为高回声的内膜基底层,内层为低回声的内膜功能层,中央为宫腔线(即两层内膜结合线)高回声。育龄期妇女的双层内膜厚度为 5~12mm,

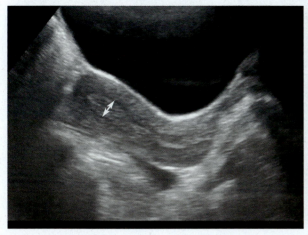
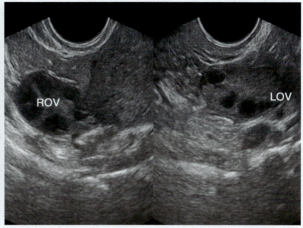

LOV：左侧卵巢；ROV：右侧卵巢。

图 16-9　子宫内膜超声测量示意图
纵切面测量子宫内膜厚度（白色箭头所示）。

图 16-10　双侧卵巢声像图
经阴道超声可见双侧卵巢内多个未成熟卵泡。

分泌期最厚可达 14mm。绝经期后子宫内膜无周期性变化，厚度小于 5mm，呈较均匀稍高回声，或因内膜机化呈点状高回声。

卵巢大小会随着月经周期发生变化。排卵期卵巢体积可增大，其内有卵泡的圆形无回声区，大小为 1~2cm。排卵时卵泡位置移向卵巢表面，且一侧无卵巢组织覆盖，并向外突出。排卵后，卵泡迅速缩小，边缘皱缩不规则，内有细弱回声光点。随着颗粒细胞或卵泡膜细胞的长入而形成黄体，可表现为完全囊性、混合性或实性回声，囊壁较厚而不规则。此外，排卵期的直肠子宫陷凹内可显示小量的液性无回声区，可能系继发于卵泡破裂后释放的卵泡液或出血。

4. 卵泡发育的监测与意义　如何精确观测卵泡发育和估计排卵日期，一直是辅助生殖所关注的重要课题。以往多依赖于基础体温和血、尿中激素水平的变化来估计排卵日期，但这些方法不能直接反映卵泡形态学改变，从而使其临床应用受到限制。目前超声已成为监测卵泡发育的重要手段。根据超声图像的特征，可判断有无卵泡发育、卵泡成熟度和判断是否排卵。此外，连续超声检查随访结合血雌激素水平测定，可提示卵泡发育不良的原因。

（1）成熟卵泡的声像图特点

1）卵泡最大直径超过 18mm。卵泡直径 <17mm 者为未成熟卵泡，多不能排卵。

2）卵泡外形饱满，呈圆形或椭圆形，内壁薄而清晰。或可见内壁卵丘所形成的一金字塔形高回声。有时尚可见优势卵泡周围有一低回声晕。

3）卵泡位置移向卵巢表面，且一侧无卵巢组织覆盖，并向外突出（图 16-11）。

（2）已排卵的声像图指征（即进入黄体期）

1）优势卵泡消失或缩小，可同时伴有内壁塌陷。

2）缩小的卵泡腔内可见细弱的光点回声，继而出现较厚而不规则的囊壁，内可有较多的高回声，提示早期黄体形成。

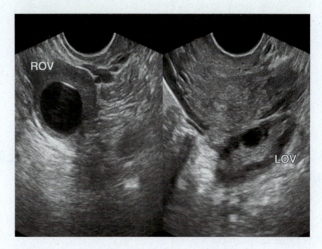

LOV：左侧卵巢；ROV：右侧卵巢。

图 16-11　成熟卵泡声像图
右侧卵巢内可见成熟的卵泡，左侧卵巢未见成熟卵泡。

3）道格拉斯腔内少量液性无回声区,此种情况占 50% 以上(图 16-12)。

根据卵泡测值及形态改变,结合尿或血中黄体生成素(LH)测值进行综合分析,有助于提高预测排卵的准确性。优势卵泡的生长速度为 1~2mm/d,直径达 18~28mm 时成为成熟卵泡,临近排卵时增长变快,可达 3~4mm/d。

值得指出的是,卵泡的大小固然与卵泡的成熟度有密切关系,然而过度增大的卵泡常会出现卵子老化或闭锁现象,所以在不孕症的治疗中用药物刺激卵泡发育时,既要掌握成熟卵泡的标准,又要注意防止卵泡过度增大,在适当时候可以应用人绒毛膜促性腺激素(hCG)促使卵泡最后成熟,这样有利于获得比较成熟的卵子。

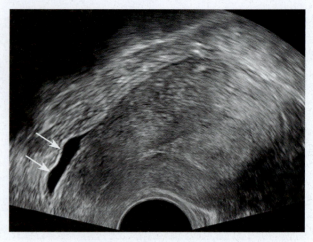

图 16-12　排卵后道格拉斯腔积液
子宫纵切面声像图示排卵后道格拉斯腔内有少量积液的无回声区(箭头所示)。

（三）子宫、卵巢血流的监测与意义

子宫和卵巢血供状态可随年龄、生殖状态(育龄期、绝经期或绝经后期)和月经周期而变化。充分掌握这些生理性改变,有助于对病理状态做出正确的判断。

应用经腹部、经阴道彩色多普勒可在子宫下段与宫颈交界水平寻找到子宫动脉,并可通过频谱多普勒检测血流阻力指数(RI)和搏动指数(PI)。育龄期女性子宫动脉收缩期显示快速向上陡直的高峰,舒张期为驼峰样正向血流,舒张早期可见小切迹,RI 约 0.8(图 16-13)。在分泌晚期和月经期 RI 和 PI 值增高(RI = 0.88±0.1,PI = 1.8±0.4),增殖期为中间值,而 RI、PI 减低是在分泌早、中期。妊娠后 RI 和 PI 在放射状动脉和螺旋动脉中明显降低,血流的低阻力使子宫肌层和黏膜层有更丰富的血流灌注。绝经后子宫动脉及其分支显示水平很低,即使能显示多无舒张期血流信号,呈高阻力状态。但若进行了激素替代治疗,多普勒频谱曲线形态可类似于绝经前状态。

经阴道超声检查可以较准确地评价卵巢血供情况。月经期卵巢内血流信号较少。随着卵泡生长,血流增多,尤其是优势卵泡侧的卵巢动脉阻力显著下降,黄体形成过程中黄体周围血管增生,产生特征性环状血流,可记录到高速低阻动脉频谱。绝经后卵巢血管减少,多显示为无舒张期血流信号。

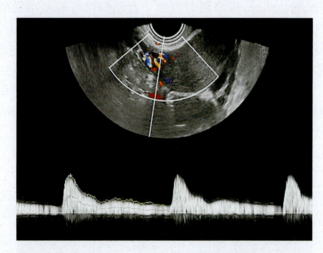

图 16-13　正常子宫动脉血流频谱
频谱多普勒显示子宫动脉 RI 为 0.80,舒张期可见小切迹。

是否妊娠对黄体血管的生成和血流阻力有较大影响。如果妊娠,在排卵后的 48~72h 黄体便发生血管化,受孕后的 8~12d(即末次月经的 22~26d)围绕黄体的周围显示一很强的血管环,频谱检测该血管环,RI、PI 值很低,呈明显低阻力状态,这种表现持续至整个妊娠早期。如果未妊娠,黄体血管则呈中等至较低阻特征和较低的收缩期血流,至下一月经周期的第 1d,RI 和 PI 再次达到最高值。

绝经期和绝经后期卵巢在彩色多普勒血流图显示舒张期血流逐渐减少或舒张期无血流信号,呈

高阻力指数。进行激素替代治疗的患者偶可检测到极低的舒张期血流频谱。

超声造影能够清晰显示子宫和卵巢血流灌注特征。①子宫超声造影表现：注射造影剂 10~20s 后，子宫动脉主干及分支首先灌注呈高增强，随之子宫肌层增强，增强顺序为浆膜层、肌层、内膜层，宫颈与宫体同步或稍晚于子宫体增强；造影剂分布均匀，肌层强度稍高于内膜层；消退顺序为子宫内膜先消退，子宫肌层及宫颈随后同步消退。②卵巢超声造影表现：造影剂注射后 16~20s，卵巢中央髓质部分开始增强，继而向周围皮质部分增强；整体增强后卵巢皮质部分多呈"多囊状"无增强区，壁环状增强，具有一定的特征性；后期造影剂逐渐消退，髓质部分仍呈持续性高增强，皮质部分强度明显减弱。绝经期卵巢增强强度弱，皮质呈现稀疏低增强，"多囊状"结构不明显。

三、图像分析方法

经腹部、阴道或直肠超声检查均可获得子宫及其附件的声像图。如果发现盆腔肿块，应探清其与子宫及附件的关系，显示肿块的形态轮廓、内部结构、位置、大小及周邻关系等。

(一) 观察肿块形态轮廓

观察肿块形态，可为圆形或不规则形，边界清楚或模糊，边缘光滑或粗糙，连续或有中断。

(二) 确定肿块内部结构

1. 肿块的物理性质 囊性，实性，囊实混合性。

2. 分析肿块内部结构的细节 在确定肿块囊实性物理性质的基础上，详细分析其内部细节，对进一步判断其病理性质是有意义的。如为囊性肿块，观察内部有无间隔，厚薄不均或有局限性增厚区，结合囊壁的特征，则有助于鉴别良恶性。

3. 肿块后方回声的特征 有无后方回声增强效应或声影。

(三) 了解肿块的位置以及子宫的毗邻关系

首先确定肿块与子宫的关系，再判断肿块系单侧或双侧，单发性或散发性，有无融合连续性，以鉴别肿块来自子宫或附件。通常直肠子宫陷凹为盆腔脓肿、积液和卵巢癌好发部位，子宫底上方为囊性畸胎瘤、卵巢良性肿瘤好发部位。

(四) 测量子宫及肿块的大小

无论肿块来自子宫或附件，均应测量子宫和肿块的大小，一般应测量 3 个径线值，即长径(长度)、横径(宽度)及前后径(厚度)，无论形状规则或不规则，均需测定此 3 个径线以判断其体积的大小。

(五) 肿块对周邻和远隔脏器有无影响

对较大肿块可用手推动，以观察肿块与周围组织的关系，如有无粘连或浸润固定。子宫及附件肿块常可压迫输尿管而引起同侧输尿管扩张和肾盂积水，因此应观察肾脏和输尿管的情况。还需观察腹部大血管周围有无肿大的淋巴结以及肝脏有无转移病灶。

(六) 有无腹腔积液征象

70%以上的妇科恶性肿瘤可出现腹腔积液，故必须仔细探测有无盆、腹腔积液及积液量的多少。恶性肿瘤腹膜转移性腹腔积液常可使肠壁粘连，固定于腹后壁。而肝硬化等游离性腹腔积液有肠袢浮游其中，二者有明显区别。

综上所述，从超声图像上所能获得的信息资料是丰富的，但仅能反映正常与病变组织的某些形态和界面特征，是非特异性的，不能代替组织病理学的诊断，因此在判断其病理性质时应密切结合临床资料进行综合分析。此外，彩色多普勒超声的应用为妇科疾病的诊断增加了信息，有助于评估病变血供特点。在二维超声观察形态学改变的基础上，应用彩色多普勒超声可观察血管的分布、走行、管腔形态和丰富程度，并可检测血流频谱。一般而言，妇科恶性肿瘤具有血管网丰富、走行紊乱、管腔形态不规则等特点，血流频谱测定多呈高速低阻状态，即 RI<0.4，PI<1.0；良性肿瘤者则周边和内部血管均较稀少，管腔形态规则，RI>0.4，PI>1.0。

(邓又斌)

第三节　子　宫　疾　病

一、子宫肌瘤

子宫肌瘤(uterine myoma)是女性生殖器最常见的良性肿瘤,由平滑肌和结缔组织组成。常见于30~50岁妇女,20岁以下少见。

【病理和分类】

子宫肌瘤常多发,约占80%。肌瘤质地较子宫肌层硬,压迫周围肌壁纤维形成假包膜,肌瘤与假包膜间有一层疏松网状间隙,故容易剥离。肌瘤切面呈灰白色,可见旋涡状或编织状结构。镜下肌瘤主要由梭形平滑肌细胞和纤维结缔组织构成。

子宫肌瘤按生长部位分为宫体肌瘤(约90%)和宫颈肌瘤(约10%)。按肌瘤与子宫壁的关系分为①肌壁间肌瘤(intramural myoma):占60%~70%,肌瘤位于子宫肌壁间,周围均被肌层包围。②浆膜下肌瘤(subserous myoma):约占20%,肌瘤向子宫浆膜面生长,并突出于子宫表面,其表面仅由浆膜覆盖。若瘤体继续向浆膜面生长,仅有一蒂与子宫相连,称带蒂浆膜下肌瘤,营养由蒂部血管供应。若蒂扭转断裂,肌瘤脱落形成游离性肌瘤。若肌瘤位于宫体侧壁,向宫旁生长突出于阔韧带两叶之间,称阔韧带肌瘤。③黏膜下肌瘤(submucous myoma):占10%~15%,肌瘤向宫腔方向生长,突出于宫腔,表面仅为内膜覆盖。

子宫肌瘤若血供不足可变性坏死。变性是肌瘤失去原有的典型结构,常见的变性有:玻璃样变、囊性变、红色变性、钙化和肉瘤样变。

【临床表现】

子宫肌瘤的临床表现与其部位、大小和有无变性相关。

1. **常见症状**　①经量增多和经期延长:多见于黏膜下肌瘤和大的肌壁间肌瘤,黏膜下肌瘤伴坏死感染时,可有不规则阴道流血或血样脓性排液。②下腹部包块:肌瘤增大使子宫超过3个月妊娠大时,可从腹部触及。较大的黏膜下肌瘤可脱出于阴道外。③白带增多。④压迫症状:子宫前壁下段肌瘤可压迫膀胱引起尿频;宫颈肌瘤可引起排尿困难、尿潴留;后壁肌瘤可引起便秘等症状;阔韧带肌瘤或宫颈巨大肌瘤可引起输尿管扩张甚至肾盂积水。⑤其他:下腹坠胀、腰酸背痛。肌瘤红色变性、浆膜下肌瘤蒂扭转可有急性腹痛。

2. **体征**　妇科检查子宫增大,表面不规则单个或多个结节状突起,黏膜下肌瘤若脱出宫颈外口,可看到宫颈口有肿物,表明光滑、粉红色。

【超声检查】

1. **子宫肌瘤的超声表现**　子宫肌瘤多呈低回声,也可呈等回声或高回声,较大者可伴后方回声衰减。

(1) 肌壁间肌瘤:最多见,其超声表现:①子宫增大,增大的程度与肌瘤的大小、数目相关。②单发肌瘤多表现为肌层内低回声结节,瘤体因有假包膜而边界清晰(图16-14)。

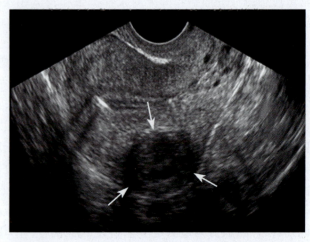

图16-14　子宫肌瘤(肌壁间)
子宫后壁肌壁间见低回声结节,边界清(箭头所示)。

多发肌瘤表现为子宫形态失常,宫壁表面凹凸不平,宫区出现多结节状或旋涡状杂乱回声。③如肌瘤压迫宫腔,可见宫腔线偏移或消失。④彩色多普勒超声:瘤周可显示较丰富的环状或半环状血流信号,呈分支状进入瘤体内部。

(2)浆膜下肌瘤:浆膜下肌瘤常与肌壁间肌瘤同时存在,其超声表现:①子宫形态不规则,可见异常回声结节突出于子宫表面(图16-15)。②结节边界清。③加压进行超声扫查时,瘤体与子宫关系密切。完全突出子宫的浆膜下肌瘤,与子宫仅以一蒂相连。④彩色多普勒超声:可显示瘤蒂内血流来自子宫的供血血管,并据此与附件肿物鉴别。

(3)黏膜下肌瘤:①位于子宫腔内的黏膜下肌瘤,可显示"宫腔分离征",其内有中等或低回声团块,即杯内球状(图16-16);②如肌瘤脱入宫颈管内,可见宫颈管增大,其内有瘤体团块;③多发性黏膜下肌瘤可使宫腔变形;④彩色多普勒超声:可显示瘤蒂内供血血管并据此判断肌瘤附着处。

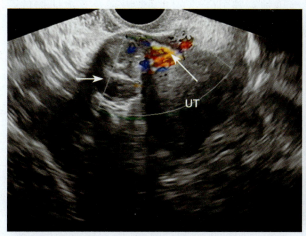
UT:子宫。

图 16-15 子宫肌瘤(浆膜下)
子宫左前壁见一低回声结节突出于子宫表面(短箭头所示),CDFI显示瘤蒂内血流(长箭头所示)来自子宫的供血血管。

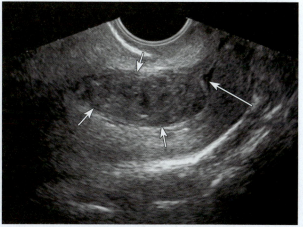

图 16-16 子宫肌瘤(黏膜下)
子宫腔内可见一低回声结节(短箭头所示),宫颈管内口呈"宫腔分离征"(长箭头所示)。

2. 子宫肌瘤变性的超声表现 子宫肌瘤变性比较有特异性的改变是囊性变和钙化,其他变性超声图像无特异性,超声提示变性需谨慎。

(1)玻璃样变:又称透明变性,最常见,是肌瘤缺乏血液供应的结果。肌瘤旋涡状结构消失由均匀透明样物质取代,在超声图像上出现相应的弱回声区。

(2)囊性变:玻璃样变进一步发展,肌细胞坏死液化发生囊性变。超声图像上见肌瘤内出现大小不等、不规则的无回声区,后壁回声增强。

(3)红色变性:多见于妊娠期或产褥期,为特殊类型坏死。超声图像上瘤体回声偏低,无明显衰减。

(4)钙化:多见于蒂部细小、血供不足的浆膜下肌瘤以及绝经后妇女的肌瘤。常在脂肪变性后进一步分解成甘油三酯,再与钙盐结合沉积在肌瘤内。超声图像上见肌瘤周围环状或斑块状强回声,后方伴声影。

(5)肉瘤样变:较少见,仅为 0.4%~0.8%,若绝经后妇女肌瘤增大应警惕恶变可能。超声图像上瘤体快速增大,边界不清,回声减低、杂乱不均,彩色多普勒可检出较丰富血流信号,动脉频谱阻力低。

【鉴别诊断】

1. 卵巢肿瘤 浆膜下子宫肌瘤与卵巢实性肿瘤在超声图像鉴别上存在一定困难,应注意瘤体与子宫之间的位置和活动关系、供血血管来源。若能找到双侧正常卵巢,有利于浆膜下肌瘤的诊断。此外,细致观察肿瘤内部回声水平及其分布对鉴别诊断亦有一定帮助。

2. **子宫内膜息肉**　息肉位于内膜,黏膜下肌瘤为肌层占位突出于宫腔,CDFI 如显示占位的蒂部供血血管则有助于鉴别。二者鉴别较难,需病理确诊。

3. **子宫腺肌病**　表现为子宫增大、宫区回声粗糙不均,多为子宫后壁增厚较明显。病灶通常边界不清,月经期检查时可见到出血小囊。局限型子宫腺肌病的超声图像有时与肌壁间肌瘤相似。

4. **子宫畸形**　残角子宫易被误认为子宫肌瘤,其回声与子宫肌层相同,内可有或无内膜回声,超声检查应注意观察其回声特点,以及子宫内膜的形态。

【临床价值】

超声检查诊断子宫肌瘤被公认为首选方法,能准确地观察到子宫的大小、形态及有无肌瘤的存在。不同类型肌瘤会导致不同的临床症状,手术方式也可能不同,超声报告应尽可能描述肌瘤的大致位置。但在多发性子宫肌瘤时,超声对肌瘤的具体数目和大小的判定有一定误差。超声新技术宫腔超声造影有助于明确黏膜下肌瘤突向宫腔的程度。

二、子宫腺肌病

子宫腺肌病(adenomyosis)是指子宫内膜腺体和间质存在于子宫肌层中,伴随周围肌层细胞的代偿性肥大和增生。多见于 30~50 岁经产妇,约 15% 合并子宫内膜异位症,约半数合并子宫肌瘤。

【病理】

多数学者认为子宫腺肌病是基底层子宫内膜侵入肌层生长所致。异位内膜在子宫肌层多呈弥漫性生长,多累及后壁,故子宫呈球形增大,剖面肌壁可见粗厚肌纤维带和微囊腔,腔内偶有陈旧血液。少数腺肌病病灶呈局限性生长形成的结节,类似肌壁间肌瘤,称子宫腺肌瘤,与周围肌层无明显分界。镜下:见异位内膜腺体和间质在肌层内呈岛状分布。

【临床表现】

主要表现为经量增多、经期延长和逐渐加重的进行性痛经,约 35% 患者无典型症状。半数患者合并子宫肌瘤。妇科检查:子宫增大,质硬并有压痛,经期压痛更甚。

【超声检查】

子宫肌腺病的超声表现:

1. **子宫增大**　多呈均匀性增大,以前后径增大为明显。多数腺肌病累及后壁,故后壁增厚明显,宫腔内膜线前移。

2. **子宫肌层回声**　弥漫型腺肌病多表现为后壁,也可为前壁或整个肌壁弥漫性增厚、回声粗糙不均,后方可伴栅栏状回声衰减(图 16-17);局限型(子宫腺肌瘤)表现为宫壁内异常结节样回声,边界不清,内呈不均质低或中等回声。有的病灶内可见小液性区。

3. **彩色多普勒超声**　因病灶后方回声衰减,彩色血流显示受限,可表现为星点状、条状血流信号散在分布。

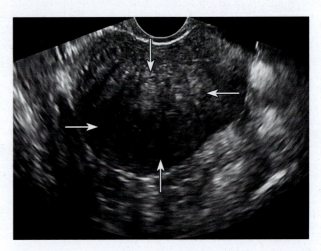

图 16-17　子宫腺肌病
子宫后壁增厚(箭头所示),回声粗糙不均,后方伴栅栏状回声衰减。

【鉴别诊断】

子宫腺肌瘤主要与子宫肌瘤相鉴别,前者与正常肌层分界不清,CDFI 显示周围无环状或半环状血流信号。

【临床价值】

超声成像可准确显示子宫的大小、受累肌层的回声改变情况,是诊断子宫腺肌病最常用、有效的辅助检查方法。但子宫腺肌瘤与肌壁间肌瘤在超声图像上有时鉴别困难。

三、子宫内膜癌

子宫内膜癌(endometrial carcinoma)是发生于子宫内膜的一组上皮性恶性肿瘤,以来源于子宫内膜腺体的腺癌最常见,占女性生殖道恶性肿瘤的 20%~30%。平均发病年龄为 60 岁,其中 75% 发生于50 岁以上妇女。

【病理】

大体可分为:

1. **弥漫型**　子宫内膜大部分或全部被癌组织侵犯,并突向宫腔,常伴出血、坏死;癌组织可侵及深肌层或宫颈,若阻塞宫颈管可引起宫腔积脓。

2. **局灶型**　多见于子宫腔底部或宫角部,病灶较小,呈息肉或菜花状,易浸润肌层。

镜下检查其病理类型主要有:内膜样癌;黏液性癌;浆液性癌;透明细胞癌;癌肉瘤。

【临床表现】

1. **症状**　①阴道流血:主要为绝经后阴道流血,量一般不多。②阴道排液:多为血性液体或浆液性分泌物,合并感染时有脓血性排液,恶臭。③下腹疼痛:若肿瘤侵及宫颈内口,可引起宫腔积血或积脓,子宫痉挛性收缩而产生下腹痛。若肿瘤浸润子宫周围组织或压迫神经,可引起下腹和腰骶部疼痛。

2. **体征**　早期可无异常发现,晚期子宫增大。病灶浸润周围组织时,子宫固定或在宫旁触及不规则结节样物。

【超声检查】

子宫内膜癌早期多无异常超声所见,中、晚期子宫内膜癌的超声表现:

1. **子宫大小**　早期子宫增大不明显,随着癌组织在宫腔内不断生长并向子宫肌层浸润,子宫逐渐不规则增大。当病灶侵及浆膜层、附件或宫旁组织时,子宫轮廓模糊,与周围组织分界不清。

2. **子宫内膜及宫腔回声**　早期子宫内膜稍厚,回声均匀,无法与子宫内膜增生相鉴别,需根据宫腔镜活检或刮宫诊断。随病情进展,子宫内膜逐渐增厚(绝经后内膜厚度>5mm),局灶性或弥漫性回声不均,呈不均质中低混合或低回声。当病灶侵及宫颈或癌组织脱落阻塞宫颈管时,表现为宫腔积液内伴实性不均质回声(内膜癌肿物回声),见图 16-18。

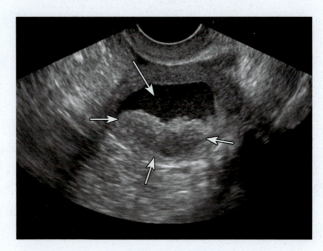

图 16-18　子宫内膜癌

宫腔内见实性肿物(短箭头所示),内呈不均质低回声,伴宫腔积液(长箭头所示)。

3. 子宫肌层回声　当病变侵及肌层时,局部内膜基底层与肌层界限不清,受累肌层回声减低。大部分肌层受侵时则宫区回声杂乱,无法分辨子宫正常结构。

4. 宫颈改变　病变累及宫颈时,可出现宫颈增大或变形,宫颈管结构不清、回声不均。

5. 子宫内膜癌晚期　肿瘤向子宫外浸润转移时,可在宫旁出现实性混合回声肿块,也可出现腹腔积液甚至远处转移的超声表现。

6. 彩色多普勒超声表现　增厚的子宫内膜可检出较丰富血流信号,当子宫肌层有瘤灶浸润时,显示受累区域血流信号增多(图 16-19),动脉频谱阻力低。

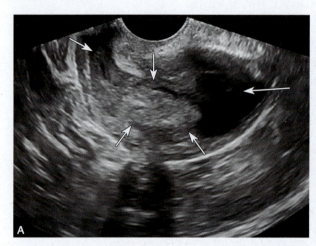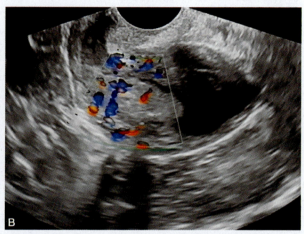

图 16-19　子宫内膜癌

A. 宫腔内见实性肿物(短箭头所示),内呈不均质中低混合回声,伴宫腔积液(长箭头所示),肿物与子宫前壁分界模糊(手术病理证实肿瘤侵及肌层);B. CDFI 可检出较丰富血流信号。

【鉴别诊断】

子宫内膜癌与子宫内膜、宫腔良性疾病的鉴别诊断要点是:前者临床有绝经后不规则阴道流血的病史,超声图像上内膜基底线显示不清,彩色多普勒病灶可检出较丰富血流信号,动脉频谱阻力低。

1. 子宫内膜息肉　位于子宫内膜,可单发或多发,边界清,内呈中等或稍高回声,内膜基底线正常。超声检查最佳时间在月经周期第 10d 以内。

2. 子宫内膜增生症　绝经前、后子宫内膜厚度超过正常范围,多为弥漫均匀性增厚,回声是否均匀与其病理类型有关,内膜基底线清晰。

3. 子宫黏膜下肌瘤　常见较年轻妇女,主要症状为月经过多,内膜受瘤体推挤向宫腔内移位变形,内膜与肌层分界清晰。

【临床价值】

早期子宫内膜癌多无异常超声所见,很难根据子宫内膜的超声图像进行诊断。中、晚期子宫内膜癌超声图像因病变部位、大小、浸润程度不同而有差别,其超声表现与子宫内膜复杂型或不典型增生、子宫内膜息肉、子宫肌瘤变性以及子宫肉瘤等疾病鉴别有难度,应结合临床有关资料综合分析。超声检查可评估肿瘤的进展程度、有无其他脏器以及淋巴结转移等。目前,一些学者认为宫腔镜检查进行内膜活检是诊断子宫内膜癌的"金标准"。

四、子宫发育异常

宫颈及子宫发育异常为副中肾管发育不全、发育停滞、融合以及退化异常所致。

【分类】

先天性子宫发育异常是生殖器官畸形中最常见的一种,可分为①子宫未发育或发育不良:包括先天性无子宫(双侧副中肾管未融合,退化所致)、始基子宫(双侧副中肾管融合后不久停止发育)、幼稚子宫(双侧副中肾管融合形成子宫后停止发育);②单角子宫(仅一侧副中肾管正常发育)、残角子宫(一侧副中肾管正常发育,另一侧副中肾管中下段发育缺陷);③双子宫(双侧副中肾管未融合,各自发育成子宫);④双角子宫(双侧副中肾管融合不良);⑤纵隔子宫(双侧副中肾管融合后,纵隔吸收受阻);⑥弓形子宫:宫底中间有浅凹陷,但多大程度的凹陷可定义为弓形子宫有争议。

【临床表现】

有些子宫畸形患者可无任何自觉症状,以致终身不被发现;或于体检时偶然被发现。亦有一部分患者到性成熟时,婚后、孕期或产时因出现症状而被发现。因子宫发育异常类型不同而临床表现各异。先天性无子宫或始基子宫患者青春期后无月经。幼稚子宫患者月经稀少,或初潮延迟。双子宫、双角子宫患者可出现月经量过多及经期持续时间延长。子宫发育异常也常常是不孕、流产或难产的主要原因。

【超声检查】

子宫发育异常的超声表现:

1. **先天性无子宫**　膀胱后方、直肠前方未见子宫体及宫颈影像,大多数可见双侧卵巢影像。先天性无子宫常合并先天性无阴道。

2. **始基子宫**　子宫很小,呈条索状低回声,宫体宫颈结构不清,无内膜回声。可见双侧卵巢影像。

3. **幼稚子宫**　子宫各径线较小,其前后径<2cm,宫颈相对较长,宫体与宫颈的比例为1:1或2:3,内膜菲薄。可见双侧卵巢影像。

4. **单角子宫**　子宫呈梭形,横径小,三维超声冠状切面显示内膜呈管状,向一侧稍弯曲,单角子宫可合并未发育侧的肾脏缺如。单角子宫常合并对侧残角子宫。

5. **双子宫**　连续纵切面扫查可先后显示2个狭长的子宫,横切面可显示2个独立的宫体及宫底,2个子宫内均可见各自的内膜回声(图16-20),分别呈单角子宫表现;宫颈横切面见宫颈横径增宽,可见2个宫颈管回声。可见双侧卵巢影像。

6. **双角子宫**　横切面扫查近宫底部内膜呈"蝶翅"样表现,子宫底部外缘凹陷呈双角。由宫底向宫体连续扫查时,见两侧内膜逐渐汇聚到一处。

7. **纵隔子宫**　子宫大小、外形正常,宫底横径较宽,分为①完全纵隔子宫:纵隔末端达到或超过宫颈内口,三维超声冠状面内膜呈"V"形;②不全纵隔子宫:纵隔末端终止在宫颈内口以上水平,三维超声冠状面内膜呈"Y"形(图16-21)。

【鉴别诊断】

子宫发育异常应与子宫关系密切的浆膜下子宫肌瘤、局灶性腺肌病,以及附件肿块等鉴别。鉴别的方法除仔细观察回声水平及相互关系外,三维超声成像获取的冠状切面可更直观地显示子宫发育异常的细节,超声新技术宫腔超声造影有助于进一步鉴别诊断。

五、子宫积液

【病因】

子宫积液系子宫积血和积脓的总称,前者多为处女膜闭锁所致,而积脓则是宫腔积液、积血、癌灶

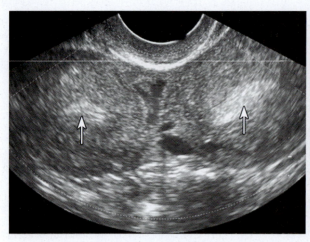

图 16-20　双子宫

横切面可见双子宫，两个子宫内均可见内膜回声（箭头所示）。

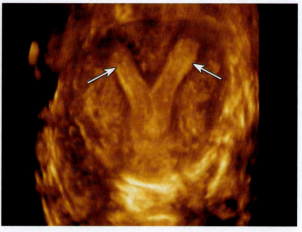

图 16-21　纵隔子宫

三维超声冠状面显示内膜分离呈"Y"形（箭头所示），为不全纵隔子宫。

坏死感染而引起，常见于子宫内膜癌、宫颈癌放疗后。

【临床表现】

处女膜闭锁患者青春期后月经不来潮，出现逐渐加重的周期性下腹痛，检查可见处女膜部膨隆，呈紫蓝色。子宫积脓的临床表现为阴道排出脓样分泌物，有臭味。检查子宫呈球状增大，柔软，有压痛。

【超声检查】

子宫积液的超声表现：

1. **子宫积血（常见为处女膜闭锁所致）**　①阴道积血：阴道呈囊状膨隆，内见较多积液伴密集细小点状回声（为黏稠血液）；②阴道、子宫积血：下段膨大部分为阴道积血，上段为增大的子宫伴宫腔积血，二者之间以较窄腔隙相连通（为宫颈管）（图 16-22）。

2. **子宫积脓**　子宫积脓时可见子宫呈球形增大，边界清晰，宫腔内呈液性，并伴有较多点状回声（图 16-23）。

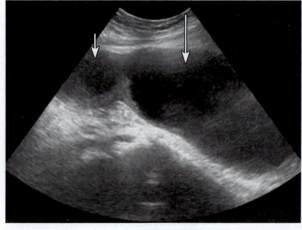

图 16-22　阴道、子宫积血

子宫稍大，宫腔内见液性区（短箭头所示）；阴道呈囊状膨隆，内见较多积液伴细小点状回声（长箭头所示）。

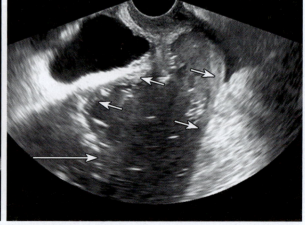

图 16-23　子宫积脓

子宫增大，宫腔积脓呈液性伴低弱回声及气体强回声（长箭头所示），宫壁薄（短箭头所示）。

【鉴别诊断】

超声能比较准确地判定子宫有无积液,但对积液的性质及产生的原因需结合有关临床资料进行综合分析。

处女膜闭锁需与阴道斜隔综合征鉴别,后者多为双宫体双宫颈,起源于两个宫颈之间的膜状组织,斜向附着于一侧的阴道壁,导致斜隔同侧的子宫积血,常合并该侧肾脏及输尿管缺如。

六、宫内节育器

宫内节育器(intrauterine device,IUD)是一种安全、有效、简便、经济、可逆的避孕工具,为我国育龄期妇女的主要避孕措施。

【作用机制】

大量研究认为IUD的抗生育作用是多方面的,主要是局部组织对异物的反应所致。宫内节育器的避孕机制为:

1. **杀精毒胚**　IUD由于压迫局部发生炎症反应,炎症细胞对胚胎有毒性作用,产生的巨噬细胞影响受精卵着床及胚胎发育;铜离子可使精子头尾分离。

2. **干扰着床**　IUD可使子宫内膜发生生物学变化,从而阻碍受精卵着床,如含铜IUD释放的铜离子干扰细胞正常代谢,含孕酮IUD的孕激素抑制子宫内膜增生。

【临床应用种类】

1. **惰性IUD**　为第一代IUD,由惰性材料如金属、硅胶、塑料等制成。国内主要有金属圆环,已于1993年停止生产。

2. **活性IUD**　为第二代IUD,其内含有活性物质如铜离子、激素及药物等,以提高避孕效果并减少副作用。活性IUD分为含铜和含药两大类。①含铜IUD:按形态分为宫形、T形、V形等;②含药IUD:目前临床主要有含孕激素IUD和含吲哚美辛IUD。

【超声检查】

1. 宫内节育器的超声表现主要取决于节育器的形状及超声扫查方向,二维超声难以显示完整的节育器形态,可应用三维超声子宫冠状切面成像显示整个节育器,有T形、圆形、V形等,金属节育器表现为宫腔内强回声,后方伴"彗星尾征"(图16-24)。

2. **节育器的位置判定**　多切面扫查,纵切图像测量节育器上缘到宫底浆膜层的距离。

3. 宫内节育器嵌入子宫肌层时,表现为子宫肌层内节育器回声,称为节育器嵌顿。

【临床价值】

二维及三维超声成像可清晰地显示节育器在子宫内的位置,并且不受节育器种类的影响。超声检查还可评估宫内节育器有否嵌

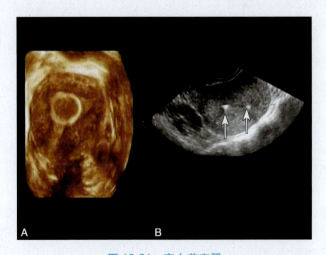

图16-24　宫内节育器
A.三维超声冠状面显示节育器呈圆形;B.二维超声纵切面显示呈点状强回声伴"彗星尾征"(箭头所示)。

入子宫肌层,注意某些节育器的安放位置为两侧宫角,不能误诊为节育器嵌顿。

（黄丽萍）

第四节　卵巢囊性肿瘤

卵巢囊性肿瘤是妇科常见的肿瘤,发病率高,占卵巢肿瘤的 90% 以上。可发生于各种年龄的女性。超声对囊性病变具有良好的鉴别力,已成为首选检查方法。

一、卵巢囊性肿瘤的病理类型及声像图特征

【病理分型】

卵巢囊性肿瘤分为非赘生性囊肿和赘生性囊肿两大类。非赘生性囊肿属于功能性囊肿,包括滤泡囊肿、黄体囊肿、黄素囊肿、多囊卵巢。赘生性囊肿包括来自生殖细胞的囊性畸胎瘤,以及来自体腔上皮的浆液性、黏液性囊腺瘤。

早期卵巢囊性肿瘤体积小时常无自觉症状,一旦囊性肿瘤发展较大,则可触及腹部包块及下腹胀坠痛感。当卵巢囊性肿瘤发生蒂扭转、破裂或感染等并发症时,则可引起妇科急腹症。囊性肿瘤恶变时,可出现腹腔积液。

【超声检查】

卵巢囊性肿瘤声像图一般具有清晰的边缘回声,内部呈无回声暗区并伴有后壁及后方回声增强等典型表现。根据超声声像图特征,卵巢囊性肿瘤可分为以下类型:①单纯囊肿(薄壁型、厚壁型、规则型和不规则型);②囊内间隔型(薄间隔型、厚间隔型);③囊内光点型(散在型、分层型);④囊内光团型(附壁型、悬浮型)。

二、卵巢非赘生性囊肿

卵巢非赘生性囊肿为潴留性囊肿,而非真性的卵巢肿瘤,一般体积较小,多能自行消退。

(一)滤泡囊肿

滤泡囊肿(follicular cyst)为卵巢的生理性囊肿,由于卵泡不成熟或成熟后不排卵,卵泡未破裂或闭锁,继而持续增大,卵泡液潴留而形成囊肿。一般直径 1~3cm,多数不超过 5cm。常为单发性。

声像图表现:卵巢内可见圆形无回声区,边缘清晰光滑,常突出于卵巢表面,直径 1~3cm,偶可较大。定期随诊常可见囊肿无回声区自行缩小或消失。彩色多普勒可显示贴近卵巢组织的囊壁上有少许血流信号(视频 16-1)。

(二)黄体囊肿

黄体囊肿(corpus luteum cyst)系黄体形成过程中,黄体血肿液化所致。囊肿的直径 3~5cm,偶可较大。妊娠黄体也可增大形成囊肿,一般在妊娠 3 个月可自然消失。

声像图表现:根据黄体血肿出血量和时间不同,声像图表现多样化。黄体早期囊内出血较多,卵巢内可见类圆形囊肿,囊壁较厚,内壁毛糙,囊内为杂乱不均质低回声;黄体中期血肿内血液凝固、沉积,囊壁变薄而规则,内壁光滑,囊内回声减低,呈细网格状(图 16-25);黄体晚期血液部分吸收,囊内回声可呈实性高回声,当血液完全吸收后形成黄体囊肿,囊壁光滑,囊内为无回声。彩色多普勒显示囊壁上可见环状血流信号,可记录高速低阻的血流频谱。

视频1601

视频 16-1　卵巢滤泡囊肿声像图
卵巢内可见类圆形囊肿,壁薄光滑,彩色多普勒显示贴近卵巢组织的囊壁上可见少许点状血流信号。

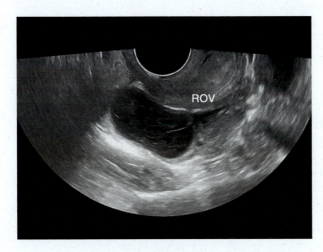

ROV:右侧卵巢。

图 16-25　黄体囊肿声像图

右侧卵巢内可见类圆形囊肿,囊内回声呈细网格状。

(三) 黄素囊肿

黄素囊肿(thecalutein cyst)是在病理情况下发生的,常与滋养细胞疾病伴发,如葡萄胎、侵蚀性葡萄胎和绒毛膜癌。由人绒毛膜促性腺激素刺激卵泡使之过度黄素化所引起。多为双侧性。

声像图表现:卵巢内出现圆形或椭圆形无回声区,壁薄,边界清晰,亦可呈分叶状。内有多房性间隔光带回声。囊肿大小不一,小的仅 4~5cm,大到 20~25cm。随滋养细胞肿瘤治疗后,囊肿可自行消退。

(四) 多囊卵巢综合征

多囊卵巢综合征(polycystic ovarian syndrome,PCOS)又称 Stein-Leventhal 综合征,是育龄期女性最常见的妇科内分泌紊乱疾病。

【病理】

1. 卵巢变化　卵巢增大,多为双侧发病、表面光滑、发亮、包膜增厚、坚韧,呈灰白色或珠灰色。切面见包膜较正常厚 3~4 倍,包膜下见大小不等的不同发育期和萎缩的卵泡。囊性卵泡由几层颗粒细胞或卵泡膜细胞覆盖,卵泡内无黄体。

2. 子宫内膜变化　主要为无排卵型子宫内膜,可表现为增生期,囊腺型或腺型增生过长,甚至呈不典型增生。长期持续无排卵增加子宫内膜癌的发生概率。

【临床表现】

常见的症状有多毛、肥胖、月经稀少、月经稀发甚至闭经,也有表现为月经过多和不孕。妇科检查子宫多为正常大小,如合并子宫内膜过度增生或子宫内膜癌时,子宫可略增大。双侧卵巢可扪及,比正常大 1~3 倍,包膜厚,较坚韧。

【超声检查】

多囊卵巢的声像图表现:①双侧卵巢呈均匀性增大,卵巢体积≥10ml(卵巢体积按 0.5×长径×横径×前后径计算),轮廓清晰,包膜回声增高。②卵巢切面内可见数个大小不等的圆形无回声区,多数小于 5mm,一个切面上其数目多在 10 个以上。③经阴道超声检查可见卵巢髓质回声异常:髓质面积增大,占据卵巢的主要部分,卵泡被挤向卵巢周边;髓质回声明显增强,与卵泡形成明显对比;卵泡之间明显增强的髓质,似卵泡壁增厚,卵巢呈蜂窝状改变。④有时可见有道格拉斯腔和结肠旁沟有少量液性无回声区(图 16-26)。

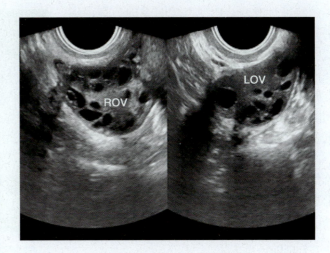

LOV:左侧卵巢;ROV:右侧卵巢。

图 16-26　多囊卵巢声像图

经阴道超声示双侧卵巢内多个圆形无回声区。

【鉴别诊断】

应与育龄期正常卵巢相鉴别。正常卵巢内可见直径>8mm 的成熟卵泡。

【临床价值】

超声检查可测量卵巢及卵泡的大小,但不能直接诊断多囊卵巢综合征,仅能提示卵巢呈多囊样的形态学改变。多囊卵巢综合征需结合超声表现、临床症状和内分泌检查结果做出诊断。

三、卵巢子宫内膜异位囊肿

卵巢子宫内膜异位囊肿(ovarian endometriosis cyst)是指具有周期性生长功能的子宫内膜组织异位到卵巢所形成的囊性病变。囊肿内异位内膜反复出血,形成含"巧克力"般咖啡色黏稠液体,故又称巧克力囊肿。

【病理】

异位内膜随卵巢激素变化发生周期性出血,导致周围组织纤维化而逐渐形成囊肿。异位子宫内膜最常累及卵巢,可累及单侧或双侧卵巢。囊内为巧克力样陈旧性血液。囊肿直径一般为 5~6cm,最大可达 25cm。囊肿多与周围组织紧密粘连。

【临床表现】

约 25%患者无自觉症状。主要症状为继发性痛经、进行性加重。15%~30%患者有经量增多、经期延长或月经淋漓不尽等。子宫内膜异位症患者不孕率高达 40%。查体可有子宫粘连,后倾固定,子宫可稍大。子宫一侧或双侧附件处可扪及与子宫相连的不活动囊块,伴轻压痛。子宫后壁或后陷凹处有米粒至蚕豆大小、不规则的质硬结节,触痛明显。如直肠阴道隔受累,可在阴道后穹窿扪及或看到突出的紫蓝色结节。

【超声检查】

1. **二维超声**　子宫后方出现圆形或不规则形无回声区,直径一般为 5~6cm,壁厚,内壁欠光滑,囊内回声根据月经周期、病程长短不同而有一定特征性改变。典型声像图表现为囊内细密光点回声,呈"云雾状"或"毛玻璃样"改变。在月经期探测时,尚可显示肿块的增大及液性无回声区内细弱光点,可随体位移动。有时囊内可见不规则实性回声和粗细不等的间隔,为囊内反复出血、血凝块机化或纤维素沉积所致(图 16-27)。

2. **彩色多普勒**　囊壁上可见到少许血流信号,可测得低速、中等阻力血流频谱。无论囊内回声如何,囊内均无血流信号(图 16-27)。

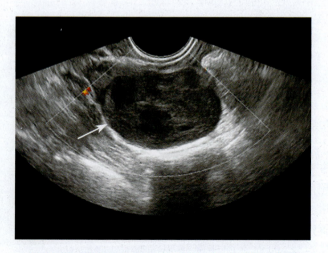

图 16-27　卵巢子宫内膜异位囊肿彩色多普勒声像图
右侧附件区可见椭圆形囊肿,囊内呈混合性回声(箭头所示);彩色多普勒显示囊壁上可见少许点状血流信号,囊内未见血流信号。

【鉴别诊断】

1. **卵巢滤泡囊肿**　卵巢内可见壁薄、边界清晰的无回声区,通过调节超声仪器增益后囊内为无回声,可与巧克力囊肿鉴别,随访可发现逐渐吸收或自行破裂。

2. **输卵管积脓**　有盆腔炎症表现,仔细扫查可显示管道状结构。当子宫内膜异位囊肿合并感染时鉴别较困难,需结合有无子宫内膜异位症病史。

3. **黄体囊肿**　囊肿壁较厚,内壁毛糙,囊壁上特征性环状血流有助于鉴别。囊肿在超声随访观察过程中可自行缩小或消失,而子宫内膜异位囊肿的大小及内部回声变化不大,更少有自行消失者。

4. **单房黏液性囊腺瘤**　囊腺瘤包膜完整,与周围组织无粘连,界限清晰。但二者囊内容物回声可酷似。

5. **卵巢恶性肿瘤**　当子宫内膜异位症病程迁延,反复合并感染时,巧克力囊肿囊壁增厚且不规则,囊内出现不规则实性回声和粗细不等的间隔,有时很难与卵巢恶性肿瘤鉴别,可经阴道超声仔细观察其实性部分和间隔内有无血流信号,巧克力囊肿很难见到血流信号,但卵巢恶性肿瘤实性部分的血流则较丰富,可测得高速、低阻动脉频谱。

【临床价值】

经阴道超声检查对卵巢内小的子宫内膜异位囊肿的检出有很大帮助,超声诊断准确率可达85%以上。卵巢子宫内膜异位囊肿的声像图呈多样性,可随月经周期相互演变,此表现系与其他卵巢囊性病变鉴别诊断的重要依据之一。

四、卵巢囊性畸胎瘤

卵巢囊性畸胎瘤(ovarian cystic teratoma),又称皮样囊肿(dermoid cyst),属于生殖细胞肿瘤,是最常见的卵巢肿瘤之一,占所有卵巢畸胎瘤的95%以上。可发生于任何年龄,但80%~90%的患者为育龄期的年轻妇女。

【病理】

肿瘤多为单侧,瘤体大小不等,呈圆形,表面光滑,常为单房。肿瘤内容物由2个或3个胚层的多种成熟组织所形成,主要含外胚层,包括皮肤、皮脂腺、毛发,部分含牙齿及神经组织,此外亦可见中胚层组织如脂肪、软骨等,内胚层组织少见。囊性畸胎瘤为良性肿瘤,其恶变率小于1%。

【临床表现】

囊性畸胎瘤一般无症状,肿瘤较大时可压迫邻近器官出现相应症状,但有瘤蒂扭转的倾向。如发生蒂扭转则出现急腹症的临床表现。

【超声检查】

1. **二维超声**　卵巢畸胎瘤声像图表现错综复杂,除一般卵巢囊肿的特征外,尚具下列特异性征象。①脂液分层征:肿块内有一高回声水平分界线,线上方为脂质成分,呈均质密集细小光点,线下为液性无回声区。②面团征:肿块无回声区内可见一个或数个圆形或椭圆形高回声光团,多为毛发和脂质裹成的团块。③瀑布征或垂柳征:肿块内可见实性强回声(多为皮肤或骨组织),后方伴声影,似瀑布状或垂柳状。④星花征:囊内黏稠的油脂物呈现均质密集细小光点,并伴高回声光点,浮游于无回声区中,推动和加压时弥散型分布的光点可随之移动。⑤壁立结节征:肿块囊壁可见到隆起的结节高回声,似乳头状,其后可伴有声影。⑥多囊征:肿瘤的无回声区内可见到小(子)囊,即囊中囊的表现。⑦杂乱结构征:复杂型中,囊内可含有牙齿、骨组织、钙化及油脂样物质,声像图于无回声区内见明显增强的光点、光团、光斑,并伴声衰减或声影,但肿块仍有完整的包膜回声。⑧线条征:肿瘤无回声区内多条短线状高回声,平行排列,浮于其中,可随体位移动。当肿瘤内全为毛发所充满且油脂物甚少时,如鸟巢状,此时声像图表现为仅肿瘤前表面为增强回声或呈弧形强光带,后方伴声影,肿瘤后壁及轮廓不清,超声检查易漏诊,应结合临床触诊仔细观察,与胃肠气体鉴别(视频 16-2)。

视频 16-2　卵巢囊性畸胎瘤声像图
左侧附件区可见大小约 7.9cm × 4.9cm 囊实性肿块,边界清晰,内部回声杂乱。

2. **彩色多普勒**　绝大多数肿块内部及囊壁为无血流或少许血流信号,据此血流特征区别其他类型的肿块。

【鉴别诊断】

1. **巧克力囊肿**　巧克力囊肿的内部回声随月经周期可有变化,囊性畸胎瘤无明显变化。

2. **卵巢黏液性囊腺瘤**　黏液性囊腺瘤内常有细弱散在光点及分隔光带回声。完全由脂质构成的畸胎瘤,囊内容物可呈"彗星尾"征。

【临床价值】

具有典型表现的卵巢囊性畸胎瘤超声诊断并不困难。囊性畸胎瘤多位于子宫底部,常带蒂,且密度大,有一定重量,故易发生蒂扭转,引起急腹症。但是,声像图较难区别良恶性。如肿瘤形态不规则,内部回声结构杂乱,实质成分多,近期内迅速增大者,应考虑恶性可能。未成熟畸胎瘤为恶性肿瘤,常为实质性,一般体积较大,全部或部分由分化程度不同的未成熟(胚胎性)组织构成,呈实质性或混合性声像图特征。

五、卵巢囊腺瘤(癌)

卵巢囊腺瘤是发生于体腔上皮的良性上皮瘤,系来自覆盖卵巢表面的生发上皮,具高度多能性,如向输卵管上皮化生则形成浆液性肿瘤,向宫颈柱状上皮化生则形成黏液性肿瘤。卵巢囊腺瘤在卵巢肿瘤中亦为最常见的肿瘤,且恶变率高。临床术前常无法明确其性质,故二维超声检查可提供术前大致病理类型及预选治疗方案。

(一)浆液性囊腺瘤

浆液性囊腺瘤(serous cystadenoma)约占所有卵巢良性肿瘤的 25%,主要发生于育龄期妇女,双侧发病占 15%。囊肿大小不一,表面光滑,可分为单纯性及乳头状两种,前者囊壁光滑,多为单房,后者有乳头状物向囊内突起,在显微镜下可见钙化物-砂粒体偶向囊壁外生长,常为多房性,多为双侧。浆液性囊腺瘤的囊内液体呈草黄色或棕色稀薄浆液。

【病理】

1. **单纯性浆液性囊腺瘤**　单纯性浆液性囊腺瘤占所有良性卵巢瘤的 15% 左右。直径一般为 5 ~ 10cm,个别或充满整个腹腔,多呈球形,外表光滑。单房或多房,壁甚薄,仅由一层能分泌浆液的柱状或立方上皮细胞构成,部分细胞带纤毛,与输卵管内膜上皮细胞极为相似。囊内为淡黄色透明液体,含血清蛋白,偶有少数为黏液性,系部分上皮细胞分泌黏液所致。

2. **浆液性乳头状囊腺瘤**　腺瘤一般呈球形,多房,外表光滑,呈灰白色或棕色,瘤内显示多数细小或粗大的乳头状突起,有的充盈整个囊腔,形成一近似实质的肿瘤,多为双侧。乳头状突起可以穿透囊壁移位于囊外或生长于浆液性囊壁表面,而产生腹腔积液。检查腹腔积液中脱屑细胞易被误诊为恶性肿瘤,乳头状突起质坚,为高柱状纤毛上皮所覆盖,其中多数细胞可显示清晰的毛刷状边缘。乳头状突起之间或其内常可见小的钙化体,即所谓砂样小体,为此肿瘤的特征。

【临床表现】

肿瘤较小时多无症状,偶在妇科检查时发现,肿瘤较大时可产生压迫症状,蒂扭转或肿瘤合并感染时可出现急性腹痛。临床查体可扪及子宫一侧或双侧圆形或椭圆形肿块,多为囊性,表面光滑,活动,与子宫无粘连。如有肿瘤生长迅速,尤其是双侧,应考虑有恶变的可能。

【超声检查】

1. 二维超声

（1）单纯性浆液性囊腺瘤:表现为单房或多房囊性肿块,直径一般 5~10cm,中等大小,亦有极大者;肿块轮廓清晰,呈圆形或椭圆形无回声区;囊壁纤薄,光滑完整,多房性者囊内可见细光带间隔;囊肿后壁及后方回声增强（图16-28）。

（2）浆液性乳头状囊腺瘤:肿块呈圆形或椭圆形,多房或单房;囊壁尚光滑,但囊壁内有大小不一的局限性光斑或乳头状光团结构突向囊内;乳头状突起之间常有砂样钙化小体,呈明显强回声光点。

（3）浆液性囊腺瘤自行破裂后可并发腹腔积液。

2. 彩色多普勒　肿瘤的囊壁、囊内间隔以及乳头上可探及点状血流信号。

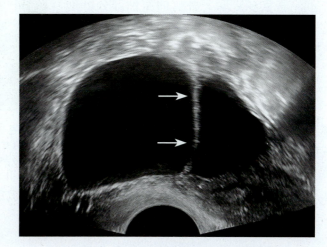

图 16-28　卵巢单纯性浆液性囊腺瘤

囊壁光滑,囊内可见分隔光带（箭头所示）。

【鉴别诊断】

单纯浆液性囊腺瘤需与非赘生性囊肿及卵巢冠囊肿鉴别:非赘生性囊肿动态观察可见囊肿缩小或消失,卵巢冠囊肿的同侧可见正常卵巢,而单纯性浆液性囊腺瘤长期随访大小无明显变化。浆液性乳头状囊腺瘤需与巧克力囊肿鉴别:巧克力囊肿多有痛经史,囊壁较厚,内壁毛糙,囊内回声随月经周期可有变化。含有不规则分隔的囊腺瘤与炎性肿块有时不易鉴别,可根据彩色多普勒特征辅助诊断。

【临床价值】

发现肿块时,先判断肿块的囊实性。若为囊性肿块,仍需观察囊内有无分隔、分隔是否均匀、囊壁及间隔有无血流。若经腹超声检查图像显示不满意时,可经阴道扫查以更好地观察囊内回声特点,以及囊壁或囊内实性部分的彩色血流状态,并可记录其血流频谱特点。

（二）浆液性囊腺癌

浆液性囊腺癌(serous cystadenocarcinoma)是最常见的卵巢恶性肿瘤,占 40%~50%,可自始即为恶性或为浆液性囊腺瘤发生恶变。好发于 40~60 岁,预后较差,5 年生存率仅为 20%~30%。

【病理】

肿瘤半数为双侧性,约 30% 伴砂粒体。大小为 5~10cm,多为部分囊性、部分实性,呈乳头状生长。此瘤生长较快,常伴出血坏死。

【临床表现】

早期常无临床症状。一旦合并有腹腔积液或转移,可出现腹胀、恶心、消化不良、排便困难等。

【超声检查】

1. **二维超声**　一侧或双侧附件区出现圆形无回声区,内伴散在浮动光点;囊壁不均匀增厚,有分隔时,隔膜较厚且不均,可见乳头状光团突入囊内或侵犯壁外;肿瘤伴出血或不规则坏死脱落物时,无回声区内可见光点、光团回声并随体位改变移动;晚期囊腺癌可向子宫和肠管侵犯或腹膜广泛性转移,引起腹腔积液,形成粘连性肠管强光团且多固定于腹后壁。

2. **彩色多普勒**　肿瘤的实性部分可见较丰富的血流信号,可测得高速、低阻动脉血流频谱(图 16-29)。

【鉴别诊断】

1. **卵巢纤维瘤**　多为单侧,多呈圆形、椭圆形或多个结节状,形态常较规则,内部呈低回声,后方伴有声衰减。

2. **盆腔炎性包块**　患者多伴有下腹疼痛、腹肌紧张、发热等临床表现,声像图多为与周围组织粘连的混合性肿块。

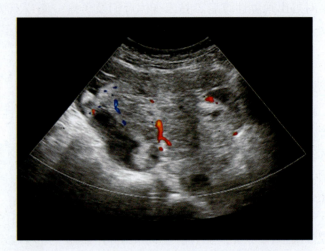

图 16-29　卵巢浆液性囊腺癌彩色多普勒声像图
盆腔内可见囊实性肿块(以实性为主),形态不规则,边界欠清晰;彩色多普勒显示实性部分可见血流信号,RI:0.27。

【临床价值】

早期恶性卵巢肿瘤仅靠超声检查难以分辨,最终确诊仍需病理诊断。当肿块较大时,通过观察肿块形态、边界、囊壁厚度、囊内分隔及回声特点,以及实性部分的血流特点等,再结合临床表现及实验室检查等来判断良恶性。

(三)　黏液性囊腺瘤

黏液性囊腺瘤(mucinous cystadenoma)为常见的卵巢肿瘤,占所有卵巢良性肿瘤的 20%,多为单侧,发生年龄多在 30~50 岁。

【病理】

黏液性囊腺瘤较浆液性囊腺瘤少见,多为单侧多房性,囊肿表面光滑,囊腔内充满胶冻状黏液,囊内少见乳头突起。一般囊肿体积较大,偶可自行穿破,引起腹膜种植,产生较多胶冻样黏液团块,称为"腹膜黏液瘤"。

【临床表现】

肿瘤较小时可无任何症状。肿瘤较大时,腹部可扪及肿物,并出现腹胀、腹痛或压迫症状。

【超声检查】

1. **二维超声**　肿块呈圆形或椭圆形无回声区,多为单侧性;肿块边缘光滑,轮廓清晰,囊壁较厚;囊内无回声区内可见细弱散在光点及间隔光带回声,呈多房结构,房腔大小不一;肿块体积较大,直径多在 10cm 以上,甚至巨大占满全腹部;少数肿瘤有乳头状物生长时,囊壁上可见局限性光团呈乳头状突向囊内或壁外(图 16-30)。

2. **彩色多普勒超声表现**　肿瘤的囊壁及间隔上可探及点状血流信号。

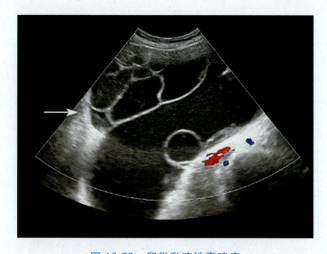

图 16-30 卵巢黏液性囊腺瘤

肿块体积较大,边界清晰,囊壁完整,囊内可见多个分隔,囊腔内可见密集点状回声,呈云雾状。

【鉴别诊断】

1. **巧克力囊肿** 巧克力囊肿直径多小于 10cm,囊壁厚薄不均,与周围组织有不同程度粘连。黏液性囊腺瘤壁厚度均匀,囊内分隔多,与周围组织通常无粘连,少数单房或囊内分隔少的黏液性囊腺瘤与巧克力囊肿鉴别诊断困难。腹腔镜检查有助于鉴别诊断。

2. **浆液性囊腺瘤** 单房性黏液性囊腺瘤与浆液性囊腺瘤在声像图上难以鉴别。多房性黏液性囊腺瘤的突出特点是呈多房、蜂窝状结构,囊壁稍厚,囊腔内可见散在光点回声。

【临床价值】

根据囊肿呈多房性,囊内见密集或稀薄点状回声的特性可进行超声定性诊断。难以与其他声像图相似的肿块相鉴别时,可仅做出良性囊性肿块的超声诊断。

(四) 黏液性囊腺癌

黏液性囊腺癌(mucinous cystadenocarcinoma)约占卵巢上皮癌的 40%,可由黏液性囊腺瘤演变而来,预后较浆液性囊腺癌好,5 年存活率为 40%~50%。

【病理】

肿瘤多为单侧,双侧占 15%。瘤体较大,表面光滑,圆形或呈分叶状,半实质性、半囊性。囊内壁可见乳头,囊腔内含血性胶状黏液,实性区常见出血坏死。

【临床表现】

最常见的症状是腹痛、腹胀,可有阴道出血或月经不规则。少数患者无症状。

【超声检查】

1. **二维超声** 常见单侧,瘤体较大,囊壁增厚,呈多房性,囊腔内较多间隔光带,呈不均匀性增厚;囊壁上可见乳头,表面粗糙、不光滑,囊液无回声区混浊,并有散在光点和光团;增厚的囊壁可向周围浸润,与周围组织粘连为一实性肿块,轮廓不规整,多伴有腹腔积液无回声区。

2. **彩色多普勒** 瘤体囊壁、间隔及实性部分可见较丰富的血流信号,可测得高速、低阻动脉血流频谱。

【鉴别诊断】

1. **黄素囊肿** 患者多为 20~30 岁妊娠妇女或患有葡萄胎、绒毛膜癌、胎儿水肿、多胎等。卵巢内可见圆形或椭圆形囊性肿物,常为双侧性,大小不一,壁较薄,囊内分隔纤细、多房,囊内液体呈无回声。

2. **浆液性乳头状囊腺瘤** 多为椭圆形,中等大小,囊壁较薄,由内壁突出乳头状不规则实性结构。

【临床价值】

超声检查可发现肿瘤,但仅能反映肿瘤的大体形态、内部回声、肿物与周围组织的关系,以及有无腹腔积液,彩色多普勒超声可评价肿瘤内部血供状态及血流动力学改变。虽然卵巢肿瘤病理类型复杂,但声像图表现有一定的共性,因此部分肿瘤有着相似的声像图特征。故超声仅能提示可能的良恶性诊断,而不是肿瘤的病理诊断。

六、卵巢囊性肿瘤的鉴别诊断

卵巢囊性肿瘤组织结构的复杂性决定了超声图像的多样性。在结合临床症状、妇科检查及某些声像图特征后仍可做出鉴别诊断。

(一) 非赘生性囊肿与小的赘生性囊肿的鉴别

非赘生性囊肿的内径一般不超过 5cm,且壁薄、光滑完整。育龄期妇女如果发现单侧卵巢囊性肿块,直径为 5~10cm,可于 1 个月后复查;如果不断增大,或 2 个月后仍不缩小,应考虑为赘生性囊肿。

(二) 浆液性、黏液性卵巢囊肿以及卵巢皮样囊肿的鉴别

在卵巢囊性肿瘤中最为多见,三者占卵巢肿瘤的 90% 以上,其声像图表现均为无回声区,其鉴别诊断要点如表 16-1 所示。

表 16-1　浆液性、黏液性、皮样囊肿鉴别表

鉴别点	浆液性囊肿	黏液性囊肿	皮样囊肿
大小	中等或偏大	大或巨大	中等大
内部回声	单纯无回声区	无回声区内细弱光点	脂液分层征或强弱不均的细小光点,有闪烁感
光团特征	附壁,后方无声影	附壁,后方无声影	附壁或悬浮,后方伴声影
单、多房	单(多)房性	多房性间隔	单房性
囊壁回声	薄	厚	厚
单、双侧	双侧	单侧	单侧

(三) 卵巢囊性肿瘤良、恶性鉴别

卵巢囊性肿瘤良、恶性的超声图像鉴别主要依据囊壁的厚薄、均匀程度、内部回声及腹腔积液的有无进行综合判断。国内徐苓介绍一种四级评分法比较简明实用(表 16-2)。0 级和 1 级为良性,2 级为交界性或可疑恶性,3 级为恶性。

表 16-2　卵巢囊性肿块良恶性超声分级标准

超声分级	肿块性质	声像图表现			
		边界	内部回声	分隔	腹腔积液
0	良性	清楚、光滑	无	无	无
1	良性	清楚、光滑	均匀、规则	薄、均匀	无
2	交界性或可疑恶性	清楚、不光滑	稍不均匀、部分不规则	较厚、部分不均匀	无
3	恶性	不清楚,边界模糊	不均匀、完全不规则	厚、不均匀	有

彩色多普勒超声检查,根据周边及间隔内血流丰富程度、血管形态和频谱多普勒血流阻力指数(RI)的测定,对良恶性的鉴别亦有一定的参考价值。

但是由于卵巢肿瘤结构的复杂性,单以物理特性的图像特征做出确切诊断有时是困难的。如囊肿内小片区域恶变易于漏诊,成分复杂的囊性畸胎瘤或粘连严重的炎性包块,又可因其回声复杂、轮廓不清而误诊为恶性。因此,超声诊断囊性卵巢肿瘤良恶性有一定的局限性。应结合有关临床资料综合分析,以提高其诊断率。

(邓又斌)

第五节 卵巢实性肿瘤

卵巢实性肿瘤主要包括上皮性肿瘤,生殖细胞肿瘤,性索间质肿瘤,其他类型及转移性肿瘤。卵巢良性实质性肿瘤有纤维瘤、平滑肌瘤、纤维上皮瘤、甲状腺瘤、卵泡膜细胞瘤等。恶性肿瘤有卵巢腺癌、内胚窦瘤、肉瘤、无性细胞瘤,睾丸母细胞瘤,绒毛膜上皮癌等。

一、卵巢纤维瘤

卵巢纤维瘤(fibroma of the ovary)是卵巢性索间质肿瘤中较常见的良性实质性肿瘤。病因尚不清楚。好发生于绝经期前后的妇女,多数为单侧,双侧占 10% 左右。1937 年由美国外科医生麦格(Meigs)首次报道,约 15% 的纤维瘤伴发腹腔积液、胸腔积液,故此三者称为麦格综合征(Meigs syndrome),切除肿瘤后,胸、腹腔积液即可自行消失。

【病理】

肿瘤多数为单侧,双侧占 10% 左右。中等大小,直径约 10cm,表面光滑,包膜完整,实质性质地较硬。多呈肾形、圆形或者少数呈分叶状,外观呈白色,切面见组织排列呈旋涡状、编织状结构。主要由梭形成纤维细胞和纤维细胞构成。

【临床表现】

1. 症状 纤维瘤生长较慢,早期瘤体较小时多无特殊症状。肿瘤增大至中等大小时,可出现下腹部不适感或腹胀感,一般无明显疼痛。瘤较大时可以出现压迫症状如尿频、尿急等。

2. 体征 盆腔可触及实质性、质地较硬的圆形或分叶状肿物,可活动,少数患者具有麦格综合征时伴胸、腹腔积液。这亦是卵巢纤维瘤的特征性表现。

【超声检查】

1. 二维超声图像特点 在子宫的一侧可见实质性肿物,形态呈圆形或分叶状,轮廓清晰,边界规整,有完整的包膜,内部呈实质性均匀低回声或中、高回声,后方有衰减。可伴腹腔积液和胸腔积液,即麦格综合征为其特点(图 16-31)。

2. 彩色多普勒超声特点 部分肿块无血流信号;部分肿块 CDFI 于近场可探及少许血流信号,远场因有衰减,常无血流显示。

【鉴别诊断】

卵巢纤维瘤应与以下几种肿瘤加以鉴别。

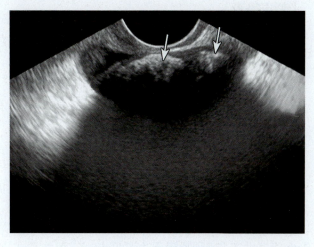

图 16-31 卵巢纤维瘤

卵巢实性肿块,内呈低回声伴多发钙化(箭头所示),后方回声明显衰减。

1. 子宫浆膜下肌瘤　与带蒂的浆膜下肌瘤或阔韧带肌瘤鉴别。子宫浆膜下肌瘤为子宫增大,形态不规整,瘤体向外隆起与子宫分界不明显,与子宫浆膜面有软组织蒂相连呈同步运动,而与卵巢相互分离。CDFI 可见子宫肌壁内彩色血流信号延伸至浆膜下肌瘤内。双侧卵巢显示正常。当较大带蒂的浆膜下肌瘤位于附件区推挤卵巢时,卵巢显示不清,易误认为是卵巢来源;卵巢纤维瘤与子宫有明显的分界和与子宫反向运动,无血流相通,内部回声均匀增强,后方衰减明显。

2. 卵泡膜细胞瘤　卵泡膜细胞瘤呈圆形,瘤体表面光滑,有完整的包膜,质地硬,类似纤维瘤,内部回声多呈均匀低回声,透声性良好,常表现后方回声轻度增强效应。该瘤病理苏丹Ⅲ染色可出现脂肪颗粒为其特点。

3. 内胚窦瘤　内胚窦瘤形态不规整,内部回声杂乱,常伴血性腹腔积液,血中查到浓度很高的甲胎蛋白,可资鉴别。

4. 实质性卵巢癌　肿瘤形态不规整,轮廓模糊,边界不规整,可中断,内部呈弥漫性回声杂乱,实质性回声中常伴不规则形无回声暗区,呈囊实混合性肿物,血运丰富。常与周围组织粘连。

二、卵巢癌

卵巢恶性肿瘤种类繁多,病理结构复杂,实质性卵巢癌(ovarian cancer)多为原发癌,约占 80%,其他为转移性癌。

(一) 原发性实质性卵巢癌

【病理】

原发性卵巢癌有卵巢腺癌、无性细胞瘤、未成熟畸胎瘤、内胚窦瘤、肉瘤、绒毛膜上皮癌等。肿瘤均呈实质性,瘤体较大者中心部坏死、液化而形成囊腔,破裂后可转移到盆腔直肠子宫陷凹、盆壁、腹膜和周围脏器,呈结节状并粘连,多伴有腹腔积液。

【临床表现】

卵巢癌属恶性肿瘤,病程进展快,短期内下腹部出现肿物,腹腔积液、腹胀、食欲缺乏、消瘦、贫血。出现恶病质面容,肿物压迫神经血管及周围组织浸润时出现腹痛、腰痛、下肢水肿及疼痛。

查体可发现子宫旁肿块,形态不规整,表面凹凸不平、质硬,如已向周围浸润可固定不活动,后穹窿及盆壁等处可扪及结节状肿物,有时与子宫粘连,包绕子宫成一体。

【超声检查】

1. 二维超声图像特点

(1) 肿瘤形态不规则,多样。

(2) 边缘回声不整或中断,厚薄不均或凹凸不平。

(3) 内部回声高低不均,杂乱无章,呈弥漫性分布的杂乱回声光点或融合成中、低回声性团块。

(4) 实质性肿物中心常可见不规则形液性暗区。

(5) 合并腹腔积液,盆腔内可见液性暗区,常伴细小回声点(图 16-32A)。

(6) 如有转移时,盆腔及腹腔内可见大量大小不等实质团块。

2. 彩色多普勒超声特点

(1) 瘤体的囊壁、囊内间隔上或实性部分内见丰富的血管树或血管网,血管分支复杂,结构异常,血管走行迂曲不规则,肿瘤周边可见点、条、树枝状或周围绕行血管。

(2) 多普勒频谱特点:肿瘤内可检测到高速低阻型动脉血流频谱,阻力指数(resistance index,RI)常小于 0.40(图 16-32B)。

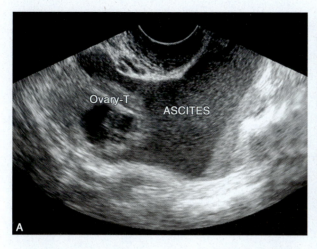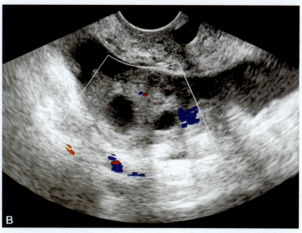

Ovary-T：卵巢肿瘤；ASCITES：腹腔积液。

图 16-32　原发性卵巢癌

A. 左附件区见囊实混合性肿物，边界模糊，形态不规整；腹腔内可见大量腹腔积液，内伴密集点状回声；B. 同一病例 CDFI 于实性部分可检出血流信号。

3. 超声造影特点

（1）快速不均匀高增强，呈团块状，以中央先增强为主。早增强早或晚消退。

（2）超声造影的时间-强度曲线（time-intensity curve，TIC）：卵巢癌的 TIC 上升支陡直，下降支缓慢，呈"速升缓降"型（视频 16-3）。

视频 16-3　卵巢癌超声造影声像图

【鉴别诊断】

1. 卵巢良性肿瘤　卵巢良性肿瘤与恶性肿瘤的鉴别上除其各自的声像图特点之外，还要密切结合临床表现加以鉴别（表 16-3）。

表 16-3　卵巢良、恶性肿瘤鉴别

鉴别点		良性	恶性
症状与体征	病程	长，进展缓慢	短，进展迅速
	查体	单侧，表面光滑活动	多为双侧，不规则固定
	腹腔积液	无腹腔积液	多有腹腔积液，血性
声像图特点	形态	多半圆形，规整	多样，不规整
	边缘	光滑、整齐	不整齐，厚薄不均，中断
	内部回声	均匀一致	高低不均、杂乱、有液性暗区
	血流信息	不丰富	丰富

2. 盆腔炎性肿块　当盆腔炎性肿块合并积脓形成盆腔脓肿时内部回声杂乱，包膜血流丰富，炎性肿块常有周围肠管粘连，边界不规则。患者多有腹痛、发热、白细胞计数升高的炎症表现病史。短期积极抗感染治疗后复查超声，炎性肿块应缩小，而肿瘤性包块抗感染治疗无好转。

（二）转移性卵巢癌

凡原发肿瘤的瘤细胞经淋巴管、血管或体腔侵入卵巢，形成与原发病类同的肿瘤，且二者没有解剖部位关系，则称为转移性卵巢癌。其来源较广泛，身体内任何部位的恶性肿瘤均可转移至卵巢，常见原发部位为胃肠道、乳腺、生殖器及泌尿道等。转移癌常为双侧，由胃肠道或乳腺转移到卵巢者称为库肯勃瘤（Krukenberg）瘤。

【病理】

转移性卵巢癌一般保持卵巢原形,呈肾形或长圆形,表面光滑或结节状,切面为实质性,半透明胶质样,部分肿瘤纤维间质呈纤维瘤样改变。可见大量弥漫性或集聚成团的印戒状腺癌细胞,散布于增殖的梭形卵巢间质细胞之间。细胞呈圆形或多角形,胞质丰富,有时含有大量黏液,因而胞体被胀大,胞核被挤压变扁推至一侧而形成典型的印戒状细胞。

【临床表现】

转移性卵巢癌多见于绝经前后妇女,因肿瘤常与周围脏器粘连,常见症状为腹痛、腹胀,下腹部有肿块,生长迅速。晚期可出现腹腔积液或伴胸腔积液,部分患者有不规则阴道流血,CEA 多呈阳性。

【声像图表现】

1. 二维超声图像特点

(1) 双侧卵巢增大,呈肾形或长圆形,边界清,轮廓清晰。
(2) 内部呈实质性不均质强弱不等回声,后部回声轻度衰减。
(3) 肿瘤内部出现坏死时,可见不规则形液性暗区。
(4) 有腹腔积液时常伴细小回声,多为血性(图 16-33A)。

2. 彩色多普勒超声特点

绝大部分肿瘤内部及周边可检出丰富血流信号,有学者发现转移性卵巢癌特征性的血流表现:一条主要的外周血管穿入卵巢肿块的中央,形成树枝状结构。将这一血管特征定义为"引领血管"(lead vessel),在近 1/3 的转移性卵巢癌中发现,而原发性肿瘤中只有 0.01% 出现该血管特征。引领血管的转移性卵巢癌均为实质性(图 16-33B)。

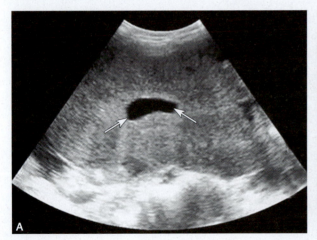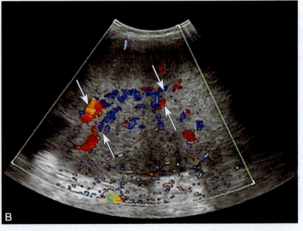

图 16-33　转移性卵巢癌

A. 附件区见实性为主肿物,回声均匀,其内见一液性暗区(箭头所示)。B. 同一病例 CDFI 可见一条主干血管呈树枝状,外周血管呈放射状分布(箭头所示)。

第六节　炎　性　包　块

盆腔炎性包块形成的基础是盆腔炎。盆腔炎指女性内生殖器及其周围的结缔组织炎,包括子宫、输卵管和卵巢的炎症。炎症可以局限于一个部位,也可几个部位同时发生。根据病程分急性和慢性盆腔炎。急性盆腔炎可以从炎性浸润、水肿、肿胀、渗出、粘连、形成包裹性积液、坏死积脓或脓性包块。如不及时治疗可进入慢性炎症过程,形成慢性炎症包块。

一、盆腔脓肿

盆腔脓肿（pelvic abscess）是指输卵管积脓（pyosalpinx）、卵巢脓肿（ovarian abscess），输卵管卵巢脓肿（tubo-ovarian abscess，TOA）以及急性盆腔腹膜炎与急性盆腔结缔组织炎（acute pelvic parametritis）所致的脓肿均属盆腔脓肿的范畴。

【病理】

输卵管受累时，发生输卵管炎，表现为充血、水肿、肿胀、增粗、渗出物多，由于输卵管的伞部及峡部因炎症而粘连、封闭，管腔内积脓、积液而形成腊肠形的包块。

卵巢受累时，发生卵巢周围炎或涉及卵巢实质，可引起多发性脓肿或输卵管积脓粘连穿通形成输卵管卵巢脓肿。此类脓肿位置较高，真正的盆腔脓肿，多半因输卵管内脓液流出沉积在直肠子宫陷凹处，或严重的盆腔腹膜炎和急性盆腔结缔组织炎时引起盆腔高度充血，血管广泛扭曲扩张，组织水肿，纤维渗出，大量脓性渗出物流入盆腔底部，形成较大的盆腔脓肿，其位置较低。

内生殖器结核病可引起渗出性盆腔腹膜炎及生殖器表面大量粟粒样结节，浆液性草绿色液体积聚于盆腔，也可粘连形成多个包裹性积液或发生干酪样坏死形成瘘管。

脓肿主要通过阴道、淋巴、血行或邻近脏器的炎症直接蔓延。

【临床表现】

急性盆腔炎形成脓肿时，患者高热、寒战、腹痛、阴道脓性分泌物多。妇科检查扪及盆腔包块、有波动感、触痛。如自然破裂大量脓液流入腹腔可引起严重腹膜炎、甚至败血症，也可以自发穿破阴道后穹窿排出，或破入直肠，脓液由肛门排出。

【超声检查】

急性和慢性盆腔炎性包块，其部位不同，声像图的特点亦有所差异。

1. 急性子宫内膜炎（acute endometritis）

（1）二维超声图像表现：子宫增大，内膜增厚，回声低。宫腔内大量积脓时，可出现无回声暗区伴大量密集细小回声点；急性宫体炎症时，肌壁间形成脓肿，回声不均，甚至形成弱回声小暗区，内有细小回声光点。

（2）彩色多普勒超声特点：内膜可见条形血管，宫壁可检出较丰富血流信号。

2. 急性输卵管炎、输卵管积脓、卵巢炎性积脓

（1）二维超声图像表现：在盆腔一侧或双侧可见不规则条索状低回声区，边界模糊。输卵管积脓时，呈现条索状或节段形低回声或液性回声区。如有输卵管合并卵巢积脓时，可见不规则囊实混合性杂乱低回声，边界不清（图16-34A，B）。

（2）彩色多普勒超声特点：于增粗的输卵管上可检出较丰富血流信号。如有输卵管合并卵巢积脓时，在形成囊性包块的囊壁上可检出血流信号（图16-34C，D）。

3. 急性盆腔结缔组织炎或急性盆腔腹膜炎脓肿　常见直肠子宫陷凹边界不清，内有点、条状中高回声，常伴游离液体，内有密集细小光点。

4. 输卵管积水　慢性盆腔炎常表现为输卵管积水，多为双侧性，呈现条索状、腊肠形或曲颈瓶样，如输卵管合并卵巢慢性炎症，盆腔可见多房性无回声暗区与周围组织粘连，边界不清，容易形成包裹性积液，内部呈杂乱混合性回声。

5. 盆腔结核（pelvic tuberculosis）　严重时常形成包裹性积液，呈多个不规则液腔，间隔增厚，有时可见点、块状强回声钙化灶。

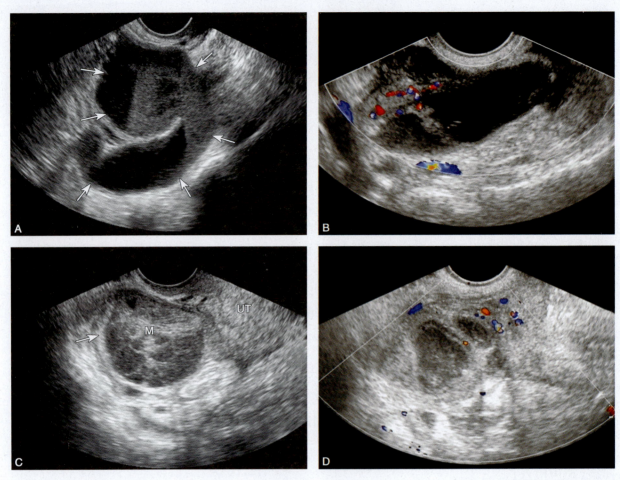

M:包块；UT:子宫。

图 16-34 输卵管积脓

A. 附件区见一腊肠形肿块（箭头所示），内伴不全分隔及密集点状回声；B. 同一病例 CDFI 分隔处可检出较丰富血流信号；C. 右附件区见一囊性包块，囊壁厚，边界较清，内伴较多分隔及密集点状回声，周边隐约可见正常卵巢组织结构（箭头所示）；D. 同一病例 CDFI 于囊壁及分隔出可检出血流信号。

【鉴别诊断】

盆腔炎引起的盆腔炎性包块，由于严重程度不同，部位不同，急、慢性阶段不同，其声像图的表现极为复杂。不典型病史和不典型声像图的盆腔炎性包块容易与下列疾病混淆，需加以鉴别。

1. **异位妊娠** 陈旧性异位妊娠有停经史，突然下腹痛，伴阴道流血，尿、血中 hCG 阳性，一般无发热。超声图像特点为：盆腔一侧附件区可见到囊实性或实性包块，形态不规整，CDFI 周边可检出血流信号。可伴有盆腔积液，内见细小回声光点。

2. **子宫内膜异位症** 卵巢出血形成血性囊肿，腹痛，伴有月经周期规律性腹痛，无感染炎症病史。超声图像特点为：盆腔的一侧或双侧可见圆形或椭圆形囊肿，边界清，壁较厚，可与周围组织粘连，内部呈弱回声并充满均匀的细小回声光点。

二、输卵管积水

输卵管积水（hydrosalpinx）为输卵管内膜炎引起输卵管伞端纤维渗出粘连闭锁，管腔内渗出液积聚而成。亦可为急性输卵管炎、腔内积脓，治疗不彻底演变为慢性过程，日久脓液吸收，液化呈浆液性，演变成输卵管积水。液体多积聚在壶腹部，远端膨大成腊肠形或曲颈瓶状。

【病理】

输卵管积水管壁因膨胀而变薄,透亮,表面光滑,组织学上输卵管内膜皱襞基本平坦,偶可在个别区域见小皱襞,称单纯性输卵管积水。有的皱襞相互粘连,形成许多小间隙,中间充有液体,称为滤泡型输卵管积水。也有多房型,但单房型多见。一般有纤维系膜样条索与盆腔腹膜粘连,也有游离状态,由于远端膨大较重,偶以近端(峡部)为轴发生输卵管积水扭转。

【临床表现】

输卵管积水临床症状不甚明显,多为下腹疼痛,腰痛、腰骶部酸痛,月经不调,白带多,继发不孕等。

妇科检查:子宫一侧或双侧可扪及增粗的输卵管呈条索状或囊性肿物,有压痛感,无粘连时可移动。

【超声检查】

二维超声图像表现:单侧或双侧附件区可见液性暗区,呈长椭圆形,形态不规整,壁薄而光滑,典型声像图为腊肠形、纺锤形或节段形,大量积水时呈曲颈瓶状。横切时不同部位管径大小不等(图16-35A,B)。

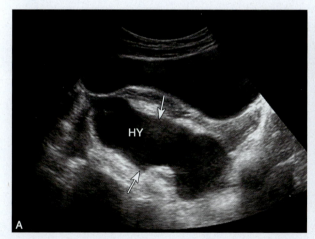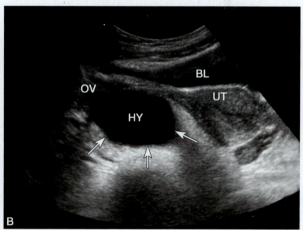

OV:卵巢;BL:膀胱;UT:子宫;HY:输卵管积水。

图 16-35 输卵管积水

A. 右附件区见囊性包块(箭头所示),囊壁光滑,内呈液性,长轴切面呈"腊肠形";B. 短轴切面见卵巢位于囊性包块(箭头所示)旁。

【鉴别诊断】

输卵管积水主要和卵巢非赘生性囊肿进行鉴别,包括卵巢滤泡囊肿、黄素囊肿、黄体囊肿等。

1. **非赘生性囊肿** 一般没有盆腔炎病史,单侧或双侧,单发或多发,囊性肿物边界清,呈圆形或椭圆形,壁光滑,形态规整,囊内清晰,后壁回声增高,卵泡囊肿在短期内可消失。

2. **黄素囊肿** 多见于葡萄胎或绒毛膜癌患者,常为双侧性,呈多房囊肿,表面分叶状,囊壁薄而光滑,大小不等,小者正常卵巢大小,大者直径可达8~10cm,随葡萄胎或绒毛膜癌的治疗而自行消失。

(史铁梅)

参考文献

［1］邓又斌,谢明星,张青萍.中华影像医学:超声诊断学卷.2版.北京:人民卫生出版社,2011.

［2］中国医师协会超声医师分会.中国妇科超声检查指南.北京:人民卫生出版社,2017.

［3］中国医师协会超声医师分会.中国超声造影临床应用指南.北京:人民卫生出版社,2017.

［4］PETER W CALLEN.妇产科超声学.5版.常才,戴晴,谢晓燕,主译.北京:人民卫生出版社,2010.

［5］邓又斌,李开艳,黎春蕾.超声诊断临床指南.3版.北京:科学出版社,2013.

［6］谢幸,孔北华,段涛.妇产科学.9版.北京:人民卫生出版社,2018.

［7］鲁红.妇科超声诊断与鉴别诊断.北京:人民军医出版社,2012.

［8］曹泽毅.中华妇产科学(临床版).北京:人民卫生出版社,2010.

［9］VRACHNIS N,SIFAKIS S,SAMOLI E,et al.Three-dimensional ultrasound and three-dimensional power Doppler improve the preoperative evaluation of complex benign ovarian lesions.Clin Exp Obstet Gynecol,2012,39(4):474-478.

［10］TWSTA AC,MANCARI R,DI LEGGE A,et al.The'lead vessel':a vascular ultrasound feature of metastasis in the ovaries.Ultrasound Obstet Gynecol,2008,31(2):218-221.

［11］CHEN CY,WU YC,YEN MS,et al.The power Doppler velocity index,pulsatility index,and resistive index can assist in making a differential diagnosis of primary ovarian carcinoma and Krukenberg tumors:a preliminary study.J Ultrasound Med,2007,26(7):921-929.

［12］曹泽毅.中华妇产科学.2版.北京:人民卫生出版社,2004.

［13］周永昌,郭万学.超声医学.4版.北京:科学技术文献出版社,2003.

［14］FLEISCHER AC,LYSHCHIK A,JONES HW,et al.Contrast-enhanced transvaginal sonography of benign versus malignant ovarian mass:preliminary findings.Ultrasound Med,2008,27(7):1011-1021.

［15］郑齐超,黎萍,汪迎晖,等.超声造影在卵巢肿瘤良恶性鉴别诊断中的意义.临床超声医学杂志,2011,13(5):301-303.

第十七章 产 科

随着超声技术的进步,超声在产科的临床应用取得了巨大发展。超声是确定宫内妊娠、明确胎儿数目、筛查胎儿结构畸形、评估生长发育、判断胎盘位置、评估羊水量、评价胎儿血流动力学异常不可或缺的影像学手段。绒毛活检、羊膜腔穿刺、脐血穿刺、胎儿宫内治疗等也需要借助超声引导完成。目前超声是产科最有价值的临床诊断工具。

第一节 正 常 妊 娠

妊娠(pregnancy)是胚胎和胎儿在母体子宫内生长、发育的过程。成熟卵子受精是妊娠的开始,胎儿及其附属物自母体娩出是妊娠的终止。

【胚胎龄的术语及推算】

1. **胎龄** 即受精龄,是胚胎发育的确切时间,一般来说除了通过辅助生殖技术受孕外,准确的胎龄是无法知道的,粗略估计是按末次月经推算的月经龄减2周,一个正常成熟胎儿的胎龄为38周(即266d)。

2. **月经龄** 从受孕前末次月经第一天算起,一个正常成熟胎儿的月经龄为40周(即280d)。

3. **妊娠龄或孕龄** 一般情况下与月经龄相同,临床上可通用。

【妊娠的解剖生理】

妊娠全过程共40周,临床上将其分为3个时期。①早期妊娠:妊娠13周末以前的妊娠;②中期妊娠:妊娠第14周至第27周末的妊娠;③晚期妊娠:妊娠第28周开始及其后的妊娠。

妊娠全过程非常复杂,是变化极其协调的生理过程。妊娠期间,在胎盘产生激素的参与下,母体、胎儿发生一系列的生理变化。

1. **子宫体** 随着胎儿的逐渐长大,胎盘及羊水的形成,子宫体也相应不断增大,子宫由非孕时(7~8)cm×(4~5)cm×(2~3)cm增大至妊娠足月时35cm×25cm×22cm;宫腔容积从非孕时5ml增加到足月时5 000ml,增加约1 000倍;子宫重量从非孕期70g增加到足月时1 100g,增加近20倍。宫体位置在妊娠12周后从盆腔上升到腹腔。

2. **子宫峡部** 非孕期长约1cm,随着妊娠子宫的增大逐渐变长、变薄,扩展成子宫下段,临产时长度达7~10cm。

3. **胎盘(placenta)** 附着于子宫壁上,由羊膜、叶状绒毛膜和底蜕膜构成。妊娠6~7周开始形成胎盘,妊娠8~9周开始,超声显示胎盘呈月牙状的高回声带围绕在妊娠囊周边,妊娠12周超声可清晰显示胎盘的轮廓。胎盘胎儿面到母体面依次为羊膜、绒毛膜、胎盘实质、基底膜(又称蜕膜板)。临床上通常依据绒毛膜板、胎盘实质、基底膜3部分的回声变化来进行胎盘分级,根据胎盘下缘位置与宫颈内口关系判断胎盘是否前置。

4. **羊水(amniotic fluid)** 羊水量随妊娠的发展不断增加,妊娠10周约30ml,妊娠20周时约350ml,36~38周时达高峰,为1 000~1 500ml,以后逐渐减少,足月时约为800ml。

在妊娠的不同发育阶段,羊水的来源也不同,早期妊娠时羊水主要是由母体血清经胎膜进入羊膜腔形成的透析液;中晚期妊娠时主要是胎尿排入羊膜腔。羊水的吸收有 3 条途径:胎儿吞咽羊水、胎儿体表吸收、胎盘和脐带表面羊膜吸收。

5. 脐带(umbilical cord)　脐带内含两条脐动脉和一条脐静脉,脐带一端连于胎儿腹壁脐轮,另一端与胎盘相连。足月胎儿脐带长度 40~60cm,平均 55cm,直径 1~2cm。

6. 胚胎(embryo)　受精卵着床后称为胚胎。卵子受精后 2 周,胚泡的内细胞团迅速分裂、分化发育形成羊膜囊、原始卵黄囊和胚盘,三者形成一个复合体,胚盘是胚胎的原基,滋养层、羊膜腔和卵黄囊为其提供营养和保护。受精后 3 周形成三胚层,以后逐渐分化形成胎儿的各器官。羊膜囊逐渐扩大,而卵黄囊逐渐萎缩,胚外体腔逐渐缩小。受精后第 3 周至 8 周末为胚期,至受精后第 8 周末,胚胎已具人形,头大约占整个胎体的 1/2,能辨出眼、耳、口、四肢,90% 器官系统已经建立,此期的胚胎对各种不良因素十分敏感,易发生各种畸形。受精后第 9 周至出生为胎儿期,是各器官进一步发育、成熟的时期,此期胎儿畸形发生率减少,但胚胎期形成的畸形逐渐表现出来。

(解丽梅)

第二节　超声检查方法及正常妊娠声像图

早期妊娠超声检查可采用经腹部超声检查或经阴道超声检查,腹部超声检查一般需要充盈膀胱,阴道超声检查可获得更高的图像分辨率。中晚期妊娠主要行腹部超声检查,一般不需要充盈膀胱,如需观察胎盘是否有前置时需要充盈膀胱。

一、早期妊娠

【正常早期妊娠声像图】

1. 妊娠囊(gestational sac)　正常妊娠囊位于宫腔中上段,是超声最早发现的妊娠标志,经阴道超声,妊娠 4 周左右可见,表现为宫腔内圆形或椭圆形的无回声区,无回声区周边为完整的高回声环,高回声环厚度≥2mm,是妊娠囊绒毛的回声,随着妊娠囊的增大,形成特征性的"双环征"。

2. 卵黄囊(yolk sac)　卵黄囊是妊娠囊内能够发现的第一个解剖结构,胚胎学上称为继发卵黄囊,声像图上表现为小环状,中央为无回声,囊壁薄,呈细线状回声,可见细长的卵黄囊蒂附着胚胎。正常妊娠 5~10 周可见到卵黄囊,直径一般<6mm(图 17-1)。

3. 胚芽　在妊娠囊无回声区内可见豆芽状的光团,为胚胎始基,通常妊娠 6 周可见胚芽。胚芽长度测量应显示其最大长轴,测量冠-臀长,卵黄囊及肢体不包含在内。妊娠 7~8 周,长出上、下肢芽,8 周时胚胎初具人形。第 9 周,由于肠袢生长迅速而腹腔容积相对较小,可出现明显的生理性中肠疝,表现为脐带根部的小包块,直径不超过 7mm。妊娠第 10 周,胚胎已具人形,第 11~12 周生理性中肠疝退回腹腔,妊娠 12 周后胎头颅骨光环显示清晰。

4. 羊膜(amnion)　羊膜是一层薄薄的膜,将包含胎儿的羊膜腔与胚胎外细胞和卵黄囊分开。在妊娠 12 周之前的大多数妊娠

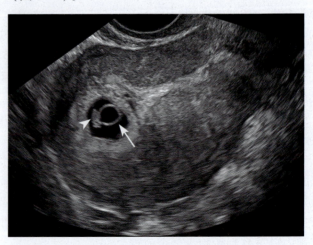

长箭头:卵黄囊;短箭头:胚芽。

图 17-1　卵黄囊图像

中可以看到羊膜。羊膜内的腔称为羊膜腔。一般在妊娠 12~16 周羊膜与绒毛膜全部融合,绒毛膜腔消失,羊膜不再显示。

5. 胎心(fetal heart)　于妊娠 6 周末在胚芽内见节律的胎心跳动,频率为 120~180 次/min,即原始心管的搏动,是早期胚胎存活的重要标志。

6. 胎动(fetal movement)　妊娠第 7 周时可见胚芽蠕动,8~9 周开始见四肢典型活动,12 周胎动活跃,表现为各部位的活动。

7. 胎盘(placenta)　妊娠 8~9 周超声显像可见胎盘,位于妊娠囊周边,其回声均匀且比宫壁回声高。

8. 胎儿颈后透明层厚度(nuchal translucency,NT)　NT 是妊娠早期胎儿颈部皮下积液的超声表现。NT 增厚反映胎儿可能存在染色体或者结构异常。NT 测量标准:

（1）冠-臀长在 45~84mm,相当于妊娠 11~13^{+6} 周进行测量。

（2）应获得胎儿正中矢状切面。

（3）放大图像,应使胎儿头部和胸部占据整个屏幕。

（4）胎儿应处于自然姿势,无过度后仰及前屈。

（5）测量 NT 的最宽部分,且垂直于皮肤强回声带。

（6）测量时应将游标内缘置于无回声 NT 外缘(图 17-2)。

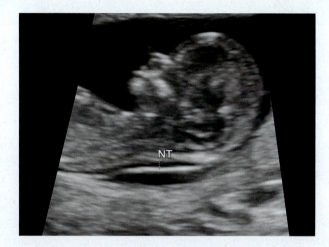

图 17-2　NT 测量

二、中晚期妊娠

(一)胎儿头颅

由于胎儿体位影响,对胎儿头颅的超声检查主要采用横切面。胎头的颅骨显示为椭圆形光环,光环内实质回声为脑组织,中间可见条状光带为脑中线结构的回声。因头颅各结构不同,自头端向下有几个不同典型平面。

1. 侧脑室水平横切面　此切面上,颅骨光环呈椭圆形,侧脑室前角之间有透明隔腔,侧脑室体部充满高回声脉络丛,侧脑室后角呈无回声,在侧脑室最宽处,垂直于侧脑室内侧壁测量侧脑室宽度,整个孕期侧脑室宽度正常值<10mm。

2. 丘脑平面　侧脑室水平横切面平行向下即可显示,此平面要清楚显示透明隔腔、两侧丘脑及裂隙样第三脑室(图 17-3),是测量双顶径、头围的标准平面。

3. 小脑横切面　在颅后窝内见蝴蝶状对称的两侧小脑半球,两侧小脑半球中间有高回声的蚓部相连。

(二)胎儿颜面部

1. 双眼眶水平横切面　显示双眼眶及眼内结构。

2. 颜面部正中矢状切面　显示胎儿面部侧面轮廓线,显示前额、鼻骨、上唇、下唇、下颌。

3. 鼻唇冠状切面　显示鼻尖、两侧鼻孔及上唇。

(三)胎儿脊柱

矢状切面上胎儿脊柱为两条排列整齐的串珠状平行强回声带,骶尾部略向后翘,最后融合在一起,两强回声带之间为椎管,其内有脊髓(图 17-4)。侧动探头在近腹侧的冠状切面上可显示整齐排列的 3 条平行强回声带,中间为椎体回声,两侧为椎弓骨化中心。脊柱横切面呈 3 个分离的圆形或短棒

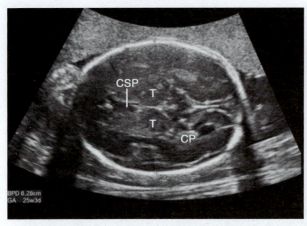

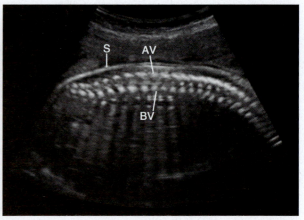

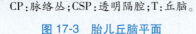
CP:脉络丛;CSP:透明隔腔;T:丘脑。

AV:椎弓;BV:椎体;S:皮肤。

图 17-3 胎儿丘脑平面

图 17-4 胎儿脊柱纵切图像

状强回声,为 2 个椎弓及 1 个椎体的骨化中心,2 个后骨化中心向后逐渐靠拢。

(四)胎儿胸部

1. 肋骨 在胸椎部位与脊柱成角的半圆形光环,如篱笆样的为肋骨的声影。

2. 肺 肺脏位于胎儿心脏两侧,孕中期超声检查可清楚显示胎肺,呈均匀中等回声,随孕周增大,肺脏回声逐渐增强。

3. 心脏 胎儿心脏几乎与胎儿躯干垂直,超声扫查胎儿心脏有以下几个重要切面:

(1)四腔心切面:胎儿横膈之上横切胸腔可获得四腔心切面。在胎儿四腔心切面上显示:心脏主要位于左侧胸腔内,心尖指向左前方,心/胸比值(心脏面积/胸腔面积比值)正常值 0.25~0.33。心轴(沿房间隔与室间隔长轴方向的连线与胎儿胸腔前后轴线之间的夹角)正常值 45°±20°。两个心房大小基本相等,两个心室大小也基本相等。

(2)左心室流出道切面:探头声束在心尖四腔心切面显示后,朝胎儿头侧方向倾斜即可获得左心室流出道切面。该切面显示主动脉前壁与室间隔连续,主动脉后壁与二尖瓣前叶连续。

(3)右心室流出道切面:在显示心尖五腔心切面后,探头声束朝胎儿头侧略倾斜,即可显示右心室流出道、肺动脉瓣及肺动脉长轴切面。

(五)胎儿腹部

1. 胃 位于左上腹腔,形状及大小随胎儿吞咽羊水的量而变化,如果胃腔显示不清楚,应在 30~45min 后复查。

2. 肝脏 位于膈肌下方右侧,是胎儿腹内最大的实质性脏器,肝脏实质回声均匀,可见肝静脉、门静脉、脐静脉。

3. 胆囊 正常情况下位于脐静脉右侧,且与脐静脉宽度相似。

4. 肠道 正常情况下,晚期妊娠时结肠内径<20mm,小肠内径<7mm。

5. 肾脏 位于脊柱两侧,矢状切面呈蚕豆形,横切面呈圆形,皮质与髓质回声低,中间集合系统回声稍高。

6. 膀胱 位于盆腔,呈圆形或椭圆形无回声区,膀胱充盈不良或过度充盈时应在 30~45min 后复查。膀胱两侧各见一条脐动脉向腹壁方向走行,并与脐静脉共同走行于脐带中。

(六)四肢

超声可观察股骨、肱骨、胫腓骨、尺桡骨等四肢骨骼。超声检查胎儿四肢时应遵循一定的顺序进行,如果发现胎儿手、足姿势异常,应注意观察手或足是否受到子宫壁、胎盘或胎体的压迫。

(七)胎儿外生殖器

在妊娠中期判断胎儿性别较为准确,在适当羊水量及适当胎儿体位时可显示胎儿外生殖器,男性胎儿外生殖器可显示阴囊及阴茎,女性胎儿外生殖器可显示大阴唇及小阴唇。根据我国法律,禁止非医学需要的胎儿性别鉴定。

(八) 胎盘

正常妊娠胎盘超声图像在妊娠 8~9 周可显示,可观察其胎盘位置、大小、成熟度。

1. 胎盘厚度　正常厚度为 2~4cm,一般不超过 5cm。

2. 胎盘位置　正常胎盘位于宫体部位,可位于宫底部,也可位于前壁、后壁或侧壁。胎盘具有向营养生长的特性,因此中期妊娠时胎盘下缘位置偏低时需要复查,妊娠 28 周后才能做出前置胎盘的诊断。

3. 胎盘成熟度　超声检查按绒毛膜、胎盘实质、基底膜的回声变化来进行胎盘成熟度分级(表17-1),临床上按胎盘分级来估测胎盘功能和胎儿成熟度。

表 17-1　胎盘成熟度分级

类别	0 级	Ⅰ 级	Ⅱ 级	Ⅲ 级
绒毛膜	直面平坦	稍有波状	出现切迹并伸入胎盘实质内,未达到基底膜	切迹深达基底膜
胎盘实质	均匀分布细密点状回声	出现散在点状强回声	出现逗点状强回声	出现环状回声和不规则的点状及团状强回声
基底膜	分辨不清	无回声	出现线状排列的点状强回声,长轴与胎盘长轴平行	粗大强回声

(九) 羊水

羊水超声图像为无回声区,羊水量的超声测量方法包括:

1. 最大羊水池垂直深度(maximum vertical pocket,MVP)　声束平面与水平面垂直,测量宫腔内羊水最深处无回声区,测量线内不应有胎体或脐带。正常值:2cm<MVP<8cm。

2. 羊水指数(amniotic fluid index,AFI)　以母体脐部为中心,划分 4 个象限,声束平面与水平面垂直,分别测量每个象限内 MVP,4 个 MVP 的总和即为 AFI。正常值:8cm<AFI<25cm。

(十) 脐带

脐带呈一条绳索状结构,脐动脉围绕脐静脉螺旋状走行,横切面见"品"字形排列的血管,较粗的血管为脐静脉。彩色血流可见红蓝相交的索带状。孕早期脐动脉舒张期血流缺失,在妊娠 12~14 周后开始出现舒张期血流。舒张末期血流消失或反向是胎儿-胎盘循环严重不足的特征性频谱表现,提示胎儿宫内严重缺氧。

(十一) 子宫畸形、盆腔肿物合并妊娠

1. 子宫畸形合并妊娠

(1) 双子宫合并妊娠:一侧子宫妊娠,另一侧子宫呈实性均质回声,宫腔内见增强的蜕膜回声,可以与其他实质性肿块相鉴别。随着孕周增大,妊娠侧子宫增大,另一侧增大不明显。

(2) 纵隔子宫合并妊娠:不全纵隔子宫于宫腔内可见连接于子宫前后壁的低回声带,动态扫查过程可显示两侧宫腔移行图像。完全纵隔子宫随着妊娠的进展,非妊娠侧子宫宫腔可显示不清。

2. 盆腔肿物合并妊娠

(1) 子宫肌瘤合并妊娠:较为常见,子宫肌瘤可以发生在子宫的任何部位,以肌壁间肌瘤多见,回声与未妊娠时相似,呈低或中等回声,圆形或椭圆形。子宫肌瘤在妊娠期易发生红色变性,肌瘤体积增大,回声减弱,有压痛。患者有腹痛症状。

(2) 卵巢肿物合并妊娠:超声检查于妊娠子宫上方、侧方或后方,显示囊性、实性或囊实混合性肿物。

(解丽梅)

第三节　胎儿生长发育的观测

超声是估计胎儿孕龄、评估胎儿生长发育情况的重要方法,胎儿的超声测量指标有很多,如冠-臀长(crown-rump length,CRL)、双顶径(biparietal diameter,BPD)、头围(head circumference,HC)、腹围(abdomen circumference,AC)、股骨长度(femur length,FL)、肱骨长度、小脑横径等。

一、孕早期妊娠龄的估计

辅助生殖技术(assisted reproductive technology,ART)受孕者,使用 ART 衍生的孕龄来计算预产期。妊娠 10^{+0} ~ 13^{+6} 周应用超声测量 CRL 是估计孕龄最可靠的方法。CRL 需要在标准切面上进行测量,即胎儿正中矢状切面,放大图像,使胎儿占屏幕大部分,胎儿呈水平自然仰卧姿势,超声束尽量与胎儿长轴垂直,在此切面测量头臀间最大距离即为 CRL(图 17-5)。如果孕早期未进行超声检查,无法应用 CRL 估计孕龄,则妊娠 14^{+0} ~ 24^{+0} 周可以使用头围或股骨长度来估计孕龄,二者需一致。24 周以上超声测量值用于估计胎儿大小,而不用于估计孕龄。

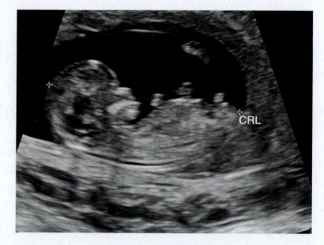

图 17-5　冠-臀长测量

二、孕中晚期妊娠胎儿超声测量

(一) 双顶径

双顶径是一项常用指标,测量标准切面为胎头横切时的丘脑平面。测量方法多采用测量近侧颅骨外缘至远侧颅骨内缘间的距离。在妊娠 12~28 周,双顶径测量较准确,孕晚期双顶径测值因受胎儿体位或入盆等因素影响,会出现较大偏差(表 17-2)。

表 17-2　胎儿头围(HC)、双顶径(BPD)、股骨长度(FL)、腹围(AC)正常测值

孕周	HC/mm			BPD/mm			FL/mm			AC/mm		
	5th	50th	95th	5th	50th	95th	5th	50th	95th	5th	50th	95th
14^{+0} ~ 14^{+6}	102	110	118	28	31	44	14	17	19	80	90	102
15^{+0} ~ 15^{+6}	111	120	129	31	34	37	17	19	22	88	99	112
16^{+0} ~ 16^{+6}	120	130	140	34	37	40	19	22	25	96	108	122
17^{+0} ~ 17^{+6}	130	141	152	36	40	43	21	24	28	105	118	133
18^{+0} ~ 18^{+6}	141	152	164	39	43	47	24	27	30	114	128	144
19^{+0} ~ 19^{+6}	151	163	176	42	46	50	26	30	33	123	139	156
20^{+0} ~ 20^{+6}	162	175	189	45	49	54	29	32	36	133	149	168
21^{+0} ~ 21^{+6}	173	187	201	48	52	57	32	35	39	143	161	181
22^{+0} ~ 22^{+6}	184	198	214	51	56	61	34	38	42	153	172	193
23^{+0} ~ 23^{+6}	195	210	227	54	59	64	37	41	45	163	183	206
24^{+0} ~ 24^{+6}	206	222	240	57	62	68	39	43	47	174	195	219

续表

孕周	HC/mm			BPD/mm			FL/mm			AC/mm		
	5th	50th	95th	5th	50th	95th	5th	50th	95th	5th	50th	95th
25+0~25+6	217	234	252	60	66	71	42	46	50	184	207	233
26+0~26+6	227	245	264	63	69	75	44	48	53	195	219	246
27+0~27+6	238	256	277	66	72	78	47	51	55	205	231	259
28+0~28+6	248	267	288	69	75	81	49	53	58	216	243	272
29+0~29+6	257	277	299	72	78	85	51	56	60	226	254	285
30+0~30+6	266	287	309	74	81	88	53	58	63	237	266	298
31+0~31+6	274	296	319	77	83	90	55	60	65	246	277	310
32+0~32+6	282	304	328	79	86	93	57	62	67	256	287	322
33+0~33+6	288	311	336	81	88	96	59	64	69	265	297	334
34+0~34+6	294	317	342	83	90	98	61	66	71	274	307	345
35+0~35+6	299	323	348	85	92	100	63	68	73	282	316	355
36+0~36+6	303	327	353	86	94	102	64	69	74	289	324	364
37+0~37+6	306	330	356	87	95	103	66	71	76	295	332	372
38+0~38+6	308	332	358	88	96	104	67	72	77	302	339	380
39+0~39+6	309	333	359	89	97	105	68	73	78	307	345	387

注:5th,50th,95th 分别表示第 5,第 50,第 95 百分位数。

（二）头围

头围的测量平面为胎头横切时的丘脑平面（同双顶径测量平面）。测量方法:沿胎儿颅骨外缘测量头围长度,或测量枕额径及双顶径后按公式:头围=（双顶径+枕额径）×1.62 进行计算（表 17-2）。

（三）腹围

腹围测量平面为胎儿腹部最大横切面,腹部呈圆形或椭圆形,胎儿胃与胎儿肝内脐静脉 1/3 段及门静脉窦同时显示。测量方法:沿腹壁皮肤外缘测量腹围长度,或在腹围平面上测量前后径及横径后按公式:腹围=（前后径+横径）×1.57 进行计算（表 17-2）。

（四）股骨长度

股骨长度的测量平面为:从股骨外侧扫查,声束与股骨长径垂直,显示股骨长轴切面。测量方法:股骨两端斜面中点间的距离（表 17-2）。

（五）其他

1. 肱骨长度　测量方法与股骨长度的测量相似。

2. 小脑横径　在小脑横切面测量小脑最大横径外缘。

小脑横径随孕周而增长,在妊娠 24 周前,小脑横径（以 mm 为单位）约等于孕周,妊娠 20~38 周平均每周增长 1~2mm,38 周后增长缓慢,平均每周增长 0.7mm。

估测胎儿体重:根据超声测量的胎儿多项生物学测量指标如胎儿 BPD、HC、AC、FL 等,经统计学处理,可计算出胎儿的体重。目前多数超声诊断仪均配有胎儿生长发育评估软件,输入超声生物测量值后即可获得估测胎儿体重。

三、胎儿生理功能的观察

1980 年 Manning 和 Platt 利用胎儿超声和电子监护仪检测胎儿宫内缺氧和酸中毒情况,胎儿生物物理评分满分为 10 分,10~8 分无急慢性缺氧,8~6 分可能有急或慢性缺氧,6~4 分有急或慢性缺氧,4~2 分有急性伴慢性缺氧,0 分有急慢性缺氧(表 17-3)。

表 17-3 胎儿生物物理评分表

指标	2分(正常)	0分
无应激试验(20min)	≥2 次胎动伴胎心加速 ≥15 次/min,持续 ≥15s	<2 次胎动,胎心加速<15 次/min,持续 <15s
胎儿呼吸样运动(30min)	≥1 次,持续 30s 以上	无;或持续<30s
胎动(30min)	≥3 次躯干和肢体活动(连续出现计 1 次)	≤2 次躯干和肢体活动
肌张力	≥1 次躯干和肢体伸展复曲;手指摊开合拢	无活动;肢体完全伸展;伸展缓慢,部分复曲
羊水量	羊水池垂直深度≥2cm	无;或羊水池垂直深度<2cm

(解丽梅)

第四节 异 常 妊 娠

超声是判断胎儿数目、妊娠位置、胚胎及胎儿是否存活的主要方法,本节主要围绕多胎妊娠、异位妊娠、流产等异常妊娠情况进行阐述。

一、多胎妊娠

多胎妊娠(multiple pregnancy)指一次妊娠中有多个胎儿在宫内生长,其中以双胎妊娠多见,约占所有妊娠的 1%,三胎少见,四胎以上极为罕见。

【病理】

多胎妊娠时并发症较多,其围生儿死亡率高达 10%~20%,属于高危妊娠范畴。早期诊断对围生期监护有很大帮助,目前超声检查是一个重要手段。

多胎妊娠的类型:多胎妊娠可由两个或两个以上卵子同时受精,也可由一个受精卵分裂而形成。以双胎为例,来自一个受精卵的双胎称单卵双胎,来自两个受精卵的双胎称双卵双胎。约 2/3 的双胎为双卵双胎,与种族、家族和地区等有一定关系;1/3 的双胎为单卵双胎,与遗传、环境等因素无明显关系。

1. 双卵双胎 由两个卵子分别受精而形成。两个胎儿拥有各自的遗传基因,胎儿性别可以相同,也可以不同。两个胎儿各自拥有自己的胎盘,两个胎盘也可融合在一起,形似一个胎盘,但胎盘血液循环完全独立。两个羊膜囊间中隔为 4 层,包括 2 层羊膜及 2 层绒毛膜,为双绒毛膜囊双羊膜囊双胎。

2. 单卵双胎 由一个受精卵分裂后形成两个胎儿。两个胎儿具有相同的基因、相同的性别。只有在胚胎发生的最早阶段才有可能形成单卵双胎,即从卵裂到原条出现这一阶段,具有全能分化潜能的细胞群发生分离,每份发育成一个胚胎。两个全能细胞群分离的时间不同,单卵双胎形成的绒毛膜囊及羊膜囊数目也不同(图 17-6):

(1) 受精后第 4d 前分离:即在胚泡形成前分离,则形成双绒毛膜囊双羊膜囊双胎。此种类型约占单卵双胎的 25%。

(2) 受精后第 4~7d 分离:即在胚泡已形成而羊膜尚未形成阶段分离,则形成单绒毛膜囊双羊膜囊双胎。此种类型约占单卵双胎的 75%。

(3) 受精后第 8~12d 分离:即在羊膜囊已形成后分离,则形成单绒毛膜囊单羊膜囊双胎。此种

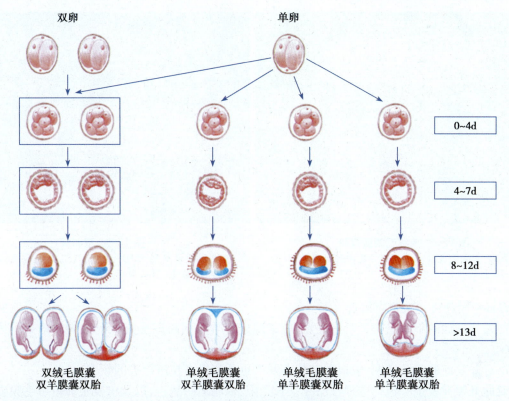

图 17-6　双胎妊娠类型示意图

类型少见,约占单卵双胎的 1%。

（4）受精后第 13d 后胚盘分离不完全,则形成联体双胎。

【临床表现】

早期妊娠时子宫较同期单胎妊娠略大,孕 24 周后大多数孕妇子宫较单胎妊娠同期为大。由于子宫过度膨胀,妊娠常不能维持至足月,因此早产发生率较高,贫血、妊娠高血压综合征也常出现。

【超声检查】

1. 双胎妊娠孕周的判断　双胎妊娠应在冠-臀长（CRL）测量值为 45~84mm 时核实孕周（即孕周为 11~13^{+6} 周）,自然妊娠的双胎应以其中较大胎儿的冠-臀长测值估算孕周。经体外受精的双胎妊娠应通过取卵日或胚胎移植日期估算孕周。

2. 双胎妊娠绒毛膜性和羊膜性的判断

（1）绒毛膜性应在孕 13^{+6} 周前确定。

（2）妊娠 6~10 周可通过计数妊娠囊数目判断绒毛膜囊数目,妊娠囊个数等于绒毛膜囊数量（图 17-7）。

（3）妊娠 10~14 周,可观察两胎儿间分隔膜与胎盘交界处膜的厚度,是 T 征或 λ 征。如果分隔膜与胎盘交界处呈"λ"征,称为"双胎峰",提示双绒毛膜囊双羊膜囊双胎（图 17-8）;分隔膜与胎盘交界处显示为"T"征,提示单绒毛膜囊双羊膜囊双胎;两胎儿间无分隔膜,仅有一个胎盘者提示单绒毛膜囊单羊膜囊双胎。

（4）妊娠中晚期判断绒毛膜性的准确性下降。

3. 双胎妊娠超声监测

（1）无并发症的双绒毛膜囊双胎妊娠:应常规进行孕早期超声检查、孕中期详细的超声检查,并

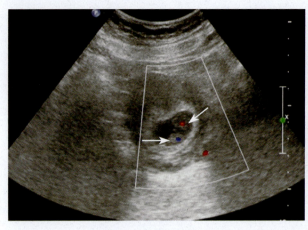

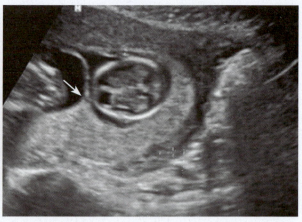

图 17-7　单绒毛膜囊双胎

妊娠 7 周,宫腔内见 1 个妊娠囊,囊内可见两个胚芽(箭头所示)。

图 17-8　双胎峰

双绒毛膜囊双胎之间分隔膜与胎盘交界处呈"λ"征,即双胎峰(箭头所示)。

在之后的每 4 周进行一次超声检查。

（2）无并发症的单绒毛膜囊双胎妊娠:应常规进行孕早期超声检查,孕 16 周后每 2 周进行一次超声检查。

（3）有并发症的双胎妊娠:应根据其状态及严重程度提高超声检查的频率。

4. 双胎妊娠并发症　包括选择性胎儿生长受限、双胎之一死亡,以及仅发生在单绒毛膜囊双胎妊娠的并发症:双胎输血综合征(twin-twin transfusion syndrome,TTTS),贫血-多血质序列征(twin anemia-polycythemia sequence,TAPS),双胎反向动脉灌注序列征(twin reversed arterial perfusion sequence,TRAP),单绒毛膜囊单羊膜囊双胎妊娠及联体双胎等,本节仅简单介绍几种双胎妊娠并发症。

（1）双胎之一死亡:双胎之一死亡可以发生在任何孕周。

超声声像图表现:①双胎之一无心脏搏动。如能显示股骨或肱骨,可根据其测量数值来估计胎儿死亡时间。②胎儿已形成,如未骨化则胎儿组织水分与羊水被吸收后,死亡胎体被压扁成"纸样儿"。

单绒毛膜囊双胎之一宫内死亡后,另一存活胎儿可能因为部分循环血液流向死亡胎儿导致其发生严重低血压,从而导致胎儿大脑及其他器官的灌注不足,甚至导致大脑损伤或死亡。

（2）双胎输血综合征:TTTS 是双胎妊娠的一种严重的并发症,发生于 10%~15% 的单绒毛膜囊双胎。由于胎盘血管吻合连接两个胎儿血液循环,当单绒毛膜囊双胎发生血流动力学与羊水量的失衡时,这些胎儿有发生 TTTS 的风险。TTTS 两个胎儿中的供血儿由于循环血量减少而出现贫血、血压低、心脏小和羊水过少等;受血儿血容量增加,出现血压升高、心肌肥厚、心脏扩大、排尿量增加、羊水过多等。如果不予治疗,TTTS 胎儿围生期死亡率高达 80%。

超声诊断 TTTS 主要根据是单绒毛膜囊双胎伴有羊水过少/羊水过多序列。①单绒毛膜囊双胎是诊断 TTTS 的前提。②羊水容量的差异:受血儿羊水过多,即最大羊水池垂直深度>8cm;供血儿羊水过少,即最大羊水池垂直深度<2cm,严重时供血儿可贴附于子宫壁或胎盘。③两胎儿常表现为大小不一致,但不是必要诊断依据。

（3）联体双胎:只发生于单绒毛膜囊单羊膜囊双胎妊娠中,在受精后第 13 天胚盘不完全分离而形成联体双胎。超声见胎儿身体的紧密连接与固定,胸腹部联体较常见,通常可见联合的肝脏、心脏等(图 17-9)。

二、异位妊娠

受精卵在子宫体腔以外着床称为异位妊娠(ectopic pregnancy),习惯称为宫外孕。异位妊娠发病率为 2%~3%,是妇产科常见急腹症之一。

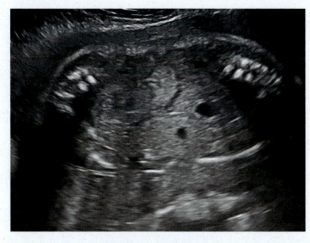

图 17-9 联体双胎

按照受精卵着床位置的不同,可分为输卵管妊娠、卵巢妊娠、腹腔妊娠、宫颈妊娠、剖宫产切口部妊娠、阔韧带妊娠、子宫残角妊娠等。

(一)输卵管妊娠

【病理】

输卵管妊娠(tubal pregnancy)是指受精卵在输卵管管腔内种植并发育。其为最常见的异位妊娠,占 95% 左右。壶腹部妊娠最多见,约占 78%,其次为峡部、伞部,间质部较为少见。

输卵管妊娠结局:

1. **流产型** 多见于输卵管壶腹部妊娠,发病多在妊娠 8~12 周。妊娠囊在输卵管内生长,受精卵因输卵管壁薄,血供差而生长不良,受精卵落入输卵管管腔内并进入伞端而被排入腹腔。如完全流产,出血一般不多;如不全流产可反复出血,形成输卵管血肿或输卵管周围血肿。血液积聚在盆腔则形成盆腔血肿。

2. **破裂型** 多见于输卵管峡部妊娠,发病多在妊娠 6 周左右。妊娠囊在输卵管内生长发育时,绒毛向管壁方向侵蚀肌层及浆膜层,最终穿破肌层而破裂,短期内可发生大量腹腔内出血,也可反复出血,在盆腹腔内形成血肿。输卵管间质部妊娠少见,因管腔周围肌层较厚,血供较丰富,一旦破裂则症状极为严重。

3. **输卵管内胚胎停止发育并吸收** 临床上易被忽略,需要依靠检测血 hCG 进行诊断。

4. **继发腹腔妊娠** 输卵管妊娠流产或破裂后,一般囊胚从输卵管排出到腹腔内或阔韧带内,多数死亡;偶尔存活者,若存活胚胎的绒毛仍附着在原位或附着于腹腔的任何部位后继续生长,形成腹腔妊娠(abdominal pregnancy)。

5. **陈旧性宫外孕** 输卵管妊娠流产或破裂,长期反复内出血形成盆腔血肿,血肿机化变硬与周围组织粘连,临床上称为陈旧性宫外孕。

【临床表现】

1. **症状**

(1)停经史:多有 6~8 周停经史,20%~30% 的患者无明显停经史。

(2)腹痛:占 95%,是输卵管妊娠患者的主要症状。

(3)阴道出血:占 60%~80%,胚胎死亡后常有不规则阴道流血,一般不超过月经量。

(4)晕厥与休克:由于腹腔急性内出血及剧烈疼痛,轻者出现晕厥,严重者出现失血性休克。

2. **体征**

(1)一般情况:腹腔内出血较多时,呈贫血貌。大量出血时,患者出现面色苍白,脉快而细弱、血压下降等休克表现。

(2)腹部检查:下腹部有压痛及反跳痛,随病情发展可遍及全腹,出血较多时,叩诊可有移动性浊音。

(3)盆腔检查:子宫可略大,阴道内常有少量血液,宫颈有时可见紫蓝着色。输卵管妊娠流产或破裂者,阴道后穹窿饱满,有触痛。宫颈可有抬举痛,出血多时子宫有漂浮感,盆腔可以触及包块。后穹窿穿刺抽出暗红色不凝血液,说明有血腹症存在。

(4)hCG 测定:尿或血 hCG 测定对异位妊娠的诊断非常重要,99% 以上异位妊娠患者 hCG 阳性,异位妊娠时 hCG 水平较宫内妊娠低。hCG 值有助于对未知部位妊娠进一步明确诊断,若 hCG ≥

3 500U/L,则应怀疑异位妊娠存在。

【超声检查】

疑诊输卵管妊娠者可经腹部或经阴道超声进行检查,经阴道超声检查准确性更高。输卵管妊娠由于种植部位的差异,有多种转归,声像图表现多种多样。

1. **宫腔内无妊娠囊**　子宫稍增大,子宫内膜增厚,回声增强,宫腔内无妊娠囊,有宫腔出血时,宫腔少量积血为液性暗区,周边的蜕膜回声稍高似妊娠囊,称"假妊娠囊",需要与真妊娠囊鉴别。

2. **附件区包块**　输卵管妊娠的不同时期有不同图像。

(1) 附件区见类似妊娠囊的环状回声,经阴道超声可显示环状回声位于子宫旁、卵巢外,如其内见胚芽和胎心搏动,可确诊为输卵管妊娠(视频 17-1)。

输卵管间质部妊娠超声表现为:宫腔内无妊娠囊,宫角一侧向外突出包块(视频 17-2),内见妊娠囊,囊内可见胚芽或胎儿,囊周可见薄层子宫肌层组织,囊外上方肌层不完整,也可因反复出血而形成中低混合回声包块。

视频 17-1　输卵管妊娠(未破裂型)
附件区见类似妊娠囊的环状回声,其内见胚芽及胎心搏动。

视频 17-2　右侧输卵管间质部妊娠

(2) 输卵管妊娠流产或破裂后出血,可在宫旁见形态不规则、边界模糊的中低混合回声包块(图 17-10),有时包块内仍可见类妊娠囊样环状回声,盆腹腔可见积液。

(3) 陈旧性宫外孕表现为宫旁见边界模糊的不规则实性包块,包块内呈中等或高回声,盆腔可见少量积液。

【鉴别诊断】

1. **黄体破裂**　多无闭经史,多发生在月经周期的后期,血及尿 hCG 为阴性。声像图见子宫正常大小,宫腔内无特殊改变,卵巢内见形态不规则的低回声或混合回声包块,直肠子宫陷凹可见液性暗区。

2. **急性盆腔炎**　下腹痛、发热、白细胞计数增高,无闭经史及早孕反应,血及尿 hCG

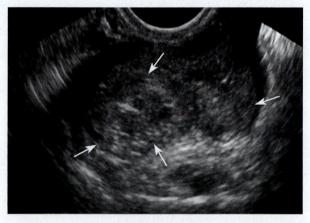

图 17-10　输卵管妊娠(流产型)
输卵管妊娠流产,附件区形成中低混合回声包块(箭头所示)。

为阴性。声像图见子宫稍大,子宫肌层呈不均质低回声,附件区可有不均质回声包块,有渗出液时直肠子宫陷凹可见液性暗区。

(二) 卵巢妊娠

【病理】

卵巢妊娠(ovarian pregnancy)较为少见,发病率为 1/7 000~1/50 000,是指受精卵在卵巢组织内着床和发育。

卵巢妊娠与输卵管妊娠有许多相似之处,尤其破裂出血后形成包块就更难鉴别。

【超声检查】

在未破裂时,声像图上见到妊娠一侧卵巢增大,内见类妊娠囊样环状回声。破裂后在卵巢内见混合回声包块,腹腔伴有积液。

(三) 腹腔妊娠

【病理】

腹腔妊娠(abdominal pregnancy)罕见,发病率为 1/15 000,分为原发性和继发性,多为继发于输卵管妊娠破裂或流产后,偶可继发于卵巢妊娠或子宫内妊娠而子宫存在缺陷破裂后。胚胎落入腹腔,再次着床于腹腔任何部位,在腹腔内生长、发育。腹腔妊娠由于胎盘附着部位血供不足,胎儿不易存活至足月,也有极少数存活至近足月者。

【超声检查】

1. 子宫内无妊娠囊或胎儿影像。

2. **腹腔内见妊娠囊或胎儿回声**　其周围无子宫壁包绕,胎盘胎儿面与宫内妊娠相似,但母体面的基底层界限不清,且其后方找不到正常子宫肌壁层。

(四) 宫颈妊娠

【病理及临床表现】

宫颈妊娠(cervical pregnancy)是指孕卵在宫颈管内着床并生长、发育。多见于经产妇,有闭经史、早孕反应及阴道流血,可反复大量出血,但腹痛症状不明显。

妇科检查:子宫颈明显增大,宫体大小正常,检查可引起大出血。有时把增大的质软的宫颈误认为增大的子宫体。

【超声检查】

1. 宫腔内未见妊娠囊,子宫体正常大小或稍大。

2. 子宫颈增大,宫颈和宫体呈葫芦样改变,宫颈管内见妊娠囊样结构(图 17-11),如妊娠囊周围出血可形成回声紊乱区。

3. 宫颈内口关闭,宫腔内无出血,这一特点与宫内妊娠流产物堵于宫颈管不同。

(五) 剖宫产瘢痕妊娠

【病理及临床表现】

剖宫产切口部妊娠(cesarean scar pregnancy,CSP)指受精卵着床于前次剖宫产子宫切口瘢痕处,是一个限时定义,仅限于孕早期。临床表现为既往有子宫下段剖宫产史,此次停经后伴不规则阴道出血。由于子宫峡部肌层较薄弱,且剖宫产切口瘢痕缺乏收缩能力,CSP 在流产或刮宫时断裂的血管不能自然关闭,可发生致命的大量出血。

【超声检查】

1. 宫腔内及宫颈管内未见妊娠囊。

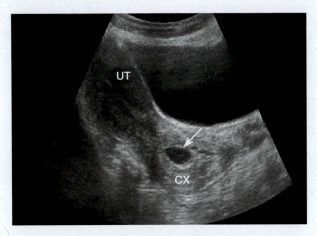

CX:宫颈;UT:子宫。

图 17-11　宫颈妊娠
宫腔内未见妊娠囊,宫颈内口关闭,宫颈管内见妊娠囊样结构(箭头所示)。

2. 妊娠囊或混合性回声包块位于子宫峡部前壁。

3. 子宫下段前壁肌层回声中断,妊娠囊与膀胱壁之间的肌层变薄。

4. 彩色多普勒血流显像显示妊娠囊周边高速低阻血流信号。

三、流产

流产(abortion)是指胚胎或胎儿尚未具有生存能力而妊娠终止者。我国将妊娠未达到 28 周、胎儿体重不足 1 000g 而终止者,称为流产。妊娠 12 周前终止者,称为早期流产;妊娠 12 周至不足 28 周终止者,称为晚期流产。

流产分为自然流产和人工流产。临床上按照自然流产发生的不同阶段,分为先兆流产、难免流产、不全流产、完全流产及过期流产。

超声主要通过观察妊娠囊、胚胎、胎儿的情况及其位置来判断流产的类型。

(一) 胚胎停止发育

胚胎停止发育是妊娠早期胚胎死亡的表现,临床常很难做出快速而准确的判断,需要多次复查来明确诊断。

【临床表现】

停经后曾出现的早孕反应减轻或突然消失,继之可有阴道出血症状,妇科检查:子宫与孕周相符或略小。在随诊中子宫不随孕周增加而增大,反而缩小,妊娠试验转为阴性,表明胚胎已经死亡。

【超声检查】

经阴道超声检查满足以下任何一个标准,可诊断胚胎停止发育:

1. 妊娠囊平均内径≥25mm 而未显示胚胎回声。

2. 胚胎 CRL≥7mm 而未显示胎心搏动。

3. 超声检查没有卵黄囊的妊娠囊,2 周后仍然没有发现有心脏搏动的胚胎。

4. 超声检查有卵黄囊的妊娠囊至少 11d 后,没有发现有心脏搏动的胚胎。

(二) 胎儿宫内死亡

胎儿宫内死亡(intrauterine fetal demise)妊娠中晚期胎儿在宫内死亡称为死胎。胎儿宫内死亡的原因包括:胎儿严重畸形、多胎、宫内感染可造成胎儿宫内死亡;脐带打结、脐带缠绕,使胎儿血供受阻,缺氧缺血可导致胎儿宫内死亡;前置胎盘、胎盘早剥出血多时也可造成胎儿宫内死亡;母体疾病如糖尿病、妊娠高血压综合征、急慢性肾病及过期妊娠等可造成胎盘功能不全,使胎儿体内的营养及氧气供应不足而导致胎儿宫内死亡。

【临床表现】

1. 胎动消失,听诊时听不到胎心。

2. **腹部检查**　子宫不随孕周增加而增大。

3. 乳房胀感消失,渐渐变小。

【超声检查】

1. 胎儿无胎心搏动和胎动征象。

2. 胎儿刚死亡时,其形态、结构无明显改变。

3. 胎儿宫内死亡时间较长时可表现为:

(1) 超声测量胎儿生长参数小于孕周预测值。

（2）胎儿颅骨重叠、塌陷，颅内结构显示不清。

（3）脊柱失去正常生理弯曲，甚至成角，胸廓塌陷。

（4）胎儿出现水肿表现，胎头、胸腹部以及肢体表面呈双层回声。

（5）胸腹腔内结构显示不清，有时可见胸、腹腔积液。

（6）胎盘肿胀、增厚，回声减弱或不均匀。

（7）羊水减少。

四、胎儿生长受限

【定义】

小于胎龄儿（small for gestational age infant，SGA）：指超声估测胎儿体重（estimated fetal weight，EFW）或腹围低于相应胎龄第 10 百分位数以下的胎儿。

胎儿生长受限（fetal growth restriction，FGR）：是指受母体、胎儿、胎盘等病理因素影响，胎儿生长未达到其应有的遗传潜能，多表现为超声 EFW 或腹围低于相应胎龄第 10 百分位数。

【病因】

1. 胎儿因素　胎儿基因或染色体异常、先天畸形、宫内感染、多胎妊娠等。

2. 母体因素　如妊娠期高血压疾病、心脏病、肾炎、贫血、抗磷脂抗体综合征等以及孕妇营养不良、吸烟或酗酒等。

3. 胎盘因素　胎盘各种病变导致子宫胎盘血流量减少，胎儿血供不足。

4. 脐带因素　脐带过长或过细，脐带扭转或打结。

【超声检查】

1. 二维超声评估 FGR

（1）准确核实孕周是正确诊断 FGR 的前提：孕早期超声测量胎儿冠-臀长是准确评估孕周的重要手段。

（2）超声评估胎儿生长：超声估计胎儿大小最常用的指标为双顶径、头围、腹围和股骨长度，并据此推算 EFW。当 EFW 或腹围低于同孕龄正常胎儿第 10 百分位数，FGR 或 SGA 可疑，间隔 2～3 周动态监测，了解胎儿生长趋势，FGR 表现为生长速度降低，而 SGA 则表现为稳定生长。超声 EFW 或腹围低于相应胎龄第 3 百分位数以下为严重 FGR。

（3）寻找可能引起 FGR 的病理因素：对胎儿结构、胎盘、脐带等进行详细超声检查。

2. 超声多普勒血流检测评估 FGR　超声 EFW 或腹围低于相应胎龄第 10 百分位数以下，伴有血流异常的胎儿，为严重 FGR。

（1）母体子宫动脉：子宫动脉血管阻力增高和/或舒张早期切迹者，发生 FGR 和死胎的风险会增加。

（2）脐动脉：对胎儿脐动脉血流的监测，是 FGR 最重要的监测方法。脐动脉舒张期血流减少、缺如或反向，提示胎盘功能不良、胎盘阻力增高，脐动脉舒张末期血流缺如或反向者（图 17-12），胎儿预后不良，围生儿死亡率高。

（3）大脑中动脉：胎儿慢性缺氧时，脑血管代偿性扩张，舒张期血流量增加，表现为大脑中动脉搏动指数降低。因此，大脑中动脉搏动指数降低反映了 FGR 胎儿缺氧时的"脑保护效应"。

（4）静脉导管：在正常胎儿的整个心动周期中，静脉导管血流为持续的前向血流。静脉导管 a 波的缺失、反向通常代表胎儿心肌损伤和右心室后负荷增加所引起的心室舒张末期压力增加，与新生儿死亡率增加有关。

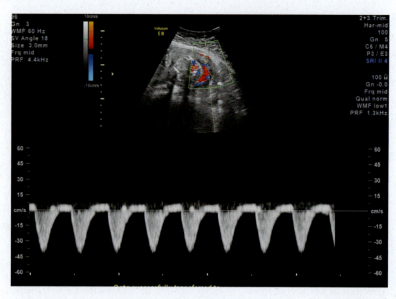

图 17-12   脐动脉舒张期血流反向

（解丽梅）

第五节   妊娠滋养细胞肿瘤

妊娠滋养细胞肿瘤（gestational trophoblastic tumor，GTT）是一组与妊娠相关的肿瘤，包括葡萄胎、侵袭性葡萄胎、绒毛膜癌和胎盘部位滋养细胞肿瘤（placental site trophoblastic tumor，PSTT）。恶性滋养细胞肿瘤有时会危及生命，称持续性滋养细胞肿瘤（persistent trophoblastic tumor，PTT），包括侵袭性葡萄胎、绒毛膜癌、PSTT 和上皮样滋养细胞肿瘤（PSTT 的变异型）。PTN 可发生于任何妊娠后，最常继发于葡萄胎。PSTT 是 PTN 最罕见和致命的类型，多发生于正常分娩后数个月或数年。上皮样滋养细胞肿瘤比其他 PTN 发生更晚，

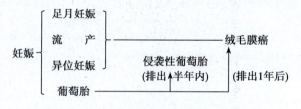

图 17-13   滋养细胞肿瘤发生的临床路线图

通常发生在最后一次妊娠 6~7 年后。二者均罕见。因此本节重点介绍葡萄胎、侵蚀性葡萄胎和绒毛膜癌，其发生的临床特点见图 17-13。

一、良性葡萄胎

葡萄胎（hydatidiform mole，HM）因妊娠后胎盘绒毛滋养细胞增生、间质水肿，而形成大小不一的水泡，形如葡萄得名，也称水泡状胎块。

【病理】

葡萄胎是胎盘的一种良性病变，分为完全性葡萄胎和部分性葡萄胎两类。完全性葡萄胎为二倍体核型 46，XX，均来自父系，为一个空卵（缺乏卵子细胞核物质）与一个单倍体精子受精，复制为二倍体，其内无胚胎。部分性葡萄胎核型大部分为三倍体，核型 69，XXX、69，XYY 或 69，XYY。

1. **完全性葡萄胎**   占葡萄胎的大多数。大体病理为水泡状物占满整个宫腔，未见胎儿及其附属物。镜下见绒毛水肿，弥漫性滋养细胞增生。

2. **部分性葡萄胎**   仅部分绒毛变为水泡，可合并胚胎或胎儿组织，胎儿多已死亡。镜下见局限性

滋养细胞增生,绒毛大小及其水肿程度明显不一。

葡萄胎时滋养细胞高度增生,产生大量的人绒毛膜促性腺激素(hCG)刺激卵巢卵泡内膜细胞发生黄素化而形成囊肿,称卵巢黄素囊肿。

【临床表现】

完全性葡萄胎典型表现为停经后阴道流血,此外既往典型的表现如子宫增大、妊娠剧吐、贫血、呼吸窘迫等表现,因葡萄胎诊断时间提前,现已非常少见。

部分性葡萄胎可有完全性葡萄胎的大多数症状,但一般程度较轻。

由于血 hCG 水平异常升高,可见卵巢黄素化囊肿,常为双侧,但也可单侧,大小不等。

【超声检查】

1. 完全性葡萄胎

(1) 子宫增大,大于停经月份。

(2) 子宫腔内充满大小不等的无回声区,大小数毫米至数厘米,似蜂窝状(图 17-14A)。合并宫腔出血时可见不规则无回声区,内伴细小点状回声。

(3) 宫腔内无妊娠囊、胎儿、胎盘影像。

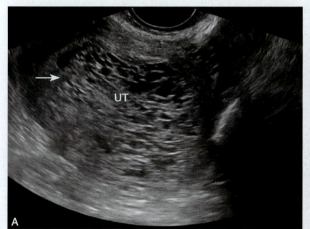
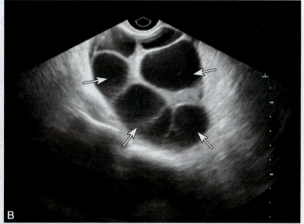
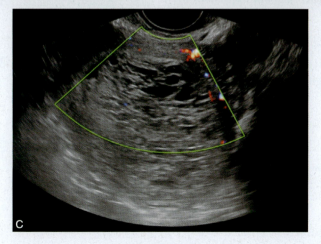

UT:子宫。

图 17-14　完全性葡萄胎

A.子宫增大,宫腔内可见密集大小不等的液性区呈蜂窝样改变(箭头所示);B.双附件区卵巢黄素囊肿,呈薄壁多房样;C.CDFI 显示病灶内未见明显血流信号,肌层可见血流信号。

（4）子宫肌层可以变薄，但可见正常子宫肌层回声。

（5）双侧卵巢黄素囊肿，表现为双卵巢对称性增大，呈薄壁多房样（图 17-14B）。

（6）子宫肌壁内血流信号较非妊娠期丰富，宫腔内蜂窝状无回声区通常无彩色血流显示（图 17-14C）。

2. 部分性葡萄胎

（1）子宫增大，大于停经月份。

（2）宫腔内见部分胎盘呈蜂窝状改变，部分胎盘回声未见异常（图 17-15）。宫内还可见胎儿影像，胎儿可存活或已死亡。

（3）有时可见卵巢黄素囊肿。

【鉴别诊断】

葡萄胎的鉴别诊断包括①子宫内膜重度囊性增生：增厚内膜有时超声可表现为细小囊状无回声结构，结合患者血或尿 hCG 测定正常，比较容易鉴别。②胎盘水泡样变：为胎盘退行性改变，发生于宫内妊娠稽留流产后，超声图像可见子宫一般小于停经月份，宫腔内的水泡样回声较稀疏，常偏向宫腔一侧，孕早期如进行检查可见宫内妊娠囊，囊内可见卵黄囊或胚胎影像。较长时间的稽留流产与葡萄胎鉴别困难时，需结合刮宫病理结果。

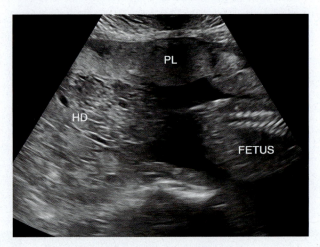

FETUS：胎儿；HD：葡萄胎；PL：胎盘。

图 17-15　部分性葡萄胎
胎盘部分呈蜂窝状改变，部分正常，可见胎儿影像。

二、恶性滋养细胞肿瘤

恶性滋养细胞肿瘤可继发于葡萄胎、流产、足月妊娠或异位妊娠。继发于葡萄胎排空后半年以内，组织学诊断多数为侵蚀性葡萄胎；一年以上者多数为绒毛膜癌；半年至一年者，二者均有可能。

侵蚀性葡萄胎（invasive hydatidiform mole，IHD）继发于葡萄胎，病理滋养细胞增殖，子宫内膜和肌层可见大量绒毛。

绒毛膜癌（choriocarcinoma，CC）是一种高度恶性的肿瘤，可继发于正常妊娠、流产、异位妊娠，也可发生于葡萄胎。与侵袭性葡萄胎不同的是，绒毛膜癌病理滋养细胞异常增生，缺乏绒毛。肿瘤转移发生早且广泛，主要经血行播散，最常见转移至肺（约 80%），还可转移至阴道、盆腔、肝和脑等部位。

由于侵蚀性葡萄胎和绒毛膜癌在临床表现、人绒毛膜促性腺激素（hCG）水平、影像学表现、诊断和处理原则等方面基本相同，因此 2000 年国际妇产科联盟（FIGO）妇科肿瘤委员会建议将二者合称为妊娠滋养细胞肿瘤（gestational trophoblastic tumor，GTT）。

【病理】

GTN 基本病理改变是滋养细胞过度增生、侵犯子宫肌层和破坏血管，导致子宫肌层血管增多、扭曲、扩张和动静脉吻合形成，并伴有出血、坏死，在子宫壁形成单个或多个病灶，呈紫蓝色结节，质脆、易出血，直径大小不一。肿瘤常位于子宫肌层内，可突向宫腔，也可穿破浆膜层或侵入阔韧带内。镜下见到绒毛，则诊断为侵蚀性葡萄胎；若仅见成片滋养细胞浸润及坏死出血，未见绒毛结构，则诊断为绒毛膜癌。

【临床表现】

妊娠滋养细胞肿瘤根据病变范围分为两类：若病变局限于子宫，称为无转移性妊娠滋养细胞肿瘤；若病变转移至子宫以外部位，称为转移性妊娠滋养细胞肿瘤。

1. 无转移性妊娠滋养细胞肿瘤　大多数继发于葡萄胎后，临床表现：①阴道持续性不规则流血；②子宫复旧不全或不均匀性增大；③两侧或一侧卵巢出现黄素囊肿；④腹痛：当子宫病灶穿破浆膜层，可引起急性腹痛和腹腔内出血症状；⑤肿瘤分泌的 hCG 及雌、孕激素，可引起假孕症状。

2. 转移性妊娠滋养细胞肿瘤　大多数为绒毛膜癌，尤其是继发于非葡萄胎妊娠后绒毛膜癌。肿瘤主要经血行播散，转移发生早且广泛，最常见转移至肺（约 80%），有的患者甚至因呼吸道症状就诊。还可转移至阴道、盆腔、肝和脑等部位。

【超声检查】

1. 子宫轻度或明显增大。
2. 子宫形态饱满，外形可不规则。
3. 子宫肌层回声杂乱不均，布满大小不等的蜂窝状无回声区（图 17-16A），可达子宫浆膜层。
4. 合并卵巢黄素囊肿时，一侧或双侧卵巢内见薄壁多房囊肿。

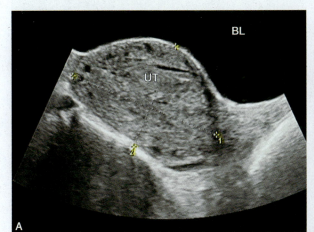
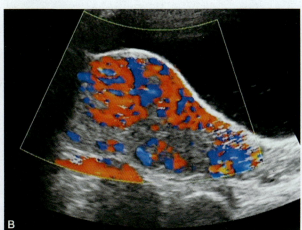
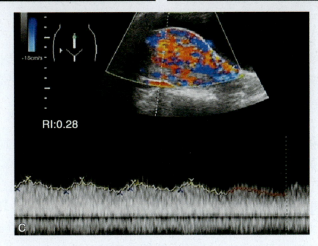

RI：0.28；BL：膀胱；UT：子宫。

图 17-16　绒毛膜癌

A. 子宫肌层回声不均，可见大小不等的蜂窝状无回声区；B. 同一病例 CDFI 病灶区可检出红蓝相间丰富的彩色血流信号；C. 频谱多普勒病灶内测及低速动脉频谱。

5. 肿瘤穿透肌层侵犯宫旁组织时,表现为受侵血管异常扩张,如有子宫穿孔,腹腔内可见出血所致的游离无回声区。

6. CDFI　子宫肌层异常回声区可见丰富的五彩镶嵌的彩色血流信号(图 17-16B),为妊娠滋养细胞肿瘤的特征性表现,检查时提高 CDFI 的彩色量程,有助于显示动静脉瘘的瘘口部位。

7. **频谱多普勒超声**　可测及动脉(低阻力频谱)、静脉及动静脉瘘频谱(图 17-16C)。

【鉴别诊断】

妊娠滋养细胞肿瘤的鉴别诊断包括:

1. **人工流产或药物流产后残留**　临床表现为流产后阴道淋漓出血,超声检查宫腔内见异常回声团(图 17-17A),通常以高回声为主,与子宫肌层分界模糊,病灶内和局部肌层可检出较丰富血流信号(图 17-17B)。血 hCG 水平测定可以升高,但通常达不到妊娠滋养细胞肿瘤的水平,鉴别需结合人工流产或药物流产的病史,hCG 水平轻度增高,宫腔镜或诊断性刮宫病理检查可以明确诊断。人工流产或药物流产后出现血流丰富的混合性包块,与 GTN 需要鉴别。

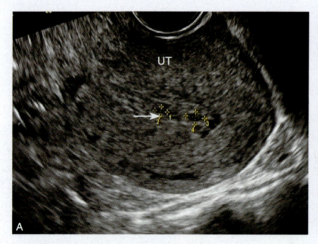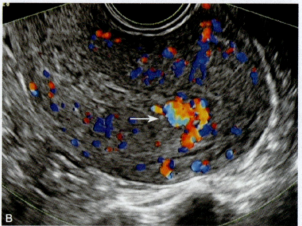

UT:子宫。

图 17-17　药物流产后残留
A. 药物流产后宫腔内见混合回声(箭头所示);B. 同一病例 CDFI 病灶区及子宫后壁肌层检出血流信号(箭头所示)。

2. **瘢痕妊娠**　瘢痕妊娠表现为混合性包块型者,伴有前次剖宫产病史,病灶通常位于子宫颈峡部前壁切口区域,孕早期妊娠囊着床于瘢痕部位,CDFI 可显示着床处局部较丰富的滋养层血流。

【临床价值】

妊娠后 hCG 持续不降、或阴性后又转阳性,尤其在葡萄胎清除后阴道流血持续不断、血 hCG 测定持续升高,都应考虑到妊娠滋养细胞肿瘤的可能。超声图像主要表现为子宫肌层回声异常,CDFI 内见丰富的五彩镶嵌的彩色血流信号,频谱多普勒检测到动静脉瘘性血流频谱为其特征性表现。转移性妊娠滋养细胞肿瘤可同时出现原发灶和继发灶症状,但也有不少患者原发灶消失而转移灶发展,临床仅表现为转移灶症状,而在子宫可查不出原发灶,因此超声检查不能否定妊娠滋养细胞肿瘤的诊断。超声检查能观察化疗期间子宫病灶大小及肝脏等转移灶的消长情况,对指导治疗和判定疗效有一定的帮助。另外,滋养细胞肿瘤除了发生于子宫,罕见情况下,异位妊娠部位也可有滋养细胞肿瘤发生,在临床工作中也应引起注意。

(刘艳君)

第六节　胎盘、脐带、羊水异常

一、前置胎盘

正常胎盘附着于子宫体上段的前壁、后壁、侧壁或者宫底。前置胎盘(placenta praevia)是指妊娠晚期胎盘完全性或者部分性附着于子宫下段,覆盖或者接近子宫颈内口,位置低于胎儿先露部。前置胎盘的发生率为 0.3% ~0.5%。

【病理生理】

孕早期出现前置的胎盘 90% 会随着妊娠进展而发生向上迁徙至正常位置。前置胎盘的发病机制未明,有宫腔操作史、剖宫产病史、感染、胎盘面积过大(如双胎妊娠)、胎盘异常(如副胎盘)以及胚胎发育迟缓等,会增加前置胎盘的发生风险。前置胎盘因子宫下段伸展拉长,宫颈管扩张,而附着的胎盘不能相应伸展,与子宫壁发生错位剥离,导致血窦破裂出血。

【临床表现及分类】

妊娠晚期无痛性反复阴道出血是前置胎盘的主要症状,大量出血可出现贫血甚至休克、胎儿窘迫,体检子宫软、无压痛。临床上根据胎盘与宫颈内口的关系分为 3 种类型:中央性或完全性前置胎盘(宫颈内口全部被胎盘覆盖)、部分性前置胎盘(宫颈内口部分被胎盘覆盖)、边缘性前置胎盘(胎盘边缘达子宫颈内口)。前置胎盘的临床分型根据诊断时期不同有所变化,以终止妊娠时胎盘与宫颈内口的关系作为分型标准。

【超声检查】

1. **超声扫查方法**　可以选用经腹壁、经阴道和经会阴扫查的方法观察宫颈内口与胎盘的关系。

(1)经腹壁扫查:简便安全但准确率有限。若膀胱充盈不够则宫颈显示不清,容易漏诊;若膀胱过度充盈则子宫下段受压易误诊为宫颈,导致假阳性诊断;另外,妊娠晚期胎儿先露部下降影响后壁胎盘和宫颈的观察,导致漏诊。

(2)经阴道扫查:能清晰显示宫颈内口与胎盘的位置关系,准确率高。超声探头置于阴道外 1/3 处,尽量不要触到宫颈,有阴道出血时先行外阴消毒。

(3)经会阴扫查:超声探头置于会阴部扫查。扫查深度有限,较少用。

2. **超声表现及分类**　为了便于临床处理,将前置胎盘进行超声分类(图 17-18)。

(1)中央性前置胎盘:子宫颈内口完全被胎盘覆盖。

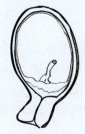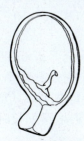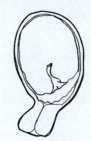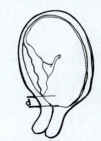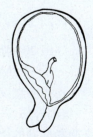

| 中央性前置胎盘
(中央型) | 中央性前置胎盘
(前壁型) | 中央性前置胎盘
(后壁型) | 低置胎盘
胎盘下缘与宫颈内口间距
d<2cm | 边缘性前置胎盘 |

图 17-18　前置胎盘分类示意图

　　1）中央型:胎盘的中心部分覆盖子宫颈内口(图17-19)。

　　2）前壁型:胎盘大部分附着于子宫前壁,小部分跨过宫颈内口延伸至后壁(图17-20)。

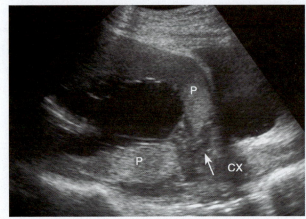 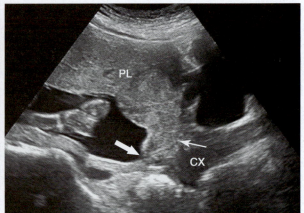

CX:宫颈;P:胎盘。

图17-19　中央性前置胎盘(中央型)
箭头所指为宫颈内口。

CX:宫颈;PL:胎盘。

图17-20　中央性前置胎盘(前壁型)
粗箭头所指为胎盘下缘;细箭头所指为宫颈内口。

　　3）后壁型:胎盘大部分附着于子宫后壁,小部分跨过宫颈内口延伸至前壁。

　　4）侧壁型:胎盘大部分附着于子宫左/右侧壁,下段小部分跨过宫颈内口延伸至对侧。

　　(2)边缘性前置胎盘:胎盘下缘到达宫颈内口,但未覆盖宫颈内口(图17-21)。

　　(3)低置胎盘:胎盘下缘距离宫颈内口的距离小于2cm。

【临床价值】

　　超声定位胎盘附着处是诊断前置胎盘的首选方法。由于大部分胎盘可随宫体上移而位置正常,妊娠28周前一般不宜诊断前置胎盘,但超声可以提示胎盘前置状态。孕妇若无阴道出血症状,只需定期观察,但需注意中央性前置胎盘可能合并胎盘植入。

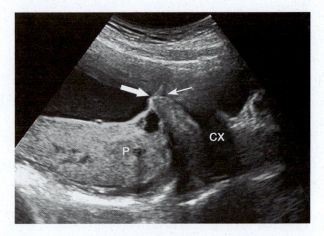

CX:宫颈;P:胎盘。

图17-21　边缘性前置胎盘
粗箭头所指为胎盘下缘;细箭头所指为宫颈内口。

二、胎盘早剥

　　妊娠20周后或分娩期,正常位置的胎盘在胎儿娩出前,部分或全部从子宫壁剥离,称胎盘早剥(placental abruption),发生率约为1%。胎盘早剥是妊娠晚期的严重并发症,轻型可无任何症状,仅在产后检查胎盘发现局部有凝血块压迹;重型起病急,进展快,可威胁母儿生命。重症妊娠高血压综合征、腹部外伤、外倒转术纠正胎位、脐带过短或脐带缠绕、宫腔内压骤减、孕妇长时间仰卧位等都可能是胎盘早剥的诱因。

【病理生理】

　　胎盘剥离时底蜕膜出血形成血肿,使胎盘自附着处剥离。若剥离面小,血液很快凝固,临床多无症状；若剥离面大，形成胎盘后血肿，血液冲开胎盘边缘，沿胎膜与宫壁间向外流出，即为显性剥离。若胎盘边缘仍附着于子宫壁上，或胎膜与子宫壁未分离，或胎头已固定于骨盆入口，使胎盘后血液不能外流，而积聚于胎盘与子宫壁之间，即为隐性剥离。当内出血过多时，血液仍可冲开胎盘边缘与胎膜而经宫颈管外流，形成混合性出血。偶有出血穿破羊膜而溢入羊水中，形成血性羊水。胎盘早剥内出血量大时，血液侵入子宫肌层，引起肌纤维分离、断裂、变性，侵及子宫浆膜层时，子宫表面呈蓝紫色瘀斑，称为子宫胎盘卒中（uteroplacental apoplexy），致使子宫收缩力减弱而发生产后出血。严重的胎盘早剥可能释放大量的组织凝血活酶进入母体循环，激活凝血系统，最终导致弥散性血管内凝血。

【临床表现】

胎盘早剥分为轻、重两型：轻型者胎盘剥离面不超过胎盘面积的 1/3，包括胎盘边缘血窦破裂出血，以阴道出血为主要临床表现，体征不明显。重型以隐性出血为主，胎盘剥离面超过胎盘面积的 1/3，同时有较大的胎盘后血肿。主要症状为突发性剧烈腹痛，可无或仅有少量阴道出血、贫血、腰痛；子宫压痛、硬如板状，胎位不清。当胎盘剥离面超过胎盘面积的 1/2 时，多数会发生胎儿严重宫内窘迫或死亡。孕中晚期，发现阴道流血应警惕是否有胎盘早剥发生；胎盘早剥也可以是隐匿性的，血液局限在胎盘后方，无阴道流血症状。

【超声检查】

超声声像随剥离部位、剥离面积大小和检查时间不同而有多种表现。

1. **胎盘剥离早期**　胎盘增厚，胎盘与子宫壁之间见边界欠清、形态不规则的无回声或低回声区，其内可见散在斑点状高回声、不均质低或杂乱回声，与正常胎盘组织回声不同（图 17-22）；有时凝血块突入羊膜腔内，形成羊膜腔内肿块（图 17-23），若范围较大则考虑重型胎盘早剥。此期产后检查胎盘，母面有血凝块压迹（图 17-24）。

2. **胎盘剥离后期**　胎盘剥离出血量不多时可自行停止，血肿数天后逐渐液化，超声表现为胎盘后方无回声区，与子宫壁界限分明；其后血肿逐渐机化，表现为不均质高回声团。产后检查胎盘局部可见机化血凝块。

3. **胎盘边缘血窦破裂**　胎盘边缘胎膜与子宫壁分离、向羊膜腔隆起，胎膜下见不均质低回声区（图 17-25）。

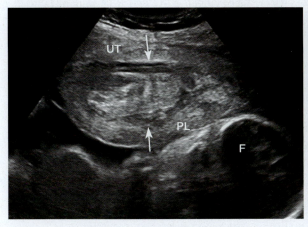

F：胎儿；PL：胎盘；UT：子宫壁。

图 17-22　胎盘早剥声像
箭头所指为胎盘剥离局部血肿。

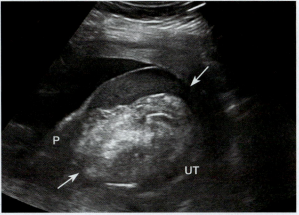

P：胎盘；UT：子宫壁。

图 17-23　重度胎盘早剥声像
箭头所指为胎盘剥离血肿突向羊膜腔。

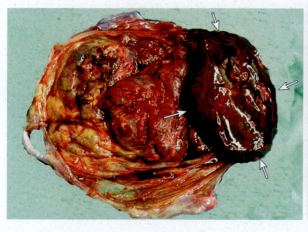

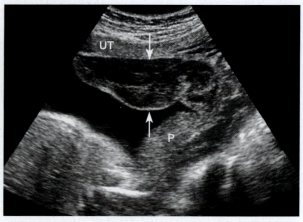

P:胎盘;UT:子宫壁。

图 17-24 胎盘早剥产后胎盘标本
箭头所指为胎盘母面血凝块。

图 17-25 胎盘边缘血窦破裂出血
箭头所指为胎盘边缘胎膜与宫壁分离局部血肿形成。

上述各类出血性改变形成的血肿内,彩色多普勒超声检查均无血流信号,借此可与其他胎盘实质性病变如胎盘绒毛膜血管瘤鉴别。超声检查时应注意胎儿心率变化,当剥离面大、出血量多时,胎儿因缺氧可导致持续性心率减慢甚至心跳停止。有血性羊水时,羊水内可出现密集的点状回声。

【鉴别诊断】

1. **胎盘内血池或血窦** 位于胎盘实质内,在胎盘切面内呈不规则液性暗区,内有云雾状回声呈沸水状(沸水征)。

2. **子宫肌瘤** 位于子宫肌层内,边缘较清,形态规则,回声衰减,向宫腔内或宫外突出。

3. **胎盘囊肿** 位于胎盘的羊膜面或母面,边缘清楚,呈圆形,内为无回声。

4. **胎盘血管瘤** 位于胎盘实质内或突向羊膜腔,回声较均匀,边界清,彩色多普勒超声显示较丰富血流信号。

【临床价值】

胎盘早剥早期或剥离面积较小时,超声声像表现无特异性,此时超声诊断的关键是重视病史和体征,对突发持续性腹痛和少量阴道流血病例,有针对性地仔细扫查胎盘,可以明显提高正确诊断率。后壁胎盘因超声远场分辨力较差,不易诊断。仪器的分辨力及操作者的经验也是影响诊断的重要因素。

三、胎盘残留

胎盘残留是指胎盘、绒毛膜组织未能全部娩出,产后滞留于子宫内,发生率为 0.6%~3.3%。胎盘残留与胚胎着床位置、胎盘植入、胎盘成熟度、宫腔操作史等因素有关,可以发生在子宫腔内任何位置。

【病理生理】

胎盘残留多数因为胎盘粘连于子宫壁不能剥离而滞留,也有部分为胎盘植入残留。胎盘残留常影响子宫肌层的局部收缩,导致产后出血甚至失血性休克,亦可随时间的延长继发盆腔感染。

【临床表现】

产后阴道流血时间长,合并感染时下腹疼痛。盆腔检查子宫增大,复旧不良。

【超声检查】

1. **二维超声表现**　胎盘残留超声检查表现为子宫增大,子宫腔内见边界较清楚的团块状不均质低回声或稍高回声,形态不规则。胎盘粘连残留时,残留组织与周边子宫壁分界较清,子宫肌层回声正常(图 17-26);胎盘植入残留时,组织物与局部子宫壁分界不清,局部宫壁变薄(图 17-27)。

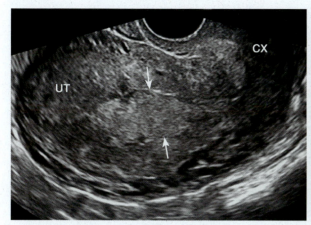

CX:宫颈;UT:子宫。

图 17-26　胎盘粘连残留声像
箭头所指为宫腔内残留胎盘。

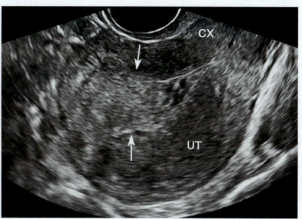

CX:宫颈;UT:子宫。

图 17-27　胎盘植入残留声像
箭头所指为宫腔内残留胎盘,与子宫壁分界不清。

2. **彩色多普勒超声表现**　胎盘粘连残留时,宫腔内残留的胎盘组织无明显血流信号,局部肌层血流稍丰富;胎盘植入残留时,植入部位局部肌层血流较丰富,残留胎盘组织内可见少许血流信号(图 17-28),可记录到低阻力的类滋养层血流频谱。

【鉴别诊断】

此病应与黏膜下子宫肌瘤鉴别,后者为宫腔内低回声,形状椭圆,伴声衰减。

【临床价值】

超声检查尤其是经阴道超声检查,可显示残留胎盘位置和范围,结合产后检查胎盘不完整,可以准确诊断胎盘残留。但超声对于鉴别胎盘粘连残留还是植入残留有时较困难,需结合其他影像学方法判断。

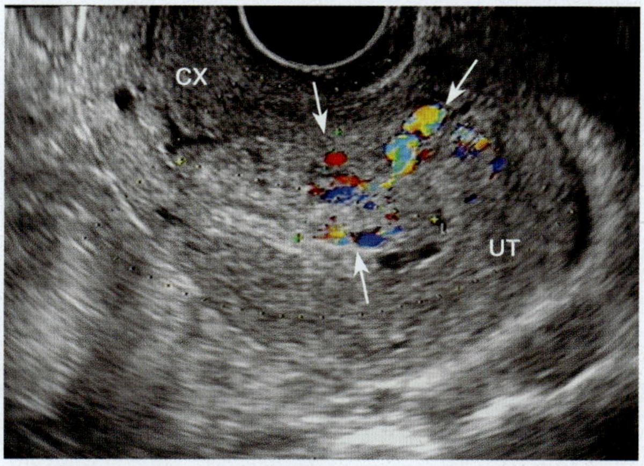

CX:宫颈;UT:子宫。

图 17-28　胎盘植入残留彩色多普勒超声表现
箭头所指为宫腔内残留胎盘,局部与子宫壁分界不清,局部血流信号较丰富。

四、胎盘绒毛膜血管瘤

胎盘绒毛膜血管瘤(placental chorioangioma)简称胎盘血管瘤,由 Jauniaux 在 1988 年首次提出,是一种良性的胎盘毛细血管瘤。发病率 0.01%~1%,预后良好。多数血管瘤体积较小,无症状,仅在产后胎盘病理检查中发现。

【病理】

胎盘绒毛膜血管瘤的病因及发病机制未明,表现为新生毛细血管增生扩张和非典型滋养细胞增生。

【临床表现】

大多数绒毛膜血管瘤较小,无症状且无并发症。大的绒毛膜血管瘤,尤其是>4cm 者较罕见,可并发羊水过多、妊娠高血压综合征、非免疫性胎儿水肿、胎儿心力衰竭、贫血、生长发育受限、早产儿、胎死宫内等。

【超声检查】

1. **二维声像表现** 胎盘绒毛膜血管瘤常见于胎盘的子面,也可位于胎盘实质内任何部位,使胎盘增厚或形态改变;瘤体呈类圆形或椭圆形实性结节状,有包膜或无包膜结构,边界清晰,内部回声大多较胎盘组织低且较均匀,有时内见条状分隔回声(图 17-29)。

2. **彩色多普勒超声表现** 胎盘绒毛膜血管瘤瘤体内可见供应瘤体的条状血流信号,流速低,其周边正常胎盘组织内可见较丰富血流信号。

【临床价值】

较小的绒毛膜血管瘤产前容易漏诊,较大的血管瘤则不难发现。瘤体较大者需注意定期监测,观察有无母儿合并症。

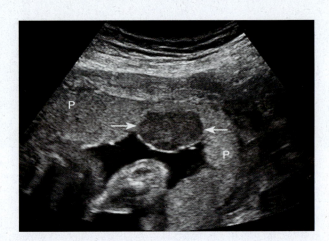

P:胎盘。

图 17-29 胎盘绒毛膜血管瘤声像

箭头所指为瘤体。

五、脐带异常

脐带连接胎儿与母体,是二者进行物质交换的重要器官。脐带异常包括脐带长度异常(过长或过短)、脐血管数目异常(单脐动脉)、脐带附着异常(如帆状附着、边缘附着)、机械性病变(如脐带缠绕、脐带打结)和脐带水肿、脐带内静脉瘤样扩张等。脐带异常有时会导致胎儿宫内生长受限,严重者可致胎死宫内。

(一)单脐动脉

正常胎儿脐带内有 2 条脐动脉和 1 条脐静脉。单脐动脉(single umbilical artery)是指脐带内只有 1 条脐动脉,另一条脐动脉缺失。发生率为 0.2%~1.9%,在畸形胎儿中可达 7.4%~48%。可以是单发,也可以合并其他畸形,合并畸形时,胎儿染色体异常发生率较高,最常见为 18-三体综合征。

【超声检查】

羊膜腔内正常脐带可显示 3 条血管,即 2 条脐动脉和 1 条脐静脉。经膀胱盆腔横切面可显示膀胱两旁的脐动脉向腹壁走行至脐轮(图 17-30)。单脐动脉时脐带内仅见 2 条血管,一条为脐动脉,另一条为脐静脉,脐带横切面显示一大一小两个圆形暗区,纵切面显示两条管状暗区互相缠绕,彩色多普勒超声有助于判断。经膀胱的盆腔横切面仅显示膀胱一侧的单条脐动脉(图 17-31)。

【临床价值】

由于羊膜腔内脐带互相缠绕,易漏诊单脐动脉,因此观察脐动脉应在膀胱两侧扫查,明确有无血流方向朝向脐轮部的 2 条脐动脉。单纯的单脐动脉预后良好,合并有其他畸形的病例应建议行胎儿染色体核型检查。

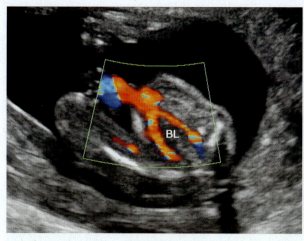

BL:膀胱。

图 17-30 正常胎儿脐动脉

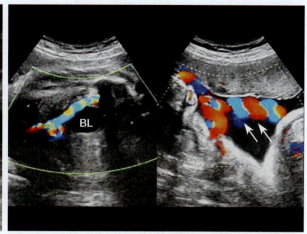

BL:膀胱。

图 17-31 单脐动脉彩色多普勒超声表现
箭头所指为脐带内成对的一条脐动脉和一条脐静脉。

(二)脐带附着异常

正常脐带远端附着于胎盘实质中央部,当脐带附着于胎盘边缘 2cm 以内(边缘附着)以及附着于胎盘边缘以外的胎膜(帆状附着,也称帆状胎盘)时,属于脐带附着异常。帆状胎盘在单胎妊娠的发生率为 0.5%~1.69%,在单绒毛膜囊双胎妊娠中增加 10 倍,易导致宫内生长受限、低体重儿等;由于脐血管分支在胎膜上,容易合并血管前置,在阴道分娩时发生新生儿死亡。胎盘边缘附着母儿结局大多良好,但需注意其也有可能发展成帆状附着。

【超声检查】

1. 二维超声表现 脐带边缘附着表现为脐带血管从胎盘边缘进入,脐带血管在胎盘附着部分有分叉,平行于子宫壁向胎盘中部走行,形成胎盘子面血管;脐带帆状附着表现为胎盘子面没有相连的脐带,脐带垂直附着在宫壁上,并显示朝向胎盘的血管分支(图 17-32)。

2. 彩色多普勒超声表现 脐带附着点上显示分叉的血流信号。

【临床价值】

孕中期超声检查诊断脐带附着的敏感性和特异性较高,但随着孕周增加,脐带附着点的超声扫查难度加大,需进行针对性的扫查方能明确。胎盘帆状附着合并血管前置的发病率为 1/1 200~1/5 000,产前超声诊断困难。前置的血管因为没有保护,很容易受胎儿先露部的挤压、受子宫收缩而破裂或者随

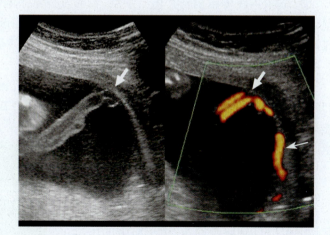

图 17-32 脐带帆状附着声像与彩色多普勒超声表现
粗箭头所指为宫壁胎膜上脐带附着处;细箭头所指为胎膜上脐血管分支。

胎膜破裂而破裂出血,导致胎儿宫内缺血或失血,产前未诊断者新生儿存活率不足 50%。当附着点位于宫腔下段的胎膜时,应高度注意有无血管前置,可采用经阴道彩色多普勒超声辅助诊断。

(三)脐带水肿、囊肿和脐静脉瘤样扩张

脐带水肿、囊肿和脐静脉瘤样扩张均较罕见。

1. 脐带水肿　可见脐带增粗,脐带内见无回声的脐血管和其周边低回声的华通胶,脐血管常有受压现象,彩色多普勒超声可以清晰显示出血管和水肿的华通胶(图17-33),此种情况在18-三体综合征胎儿中多见。

2. 脐带囊肿　脐带囊肿在孕早期的发病率有报道为0.4%~3.4%。在孕早期需要与卵黄囊鉴别。多数脐带囊肿在孕中期会退化消失,不会对妊娠造成不良影响。若囊肿持续存在,需警惕是否合并胎儿结构畸形,特别是18-三体综合征。超声表现为脐带的某一部分膨大,内见囊性无回声,其旁可见正常管道状血管,彩色多普勒超声显示囊内无血流信号,脐血管走向正常(图17-34)。靠近脐根部的脐带囊肿应注意与脐带内脐尿管囊肿鉴别。后者由于囊肿与膀胱相通,囊内为胎儿尿液。但产前超声鉴别困难,需出生后断脐时,新生儿脐部有尿液渗出方能确诊。

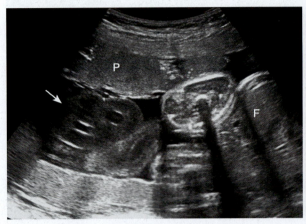

F:胎儿;P:胎盘。

图17-33　脐带华通胶水肿声像
箭头所指为水肿的脐带。

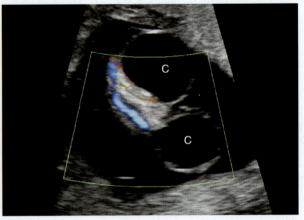

C:脐带囊肿。

图17-34　脐带囊肿声像

3. 脐带内脐静脉瘤样扩张　罕见,表现为脐静脉呈节段状扩张。病变部位静脉壁缺乏平滑肌,管壁薄弱,循环压力增加致管腔扩张膨出,形成类静脉瘤改变。脐静脉瘤样扩张时脐静脉内形成涡流,血液循环障碍,胎儿血流量减少,造成宫内缺氧缺血,甚至胎死宫内。

（四）脐带缠绕及打结

脐带绕颈、绕身、过度扭曲或真假结均为脐带的机械性异常。脐带绕颈很常见,发生率为15%~25%,与脐带过长和胎动过频有关系,只有当脐带绕颈2周或2周以上才有临床意义。脐带过度扭曲可能与脐带血管发育速度不一致、胎儿血流动力学改变以及脐带肌纤维分布不均有关系。

【超声检查】

脐带绕颈时,在胎儿颈部的水平切面和矢状切面可以见到脐带回声;由于脐带的压迫,胎儿颈部或背部皮肤可呈现脐带的压痕,环绕1周者呈"U"形,内为一小圆形无回声,其内可见小短光条;绕颈2周者呈"W"状;绕颈3周者呈锯齿状。应用彩色多普勒超声,在胎儿颈、背部或肢体可以直接显示环绕的脐带(图17-35)。脐带缠绕打结表现为脐带走行杂乱,成堆聚集,但判断是真结还是假结较困

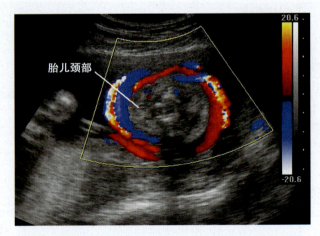

图17-35　脐带绕颈彩色多普勒超声表现

胎儿颈部

难。脐带真结可导致脐动脉血流阻力增高,结合彩色多普勒超声血流频谱有助于鉴别。

【临床价值】

1. 较松的脐带缠绕不影响胎儿生长发育及正常分娩;缠绕紧者可能造成胎头不下降及胎儿宫内缺氧,但导致宫内缺氧的原因很多,应根据胎心率改变及胎心监护结果判断。

2. 胎儿颈后"U"或"W"形的声像图也可能是颈后皮肤皱褶所致,诊断时应结合彩色多普勒超声检查。

3. 脐带绕颈不宜过早做出诊断,诊断太早无临床意义,反而增加孕妇的心理负担。

4. 产前胎心监护时发现胎心率异常(尤其是变异减速)或临产后胎头高浮不降时,可行超声检查明确有无脐带绕颈,以指导临床处理。

六、羊水量异常

妊娠期羊水的量和成分处于一个不断生成和吸收、相对稳定的动态变化过程中。参与羊水生成和吸收的机制主要包括胎儿排尿、吞咽、呼吸等运动,胎儿皮肤和胎膜也参与羊水的代谢。正常妊娠的羊水量随孕周增加而增多,最后2~4周开始逐渐减少,妊娠足月时羊水量约为1 000ml(800~1 200ml)。

(一)羊水过少

妊娠晚期羊水量少于300ml者,称为羊水过少(oligohydramnios)。其发生率为0.5%~4%。羊水过少常见于胎儿泌尿系统畸形、过期妊娠、胎儿宫内发育迟缓(intrauterine growth retardation,IUGR)以及羊膜病变等。羊水过少发生越早,胎儿预后越差。

【超声检查】

1. **超声表现**　胎儿躯干及肢体卷曲、相互挤压,扫查时难辨胎儿体表结构。

2. **羊水量估计**

(1) 单一最大羊水暗区垂直深度(AFV):AFV≤2cm为羊水过少,≤1cm为严重羊水过少。要求对子宫全面扫查,寻找羊水最大深度。

(2) 羊水指数法(AFI):孕妇取头高30°仰卧位,以脐与腹白线为标志点,将腹部分为4个象限,测定各象限最大羊水暗区深度值相加而得。AFI≤8cm为诊断羊水过少的临界值,≤5cm为诊断的绝对值。

【临床价值】

超声检查无法精确测量羊水量,但各种超声测量方法有相同的临床意义,可帮助判断羊水量的变化,指导临床处理。测量羊水暗区时,力求前后境界清晰明确,其间不要夹杂胎儿、胎盘及脐带等结构,同时尽量减少探头对孕妇腹壁的压力,以免影响测量结果。

(二)羊水过多

凡在妊娠任何时期内羊水量超过2 000ml者,称为羊水过多(polyhydramnios),其发生率约为1%。羊水过多与胎儿中枢神经系统和消化系统畸形、多胎妊娠、母体糖尿病、宫内感染羊膜炎等因素有关;另外还有特发性羊水过多,其原因不明。

【超声检查】

1. **超声表现**

(1) 胎儿被大片液性暗区包绕,胎儿在大量羊水中活动幅度较大,不动时常沉卧于子宫后壁。因超声探头距离胎儿较远,超声束传导受限,胎儿结构显示较困难。

(2) 胎盘受羊水压迫变薄。

(3) 合并胎儿畸形时可见相应的声像特征。

2. **羊水量估计**　与羊水过少的羊水定量估计方法相同。

（1）单一最大羊水暗区垂直深度测定：AFV≥8cm 可诊断羊水过多。

（2）羊水指数法：AFI≥25cm 为羊水过多。

【临床价值】

产前超声是首选的诊断方法，可动态观察羊水的变化，同时可发现合并病变；在羊水过多宫内介入治疗中，超声在引导穿刺和检查胎儿宫内状况方面也起到十分重要的作用。

（谢红宁）

第七节　胎　儿　畸　形

超声是产前筛查与诊断胎儿畸形的首选方法和主要手段。随着产前超声筛查及诊断技术的进展和规范化，产前超声可检出有明显解剖结构异常的畸形，例如无脑儿、脑膨出、开放性脊柱裂、胸腹壁缺损内脏外翻、单腔心、致命性软骨发育不全等严重畸形。同时，要充分认识产前超声检查的特殊性和局限性：①不可能显示胎儿所有器官；②某些胎儿异常是动态变化的，在没有发展到一定程度时，超声检查是无法发现的；③超声检查图像还可能受孕妇体形、胎儿体位、孕周及羊水量多少等因素影响而不能将所有结构显示清楚等。这些都决定了不同畸形的产前超声诊断准确率不同，超声不能排除所有胎儿畸形。本节仅列举各器官系统常见的主要胎儿畸形。

一、胎儿中枢神经系统畸形

神经系统起源于早期胚盘背侧中轴的外胚层，胚胎神经沟在发育过程中由两侧向中央生长融合，形成神经管，至妊娠龄 6~7 周为神经管闭合期。闭合过程中向前发育成脑，后部发育成脊髓部分。在此过程中受遗传或环境因素的影响引起发育障碍，可导致一系列先天畸形。

（一）脑积水

胎儿脑积水（hydrocephalus）是指脑脊液过多积聚于脑室系统内，致使脑室系统扩张和压力升高。多数病例的脑室扩张由合并的脑部异常导致，如 Dandy-Walker 畸形、Arnold-Chiari 畸形等。孤立性的脑积水通常是脑脊液正常循环通路阻塞的结果。

【病理】

脑脊液形成：脑脊液通常由脉络丛分泌，约 4/5 的脑脊液由脑膜的蛛网膜颗粒吸收入血液循环，余下的 1/5 通过脊膜吸收。过量的脑脊液可由以下原因造成：①脉络丛产生脑脊液过多；②脑脊液从脑室系统或脑池的排出功能障碍；③蛛网膜绒毛吸收障碍。

【超声检查】

1. **脑室扩张**　对侧脑室的评价基于正确测量侧脑室（图 17-36）。侧脑室正常宽度应小于 10mm，当宽度大于 10mm 时可考虑侧脑室扩张，大于 15mm 为重度侧脑室扩张，可提示脑积水。侧脑室宽度可随孕周增加发生变化，当侧脑室宽度介于 10~15mm 时应动态观察，部分病例可随孕周的增加其宽度逐渐减小，若其宽度进行性增大，可诊断为脑积水。脑积水超声表现为一侧或双侧脑室扩张，内呈液性暗区，其中的脉络丛似"悬挂"于脑室内（图 17-37）。20 周前脑室可有暂时性失调，此时发现胎儿脑室扩张应在 20 周后复查。依不同梗阻部位可出现第三脑室、第四脑室扩张，中脑导水管狭窄导致的脑积水仅有侧脑室和第三脑室的扩张。

2. **脑实质受压变薄**　重度脑积水时，脑中线偏位或中断，脑皮质变薄。

3. **双顶径及头围增大**　严重脑积水时，双顶径及头围常大于同孕周参考值，且随孕周增长过速。但是双顶径和头围增大只能作为间接征象，必须根据侧脑室的宽度确定诊断。

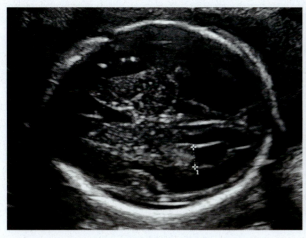

图 17-36　侧脑室测量方法

经侧脑室横切面,显示侧脑室后角,在最宽处垂直于侧脑室内侧壁测量。

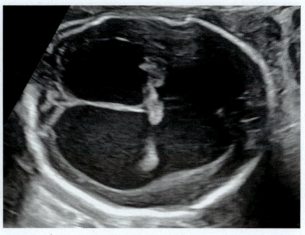

图 17-37　脑积水

胎儿双侧脑积水,大脑镰回声中断,可见脑室内"悬挂"的脉络丛。

【预后】

脑积水可能合并染色体异常、大脑或其他器官的异常,最终预后更多取决于这些合并异常而非脑室扩张的程度,发现脑积水后应立即探查其潜在原因。对胎儿全身进行系统的超声检查,以发现合并畸形,同时建议孕妇做染色体检查,从而对胎儿的预后进行综合性的评估。

（二）无脑畸形与露脑畸形

无脑畸形(anencephaly)与露脑畸形(exencephaly)是前神经孔闭合失败所致,是神经管缺陷中最严重的类型,相关畸形最常见合并脊柱裂,常伴有羊水过多。

【病理】

前神经孔不闭合导致前脑原基发生异常、颅盖骨不发育、胎儿头部眶上至枕部颅盖骨缺损,胎儿脑组织暴露在颅外。当大脑组织完全或部分存在,尚有脑膜覆盖称为露脑畸形,当大脑组织完全缺失时称为无脑畸形。

【超声检查】

正常胎儿颅骨光环最早可在妊娠 9 周时经阴道超声观察。经腹超声诊断通常是在妊娠 12 周后,此时颅骨光环均能清晰显示。

1. 颅骨缺失为共同表现,胎儿头部无椭圆形颅骨强回声环,面部扫查眼眶部上方无额骨,双眼突出,呈"蛙眼征"(图 17-38)。

2. 颅内脑组织缺如或仅有少量脑组织,胎儿眶上的不规则中等回声团块为脑组织回声。如脑组织较完整或者部分存在,表面有脑膜覆盖,则称为露脑畸形(图 17-39)。

3. 常合并其他畸形,如足畸形、脊柱裂、脑膜膨出、唇腭裂等。

4. 常合并羊水过多。

【预后】

无脑畸形与露脑畸形为致死性畸形,一旦确诊须立即终止妊娠。再发风险与家族史有关,生育过一胎神经管畸形的孕妇,再次妊娠再发风险约为 5%,生育过二胎则高达约 10%。在围孕期补充叶酸可降低发病率。

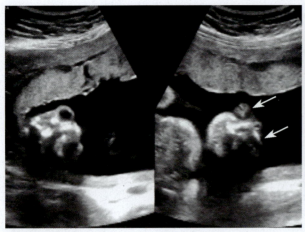

图 17-38 无脑儿
胎儿头部颅骨强回声缺失,脑组织缺如,呈"蛙眼征"(箭头所示)。

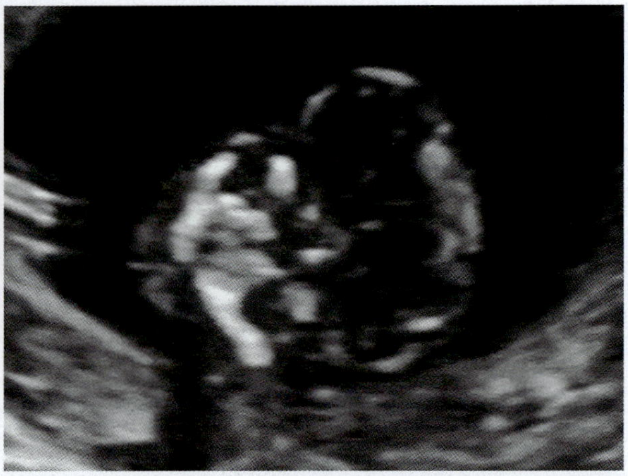

图 17-39 露脑畸形
胎儿头部颅骨强回声缺失,脑组织有脑膜覆盖,暴露于羊水中。

(三) 脑膜膨出和脑膨出

颅骨缺损伴有脑膜及脑组织从缺损处膨出即为脑膨出(encephalocele);如仅有脑膜没有脑组织从颅骨缺损处膨出,即为脑膜膨出(meningocele)。

【病理】

前神经孔闭合不全则产生颅骨缺损,形成脑膜膨出和脑膨出。活产儿发病率为 1/5 000~1/3 500,约1/3 合并脊柱裂。脑膜膨出和脑膨出好发于脑中线,从额部到后枕部均可发生,以枕部最为多见。

【超声检查】

1. **脑膜膨出** 颅骨强回声环局部缺损、回声中断,在胎儿颅骨中线缺损部位膨出一囊性包块,内呈液性,外被覆皮肤(图 17-40)。当颅骨缺损较小,膨出的组织较少时,包块往往不易清晰显示,容易漏诊,需要注意,也需要警惕顶部等少发部位脑膜膨出的漏诊。

2. **脑膨出** 颅骨强回声环局部缺损、回声中断;中线缺损部位可见膨出包块,外被覆皮肤;包块内见部分实性脑组织(图 17-41);缺损大者可导致颅骨强回声环缩小或不规则,骨壁厚薄不均,双顶径及头围小于孕龄。

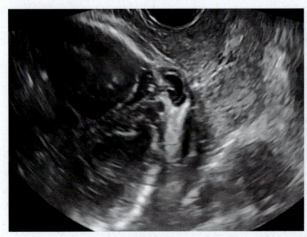

图 17-40 脑膜膨出
经阴道超声显示胎儿顶部颅骨小缺损,缺损处可见向外膨出的囊性包块。

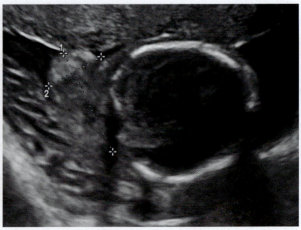

图 17-41 脑膜脑膨出
胎儿枕后方颅骨缺损,缺损处可见脑组织膨出。

【预后】

脑膜膨出或脑膨出的预后取决于膨出的部位、大小、膨出的脑组织多少以及是否合并其他部位异常等因素。一半以上的脑膨出合并颅外畸形，与脑膨出相关的遗传综合征以 Meckel-Gruber 综合征等为常见，故发现脑膨出要系统扫查胎儿其他器官结构。对于孤立性的、病变部位较小者可生后手术治疗。

（四）脊柱裂

脊柱裂（spina bifida）是指脊柱椎弓板的部分缺失，椎管闭合不全导致脊髓腔内容物的外露。脊柱裂分型各异，临床外科根据椎管的缺损处有无膨出物，将脊柱裂分为隐性脊柱裂和显性脊柱裂。适用于产前诊断的分类方法是根据病变处是否有完整的皮肤覆盖，分为开放性脊柱裂和闭合性脊柱裂。开放性脊柱裂是指病变部位皮肤缺损，椎管内容物经过缺损处膨出或外露，多发于腰骶部，常见类型包括脊膜膨出、脊髓脊膜膨出、脊髓裂等。闭合性脊柱裂是指病变部位皮肤连续性完整，椎管内容物经过缺损处膨出或不膨出。

【病理】

脊柱裂是由于脊柱后部椎弓板融合不全，而发生椎管闭合不全。常发生在腰椎或骶椎。病变的程度不同，表现各异。脊柱裂伴有脊膜膨出或脊髓脊膜膨出时缺损常累及 2 个以上的椎骨，脊膜、脊髓可自缺损处突出。脊髓裂相对少见，脊髓直接裸露于体表，无脊膜及皮肤覆盖。隐性脊柱裂时脊柱缺损只累及少数椎骨，表面仍有皮肤覆盖，缺损处皮肤可有毛发或合并色素沉着，脊髓神经一般正常，无神经症状，多见于腰骶部。

【超声检查】

超声诊断脊柱裂主要应观察脊柱的椎弓板是否完整，皮肤是否连续，病变处是否有膨出物。

1. 开放性脊柱裂　95% 以上的开放性脊柱裂病例可通过超声征象被检出。但值得注意的是，小的缺损且无明显包块的开放性脊柱裂产前诊断困难。

超声诊断要点：

（1）脊柱矢状切面：旁正中矢状切面可见椎体与椎弓两排串珠样强回声局部连续性中断，局部椎弓缺失，此处皮肤缺失。合并脊膜膨出或脊髓脊膜膨出时可见外凸囊性包块（图 17-42）。病变范围较大时脊柱成角弯曲，后凸或侧凸变形。

（2）脊柱横切面：椎体与两个椎弓组成的闭合三角形变成开放性，两椎弓分开，呈"V"或"U"字形，且其表面覆盖的软组织不完整（图 17-43）。

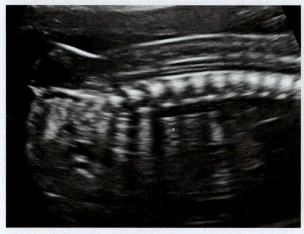

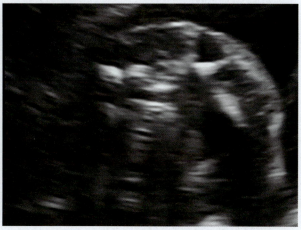

图 17-42　脊柱裂脊膜膨出
胎儿脊柱骶尾部连续性中断，可见囊性包块膨出。

图 17-43　开放性脊柱裂
胎儿脊柱横断面可见两椎弓分开，呈"U"字形。

（3）颅内改变：由于脑脊液由病变处外漏导致蛛网膜下腔压力减小，可出现形似"柠檬"样胎头、脑室扩张（图 17-44）；小脑延髓池消失、小脑紧贴颅后窝呈"香蕉"状小脑。

（4）合并畸形：可合并足内翻等畸形，合并染色体异常的风险约为 10%。

2. **闭合性脊柱裂**　闭合性脊柱裂其病变部位皮肤连续性完整，因此无脑脊液的外漏，没有开放性脊柱裂的典型颅内征象，给产前筛查带来一定的难度。孕中晚期胎儿脊髓圆锥位置判断有助于诊断。有包块型膨出的包块成分可为脑脊液、神经组织、脂肪组织等，无包块型一般椎弓裂口较小且隐蔽，体表无明显包块，见于终丝脂肪瘤、终丝紧张、皮毛窦等。

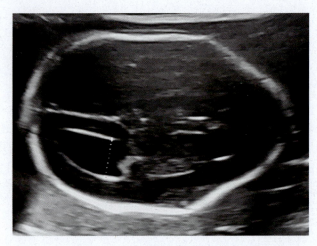

图 17-44　开放性脊柱裂颅内征象

【鉴别诊断】

骶尾部脊膜膨出、脊髓脊膜膨出时，需要与骶尾部的畸胎瘤相鉴别。畸胎瘤大多为混合回声或实性块，单纯囊性的仅占少数，包块表面常有皮肤覆盖，声像图显示其囊壁较厚，椎骨显示正常，包块与椎管不相通。骶尾部畸胎瘤的母血 AFP、羊水 AFP、羊水乙酰胆碱酯酶可随孕周及肿瘤性质、大小等发生变化，正常或升高。

【预后】

脊膜膨出、脊髓脊膜膨出和脊髓裂、脊髓栓系等的病变部位、程度决定预后，严重者生后可有功能障碍，如双下肢瘫痪、大小便失禁等，部分病例甚至无法存活，应及早处理。隐性脊柱裂生后症状较轻或无症状，一般无须特殊治疗。

（杨泽宇）

二、胎儿前腹壁畸形

（一）脐膨出

脐膨出（omphalocele）是先天性腹壁发育不全，在脐带腹壁入口处发生缺损，腹腔内脏器膨出于体外。其发病率为 1/6 000～1/7 000。

【病理】

脐膨出是胚胎腹壁发育畸形，因胚胎体腔关闭过程停顿所引起。腹壁缺损大小不等，缺损直径小者仅肠管膨出，大者则有实质脏器如肝脏等凸出腹腔外。膨出物表面覆盖有腹膜，或腹膜和羊膜及二者间的华通胶。脐膨出多合并其他畸形及伴有染色体异常。注意妊娠 12 周前尚存在生理性中肠疝，肠管在 12 周后还纳腹腔内。

【超声检查】

1. 腹壁中线脐带入口处皮肤强回声线连续性中断、缺损。

2. 腹壁缺损处可见向外凸出包块，内含腹腔内容物如肠管或肝脏，有时还可见腹腔积液（图 17-45）。

3. 包块外被包膜。

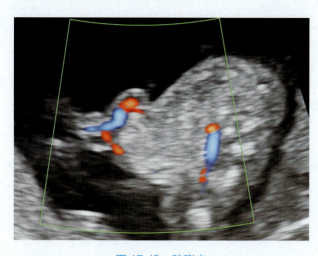

图 17-45　脐膨出

前腹壁中线处皮肤连续性中断,膨出腹壁外的内容物为肝脏回声。

【超声检查】

1. 腹壁皮肤强回声线连续性消失,缺损处常位于脐根部的右侧。

2. 腹腔脏器自腹裂口处翻出漂浮在羊水内,可为肠管、肝脏等脏器回声,其表面无包膜覆盖(图17-46)。

4. 膨出包块边缘可见脐血管。

5. 常合并羊水过多。

(二)　腹裂

腹裂(gastroschisis)也称内脏外翻,指胚胎发育过程中脐旁腹壁真正缺损,伴腹腔内脏脱出,完全无皮肤及腹膜覆盖。

【病理】

腹裂是由于在胚胎早期形成腹壁的两个侧襞之一发育不全,大多数是右侧襞,其顶尖部已达中央,所以脐孔是正常的,而腹壁缺损位于腹中线旁。胎儿腹壁缺损,内脏可通过缺损处脱出,既无疝囊又无皮肤覆盖,漂浮在羊水内,此为与脐膨出的鉴别要点。

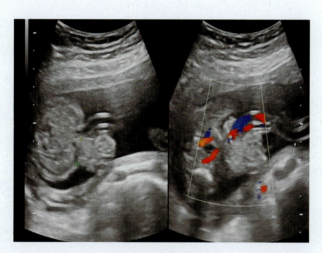

图 17-46　腹裂

肠管自腹壁缺损处外翻漂浮于羊水中,无外被包膜。

3. 腹围明显缩小。

【鉴别诊断】

胎儿腹裂与脐膨出需相互鉴别,鉴别点主要包括腹壁缺损的位置、是否有包膜覆盖、与脐带血管的位置关系等。脐膨出易合并染色体异常及其他畸形,而腹裂可有母血 AFP 的升高,但常无染色体异常。

(杨泽宇)

三、胎儿骨骼系统畸形及肢体畸形

胎儿骨骼系统畸形常表现为全身性或多发性畸形,畸形种类多,受累部位多,单一畸形较少见。

骨骼发育不良的表现形式多样,分类方式较多,预后不同。产前超声主要筛查致死性骨发育不良,包括致死性侏儒、软骨发育不全、成骨不全Ⅱ型等。

（一）软骨发育不全

软骨发育不全是以四肢长骨短小及骨化不良为特征的一种致死性骨骼发育障碍性畸形。为常染色体显性或隐性遗传疾病,活产儿中发病约为 1/10 000～1/50 000。

【病理】

软骨发育不全病变发生于长骨端的骨骺,软骨的骨化过程发生障碍,骨骺增大,骨质薄,骨化差,但骨骼能达到正常内径。软骨发育不全分为两型,Ⅰ型为常染色体隐性遗传,最严重,约占 20%;Ⅱ型为常染色体显性遗传,占 80%。

【超声检查】

1. 四肢严重短小(致死性畸形小于 4 倍标准差),长骨短而粗,特别是股骨、肱骨短小,骨后方声影不明显(图 17-47)。

2. 胸腔狭窄,胸围减小(图 17-48),可测量心胸比值定量评估(致死性畸形心胸面积比>0.6)。

3. 椎体骨化差,腰骶部明显。

4. 腹部较膨隆,腹围增大,可有腹腔积液。

5. 头颅增大,双顶径、头围明显大于孕周。

6. 可合并羊水过多、脑积水、唇腭裂,心脏及肾脏等畸形。

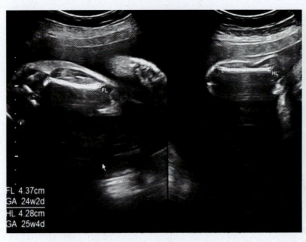

图 17-47　软骨发育不全
孕 30 周胎儿,股骨短而粗,长度约相当于孕 24 周。

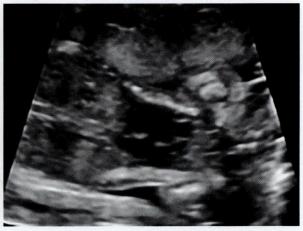

图 17-48　软骨发育不全
胎儿胸廓狭窄,心胸比例增大。

【预后】

严重的软骨发育不全具有四肢明显短小、胸廓发育不良者,可导致肺发育不良和胎儿死亡。

（二）成骨发育不全

成骨发育不全又称脆骨病或脆骨-蓝巩膜-耳聋综合征,表现为全身长骨多发性骨折、蓝巩膜、进行性耳聋、牙齿改变、关节松弛和皮肤异常,与常染色体显性遗传或隐性遗传有关。成骨发育不全分为Ⅰ～Ⅳ型,产前超声检查最易发现的是严重的成骨发育不全Ⅱ型,其属于致死性骨发育不良。

【病理】

成骨发育不全的基本病理改变为密质骨被纤维样不成熟的骨组织代替,肢体短,骨皮质薄,骨小梁稀疏且脆,骨化差,有多发骨折和骨痂形成。

【超声检查】

1. 四肢短小,长骨可有骨折,骨折后成角、弯曲变形。
2. 胸部变形,肋骨可有多处骨折。
3. 颅骨较薄,骨化差,回声减低,探头加压可见颅骨局部变形、凹陷。
4. 可伴有羊水过多。

【预后】

畸形严重者可致死,不能存活;较轻者预后较好,尚能生存。

（杨泽宇）

四、胎儿颜面部畸形

颜面部畸形是较常见的胎儿畸形,已经成为产前超声检查的一个重要组成部分。颜面部畸形常是染色体畸形或一些综合征的局部表现,常合并其他部位的严重畸形。

唇腭裂

唇腭裂(cleft lip and palate)是最常见的颜面部畸形,发病率约为 1/1 000。唇裂可伴有腭裂,单纯腭裂较少见。唇腭裂不仅造成患儿容貌畸形,更重要的是影响患儿面部发育及吞咽、吸吮、发音等功能。受胎儿体位、孕妇体型、孕周大小、羊水等因素影响,产前超声仅可对部分较为严重的唇裂以及伴有牙槽突裂的腭裂做出提示性诊断。

【病理】

唇与腭在胚胎发育 7~12 周形成。两侧上颌突向中线方向生长,与形成人中的球状突互相融合形成上唇。在胚胎第 7 周时,如果两侧球状突未能正常融合,则形成上唇正中裂;如果上颌突未能与同侧球状突融合,则产生单侧唇裂;如在两侧发生,则可产生双侧唇裂。

腭是由内侧鼻突的球状突和上颌突的腭突发育并融合而成。两侧球状突形成前颌突,二者在中线融合形成原发腭,向后以切牙孔为界,前方包括 4 个切牙的牙槽骨。两侧上颌骨的腭突向中线生长并融合、向前生长,在切牙孔处与原发腭融合形成继发腭。

【超声检查】

正常胎儿颜面部的鼻唇冠状切面上,两鼻翼及鼻孔对称,鼻中隔居中,上唇连续完整,唇弓正中可见人中切迹(图 17-49)。

唇腭裂的声像图表现:

1. 唇裂　在胎儿鼻唇冠状切面和上唇轴平面上观察。二维超声表现为一侧或双侧上唇连续性中断(图 17-50)。胎儿口唇微张时呈"八"字形,中断处为无回声暗带,暗带可延伸达鼻孔,引起受累侧鼻孔变形。检出唇裂后,还应仔细观察上牙槽突,单纯唇裂者可见上牙槽呈连续强回声弧状弯曲。

2. 腭裂　通常在检查出胎儿有唇裂时

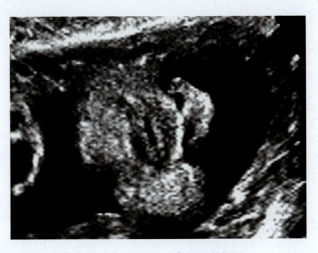

图 17-49　正常胎儿鼻唇冠状切面

进行针对性扫查,要仔细观察胎儿上牙槽。当轴平面扫查显示牙槽突连续性中断时,可诊断为原发腭裂即牙槽突裂(图17-51)。由于继发腭的位置较深,前方与两侧均有上颌骨牙槽突的遮挡,产前超声检查很难清楚显示软腭与硬腭,故单纯软腭与硬腭裂产前很难明确诊断,较严重的腭裂可在特殊体位经斜冠状切面或正中矢状切面观察到继发腭裂。

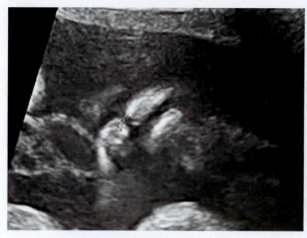

图 17-50　唇裂
鼻唇冠状切面显示上唇皮肤连续性中断。

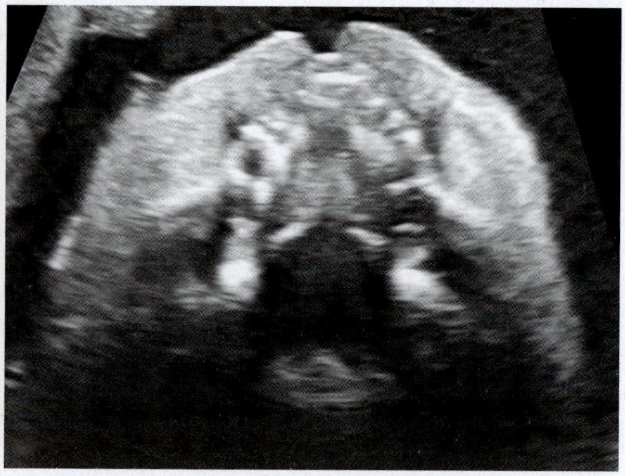

图 17-51　牙槽突裂
轴平面显牙槽连续性中断。

【鉴别诊断】

唇裂超声图像可能受到各种因素影响,诊断应谨慎,注意和唇部正常结构及周围其他组织相鉴别。正常胎儿上唇人中较深时易误认为唇裂;脐带垂直于唇部等情况可误认为是唇裂,此时应结合胎儿张嘴或胎动时观察,或结合彩色多普勒血流成像进行鉴别。

【预后】

不伴有其他结构畸形的单纯唇腭裂可通过手术治疗。唇腭裂伴有其他结构畸形或染色体异常者,其预后取决于其伴发异常的严重程度。

（杨泽宇）

五、胎儿泌尿系统畸形

胎儿泌尿系统包括肾脏、输尿管、膀胱和尿道。胚胎发育5~8周,中肾管的分化诱导后肾的形成;胚胎第12周末,肾脏移位到最终位置,开始具有一定的排泄功能。在此期间,任何破坏、阻断胚胎发育的因素均可导致肾脏在数量、位置、轴向、大小、形态结构等方面的发育异常。

（一）肾积水

正常胎儿肾脏集合系统常有分离,尤其是在膀胱充盈时,男性胎儿表现更为明显。正常胎儿膀胱1~1.5h排空一次。在判定胎儿肾积水时,注意鉴别是病理性的还是生理性的。双侧肾积水多为下尿路梗阻,可根据膀胱是否排空判定。单侧肾积水多为单侧上尿路梗阻。输尿管狭窄多发生于输尿管与肾盂交界处。

【病理】

胎儿肾积水(hydronephrosis)是由泌尿系梗阻性病变,如肾盂输尿管连接处狭窄、输尿管膀胱连接处狭窄、后尿道瓣膜等或非梗阻性病变,如膀胱输尿管反流等引起的,表现为肾盂肾盏不同程度的扩张、肾实质变薄和肾脏体积增大。肾盂输尿管连接处狭窄是肾积水最常见的原因。

【超声检查】

目前胎儿肾积水的超声诊断标准尚存在争议。正常胎儿也可以有轻度的肾盂扩张，多为双侧，肾盂扩张宽度多<1cm，与胎儿膀胱充盈有关。评价胎儿肾积水的严重程度主要依据肾盂扩张的前后径，肾实质厚度也用来评价胎儿预后。一般认为中晚期妊娠胎儿肾盂前后径>1cm 时，肾脏病理性改变的风险增大。肾集合系统分离，根据积水程度不同，肾盂肾盏部可呈烟斗状、调色板状、囊状等形态改变(图 17-52)。

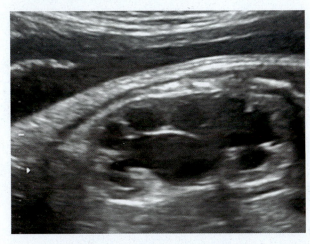

胎儿一侧肾积水，肾盂肾盏扩张，呈"调色板"状。

图 17-52　胎儿肾积水声像图

【鉴别诊断】

肾盂肾盏扩张需要与多囊肾相鉴别，多囊肾肾内的液性区互不相通，而肾积水时各个液性区之间可见相通。

【预后】

肾积水的预后与病变部位和程度相关，积水程度越重，肾实质越薄，预后越差。轻度肾盂扩张预后良好，生后大多可逐渐消失。严重梗阻性病变需要生后通过手术解除。

(二) 多囊肾

多囊肾(polycystic kidney)是一种遗传性先天畸形，多为双侧。

【病理】

1. **婴儿型多囊肾**　为常染色体隐性遗传疾病，发病率为 1/40 000～1/60 000，再发风险为 25%。病变累及双侧肾脏，呈对称性增大。镜下可观察到肾实质内充满大量微小囊泡。

2. **成人型多囊肾**　为常染色体显性遗传疾病，发病率约为 1/1 000，再发风险为 50%。病变累及双侧肾脏，表现为肾实质内多个大小不等的囊肿。

【超声检查】

1. **婴儿型多囊肾**　双侧肾脏对称性增大，胎儿肾脏可几乎占满整个腹腔，故腹围增大。双侧肾脏回声增强，增强部分实为密集的囊性结构，大量的囊性结构造成丰富的界面反射。回声增强主要在肾髓质部分，肾皮质回声低(图 17-53)。常伴有羊水过少及膀胱不显示。

2. **成人型多囊肾**　双侧肾脏增大，两侧增大程度可不同，肾区内见多个大小不等的囊性结构，羊水量多正常或略减少。由于该疾病为常染色体显性遗传，胎儿期诊断该病时，应对孕妇夫妻双方进行肾脏超声检查，应

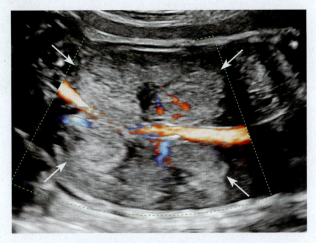

图 17-53　胎儿婴儿型多囊肾声像图

胎儿双侧肾脏增大，回声增强(箭头所示)。

至少有一方患有此病。

【预后】

1. **婴儿型多囊肾** 预后不良,且发病越早预后越差,胎儿期发病者往往在新生儿期死于严重肾衰竭或肺发育不良。

2. **成人型多囊肾** 由于该病病变进展较慢,新生儿期肾功能多正常,多在成年期出现症状而被诊断,发病年龄有早有晚,多数在 35 岁左右。

(陈骊珠)

六、胎儿消化系统畸形

(一)十二指肠狭窄与闭锁

十二指肠狭窄(duodenal stenosis)与十二指肠闭锁(duodenal atresia)是胎儿消化系统常见的先天发育异常之一,在活产儿中的发生率为 1/5 000~1/10 000。本病常合并其他先天畸形,如 21-三体综合征、肠旋转不良及心脏畸形等,另外环状胰腺的压迫也可导致十二指肠狭窄或闭锁。

【病理】

十二指肠狭窄与闭锁可发生在十二指肠任何部位,以十二指肠降部或水平部多见。十二指肠狭窄与闭锁的病理基础主要有病变处肠腔内的隔膜、肠管本身发育不良所致的狭窄或闭锁、狭窄两端纤维束相连,或闭锁两端完全分离等。

【超声检查】

1. "双泡征"是十二指肠狭窄与闭锁的典型超声表现,即胎儿上腹部扫查可见两个相连的液性无回声区,这两个无回声区分别为胎儿的胃和扩张的十二指肠近段,二者中间相通的管状结构为幽门(图 17-54)。动态观察,双泡的大小可发生变化。"双泡征"在孕早期及中孕早期可不明显。

2. 羊水过多,约 50% 的十二指肠狭窄与闭锁病例合并羊水过多。

3. 本病易合并染色体异常及其他系统畸形,因此产前发现本病,应对胎儿其他系统进行仔细检查,并进行染色体检查。

【鉴别诊断】

少数情况下,正常胎儿腹部也可以出现双泡样结构,例如晚孕期其内充液的结肠与同一平面的胃泡,但两个液性暗区间无相通,可与十二指肠狭窄与闭锁相鉴别。

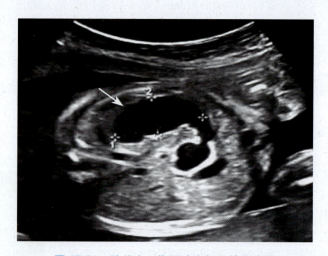

图 17-54 胎儿十二指肠狭窄与闭锁声像图
胃泡水平横切面可见两个相通的液性区,分别是扩张的胃泡和十二指肠,称"双泡征",箭头所示为胃泡。

【预后】

单独发生的十二指肠闭锁与狭窄生后可进行手术治疗,预后较好;合并染色体异常和其他畸形的病例,预后不良。

（二）空肠与回肠闭锁

空、回肠的狭窄与闭锁是引起胎儿肠道梗阻比较常见的病因,其发生率在活产儿中为 1/2 700 ~ 1/5 000,可发生于空、回肠的任何部位。空、回肠的狭窄与闭锁可单发或多发,单发者多不合并其他系统畸形或染色体异常,而多发者多为家族遗传性。

【病理】

空回肠闭锁与狭窄所致的梗阻可分为 4 型:①瓣膜样狭窄;②肠腔内隔膜使肠腔完全闭锁;③闭锁两侧肠管均呈盲端,其间有纤维束带连接;④远、近侧盲端完全分离。

闭锁近侧肠管因长期梗阻而极度扩张,直径甚至达 30 ~ 40mm。肠壁肥厚,血供不良,蠕动功能很差。闭锁远端异常细小,直径不到 4 ~ 6mm,肠管完全萎陷呈带状。

【超声检查】

1. 小肠内径正常小于 7mm,当小肠内径明显增宽,提示存在小肠狭窄与闭锁的可能,肠管扩张多在中孕晚期后才显现出来,梗阻部位越高,肠管扩张出现越早。

2. 扩张的肠管多位于中腹部,呈管状无回声区,动态观察可见肠管蠕动活跃,扩张肠管管径可随肠蠕动发生变化。

3. 闭锁远端可见空虚萎瘪肠管聚集,肠管回声增强(图 17-55)。

4. 可合并羊水过多。

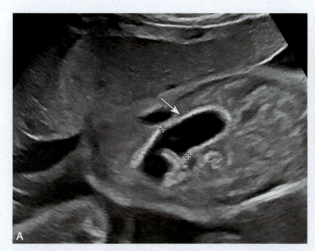 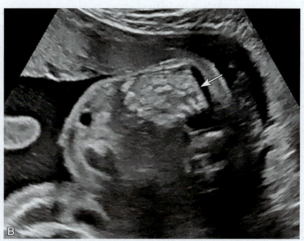

图 17-55　小肠闭锁声像图

A. 箭头所示中腹部可见管状无回声区为闭锁段近端扩张的肠管;B. 箭头所示为闭锁远端可见空虚萎瘪肠管聚集,肠管回声增强。

【预后】

胎儿肠管扩张多呈进展性,部分病例在孕晚期还会出现肠穿孔,导致胎粪性腹膜炎而危及胎儿生命,因此对疑似病例应密切随访,动态观察。对于不伴有其他系统畸形及染色体异常的病例,生后手术治愈率较高,预后良好。

（陈骊珠）

七、胎儿胸腔畸形

（一）先天性肺囊腺瘤样病变

先天性囊性腺瘤样畸形(congenital cystic adenomatoid malformation,CCAM)是一种肺组织错构畸

形,是产前诊断肺肿块的常见病因之一。

【病理】

先天性肺囊腺瘤的发病机制目前尚无统一认识,通常被认为是以终末细支气管过度生长为特征的一种肺发育异常,肺组织缺乏正常肺泡,在肺实质内形成有明显界限的病变,可累及肺的一叶及数叶,也可双侧发生,但仅占先天性肺囊腺瘤的 2%。

【超声检查】

根据病灶的声像图特点和病理特点可分为 3 型:

1. **Ⅰ型(大囊型)**　超声表现为胸腔内囊性或囊实混合性肿块,囊肿多发,大小不等,较大囊肿直径≥20mm。

2. **Ⅱ型(中间型)**　超声表现为胸腔内囊实混合性肿块,囊肿直径 5~20mm。

3. **Ⅲ型(微囊型)**　超声表现为胸腔内高回声实性肿物,与正常肺组织边界清楚,使用高频探头可观察到高回声实性肿块内部弥漫分布筛孔状液性无回声区,最大囊肿直径<5mm。

先天性肺囊腺瘤较大者可使同侧甚至对侧肺组织受压,引起肺发育不良;可导致心脏及纵隔受压移位,肿块越大,心脏及纵隔移位越明显。

【鉴别诊断】

先天性肺囊腺瘤的诊断应注意与先天性膈疝、肺隔离症等相鉴别。

Ⅰ型、Ⅱ型 CCAM 有时需要与胎儿膈疝相鉴别,膈疝的超声声像图可表现为胸腔内显示腹腔内脏器回声,疝入胸腔的胃在短时间内可扩大或缩小,而先天性肺囊腺瘤的囊性灶通常大小不等,壁不如胃壁厚,囊腔大小短时间不会有变化。

Ⅲ型先天性肺囊腺瘤有时不易与肺隔离症鉴别。肺隔离症的典型超声表现为边界清楚的高回声团块,常为单侧发生,呈叶状或三角形,多位于左胸腔底部,少数内部可见囊肿,较大者亦可引起纵隔移位和胎儿水肿。彩色多普勒超声如检出包块滋养血管来自胸主动脉或腹主动脉,可以帮助区分。

【预后】

较大的 CCAM 可引起胎儿水肿和肺发育不良导致胎儿死亡,而部分 CCAM 可在胎儿期或生后萎缩甚至消失。不合并其他异常的 CCAM 预后较好,在有症状新生儿中,术后生存率达 90%,而无症状新生儿是否需要手术治疗目前尚存在争议。对于疑似 CCAM 的患者,应嘱咐其每隔 4~5 周复查超声,以便及时观察病情变化,帮助临床决策及生后治疗。

(二) 先天性膈疝

先天性膈疝(congenital diaphragmatic hernia)是由于膈肌发育缺陷或发育不全,腹腔脏器经过缺损处疝入胸腔,造成解剖关系异常的疾病。发生率为新生儿的 1/2 000~1/3 000,男女比例大致相等,常伴有其他系统或脏器的畸形。

【病理】

正常膈肌为一穹隆状隔膜,将胸腔与腹腔分隔开来。膈肌的发育过程中如果某一组成部分发育停止或发育不全,就会造成相应的缺损。膈肌两面后外侧关闭最晚,左侧晚于右侧,所以膈疝以左侧最多见。

【超声检查】

产前超声评价膈肌的完整性较为困难,只有当腹腔内容物疝入胸腔时,膈疝才有可能为超声所发现。

1. 胸腔内显示腹腔脏器回声,胃泡疝入时较易诊断,超声声像图表现为胸腔内出现胃泡回声,腹腔内胃泡回声消失,胃泡大小可改变;单纯肠管疝入者超声可见胸腔内回声不均的肠管回声,有时可观察到肠管蠕动;肝脏疝入者,胸腔内可见肝脏回声,利用彩色多普勒血流可观察到肝门静脉或肝静脉超过膈肌水平(图17-56)。

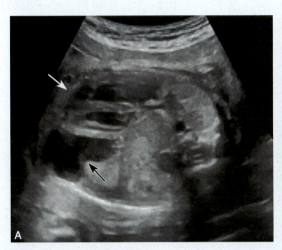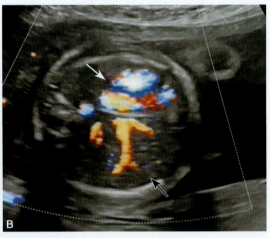

图 17-56　胎儿膈疝声像图

A. 胎儿左侧膈疝,胸腔横切面显示,心脏(白色箭头)旁可见胃泡影像(黑色箭头),胎儿左肺受压,心脏向右侧胸腔移位;B. 胎儿右侧膈疝,胸腔横切面显示,心脏(白色箭头)旁可见肝脏影像(黑色箭头),彩色多普勒可见肝静脉,胎儿右肺受压,心脏向左侧胸腔移位。

2. 胸腔内肺、心脏及纵隔等脏器受压并移位。左侧膈疝者心脏受压移位更明显,心脏常位于右侧胸腔,而心尖仍指向左侧。肺脏受压的情况在一定程度上决定了患儿的预后。

3. 胎儿正中矢状切面上正常膈肌弧形低回声带中断或消失,此为诊断膈疝的直接征象,但在部分病例中此现象不易观察到。

4. 由于内脏疝入胸腔,胎儿腹围缩小。

5. 膈疝可以合并羊水过多,部分胎儿可有胸腔积液、腹腔积液、胎儿水肿及颈后透明层厚度明显增加。

6. 如为交通性膈疝,疝入胸腔的腹内容物可随腹压的变化而改变。当腹压增高时,腹内容物疝入胸腔;当腹压降低时,疝入胸腔的内容物可回复到腹腔。超声声像图表现为胸腔内肿块时大时小,前后检查中发现疝入的内容物可有不同,易造成漏诊。

【预后】

先天性膈疝合并其他结构畸形和染色体畸形的发生率为35%～50%,胎儿合并染色体畸形和其他结构畸形者预后较差。单纯先天性膈疝患儿的死亡率与肺发育情况密切相关,故产前应同时注意肺发育情况,进行综合评估。

(陈骊珠)

八、胎儿心脏畸形

先天性心脏病在所有活产儿中的发病率为0.4%～1.3%,胎儿先天性心脏病是产前常见的畸形之一。孕早期母亲病毒感染、X线照射及父母先天性心脏病家族史等均为先天性心脏病高危妊娠,建议行胎儿超声心动图检查。此外在孕中期胎儿系统筛查时,建议对所有胎儿实行胎儿心脏超声筛查以除外胎儿严重先天性心脏病。检查应以横断面扫查为主,必要时辅以矢状面及冠状面扫查。

（一）室间隔缺损

胎儿室间隔缺损（ventricular septal defect，VSD）为产前最为常见的先天性心脏病，占所有先天性心脏病的 20%~25%。

【病理】

胎儿 VSD 依据缺损位置可分为 3 类：①膜周部缺损；②干下型缺损；③肌部缺损。其中以膜周部缺损最为常见。若病变累及范围较大，同时累及膜部和肌部，则称为膜肌部缺损。

【超声检查】

1. **二维超声心动图**　较大的 VSD（3~4mm 及以上）可在二维超声图像上直接显示缺损位置室间隔局限回声失落，可观察到"断端回声增强"征象（图 17-57）。膜周部缺损表现为四腔心切面及左心室流出道切面可探及室间隔上部回声失落。干下型缺损表现为右心室流出道切面肺动脉瓣下方室间隔局限回声失落。肌部缺损为室间隔下段近心尖部较为常见，因缺损一般较小，二维超声很难直接诊断。

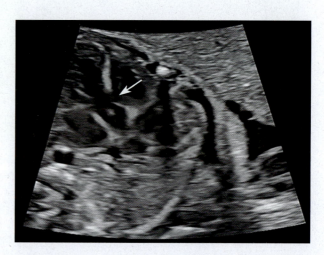

图 17-57　室间隔缺损
胎儿左心室流出道切面可见室间隔回声连续性中断（箭头所示）。

2. **彩色多普勒超声**　将彩色量程调整到 40~50cm/s，仔细扫查四腔心切面及左、右心室流出道切面，可探查到缺损处双向分流信号。因胎儿期右心压力较高，所以分流速度较低且右向左分流较为明显。肌部缺损时，因缺损内径较小、分流速度相对较快，彩色血流显像更容易显示穿隔血流。

较小的 VSD 可在生后自愈，预后良好；较大的缺损若生后不能自愈，一般可择期手术治疗。产前诊断 VSD 应行多切面扫查，注意排除假性回声失落等超声伪像。

（二）法洛四联症

法洛四联症（tetralogy of Fallot，TOF）在活产儿中的发病率为 0.018%~0.026%，占先天性心脏病的 12%~14%。法洛四联症是胎儿期最为常见的圆锥动脉干畸形，在胎儿期表现为室间隔缺损、主动脉骑跨及肺动脉狭窄，一般不会出现右心室心肌肥厚的表现。

【病理】

法洛四联症是由于胚胎发育时圆锥动脉干旋转异常及分隔不均导致了流出道与心球分隔的对位不良，从而使主动脉增宽前移骑跨于室间隔上，右心室流出道与肺动脉狭窄。同时，室间孔不能正常闭合形成室间隔缺损。法洛四联症胎儿可伴发 21-三体、22q11 微缺失等染色体异常。

【超声检查】

在四腔心切面基础上，探头声束逐渐向胎儿头侧倾斜扫查左、右心室流出道切面及三血管-气管切面，可发现相关异常。

1. **四腔心切面**　扫查显示左、右心腔对称或右心稍大。法洛四联症的室间隔缺损一般为主动脉瓣下缺损，若累及上部肌部间隔则也可在四腔心切面显示。

2. **心室流出道切面**　左心室流出道切面可显示主动脉瓣下较大的室间隔缺损，一般可大于

4mm。主动脉增宽前移骑跨于室间隔上,骑跨率一般在30%~50%,表现为主动脉瓣正对室间隔断端(图17-58)。彩色血流显像可见左、右心室血流共同汇入升主动脉。右心室流出道切面可显示肺动脉瓣增厚及开放受限,肺动脉主干内径狭窄,彩色血流显像可显示肺动脉瓣环处彩色血流汇聚。

3. 三血管切面及三血管-气管切面。沿肺动脉主干连续扫查,分别显示左、右肺动脉及动脉导管内径均狭窄。彩色血流显像示部分病例动脉导管处可有降主动脉至肺动脉方向的逆灌血流。

4. 法洛四联症可合并肺动脉闭锁、肺动脉瓣缺如、右位主动脉弓等多种畸形,超声心动图有相应表现。

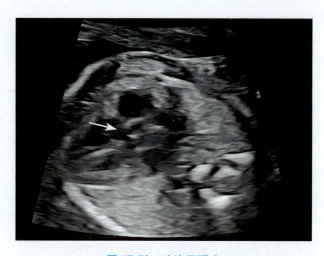

图 17-58　法洛四联症

胎儿左心室流出道切面显示主动脉瓣下较大的室间隔缺损,主动脉瓣正对室间隔断端(箭头所示)。

【鉴别诊断】

主要与对位不良型室间隔缺损及右心室双出口等鉴别。对位不良型室间隔缺损时主动脉前壁可略有前移,但不存在肺动脉狭窄;右心室双出口时两条大动脉完全或绝大部分从右心室发出,法洛四联症主动脉骑跨率一般小于75%。当然,单纯依靠主动脉的骑跨程度对二者区分并不一定准确,建议超声提示为胎儿圆锥动脉干畸形并详细描述相关解剖结构异常较为恰当。

【预后】

法洛四联症胎儿应常规行染色体检查,该病的预后主要与肺动脉的发育情况有关。若肺动脉发育良好,则出生后可手术治疗。若主肺动脉或左、右肺动脉发育较差或伴有肺动脉闭锁,则手术效果不佳、预后极差。

(三) 完全型大动脉转位

大动脉转位(transposition of great arteries,TGA)定义为主动脉和肺动脉均跨过室间隔,形成位置互换,从而导致心室与大动脉连接不一致的关系。根据心房、心室的关系,大动脉转位可分为两种,当房室连接一致时为完全型大动脉转位,而房室连接不一致时为矫正型大动脉转位。本节主要介绍完全型大动脉转位。

【病理】

完全型大动脉转位的胚胎学形成机制与圆锥动脉间隔的内螺旋发育异常和/或圆锥动脉干旋转不良有关。同时,瓣下圆锥发育异常:肺动脉瓣下圆锥吸收,旋至左后方,与二尖瓣呈纤维连接。主动脉瓣下圆锥发育扩大成漏斗部间隔,将主动脉旋至右前方,与三尖瓣呈肌性圆锥连接。最终形成的解剖异常为主动脉与肺动脉近似平行发出,分别起源于形态学右心室与左心室,主动脉位于肺动脉的前方或右前方。

【超声检查】

完全型大动脉转位属于复杂畸形,可伴有多种解剖异常及节段性连接异常,应从胎儿上腹部逐步扫查至上纵隔,判断心房位、心室位、房室连接、心室大动脉连接等关系。

1. **四腔心切面**　显示左、右心腔对称,房室连接一致,即左心房连接左心室、右心房连接右心室。

若存在较大的室间隔缺损,可在该切面显示。

2. 心室流出道切面　可显示室间隔上部缺损的存在。此外,左心室流出道连接肺动脉(带有标志性的"分叉"结构)(图 17-59),右心室流出道连接主动脉。主动脉与肺动脉的发出呈平行排列关系。

3. 短轴切面的获取较为困难。显示主动脉位于肺动脉的右前方。

【预后】

胎儿完全型大动脉转位在出生后可行手术治疗。该病的预后主要与是否存在室间隔缺损关系较大。若存在室间隔缺损,则左、右心室的血流可充分混合,手术可稍晚进行。若不存在室间隔缺损则预后较差,需在新生儿期手术治疗。

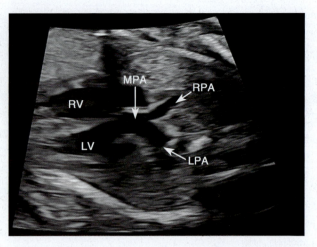

LPA:左肺动脉;LV:左心室;MPA:主肺动脉;RPA:右肺动脉;RV:右心室。

图 17-59　完全型大动脉转位

胎儿心室流出道切面显示左心室流出道连接主肺动脉,并分出左、右肺动脉。

（张　颖）

第八节　三维超声在产科中的应用

三维超声是在二维超声的基础上,利用容积探头采集感兴趣解剖结构的容积数据后,再利用计算机的后处理功能进行三维立体重建的超声诊断技术。传统的二维超声只能提供某一切面的图像信息,对于胎儿畸形的诊断更多依赖于医生的经验。三维超声立体成像是传统二维超声的有效补充,它不仅能够直观显示畸形的表面特征,而且能观察其内部特征,通过多角度观察评估缺陷程度,因此对胎儿畸形有较高的辅助诊断价值。随着计算机技术的进步,不断出现的三维超声新技术应用于临床,提供了一些二维超声无法显示的图像,为超声医师提供了更加丰富的诊断信息。尽管如此,目前三维超声还无法完全替代二维超声在胎儿畸形筛查方面的重要地位,但是它能较二维超声提供更多的诊断信息,与二维超声联合应用,对明确诊断胎儿畸形、降低出生缺陷起到重要作用。

三维超声容积数据成像具有多种成像模式,可根据检查部位及观察需求的不同,选择适合的成像模式:

1. 表面模式(surface mode)　用于结构和脏器的表面图像重建,通过识别结构的轮廓、边缘、形态及表面光滑等边界特征对组织结构进行分类,能直观显示感兴趣区的大体结构特征。在显示胎儿体表结构视觉效果最佳,常用于胎儿颜面部、四肢、外生殖器等器官的三维成像。

2. 多平面模式(multiple planes mode)　通过对 3 个相互垂直的平面进行平行移动和旋转,可以对感兴趣区的结构进行多角度观察。

3. 断层超声显像(tomographic ultrasound imaging,TUI)　可获取横断面、矢状面及冠状面的超声断层切面,成像效果类似于 CT、MRI。通过调整层厚及层距以及调节图像放大率来观察连续断面上的感兴趣区解剖结构,有助于超声医师更好地理解相互毗邻的切面及解剖结构。该技术目前主要应用于胎儿心脏、颜面部、头颅及胸腹部的超声断层重建。

4. 自由解剖切面技术(omni view)　可以对采集的容积数据进行任意方向和角度的切割,获取经过切割线的切面并以平面图的形式显示不规则结构的全景图像,可用于观察脊柱的冠状面、胎儿上腭等存在生理曲度的结构。

5. 时间-空间相关成像技术(spatiotemporal imaging correlation,STIC)　采用三维容积探头进

行机械式扫描获取大量二维图像,叠加起来得到一个包含丰富信息的三维容积数据,其内的每个二维切面都包含了三维的空间信息及时相信息,这些图像组成了一个完整的心动周期。如果在采集容积数据时与 B-flow、彩色多普勒、能量多普勒、高分辨血流显像等技术相结合,则三维重建后的图像可包含血流信息。结合多平面显像、断层超声显像、表面重建等后处理模式,可显示传统扫查不能显示的切面或三维立体重建图像。STIC 技术主要被应用于胎儿心脏及大血管的检查。

产科是目前三维超声应用比较广泛的领域,从早孕开始可以观察胎儿生长发育的整个过程。对胎儿某些器官发育是否正常进行正确的判断。主要被应用于胎儿颜面部、骨骼系统、颅脑结构、胎儿心脏等先天性畸形的检查和诊断。除可以直观、立体地显示胎儿各脏器的解剖结构,还可以利用三维超声测量相关器官的生物学指标,相对于传统二维超声法更加准确,有助于评价胎儿的生长发育。

一、三维超声在妊娠早期胚胎成像中的应用

孕早期可以应用三维超声观察胚胎的整体发育过程,与胚胎学描述不同孕周胚胎的发育特征相对比,了解胚胎发育的状况。与二维超声相比,可以更加直观、立体地显示胎儿形态特征。超声胚胎学研究显示,妊娠 5 周,妊娠囊内卵黄囊旁可见一致密高回声团,此为最早的胚胎。妊娠 6 周,可观察到胚芽,胚芽外观可区分头部及尾部。妊娠 7 周,侧位心隆起明显,上肢芽变长,下肢芽出现。妊娠 8 周,胚芽在母体内的姿势为肢体向腹侧伸出,手相互对合。妊娠 9 周,胚芽初具人形,四肢可清晰显示。妊娠 10 周,胚芽改称为胎儿,颜面部特征开始显示(图 17-60)。妊娠 12 周以后,颜面部眼、鼻、口等结构能够显示。

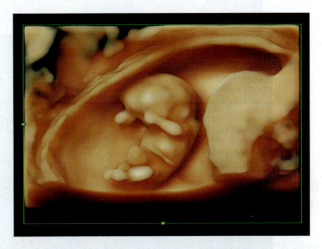

图 17-60　孕早期胎儿三维超声图像
孕 10 周,胎儿肢体、脐带显示清晰,生理性中肠疝可见。

随着三维超声技术的发展,对孕早期胎儿的观察不仅局限于胎儿发育情况及体表的形态特征,而且尝试着应用三维超声对孕早期胎儿的各种畸形进行诊断。有报道在孕早期 11 周后应用三维超声诊断出无脑儿、单腔心等畸形。

二、三维超声在妊娠中晚期胎儿成像中的应用

三维超声在妊娠中晚期胎儿检查中,主要用于胎儿颜面部成像以及各种胎儿畸形的辅助诊断。其应用范围比较广泛,本部分仅就三维超声应用的几方面加以描述。

1. 胎儿颜面部

(1) 正常胎儿三维图像:取胎儿颜面部正中矢状面,在胎儿头部定位感兴趣区进行三维图像采集,经过 x、y、z 轴的旋转,可以清晰、立体地显示胎儿面部的上、下唇部,下颌部,鼻部,双眼眶间距及耳朵等形态结构(图 17-61),利用动态三维可观察到胎儿的面部表情,实时显示胎儿动作,如张口、吮指等动作。可以通过三维图像显示一些颜面部畸形及颜面部肿物,如唇裂,眶间距增宽,小下颌等。

(2) 胎儿唇腭裂:当胎儿存在唇裂时,三维超声表面成像模式能够直观地显示上唇的裂隙。但胎儿腭裂的诊断较为困难,当怀疑胎儿存在腭裂时,利用三维超声对胎儿颜面部进行容积数据采集,其后应用自由解剖切面技术和 TUI 等技术来显示上牙槽及硬腭的裂隙,使腭裂的检出率有所提高(图 17-62、图 17-63)。但是单纯软腭裂和硬腭裂目前不是超声检查的常规筛查内容。

2. 胎儿小脑蚓部

二维超声评价胎儿小脑蚓部主要依靠小脑水平横切面,但小脑蚓部形状不规则,仅靠横切面很难准确评估。应用三维超声采集的容积数据,可通过多种成像模式从不同角度及切

血流灌注。HDFI 联合 STIC 技术能够立体地显示胎儿心脏及其连接大血管的空间位置关系（图 17-66）。

　　6. **胎儿附属物**　利用彩色多普勒血流信息或彩色多普勒能量图信息，对血流的走行、方向、范围等进行三维重建，可立体、直观地显示胎盘内部血流灌注，观察胎盘内的血管血流情况，为临床医生提供更多的诊断信息（图 17-67）。

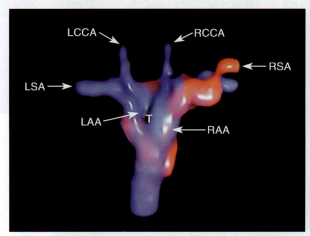

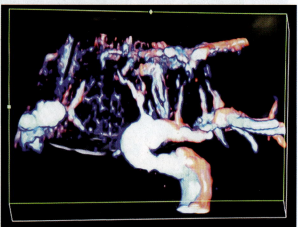

LAA：左主动脉弓；LCCA：左颈总动脉；LSA：左锁骨下动脉；RAA：右主动脉弓；RCCA：右颈总动脉；RSA：右锁骨下动脉；T：气管。

图 17-67　三维彩色多普勒超声显示胎盘内部血流灌注

图 17-66　胎儿双主动脉弓畸形的 3D-HDFI STIC 表面重建

（张　颖）

参考文献

[1] 李胜利，罗国阳. 胎儿畸形产前超声诊断学. 2 版. 北京：科学出版社，2017.

[2] 谢幸，孔北华，段涛. 妇产科学. 9 版. 北京：人民卫生出版社，2018.

[3] 中华医学会围产医学分会胎儿医学学组，中华医学会妇产科学分会产科学组. 胎儿生长受限专家共识（2019 版）. 中国产前诊断杂志（电子版），2019，11（4）：78-98.

[4] MICHAEL JS，NEIL JS，ROSS SB. Gestational trophoblastic disease. Lancet，2010，376（9742）：717-729.

[5] FIGO Oncology Committee. FIGO staging for gestational trophoblastic neoplasia 2000. FIGO Oncology Committee. Int J Gynaecol Obstet，2002，77（3）：285-287.

[6] LIN LH，R POLIZIO，FUSHIDA K，et al. Imaging in Gestational Trophoblastic Disease. Seminars in Ultrasound CT & MRI，2019，40（4）：332-329.

[7] 向阳. 妊娠滋养细胞疾病诊治中的问题与对策. 中国实用妇科与产科杂志，2011，27（9）：641-643.

[8] 刘源涛，左蔚雯，乐晓妮，等. 妊娠滋养细胞肿瘤手术治疗 60 例临床分析. 中国实用妇科与产科杂志，2020，36（7）：664-668.

[9] 中国医师协会超声医师分会. 中国产科超声检查指南. 北京：人民卫生出版社，2017.

[10] SALOMON LJ，ALFIREVIC Z，BERGHELLA V，et al. Practice guidelines for performance of the routine mid-trimester fetal ultrasound scan. Ultrasound Obstet Gynecol，2011，37（1）：116-126.

[11] 李胜利，罗国阳. 胎儿畸形产前超声诊断学. 2 版. 北京：科学出版社，2017.

[12] ILAN E TIMOR-TRITSH，ANA MONTEAGUDO，GIANLUIGI PILU，et al. 胎儿颅脑超声. 3 版. 吴青青，姜玉新，主译. 北京：人民卫生出版社，2018.

[13] MASINI L，DE LUCA C，NOIA G，et al. Prenatal diagnosis，natural history，postnatal treatment and outcome of 222 cases of spina bifida：experience of a tertiary center. Ultrasound in Obstetrics & Gynecology，2018，53（3）：302-308.

［14］ 任卫东,张玉奇,舒先红. 心血管畸形胚胎学基础与超声诊断. 北京:人民卫生出版社,2015.

［15］ WANG Y,FAN M,SIDDIQUI FA,et al. Strategies for accurate diagnosis of fetal aortic arch anomalies:benefits of three-dimensional sonography with spatiotemporal image correlation and a novel algorithm for volume analysis. J Am Soc Echocardiogr,2018,31(11):1238-1251.

［16］ WANG Y,ZHANG Y. Fetal vascular rings and pulmonary slings:strategies for two-and three-dimensional echocardiographic diagnosis. J Am Soc Echocardiogr,2021,34(4):336-351.

第十八章 浅 表 器 官

第一节 眼

一、眼球和眼眶解剖概要

眼为人体的视觉器官,分为眼球、视路和眼附属器三部分。眼球和视路共同完成视觉功能,眼附属器则起保护和运动等辅助作用。眼球近于球形,其前后径为 24mm,垂直径为 23mm,水平径为 23.5mm,位于眼眶内。眼球分为眼球壁和眼内容两部分。

(一)眼球

1. 眼球壁

(1)纤维膜:角膜和巩膜组成眼球外膜,主要由纤维结缔组织构成,故总称为纤维膜。

(2)葡萄膜:又称血管膜、色素膜,位于巩膜和视网膜之间富含色素的血管性结构,分虹膜、睫状体和脉络膜 3 部分。葡萄膜内血供丰富,主要生理功能是营养眼球。①虹膜:是葡萄膜的最前部分,呈圆盘状膜,由睫状体前部伸展到晶状体前面,中央有一圆孔称为瞳孔;②睫状体:前与虹膜根部相连向后移行于脉络膜,切面为三角形、顶端向后指向锯齿缘、基底指向虹膜且环绕晶状体赤道部;③脉络膜:由视网膜锯齿缘开始直到视神经孔、覆盖眼球后部,厚度约 0.25mm,为色素丰富的血管性结构。

(3)视网膜:视网膜前界为锯齿缘,后界为视盘周围,外为脉络膜,内为玻璃体。后极部可见一直径 1.5mm、边界清晰的淡红色圆盘状结构称为视盘视乳头,为视网膜神经纤维汇集穿过巩膜筛板的部位。在视盘颞侧 3mm 处可见直径约 2mm 的浅漏斗状小凹陷,称为黄斑。

2. 眼内容

(1)晶状体:形似双凸镜的透明体,由晶状体囊和纤维组成,富有弹性,借晶状体悬韧带与睫状体相连,固定在虹膜后部、玻璃体前部;晶状体直径 9~10mm,厚 4~5mm,前后两面相接处为晶状体赤道部。

(2)玻璃体:为充满眼球后 4/5 空腔内的透明无色胶体,其 99% 为水分,充满在晶状体后;玻璃体内没有血管和神经,外层仅有少量游走细胞。玻璃体组织由玻璃体界膜、玻璃体皮质、中央玻璃体、中央管及玻璃体细胞构成。

(3)房水:是眼内透明液体,充满眼前房和后房。房水由睫状突无色素上皮细胞分泌产生,主要功能是维持眼压,营养角膜、晶状体和玻璃体,保护眼结构的完整性和光学透明性(图 18-1)。

(二)眼附属器

1. 眼睑 分为上、下两部分,分别为上睑和下睑。眼睑的游离缘称为睑缘,上、下睑缘之间的间隙称为睑裂。

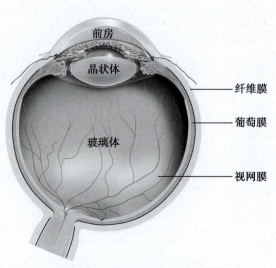

图 18-1 眼球解剖示意图

2. **泪器**　分为两部分,即泪液的分泌部和排除部。前者包括泪腺和副泪腺,后者由泪小点、泪小管、泪囊和鼻泪管组成。

泪腺为分泌泪液的器官,长约 20mm、宽 12mm,主要功能为分泌泪液。位于眼眶的外上方额骨和眼球之间的泪腺窝内,由细管状腺和导管组成并借结缔组织固定于眶骨膜上。上睑提肌将其分割为较大的眶部泪腺和较小的睑部泪腺。泪腺由眼动脉分出的泪腺动脉供给血液,受三叉神经的第一支泪腺神经支配。

3. **结膜**　为透明的薄黏膜,覆盖在眼睑内面和眼球的前面,止于角膜缘。结膜分为 3 部分:睑结膜,覆盖在眼睑后面;穹窿结膜,为睑结膜和球结膜的移行部;球结膜,覆盖在眼球的前部巩膜外。

4. **眼外肌**　眼肌分眼内肌和眼外肌两组。眼内肌在眼球内,包括瞳孔括约肌、瞳孔开大肌和睫状肌。眼外肌共有 6 条,即 4 条直肌和 2 条斜肌。4 条直肌是内直肌、外直肌、上直肌和下直肌;2 条斜肌分别是下斜肌和上斜肌。除下斜肌外,其余的眼外肌均起自视神经孔周围的总腱环,向前附着于赤道部附近的巩膜上。

5. **眼眶**　为四边棱形骨性腔,由骨质构成,前面为眼睑,内为眼球和其他组织。眼眶壁由额骨、颧骨、蝶骨、筛骨、腭骨、上颌骨和泪骨 7 块骨组成。

(三) 眼部血管解剖

1. 动脉系统

(1) 眼动脉(ophthalmic artery,OA):眼动脉是颈内动脉的第一分支。通过视神经管与视神经相伴行进入眼眶。其在眶内的行程可以分为 3 部分,第一部分在眶外下方向前走行到视神经,在眶中部穿越视神经到其鼻上方(第二部分);约 85% 的病例眼动脉在视神经的上方越过,其余在视神经的下方越过。在视神经鼻侧(第三部分)眼动脉分出其末支。

(2) 视网膜中央动脉(central retinal artery,CRA):由眼动脉的第二部分分出,于球后约 12mm 处进入视神经,然后在视神经实质中向前行走直到眼球为止。在视神经内,视网膜中央动脉和视网膜中央静脉相伴行。

(3) 睫状后长动脉(long posterior ciliary artery,LPCA)和睫状后短动脉(short posterior ciliary artery,SPCA):包括 6~8 条睫状后短动脉和 2 条睫状后长动脉,均在视神经附近从后进入眼内,为脉络膜(睫状后短动脉)以及虹膜和睫状体(睫状后长动脉)提供血供(图 18-2)。

2. 静脉系统

(1) 眼静脉(ophthalmic vein,OV):眼静脉共 2 支即眼上静脉(superior ophthalmic vein,SOV)和眼下静脉(inferior ophthalmic vein,IOV),其中眼上静脉引流

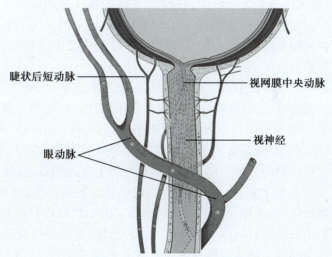

图 18-2　眼部血管解剖示意图

眼球及其附属器的主要血管直接向后至海绵窦;眼下静脉在进入海绵窦之前发出分支汇入眼上静脉,另一支汇入翼状丛,部分血液也向前经内眦静脉入面静脉引流。

(2) 涡静脉(vortex vein,VV):涡静脉为引流脉络膜、睫状体和虹膜的主要血管。脉络膜后部的静脉向前集合,赤道前的脉络膜静脉则向后集合在赤道部附近,形成 4~5 支涡静脉。

(3) 视网膜中央静脉(central retinal vein,CRV):其走行在视神经内与视网膜中央动脉走行完全相同,经眼上静脉或直接回流到海绵窦。

二、超声检查方法和正常声像图

（一）检查方法

1. 二维超声检查方法 首先将仪器的增益调整至最高，以免将低回声病变遗漏，一般依照如下顺序进行扫查。

（1）横切扫描：将探头置于6点角膜巩膜缘，得到上方眼球后极部的图像，向下（穹窿部）移动探头，依次得到眼球后极部、赤道部、周边部的图像。应用相同的方法分别对眼球的下方、鼻侧、颞侧进行检查。

（2）纵切扫描：如果应用横切扫描有异常发现，或者有不能详尽观察的盲区，可以进行纵切扫描。旋转探头90°（即与横切扫描方向相垂直），同样自角膜巩膜缘向穹窿部移动探头，观察病变的情况。

（3）轴位扫描：将探头置于眼球中央，得到自角膜顶点至视神经的眼球图像为轴位图，轴位切面可以明确病变与视神经、黄斑之间的关系。

2. 彩色多普勒成像的检查方法 这里主要介绍眶内血管的检查方法。首先作眼球的轴位切面，在视神经的两侧找寻类似英文字母"S"形的粗大血管即眼动脉。视神经的低回声区内可以发现红蓝相间的血流信号，即视网膜中央动脉和视网膜中央静脉。在视神经的两侧可以发现单一颜色的条带状血流信号，为睫状后短动脉。

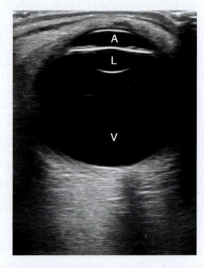

A：前房；L：晶状体；V：玻璃体。

图 18-3 正常眼球超声图像

（二）正常超声表现

1. 眼的结构 眼球呈类圆形，由有回声区和无回声区相间组成。角膜呈弧形带状回声，如果探头对角膜加压可见角膜形态发生改变，即角膜顶点的回声局限扁平；前房为半球形无回声区，虹膜显示为对称的带状回声，中央区回声局限缺如为瞳孔区；晶状体呈类椭圆形中强回声，玻璃体表现为无回声区；球壁回声为类圆形带状强回声，与玻璃体回声形成明显的对比；受到仪器分辨率的影响，正常情况下超声诊断仪无法将球壁的3层结构明确分辨（图18-3）。

眼眶主要由中强点状回声组成，呈类英文字母"W"形，视神经表现为带状无回声区、前与视盘回声相连向后延伸至颅内，但一般的超声诊断仪仅能显示60mm左右的眶内结构。眼球的上、下、鼻、颞侧各有一条肌肉，二维超声表现为带状回声，边缘回声较中央明显增强，与周边的眶脂肪组织可以清晰分辨。泪腺位于眼球的颞上方，呈类三角形，内为中低回声，边界清晰、无压缩性。

2. 眶内的血管 眼动脉为颈内动脉的主要分支，自视神经孔进入眶内。呈英文字母"S"形与视神经相伴，自视神经孔走行到眼前部。眼动脉在走行的过程中分出视网膜中央动脉和睫状动脉。视网膜中央动脉自球后12mm进入视神经内，沿视神经直至视盘进入球内沿视网膜分布；睫状后短动脉在眶中部眼动脉穿越视神经处发出2~3支主干，然后再发出6~8支终末支包绕视神经。眼眶内的血管根据其解剖及走行，CDFI检查一般只对眼动脉、视网膜中央动脉和睫状后短动脉进行观察和定量测量。眼部动脉血管的频谱与颈内动脉类似，均为三峰双切迹状。

三、眼外伤、眼异物

【病理和临床表现】

由于眼所处的特殊解剖位置，外伤无论平时还是战时都是常见的眼部疾病。根据致伤物的大小、作用方向、运行速度等的不同，对眼部所造成的伤害亦不相同。异物（foreign body, FB）占眼外伤的

2%~6%。异物伤中最多见为金属异物,其中磁性异物占78%~90%。有些位于前房和晶状体内的异物可在裂隙灯显微镜下被直接发现,而另一些位于虹膜后睫状体附近的微小异物,穿孔伤口细小且已闭合,或是巩膜伤口被出血遮挡不易被发现,即使在裂隙灯显微镜下也需要仔细辨认,使用常规定位的辅助检查也存在着一定的困难。多数病例需要借助影像学检查等方法寻找异物。

【超声检查】

1. **二维超声**　位于眼球内的异物,不论异物的性质是金属还是非金属,都表现为眼内的最强回声。异物的形态不规则,内回声根据异物的性质不同而不同,但一般都比较均匀,异物之后可见声影。部分异物后的声波逐渐减低直至消失,称为"彗星尾征"。如果眼内的异物治疗不及时可并发眼内炎症,二维超声检查可见异物周围均匀弱点状回声、运动度小,严重的病例可以并发视网膜脱离和脉络膜脱离。

2. **多普勒超声**　异物内没有异常血流信号,但部分病例可见"快闪伪像"(图18-4)。

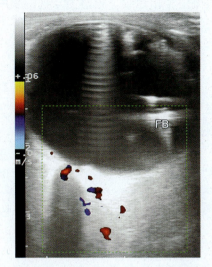

FB:异物。

图 18-4　眼内异物超声图像

【临床价值】

应用超声诊断眼内异物,由于超声检查可以将眼球和异物置于一个平面上,因此对确定异物在眼内的位置有很大帮助,如确定异物在玻璃体内或者球壁上等。此外,应用超声检查可以对异物伴发的情况进行诊断,如是否合并玻璃体积血、玻璃体积脓、视网膜脱离、脉络膜脱离等。

四、视网膜疾病

(一)视网膜脱离

【病理】

视网膜脱离(retinal detachment,RD)是视网膜色素上皮层与神经上皮层之间的分离,而非视网膜与脉络膜之间的分离。视网膜源于胚胎的原始视杯,视杯的神经外胚叶的外层发育成视网膜的色素上皮层,神经外胚叶的内层高度分化增厚形成视网膜神经上皮层,二者之间存在一个潜在的间隙。

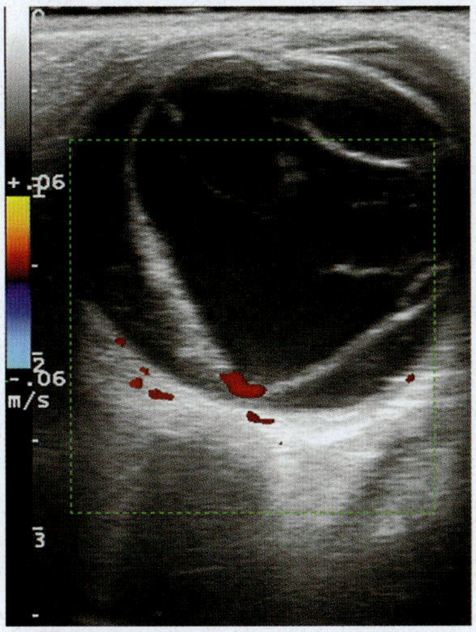

【临床表现】

临床检查视网膜脱离初发时有"飞蚊症"或眼前漂浮物,某一方向有闪光感,眼前阴影遮挡且与脱离的视网膜区域相对应。视网膜脱离累及黄斑区时可表现为显著的视力减退,眼压多偏低。眼底检查可见脱离的视网膜变为蓝灰色、不透明,视网膜隆起呈波浪状,其上有暗红色的视网膜血管。

【超声检查】

1. **二维超声**　局限性视网膜脱离,表现为与视盘回声相连的带状中强回声。完全性视网膜脱离则表现为玻璃体内类似英文字母"V"形的条带状中强回声,其尖端与视盘回声相连,两端

图 18-5　视网膜脱离超声图像

分别与周边部球壁回声相连。脱离的视网膜回声表面光滑,与球壁回声的弧度基本一致,运动试验一般为阳性,且脱离视网膜的运动为以脱离的视网膜为中心的垂直轻微摆动(图18-5)。

2. 多普勒超声　脱离的视网膜上有点状、条带状血流信号,与视网膜中央动脉的血流信号相延续。频谱为与视网膜中央动、静脉血流频谱完全相同的动、静脉伴行的血流频谱(视频18-1)。

视频18-1 视网膜脱离超声动态图像

【鉴别诊断】

与视网膜脱离鉴别的常见疾病有玻璃体内机化膜、玻璃体后脱离、脉络膜脱离等。主要是以病变的形态、回声强度、病变与眼球的固着关系、运动情况、后运动情况以及病变内部的血流情况进行鉴别(表18-1)。

表18-1　眼内膜状回声鉴别诊断表

病种	形状	固着点	运动	后运动	血流情况
视网膜脱离	带状,规则,光滑,凹面向前"V"形	一端与视盘相连,一端与周边球壁相连	(+)	(−)	与视网膜中央动、静脉相延续,频谱特征亦为动静脉伴行型
脉络膜脱离	带状,规则,光滑,多个带状回声凸面向玻璃体	一般在眼赤道部之前,不与视盘回声相连	(+/−)	(−)	血流信号丰富,血流频谱为低速动脉型血流
玻璃体后脱离	连续带状,光滑弧形	不确定,可与眼球的任意部分相固着	(+)	(+)	病变上无血流信号
玻璃体积血	不规则、均匀点状	一般不与球壁回声相连	(+)	(+)	病变上无血流信号

【临床价值】

对于视网膜脱离的病例,如果患者的屈光间质清晰,可以应用检眼镜检查。确定视网膜脱离的性质时一般不需超声检查。如果患者的屈光间质欠清晰或不能确定继发性视网膜脱离的性质等特殊情况下,超声检查可为其诊断提供帮助。形态特征和血流特点的相互结合是准确诊断视网膜脱离的基本保证。

(二) 视网膜母细胞瘤

视网膜母细胞瘤(retinoblastoma,RB)为婴幼儿常见的眼内恶性肿瘤,严重危害患儿的生命和视力。平均发病年龄单眼病例为24月龄(7岁以上少见),双眼病例在10月龄左右(3岁以上少见),有家族史者的发病年龄较单独发生的病例发病年龄早。

【病理】

视网膜母细胞瘤可分为遗传型和非遗传型两类。约40%的病例为遗传型,其发病为合子前决定,即由患病的父母或基因携带者父母遗传所致,为常染色体显性遗传。约60%的病例为非遗传型,因视网膜母细胞突变所致,不遗传。少数病例(约5%)有体细胞染色体畸变。

【临床表现】

早期症状和体征是视力障碍和眼底改变。由于视力丧失,瞳孔开大,经瞳孔可见黄白色反光,称为"黑矇性猫眼"。临床以"猫眼"为视网膜母细胞瘤的早期症状。肿瘤向眼外扩展的基本途径如下:穿破角膜或巩膜后形成突出于睑裂的肿块,表面可见出血和坏死;穿破巩膜或巩膜上导管蔓延至眼眶内形成肿块,使眼球突出;沿视神经或视网膜中央动脉向眼眶内或颅内蔓延,此为最常见的扩展途径。

【超声检查】

1. **二维超声表现**　肿瘤形状多样,可以为半球形、V形、不规则形等,可以表现为眼球壁的广泛增厚,可以充满整个玻璃体腔;可以为单一病灶,亦可为多发病灶;肿瘤可以位于眼球的任何部位,但以后极部病变居多;肿瘤边界清晰,与周围组织之间可以准确地鉴别。

肿瘤内部回声不均匀,70%～80%的病变内可探及不规则形斑块状强回声即"钙斑",钙斑之后可见声影。由于肿瘤源于视网膜,受肿瘤生长的影响极易导致视网膜脱离。如果肿瘤蔓延至眶内,可在眶内发现与球内病变相延续且内回声强度一致的病变;如果肿瘤在生长过程中破坏了视网膜上的血管,可以并发玻璃体积血(图18-6)。

2. **多普勒超声**　病变内可以发现与视网膜中央动脉、静脉相延续的血流信号,呈树枝状广泛地分布在病变内,频谱特点为与视网膜中央动脉、静脉完全一致的动脉与静脉伴行的血流频谱。

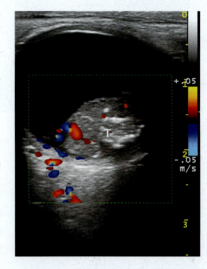

T:肿物。

图18-6　视网膜母细胞瘤超声图像

【鉴别诊断】

本病主要需与其他同样表现为"白瞳"的疾病进行鉴别,如Coats病、永存原始玻璃体增生症、早产儿视网膜病变、先天性白内障、眼内炎等相鉴别(表18-2)。

表18-2　白瞳征鉴别诊断表

病种	发病年龄	患侧	形状	内回声	血流情况
视网膜母细胞瘤	婴幼儿期发病,可有家族史	单侧或双侧	球形,不规则形,单个或多个病灶	强弱不等,典型病例内可见"钙斑"	病变内呈树枝状分布,与视网膜中央动、静脉相延续,频谱特征亦为动、静脉伴行
Coats病	儿童期多见	单侧或双侧	类V形条带状回声,其下均匀点状回声	典型病例均匀点状	带状回声上有与视网膜中央动、静脉相延续的血流信号,频谱特征亦相同
早产儿视网膜病变	婴幼儿期发病,有不足月分娩、吸氧及低体重病史	双侧	晶状体后花冠状包绕,向后与视盘回声相连	均匀,中强回声	病变内可见与视网膜中央动、静脉相延续的血流信号,频谱特征亦相同
永存原始玻璃体增生症	各年龄段均可发病,儿童多见	单侧或双侧	圆锥形,自晶状体向后与视盘回声相连	均匀,中强回声	病变内可见与视网膜中央动、静脉相延续的血流信号,频谱特征亦相同

【临床价值】

视网膜母细胞瘤为婴幼儿眼内的恶性肿瘤,直接威胁患儿的生命。由于很多疾病均可表现为"白瞳征",单纯依靠裂隙灯显微镜检查、检眼镜检查对视网膜母细胞瘤的诊断是不够的。超声诊断通过对视网膜母细胞瘤形态特征和血流改变的研究,可以准确地诊断为视网膜母细胞瘤。

对于视网膜母细胞瘤的治疗,可以采用放射治疗、化学治疗、冷冻治疗和激光治疗等保存视功能疗法,应用超声检查可以及时了解治疗后病变的大小、形态变化、血流变化等,为观察治疗效果提供依据。

五、脉络膜疾病

(一) 脉络膜脱离

【病理】

葡萄膜的解剖特点为除巩膜突、后极部和涡静脉穿出点外,葡萄膜与巩膜之间均为疏松连接。由于脉络膜血管内皮细胞结合疏松,仅靠少量结缔组织和单层内皮细胞的窦腔连接,在外界因素的作用下,血管外压力突然下降导致血浆大量渗出,积聚于脉络膜上腔而发生脉络膜脱离(choroidal detachment)。

【临床表现】

脉络膜脱离多见于外伤性眼病或眼内手术后,也可见于巩膜炎、葡萄膜炎等炎症疾病和眼局部循环障碍性疾病。一般患者的视力下降不显著,眼底检查在眼底周边部可发现灰褐色或棕黑色环形隆起,边缘清晰,表面的视网膜正常无脱离。脱离的脉络膜受涡静脉的影响,可以被分割为大小、形态各不相同的多个局限性球形隆起。严重的脉络膜脱离可以越过涡静脉向眼球后极部发展,甚至到达视神经的周围。

【超声检查】

1. **二维超声** 轴位切面上可以探及至少2个条带状回声,一般在眼球的周边部与眼球赤道附近的球壁回声相连。带状回声的凸面相对,其下为无回声区。类冠状切面上可以探及多个弧形带状回声,有多个点与眼球壁回声相连,形态类似"花瓣"状,即花瓣征(+)。横切面上脱离的脉络膜呈双带状回声,但可不与球壁回声相连(图 18-7)。

2. **多普勒超声** 脱离的脉络膜上有较丰富的血流信号,血流频谱呈低速动脉型血流频谱,与睫状后短动脉的血流频谱特征相同(视频 18-2)。

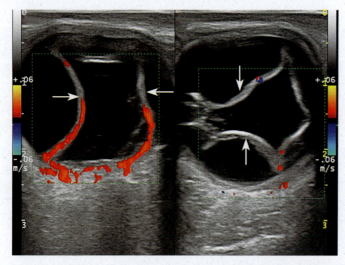

图 18-7 脉络膜脱离超声图像(箭头所示)
图像左侧为垂直切面,图像右侧为类冠状位切面。

视频 18-2 脉络膜脱离视频图像

【鉴别诊断】

见前文"视网膜脱离"部分。

【临床价值】

脉络膜脱离由于一般继发于眼外伤或眼内手术之后,且患者一般没有显著的视力障碍,在诊断上存在一定困难。超声检查结合其特殊的形态改变和血流特点一般可以得到准确诊断,对疾病的诊断和治疗有极大的帮助。

(二) 脉络膜黑色素瘤

【病理】

脉络膜黑色素瘤(choroidal melanoma)是由恶性黑色素瘤细胞组成的肿瘤,其组织发生于脉络膜基质内的黑色素细胞。脉络膜黑色素瘤主要由梭形细胞型、上皮样细胞型和混合细胞型 3 种构成。肿瘤可以通过巩膜导水管或血行转移至全身。

【临床表现】

临床表现与肿瘤位置和大小有密切关系。位于眼球周边部的肿瘤或体积小的肿瘤早期症状不明显;位于后极部或黄斑区的肿瘤多以视力下降、视野缺损和玻璃体内漂浮物为就诊的主要原因。典型病例眼底检查早期为结节状色素性肿物,由于生长在 Bruch 膜下,故生长速度缓慢;随瘤体的增大突破 Bruch 膜和视网膜的色素上皮层,则病变沿破裂处向视网膜下生长,呈典型的蕈状病变,表面可见斑块状橘皮样色素沉着,引起继发浆液性视网膜脱离。

【超声检查】

1. **二维超声表现** 肿瘤突破 Bruch 膜后所具备的典型表现一般有如下特征:病变为典型的蕈状,即头膨大、中央有缩窄区、基底较宽大,病变边界清晰,当肿瘤表面有完整的视网膜被覆时,病变的边缘光滑。病变内部回声不均匀,以中低回声为主。由于肿瘤边缘血管呈窦样扩张,故声像图上前缘回声强、后方回声逐渐减少,接近球壁形成无回声区,即所谓"挖空"现象。肿瘤所在部位的脉络膜被瘤细胞浸润形成局部脉络膜无回声区,所呈现的盘状凹陷带称为脉络膜凹,一般在病变的基底部,约65%的病例可探及这一典型特征。因声衰减显著,肿瘤后眼球壁及球后脂肪回声较低或缺乏回声形成声影,用低灵敏度检查更易发现。另外,二维超声还可以显示玻璃体混浊,继发视网膜脱离,肿瘤穿破巩膜后相邻眼眶脂肪内出现低或无回声区等继发性病变特征。

2. **多普勒超声** 肿瘤的内部和表面均可探及丰富的血流信号,病变内的血流信号可以呈树枝状分布在整个瘤体内,血流频谱表现为单纯动脉型血流频谱与睫状后短动脉的血流特征相同(图 18-8)。

【鉴别诊断】

1. **脉络膜血管瘤** 血管瘤呈橘红色圆形实性病变,表面可有色素沉着。但内回声均匀、中等强度,无脉络膜凹陷和声衰减等超声特点。

2. **脉络膜转移癌** 为视网膜下结节状扁平隆起,边界欠整齐,内部回声缺乏变化,比较均一,病变典型的边界特点为超声诊断的特征之一。

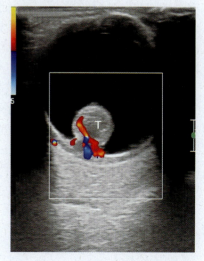

T:肿物。

图 18-8 脉络膜黑色素瘤超声图像

【临床价值】

对于脉络膜黑色素瘤，手术摘除不是最终的追求目标，如何能够做到既治疗肿瘤又保存患者的有用视力是最高的追求。应用超声检查可以及时了解病变的性质、内部回声变化，准确测量病变的大小等，为保存视力治疗提供帮助。此外，对于病变内血流信号的观察也是了解治疗效果很好的指标。

（三）脉络膜血管瘤

【病理】

脉络膜血管瘤（choroidal hemangioma）为良性、血管性、错构性病变。大多数为海绵状血管瘤，毛细血管型血管瘤极为罕见。临床上将脉络膜血管瘤分为孤立性和弥漫性两类。孤立性脉络膜血管瘤多发生在眼球后极部，边界清晰；弥漫性脉络膜血管瘤无明显界限，一般自锯齿缘延伸至眼球后极部，而且常伴发 Sturge-Weber 综合征。

【临床表现】

1. **脉络膜血管瘤发生部位**　如果病变发生在黄斑下方，早期可出现视力下降或单眼远视，为瘤体推顶视网膜前移所致。如果肿瘤发生在黄斑区以外的部位且未引起视网膜脱离，可以在相当长的时间内无明显临床症状。

2. **继发性改变**　脉络膜血管瘤内无明显细胞增生现象，提示脉络膜血管瘤无生长倾向或仅有缓慢生长的倾向。肿瘤病变区的变化以及临床症状的发展主要与肿瘤引起的继发性视网膜病变有关，如视网膜囊样变性、视网膜脱离和色素上皮增生等。继发性青光眼主要见于弥漫性血管瘤，多认为青光眼的发生与前房角组织发育异常有关。

【超声检查】

1. **二维超声**　根据肿瘤的形态分为孤立型和弥漫型两型，其二维超声诊断特点分述如下。

（1）孤立型：表现为眼球后极部实性病变，形态以半球形为主，病变边界清晰、内回声均匀，回声强度呈中等程度到强回声。病变与周围组织之间界限清晰，没有显著的声衰减，无挖空征和脉络膜凹陷。部分病例可同时伴有视网膜脱离、玻璃体积血等的超声表现。

（2）弥漫型：表现为眼球壁回声的普遍增厚，在病变早期如果不仔细分辨可能会漏诊或者误诊为脉络膜水肿，结合临床特点需要仔细鉴别。随着疾病的发展，可以有局限的眼球壁回声增厚，回声强度较正常脉络膜回声强，与正常脉络膜回声之间界限清晰。总体来说，病变隆起度不高，一般在 5mm 之内。

2. **多普勒超声**　在病变的基底部和病变内均可探及十分丰富的血流信号，以基底部分布最为丰富，可以呈"血管池"样表现。频谱为低速动脉型血流频谱，与睫状后短动脉的血流频谱完全相同（图 18-9）。

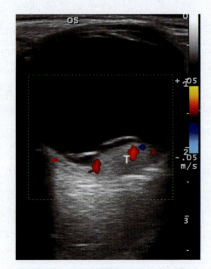

T：肿物。

图 18-9　脉络膜血管瘤超声图像

【鉴别诊断】

主要与其他脉络膜实性占位病变相鉴别，如脉络膜黑色素瘤、脉络膜转移癌、脉络膜骨瘤等。

【临床价值】

对于脉络膜血管瘤，一般均可以应用激光、冷冻、放射治疗等方法限制肿瘤生长,达到改善视力的目的。因此应用超声检查可以定量测量病变的大小,应用CDFI可以观察肿瘤内的血流情况,二者相互结合对肿瘤治疗效果的观察有很大帮助。

六、玻璃体疾病

(一) 玻璃体积血

【病理】

玻璃体积血(vitreous hemorrhage)为眼外伤或视网膜血管性疾病所致的常见并发症。任何原因所致视网膜、葡萄膜血管或新生血管破裂,血液流出并积聚于玻璃体腔内均可形成玻璃体积血。正常人玻璃体内无血管,但在玻璃体纤维血管组织增生等情况下,玻璃体腔内可出现新生血管。眼外伤和眼底血管性疾病为临床上引起玻璃体积血的常见原因。

【临床表现】

眼科检查,出血较少时可见红细胞聚集于玻璃体凝胶的支架中,呈柠檬色尘状;中等量的新鲜出血可致致密的黑色条状混浊;大量出血致眼底无红光反射,视力可下降至光感。

【超声检查】

1. **二维超声**　少量的玻璃体积血表现为玻璃体局部弱点状回声;大量的玻璃体积血可以充满整个玻璃体,分布一般与出血的位置有关,也可均匀分布在玻璃体内。点状回声不与眼球壁回声紧密相连,运动试验和后运动试验均为阳性,玻璃体内积血运动一般无固定规律,为随眼球活动的随意运动(图18-10)。

2. **多普勒超声**　由于玻璃体内的积血有轻微流动性,但其流动的速度尚不足以引起多普勒效应,所以在玻璃体积血时病变内无异常血流信号发现(视频18-3)。

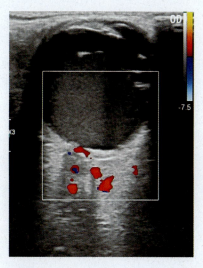

图 18-10　玻璃体积血超声图像

视频 18-3　玻璃体积血视频图像

【鉴别诊断】

见"视网膜脱离"部分。

【临床价值】

超声诊断对玻璃体积血的诊断与检眼镜的观察同样重要,除非临床医生能够明确只有玻璃体积血而无其他并发症存在,否则一般均需要进行超声检查除外其他并发症,如玻璃体后脱离、视网膜脱离、脉络膜脱离等。

（二）玻璃体后脱离

【病理】

玻璃体后脱离(posterior vitreous detachment,PVD)是指基底部以后的玻璃体与视网膜相互分离。玻璃体后脱离多为老年变性引起,其发生率随年龄增长而提高,据统计 50 岁以上者有 53% 发生玻璃体后脱离,超过 65 岁其发生率可高达 65%。此外,炎症、出血、外伤等也可导致玻璃体后脱离。

【临床表现】

玻璃体后脱离起病急,主要症状为飞蚊症和闪光感。客观检查可以观察到玻璃体后脱离现象。检眼镜检查表现为视盘前环形混浊(Weiss 环),即自视盘脱离但仍附着在后玻璃体皮质上的视盘周围胶质样物质。如果胶原组织纤细,可能无法观察到此现象,可结合其他检查方法。有时后玻璃体皮质增厚,发生玻璃体后脱离时玻璃体内可见片状混浊物,患者可经常有眼前黑影飘动的感觉。玻璃体后脱离时约 12% 的病例可伴发视网膜裂孔,这也是引起玻璃体积血的原因之一。

【超声检查】

1. **二维超声**　根据玻璃体后界膜与球壁回声之间的关系将玻璃体后脱离分为两型,即完全型玻璃体后脱离和不完全型玻璃体后脱离。

（1）完全型玻璃体后脱离:玻璃体内连续条带状弱回声,不与后极部眼球壁回声相连,运动试验和后运动试验均为阳性。玻璃体后界膜脱离的运动有自己的特点,即运动是自眼球一侧向另一侧的波浪状运动。在后极部中央可观察到玻璃体后界膜回声局限增强,可表现为双条带状回声为 Weiss 环的回声,也是诊断玻璃体后脱离的特征之一。

（2）不完全型玻璃体后脱离:由于玻璃体后界膜与视盘、黄斑等结构之间的连接紧密,所以一部分病例检查时可以扫查到玻璃体后界膜与视盘、黄斑或其他后极部眼球壁回声相固着。运动试验和后运动试验也同样为阳性,只是运动的后界膜为在玻璃体腔内随眼球运动方向摆动,而非波浪状运动(图 18-11)。

2. **多普勒超声**　不论是完全型玻璃体后脱离还是不完全型玻璃体后脱离,CDFI 检查在其上均无异常血流信号发现。这也是其与其他膜状回声相鉴别之处(视频 18-4)。

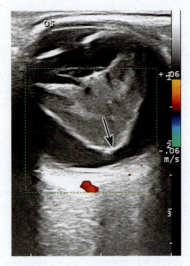

图 18-11　玻璃体后脱离超声图像
箭头所示为脱离的玻璃体后界膜。

视频 18-4　玻璃体后脱离视频图像

单纯的玻璃体后脱离一般超声检查不易发现,检查时需要将仪器的增益值增大以免漏诊。如果同时合并玻璃体积血,由于积血沉积在玻璃体后界膜之上,后界膜的回声增强,较单纯的玻璃体后脱离更容易显示。对于完全玻璃体后脱离,其典型的运动特点和连续的条带状回声为其诊断的特点;而不完全玻璃体后脱离由于与眼球壁之间有固着关系,尤其与视盘有固着关系时,与视网膜脱离之间很难鉴别。此时 CDFI 对二者的鉴别有帮助。

【鉴别诊断】

见"视网膜脱离"部分。

【临床价值】

玻璃体后脱离常发于 60 岁以上老年人,单纯的玻璃体后脱离一般无重要临床意义,向患者解释清楚即可。但是部分患者由于玻璃体后界膜的牵拉,可能导致视网膜裂孔甚至视网膜脱离,这是行超声检查时必须注意的。如果玻璃体后脱离与玻璃体积血等同时存在,则玻璃体后界膜与后极部眼球壁之间的固着关系为扫查的重点,在诊断报告中务必明确注明,以利于临床医生选择治疗方案和手术方式等。

七、视神经疾病

视神经胶质瘤

【病理】

视神经胶质瘤(optic glioma)是发生于视神经胶质细胞的良性或低度恶性肿瘤。多为单侧发病,病变进程缓慢,不引起血行和淋巴转移。肿瘤可发生于眶内或颅内,多起自视神经孔附近并向眼眶内或颅内发展。

【临床表现】

儿童较成人多见,位于眼眶内的肿瘤由于逐渐增大,导致视力下降、眼球向正前方突出、视神经水肿或萎缩等一系列视功能损害。一般视力下降多发生在眼球突出之前,眼底检查可见明显的视神经萎缩,是本病与其他肌锥内肿瘤相鉴别的重要特点。肿瘤较大的病例眼底可见放射状条纹;如果肿瘤向颅内蔓延可引起视神经孔增大,眼底无明显改变;晚期肿瘤增大,眼球高度突出,由正前方变为向眼球的外下突出,可在眼眶的内上触及质地坚硬的肿块。

【超声检查】

1. **二维超声** 视神经呈梭形增粗,内回声较弱,增粗视神经边界回声清晰。视神经可呈扭曲状态,有中度声衰减。视盘回声受到肿瘤的影响可以向眼球内突出,与视神经轴浆流循环障碍导致视盘水肿有关。

2. **多普勒超声** 为血流不丰富的肿瘤,部分病例可在病变内发现异常血流信号,但需与正常的视网膜中央动脉相鉴别(图18-12)。

【鉴别诊断】

本病为视神经源性的肿瘤,病变的位置与视神经有关。本病主要需要与泪腺混合瘤相鉴别。详见泪腺混合瘤部分。

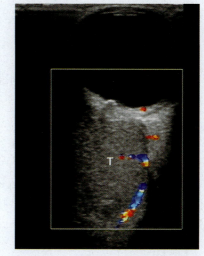

T:肿物。

图 18-12 视神经胶质瘤超声图像

八、眼眶疾病

（一）海绵状血管瘤

【病理】

海绵状血管瘤（cavernous hemangioma）是成年时期最常见的眼眶原发性良性肿瘤。海绵状血管瘤主要见于成年人，平均发病年龄接近 40 岁。肿瘤呈类圆形、紫红色，表面有包膜，瘤体借助细小的动脉和静脉与体循环联系，不受体位影响。

【临床表现】

主要临床表现为轴位眼球突出，无自发性疼痛，晚期可引起视力下降和眼球运动障碍。肿瘤长期压迫可致视神经萎缩、脉络膜皱褶。如肿瘤原发于眶尖，早期可有视力下降；肿瘤位于眶前部时可触及有弹性肿物，表面光滑。肿瘤由充满血液的管腔构成，间隔为纤维结缔组织。

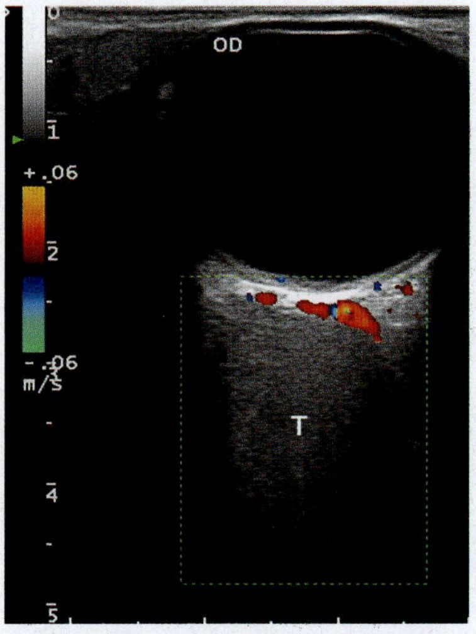

【超声检查】

1. **二维超声**　海绵状血管瘤主要位于肌锥内，呈圆形或椭圆形，边界清楚，光滑，一般不与眶内正常结构粘连，除非肿瘤原发于眶尖。肿瘤包膜完整显示为边界清晰的占位病变，内部回声较多且分布均匀。因为肿瘤有一定的弹性，在超声检查时用探头压迫眼球可致肿瘤体积变小。但临床确实可见肿瘤原发于眶尖且体积较小，所以超声可能出现假阴性。

2. **多普勒超声**　肿瘤内血流信号不丰富，部分病例的肿瘤内部可探及点状血流信号（图 18-13）。

T：肿物。

图 18-13　眼眶海绵状血管瘤超声图像

【鉴别诊断】

1. **神经鞘瘤**　与海绵状血管瘤相同，均发生于肌锥内，但神经鞘瘤发病率稍低。海绵状血管瘤具有强回声特征，而神经鞘瘤是低回声肿瘤。

2. **泪腺良性多形性腺瘤**　发生于眼眶外上方的泪腺区，因肿瘤质地较硬，常引起局部骨质凹陷，二维超声显示肿瘤后界向后突出，这是海绵状血管瘤所不具备的超声特征。

【临床价值】

超声诊断眼眶海绵状血管瘤的准确性可达 96%，检查时应注意病变的位置及其与视神经的关系，这对手术入路的选择非常重要。

（二）良性泪腺混合瘤

【病理】

泪腺良性多形性腺瘤（benign pleomorphic adenoma of lacrimal gland）是最多见的泪腺良性肿瘤。因肿瘤内含有中胚叶间质成分和外胚叶上皮成分且形态多样，又称为泪腺混合瘤（mixed tumor of lacrimal gland）。

【临床表现】

本病多见于成年女性，表现为眼球突出和内下方移位，眶外上方可触及硬性肿物，一般无眼睑肿胀和压痛。受病变的影响可导致眼球形变,引起屈光系统改变而导致部分病例伴有视力下降。眼球向上运动受限。肿瘤大体呈圆形或椭圆形,表面常有结节,一般包膜完整。肿瘤灰白色,质脆,切面细腻。镜下肿瘤由分化的上皮细胞构成的大量管状结构及形态各异的细胞巢构成,散在透明样、黏液样、软骨样结构。

【超声检查】

1. **二维超声**　病变呈圆形或类圆形和椭圆形,边界清楚,内回声较强,分布均匀,声衰减中等。此肿瘤多压迫局部骨质,病变后界呈明显向后突出,骨壁回声光滑,这是泪腺上皮性肿瘤的典型特征,也是和其他泪腺区肿瘤鉴别要点之一。偶尔可见肿瘤内有液化腔。

2. **多普勒超声**　CDFI检查病变内可见较丰富的血流信号,病变的周边可探及点状、条带状血流信号。脉冲多普勒频谱分析为中速动脉型血流频谱(图18-14)。

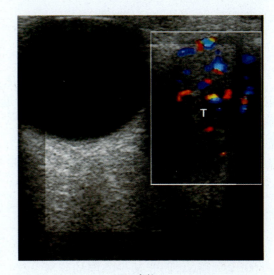

T:肿物。

图18-14　泪腺混合瘤超声图像

【鉴别诊断】

泪腺位于眼眶外上方,除了泪腺本身的肿瘤外,还可发生表皮样囊肿、炎性假瘤等。有时此位置的表皮样囊肿和多形性腺瘤有非常类似的二维超声图像,鉴别困难,必要时应参考CT图像。在超声上与此瘤类似的是海绵状血管瘤,后者很少发生于泪腺区。

泪腺炎性假瘤在超声上常显示为边界欠清晰的低回声性病变,一般容易鉴别。

九、超声生物显微镜眼部检查

(一) 基本原理

超声生物显微镜(ultrasound biomicroscope, UBM)也是二维超声的一种,最大的不同之处在于UBM换能器的频率高,一般在40mHz以上,因此与普通的二维超声相比较可以获得分辨率更高的图像,获得媲美低倍光学显微镜的超声图像。其局限性在于穿透力弱,一般的成像范围在(5mm×5mm)~(8mm×12mm),因此只能对眼球的前段结构进行检查。

(二) 适应证

1. 青光眼患者可以应用UBM了解房角的情况。

2. 眼外伤时了解眼前段的损伤情况,如低眼压综合征、眼前段异物等。

3. 眼前段肿瘤的形态观察。

4. 周边玻璃体和睫状体疾病的诊断,对虹膜后结构的检查是UBM的特点,在现有的仪器和设备中,UBM是唯一能够在活体状态下了解后房和睫状体的检查方法。

5. 角膜和结膜疾病、巩膜疾病、晶状体疾病、眼睑疾病等也可应用UBM检查。

(三) 常见疾病的超声生物显微镜表现

1. 睫状体脱离

【病理】

睫状体脱离(ciliary body detachment)指睫状体组织包括睫状体纵状肌纤维自巩膜突与巩膜完全分离的一种病理性改变。主要发生于眼外伤后,由于睫状体全层组织自巩膜突与巩膜分离形成明显的组织裂隙所致。睫状体脱离后房水分泌减少,前房内的房水直接接入脉络膜上腔,导致暂时性或永久性低眼压,危及患者的视功能。

【临床表现】

视力减退和眼压降低是本病最主要的临床表现。由于睫状体脱离导致晶状体悬韧带与晶状体之间的连接松弛,晶状体的曲度增加,导致患者近视或者近视度增加。同样由于眼压降低,眼球原有的形态发生改变而形成新的散光,同样可导致视力下降。长期的低眼压状态可导致角膜水肿、视盘水肿、视网膜静脉迂曲、黄斑水肿等症状,最终导致患者眼球萎缩、失明。

【超声检查】

超声生物显微镜检查:所有患者均表现为360°全周脱离,而非某一象限的脱离。这是由于睫状体上腔内无瓣膜,一旦有液体存留即可遍布整个睫状体上腔。

根据睫状体与巩膜突之间的附着位置关系,将睫状体脱离分为睫状体离断和睫状体上腔渗漏两型。如果巩膜突与睫状突之间附着紧密,尽管360°全周均可探及睫状体与巩膜之间可探及无回声区,称为睫状体上腔渗

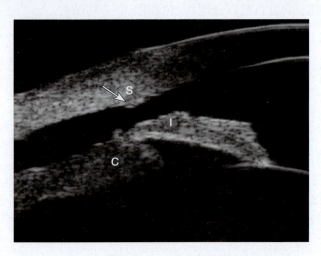

C:睫状体;I:虹膜;S:巩膜。

图 18-15 睫状体脱离 UBM 图像

漏。如果巩膜突与睫状体在某一范围内附着点相互分离或解剖位置发生改变,或者前房与睫状体上腔之间完全交通,称之为睫状体离断(图 18-15)。

【鉴别诊断】

睫状体脱离需与房角后退鉴别诊断。房角后退同样为眼外伤常见疾病之一。UBM 检查可见房角由正常的锐角变得圆钝,严重的病例可见虹膜与睫状体部分分离,在虹膜与睫状体之间可见隙状无回声区。二者主要的鉴别点在于睫状体分离可见睫状体与巩膜之间的无回声区。

【临床价值】

应用 UBM 可以准确诊断睫状体脱离,分辨睫状体离断的离断口,为手术复位提供帮助。UBM 的出现提高了睫状体脱离诊断的准确性,提高了手术复位的成功率,为睫状体脱离的诊断和治疗提供了一种新方法。

2. 原发性闭角型青光眼

【病理】

青光眼是一组以视乳头萎缩及凹陷、视野缺损及视力下降为共同特征的疾病,病理性眼压增高、视神经供血不足是其发病的原发危险因素,其为眼部常见疾病,也是致盲的主要原因。原发性青光眼为双侧性疾病,但可不同时发病。原发性闭角型青光眼多因房角关闭、房水外引流通路不畅、房水积存于眼内引起眼压升高所致。

【临床表现】

原发性闭角型青光眼可以分为急性、亚急性和慢性 3 种。典型的急性闭角型青光眼急性发作时,临床检查可见患者的房角大部分或者全部关闭,眼压突然升高,伴有剧烈眼痛、视力下降及同侧的头

痛。球结膜呈睫状充血,前房浅,虹膜水肿,角膜后壁沉着物,瞳孔中度开大,可见青光眼斑。眼底检查可见视盘充血、静脉扩张、动脉搏动等。

【超声检查】

超声生物显微镜检查表现 虹膜晶状体接触距离增大,使房水流经虹膜晶状体这一"阀门"时阻力增大,致使后房压力增高、虹膜向前膨隆,使本来狭窄的房角变得更窄,房水排出受阻,眼压升高,导致青光眼急性发作。睫状突肿胀、睫状体位置前移均导致睫状体晶状体距离缩短,悬韧带松弛,使晶状体向前凸,位置前移进一步加大瞳孔阻滞力。而睫状体位置前移,前位睫状体将周边虹膜顶向房角使房角变窄(图 18-16)。

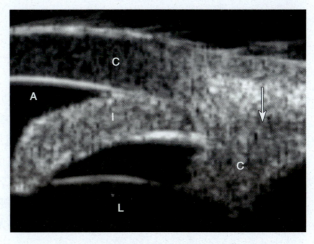

白 C:角膜;黑 C:睫状体;A:前房;I:虹膜;L:晶状体。

图 18-16 原发性闭角型青光眼 UBM 图像

【临床价值】

超声生物显微镜的出现,为青光眼的诊断与鉴别诊断提供了一种无创伤、实时了解眼前段的检查方法。对于青光眼发病机制、诊断分型、治疗方法的选择以及治疗效果评估等均有很好的指导意义。

(杨文利)

第二节 乳 腺

一、乳房解剖概要

(一)乳房位置

乳房大部分位于胸大肌表面,乳房的腺体成分在皮下的伸展程度远较表面范围广,上起第 2 肋骨,下至第 6~7 肋骨,内侧至胸骨缘或者胸骨表面,外侧可达腋中线。少部分内侧达前正中线,上方达锁骨下缘,向下可达腹外斜肌及腹直肌鞘前层,约 95% 的乳房组织向腋窝伸展,称为乳房尾部。乳房大小与年龄、遗传、哺乳状态等有关,故无乳房大小正常值。

(二)乳房结构

成人乳房由皮肤、皮下脂肪和腺体构成,腺体和脂肪的比例因个体和年龄的差异而不同,随着性成熟期到老年期的变化,乳房腺体逐渐萎缩纤维化,脂肪组织相对增多。乳房腺体位于浅筋膜深、浅两层之间,乳房悬韧带(又称 Cooper 韧带)作为支持乳房的纤维束带穿过腺体连于浅筋膜浅层,当乳腺癌等病变累及该韧带时,由于韧带受牵拉可使病变表面的皮肤出现凹陷,称"酒窝征"。乳房腺体被纤维组织分割成 15~20 个腺叶,每个腺叶汇聚成一个输乳管,输乳管向乳头集中,最后形成 5~10 个主乳管开口于乳头。每个输乳管引流的区域为一个腺叶,包括 20~40 个腺小叶。终末导管小叶单位(terminal duct lobular unit,TDLU)是乳腺的基本结构功能单位,每个终末导管引流一个单独的腺小叶。终末导管由小叶外部分和小叶内部分组成,腺小叶由小叶内终末导管和腺泡组成,腺泡由单层上皮细胞和外层扁平肌上皮构成。TDLU 是许多良、恶性病变的发生部位。

二、乳腺超声检查方法和正常声像图

（一）检查方法

1. 检查前准备 常规检查前一般无须特殊准备。检查时应脱掉上衣,充分暴露乳腺和腋窝。

2. 仪器、探头选择 一般选用中、高档彩色多普勒超声诊断仪。常规采用≥7.5MHz 线阵探头。

3. 患者体位 常规取仰卧位,双侧手臂外展。检查左乳腺外侧区域时最好采用右半侧卧位,左手触摸左耳以充分暴露腋窝和展平左乳腺外上部分的组织。

4. 扫查方法 放射状和反放射状扫查是常用的扫查方法,也可以联合横切、纵切等扫查方法。放射状扫查能更好地显示以乳头为中心、放射状排列的乳腺导管和腺叶结构。乳头乳晕区在常规扫查后要补充扫查,以免遗漏病变。双侧腋下应在乳腺常规扫查范围之内。

5. 注意事项 为了不遗漏病变,扫查面积要足够大,各扫查断面要有交叉,扫查速度不能太快;测量病变大小时最好测量 3 个径线;在用彩色多普勒血流(CDFI)观察病灶时,最小的探头压力及合适的血流条件才能使病灶内微小血管被充分显示出来。

（二）乳腺正常声像图

皮肤呈光滑的高回声带,厚度<2mm。皮下脂肪呈低回声,伴略高细小线状反射。在皮下脂肪层内可见回声稍强、规律排列的弧形线样结构从腺体表面伸向皮肤层,为乳房悬韧带。乳腺腺体常呈均匀高回声或略强回声。在腺体层较厚的乳腺组织内交织较多的低回声窄带,为非哺乳期处于正常闭合状态的乳腺导管。乳腺后方为胸大肌,呈低回声,显示与解剖结构一致的肌纤维纹理。肋骨显示为强回声伴后方衰减,肋软骨为低回声。

注意脂肪组织有时伸入腺体内与肿瘤相混淆,鉴别要点是前者常常与皮下脂肪层相延续且与其回声特点一致。在脂肪层较厚时,还可以在腺体层后方、胸大肌前方(相当乳腺后间隙)见到呈低回声的脂肪结缔组织。

三、乳腺良性疾病

（一）纤维囊性乳腺病

【病理】

纤维囊性乳腺病(fibrocystic breast disease)可以发生在大、中导管,但主要侵犯部位是终末导管小叶单位(TDLU)。基本病理改变包括:腺泡、小叶数量增加及其形态结构改变;不同水平的导管上皮增生;镜下或肉眼可见的囊肿;间质纤维组织不同程度的增生及上皮顶泌汗腺化生;部分伴乳头状瘤病样和纤维腺瘤样增生。纤维囊性乳腺病是一种常见病,但当上皮出现非典型增生时罹患乳腺癌的风险增加。

【临床表现】

乳腺病突出的临床表现为乳房胀痛和乳腺肿块。月经来潮前 3~4 天胀痛加剧,但月经一来潮,疼痛立即减轻。肿块呈结节状或片状,质韧,与周围分界不清。少数患者可有乳头溢液,为透明或淡黄色。有人认为本病与卵巢功能失调有关。本病病程较长,发病呈间歇性。

【超声检查】

乳腺腺体回声不均,常表现为减低,可局限性分布或弥漫性分布,严重时呈条、片状。常伴有大小不等的囊肿。亦常伴有增生结节,多较小,单个或多个。典型的增生结节形态呈椭圆形,边界清晰,长轴与胸壁平行,呈低回声,与乳腺脂肪回声强度相近,部分增生结节形态略不规整,边界欠清。彩色血流显像(CDFI)在增生区域或结节内多显示较少血流或无血流,个别增生结节血流显示丰富。弹性超声显示增生区域和结节多较软。

【鉴别诊断】

1. **乳腺癌**　当腺体内出现不规则条、片状低回声区，该区域 CDFI 血流显示丰富，要注意乳腺癌。如果该区域内导管不规则扩张、可见直径 1mm 以下的簇状分布的微小钙化点，弹性表现局部偏硬，乳腺癌可能性较大而非乳腺病所致。有些增生结节形状和边界与乳腺癌有相似之处，但增生结节血流显示一般不丰富；弹性表现多较软，探头加压或变换体位有时可见结节形状发生变化；增生结节长轴方向多与胸壁平行，而乳腺癌生长方向多与胸壁垂直；增生结节多与乳腺脂肪层回声水平相近，称为等回声；而乳腺癌回声经常明显低于脂肪层，称低回声。个别情况下增生结节与乳腺癌在超声上很难鉴别，需其他影像方法或穿刺病理鉴别。

2. **纤维腺瘤**　典型的纤维腺瘤在超声上呈椭圆形，边缘可见高回声包膜，增生结节无包膜，二者容易区别。但是较小的纤维腺瘤或不典型的纤维腺瘤其包膜在超声上显示不清，二者不易区别。

3. **乳腺脓肿**　由金黄色葡萄球菌感染引起的乳腺脓肿在哺乳期多见，临床表现红、肿、热、痛，超声可见肿块不规整，囊壁厚，囊内伴细小点状回声。乳腺病常伴囊肿形成，超声上单纯囊肿与脓肿截然不同，表现为囊壁薄、边界清晰，内呈无回声、后方回声增强，乳腺单纯囊肿被认为是无恶变倾向的良性病变。

（二）纤维腺瘤

【病理与临床表现】

纤维腺瘤（fibroadenoma）是最常见的乳腺良性肿瘤，与雌激素刺激有关。肿瘤由增生的腺管及纤维组织两种成分组成，腺管成分多者，质地较软；纤维组织多者，质地较硬；病程长者，纤维组织可以钙化。肿瘤有完整的包膜。本瘤可发生在任何年龄，发病高峰有两个时期：少年晚期到 30 岁之前和绝经前 5～10 年。多为单发、无痛肿块，大多数直径小于 3cm。青春期纤维腺瘤以迅速增大为特征，孕期或哺乳期肿瘤可以加速生长。纤维腺瘤恶变非常少见。

【超声检查】

纤维腺瘤多为椭圆形，可伴有浅分叶，少数呈圆形、不规则形。肿物长轴方向多与胸壁平行。边界清晰，部分可见纤细高回声包膜，有时可见侧方声影。内部多呈低回声，与乳腺脂肪回声相近，多不均匀，如有钙化，为粗大钙化。后方回声多数正常，少数增强，个别衰减。CDFI 绝大部分有血流显示，但不丰富，主要分布在表面、内部周边及分隔处，呈点状、棒状，略呈弧形条状，较大的纤维腺瘤血流显示多丰富。纤维腺瘤弹性表现多较软（图 18-17）。纤维腺瘤形态及包膜见视频 18-5。

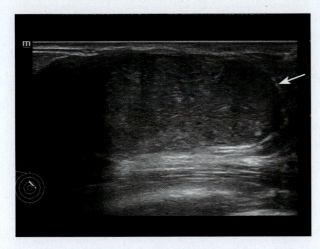

视频1805

图 18-17　乳腺纤维腺瘤声像图　　　　　　　　　　　视频 18-5　乳腺纤维腺瘤视频图像

椭圆形肿物、边界清晰。图像右侧（箭头处）可见纤细高回声包膜。

【鉴别诊断】

1. **叶状肿瘤**　也属于纤维上皮性肿瘤,因肿瘤上皮成分呈叶状生长方式而得名,又称叶状囊肉瘤等。叶状肿瘤少见,有良性、交界性和恶性3种组织学类型,临床大多数为良性。叶状肿瘤多见于中年女性,直径多数在5cm以上,多为边界清楚的分叶状圆形或卵圆形肿块,多为单发、无痛、时有囊性感的肿块,常有短期迅速增大病史。肿瘤在术后可能复发,恶性者可经血行转移至肺、胸壁、骨骼等部位。一部分叶状肿瘤超声上有特征性的表现:肿块内小囊性无回声暗区,除此之外,叶状肿瘤酷似纤维腺瘤,尤其较小的或有包膜者。二者可靠的鉴别方法是肿物完整切除术后石蜡病理切片。

2. **乳腺癌**　有较少数乳腺癌表现为形态规整或分叶形,边界清晰,类似乳腺纤维腺瘤。二者鉴别要点是:前者多无包膜,回声多明显减低或略高,如果有血流显示,前者多丰富,可能有穿入血管或血管分支多、杂乱。

（三）导管内乳头状瘤

【病理与临床表现】

导管内乳头状瘤(intraductal papillary tumor)能发生在乳腺整个导管系统(乳头到终末导管小叶单位)的任何部位,导管上皮增生呈乳头状,有树枝状的纤维血管为轴心,有或无肌上皮层,可以是良性、不典型性和恶性。导管内乳头状瘤常见于30~55岁女性,分为中心型和周围型,中心型常单发,发生在主导管和大导管,通常位于乳晕区,大多数患者有自主性血性或浆液性乳头溢液,肿块通常为5~20mm;周围型倾向多发,发生在终末导管小叶单位内,通常局限在一侧乳腺,也可累及双侧乳腺,乳头溢液的发生率较中心型低. 周围型较中心型乳头状瘤少见,但恶变的风险较中心型高,可达10%~30%,导管内乳头状瘤被认为是癌前病变。

【超声检查】

导管内乳头状瘤的超声特点主要取决于病变的大体情况,扩张的导管内或囊肿内可见实性成分为导管内乳头状瘤特征性的超声表现。导管扩张程度不同,从轻微扩张到囊肿样扩张,同样导管内实性成分大小变化较大,从小到不能显示的微小病变到完全充填在扩张导管或囊腔内的较大肿块。超声上有3个基本类型:①导管内或一端肿块,伴或不伴导管扩张;②囊内肿块;③实性肿块。CDFI在实性部分内可检出血流信号,较大的肿块血流显示可以丰富。良、恶性乳头状瘤无论在二维图像还是在CDFI血流显示程度以及弹性图上均鉴别困难。

【鉴别诊断】

1. **导管扩张**　无论是何种原因引起的乳腺导管扩张,扩张导管区未见确切实性成分超声不能提示导管内乳头状瘤。乳腺导管扩张有时可能伴一些点状、絮状回声,用CDFI进行细致的多角度探查,如其内未能检出血流信号,多数情况下考虑单纯导管扩张。

2. **导管原位癌**　导管原位癌的导管扩张不规则,管壁增厚,CDFI在扩张导管区包括导管周围有丰富血流显示,这与导管内乳头状瘤导管规则扩张、管壁光滑、CDFI血流显示仅在实性部分有明显不同。

3. **囊肿**　单纯囊肿呈无回声,囊内无实性成分。囊性导管扩张的导管内乳头状瘤实性部分较小时,要注意与单纯囊肿鉴别。

4. **其他良恶性肿物**　实性肿块表现的导管内乳头状瘤,因肿物完全充填扩张的导管内,肿块周围无扩张的导管显示,与其他乳腺实性良、恶性肿物相似,不易鉴别。

四、乳腺恶性病变

乳腺恶性病变中主要是乳腺癌,其他少见的恶性疾病包括乳腺肉瘤、淋巴瘤、转移癌等,下面主要阐述乳腺癌相关内容。

【病理】

乳腺癌(breast cancer)主要是起源于终末导管小叶单位的恶性上皮性肿瘤。2003年WHO将乳腺癌分为非浸润性癌(导管原位癌和小叶原位癌)和浸润性癌,浸润性癌又分为浸润性导管癌(又称非特殊类型癌)和浸润性小叶癌、小管癌、浸润性筛状癌、髓样癌、产生黏液的癌等。浸润性乳腺癌中40%~70%是浸润性导管癌,5%~15%为浸润性小叶癌。浸润性乳腺癌的特点是浸润性生长,有明显远处转移倾向。小管癌、浸润性筛状癌、髓样癌、纯粹型黏液癌等预后好,10年生存期为80%~100%。

【临床表现】

乳房肿块是乳腺癌最常见的表现,质硬韧,常无痛、较固定;乳头溢液较乳腺良性疾病少见,年龄在50岁以上单侧乳头溢液者应警惕乳腺癌;早期可有"酒窝征"、腋下淋巴结肿大;晚期可以出现乳头凹陷、锁骨上淋巴结肿大、"橘皮征"、肿瘤局部皮肤溃疡,通过血液转移到肝、肺、骨骼。通过影像体检发现的早期乳腺癌可能无任何临床症状和体征。

【超声检查】

根据乳腺癌形态特点,将其分成:常见型、导管结构紊乱型(非肿块型)、边界清晰型。

1. **常见型** 大部分浸润性乳腺癌超声表现为此型。肿物形态:不规则、纵横比(肿物前后径/上下径或左右径)≥1;边缘:不清、小分叶(循环周期短的弧线)、边缘成角(锐角)、毛刺(肿物表面突出锋利的线);边界:高回声晕(高回声过渡带);回声:弱于乳腺脂肪回声,可见簇状微小钙化点(<0.5mm),后方衰减(增强、不变也常见)。CDFI血流丰富、杂乱,常有穿入血管,穿入血管为与肿物表面垂直、从外部走向肿物中心区域的直线状血管。弹性超声表现硬(图18-18)。乳腺癌穿入血管(视频18-6)。

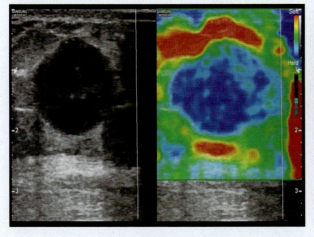 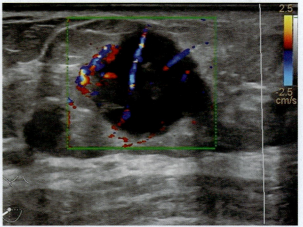

图 18-18A 乳腺癌二维及应变弹性图

图像左侧为二维图像,肿物类圆形,边界不清,回声明显低于脂肪层,后方伴增强;图像右侧为应变弹性图,肿物着蓝色,提示肿物相对较硬,而周围组织着绿色和红色,表明相对癌组织这些组织较软。

图 18-18B 乳腺癌穿入血流图

此图与图18-18A为同一患者,肿物中部和右侧可见血管与肿物表面近乎垂直,从外部走向肿物中心区域,呈直线状。肿物左侧可见丰富杂乱的血管。

视频1806

视频 18-6 乳腺癌穿入血管视频图像

2. 导管结构紊乱型（非肿块型） 相当数量的导管原位癌和部分浸润性导管癌常有此型超声表现。肿物沿导管走行呈条状或片状低回声区,其内未见正常导管影像或伴导管壁增厚、导管不规则扩张,常伴簇状微小钙化点。CDFI 血流丰富。弹性超声表现硬、局部硬或软。

3. 边界清晰型 髓样癌、黏液癌和少部分非特殊类型导管癌边界清晰。肿物形态规整或不规整、分叶形,内部呈低、等或略高回声,后方回声增强或不变。CDFI 符合常见型乳腺癌特点或非常见表现。弹性超声多表现硬或较硬,也可以软。

【鉴别诊断】

1. 常见乳腺良性疾病 包括乳腺病、纤维腺瘤、导管内乳头状瘤,见乳腺良性疾病相应内容。

2. 浆细胞性乳腺炎和肉芽肿性乳腺炎 为非哺乳期、多发生在年轻成年女性、病因不清的乳腺慢性炎症。常累及一侧乳腺,大部或部分病史有皮肤红、肿块、疼痛的过程。肉芽肿性乳腺炎少见,大部分有哺乳史,以乳腺的外周部多见。镜下:以终末导管小叶单位为中心的肉芽肿性炎。浆细胞性乳腺炎,又称乳腺导管扩张症,早期可有乳头溢液,晚期乳晕下可触及包块、乳头凹陷。镜下:乳晕下输乳管及大导管管壁及其周围不同程度纤维化和多少不等的浆细胞、淋巴细胞和嗜酸性粒细胞浸润。影像和临床上此两种疾病容易误诊为乳腺癌。两病共同的超声图像特点:伴多发管状伸展的、不规则、不均匀低回声肿块,常伴皮下脂肪水肿回声增强,如有脓腔形成高度提示此类疾病。但如果没有上述特征,与乳腺癌不易鉴别,需要超声引导下穿刺活检鉴别。

【临床价值】

乳腺癌超声诊断优点是:检查简便、无痛苦,无放射性,对年轻女性特别对妊娠、哺乳期妇女检查更为合适;对乳腺病灶的检出率不受乳腺密度的影响,超声可分辨出 2～3mm 的囊肿和实性肿物;超声引导下的乳腺病灶穿刺方便、简捷,受到临床的青睐。其缺点是:超声检查耗时,对于 5mm 以下的病灶容易漏诊;超声检查要求医生具有一定的经验,才能发现早期和微小的乳腺癌。

五、超声弹性成像在乳腺疾病中的应用

超声弹性成像是一项较新的技术,在常规超声基础上弹性超声可以为病变提供更多的诊断信息,就像临床触诊一样,弹性超声提供的是病变的应变或硬度信息。目前有两种超声弹性成像技术应用于临床:应变和剪切波超声弹性成像。实时超声弹性成像是在常规超声诊断仪、在标准的超声探头上完成的,除了乳腺之外,这两种技术也应用于其他器官。应变弹性超声产生基础是来自外部的或患者自身产生的组织位移,它对病变提供定性评价,确定的是组织的相对硬度,应变越大,组织越软。剪切波弹性成像使用了一种特殊的"推动脉冲",这个脉冲产生了用速度表示的剪切波,因为通过组织的剪切波速度依赖于组织硬度,所以能够获得组织定量硬度值。早期的临床试验结果表明乳腺超声弹性成像可以明显提高乳腺良、恶性病变的诊断准确性,明显减少了对乳腺良性病变不必要的密切监控或穿刺,提高了超声诊断的特异性。

（李 晶）

第三节 甲状腺及甲状旁腺

一、解剖概要

（一）甲状腺

甲状腺(thyroid)是成年人体内最大的内分泌腺,由左、右两侧叶和连接两侧叶的峡部组成,呈 H

形横跨于气管上段。有30%~50%的人在峡部上缘有一尖端向上的锥体叶。甲状腺前方为胸骨舌骨肌及胸骨甲状肌,外前方为胸锁乳突肌,两侧叶后方为颈长肌。两侧叶的后内侧与喉和气管、咽和食管,以及喉返神经等相邻,后外侧为颈总动脉和颈内静脉。甲状腺表面覆盖有两层被膜,外层称甲状腺假被膜,覆盖甲状腺的前面和两侧;内层称甲状腺真被膜,贴于腺体组织表面,并伸入腺体实质内,将腺体组织分隔为若干小叶。

甲状腺的血供非常丰富,主要由双侧的甲状腺上、下动脉及少数人存在的甲状腺最下动脉构成。甲状腺的静脉起自甲状腺腺体的表面和气管前面的静脉丛,分为上、中、下3对静脉。

甲状腺主要分泌甲状腺激素和降钙素,生理功能十分广泛,主要是促进人体的能量代谢和物质代谢,促进生长和发育。

(二)甲状旁腺

甲状旁腺(parathyroid gland)位于甲状腺两侧叶的背面,为黄褐色圆形小体,有薄层结缔组织被膜。成人每个腺体重30~50mg;长3~6mm,宽2~4mm,厚0.5~2mm。甲状旁腺的数目和位置变化较大。约90%人群有4个甲状旁腺,每侧上、下2个,有的人为3个或5个腺体。上一对甲状旁腺位置比较恒定,多位于甲状腺侧叶后缘上中1/3交界处。下一对甲状旁腺位置变化较大,约60%位于甲状腺侧叶下极的后缘(正常位置),可异位于甲状腺胸腺韧带内、纵隔和颈动脉鞘内。

上一对甲状旁腺由甲状腺上动脉或甲状腺下动脉或二者的吻合支供应,下一对甲状旁腺由甲状腺下动脉发出的分支供应。甲状旁腺的静脉回流同甲状腺,分别回流至颈内静脉和头臂静脉。

甲状旁腺主细胞分泌甲状旁腺素,具有升高血钙、降低血磷的作用。甲状旁腺素的分泌主要受血钙浓度的负反馈调节,并与甲状腺C细胞分泌的降钙素,以及$1,25-(OH)_2$维生素D_3共同调节钙磷代谢,控制血浆中钙、磷水平。

二、超声检查方法和正常声像图

(一)仪器条件

一般使用具有高频线阵探头(7.5~12MHz)的彩色多普勒超声诊断仪对甲状腺和甲状旁腺进行扫查。必要时采用扇形探头结合吞咽动作,对锁骨后或胸骨后甲状腺肿或异位甲状旁腺病变进行观察。

(二)体位

患者取仰卧位,在肩及颈后垫枕,头向后仰以充分暴露颈前区域。

(三)检查方法

1. 甲状腺

(1)测量甲状腺大小:沿侧叶纵切扫查,取最大切面测量上下径,横切扫查时取最大横切面测量横径和前后径;在气管前方峡部最厚处横切面测量峡部的厚度。

(2)从上至下、从外向内做一系列横切和纵切扫查,观察甲状腺实质及结节的灰阶超声表现。结节回声水平分为:极低回声(低于颈前肌)、低回声(高于颈前肌,低于甲状腺实质)、等回声(与甲状腺实质回声相当)和高回声(高于甲状腺实质回声)。

(3)CDFI检查:观察腺体和结节血流信号的分布和丰富程度。必要时,测量甲状腺上、下动脉的内径,峰值流速和阻力指数。

2. 甲状旁腺

(1)正常位置甲状旁腺的超声检查方法与甲状腺的基本相似。由于甲状旁腺位置更深,使用的探头频率更低,特别是甲状旁腺明显增大时。

(2)异位甲状旁腺常见于食管后和胸骨上窝、颈动脉鞘内、甲状腺内,应仔细扫查。

(3)嘱患者做吞咽动作,使病灶提升,同时采用扇形探头(扫查方向朝向足侧)在胸骨上窝和锁骨上方进行探测,有可能发现异位于锁骨或胸骨后方的病灶。

（四）正常声像图

1. 甲状腺

（1）正常甲状腺左右侧叶上下径 4~6cm，左右径 1.5~2cm；峡部前后径 0.2~0.4cm。正常甲状腺大小存在较大个体差异，但侧叶前后径的个体差异相对较小，若侧叶前后径大于 2cm，可诊断为甲状腺肿大。

（2）甲状腺被膜为一薄而规整的高回声带，实质为分布均匀的细而密集的中等回声，回声水平明显高于邻近的胸锁乳突肌回声（图 18-19）。高档彩色多普勒超声仪显示腺体内弥漫性分布的较为丰富的点状、条状血流信号（图 18-20）。

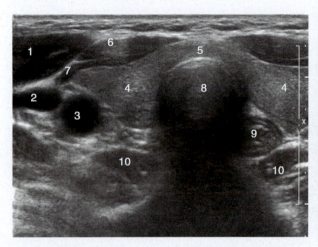

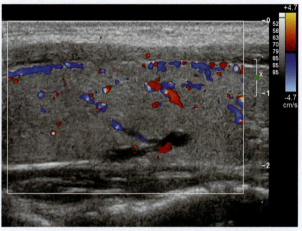

图 18-20　正常甲状腺腺体的彩色血流图
内见弥漫分布的点状、条状血流信号。

1. 胸锁乳突肌；2. 颈内静脉；3. 颈总动脉；4. 甲状腺左、右叶；5. 甲状腺峡部；6、7. 颈前肌肉；8. 气管；9. 食管；10. 颈长肌。

图 18-19　正常甲状腺及其周围关系的灰阶图像

（3）甲状腺上、下动脉的平均内径约 2mm，为搏动性动脉血流频谱，收缩期峰值流速为 30~50cm/s。甲状腺的 3 对静脉为连续性低振幅频谱。

2. 甲状旁腺　由于正常甲状旁腺体积过小（平均大小 5mm×3mm×1mm），且与周围组织不能形成良好的反射界面，超声很难显示。如能显示，正常甲状旁腺回声与甲状腺相近或略低，多为边界清楚的卵圆形均匀低回声或中高回声，内部一般无明显的血流信号。超声诊断甲状旁腺增大的标准为甲状旁腺前后径超过 2mm。

三、甲状腺疾病超声诊断

为了便于超声鉴别诊断，将甲状腺疾病分为弥漫性病变和结节性疾病两大类。前者包括毒性弥漫性甲状腺肿、单纯性甲状腺肿、亚急性甲状腺炎、桥本甲状腺炎等。临床上甲状腺结节被描述为正常大小或弥漫性肿大的腺体内单发或多发结节，包括单纯性结节性甲状腺肿、甲状腺腺瘤、甲状腺癌、甲状腺淋巴瘤等。甲状腺弥漫性肿大与甲状腺结节的临床处理原则不同，因此超声区分二者具有重要意义。前者多数是良性疾病，一般不需要外科治疗。而后者需要重视鉴别诊断，尽可能发现并鉴别需要外科手术或进一步治疗的结节。甲状腺炎无论以弥漫性病变还是结节的形式出现，都不需要外科手术治疗。

（一）毒性弥漫性甲状腺肿

【病理】

毒性弥漫性甲状腺肿（toxic diffuse goiter）又称原发性甲状腺功能亢进症、突眼性甲状腺肿或

Graves病,是一种伴甲状腺激素分泌增多的特异性自身免疫病。本病多见于20~40岁青年女性,男女比例约1:5。甲状腺的主要病理变化是实质组织的增生和肥大。

【临床表现】

多器官受累和高代谢状态,主要表现有:心慌、怕热、多汗、食欲亢进、大便次数增多、消瘦、情绪激动等,约1/3的患者伴有眼球突出。

【超声检查】

1. 灰阶超声图像　甲状腺弥漫性对称性肿大,被膜规整。甲状腺上、下动脉内径增宽,腺体回声明显受病程和治疗的影响。对于未经治疗的初发者,腺体表现可分为弥漫回声减低型或散在回声减低型。病程较长或反复发作者,腺体回声水平可与正常腺体相当,不均匀,部分病例因形成纤维分隔而出现条状高回声(图18-21A)。

2. 彩色多普勒血流显像　CDFI表现为"火海征",血流信号丰富(图18-21B)。多数病例甲状腺上、下动脉流速明显加快,阻力减低。

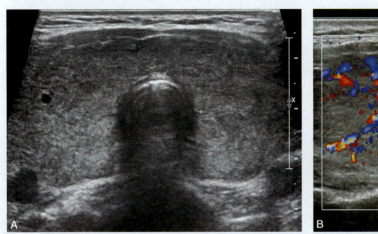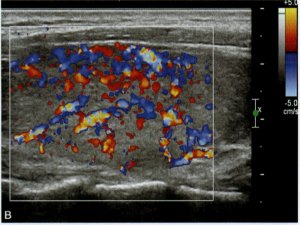

图18-21　毒性弥漫性甲状腺肿声像图

A.灰阶超声声像图显示甲状腺弥漫性肿大;B.彩色多普勒血流显像显示腺体内丰富血流信号("火海征")。

【鉴别诊断】

1. 单纯性甲状腺肿　本病系地方性缺碘引起的疾病,也有散发性病例。超声表现为甲状腺增大,回声正常或不均,CDFI示血流信号及流速无明显增加。甲状腺功能正常或减低。

2. 结节性甲状腺肿　部分毒性弥漫性甲状腺肿可表现为腺体散在的回声减低,从声像图上与结节性甲状腺肿不易区分。后者开始时似单纯性甲状腺肿,但随着病情的发展,各部分组织反复增生与复旧,形成纤维间隔及多个结节。甲状腺两侧叶不对称增大是其特征。CDFI示血流信号及流速无明显增加。与甲状腺功能亢进"火海征"截然不同。

3. 桥本甲状腺炎　病情动态发展,声像图随之动态变化。甲状腺增大多以前后径改变为明显,而甲状腺功能亢进的腺体增大以长径改变为明显,而且桥本甲状腺炎血中抗甲状腺球蛋白和抗微粒体抗体增高。

4. 甲状腺腺瘤　多为单发实性结节,形态规则,边界清晰,周边可见细晕,内部回声均匀。CDFI示腺瘤周边可见环绕血流信号,内部较丰富血流信号。

【临床价值】

仅依靠超声较难对本病做出明确诊断,需结合临床症状及实验室检查结果方能做出明确诊断。

另外,超声能够准确测量甲状腺体积,了解腺体血供情况,从而帮助选择治疗方式、计算^{131}I用量和判断疗效。

(二) 单纯性弥漫性甲状腺肿

【病理】

单纯性弥漫性甲状腺肿(simple diffuse goiter)是单纯性甲状腺肿的早期阶段,甲状腺两侧叶呈对称性弥漫性肿大,一般不伴有甲状腺的功能变化和全身症状。

【临床表现】

一般无明显症状。甲状腺过度肿大者可压迫周围器官组织而产生相应的症状。

【超声检查】

1. **灰阶超声图像** 甲状腺呈弥漫性、对称性肿大,表面平整。腺体肿大明显时可出现压迫气管、颈部血管等现象。病程早期腺体内部回声基本正常;病程后期除腺体实质回声普遍不均外,由于滤泡内充满胶质而高度扩张,腺体内显示弥漫分布的多发薄壁无回声区伴囊内点状强回声(图18-22)。

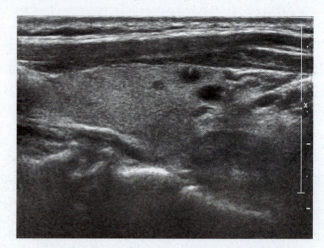

图 18-22 单纯性弥漫性甲状腺肿声像图
腺体内见数个无回声伴囊内点状强回声。

2. **彩色多普勒血流显像** CDFI 显示腺体内血流信号无明显增多,甲状腺上动脉内径正常或稍增宽,频谱形态无异常改变,流速在正常范围内或轻度增高。

【鉴别诊断】

1. **结节性甲状腺肿** 腺体增大呈不对称性,表面不光滑,并伴有多个大小不等的结节。而单纯性甲状腺肿腺体呈弥漫性对称性增大,表面光滑,内无囊性结节以外的其他类型结节形成。

2. **毒性弥漫性甲状腺肿** (见"毒性弥漫性甲状腺肿")。

【临床价值】

依据甲状腺声像图表现和甲状腺功能正常,较易诊断本病,但有时与单纯性结节性甲状腺肿较难鉴别。超声能够准确测量甲状腺及结节大小,是本病随访的良好工具。

(三) 单纯性结节性甲状腺肿

【病理】

单纯性结节性甲状腺肿(simple nodular goiter)是单纯性甲状腺肿发展至后期的表现。在甲状腺弥漫性肿大的基础上,滤泡上皮细胞反复增生和不均匀的复原,形成增生结节。结节进一步发展,压迫结节间血管,使结节血供不足而发生变性、坏死、出血等病变。出血和坏死组织可逐渐纤维化,形成不规则瘢痕,其中可发生钙盐沉积。

【临床表现】

本病一般无明显症状,但肿大的甲状腺可压迫周围组织产生相应的症状,如压迫气管造成呼吸困难,压迫食管引起吞咽困难等。

【超声检查】

1. **灰阶超声图像** 甲状腺正常大小或两侧叶不对称性增大,表面不平整。内见单个或多个回声不等的结节,边界清晰或模糊,可伴有形态不同的钙化。结节以外的腺体回声可能表现为均匀、不均或散在的点状或条状高回声(图18-23)。

2. **彩色多普勒血流显像** CDFI显示结节内血供状态不等,有的增生结节内部血流丰富,甚至呈彩球状;以退化为主(如囊性变、液化、坏死等)的结节内部无或少许血流信号。结节以外的腺体血供无明显增多。甲状腺上动脉内径正常或稍增宽,流速在正常范围内或稍加快。

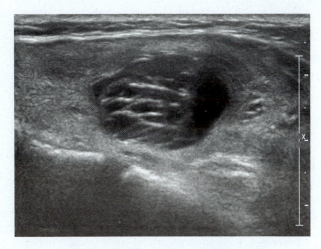

图18-23　单纯性结节性甲状腺肿声像图
腺体内见形态规则、边界清晰的囊实性结节。

【鉴别诊断】

1. **与毒性弥漫性甲状腺肿、单纯性弥漫性甲状腺肿相鉴别** 见"毒性弥漫性甲状腺肿""单纯性弥漫性甲状腺肿"。

2. **甲状腺腺瘤** 多为单发,边界清晰,有完整包膜。内部回声均匀,可有晕,甲状腺轮廓整齐、光滑。而结节性甲状腺肿结节常多发,大小不一,无包膜,周围甲状腺组织回声不均匀,甲状腺轮廓不平。

3. **甲状腺癌** 甲状腺结节的恶性声像图特征包括形态不规则、边界不清、微小钙化等。如超声显示结节边界不整,合并微钙化、结节生长迅速、颈部淋巴结肿大等特征时应警惕恶性可能,必要时进行穿刺活检。

【临床价值】

超声不仅是本病的首选检查方法,而且较易诊断本病,多数患者能够避免进行其他影像学检查。但是,超声对结节是否合并局部癌变的判断存在一定困难。

(四) 亚急性甲状腺炎

【病理】

亚急性甲状腺炎(subacute thyroiditis)又称肉芽肿性或巨细胞性甲状腺炎,是一种自限性非化脓性炎症疾病,多见于20~50岁女性。迄今病因尚不确定。一般认为可能为病毒感染或变态反应所致。

【临床表现】

早期可有上呼吸道感染的表现,之后出现受累甲状腺局部有疼痛,可放射至下颌、耳部和枕骨,可有发热。开始时病变仅局限于甲状腺一侧或一叶的某一部分,不久累及另一侧或甲状腺全部。可出现甲状腺功能亢进,晚期如果甲状腺有严重的破坏可出现甲状腺功能减退。病程一般持续数月,可自行缓解消失。

【超声检查】

1. **灰阶超声图像** 患侧甲状腺肿大,被膜下病灶常使甲状腺与颈前肌之间的间隙模糊或消失。

甲状腺腺体内见边界模糊的散在性或融合性片状低回声,被称为"洗出"征("wash-out"sign)(图 18-24),为本病的特征表现。病程初期低回声区常有压痛。病灶回声随病程而变化,炎症恢复期回声增强、不均,低回声区缩小甚至消失,恢复为正常腺体回声。

2. **彩色多普勒血流显像** CDFI 显示病灶内原有血管自如穿行,周边无明显环绕血管。

【鉴别诊断】

1. **急性化脓性甲状腺炎** 本病有高热、白细胞计数增高、红细胞沉降率快、疼痛及压痛症状重。超声显示不均质低回声区,边界模糊、不清。形成脓肿时,可见不规则的无回声区。

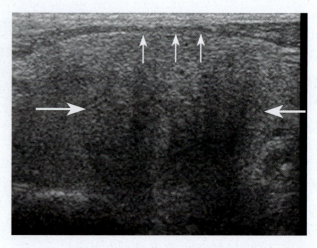

图 18-24 亚急性甲状腺炎声像图
大箭头:融合性低回声带("洗出"征);小箭头:甲状腺与颈前肌之间的间隙模糊。

2. **甲状腺癌** 亚急性甲状腺炎如为单侧性,常形成 2~3cm 大小结节,此时应与甲状腺癌相鉴别。前者的结节有触痛,形态不规则,后方无声衰减,周边无血管绕行,可见原有的甲状腺血管在病灶内穿行。动态观察可发现病灶开始位于一侧叶,不久累及另一侧叶,3~6 个月后,病灶逐渐缩小甚至完全恢复正常。甲状腺癌形态不规则,边缘可呈蟹足样改变,内部可有微小钙化,后方可有声衰减,周围血管移位、绕行。鉴别困难时,可短期随诊观察病变变化特征或行穿刺细胞学检查或组织活检。

3. **局限性桥本甲状腺炎** 桥本甲状腺炎一般表现为双侧腺体弥漫性回声减低,局限性桥本甲状腺炎少见。甲状腺无触痛,不发热,血中甲状腺球蛋白抗体和微粒体抗体滴度远高于亚急性甲状腺炎。亚急性甲状腺炎的病灶变化特征有助于二者鉴别。

【临床价值】

超声结合患者临床症状和体征不仅能明确诊断本病,而且是随访的良好手段。

(五)桥本甲状腺炎

【病理】

桥本甲状腺炎(Hashimoto thyroiditis)又称慢性淋巴细胞性甲状腺炎,是一种自身免疫性疾病。好发于 30~50 岁的青中年女性。镜检见病变甲状腺滤泡破坏、萎缩,腔中胶质含量减少,滤泡上皮嗜酸性变和间质内淋巴细胞及浆细胞浸润,并有突出生发中心的淋巴滤泡形成和不同程度的纤维化。

【临床表现】

本病起病隐匿,常无特殊症状。体检触及甲状腺正常大小或中度弥漫性肿大,腺体质韧如橡皮。血甲状腺球蛋白抗体和抗微粒体抗体增高。

【超声检查】

1. **灰阶超声图像** 甲状腺两侧叶弥漫性肿大,以前后径改变最为明显,峡部也明显增厚;病程后期可表现为腺体萎缩。甲状腺包膜清晰,平整,病程后期可呈分叶状。双侧腺体回声弥漫性减低、不均,内有许多条状高回声,有时可见许多散在的小低回声(图 18-25)。局限型病变局限在某一区域。

2. **彩色多普勒血流显像** CDFI 显示在病程早期腺体内血流信号弥漫性增加,有的患者甚至与未经治疗的毒性弥漫性甲状腺肿的血供程度无明显差异;病程后期由于腺体纤维化,血流信号仅轻度增

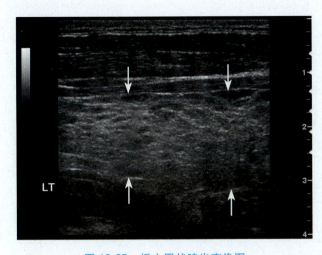

图18-25 桥本甲状腺炎声像图
腺体内见许多散在分布的小低回声及条状高回声(箭头所示)。

加或无明显增加。频谱多普勒表现为病程早期甲状腺上动脉流速明显加快,血流量增多。

【鉴别诊断】

1. **亚急性甲状腺炎** (见"亚急性甲状腺炎")。

2. **甲状腺癌** 桥本甲状腺炎如为局限性病变,应与甲状腺癌相鉴别。声像图不典型时,可采用超声引导下穿刺细胞学检查或组织活检以明确诊断。

3. **结节性甲状腺肿** 桥本甲状腺炎在甲状腺内偶尔可见多个小的高回声结节,由淋巴组织、残余滤泡和上皮组织形成。此时要与结节性甲状腺肿鉴别。主要依靠血清学检查,必要时穿刺细胞学检查或组织活检。

(六)甲状腺腺瘤

【病理】

甲状腺腺瘤(thyroid adenoma)系良性肿瘤,起自腺上皮组织,可分为滤泡性腺瘤和不典型腺瘤。多见于中青年女性。大多数腺瘤为滤泡型腺瘤,其中许特莱细胞腺瘤(亦称嗜酸性细胞腺瘤)由大的嗜酸性细胞构成,核大,核异型性明显。许特莱细胞腺瘤多表现为良性,但恶性的比例较一般滤泡性腺瘤为高。

【临床表现】

肿瘤生长缓慢,患者一般无明显自觉症状。若肿瘤内突然出血,则肿块迅速增大,伴局部疼痛。少数病例可发生功能自主性腺瘤,出现甲状腺功能亢进症状。10%的腺瘤可发生癌变。体检触及单个圆形或椭圆形肿块,质韧,表面光滑,无压痛,可随吞咽而活动。

【超声检查】

1. **灰阶超声图像** 腺瘤一般为单发,极少数为多发;呈圆形或椭圆形,肿物长轴常与腺体的长轴平行,如位于峡部的腺瘤长轴与矢状面垂直。肿物内部回声类似正常腺体实质回声,多数为均匀等回声,少数为低回声;较大者易合并囊性变、出血或坏死,内部有不规则无回声区、钙化灶或浓缩胶质。浓缩胶质表现为点状强回声后方伴"彗星尾"征,此为良性结节的特征性表现。肿物边界清楚、整齐,有高回声包膜,80%肿瘤周边见规整的薄晕环;后壁及后方回声增强或无明显变化(图18-26A)。

2. **彩色多普勒血流显像** CDFI显示腺瘤内部血供程度不等,多数腺瘤内部可见丰富血流信号,有的形成网状或彩球状;周边常见较为完整的环绕血管(图18-26B)。

【鉴别诊断】

1. **结节性甲状腺肿** 见"单纯性结节性甲状腺肿"。

2. **甲状腺癌** 甲状腺癌常表现为形态不规则、边界模糊,内部为实性不均质低回声,可有微小钙化,CDFI显示血供可不规则。可伴有颈部淋巴结转移。甲状腺腺瘤常表现为形态规则、边界清晰,有完整规则晕。内部回声多为等或高回声,常有囊性变。CDFI显示血供丰富,分布规则。

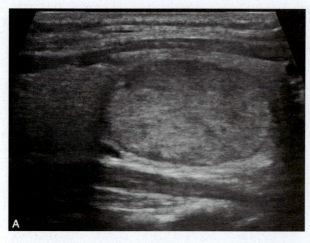
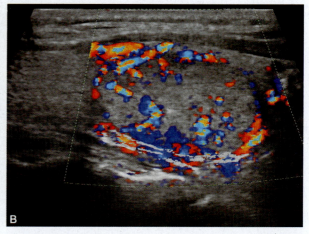

图 18-26　甲状腺腺瘤声像图

A.灰阶超声声像图显示腺瘤呈椭圆形,形态规则、边界清晰,内部为均匀等回声;B.彩色多普勒血流显像显示周边环绕、内部较丰富血流信号。

【临床价值】

多数甲状腺腺瘤凭超声做出提示,但少数腺瘤与边界清晰的恶性病变较难区分。另外,超声对腺瘤恶变和功能自主性腺瘤的诊断价值有限。

（七）甲状腺癌

【病理】

甲状腺癌(thyroid carcinoma)通常分为乳头状癌、滤泡状癌、髓样癌和未分化癌 4 种。乳头状癌占所有甲状腺癌的 75%~90%;滤泡状癌占甲状腺癌的 5%~15%;髓样癌来自甲状腺的 C 细胞,能分泌降钙素,占甲状腺癌的 5%;未分化癌占甲状腺癌的不到 2%,高度恶性,预后差。

【临床表现】

甲状腺癌占头颈部恶性肿瘤的 1.5%~2%,占所有恶性肿瘤的 1%~4%,多见于年轻人或老年人,年轻人中女性多于男性,老年人中无性别差异。颈部放疗史、Graves 病患者、地方性甲状腺肿患者罹患甲状腺癌的危险性增高。由于甲状腺癌有多种不同的病理类型和生物学特征,其临床表现各异。一般来说,分化良好的甲状腺癌发展缓慢,尤其是乳头状癌,可多年缓慢生长而无任何症状。未分化癌和少数髓样癌发展迅速,很快浸润周围组织,出现晚期症状。

【超声检查】

1. 灰阶超声图像

（1）边界:较大癌灶常表现为边界模糊,未分化癌可呈"蟹足样"改变,但部分髓样癌和微小癌(直径<1cm)表现为边界清晰。癌灶周边晕环常不完整或厚薄不均。

（2）内部回声:癌灶常表现为实性不均质低回声,较少出现囊性成分。微钙化(≤1mm 的点状强回声)预测恶性的特异性较高,但敏感性低(图 18-27)。

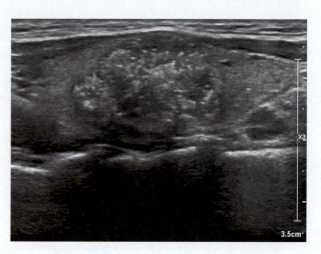

图 18-27　甲状腺乳头状癌声像图

甲状腺实质内可见形态不规则、边界模糊、实性低回声结节伴多发微钙化。

（3）形态:癌灶常表现为形态不规则,前后径与横径比值>1。

（4）颈部淋巴结肿大:转移性淋巴结的超声特征与甲状腺内原发病灶的超声特征类似。灰阶超声特征为淋巴结门消失或部分消失,出现囊性回声、钙化或局限性高回声(图 18-28A)。

2. 彩色多普勒血流显像 CDFI 显示部分甲状腺结节血流丰富或局限性丰富、分布杂乱,可见穿支血管。但部分恶性结节可出现周边部分环绕血流或无血流信号。转移性淋巴结彩色多普勒血流显像表现为血流杂乱,达皮质边缘或沿被膜走行(图 18-28B)。

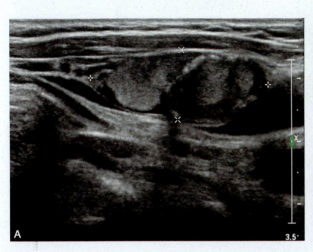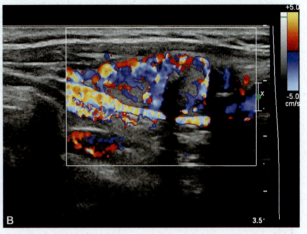

图 18-28　甲状腺乳头状癌颈部转移淋巴结声像图

A.灰阶超声声像图显示淋巴结皮髓质分界消失,可见中等回声及钙化;B.彩色多普勒血流显像显示淋巴结周边及内部可见丰富紊乱血流信号。

【鉴别诊断】

1. 单纯性结节性甲状腺肿 多发多见,多形态规则,边界清晰或不清,内部回声水平不等,囊性变常见。不典型病变与甲状腺癌鉴别困难,细针穿刺活检可鉴别。

2. 甲状腺腺瘤 多形态规则、边界整齐,有完整包膜,内部回声均匀,后方回声无衰减,无微小钙化。无浸润周围组织表现及颈部淋巴结肿大。

3. 亚急性甲状腺炎 本病可有低热、局部疼痛、红细胞沉降率快等表现。病变多发多见,声像图随病程变化,可恢复正常。

【临床价值】

超声是甲状腺癌的首选影像学检查方法。但是甲状腺癌具有多种不同病理类型和生物学特征,其复杂多样的声像图表现给超声检查带来困难,必要时应与核素显像和 CT 成像结合起来应用。超声引导下进行细针穿刺术(fine-needle aspiration,FNA),对穿刺组织行细胞学观察,诊断甲状腺结节安全、准确(视频 18-7),是目前甲状腺结节术前评估的最佳方法。术前 FNA 有助于减少不必要的甲状腺手术并帮助确定恰当的手术方案。

视频1807

视频 18-7　超声引导甲状腺结节 FNA

实时显示穿刺针,安全、准确。

（八）甲状腺淋巴瘤

【病理】

甲状腺淋巴瘤(thyroid lymphoma)罕见,占所有甲状腺癌的 1%~3%。一般为非霍奇金淋巴瘤,常见于老年女性患者,多发生于既往有桥本甲状腺炎的基础上。多为弥漫型,大者可累及甲状腺两侧叶,结节型少见。

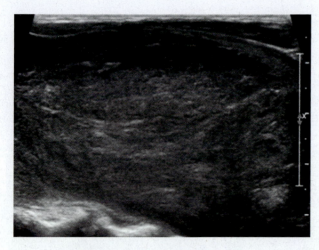

图 18-29 甲状腺淋巴瘤声像图
甲状腺右叶弥漫性肿大，呈极低回声。

【临床表现】

典型临床表现为甲状腺迅速增大，触及质硬无痛肿块，可引起梗阻症状，如呼吸和吞咽困难。预后差异较大，依赖于疾病的分期。

【超声检查】

1. **灰阶超声图像** 弥漫型表现为腺体弥漫性肿大，呈极低回声，后方回声可增强，但无明显结节，易漏诊，可侵犯周围颈部组织（图 18-29）。结节型表现为肿大腺体内见边界模糊的低回声，后方回声可有增强。混合型表现介于前二者。

2. **彩色多普勒血流显像** 病变无明显环绕血管，内部可见增加的血流信号。

四、甲状旁腺疾病

【病理】

1. **甲状旁腺腺瘤**(parathyroid adenoma) 在原发性甲状旁腺功能亢进患者中，80%以上由腺瘤引起。腺瘤多为单发，少数为 2 个或 2 个以上。多数是散发病例，也可以是多发性内分泌腺瘤的一部分。多见于女性，以 40~60 岁多见。

2. **甲状旁腺增生**(parathyroid hyperplasia) 约 10%原发性甲状旁腺功能亢进是由原发性增生所致，而继发性增生则多见于慢性肾脏疾病的患者。增生常累及多个腺体。

3. **甲状旁腺癌**(parathyroid carcinoma) 占原发性甲状旁腺功能亢进患者的 0.5%~4%。发病年龄较腺瘤略低，平均 44 岁，发病率无性别差异。多体积较大，有包膜和血管的浸润、局部淋巴结转移或远处脏器转移如肺、肝、骨转移等。

【临床表现】

原发性甲状旁腺功能亢进均可由于钙、磷代谢障碍而引起骨质疏松、脱钙及骨折。另外，甲状旁腺癌还可以侵犯周围组织器官及远处转移而引起相应的临床表现。

【超声检查】

1. **甲状旁腺腺瘤**(视频 18-8)

（1）多为单发，少数为 2 个或 2 个以上。典型者位于甲状腺与颈长肌、颈总动脉与气管之间。肿瘤为椭圆形、三角形或不规则形，其长轴与身体矢状面平行。

（2）内部为均匀低回声，边界清晰、规则，可见高回声包膜，少数可伴有钙化灶或囊性变。

（3）CDFI：肿瘤前缘常有明显的血管绕行，并可见多条动脉分支进入瘤体内，内部血供丰富，有时可显示血管的蒂部。

2. **甲状旁腺增生** 可显示数个甲状旁腺不同程度增大，形态呈椭圆形或不规则形，内部为均匀低或等回声，一般无囊性变或钙化灶，血供不如腺瘤丰富。

视频1808

视频 18-8 甲状旁腺腺瘤
甲状腺右叶下极背侧低回声，形态规则，边界清。CDFI：周边内部可见丰富血流信号。

3. 甲状旁腺癌

（1）肿瘤较大，形态不规则或呈分叶状。

（2）内部为不均匀低回声，可伴有囊性变或钙化灶。

（3）肿瘤可侵犯邻近的解剖结构。

（4）CDFI：癌灶内部及周边血供丰富，分布不规则。

（5）可发现同侧颈部淋巴结转移癌。

【鉴别诊断】

1. 甲状腺结节和颈部气管旁淋巴结　甲状腺结节位于甲状腺轮廓的包膜内，但是外突的结节可引起诊断困难。气管旁淋巴结多位于甲状腺下极下方，倾向于多发，并可观察到淋巴结门结构和门型血流。

2. 甲状旁腺腺瘤与增生的鉴别　腺瘤常为单发，而增生常为多发。增生一般较腺瘤体积小。

3. 甲状旁腺腺瘤与腺癌的鉴别　病变体积大（>2cm），内部回声明显不均，有钙化灶，侵犯邻近解剖结构和颈部淋巴结转移等征象有助于提示腺癌。

【临床价值】

高频彩色多普勒超声可显示5mm左右的甲状旁腺病灶，诊断敏感性达90%以上，已成为甲状旁腺功能亢进术前定位的一线影像学方法。如在颈部反复探测未发现肿大甲状旁腺，大致能排除正常位置的甲状旁腺病变，但可能遗漏小的病灶；如甲状旁腺功能亢进诊断明确，而超声在颈部未发现异常增大的甲状旁腺，则需结合核素显像技术等检查手段寻找异位甲状旁腺病变。超声引导下细针穿刺细胞学检查结合甲状旁腺素测定有助于明确诊断。

（姜玉新　戴晴）

第四节　唾　液　腺

唾液腺（salivary gland）主要由腮腺、下颌下腺、舌下腺3对腺体组成，还包括位于口咽、咽部、鼻腔和上颌窦黏膜下层的小唾液腺。1972年，Macridis首次应用超声成功对腮腺进行了检测。在我国，张岐山等于1982年首先报道了唾液腺肿物的超声检查。随着超声设备和技术的发展进步，超声以其安全无创、方便快捷的优点被广泛应用于唾液腺疾病的诊断。

一、唾液腺解剖概要及检查方法

（一）解剖

腮腺（parotid gland）是唾液腺中最大的一对，位于面侧区，颧弓以下，下颌角上方，咬肌后缘，外耳道前方，深面与茎突诸肌及深部血管神经相邻。腮腺呈不规则楔形或锥体形，长约5cm，宽3~3.5cm，厚2~2.5cm。腮腺可分为深、浅两部，以下颌骨后缘或以穿过腮腺的面神经丛作为分界。下颌下腺（submandibular gland）位于颌下三角颈筋膜浅层所形成的筋膜内。下颌下腺大小尚无统一标准，其形状不规则，略呈椭圆形。可分为较大的浅部和较小的深部。下颌下腺管由深部的前端发出，经下颌舌骨肌与舌骨舌肌之间前行，开口于口底黏膜的舌下阜。舌下腺（sublingual gland）是3对大唾液腺中体积最小的一对，位于口底黏膜下方，下颌舌骨肌的上方，舌系带的两侧，下颌骨内侧缘的舌下腺压迹内。舌下腺管位于下颌下腺外侧，开口于舌下皱襞。

（二）探测方法

1. 仪器选择　选择配备高频线阵探头的实时超声诊断仪，探头频率一般为5~12MHz，目前有18~24MHz更高频率的探头供选择，提高频率可使腺体内部结构的显示更为精细，但对于较大病灶或者位置比较深的病灶,可以选用低频率进行扫查。

2. 检查方法

（1）检查前准备：一般无须特殊准备。如腺体处皮肤表面毛发过多过长时,应先将其剃除,以利于探头与皮肤的接触。

（2）体位：受检者一般取仰卧位。检查下颌下腺及舌下腺时,可在颈后加垫软枕以使头部后仰,充分暴露颈部。检查一侧腮腺时,可嘱受检者头偏向对侧以便于扫查。

（3）方法：一般采用直接探测法,将探头置于腺体处皮肤表面,分别作纵切及横切扫查,纵切时应与腺体长轴方向一致。扫查应全面细致,认真观察腺体的形态大小、回声性质以及周围组织。在扫查成对腺体时,双侧对照有利于发现异常。彩色多普勒血流成像技术可提供血流情况的信息,有助于病变的诊断及鉴别。

二、唾液腺正常声像图

在正常腮腺声像图中,可显示的结构由浅至深分别为:皮肤、浅筋膜、腮腺、深筋膜。腮腺实质为均匀细腻的中等回声,性质接近或稍强于正常甲状腺回声,高于周围的肌肉或脂肪回声,腺体边界不甚清晰,后方衰减明显。高频超声下腺体内可见线状强回声,与皮肤平行,为正常导管回声。有时可在腮腺前部见一管状强回声横越咬肌表面,为腮腺管。还可见面神经,为穿过腮腺的低回声。正常下颌下腺实质回声性质与腮腺相同,为均匀的中等回声,一般难以观察到下颌下腺导管。正常舌下腺可在舌骨上区扫查见到,回声与腮腺及下颌下腺相似。分布于口、咽等处的小唾液腺通常在超声下难以显示,仅在肿大或有肿物时可见。

三、唾液腺病变

（一）唾液腺良性肥大

唾液腺良性肥大是唾液腺的非炎性无痛性肿大,以腮腺多见。本病与过多摄入淀粉、酒精中毒、内分泌失调、营养缺乏或肥胖等原因有关,临床表现为唾液腺慢性肿大,较硬而无压痛。超声表现为唾液腺弥漫性肿大,形态正常,回声正常或略增强,无局限性包块,导管无扩张,探头加压无疼痛。

（二）唾液腺炎症

急性唾液腺炎多发生在腮腺,以一侧多见。本病可由周围组织感染蔓延所致,也可为全身性疾病的并发症。初期表现为腮腺区肿痛,声像图表现为腺体增大,回声均匀或不均匀减低,周围可见肿大的淋巴结。若发展为化脓性腮腺炎时,肿痛可加剧,可有高热及腮腺管口流脓,超声检查时探头加压有压痛,腺体内可见边界不规则的无回声区,其内可见点状或絮状回声,但在脓肿形成初期也可表现为不均匀的团块状回声,易误诊为实性包块,需结合临床予以鉴别。

慢性唾液腺炎好发于腮腺及下颌下腺,可因急性炎症迁延不愈或导管阻塞继发感染所致。临床表现为一侧腺体肿大,局部胀痛,进食后加重,唾液分泌减少,导管口可流出黏稠分泌物。声像图表现为腺体弥漫性增大,边缘可清晰或模糊,回声可减低,如有纤维组织增生或钙化时,也可见高回声或强回声。

（三）唾液腺结石

唾液腺结石(salivary calculus)以下颌下腺结石最为常见,约占90%,男性多于女性,青壮年为主,因唾液淤积及钙盐沉着所致。临床表现为进食后唾液腺肿痛,易引起唾液腺炎症,结石有时可触及。超声可表现为腺体整体稍增大或改变不明显,内见点状、条状强回声,后方有声影,可有导管扩张。难以探测的结石如腮腺管结石等,可加做腺管造影。

（四）唾液腺囊肿

唾液腺囊肿表现为生长缓慢的无痛性肿块,触之较软,可有波动感。本病多因炎症、结石、外伤或肿瘤等引起导管阻塞,唾液潴留所致。超声表现为轮廓清晰的无回声,后方回声增强,病灶内无血流。

因囊内唾液含淀粉酶较黏稠或合并感染时,可在囊内见点状回声。当发现囊肿时,应注意是否合并炎症、结石或肿瘤等。

(五)唾液腺淋巴上皮病

良性淋巴上皮病又称 Mikulicz 病。本病多见于 50 岁以上女性,多从腮腺开始发病,呈无痛性肿大,累及单侧或双侧腮腺、下颌下腺和泪腺。如合并结缔组织病或类风湿关节炎者称为 Sjogren 综合征。良性淋巴上皮病的特征是腺体被淋巴细胞浸润破坏或代替。

超声表现:腺体表现差异较大,与病变类型及病变程度有关。本病多累及多个腺体,如下颌下腺、腮腺和泪腺,检查时应与对侧腺体或其他腺体做对照。

(1)弥漫型:双侧腮腺腺体内部回声不均匀,内部可见多个大小不一低回声区,呈蜂窝状改变,直径 0.2~0.6cm。

(2)结节型:腺体内可见多个大小不一的低回声区或无回声区,直径通常为 0.6~2.0cm,边界清晰,无包膜回声,未受累腺体回声正常,严重时累及整个腺体。

(3)类肿瘤型:腺体内可见较大低回声,直径一般>2cm,常单发,包膜不明显,边界欠清,局部周围可见小低回声区。

(4)萎缩型:一般为 Sjogren 综合征的终末阶段,整个腺体体积缩小,内部回声增强,可见散在条状及点状强回声。

彩色多普勒超声可见随机分布点、条状血流信号,在回声不均匀处可出现较丰富血流信号(图 18-30)。

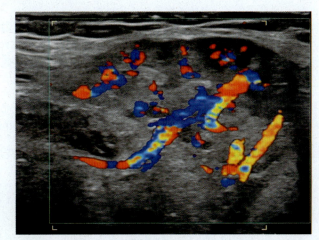

图 18-30 唾液腺淋巴上皮病声像图
示下颌下腺内低回声,边界不清晰,内部回声不均匀,局部血流丰富。

(六)唾液腺多形性腺瘤

唾液腺多形性腺瘤又称混合瘤,是最常见的唾液腺良性肿瘤,85%以上发生在腮腺。本病可发生在任何年龄,但以 30~60 岁及以上者多见,男女发病率相似。肿块多为单侧发生,生长缓慢,大小多在 2~5cm,圆形或椭圆形,表面光滑,呈结节状,边界清楚,可被推动,合并囊性变时可有波动感。患者多无不适,偶然发现肿块,无压痛。切开肿块可见完整包膜,切面为实性,灰白色或浅黄色,可见软骨样组织或黏液组织,也可出现大小不等的囊性变,肿瘤较大时可有出血或坏死。如高龄患者肿瘤生长速度较快或短期内迅速增大,需警惕恶变可能。

超声表现为腺体局限性增大,内见圆形或椭圆形低回声,肿瘤较大时可呈分叶状,边界清晰,大多包膜完整,有时与周围界限不清,内部回声不均匀,较周围腺体回声偏低,后方回声可增强,当出现囊性变或出血、坏死时,可有大小不等的无回声区或呈混合性回声(图 18-31);彩色多普勒多数可见提篮样血流,少数缺乏血流信号。

(七)沃辛瘤

沃辛瘤(Warthin tumor)又称腺淋巴瘤或乳头状淋巴囊腺瘤,几乎全部发生于腮腺内,男性发病率高于女性,40 岁以上吸烟者多见,其特点是双侧、多灶性,术后很少复发。临床表现为无痛性唾液腺肿块,生长缓慢,体积一般在 3~4cm,呈圆形或卵圆形,质地较软,界限清楚,表面光滑,可推动,切面多为均匀实性,可有内含黏液的囊性区。

超声表现为腺体内的单发或多发局灶性低回声,一般较多形性腺瘤更低,可近似无回声,其内有时可见小的无回声区,为囊性改变,形态多为规则的圆形或卵圆形,边界清晰,后方回声增强较明显(图 18-32),探头加压无疼痛,彩色多普勒可见类似淋巴结的门样血流信号。

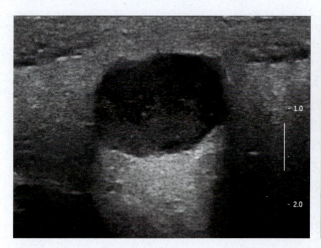

图 18-31 腮腺多形性腺瘤声像图
示腮腺内浅分叶形低回声,边界清晰,内部回声不均匀,后方回声增强。

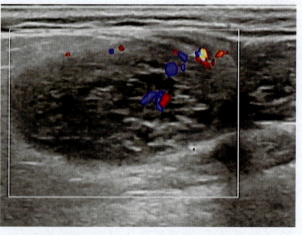

图 18-32 沃辛瘤声像图
示腺体内椭圆形极低回声,内可见多发小无回声区,边界清晰,后方回声增强较明显,可见类似淋巴结的门样血流信号。

(八)黏液表皮样癌

黏液表皮样癌(mucoepidermoid carcinoma)是最常见的唾液腺恶性肿瘤,分为高分化及低分化两类,以高分化型多见。本病多发生于腮腺,可发生于任何年龄,以中年较多,女性略多于男性。高分化型黏液表皮样癌临床表现与多形性腺瘤相似,为无痛性肿块,生长缓慢但较混合瘤快,质软,边界清楚,可推动,形成囊腔时可有囊性感,较少发生转移;低分化型生长快,活动度差,易发生转移。

超声表现为腺体内实性肿物,多呈低回声。高分化型可见回声增高,后方回声可增强,边界尚清;低分化型边界不规则,与周围组织分界不清,内部回声不均匀,可呈囊实性(图 18-33)。彩色多普勒显示血流丰富,流速较高。

四、超声造影在唾液腺疾病中的应用

常规超声对唾液腺肿瘤的形态学观察具有很高的敏感度,但特异性较低,超声造影可更加直观地观察肿瘤组织血流灌注及微细血

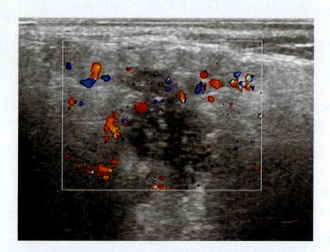

图 18-33 低分化黏液表皮样癌
示下颌下腺腺体内低回声,形态不规则,分界欠清,血流信号较丰富。

管情况,目前超声造影技术可提供鉴别唾液腺肿瘤良恶性的重要信息。良性肿瘤表现为整体弥漫性向心性增强,周边可见环形增强;恶性肿瘤表现为快速非向心性高增强,周边无环形增强。超声造影可提高鉴别肿瘤良恶性的能力,结合病史,可进一步明确唾液腺肿瘤的病理类型。

(王学梅)

第五节 淋巴系统疾病

淋巴系统是人体的重要防卫系统,由淋巴管道、淋巴器官、淋巴液组成。淋巴结数目众多,主要功能是滤过淋巴、产生淋巴细胞和参与机体免疫反应。淋巴结肿大的常见原因是炎症和肿瘤。随着超

声仪器及高频探头的应用,淋巴结的超声检查及淋巴系统疾病的超声诊断和鉴别有了很大进步。

一、超声检查仪器和方法

(一) 仪器

使用高分辨力的彩色多普勒超声诊断仪,探头频率一般为 7~12MHz,目前有 18~24MHz 更高频率的探头供选择,提高频率可使淋巴结内部结构显示得更为清晰。

(二) 方法

充分暴露受检部位,观察并记录淋巴结位置、大小、形态、内部回声、皮髓质分布,淋巴结与周围组织、血管结构关系,观察淋巴结彩色血流分布特点。

二、淋巴结超声检查

(一) 正常淋巴结

正常淋巴结大小长径<5mm,长径/短径>2,边界清晰,形态规则,呈蚕豆形或肾形。正常淋巴结的变异较大,颈部淋巴结的长径可达 25~30mm,腋窝淋巴结长径可达 20mm,腹股沟淋巴结长径可达 40mm 以上,但淋巴结的长径/短径比值不变。周围皮质呈低回声,中央髓质呈高回声,有时可见淋巴门,为中部一侧的凹陷。CDFI 可见点、条状血流信号自门部进入。

(二) 诊断价值

正常淋巴结径线差别较大,长径范围 5~25mm,甚至可达 40~60mm,不同部位淋巴结正常值标准亦不同,而早期转移淋巴结大小可正常。因此在疾病诊断中,淋巴结大小不作为主要观察指标。

(三) 常见部位正常浅表淋巴结声像图特点

1. **颈部淋巴结**　颈部淋巴结按照不同分区及分布,声像图特点存在差异。颈浅淋巴结长径一般在 5mm 以内,低回声,有的近似类圆形;颈深淋巴结(颈静脉周围)呈长条形,长径 10~15mm,短径 5mm 左右。下颌下腺与腮腺之间有 1~3 个淋巴结,长径一般在 10mm 左右,大者长径可达 20~30mm。锁骨上窝一般检不出淋巴结,一旦检出淋巴结>5mm,需注意有无异常。

2. **腋窝淋巴结**　超声检查腋窝 2~4 个淋巴结,一般长径在 5~20mm,有时最长径可达 30mm,短径 5~10mm,皮质多菲薄,髓质多呈高回声,占据约 80%,可见少许血流,出现皮质增厚时需注意有无异常。

3. **腹股沟淋巴结**　超声检查腹股沟 2~4 个淋巴结,长径可达 40~60mm,短径可达 10mm 左右,正常淋巴结的长径/短径比值≥2。皮质菲薄,类似于腋窝淋巴结。

三、淋巴结疾病

(一) 急性淋巴结炎

【临床特点】

急性淋巴结炎(acute lymphadenitis)由金黄色葡萄球菌或链球菌等化脓菌引起。临床表现为受累区域淋巴结肿大,压痛,常伴发热、畏寒、头痛、全身不适等症状。化脓后可出现波动感。实验室检查血白细胞计数升高,中性粒细胞比例增加,可有核左移。

【超声检查】

急性期淋巴结增大,呈圆形或椭圆形,边界清楚,被膜完整,呈高回声,皮质均匀性增厚,回声减低,髓质居中,呈线状高回声或不清晰。脓肿形成时可见无回声区伴点状低回声。受累淋巴结邻近软组织增厚,层次模糊,回声增强。治疗后淋巴结缩小,皮髓质分界清晰(图 18-34)。CDFI 淋巴结门可见点状血流信号,淋巴结中央分布血流信号。

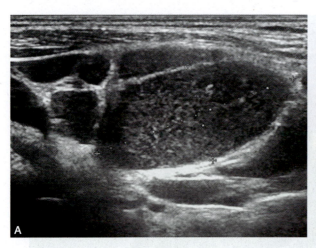
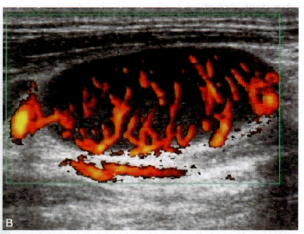

图 18-37 恶性淋巴瘤

A. 恶性淋巴瘤声像图:淋巴结肿大,被膜清晰,呈高回声,皮髓质分界不清,回声极低;B. 恶性淋巴瘤 CDFI 图像:淋巴结皮质回声极低,血流信号丰富,呈树枝状分布。

多出现于Ⅳ区。

【超声检查】

淋巴结肿大,多组,多区受累,圆形,短径增大,被膜完整或回声中断,皮质、髓质分界不清,内部回声减低为主,不均匀,可见无回声,甲状腺乳头状癌转移时可出现点状强回声及高回声团(图 18-38A)。早期淋巴结转移髓质高回声尚可显示,于被膜下有时可见局灶性异常高回声。CDFI 血流信号以周围型为主,可见由外周向中央区分布,走行不规则(图 18-38B)。

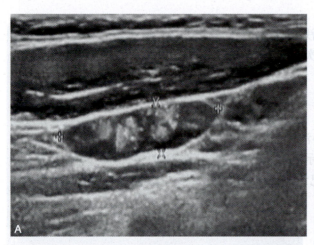
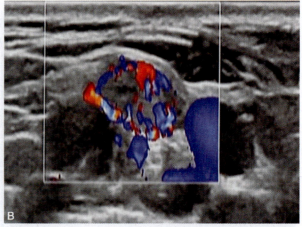

图 18-38 淋巴结转移癌

A. 淋巴结转移癌声像图:淋巴结内部回声不均,可见点状强回声及高回声(甲状腺乳头状癌转移);B. 淋巴结转移癌 CDFI:淋巴结周围型分布血流信号。

【诊断价值】

淋巴结转移与否是恶性肿瘤分期、治疗方案选择及评价预后的影响因素之一。超声通过观察淋巴结回声和血流分布改变,可以提示转移诊断,某些二维图像特点(如微钙化、液化)还可帮助诊断原发来源。但与结核性淋巴结肿大的鉴别仍较困难,超声引导下细针穿刺细胞学或穿刺病理组织学检查有助于诊断。

四、超声新技术在淋巴结疾病中的应用

（一）超声造影

近年来多见淋巴结超声造影的实验及临床应用研究。采用第二代超声造影剂，经外周静脉或经皮注入造影剂，通过观察造影剂在血管内或组织间隙分布的特点，评价淋巴结良恶性，良性淋巴结造影多表现为离心性、均匀性增强，恶性淋巴结造影多表现为癌组织、坏死区的充盈缺损和不规则增强，也可呈向心性或混杂性增强。超声造影可以显著提高鉴别良恶性淋巴结的能力。探测淋巴管和前哨淋巴结是超声诊断淋巴结病变的研究方向。

（二）弹性成像技术

超声弹性成像是对软组织弹性特征进行成像的诊断技术，目前应用于乳腺、甲状腺和前列腺的鉴别诊断中，颈部淋巴结与乳腺和甲状腺相似，因此颈部淋巴结的良恶性也可应用弹性成像技术。目前多认为颈部转移性淋巴结的硬度高于周围肌肉组织，良性淋巴结的硬度与周围肌肉组织硬度相似，但相关文献报道仍存在分歧。

（王学梅）

参考文献

[1] SON E,PANWAR A,MOSHER CH,et al. Cancers of the Major Salivary Gland. J Oncol Pract,2018,14(2):99-108.

[2] 岳林先. 实用浅表器官和软组织超声诊断学. 2 版. 北京：人民卫生出版社,2017.

[3] 郭万学. 超声医学. 6 版. 北京：人民军医出版社,2011.

[4] L CHIOREAN,CUI XW,KLEIN SA,et al. Clinical value of imaging for lymph nodes evaluation with particular emphasis on ultrasonography. Z Gastroenterol,2016,54(8):774-790.

[5] 李泉水. 浅表器官超声医学. 2 版. 北京：科学出版社,2017.

[6] 刘艳君,王学梅. 超声读片指南. 2 版. 北京：化学工业出版社,2015.

[7] 杨文利,王宁利. 眼超声诊断学. 北京：科学技术文献出版社,2006.

[8] 丁文龙,刘学政. 系统解剖学. 9 版. 北京：人民卫生出版社,2018.

[9] 沈镇宙,陆劲松,邵志敏. 乳腺疾病综合诊断学：附精选病例特征分析. 上海：上海科学技术出版社,2012.

[10] 张建兴. 乳腺超声诊断学. 北京：人民卫生出版社,2012.

[11] 刘彤华. 刘彤华诊断病理学. 4 版. 北京：人民卫生出版社,2018.

[12] 李晶,高树熹,马燕,等. 彩色多普勒超声对乳腺肿物血管分布的研究. 中华超声影像学杂志,2012,21(3):224-227.

[13] EIADA R,CHONG J,KULKARNI S,et al. Papillary lesions of the breast：MRI, ultrasound, and mammographic appearances. AJR Am J Roentgenol,2012,198(2):264-271.

[14] HOVANESSIAN LLJ,PEYVANDI B,KLIPFEL N,et al. Granulomatous lobular mastitis：imaging, diagnosis, and treatment. AJR Am J Roentgenol,2009,193(2):574-581.

[15] 张波,姜玉新. 甲状腺结节的超声诊断思维. 中华超声影像学杂志,2011,20(8):726-728.

[16] 姜玉新,李建初. 周围血管和浅表器官超声鉴别诊断图谱. 南昌：江西科学技术出版社,2007.

[17] 王纯正,徐智章. 超声诊断学. 2 版. 北京：人民卫生出版社,2004.

[18] 张缙熙,姜玉新. 浅表器官及组织超声诊断学. 2 版. 北京：科学技术文献出版社,2010.

[19] OMOTO K,HOZUMI Y,OMOTO Y,et al. Sentinel node detection in breast cancer using contrast-enhanced sonography with 25% albumin—Initial clinical experience. J Clin Ultrasound,2006,34 (7):317-326.

[20] KHARCHENKO VP,KOTLYAROV PM,MOGUTOV MS,et al. Ultrasound Diagnostics of Thyroid Diseases. Berlin：Springer-Verlag Berlin and Heidelberg,2010.

[21] HAUGEN BR,ALEXANDER EK,BIBLE KC,et al. 2015 American Thyroid Association Management Guidelines for Adult Patients with Thyroid Nodules and Differentiated Thyroid Cancer：The American Thyroid Association Guidelines Task Force on Thyroid Nodules and Differentiated Thyroid Cancer. Thyroid,2016,26(1):1-133.

［22］ TESSLER FN,MIDDLETON WD,GRANT EG,et al. ACR Thyroid Imaging,Reporting and Data System（TI-RADS）: White Paper of the ACR TI-RADS Committee. J Am Coll Radiol,2017,14(5):587-595.

［23］ CIBAS ES,ALI SZ. The 2017 Bethesda System for Reporting Thyroid Cytopathology. Thyroid,2017,27(11):1341-1346.

［24］ ITANI M,MIDDLETON WD. Parathyroid Imaging. Radiol Clin North Am,2020,58(6):1071-1083.

［25］ DAHIYA N,PATEL MD,YOUNG SW. Neck Procedures:Thyroid and Parathyroid. Radiol Clin North Am,2020,58(6): 1085-1098.

［26］ BUNCH PM,KELLY HR. Preoperative Imaging Techniques in Primary Hyperparathyroidism:A Review. JAMA Otolaryngol Head Neck&Surg,2018,144(10):929-937.

第十九章　肌肉及骨关节系统

第一节　骨关节解剖概要

骨与骨之间借纤维结缔组织、软骨或骨相连,形成骨连接。按骨连接的不同方式,可分为直接连接和间接连接,直接连接为骨与骨之间借纤维结缔组织或软骨相连接,较牢固,不活动或少许活动;间接连接又称关节或滑膜关节,其构成基本结构为关节面、关节囊及关节腔,因关节的相对骨面相互分离,且关节腔内充以滑液,借周围的结缔组织相连接,通常具有较大的活动性。上肢、下肢的主要功能是支持和运动,故其骨连接以关节或滑膜关节为主。每个关节至少有两个关节面,一凹一凸,关节面上终身被覆有关节软骨,关节软骨厚薄因不同的关节和年龄各异,通常为 2~7mm。关节囊可分为两层,外层为纤维层,厚而坚韧,由致密结缔组织构成,含有丰富的神经和血管,纤维层的厚薄在不同关节、不同部位有很大差异,一般在下肢关节其纤维层厚而紧张,上肢关节则薄而松弛;内层称滑膜层,由疏松结缔组织构成,附衬于纤维层内面,其边缘附着于关节软骨周缘,包被关节除关节软骨、关节唇和关节盘以外的所有结构,关节内的韧带及肌腱,滑膜表面形成许多皱襞突入关节腔。在膝关节,皱襞较明显。关节腔,为关节面与滑膜围成的密闭腔隙,其内含有少量滑液(图 19-1,图 19-2)。

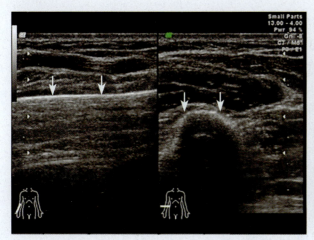

图 19-1　正常长骨骨长轴及短轴声像图

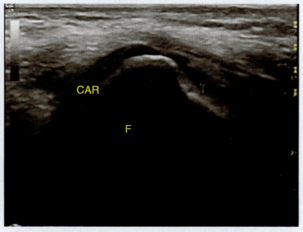

图 19-2　正常膝关节声像图
CAR:关节软骨;F:股骨。

除上述基本结构外,部分关节为适应其功能,还有其他一些关节辅助结构,如:韧带、关节盘和关节唇、滑膜襞和滑膜囊等。韧带是由致密结缔组织构成,分布在关节周围,有稳定及限制关节运动的作用,有的在关节囊内,如前、后交叉韧带称为关节囊内韧带;有的在关节囊外,如髂股韧带、侧副韧带,称为关节囊外韧带。关节盘和关节唇是关节腔两种不同形态的纤维软骨,关节盘是在关节腔内位于两骨关节面之间的纤维软骨板,周缘与关节囊愈合,因此关节盘将关节腔分为两部分。在膝关节,关节盘呈半月形,称半月板。关节唇是附着于关节窝周缘的纤维软骨环,有加深关节窝、增大关节面的作用,如髋臼缘等,可增加关节的稳固性。

(郭瑞君)

第二节　骨关节超声检查方法及声像图

一、超声检查方法

（一）使用仪器

应用中高档超声诊断仪,选择肌肉骨骼(或者浅表器官)超声检查模式,具有一定分辨力和穿透力。一般首选线阵探头,频率 7.0~10.0MHz,对于较深部位,可以辅以 3.5~5.0MHz 扇扫或者凸阵探头进行扫描。

（二）检查方法

多采用直接扫查法,将探头直接置于涂有耦合剂的患处或需要检查的部位,对于特别表浅部分,可以应用间接扫查法(即加用水囊或超声导声垫),这可以使表浅器官的筋膜和肌肉肌腱连接处显示更加清晰,减少对筋膜的缺陷、肌疝和肌肉表面微小撕裂的漏诊。另外三维超声、宽景成像技术和自动乳腺全容积扫描(automated breast volume scanner, ABVS)技术也可以应用于肌骨超声的检查。三维超声是一系列图像堆叠存储,并可以进行立体重建,从而显示所检查部位的三维立体结构。宽景成像是用超声来显示肌肉肌腱的最好方法,能够显示所检部位的整体结构,并且可以更加直观地与非专业人士沟通交流。自动乳腺全容积扫描是新扫描技术,初期应用于乳腺检查,目前也可将其应用于肌肉骨骼的超声检查中,以更加全面地显示肌肉骨骼病变及其周围组织之间的空间关系。

（三）超声检查技术

1. **超声触诊**　由于肌肉损伤引起的疼痛常定位明确,所以检查首先应寻找疼痛最明显的部位或有外伤区域,这个技术称超声触诊。检查过程中用力的程度应尽可能一致,避免因探头压力不同所致的假象。

2. **动态检查**　肌肉、肌腱、关节等是可活动性结构,不能只进行静态检查。超声能在动态条件下对肌肉、肌腱、关节等进行检查。超声的实时性在肌肉肌腱、外周神经、关节的检查中有重要的价值,也是超声不同于其他影像学的特点之一。根据相应肌肉与其相延续的肌腱来判断所属肌腱,如与肱三头肌相连续的是肱三头肌腱,与股四头肌相连续的是股四头肌腱等。检查开始时,将探头放置与肌肉长轴一致进行超声触诊,确定异常区域后,在肌肉放松和收缩时分别扫描成像,然后探头转动 90° 横切扫查,重复上述过程,以达到对病变进行全面的超声评估,减少可能会出现的假象。

3. **对比检查**　初学者或缺少经验者进行检查时,可以先检查健侧,然后冻结图像,用另外一幅观察患侧同样部位、同样压力状态下的声像图,这种对健侧及患侧的对比扫查方法,可以相对更容易地发现异常病变部位。

4. **面对面检查**　超声检查不同于其他影像学检查,超声医生直接面对患者,要注意询问患者病史,尤其是外伤史、治疗过程、病情发展等情况,这对超声的正确诊断尤其是运动损伤的诊断有重要意义。

二、正常骨、关节声像图及检查手法

（一）正常骨及关节声像图表现

1. **骨皮质**　正常情况,超声无法穿透骨皮质而显示其深层的结构,只能显示骨皮质表面和附着于关节表面的软骨。正常的骨皮质表现为线样强回声,后伴干净声影。附着于关节表面的软骨表现为厚薄均匀一致的极低至无回声带。

2. **关节**　关节的基本结构由关节面、关节腔及关节囊构成,正常情况下,关节表面光滑,同骨皮质表面回声,关节腔内仅有少量滑液,起润滑作用,声像图上小关节腔内未见明显无回声区,较大的关节腔内可显示微量无回声区,但其厚度均<2mm,如膝关节腔、髋关节腔等大的关节。滑囊内正常情况下几乎不显示,对于较大的滑囊,如髌上囊,其内可见微量无回声区,但其厚度≤2mm。

3. 肌腱　肌腱由平行致密的胶原纤维组织构成,声像图上,其纵断面上呈纤维束状高回声,横断面上呈卵圆形,其内呈密集细点状高回声。

4. 韧带　韧带为关节的辅助结构,为致密纤维结缔组织束。声像图上正常情况下同肌腱变现类似。

(二) 正常骨及关节超声检查手法

1. 手腕部超声检查手法　双手伸展置于检查床上,对于表浅部位应加用水囊或者多使用耦合剂使图像更清晰。

(1) 腕掌侧:探头横断面置于腕掌侧部位,可显示浅层屈肌支持带,腕管内的正中神经,拇长屈肌腱、4 条指浅屈肌及指深屈肌腱;尺侧尺管内可显示尺动脉、尺静脉、尺神经(图 19-3),同时探头旋转 90°,观察上述各结构的纵断面声像图表现。

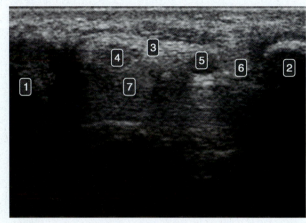

1. 舟状骨;2. 豌豆骨;3. 腕横韧带;4. 正中神经;5. 尺动脉;
6. 尺神经;7. 屈指肌腱。

图 19-3　腕管短轴

(2) 腕背侧:腕关节背侧由伸肌支持带发出分隔,形成 6 个腔室(骨纤维管道)供不同伸肌腱通过,从桡侧至尺侧依次为拇长展肌腱和拇短伸肌腱、桡侧腕长伸肌腱,桡侧腕短伸肌腱、拇长伸肌腱、示指伸肌腱、指伸肌腱、小指伸肌腱、尺侧腕伸肌腱。由于骨纤维管不在同一平面,只能通过连续超声断面,才能依次显示清楚结构。将探头横切置于腕关节背侧,从桡侧或尺侧连续扫查,显示上述各腔室内的结构,同时探头旋转 90°,分别扫查上述各腔室内各结构的纵断面声像图表现。

(3) 腕掌关节、掌指关节及指间关节掌侧:将探头纵断面置于各关节部位表面,显示欠佳时可通过增加涂抹耦合剂或增加水囊或超声导声垫的方法,以利于更加清晰地显示表浅部位的结构。纵断面扫查可显示各手部关节囊及其表面屈肌腱,同时结合横断面扫查。腕掌关节部分可显示浅层指浅屈肌腱、深层指深屈肌腱,掌指关节部位指浅屈肌腱逐渐变扁平,在近节指骨底位置指浅屈肌开始逐渐分为两束,围绕指深屈肌腱的侧方转至其背侧,两束彼此交叉,最后止于中节指骨底。

(4) 腕掌关节、掌指关节及指间关节背侧:扫查手法同关节掌侧扫查法。背侧手部关节可显示指伸肌腱及背侧关节部分。

2. 肘部超声检查手法　患者坐位,肘前区,面向检查者,上肢伸展并放置于检查床上,掌面朝上。肘后区,肘屈曲 90°,手放于髋侧面,肩内旋。肘外侧区,肘关节屈曲 90° 放于检查床上,或者双上肢前伸,拇指向上双手合十,类似"祈祷"体位。肘内侧区,身体向检查侧倾斜,前臂放于检查床上并尽量外旋,肘关节伸直或稍屈曲状态

(1) 肘前方:长轴扫查,正中前方探查依次可见肱骨、肱肌、肱二头肌、肱动脉、正中神经及肌皮神经。近内侧可见滑车、透明软骨、肱肌、冠状窝及脂肪垫。近外侧可见桡骨结节、肱二头肌腱、旋后肌、旋前圆肌及桡骨小头。短轴扫查显示尺骨、桡骨、旋后肌、肘肌及尺侧屈腕肌(图 19-4)。

(2) 肘后方:探头纵切,长轴扫查依次可

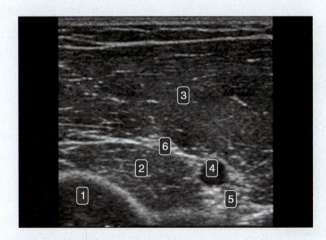

1. 肱骨;2. 肱肌;3. 肱二头肌;4. 肱动脉;5. 正中神经;6. 肌皮神经。

图 19-4　肘前方正中长轴

见鹰嘴、三头肌及肌腱、肘关节、脂肪垫及鹰嘴窝;短轴可见鹰嘴及肱三头肌腱。

（3）肘外侧区:探头纵切扫查主要检查伸肌总腱、肱骨外上髁、桡侧副韧带和肱桡关节等。短轴扫查主要观察上述结构的横断面声像图改变,结合纵断面扫查,可以很好地对病变部位做出相应的诊断。

（4）肘内侧区:探头纵切扫查主要检查屈肌总腱、肱骨内上髁,尺侧副韧带、尺神经等,结合短轴及冠状面扫查,对各组织病变进行全面扫查。

3. 肩部超声检查手法　肩关节超声检查主要包括肩袖结构和非肩袖结构。肩袖结构包括肩胛下肌腱、冈上肌腱、冈下肌腱和小圆肌腱。非肩袖结构主要包括肱二头肌长头腱、肩部韧带、盂肱关节、肩锁关节、滑囊和盂唇等。患者坐位,暴露肩部,面向医生,两手自然下垂。

（1）肱二头肌长头腱:患者坐位,面对检查者,手臂稍内旋(指向对侧膝盖),肘关节屈曲90°,掌心朝上。探头置于肱骨大结节与小结节之间,横切显示肱二头肌长头肌腱短轴(图 19-5),探头旋转90°,显示肱二头肌长头腱长轴,应尽量向下扫查至肌腱-肌腹连接处。

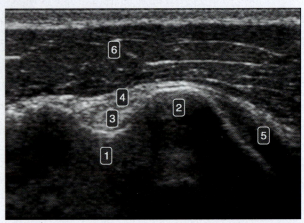

1. 结节间沟;2. 小结节;3. 肱二头肌长头;4. 横韧带;5. 肩胛下肌腱;6. 三角肌。

图 19-5　肱二头肌长头腱

（2）肩胛下肌腱:肘屈90°,肘部紧贴外侧胸壁,手臂外旋,探头置于小结节内侧横切,显示肩胛下肌腱长轴及其附着处,探头旋转90°,显示肩胛下肌腱短轴。

（3）冈上肌腱:上肢置于身后,屈肘,手掌贴于髂嵴上缘,在上述显示肱二头肌长头腱短轴基础上,探头向后外侧移动,即可显示冈上肌腱短轴,探头旋转90°,显示冈上肌腱长轴(图 19-6)。

（4）冈下肌腱及小圆肌腱:受检者背对检查者而坐,手自胸前置于对侧肩部。以肩胛冈为体表标志,探头置于冈下窝纵切,显示冈下肌和小圆肌肌腹短轴,探头旋转90°,沿肌腹向外侧扫查至肱骨大结节,可显示冈下肌腱和小圆肌腱长轴及其大结节附着处。

4. 髋部超声检查手法　髋关节由股骨头与髋臼构成。超声检查可分为髋前区、髋内侧、髋外侧及髋后部检查。

（1）髋前区:此区检查的主要结构为髋关节及其前隐窝、髋臼唇、髂腰肌及其肌腱、髂腰肌滑囊、大腿近段肌肉的起点(股直肌和缝匠肌)、股动静脉、股神经等。

1）髋关节:由髋臼和股骨头构成。检查时患者仰卧位,髋关节和膝关节伸直。将探头平行于股骨颈,斜矢状位扫查。可显示股骨颈的强回声骨皮质回声及覆盖于其上的关节囊回声。

2）股直肌:检查股直肌起点时,探头首先横切放置在髂前下棘处,可见直头紧邻髂前下棘浅侧,而斜头则位于髋臼的外侧面。然后再进行纵切面超声检查。

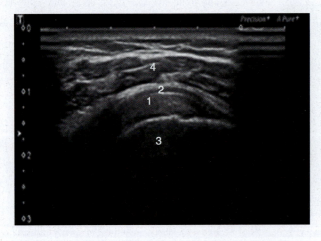

1. 冈上肌腱;2. 三角肌下滑囊;3. 肱骨头;4. 三角肌。

图 19-6　冈上肌腱长轴

股直肌直头呈纤维状高回声结构,而斜

头由于其向近侧的深方走行,可因各向异性伪像而呈低回声。将探头移至髋外侧检查,可使该肌腱的各向异性伪像消失。横切面向下追踪探查,可见股直肌的直头肌腱移行为该肌肉的浅层腱膜,而斜头移行为该肌腱的中央腱。

　　3)髂腰肌:髂腰肌由髂肌和腰肌组成。检查时探头纵切,放置在股骨头与髋臼交界处,于髋臼唇的前内侧可见髂腰肌腱。正常髂腰肌腱呈条带状高回声,位于髂腰肌肌腹的后部,邻近髋关节囊,向远侧可见肌腱附着于股骨小转子。

　　4)股三角:股三角内有血管神经束,从内向外依次为股静脉、股动脉和股神经。患者仰卧位,髋关节伸直。探头横切放置在腹股沟韧带中段下方,可显示股静脉、股动脉和股神经。横切面超声可较容易显示股神经,呈筛网状结构,位于髂肌和腰大肌之间的沟内,并位于髂筋膜的深方。

　　(2)髋关节内侧:主要检查内收肌群。患者仰卧,髋部外旋和外展,膝屈曲45°,呈蛙式位。探头横切面放置在腹股沟韧带中段下方。于股动、静脉内侧可见耻骨肌,耻骨肌再向内可见3层内收肌:浅面偏外侧为长收肌,浅面偏内侧为股薄肌,中间层为短收肌,深面为大收肌。肌肉呈低回声,其内可见多条短线状高回声,为肌肉内的肌束膜回声。

　　(3)髋关节外侧:此区主要检查股骨大转子处的肌腱及其周围的滑囊。患者侧卧位,患侧朝上,腿伸直,可稍屈膝屈髋,探头横切置于大转子上,可显示股骨大转子的前骨面、外侧骨面,可见臀小肌腱附着在大转子前骨面,臀中肌腱附着在大转子外侧骨面和后上骨面,同时可观察肌腱附着处有无回声异常,有无肌腱下滑囊病变的存在,同时结合纵断面扫查,多切面扫查综合评估。

　　(4)髋关节后部:主要检查内容为腘绳肌腱、坐骨神经、坐骨结节滑囊等。患者俯卧位,腿伸直。探头横切面置于坐骨结节上,显示强回声的坐骨结节和其外侧的腘绳肌腱。向下追踪探查,可见由股二头肌长头肌腱-半腱肌腱形成的联合腱、半膜肌腱、坐骨神经形成的三角形结构。横切面检查结束后,探头旋转90°可进行纵切面检查,可观察各肌腱附着处有无病变及坐骨结节周围滑囊有无异常,在坐骨结节横切扫查水平稍向内侧移动,可显示坐骨神经位于梨状肌下方的回声,双侧对比扫查可发现坐骨神经有无异常,结合髋关节内收外展检查可发现有无坐骨神经卡压情况的存在(图19-7)。

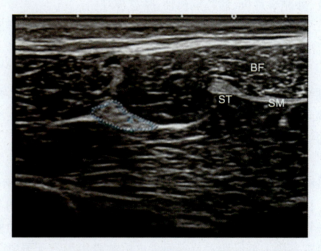

BF:股二头肌;ST:半腱肌;SM:半膜肌;虚线示坐骨神经。

图19-7　腘绳肌-坐骨神经

5. **膝关节超声检查手法**　膝关节检查可分为四部分:前区、内侧区、外侧区及后区。根据检查需求,患者可采取以下各种体位。①平卧位或坐位:膝关节屈曲30°~60°,适当屈髋。检查髌上囊、半月板前角及侧副韧带。②俯卧位:伸膝,适宜检查后交叉韧带、半月板后角、腘窝及侧副韧带。③平卧位或坐位:膝关节屈曲至少60°并屈髋,检查前交叉韧带。

　　(1)膝关节前区检查:股骨远端前方距髌骨15cm扫查,首先在股骨干前方看到股内、外侧肌包绕股直肌、股中间肌;向股骨近段扫查,股直肌纤维逐渐显示,形成股四头肌腱,股四头肌止于髌骨。自股骨远端向近端扫查可看到股四头肌腱、髌上囊间隙、股前脂肪垫及股骨(图19-8)。髌韧带旁开内、外侧长轴,依次可观察胫骨、胫骨结节,内、外侧支持带,内外侧关节间隙。从髌骨开始向远端扫查,可见髌骨、髌腱及髌下脂肪垫(图19-9)。膝屈曲60°时,探头置于髌腱外侧矢状斜位,可观察前交叉韧带(anterior cruciate ligament,ACL)。

　　(2)膝关节内侧区检查:内侧纵断面扫查,可观察到股骨、胫骨内侧髁,内侧副韧带、内侧半月板、

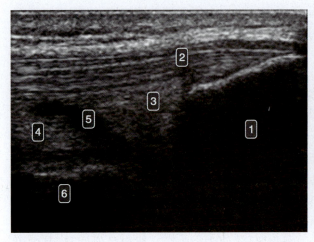 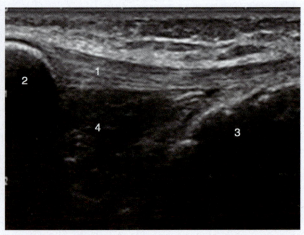

1.髌骨;2.股四头肌腱;3.髌上脂肪垫;4.股前脂肪垫;5.髌上囊;6.股骨。

图 19-8 股骨近端前方长轴

1.髌腱;2.髌骨;3.胫骨;4.髌下脂肪垫。

图 19-9 膝前方纵断扫查

鹅足腱及其下方潜在滑膜囊。膝后内侧长轴可见半腱肌腱及半膜肌腱。

（3）膝关节外侧区检查:外侧面纵断面扫查可观察的结构有股骨、胫骨外侧髁、腓骨头、外侧副韧带、外侧半月板、髂胫束长轴、腓总神经。

（4）膝关节后区:可见胫骨、透明软骨、关节囊、半膜肌腱、半腱肌腱、腓肠肌及肌腱、腓肠肌半膜肌滑囊及后交叉韧带。

半月板为股骨内、外侧髁与胫骨内、外侧髁关节面之间的两块半月形纤维软骨板,分别称为内、外侧半月板。半月板超声表现为膝关节内倒置的三角形强回声结构。三角形尖端指向关节间隙,底部朝向皮肤。当膝关节积液时,半月板、关节内游离体及滑膜厚度也可清晰显示,有助于超声对这些结构的观察。

6. 足踝部超声检查手法 踝关节超声检查主要包括四部分,分别为前、外、内、后部分,根据检查目的,患者可采取仰卧位、坐位及俯卧位扫查,同时根据扫查部位不同,适时调整体位。

（1）踝关节前部扫查:探头横切置于踝前部,从内至外可显示胫骨前肌、踇长伸肌腱及趾长伸肌短轴切面,同时,该切面还可显示足背动脉及其伴行的腓深神经,以及踝前部的伸肌支持带等。同时可观察踝前部胫距关节表面骨皮质软骨组织有无异常,关节滑膜有无增厚及关节腔有无积液等。在横切面基础上,转动探头 90°,观察各肌腱、血管或神经长轴切面(图 19-10)。

（2）踝内侧部扫查:探头置于内踝及跟骨之间,该切面上可观察到内踝部位所示的关节、骨皮质及软骨,从前至后可依次显示胫骨后肌腱、趾长屈肌腱及踇长屈肌腱短轴切面,同时可显示其伴行的胫后动静脉、胫神经(图 19-11)。旋转探头,分别沿上述结构纵断面扫查,可观察各结构的纵断面声像图表现。以内踝为起点,将探头另一端分别置于足舟骨、距骨及跟骨,可分别显示内侧副韧带,为 3 个不连续的纤维条索回声。

（3）踝外侧部扫查:探头置于外踝下方斜纵断面扫查可显示腓骨长、短肌腱横断面声像图,同时该切面可显示外踝部位所示的关节、骨皮质及软骨,在该切面基础上沿长、短肌腱纵断面走行扫查该肌腱的纵断面。将探头置于外踝及距骨前、跟骨及距骨后可依次显示外侧副韧带,在外踝处沿腓骨长短肌走行部位上下连续扫查,还可显示腓骨肌上下支持带。

（4）踝后侧部扫查:探头纵断面置于踝后部,可显示跟腱及其跟骨附着处,可观察踝关节后隐窝、跟骨骨皮质及跟腱下滑囊。旋转探头 90°观察跟腱横断面。

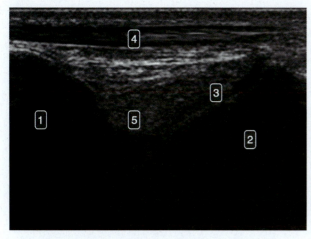

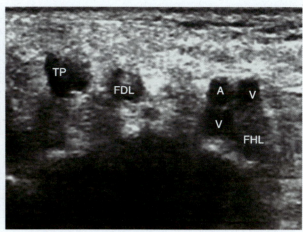

1.胫骨;2.距骨;3.透明软骨;4.踇长伸肌腱;5.胫距关节。

图 19-10　胫距关节处正中长轴扫查

TP:胫骨后肌腱;FDL:趾长屈肌腱;FHL:踇长屈肌腱;A、V:胫后动脉、胫后静脉。

图 19-11　踝内侧斜横断面

（郭瑞君）

第三节　骨关节疾病

一、原发性骨肿瘤

（一）骨肉瘤

【病理】

骨肉瘤(osteosarcoma)由肿瘤性梭形间质细胞、软骨样组织和肿瘤骨组成,3种成分的比例和分布在每个病例中都不尽相同,因而每个标本的致密程度不一。肿瘤可呈粉红色、灰色、灰白色"鱼肉样"改变。肿瘤破坏骨质并刺激骨膜产生骨膜反应增厚,穿破骨皮质侵及软组织形成软组织肿块。肿瘤内血供丰富,易出血、坏死、囊性变。

【临床表现】

骨肉瘤是骨原发性恶性骨肿瘤中发病率最高、恶性程度最高的肿瘤,好发于青少年长骨的干骺端、股骨远端、胫骨和肱骨近端。骨肉瘤的典型症状是疼痛,开始时较轻,以后变得严重而持续。患者可触及肿块,且迅速增大,病程发展快,关节活动受限。表浅皮下组织可见静脉怒张。

【超声检查】

1. **骨质破坏**　正常骨皮质消失,病变处骨表面粗糙不平整,回声增强,连续性中断,不同程度的骨缺损,导致骨表面凹凸不平呈虫食状,并向髓腔内发展(图 19-12)。骨破坏的基础上有不同程度肿瘤骨形成,表现为斑块状或斑点状强回声(图 19-13)。骨质破坏与肿瘤骨相间存在。

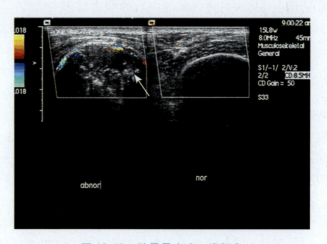

图 19-12　髋骨骨肉瘤二维超声

左侧显示髋骨骨肉瘤(箭头所指),右侧为健侧对照。

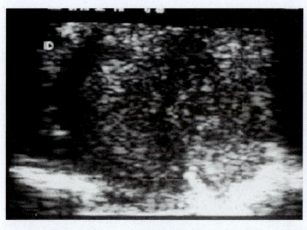

图 19-13　骨肉瘤肿瘤骨形成

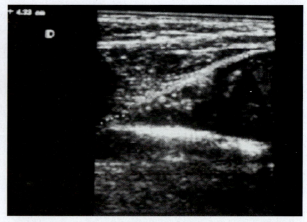

图 19-14　骨肉瘤骨膜反应形成 Codman 三角

2. 骨膜反应　骨膜被掀起并增厚是骨肉瘤常见且具特征的声像图表现,骨膜增厚,回声增强。在肿瘤骨与正常骨交界处可见骨膜抬高,且向肿瘤包绕,形成三角形结构,与放射影像学描述的 Codman 三角一致(图 19-14)。在沿骨长轴做横切面扫查时,可见与骨皮质表面垂直的放射状强回声排列成栅状,基底部骨皮质中断,与 X 线描述的日光样骨膜反应相符。

3. 骨破坏周围的软组织肿物　多表现为包绕强回声肿瘤骨及新生肿瘤骨的软组织肿物,好像"珊瑚"在水中之感,范围较大,边界不清,无包膜。软组织肿块中常有环状、斑片状或斑点状新生肿瘤骨。软组织肿物范围无论肿瘤近、远端均远远大于病变骨,常呈浸润性生长。较大的肿瘤内发生出血和坏死时,可出现无回声区,使肿瘤内部回声更加不均匀。

4. 彩色多普勒超声表现　骨肉瘤肿瘤血管较粗大,互相交通,分布密集,血流极丰富,内部或边缘均可探及动、静脉血流,以动脉血流为主(图 19-15)。在骨皮质中断处常常见到小动脉穿行进入髓腔内。肿瘤血管多

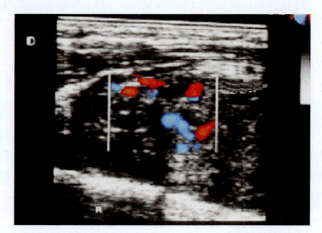

图 19-15　骨肉瘤的彩色多普勒超声表现
肿瘤血管较粗大,互相交通,分布密集,血流丰富。

为浅层优势,即肿瘤浅层或肿瘤边缘处血管多见,而肿瘤深层或中心部血管相对减少或消失。

【鉴别诊断】

诊断骨肉瘤应与骨巨细胞瘤、软骨肉瘤及转移性骨肿瘤等相鉴别。骨巨细胞瘤好发于 20~40 岁青壮年,好发部位为长骨骨端,肿瘤区呈较均匀低回声或中等回声,骨皮质变薄,无骨膜反应。软骨肉瘤多见于 40 岁以上的成年人,肿瘤内部回声不均匀,多呈不均匀低回声,分化较高者肿瘤内可见大量强回声斑,后方伴声影。转移性骨肿瘤多见于中老年人,多有原发病史,根据发病年龄、部位、肿瘤的回声特点等可与骨肉瘤相鉴别。

【临床价值】

超声可判定肿瘤的大小及其对周围组织的影响,可对病灶进行动态观察,监测术后治疗效果、有无复发、化疗及放疗的疗效等。超声引导下对肿瘤进行穿刺活检,可对病变进行明确诊断,同时可避

开邻近大血管及肿瘤的坏死区,提高穿刺成功率。

(二) 软骨肉瘤

【病理】

软骨肉瘤(chondrosarcoma)是由肉瘤性成软骨细胞及软骨基质构成的恶性肿瘤,起源于软骨或成软骨结缔组织,也可由内生性软骨瘤或滑膜骨软骨瘤恶化而来。根据肿瘤发生部位分为中央型和周围型两种,发生于骨髓间叶组织和由内生软骨瘤恶变者为中央型,起源于骨膜或由外生软骨瘤恶变者为周围型。

【临床表现】

软骨肉瘤多发于30~60岁成年人,平均年龄40~45岁,男性多于女性。原发性软骨肉瘤一般发病缓慢,最常见的症状是局部间歇性疼痛,呈逐渐加重的趋势,疼痛加剧提示恶性程度较高;而后出现逐渐增大的肿块,可有压痛,肿块周围可触及皮温升高,最多见于长管状骨,约占全部患者的1/4。也可见于骨盆、肩胛骨等。

【超声检查】

中央型软骨肉瘤发生于骨的干骺端及骨盆;周围型多为软骨瘤恶变,发生于骨及软骨表面。局部骨皮质破坏被肿瘤所代替,肿瘤内部呈不均匀低回声。肿瘤的主要成分是分化程度不同的瘤软骨细胞,其中常有钙化和瘤骨,表现为肿瘤内可见散在或斑点状强回声,高分化者内可见大量不规则强回声,后方伴声影。肿瘤穿破骨皮质,使肿瘤边缘回声不清楚,在软组织内形成不均匀低回声肿块。软骨肉瘤一般无骨膜反应,有病理性骨折或侵犯骨膜时,可出现局限性骨膜增厚。软骨肉瘤合并黏液变性和坏死时,肿瘤内出现大小不等的液性暗区(图19-16)。彩色多普勒显示肿瘤内可见散在血流信号(图19-17)。确诊需依靠手术和活组织检查。

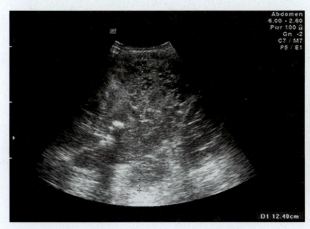

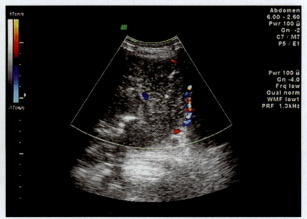

图 19-16　软骨肉瘤二维声像图表现
软骨肉瘤形态不规则,内部回声不均匀,局部骨皮质破坏。

图 19-17　软骨肉瘤彩色多普勒表现
彩色多普勒显示肿瘤内散在血流信号。

(三) 纤维肉瘤

【病理】

原发性骨纤维肉瘤(primary fibrosarcoma of the bone)源于骨内的结缔组织或骨膜的原始成纤维组织,是原发性恶性骨肿瘤中较少的一种,多发生于四肢长骨干骺端。肿瘤组织周围可有假包膜,质软,均匀湿润,呈鱼肉状。较大肿瘤切面可见水肿、坏死、出血、囊腔形成。多数为原发性,也可继发于骨纤维结构不良、畸形性骨炎、放射损伤或慢性感染。中央型者病变开始于髓腔，先引起溶骨性破坏，而后穿过骨皮质，形成软组织肿块，但不发生钙化和骨化。周围型者病变开始于骨膜，与骨皮质紧密相连，多向外生长，也可侵蚀附着的骨皮质或侵犯髓腔。

【超声检查】

早期骨髓腔内出现较均匀的低回声，边界清楚，肿瘤后方回声不衰减，局部骨皮质破坏、变薄。当肿瘤穿过骨皮质，形成软组织肿块，呈均匀低回声，不发生钙化和骨化，一般无反应性骨膜增厚。骨膜型纤维肉瘤主要出现附着于骨旁的软组织肿块，呈均匀性低回声，边缘回声清晰。肿瘤侵犯邻近骨质，可见局限性骨破坏，回声中断，骨皮质不规则变薄。彩色多普勒超声于肿瘤内可见较丰富血流信号。

二、转移性骨肿瘤

【病理】

转移性骨肿瘤（metastatic tumor of bone）大部分为癌，极少数为肉瘤，几乎所有的恶性肿瘤均可发生骨转移，较容易发生骨转移的恶性肿瘤有肺癌、前列腺癌、乳腺癌、肾癌，亦可发生于甲状腺癌、胰腺癌、胃肠道肿瘤等。骨转移瘤多数为灰白色或暗红色，可发生出血或坏死。溶骨型者质脆弱，成骨型者质硬。

【临床表现】

转移性骨肿瘤多见于中老年人，多发生于躯干骨，如脊柱、骨盆骨、肋骨和胸骨，也可发生于股骨、胫骨、肱骨等。患者有原发器官肿瘤病史，较容易诊断，若无原发器官肿瘤病史，超声可帮助寻找原发病灶。最常见的临床症状为疼痛，可触及包块，出现压迫症状及全身症状。

【超声检查】

转移性骨肿瘤多数表现为局限性溶骨性骨破坏，肿瘤内部多表现为均匀或不均匀低回声，根据原发性肿瘤的不同，部分病灶内可表现为伴有高低回声的混合回声或无回声。来源于肾癌、甲状腺癌、神经母细胞瘤、结肠癌、肺癌者，肿瘤内部多为较均匀低回声；来源于前列腺癌、乳腺癌、子宫癌、胃癌者，肿瘤内部多为不均匀较强回声。晚期肿瘤穿破骨

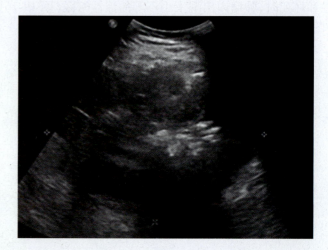

图 19-18　肺癌患者股骨头转移

皮质后，骨皮质连续性中断，在软组织内出现局限性肿块，多无完整包膜。除骨肉瘤及神经母细胞瘤外，转移性骨肿瘤一般无骨膜反应。病理性骨折时，可见骨端移位。彩色多普勒超声可见病灶内数量等量的血流信号（图 19-18）。

【临床价值】

对于确诊有原发器官肿瘤患者发生骨转移，诊断较容易，对于无原发肿瘤病史及体征，首发症状即为转移病灶的患者，诊断转移性骨肿瘤较困难。但超声可对病灶进行动态观察，确定转移病灶的部位、大小、形态及与周围神经血管的关系。超声引导下穿刺活检，可确定其原发肿瘤。

三、骨肿瘤样病变

（一）骨软骨瘤

【病理】

骨软骨瘤（osteochondroma）是临床最常见的良性骨肿瘤之一，肿瘤组织由纤维性软骨膜、透明软骨帽及成熟的骨松质性肿块组成。

【临床表现】

骨软骨瘤可单发，也可多发，以前者常见，是附着于干骺端的骨性突起，因基底形状不同可分为带蒂和广基两种类型，均与骨干相连。可发生于任何软骨内化骨的骨骼上，多见于长骨的干骺端，最多见于股骨远端及胫骨近端，也可发生于肱骨、桡骨，扁骨主要发生于肩胛骨及髂骨。骨软骨瘤本身无症状，但可因压迫周围组织或继发性改变而导致不适。

【超声检查】

表现为自干骺端向外突出的骨性突起。肿瘤的基底部为正常骨组织，可以有长蒂或基底较宽。骨皮质与正常骨皮质相连续，后方伴声影。骨软骨瘤表面的骨软骨帽声像图表现为低回声，覆盖于肿瘤表面，边界清楚。骨软骨瘤表面与软组织摩擦形成滑囊。当滑囊积液扩张时，声像图上在软骨帽的周围出现无回声暗区，使软骨帽的表面界限更清楚。彩色多普勒显示肿瘤本身无血流信号。骨软骨瘤的X线图像很典型，结合X线平片可以确诊。

（二）骨巨细胞瘤

【病理】

骨巨细胞瘤（giant cell tumor of bone）起源于骨髓结缔组织的间充质细胞，是由单核基质细胞和多核巨细胞构成的一种肿瘤。肿瘤组织质地松脆，血供丰富，常有出血、坏死和囊性变。

【临床表现】

绝大多数骨巨细胞瘤患者发病年龄在20~40岁，好发于四肢长骨的骨端。最常见症状为疼痛，可持续数个月，活动后疼痛加重，休息后缓解。其次为局部肿胀和关节活动受限。

【超声检查】

骨巨细胞瘤好发于股骨远端、胫骨近端和桡骨远端。肿瘤在骨端呈局限性骨性膨隆，多为偏心性生长。肿瘤区呈较均匀低回声或中等回声；肿瘤坏死、出血时，内部回声不均匀，可见液性暗区。骨皮质破坏，变薄或连续性中断。肿瘤与正常骨质之间界限清楚，接近肿瘤的一侧骨皮质明显变薄。肿瘤内透声性良好，其对侧边缘回声不减弱或增强。肿瘤穿破骨皮质后形成软组织肿块，边界清楚，内部回声均匀，包膜完整（图19-19）。除了继发病理性骨折，一般巨细胞瘤不产生反应性骨膜增厚。彩色多普勒显示肿瘤内可见较丰富血流信号（图19-20）。

（三）软骨瘤

【病理】

软骨瘤（chondroma）由透明软骨组织构成，发生于髓腔者称为内生软骨瘤，发生于骨皮质或骨膜下者称为外生软骨瘤。

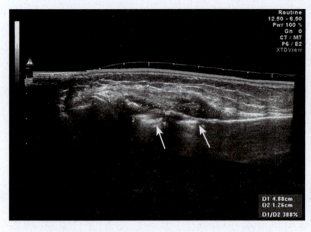
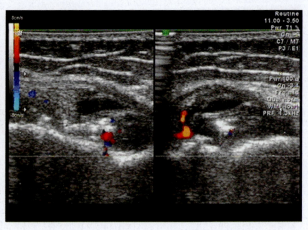

图 19-19　胫骨骨巨细胞瘤的二维声像图表现　　　　图 19-20　胫骨骨巨细胞瘤彩色多普勒表现

【临床表现】

软骨瘤为良性肿瘤,发病率仅次于骨软骨瘤。手足短骨最为常见,偶见于四肢长骨、骨盆、脊柱、锁骨、肩胛骨、肋骨等。肿瘤生长缓慢,病程长达数年、数十年。患者症状不明显,或是在局部形成肿块,质地较硬,常无压痛或有轻度至中度的间歇性疼痛。

【超声检查】

内生软骨瘤在骨内呈膨胀性生长,声像图表现为骨皮质变薄,肿瘤区边缘不规则但边界清楚,内部为较均匀的低回声,常伴有钙化,表现为肿瘤内部出现散在的强回声斑。当肿瘤黏液变性或出血时,可出现无回声暗区。发生病理性骨折时,可见骨皮质回声中断和位移。

内生软骨瘤的 X 线平片很典型,基本 X 线征象为膨胀性骨破坏,边界清楚;多数软骨瘤内可见沙砾样、斑点状钙化;骨质膨胀破坏,周边骨壳变薄。一般结合 X 线片可以确诊。

(四) 孤立性骨囊肿

【病理】

孤立性骨囊肿(solitary bone cyst)在病理上没有真正的肿瘤组织,常被认为是骨髓出血液化而形成的囊肿。骨膨胀破坏,皮质变薄,易发生病理性骨折。囊腔内壁覆以薄层纤维组织,内含黄色透明液体。

【临床表现】

孤立性骨囊肿是一种很常见的良性骨瘤样病变,常见于青少年,好发于儿童四肢长骨干骺端骨松质,特别常见于肱骨干。孤立性骨囊肿在其发展过程中很少产生自觉症状,都因外伤引起骨折后发现。少数患者局部有隐痛、酸痛及轻压痛。

【超声检查】

孤立性骨囊肿显示为局限性骨质破坏,骨皮质变薄,在骨内可探及一圆形或椭圆形无回声区。肿瘤壁光滑完整,透声性好,后壁回声无衰减,无骨膜反应性增厚及软组织肿块。发生病理性骨折时,可见骨折端移位、重叠。彩色多普勒肿瘤内未见血流信号。

X 线表现为长骨干或干骺端囊状膨胀性骨破坏,骨壳薄而光滑,囊腔沿骨髓腔长轴发展。

（五）动脉瘤样骨囊肿

【病理】

动脉瘤样骨囊肿(aneurysmal bone cyst)由扩张的海绵状血管囊腔所构成,外观有较薄骨样组织,其内呈海绵状结构,充满不凝固的血液、血浆和血液分层。镜下见血窦内充满红细胞,窦壁间隙由纤维结缔组织构成,厚薄不一。

【临床表现】

动脉瘤样骨囊肿是一种良性肿瘤样病变,多见于 30 岁以下青少年,全身各骨骼均可发病,多发生于长骨,以股骨和胫骨为多。病史较长,临床上表现为局部疼痛和肿块,逐渐长大,局部有波动感。

【超声检查】

病骨表现为囊状膨胀性破坏,骨皮质变薄,正常骨组织被破坏,呈蜂窝状无回声,可见液-液分层现象。肿瘤与正常骨组织间界限较清楚,但不规则,其内透声性良好,后方回声不衰减。一般无骨膜反应和软组织肿块。发生病理性骨折时,可见断端重叠、移位,局部骨膜可有反应性增厚。彩色多普勒显示肿瘤周边可见条状血流信号,囊内未见明显血流信号,脉冲多普勒显示动脉瘤样骨囊肿周边可见动脉血流频谱。

X 线表现为病骨呈囊状膨胀性破坏,骨质呈大片致密硬化,其内有大小不等的囊状透光区,外板显著膨出,板障增厚。CT 在病变区可见液-液平面,Hertzann 认为这是本病特有的征象,说明囊腔内含有流动缓慢的血液或血性液体和不同成分分离的结果。因此,结合 X 线和 CT 对鉴别诊断很有帮助。

（六）骨纤维异样增殖症

【病理】

骨纤维异样增殖症(fibrous dysplasia of bone)又称为骨纤维结构不良,系正常骨组织逐渐为增生的纤维组织所代替的一种骨病。标本纵切面显示局部骨干膨胀,皮质变薄,正常的骨组织由白色纤维组织所代替,其中可见囊性变和出血。本病在组织学上的表现并非一致,有些区域含纤维和胶原较多;有些区域含骨性组织较多而有硬化的特征;有些纤维基质中则含有玻璃样软骨岛或囊肿。

【临床表现】

本病多见于青少年和中年,好发于四肢骨干骺端或骨干,其中又以负重的下肢占多数。由于病变进展缓慢又无疼痛,直到青年时期,病变使骨骼发生了畸形或合并病理性骨折时才被发现。病变晚期常导致肢体畸形和跛行。骨纤维异常增殖症可恶变为骨肉瘤或纤维肉瘤,恶变率为 2%~3%。如手术治疗不彻底,恶变率更高。

【超声检查】

病变骨有不同程度的粗大变形,正常骨结构消失,回声模糊不清。病变所含的病理组织不同,可有不同的超声表现。病灶内有较多的骨小梁组织者,则病变区回声较强,在不规则回声增强区内出现散在的虫蚀样较低回声。病灶以纤维组织增生为主,骨小梁成分少,又有囊性变者,声像图表现为边缘较清楚,形态不规则,较均匀的低回声区,后方回声不衰减。一般无骨膜反应,可出现病理性骨折,表现为局部骨皮质回声缺损中断、重叠移位等改变。

X 线片主要表现为囊状膨胀性改变、磨玻璃样改变、丝瓜络样改变或虫蚀样改变。CT 主要有两种表现:囊型和硬化型。囊型主要见于四肢骨,表现为囊状透明区,皮质变薄,骨干可有膨胀,内有磨玻璃样钙化。硬化型多见于颅面骨和颅底骨,表现为非一致性密度增高,在硬化区内有散在的颗粒状透亮区。

（七）组织细胞增殖症

【病理】

组织细胞增殖症是网织细胞增生性疾病，为嗜酸性肉芽肿、慢性特发性黄色瘤病及非类脂组织细胞增多症3组疾病的总称。

【临床表现】

好发于儿童和青年，好发部位以颅骨、肋骨、骨盆及脊柱多见，其次为股骨和胫骨。病灶多位于骨髓腔，向皮质扩散或破坏骨皮质，可侵犯软组织。常有全身症状，如肝脾大、尿崩症及突眼等。

【超声检查】

嗜酸性肉芽肿多为单骨发生病变，表现为病变区骨质破坏，呈实质性低回声区，边缘较清楚，内部回声不均匀，病灶内残留骨质或死骨呈散在强回声，部分可向骨外生长，无骨膜反应。慢性特发性黄色瘤病常为多骨发生病变，声像图表现为骨质破坏缺损，呈较均匀低回声，边缘较清楚，边界不规整。

四、骨关节其他疾病

（一）半月板囊肿

【病理】

半月板囊肿（meniscal cyst）归属于腱鞘囊肿，发生于半月板内及半月板周边，男性多见，多位于外侧半月板中1/3。有学者认为是退行性变，与外伤有关；也有学者认为乃先天性所致，为滑膜样内皮所包绕的囊肿。半月板水平撕裂，滑液在损伤处聚集，可能形成囊肿；损伤后的炎症反应刺激滑膜增生，也可能形成囊肿。

【超声检查】

典型半月板囊肿表现为圆形或椭圆形无回声，单房或多房，囊肿壁回声稍强，内部回声均匀，有时可见细点状或碎屑状中强回声，后方回声增强，并与半月板关系密切（图19-21）。半月板囊肿分为3型：半月板内囊肿、半月板旁囊肿和滑膜囊肿。半月板内囊肿位于膝关节囊中半月板内，典型声像图表现为半月板楔形低回声内有边界清晰的无回声，后方回声增强。半月板旁囊肿多处于膝关节囊与深筋膜之间，多与半月板有蒂相连。大的囊肿可在胫侧副韧带之后穿过关节囊，在膝关节屈曲位时，向腘窝伸展。

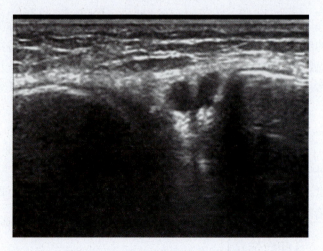

图 19-21　膝关节内侧伴半月板囊肿

（二）膝关节半月板损伤

【病理】

半月板为半月形的纤维软骨盘，切面呈三角形，其主要成分为含有大量弹性纤维的致密胶原纤维，表面为薄层纤维软骨。半月板外缘较内缘肥厚，外缘与关节囊相接。内侧半月板呈C形，前角薄而尖,后角较前角宽大,前角在髁间隆起之前紧密附于胫骨及前交叉韧带,后角在后交叉韧带前方附于髁间隆起后方,边缘肥厚,中心薄,与关节囊紧密相连。基于上述特点,内侧半月板在外伤时更易破裂。外侧半月板近似"O"形,前角向内附于胫骨髁间隆起之前,后角附于髁间隆起之后,并在内侧半月板后角附着之前,外侧半月板与关节囊之间隔以腘肌腱,活动度较内侧半月板大。

半月板损伤以撕裂为主,组织学上表现为纤维软骨分离断裂,沿胶原纤维的方向形成水平状的离断层。半月板损伤主要是因为:股四头肌萎缩易使半月板损伤;当膝关节处于内旋或外旋状态时,膝关节同时屈曲,半月板活动减少,被固定于胫骨上,同时受到股骨和胫骨的挤压与研磨,使半月板易损伤;剧烈运动时或某些体位(如蹲位、盘腿坐位等)使半月板易损伤。

【临床表现】

半月板损伤的主要体征是弹响、交锁及关节间隙压痛,有时合并膝关节周围肌肉萎缩,McMurray试验阳性。

【超声检查】

正常半月板为膝关节内倒置的三角形低回声。三角形尖端指向关节间隙,底部朝向皮肤。另外膝关节积液使半月板、关节内游离体及滑膜也可清晰显示。

在声像图上,当半月板内出现线样低回声到达其游离缘或关节面时,可诊断为半月板撕裂(图19-22)。正确判断半月板撕裂的部位、形态,对于半月板手术方案的制订有重要的意义。半月板撕裂大致可以分为以下几种类型。

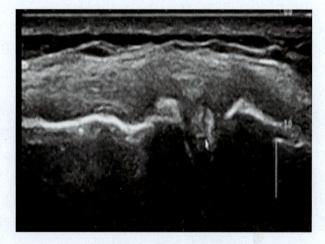

图 19-22　内侧半月板撕裂

1. **纵向撕裂(longitudinal tear)** 撕裂方向与半月板长轴平行,最常见的是半月板后角的损伤,以纵行破裂为主,表现为膝关节轴位上,半月板回声不均,若裂隙较小时可见散在的低回声区或呈线状。若断裂间隙较宽时,则两强回声的断端之间可见带状低回声,或三角形尖端消失,其内见长条状低回声。三维超声重建可以明确诊断纵向撕裂的范围和形态及其与周围结构的关系。

2. **水平撕裂(horizontal tear)** 表现为半月板内异常低回声与胫骨长轴平行,达一侧关节面或至其游离缘,声像图表现与纵向撕裂类似。半月板囊肿常常继发水平撕裂。

3. **斜行撕裂(oblique tear)** 矢状位半月板撕裂的低回声可达关节面的上缘或下缘。斜行撕裂易于在冠状位显示。斜行撕裂与纵向撕裂在二维声像图上不易区分,但三维超声可以明确区别二者。

4. **垂直撕裂(vertical tear)** 表现为矢状位半月板内出现与其长轴垂直的线状低回声,以外侧半月板的内1/3多见。

5. **伴随病变** 半月板撕裂常常伴有膝关节积液或积血、腘窝囊肿、半月板囊肿、滑膜损伤、侧副韧带或交叉韧带损伤、关节内游离体、关节软骨损伤等。

6. **手术后改变** 手术后的半月板声像图改变因术式不同而有所差异。半月板手术方式包括半月板缝合、次全切除和全切除。一般而言,单纯边缘性撕裂可通过缝合的方式治疗,因其靠近关节囊,可有血供,声像图上可见肉芽组织回声,彩色多普勒可见较丰富血流信号,一段时间后可见瘢痕组织形成。术后患者症状消失,但较长时间内半月板仍可见低回声,如果在随访中发现有新变化,不应排除再次撕裂的可能。半月板全切除术后,半月板回声消失,代之以强回声钙化的关节软骨,关节腔呈真空现象,也可见软骨囊变、硬化等表现。

(三) 盘状半月板

【病理】

盘状半月板(discoid meniscus)又称盘状软骨,以外侧半月板多见。国内发生率比国外高,好发于双侧。盘状半月板的发病机制尚不明确。不少学者认为,半月板在胚胎早期均为盘状,在发育过程中,软骨受股骨髁的挤压而逐渐吸收成半月状。另有学者认为,盘状半月板是肥厚增生的结果。Smillie 将盘状半月板分为原始型、幼儿型和中间型 3 型。

1. **原始型** 完全呈盘状,中央最厚。其中央部分几乎与边缘部分厚度一样。胫骨髁与股骨髁的相对关节面不直接接触,完全被增厚的软骨盘分开。
2. **幼儿型** 近似正常婴儿的半月板,仅半月板中间部分增厚,前、后角并不增宽。
3. **中间型** 呈肾形,中央部薄,游离缘有切迹。前、后角较正常增厚。

【临床表现】

由于盘状半月板与胫骨-股骨关节不匹配,故容易导致半月板的损伤和退行性改变。盘状半月板撕裂以水平撕裂和复合撕裂为主。外侧盘状半月板常合并小腿腓侧畸形。过度活动的盘状半月板在 McMurray 试验时,半月板可膨出关节间隙。患者在膝关节伸展时可闻及高调弹响,系由胫股关节挤压盘状半月板而引起。

【超声检查】

盘状半月板较正常半月板厚、大、宽,半月板弥漫性增厚,但以中央部、半月板前角增厚为明显。正常半月板呈倒置的三角形低回声结构消失,代之以梯形或长条状低回声。盘状半月板中央最薄处,厚度>3mm;外侧游离缘明显较健侧增厚。由于半月板增厚,股骨与胫骨关节面不相接触。盘状半月板内部回声不均,似呈分层状,若合并撕裂则内可见散在的点状低回声区或呈线状。若断裂间隙较宽时,可见两强回声的断端。半月板发生退行性改变时,可出现退行性变囊肿。

(四) 胫骨结节骨软骨炎

【病理】

胫骨结节骨软骨炎(osteochondrosis of the tibial tuberosity)又称胫骨结节骨骺炎、骨软骨炎、无菌性坏死、牵引性骨骺炎。因本病最先由 Osgood 和 Schlatter 报道,故又名 Osgood-Schlatter 病。本病好发于 11~15 岁好运动的男性,单侧多见,双侧亦不少见,有自愈倾向。胫骨上端骨骺呈舌形向前下方延伸为胫骨结节骨骺,髌韧带止于此,使它经常承受牵引张力。18 岁以前的青少年,骨骺未愈合,该结节与胫骨主干以软骨相联系,软骨下方的新生骨比较脆弱。胫骨结节的血供主要来自髌韧带。股四头肌肌肉收缩使髌韧带附着处张力增高并肿胀,从而引起胫骨结节骨软骨炎。外伤或剧烈运动可导致胫骨结节疲劳性损伤,甚至撕脱骨折,血供中断,进而引起骨骺缺血性坏死。髌韧带的牵拉使胫骨结节处的成骨细胞活动活跃,使髌韧带及附近的软组织骨化,并形成新生的小骨,新生骨在组织学上与骨化性肌炎的骨化组织类似。胫骨近端骨骺可早期融合,导致高位髌骨和膝反屈等并发症。

【临床表现】

临床主要以胫骨结节处疼痛,局部肿胀、活动后加重为主要表现。

【超声检查】

早期受累侧髌韧带明显增厚,回声减低,纤维走行不规则;周围软组织水肿、增厚,回声不均,血流信号增多。随着病程进展,增厚的髌韧带内可见游离的圆形或椭圆形强回声钙化灶,胫骨结节较健侧增大,形态不规则,粗糙不平,有时可见骨赘形成。病变后期,髌韧带内的钙化灶呈强回声,表面凹凸不平,在成熟过程中声影逐渐明显。钙化灶逐渐与胫骨结节相融合,可形成较大的强回声突起。探头加压,胫骨结节处可有压痛,变换膝关节位置后,可见钙化来源于髌韧带下方,与胫骨结节关系密切。彩色多普勒和能量多普勒可显示其内有低速血流信号。X 线和 CT 可显示胫骨结节骨骺不规则增大,有时可见骨质破坏,髌韧带内高密度钙化为之特征性改变。

(郭瑞君)

第四节　软组织疾病

一、软组织肿瘤

【病理】

软组织肿瘤是指发生于人体支持组织内的非上皮骨外组织的肿瘤。软组织肿瘤的种类繁多,包括纤维组织、肌肉、脉管和脂肪等多种组织分化的肿瘤及分化不确定的肿瘤。软组织肿瘤的组织学类型众多,性质多样,良性相对多见。WHO 推荐将软组织肿瘤分为良性、中间性和恶性。常见的良性肿瘤为脂肪瘤、纤维组织细胞瘤、血管瘤和神经鞘瘤等。良性肿瘤的直径一般小于 5cm。大部分良性肿瘤位于表浅部位。软组织肉瘤大部分位于四肢,75% 属高度恶性,体积比其相应的良性肿瘤大,一般都无包膜。但肉瘤因生长迅速而将周围正常组织压缩,可形成假包膜。软组织肿瘤的病理学表现复杂,部分肿瘤需要免疫组化辅助诊断。

【临床表现】

软组织肿瘤表现为相应部位的肿块。较小的肿块可无明显症状,部分恶性肉瘤生长迅速,产生相应的疼痛或受压症状。

【超声检查】

1. **检查方法**　超声检查肢体的软组织肿瘤,一般在满足探测深度的前提下,尽可能使用高频探头,常用探头频率 10~18MHz。主要观察肿块的位置、大小、边界、肿瘤内部的回声特点、血流分布以及与周围组织的关系等。由于大部分软组织肿瘤的声像图无特异性表现,对于怀疑恶性者,超声引导下穿刺活检可以获取病变的组织学信息。

2. **常见软组织肿瘤的声像图**

(1) 脂肪瘤:脂肪瘤是由分化成熟的脂肪细胞所构成的良性肿瘤。最常见的类型是浅表脂肪瘤,发生于其余处的称为深部脂肪瘤。浅表脂肪瘤一般表现为长轴与皮肤平行的椭圆形或扁形肿块,内部回声根据脂肪组织和支持组织的不同可为高回声或偏低回声,内部有平行于皮肤的线状较高回声是特征性表现(图 19-23)。肿块的边界一般清楚,可加压变形。深部脂肪瘤一般表现为长轴与肌肉平行的偏高回声肿块,边界清楚或不清楚。脂肪瘤内一般无彩色血流信号或者表现少许血流信号。

(2) 血管瘤:血管瘤是一种介于先天畸形和真性肿瘤之间的病变,大部分发生于体表、肌间和肌内,可分为毛细血管瘤、海绵型、静脉型和混合型等。皮下血管瘤一般表现为低回声或无回声,边界清楚,内部血流丰富。肌间血管瘤大多表现为不均质回声肿块,常见为偏高回声,但也可为低回声,但肿

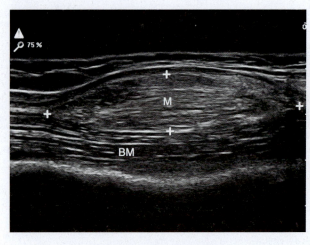

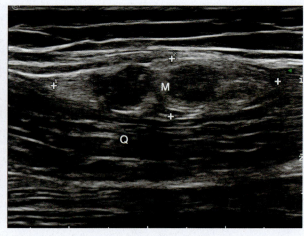

BM:肱二头肌;M:脂肪瘤。

图 19-23　左上臂肱二头肌浅层脂肪瘤

M:血管瘤;Q:股四头肌。

图 19-24　股四头肌内血管瘤

块的周边一般为较高回声(图 19-24)。大部分病例超声可清晰显示血管瘤的边界。肿块内可有少许血流信号。静脉型或混合型血管瘤可见扩张、迂曲的血管结构,可伴有血栓,并且内部可有钙化表现。

(3) 成结缔组织纤维瘤:成结缔组织纤维瘤由高分化的胶原纤维组织构成。常位于腹壁、肩部和大腿等。肿瘤属良性,但常呈浸润性生长。声像图表现为边界不清的低回声肿块,形状不规则,无明显血流信号。弹性成像可提示肿块硬度较大。

(4) 神经鞘瘤:神经鞘瘤是源自施万细胞的良性肿瘤。声像图表现为梭形、边界清楚的实质性肿块,肿瘤内多为均匀的偏低回声,可伴有囊性变或钙化。超声可发现肿瘤两端与之相连的神经结构,是判断神经来源肿瘤最为可靠的征象。

(5) 软组织恶性肿瘤:软组织恶性肿瘤的大小一般在 5cm 以上,大多位置较深。横纹肌肉瘤、脂肪肉瘤和滑膜肉瘤等软组织恶性肿瘤声像图表现均无特异性,大多表现为低回声实质性肿块。有或无包膜,形态不规则或规则。超声主要提供肿瘤部位、与周围组织结构等形态学信息。大多需要病理确诊。

【鉴别诊断】

软组织肿瘤的鉴别诊断主要包括与非肿瘤病变的鉴别以及良恶性病变的鉴别。前者例如腱鞘囊肿、滑膜增生和血肿机化等。由于软组织肿瘤的声像图表现不具特异性,因此大部分病例超声仅能提示肿块的形态学信息。影像引导下的穿刺活检是术前病理诊断的常用手段。

【临床价值】

超声可确切提供软组织肿瘤的形态学信息,包括部位、可能的来源及与周围组织的关系等。尤其对于浅表部位的肿块,高频超声具有一定的优势。超声引导下穿刺活检可获取病理学信息,但是软组织肿瘤声像图表现不具有特异性,因此大多难以提供确切的病理学诊断。

二、肌肉病变

【病理与临床表现】

肌肉病变主要包括外伤、炎症、肿瘤、肌疝和系统性病变引起的肌肉异常等。外伤或炎症的相应病理表现主要为肌肉撕裂、血肿、炎性充血、脓肿等。临床表现为疼痛或功能障碍。

【超声检查】

1. **肌肉外伤**　主要表现为肌肉撕裂或血肿。超声检查的最佳时间为伤后 2~48h。超声探头加压以及肌肉运动时检查,有助于确定是否存在撕裂以及肌肉损伤的范围。肌肉撕裂表现为肌肉的连续性间断,合并血肿时表现为异常液体的聚集。常见的部位位于小腿,即"网球腿",多在腓肠肌内侧头与比目鱼肌间形成血肿(图 19-25)。

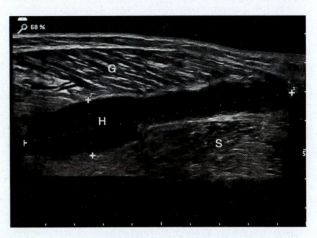

2. **肌肉萎缩**　声像图表现为肌肉呈较高回声,肌束回声变薄或消失。肌肉部分萎缩的诊断较难,必须双侧对比检查。严重的萎缩常见于失神经支配的肌肉。

3. **骨化性肌炎**　多是外伤后并发症,主要来自骨化的肌肉血肿。多发生于肱肌,股中间肌或比目鱼肌等。声像图表现为肌肉内强回声,伴声影。

H:血肿;G:腓肠肌;S:比目鱼肌。

图 19-25　小腿腓肠肌内侧头与比目鱼肌间血肿

【临床价值】

高分辨力超声可快速、实时评估肌肉损伤,尤其是运动损伤。超声可对肌肉损伤进行分级诊断,这对临床处理和评估预后具有重要价值。超声还可引导穿刺活检或巨大血肿的抽液减压,后者利于组织的早期修复。

三、肌腱病变

【病理与临床表现】

常见的肌腱病变主要包括外伤、劳损和退变等。临床表现为疼痛或功能障碍。

【超声检查】

1. **肌腱外伤**　主要表现为肌腱创伤性肿胀、肌腱的部分性间断或完全撕裂。急性撕裂时,局部可伴有血肿。肌腱完全性撕裂时,肌腱的断端回缩,多伴有周围软组织的创伤表现。超声在肌腱主动或被动运动时检查,有助于发现病变以及确定病变的范围(视频 19-1)。

视频1901

2. **肌腱炎和肌腱病**　肌腱炎一般见于创伤或特异性感染等,声像图表现为肌腱增粗、结构紊乱和血流增多。肌腱病多由于劳损或者损伤等引起的退行性变,多见于肌腱的附着处。声像图表现多样,典型者表现为肌腱局限性或者整体回声减低,有或无彩色血流信号,弹性成像多提示肌腱硬度减低。

视频 19-1　跟腱断裂声像图

【临床价值】

超声的动态检查特点在评价肌腱病变中具有明显的优势。可发现肌腱静态时不易发现的病变。目前对于四肢关节的主要肌腱均可获得良好的显示,是肌骨系统影像学检查中重要的技术手段。

四、滑囊病变

【病理与临床表现】

滑囊是由内皮细胞铺盖,含有少许滑液的封闭性囊;少数与关节相通。位于组织间产生摩擦的部位,如关节附近的骨突与肌腱或肌肉及皮肤之间。滑囊炎是指滑囊的急性或慢性炎症,病理变化为滑膜水肿、充血和增厚,滑液增多,囊壁纤维化等。滑囊炎最多发生在肩峰下滑囊、肘部鹰嘴滑囊、髌前滑囊、跟腱滑囊等。主要临床表现为局部肿块和疼痛或关节活动障碍等。

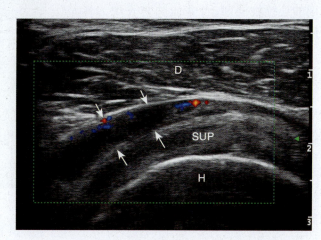

D:三角肌;SUP:冈上肌腱;H:肱骨头。

图 19-26 肩峰下滑囊炎声像图

肩峰下滑囊积液(箭头),内见滑膜增厚。

【超声检查】

滑囊炎声像图主要表现为相应滑囊的积液(图 19-26),内部可有增厚的滑膜,伴有血流增多,滑膜可呈结节状或弥漫增厚。部分滑囊炎可形成滑液囊肿。痛风性滑囊炎的囊内可有结晶样的高回声沉积。

【临床价值】

超声可清晰地显示滑囊炎的形态学信息,彩色超声有助于评估炎症的活动性。超声引导下穿刺可抽液、注药治疗。

五、软组织异物

【病理】

软组织异物常由外伤引起,包括弹片、铁屑等金属异物和木质异物、玻璃、塑料等非金属异物。异物的存在会引起炎症反应或感染,对周围组织造成继发损伤。

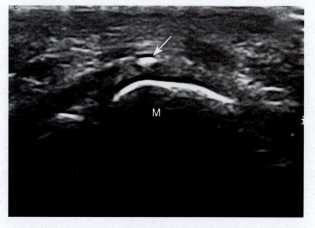

M:掌骨。

图 19-27 手部异物声像图

铁屑大小 1.9mm×0.9mm(箭头所示),位于掌骨旁,周围见低回声炎症反应带。

【超声检查】

异物表现为相应部位的较高回声,根据异物的形状,回声可呈条状、点状或团块状。后方可伴声影或彗星尾征,主要依赖于异物的表面光滑度。但是这种征象在近骨组织的异物中则不明显。异物在体内超过24h,其周围常出现炎症反应所致的低回声带(图 19-27)。

【临床价值】

超声显示异物不受异物物理性质的影响,可检出 X 线透光的异物,并可对异物进行准确定位,判断有无并发症。

（朱家安）

第五节 周 围 神 经

随着医学超声工程学的进展和探测技术的进步,高频超声目前可清楚显示大部分重要的周围神经。主要包括臂丛神经以及正中神经、尺神经和桡神经等分支,坐骨神经以及胫神经、腓总神经分支等。对于一些小神经如腓肠神经、隐神经、股外侧皮神经和指神经等,也可提示可能的病变。

高频超声可清晰显示周围神经的神经干、神经外膜、神经束、神经束膜和神经周围组织等。神经干的短轴切面表现为"筛网样"结构图(图 19-28A),低回声为神经束,周围的高回声为神经束膜回声,神经干的外周是高回声的外膜。长轴切面上,周围神经呈平行排列的条索状低回声束,外周和其间均呈条状高回声带(图 19-28B)。

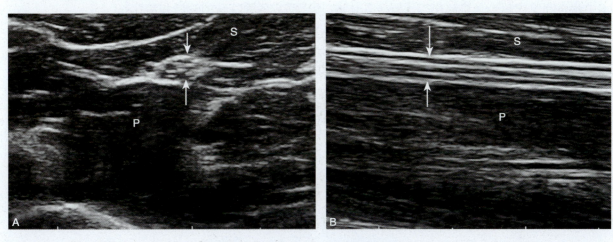

图 19-28 前臂正中神经声像图(箭头)
A.短轴切面;B.长轴切面;S:浅层屈肌;P:深层屈肌。

超声显像周围神经损伤主要包括神经外伤、卡压、炎症、肿瘤和糖尿病神经病变等。其中重要的是外伤性神经损伤,可提供神经损伤程度的形态学信息,如神经干的连续性,神经外膜、神经束膜和神经束形态学损伤的程度等。对于神经卡压性病变,超声可评估卡压的程度,提示卡压的可能病因。超声引导下神经阻滞麻醉技术目前已得到较广泛开展,目的在于减少并发症、减少麻醉药物剂量、缩短神经阻滞的起效时间以及提高神经阻滞的质量等。

（朱家安）

参考文献

[1] CHOU HJ,CHOU YH,CHIU SY. Differentiation of benign and malignant superficial soft-tissue masses using grayscale and color doppler ultrasonography. J Chin Med Assoc,2009,72(6):307-315.

[2] JACOBSON JA. Musculoskeletal ultrasound update. Semin Musculoskelet Radiol,2013,17(1):1-2.

[3] 朱家安,胡兵,娄强.肩袖炎症性病变的超声诊断价值.中华超声影像学杂志,2006,15(12):925-927.

[4] BOYSE TD,FESSELL DP,JACOBSON JA,et al. US of Soft-Tissue Foreign Bodies and Associated Complications with Surgical Correlation. Radiographics,2001,21(5):1251-1256.

[5] 朱家安,邱逦.肌骨超声诊断学.北京:人民卫生出版社,2019.

第二十章　介　入　超　声

介入超声(interventional ultrasound)作为现代超声医学的一个分支,于1983年在哥本哈根召开的世界介入超声学术会议上被正式命名。它是在超声显像基础上为进一步满足临床诊断和治疗需求而发展起来的一门新技术。其主要特点是在实时超声引导下,完成各种穿刺活检、造影、抽吸、置管、注药或消融治疗等微创操作,具有微创伤、恢复快、疗效好等优势,可达到与手术相媲美的效果。此外,术中超声和腔内超声是将超声探头置于人体内,用于完成各种特殊的诊断和治疗。

介入超声是介入性放射学的组成部分。临床医师可根据不同情况,选用不同影像技术进行监视,如X线、CT、MRI或超声以完成多种介入性操作。与其他影像比较,超声显像具有实时显示、灵敏性高、引导准确、无X线损伤、操作简便、费用低廉等优点,因而实用价值高。

近年来,介入超声发展迅速。自1972年丹麦Homl和美国Goldberg同时分别发表了研制成功超声引导穿刺探头以来,从以看到穿刺针尖为目的的中心有穿刺孔的圆形单晶片探头,到今天已发展到通过高分辨力实时超声进行超声造影、融合成像导航、三维导航定位技术及机器人技术等,实现了超声引导介入操作的术前科学规划、术中精准定位、术后客观评估这一系统完善的介入超声诊治体系,在现代临床医学中占有重要的地位。

第一节　超声引导穿刺的技术原则

一、影响穿刺精准性的因素

(一) 影响穿刺精准性的超声因素

超声引导穿刺术的精准性是成功实现各种超声引导介入性操作的前提和关键。影响穿刺精准性的超声因素有两个:超声仪分辨力和部分容积效应。由于这种误差较小,仅为1至数毫米,当穿刺目标较大时,影响不明显。然而当穿刺目标较小或要求精准性高时,其影响不可忽视,否则可能导致失败。

1. **轴向分辨力**　是指在声束传导轴线上分辨两点之间最小距离。以最常用的3.5MHz探头为例,其$\lambda \approx 0.44$mm,实际的分辨力一般是λ的3~4倍,故3.5MHz探头的轴向分辨力为1.3~1.7mm。如在超声引导下对胆管进行穿刺时,针尖在纵深所显示的位置可能与实际位置有1~2mm的误差。

2. **侧向分辨力**　侧向分辨力与声束的宽度有关。目前的聚焦探头,单探头声束宽度一般不超过2mm,线阵探头(侧向分辨力)则不超过4mm,总之都有一定的声束宽度。当针尖接近病灶而又落入声束宽度内时,声像图呈现针尖位于病灶内的假象。

3. **局部容积效应**　超声切面所显示的图像是一定厚度层内信息的叠加图像,目前的线阵或凸阵探头声束厚度一般为4~6mm。这种声束厚度效应,在超声引导穿刺中有可能把垂直于画面方向上接近于目标的针尖呈现为在目标内的伪像,而导致穿刺失败(图20-1)。评价声束厚度的正确参数,国际上定名为横向分辨力。由于超声仪在空间三维方向上分辨力的限制,即使针尖显示位于靶目标内,但实际可能偏离1至数毫米。

为了解超声引导穿刺的命中率与被穿刺目标直径大小的关系,有学者做了水槽实验。超声引导

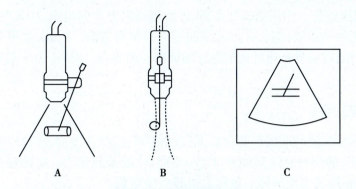

图 20-1　声束厚度效应
A. 正位图；B. 侧位图针尖贴近管壁；C. 声像图显示针尖于管腔
内的伪像。

穿刺在水深约 6cm 时，对 8mm、6mm、4mm 以及 2mm 直径橡皮结节的命中率分别为 98%、90%、38% 以及 24%。结果表明，用目前分辨力的超声仪引导穿刺，要求命中率达 90% 时，被穿刺目标的直径至少不小于 6mm。在人体做超声引导穿刺时，由于体内介质较水复杂，并且受到呼吸、心跳等干扰，因此要求超声穿刺准确可靠，被穿刺目标至少应大于 6mm。为了使超声引导穿刺更为精确，操作中要力求使探头声束轴线通过被穿刺目标的轴心。具体方法是，扫查发现目标并确定了皮肤进针点之后，将探头在该点作小幅度的侧动。探头先向上倾斜，直至目标不显示，再向下倾斜，至目标不显示为止，反复 3~4 次，体会二者之间的夹角，做若干次微调后，将探头固定于 $1/2\theta$ 角进行穿刺。该过程应在 10 余秒之内熟练地完成。

（二）影响穿刺精准性的肿瘤因素

1. 肿瘤大小　过小的肿瘤不容易被瞄准，会增加取材的难度。然而，并非如常理所认为的肿瘤越大越容易穿刺成功。巨块型的肿瘤常常由于生长过快而供血不足，内部含有大量的出血坏死组织，活检时会影响取材的成功率。大小适中且略偏小的肿瘤往往生长活跃，易取到阳性组织。

2. 肿瘤形态　使用非对称性的斜面针穿刺圆形的肿瘤，针的斜面要与穿刺点切线相垂直，否则阻力增加，针易产生偏移。

3. 肿瘤组织成分　穿刺活检时，下列情况影响病理结果的产生：①肿瘤组织松散，不易得到完整的组织条，造成取材不足而影响病理结果的观察。因此取材时要观察组织条的完整性，必要时多取几条获取足够的标本量。②病灶的不同部位组织成分差异较大，一些肿瘤仅局部发生恶变，穿刺活检不一定会取到，比如节细胞神经母细胞瘤，穿刺时应注意不同的部位多点取材。③肿瘤本身或因治疗的原因，瘤内发生部分坏死时，如取材到坏死组织难以明确诊断。穿刺前可行超声造影，确认坏死的位置，必要时在超声造影引导下进行穿刺活检。

（三）影响穿刺精准性的其他因素

1. 导向器或引导针配置不当　水槽实验可验证引导穿刺系统是否准确及偏差的程度，便于纠正。

2. 呼吸造成的移动　随着呼吸，腹部脏器有不同程度的移动。为了减小或限制这种移动对穿刺的影响，应禁止患者做深呼吸。在准备进针时，要求患者平静呼吸，然后嘱患者屏住气不动，并迅速进针。完全无法控制呼吸的患者则属相对禁忌。

3. 穿刺造成的移动　当穿刺针接触到靶器官时，该器官会向对侧移位，因而其内的病变可能偏离穿刺路线。尤其在某些位置不太固定的脏器，其偏移更为明显。锋利的穿刺细针和熟练的操作技术可以减少这一影响。

4. 针尖形状的非对称性　针尖斜面的非对称性，会在穿刺过程中产生向背侧偏移的分力而使穿刺针偏离目标。采用边旋转边进针的方式可以减小这种影响。受力对称的针尖如圆锥形针尖不会发生这种偏移。

5. 穿刺路径的组织硬度　应用细长针穿刺时,当遇到阻力大的组织,如某些厚实的皮肤、筋膜以及纤维结缔组织、硬化的管道等,细长针可能弯曲变形而偏离方向。因此,先用粗的引导针穿刺皮肤和腹壁,再将细活检针通过引导针进针则能保证细针的穿刺方向。此外,力求垂直进针亦可减少这一偏差。

二、穿刺途径的选择

选择恰当的穿刺途径,能够缩短穿刺距离,提高命中率,降低并发症,故值得在穿刺前认真研究。

1. 选择最短途径　腹部肿块因其来源和大小不同,位置差异很大。有的近正中,有的近侧腹部,一般都能从不同方向获得其切面图像。虽然自前腹壁做穿刺为常规入路,但如发现肿块位置较深时,则应在侧卧位和俯卧位再做多方向扫查,可能发现更佳入路,选择自皮表至病灶的最短途径进行穿刺,可使操作较为容易,成功率大为提高。

2. 是否经过正常组织　腹部实性器官穿刺时,经过正常组织与否应视该组织器官相对于肿瘤的供血状况而定。相对于富血供的肝癌来说,肝组织供血较少,因此在肝癌的穿刺中要尽量经过正常肝组织取材。而对于肾癌和脾的占位,肾和脾供血要丰富得多,因此穿刺活检时要尽量选择最短路径,不经过或少经过正常组织为好。胰腺占位的穿刺也不宜经过正常组织,原因不仅仅是胰腺的供血更丰富,更重要的是为了防止胰瘘引发的急性胰腺炎,尽量不损伤胰腺组织。

3. 上腹部穿刺与胸膜腔　上腹部穿刺要注意避免损伤肺组织。实时超声仪能准确地显示肺底及其在呼吸时的上下移动,但难以显示胸膜腔的下缘及胸膜隐窝。肺底至胸膜腔下缘的距离个体差异较大,据统计,在深吸气时其距离为 2～3cm(图20-2)。对于近膈面的脓肿,宜在肋缘下进针,向上(头端)做穿刺或在肺底强回声带以下 3cm 处进针,一般可避免污染胸膜腔。

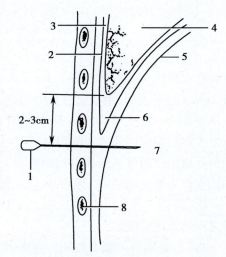

1. 穿刺针;2. 壁胸膜;3. 脏胸膜;4. 肺;
5. 膈肌;6. 胸膜腔;7. 肝;8. 肋骨。

图20-2　上腹部肋间穿刺与胸膜腔的关系

4. 胆囊穿刺　对胆囊穿刺可能引起胆汁漏并发腹膜炎。非极其必要时禁忌胆囊穿刺,因病情需要做胆囊穿刺时,宜选择经过肝脏胆囊床的入路,以减少胆汁漏的发生。

5. 腹部穿刺与消化道　消化道含有污染物,尤以大肠埃希菌量较多,并且超声显示肠袢多不清楚。因此对腹部穿刺是否损伤胃肠道而污染腹腔多有疑虑。实际上腹部穿刺与消化道的关系大致可分为以下 3 类情况:①穿刺的脏器紧邻腹壁,并且位置较固定,如肝、胆囊及脾等。超声引导下穿刺时,能够精确地选择直接经腹壁的入路,一般不致误伤消化道。②属胃肠道本身的肿瘤或病变。近年来报道,仅用细针穿刺胃肠道做活检是安全的,不会引起局部感染或腹膜炎等并发症。③腹膜后病变,其中有两种情况:一种如对胰腺病变穿刺,难免要穿过胃或肠,临床实践证明若无梗阻、淤血及肿胀状态仍然是安全的;另一种如对肾、肾上腺或腹膜后血肿等进行穿刺,原则上应采用侧卧位经侧腹壁或腹后壁进针,避免穿刺针进入腹膜腔,以防损伤消化道。

6. 腹膜后穿刺途径的选择　腹膜后病变的穿刺途径原则上有两种:一种经腹膜腔,另一种则避开腹膜腔。

(1)经腹膜腔途径:多数腹膜后肿块,尤其突向腹腔者,取仰卧位自腹前壁经腹膜腔穿刺并无困难,系常规途径之一。近中线的腹膜后肿块,因受脊柱及厚实的腰大肌影响,腹后壁入路往往较困难,需由前腹壁穿刺。穿刺针贯穿腹腔时,可能穿过胃、肠及膀胱等脏器。临床实践证明,只要用细针,仍然是安全的。经腹膜腔做腹膜后穿刺时,原则上应当避免损伤肺、胸膜腔、胆囊、肾及大血管。

(2)非腹膜腔途径:侧卧位从侧腹壁或腰部进针或俯卧位从背部进针,均可避开腹膜腔以达到穿

刺腹膜后病变的目的。主要适用于:

  1) 自前腹壁切面时病变显示不清或穿刺途径无法避开重要脏器、大血管以及距离较远者。

  2) 对腹膜后各种脓肿的穿刺抽脓或置管引流,须避免污染腹膜腔者。

  7. 浅表器官的穿刺　由于高频探头的使用,甲状腺、乳腺、淋巴结等浅表器官的穿刺精准性较高。甲状腺的穿刺易并发快速出血,选择穿刺路径时要注意避开血管。

  8. 胸部的穿刺　超声引导下穿刺活检对周围型肺肿瘤和胸膜的病变获取病理诊断具有重要价值。需要注意的是估测好活检针的弹射深度,避免伤到正常肺组织而造成气胸和出血。胸膜的取材应选择明显增厚并供血丰富的位置。

(梁　萍)

第二节　超声引导穿刺细胞学检查和组织活检

一、超声引导细针穿刺细胞学检查

自 20 世纪 70 年代以来,超声引导细针穿刺细胞学检查已广泛应用于临床。该技术确诊率高,并发症少,已成为对良恶性肿块鉴别诊断的重要方法。

【适应证和禁忌证】

  1. 适应证　临床各种影像学检查疑有占位性病变经超声显像证实者,原则上均可施行。可用于对肝、胆系、胰腺、肾、腹膜后肿瘤以及胸壁和肺的周围型肿块良恶性的鉴别诊断。对贲门、胃肠等肿瘤亦适用。本检查也适用于对囊肿或脓肿的进一步确诊。目前临床细胞学检查以甲状腺结节的定性诊断应用最多。

  2. 禁忌证

  (1) 超声影像不能清晰显示穿刺部位者。

  (2) 无安全穿刺路径者。

  (3) 穿刺部位周围伴有大量积液者。

  (4) 严重的出血倾向者。

  (5) 可疑动脉瘤、嗜铬细胞瘤和位于肝脏表面的肝海绵状血管瘤不宜穿刺,胰腺炎发作期应避免穿刺。

【超声仪及穿刺器具】

  1. 超声仪和穿刺探头　宜选用高分辨力实时超声仪。穿刺探头种类较多,一般可用扇扫、凸阵或线阵穿刺探头。

  2. 穿刺针和引导针　超声引导穿刺细胞学检查原则上采用细针(Chiba),可选用 20~23G,带针芯细针长有 15cm、18cm 和 20cm 不同。引导针可选用 18G,长 7cm 针。该针只穿刺腹壁,不进腹腔。其主要作用是保证细针不偏移方向,并且可以减少沿针道的污染。甲状腺等浅表脏器肿瘤的穿刺细胞学检查可直接采用穿刺针而不用引导针。

【术前准备】

  1. 实验室检查　术前进行血常规、凝血功能、术前八项、肝肾功能、甲状腺功能等检查。

  2. 停用阿司匹林等抗凝血药至少 1 周,靶向药物根据具体类型停用 1~4 周。

  3. 禁食 8~12h。

  4. 向患者及其家属说明穿刺步骤和可能发生的意外情况,消除其紧张情绪,并签署知情同意书。

【操作方法】

一般取仰卧位或根据穿刺部位取侧卧位或俯卧位。先用普通探头扫查识别病变部位,确定穿刺点,穿刺区域常规消毒,铺盖灭菌巾,换上无菌的穿刺探头套,再次确定穿刺目标和皮肤进针点,局部麻醉后,当屏幕上目标最清晰时,固定探头角度,把引导针沿探头引导槽刺入腹壁但不进入腹腔。然后将穿刺针从引导针内刺入,同时在显示屏上监视穿刺针前进,直至进入病灶或肿块内的预定穿刺点。拔出针芯,接10ml针筒抽吸,在保持负压状态下,针尖在病灶内小幅度前后移动3~4次,解除负压后拔针。迅速将抽吸物推置于玻片上,立即用1:1的乙醇-乙醚或95%乙醇固定,涂片染色后,显微镜下观察。为了降低取样的假阴性率,应对病灶的不同部位穿刺取样3~4次。对于甲状腺等浅表脏器肿瘤的细针穿刺细胞学检查,可直接使用穿刺针徒手穿刺病灶,在超声实时引导下,待针尖进入病灶或肿块内的预定穿刺点后拔出针芯,反复提拉抽吸3~4次(视频20-1),若取材较少,可接5ml针筒保持负压状态下抽吸,余操作同前。

视频20-1　超声引导下甲状腺结节细针穿刺细胞学检查

【注意事项和并发症】

1. 注意事项

(1)穿刺时嘱患者屏气不动,尤须注意避免咳嗽和急剧的呼吸动作,甲状腺细针穿刺时尚需告知患者减少或避免吞咽动作。

(2)当针尖显示不清时,稍调整探头角度即能显示。此外,可根据测量的深度进针,针进入肿物后有阻力和韧性感即可抽吸。

(3)对肝脏肿块穿刺宜先通过一段正常肝组织;对胰腺和肾脏肿块穿刺时要求直接进入肿块,对其周围组织的损伤越少越好。

(4)发现肿块中心坏死严重时应避开坏死区,在周边取样。

2. 并发症　超声引导下的细针穿刺已为大量临床实践证明是一种并发症很少的安全的活检方法。

【临床价值】

超声引导细针穿刺细胞学检查对于恶性肿瘤的确诊已被公认,其敏感性达90%,特异性接近100%,即一般无假阳性,因此对于良、恶性肿瘤的鉴别诊断是一种简便安全的方法。尤其在临床诊断的早期应用,可以极大地缩短确诊时间。其不足之处是:对部分恶性肿瘤,难以做出确切的组织学分类;对良性病变,难以提示明确的病理学诊断;取材量较少,对部分需加做基因检测的病例难以满足标本取材量。

二、超声引导穿刺组织活检

1981年,Isler等首先报道改进针尖和穿刺技术用细针可以获得组织学标本,开拓了细针组织活检在临床的应用,将细针穿刺由细胞学诊断推进到组织学诊断的高度。近年来,由于穿刺活检针及活检技术的不断改进,普遍认为用18G针(外径1.2mm)做经皮穿刺活检仍然是安全的,特别在弹射式自动活检枪的应用后,使得操作更为简便,所取标本质量更好,已在临床普及应用。

【适应证和禁忌证】

1. 适应证　原则上凡超声能够清晰显示的病变、患者一般状况和检验指标符合穿刺基本要求且临床需要明确组织病理学诊断者均为适应证。以下情况尤为适用:

(1)疑早期肿瘤或细胞学检查未能确诊。

（2）影像学高度怀疑恶性肿瘤,治疗前明确病理诊断以决定治疗方案。

（3）怀疑转移性肿瘤须确诊。

（4）良性病变须获得组织病理诊断。

2. 禁忌证 同细针穿刺细胞学检查。

【超声仪及穿刺器具】

1. 超声仪和穿刺探头 同细针穿刺细胞学检查。

2. 组织活检针及活检枪

（1）活检针:大致分为两类,一类是配套抽吸式活检针,其特点是切取组织过程带有负压。如Sure-cut针或Sonopsy-CI针,其针管、针芯与切割针成一体,提拉针栓后既使针腔内形成负压,又使针尖露出切割缘,空出前端约1cm针腔供切取组织用。为了保证细针穿刺的准确性,一般宜用引导针(18G)穿刺腹壁。引导针的选择应与细针的直径相匹配。Vacu-cut针虽然不带针筒,在提拉针芯时针腔内有一定负压,以吸取组织。另一类是无负压的内槽切割针,如Tru-cut型活检针,在针芯的前段有一凹槽与针管配合构成活检腔,利用活检腔的启闭进行组织活检。应用上述活检针可手动取材,但目前多改进为与活检枪配套使用的针具。

组织活检针由粗到细分为16~23G各型。为了获取较大、较完整的组织条,目前选用18G和16G粗针较多。

（2）活检枪:弹射式穿刺活检枪又称自动活检装置,分为自动和半自动两种。

1）自动穿刺活检枪内有两组弹簧,分别用于引发带槽的针芯和具有锐利切割缘的套管针。扣动"扳机"后,它首先将针芯快速发射出,向前22mm/15mm,随即自动将套管针快速推进,并将切割槽内组织封闭,完成整个取材过程。操作者只需在超声引导下将针刺至取材目标前22mm/15mm,按压"扳机"即可自动推进完成切割取材。

视频 20-2 半自动活检枪穿刺乳腺结节
切割针的针芯刺入肿块 20mm 后,激发活检枪完成取材。

2）半自动穿刺活检枪是将穿刺针刺入达肿块表面后,将切割针的针芯刺入肿块10mm或20mm,发射,使套管针达到切割针尖端(视频20-2),针体自动收取病理组织,抽针后将切割针取物槽内的肿块组织取出。使用弹射式穿刺枪取的标本连续、完整,质量好。活检枪根据所配活检针的不同可分为两类:①内槽切割式活检枪,即配用内槽式活检针,如Tru-cut针;②负压抽吸式活检枪,即配用Sure-cut负压式活检针。也可根据耐用性分为一次性活检枪和耐用型活检枪,后者消毒后可重复使用。

【术前准备】

同细针穿刺细胞学检查。

【操作方法】

以肝脏为例,患者一般取仰卧位,先用普通探头扫查,了解病变位置,确定穿刺部位。若病变靠近外侧,则需适当垫高患侧,以便垂直或接近垂直进针。穿刺区域常规消毒,周围铺盖无菌巾,换上无菌穿刺探头,再次确定目标并选择恰当的进针点及穿刺途径。局部麻醉后,尖刀破皮,稍稍移动和侧动探头,当病变最清晰并且穿刺引导线正好通过活检取材部位时立即固定探头,嘱患者屏气不动,手动取材迅速将活检针经引导针刺入肝脏,在肿块的边缘停针,提拉针栓后迅速将针推入肿块内2~3cm,停顿1~2s,然后旋转以离断组织芯;亦可边旋转边刺入肿块内,最后出针。使用弹射式活检枪时,活检针到达目标扣动扳机击发后即可出针,自动式一般在针尖刺入肿瘤表面击发(图20-3),而半自动式针尖刺入肿块10mm或20mm后击发。取材后把标本粘到滤纸片上,使其在滤纸片上呈直线状,避免

【穿刺器具】

1. **超声仪和穿刺探头** 同前。
2. **针具** 21~16G PTC针,长度视穿刺的器官而定,浅表的一般用较短的针,腹部的选择用 20~30cm 的针。
3. **硬化剂** 文献报道的硬化剂有:①高浓度乙醇,俗称"无水酒精",浓度>95%;②聚桂醇;③50%葡萄糖;④四环素等。常用的被广泛认可的是高浓度乙醇,但目前因医用乙醇获取困难,现以聚桂醇临床应用更为多见。

【术前准备】

1. **实验室检查** 术前查血常规、凝血功能、血清术前八项等检查。
2. 声像图不能排除肾积水、肾盂源性囊肿者应作静脉肾盂造影。
3. 停用阿司匹林等抗凝血药至少 1 周,靶向药物根据具体类型停用 1~4 周。
4. 询问是否有醇类过敏史。
5. 禁食 8~12h。
6. 向患者及其家属说明穿刺步骤和可能发生的意外情况,消除其紧张情绪,并签署知情同意书。

【操作方法】

根据穿刺器官的不同摆好合适体位,超声扫查了解囊肿的位置,确定穿刺部位。穿刺区域常规消毒,周围铺盖无菌巾,换上无菌穿刺探头套,再次确定目标并选择恰当的进针点及穿刺途径。局部麻醉后,当囊肿清晰显示最大切面时固定探头,嘱患者屏气不动,在实时超声监视下,沿着确定的穿刺引导线进针,当针尖到达囊腔中心时,拔出针芯接上注射器抽液,此时患者可恢复平静呼吸。将最先抽出的部分囊液留作常规、生化、细胞学以及细菌学等检查,肾囊肿做蛋白凝固试验。囊肿硬化治疗要充分吸尽囊液,声像图显示液性无回声区基本消失。若囊液较混浊,应使用生理盐水轻轻冲洗至液体变清亮,而后缓慢注入硬化剂,注入量以抽出囊液量的 1/2~2/3 为宜,保留 3~15min(无水乙醇 3min左右、聚桂醇 15min 左右),全部抽出,较大囊肿可重复硬化一次。退针前可再次注入少量利多卡因,预防乙醇渗入腹腔造成剧痛,最后插入针芯拔针(图 20-5)。

术后观察 30~120min,注意患者的脉搏、血压和腹部情况,无异常即可离去。

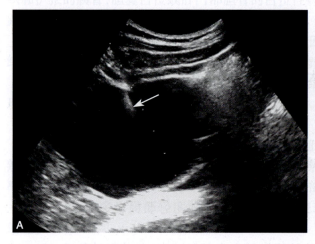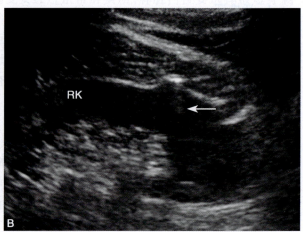

RK:右肾。

图 20-5 经皮超声引导囊肿硬化治疗

A. 声像图示 PTC 针穿刺入肾囊肿中心,箭头所示为针尖;B. 治疗后肾囊肿失,箭头所示为治疗痕迹。

【注意事项和并发症】

1. 注意事项

（1）肾囊肿抽液后要先做蛋白凝固试验，即将囊液注入试管内，注射器抽取乙醇沿试管壁推出，使其缓慢流入试管内，如试管内上层液体形成白色絮状物，即为蛋白凝固试验阳性，表明囊液非尿液，囊肿与肾盂不相通，可进行硬化治疗。

（2）多囊腔的囊肿治疗前要明确各囊腔是否相通，可应用稀释的超声造影剂，一般用 SonoVue，沿 PTC 针注入，动态观察显影情况，加压推注还可观察囊腔与肾盂是否相通。

（3）一次注入乙醇量一般不超过 200ml。

（4）抽完囊液、注入乙醇前要控制呼吸幅度并确认针尖在囊腔内。

2. 并发症

（1）疼痛：乙醇渗入腹腔可造成剧痛，预防方法除如前述适量应用利多卡因外，还要注意操作谨慎，如针尖显示不清，可注入生理盐水查看后抽吸。术后轻微疼痛，几天后可自然缓解。

（2）出血：囊内出血可用冰盐水冲洗直至清亮；在囊液快抽吸干净时囊内发生出血，应立即注入无水乙醇并保留分钟后抽出，反复冲洗直至清亮。

（3）感染：注意无菌操作，用新开启包装的硬化剂。

（4）发热：少见，一般不超过 38.5℃，无须特殊处理。

（5）恶心、呕吐：肝左叶的囊肿治疗过程中可能引起恶心、甚至呕吐，一般出针后好转。

（6）醉酒：轻微醉态如脸红，无须特殊处理，明显醉态需停止治疗。

【临床价值】

目前，超声引导下无水乙醇/聚桂醇硬化治疗肝肾囊肿已被临床广泛接受和采用。对<8cm 的囊肿治愈率可达 90% 以上，而复发的囊肿采用二次硬化治疗一般也能取得满意疗效。

（梁　萍）

第四节　浆膜腔抽液引流

超声引导进行胸腔、腹腔、心包腔等浆膜腔的抽液引流是治疗浆膜腔积液的有效方法，普遍被临床应用。

【适应证和禁忌证】

1. 适应证

（1）诊断性穿刺：为确定积液性质或明确病因诊断，需抽液进行细菌学和细胞学检查。

（2）治疗性穿刺：①大量胸腔、腹腔或心包腔积液，或顽固性积液进行抽液引流；②恶性肿瘤或炎症性积液可以置管进行注药治疗。

2. 禁忌证　无绝对禁忌证，一般积液量极少或陈旧性积液分隔较多而液体较少者，不建议抽液。

【穿刺器具】

1. 超声仪和穿刺探头　同前。

2. 针具

（1）21~16G PTC 针，长 15~20cm。

（2）导丝直径 0.9mm 或 1.2mm，前端柔软，呈"J"形。

（3）单腔或双腔的中心静脉导管，或 8~12F 前端带侧孔的直形或猪尾形导管，长 15~30cm。

（4）扩皮管。

【术前准备】

1. **实验室检查**　术前查血常规、凝血功能、血清术前八项等实验室检查。
2. 停用阿司匹林等抗凝血药至少 1 周,靶向药物根据具体类型停用 1~4 周。
3. 禁食 8~12h。
4. 向患者及其家属说明穿刺步骤和可能发生的意外情况,消除其紧张情绪,并签署知情同意书。

【操作方法】

根据穿刺的部位不同摆好体位:胸腔穿刺患者一般反坐于靠背椅上,在椅背上垫一软垫,双臂平放于椅背上沿,稍弓背含胸,以暴露肋间隙;腹腔穿刺患者取平卧位;心包穿刺患者取平卧位或半卧位。先行超声扫查判断积液的程度,选择穿刺路径和确定进针点,再消毒皮肤,铺无菌巾,局部麻醉,穿刺针沿探头的导槽刺入积液内,拔出针芯,接注射器负压回抽,如诊断性穿刺应抽出 5~20ml 液体后出针;如治疗性穿刺继续抽液,胸、腹腔积液一次抽液量一般不超过 1 000ml;如需置管引流,置入导丝,拔出穿刺针,用扩皮管沿导丝进行扩张,随后沿导丝置入中心静脉导管留置,超声再次观察留置管的位置后,退出导丝,应用缝线或粘扣将引流管外露部分固定到皮肤上,末端连接于负压引流袋。需注意的是有时引流液黏稠,不易吸出,可选用较粗的引流管。

【临床价值】

超声引导浆膜腔抽液置管引流具有微创、安全、操作简便等优点,对积液的诊断和顽固性积液的治疗均具有重要的临床应用价值。置管后对中、大量积液能随时控制抽液的量和速度,并可以多次对抽出液体进行实验室检查,克服了以往患者多次穿刺抽液带来的痛苦和风险,也减少了外源性感染的机会。此外,还可根据不同的原发病,通过置管注入相应的药物,达到治疗的目的。

(梁　萍)

第五节　腹部脓肿的穿刺抽吸和置管引流

腹部脓肿是一种常见的严重疾病,如未能及时确诊和充分引流,尽管应用大剂量抗生素治疗也难以治愈。传统手术引流方法,有时因术前诊断不明确,术中对脓腔范围和周围解剖了解不清而陷于困境,给患者带来危险。而超声引导下的经皮穿刺和置管引流则提供了一种微创、简便、安全、有效的方法,使临床对腹部脓肿的诊断和治疗有了重大进展。

【适应证】

腹部脓肿依照发生部位可分为膈下、盆腔、肠袢间、脏器内和腹膜后脓肿等 5 种主要类型。超声除对肠袢间脓肿有时显像困难外,对其余 4 种类型均能灵敏地显示其形态、大小和解剖部位,因而是一种引导脓肿穿刺和引流的有效方法。特别对于位置深在的脓肿如膈下脓肿、肝脓肿和肾周围脓肿等,临床诊断不易。用超声引导穿刺可以迅速明确诊断并且置管引流可以获得满意的引流效果,是其主要的适应证。

【穿刺器具】

1. 18~14G 用于穿刺抽脓或置管。
2. 导丝直径 0.9mm 或 1.2mm,前端柔软呈"J"形。
3. 导管 8~12F,长 15~30cm,前端带侧孔的直形或猪尾形导管。

4. 导管针外径 0.9mm、1.2mm 或 1.4mm,长 15～30cm。

【术前准备】

同本章第四节。

【操作方法】

先行超声检查确定脓肿的位置、大小和液化程度,再消毒皮肤,铺无菌巾,局部麻醉,穿刺针沿探头的导槽刺入病灶,拔出针芯,接注射器负压回抽。需注意的是脓液因黏稠度和均匀程度不同,可能容易吸出,也可能很困难。为了避免二次进针,一般选用 18G、16G 的粗针穿刺。抽出脓液即可确诊,同时又可送检做细菌培养和药敏试验以协助治疗。当脓肿不太大时或是阿米巴脓肿,可在超声引导穿刺后尽可能抽出脓液,再注入无菌生理盐水冲洗抽净,最后注入抗生素或抗阿米巴药物,亦能收到较好的治疗效果。当脓肿较大或加上抽吸后未能治愈者可做超声引导穿刺置管引流术,其方法有两种:

1. **套管法** 将导管仔细地套在导管针上,消毒皮肤,用穿刺探头确定穿刺点,局部麻醉后,用刀尖切小口将套管针经引导槽穿刺脓肿,荧光屏上见进入脓腔后,拔出针芯,脓液流出后便继续推进导管,同时缓缓退出穿刺针,导管前端则自行弯曲于脓腔内,应用缝线或粘扣将引流管外露部分固定到皮肤上,末端连接于负压引流袋。此方法简便有效,已成为常规引流方法。

2. **导丝法** 方法同本章第四节,引流管要用较粗的导管。

【注意事项】

1. 对于膈下脓肿做穿刺要注意避免损伤横膈和肺,以防引起脓胸或气胸。

2. 虽然可以经胃肠等对深部脓肿做细针穿刺,但对脓肿置管引流则不允许贯穿任何空腔或实质性的非感染性器官,应选择最直接、最短的途径。

3. 对腹膜后脓肿不应从前腹壁插管,只能从腹部侧方或腰背部插管,以免污染腹膜腔。

4. 在某些脓肿,经抽脓、注入抗生素治疗后仍不能治愈时,可再次在超声引导下穿刺,抽尽脓液,无菌生理盐水冲洗抽净,最后注入无水乙醇,用量为原容量的 1/4 或 1/3,保留 5min 后抽尽,往往可获得治愈的疗效。

5. 如果脓肿由多个脓腔构成,必须相应插入多根导管,使得每个脓腔都充分引流。

6. 留管期间应每天用生理盐水冲洗脓腔 2～3 次,保持导管通畅,以便脓液、坏死组织碎屑等顺利流出。

【临床价值】

超声显像对于局限性液性病变的诊断非常灵敏、准确,然而难以鉴别单纯性囊肿、血肿或脓肿。做超声引导细针穿刺则能迅速确诊,其成功率接近 100%。超声引导经皮穿刺置管引流,可以使患者在最小损伤的条件下,达到与手术引流相媲美的治疗效果,据统计可使 76%～92% 的腹腔脓肿免于外科手术。尤其对老弱危重患者具有特殊的应用价值,不仅减轻患者痛苦,而且可减少因再次手术而带来的危险。少数情况下,如脓肿太小或受肺或胃肠内气体的干扰,或患者过度肥胖使脓肿显示不清,则本方法的应用受到限制。此外,弥散性多发性小脓肿或脓肿有多个分隔的小房或合并有窦道、瘘管等复杂情况,则不宜单纯依靠经皮置管引流法,而必须做相应的手术切开和治疗。

(梁 萍)

第六节　经皮经肝穿刺胆管造影及置管引流

一、经皮经肝穿刺胆管造影

经皮经肝穿刺胆管造影(percutaneous transhepatic cholangiography,PTC)是胆道系统的一种直接造影方法,由 Huard 于 1937 年首创。超声引导下细针穿刺胆管后注入碘造影剂,在 X 线下观察胆管系统及病变情况,对胆道、胰头、壶腹部恶性肿瘤、胆道结石以及胆管的良性狭窄等诊断的准确率较高。近年来随着第二代新型超声造影剂的推出,亦可在细针穿刺后注入超声造影剂,动态观察胆道的显影情况,操作更为简便实用。

【适应证和禁忌证】

1. 适应证

(1) 阻塞性黄疸:目的是明确病因,了解阻塞部位和病变范围。

(2) 胆管结石:尤其对肝内胆管结石,了解结石的数量、分布以及胆管有无狭窄或扩张。

(3) 胆道畸形:如先天性胆管囊状扩张症或胆管狭窄。

(4) 胆道手术后,仍有胆管梗阻症状。

(5) 疑胆系疾病 X 线造影失败或逆行胆管造影不能明确诊断。

2. 禁忌证

(1) 对造影剂过敏。

(2) 凝血机制严重障碍,有出血倾向。

(3) 大量腹腔积液或肝、肾衰竭。

肝内胆管扩张<3mm 或不扩张,超声引导穿刺的成功率很低,故作为相对禁忌证。

【针具和术前准备】

1. 穿刺针　18G PTC 针。

2. 造影剂　超声造影剂采用 SonoVue,以 1:40 比例稀释;X 线造影剂为 25%~50%泛影葡胺,造影前需做过敏试验。

3. 术前准备

(1) 患者准备:同穿刺活检。

(2) 物品准备:穿刺包,穿刺针,无菌探头套,探头穿刺支架和导槽。

【操作方法】

原则上宜选择扩张显著、靠近腹壁的肝胆管支穿刺做胆道造影。为使胆道系统全部显影,以左外下支为宜。其优点是仰卧位时该支胆管位置最高,造影剂的比重较胆汁大,依重力自然充盈右肝胆管支及整个胆道系统;并且位于剑突下区,不受肋骨遮掩的影响,超声引导穿刺非常方便。若左外下支扩张不明显,可选择左支主干或右前下支,亦能获得较好的效果。梗阻位置较高,左、右肝管不相通或肝内多发结石者,造影剂注入后仅一侧或局部胆管支显影,则应根据需要另外选择,力求左、右各级肝胆管支造影满意。

患者常规取仰卧位。用普通探头扫查,选择穿刺的胆管支,确定皮肤进针点。常规消毒铺巾,安装无菌探头套、穿刺支架和导槽。皮肤涂无菌耦合剂,用穿刺探头再次确定胆管穿刺点。左手持探头,调整位置和角度,使显示屏上的穿刺引导线正好通过选定的胆管穿刺点。局部麻醉后,用 18G PTC 针沿探头导槽刺入,荧光屏上可见针尖强回声点沿着引导线推进,触及胆管前壁时可见向下的压迹,稍加压即有突破感,此时可见针尖位于胆管内。拔出针芯有胆汁溢出或注射器抽吸见胆汁流出即告穿刺成功。

先抽出一定量的胆汁,根据临床需要做细菌培养或细胞学检查。如行超声造影,将超声仪调至造影条件,再缓慢推注稀释的造影剂 SonoVue,动态观察胆道显影情况;如行 X 线造影,注射器缓缓注入碘造影剂,避免混入气泡,在 X 线下观察胆道系统及病变情况,显影满意后摄片拔针。造影剂的量应视胆管扩张程度而定,一般 10～30ml。

术后卧床 6h 并禁食,观察血压、脉搏、体温及腹部情况;静脉滴注抗生素以及维生素 K 等药物;有留置引流管者应固定好,并保证引流通畅。

【注意事项和并发症】

随着超声影像和穿刺针的发展,目前的胆道穿刺操作多应用 18G 粗针,比较安全,少见的并发症包括腹腔出血、胆汁漏、胆汁性腹膜炎、胆系感染等。在 PTC 检查中,当推注造影剂压力较高时,感染性胆汁可进入血流导致败血症,因此推注造影剂前抽出少量胆汁,推注的量适当掌握。为预防感染,做 PTC 术的术前、术中和术后合理应用抗生素十分重要。

【临床价值】

PTC 已成为一种公认的对胆道系统疾病检查的有效方法。对胆管扩张者超声引导穿刺造影的成功率接近 100%。超声胆道造影技术操作较容易、更准确,并发症更少,还减少了 X 线损伤。近年来,有研究者应用三维超声技术进行胆道超声造影,是一种全新的胆管树显像方法,给外科医生提供立体、直观的胆管树的三维超声图像,可望为评价胆道病变提供更多的信息。

二、经皮经肝穿刺胆管置管引流

1969 年,Kaude 等报道了经皮经肝穿刺行胆汁引流获得成功。1974 年,千叶针技术把经皮穿刺胆系造影推进到临床实用的新阶段,在造影明确的基础上,可以接着再进行胆管穿刺引流。近年来,由于高分辨力实时超声仪的应用和导管技术的发展,经皮经肝穿刺胆汁引流术(percutaneous transhepatic biliary drainage,PTBD)不必依赖于胆管 X 线造影的先决条件,而由高分辨力的超声引导直接完成,从而使该技术变得更加简便、安全、实用。

目前,超声引导的置管引流术的应用范围已扩展到胸腔、腹腔、心包腔、扩张的肝内胆管、肾盂等部位的积液。这项技术的特点是穿刺准确、操作时间短、可避开周围重要器官、安全微创,手术成功率高。

【适应证和禁忌证】

1. **适应证** 梗阻性黄疸,肝内胆管扩张内径≥3mm,术前胆道解压或不宜马上手术者而行姑息性胆道引流。

2. **禁忌证** PTBD 常作为一种抢救措施或晚期肿瘤的姑息性治疗方法,故绝对禁忌证很少。仅以下情况作为相对禁忌证:严重出血倾向、肝内多发转移癌、大量腹腔积液、完全不能配合手术者。

【针具和术前准备】

1. **针具**

(1) 穿刺针:17G 或 18G,长 20cm,针尖呈斜面,带针芯。

(2) 导丝:前端呈"J"形弯曲,直径 0.9cm,长 80cm。

(3) 扩张管:6～8F,长 10cm。

(4) 引流管:7～8F,前端呈猪尾状,有侧孔。

2. 术前准备 需作 PTBD 的患者多有梗阻性黄疸,凝血酶原时间延长。术前给予维生素 K 可使凝血酶原时间改善。常规做超声检查明确梗阻部位、胆管扩张程度和病变情况,作为制订穿刺方案的依据。为预防感染,给予抗生素。禁食 8h。

【操作方法】

选择穿刺胆管的首要条件是:扩张显著并有一定长度,或与肝门有一定距离,便于可靠地置管。该支胆管应能清晰地显示,穿刺途径中无肋骨障碍,也不会损伤胸腔内结构。至于选择左支或右支系统,应根据胆管扩张情况、病情需要和操作者的经验而定。患者取仰卧位,常规消毒铺巾,换上灭菌穿刺探头套,再次复核欲穿刺的胆管支及皮肤进针点。局部麻醉后,用小尖刀在皮肤进针点戳深达肌层的小口,将穿刺针放入孔内,调整探头,使穿刺引导线通过欲穿刺的胆管穿刺点。让患者在平静呼吸状态下暂停呼吸,迅速将针刺入肝内,当针尖到达胆管壁时,可见其下凹,稍用力推针即有突破感。此时,荧光屏上可见针尖在胆管内,拔出针芯往往流出胆汁。将针尖斜面转向肝门。在助手协助下将导丝经穿刺针插入、抵达梗阻部位后,右手固定导线,左手拔出穿刺针,再将扩张管沿导丝推进扩张通道,最后将引流管自导丝插入胆管内。置管后,若引流管的位置不满意或引流不畅,应注入超声造影剂,观察胆道的显影情况,判断引流管位置是否合适,必要时再插入导丝调整(图20-6)。

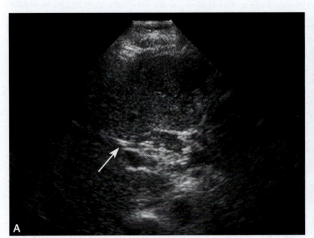 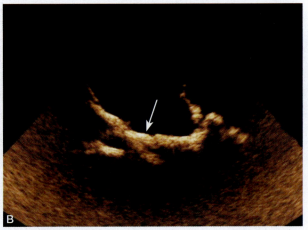

图 20-6 经皮经肝穿刺胆管置管引流

A. 引流管置于胆管内(箭头所示);B. 经引流管注入超声造影剂判断引流管位置,箭头示造影剂自该处充盈至双侧的胆管。

术后禁食 4h,注意引流胆汁颜色。检查有无腹膜刺激征。必要时肌内注射抗生素和维生素 K 2~3d。记录胆汁引流量,引流量突然减少或外引流量低于 100ml/24h,说明有堵塞,应造影了解导管通畅情况。

【注意事项和并发症】

PTBD 是有一定创伤的操作,许多患者将其作为危重情况下的抢救手术,因而存在较高风险。严重并发症包括:胆汁漏、胆汁性腹膜炎、败血症、胆管出血、腹腔出血、膈下脓肿等。近年来随着超声仪分辨力的提高,PTBD 更为安全、便捷,严重并发症的发生率明显减低。

Classen 等统计了 9 年中 453 例 PTBD 术,其中 292 例在 X 线引导下进行,161 例在超声引导下进行。结果为超声引导组所发生的并发症(3.1%)明显低于 X 线引导组(12.0%)。这是由于超声引导穿刺准确,对扩张的胆管可以一次成功,误伤血管或肝外胆管的可能性很小,显著地提高了成功率,降低了并发症的发生率。

【临床价值】

在重度黄疸情况下手术,手术死亡率高达20%左右,而PTBD使胆管减压,对于改善肝功能、促进伤口愈合,减少术后并发症均有较好的作用。引起阻塞性黄疸的恶性肿瘤包括胆管癌、胰头癌、壶腹癌以及肝门部转移癌,临床资料证明其中约80%的患者已不可能手术切除。因此,PTBD术可以成为这些患者的姑息性治疗措施,起到改善症状、延长生命的作用。

胆石症患者在并发急性化脓性胆管炎时,往往由于败血症而处于中毒性休克状态。此时施行PT-BD术可以使胆管迅速减压,患者转危为安。此外,留置的导管还能进一步发挥造影和扩张取石等作用。

必须强调PTBD术本身只是胆管的一种引流减压措施,进一步治疗方案以及预后的估计则取决于胆管梗阻的性质和基础病变的进展情况。

(梁 萍)

第七节 肝肿瘤的消融治疗

一、概念及基本原则

【概念】

局部消融治疗是借助影像技术的引导对肿瘤靶向定位,用物理或化学的方法杀死肿瘤组织;影像引导技术包括超声、CT、MRI及融合影像;治疗途径有经皮、经腹腔镜和开腹手术3种。局部消融治疗的特点一是直接作用于肿瘤,具有高效、快速的优势;二是治疗范围局限于肿瘤及其周围组织,对机体影响小,可以反复应用。

化学消融是指用化学的方法,即向病灶内注入化学物质如无水乙醇、乙酸等,使局部组织细胞脱水、坏死、崩解,从而达到灭活肿瘤病灶的目的。目前应用于肝癌治疗的主要有瘤内无水乙醇注射(PEI)、瘤内无水乙酸注射(PAI)等。物理消融则是通过加热或冷冻局部组织灭活肿瘤病灶的治疗方法,主要有射频消融术(radio frequency ablation,RFA)、微波消融术(microwave ablation,MWA)、冷冻治疗(cryotherapy)、高强度超声聚焦(high intensity focused ultrasound,HIFU)、激光消融(laser ablation)等。治疗的肿瘤谱已从肝癌扩展到肾癌、肺癌、乳腺癌、甲状腺肿瘤等各种实体瘤。20世纪80年代,伴随着现代计算机技术的进步,医学影像学发展迅速,为早期发现肿瘤、精准定位、引导消融提供了技术基础。这项微创的肿瘤原位灭活新技术是现代影像学从诊断扩展到肿瘤治疗领域的飞跃性发展,在临床上填补了肿瘤外科的不足——手术切除创伤大、风险高;又填补了肿瘤内科的不足——传统的化疗特异性差,毒副作用大,因而受到广泛重视和推广。尤其对于小肝癌,目前消融治疗已被确定为继手术切除、肝移植后的第3种根治性治疗方法。

【基本原则】

介入超声治疗肝癌,在临床实际应用时必须重视以下原则:

1. **关于适应证的选择** 施行介入治疗的核心原则是患者能够获得明确的疗效,而不应当作为一种变相的安慰措施。因此,术前认真检查患者、研究病情、选择病例是十分必要的。目前的研究表明,肝癌的早中期病例,肿块直径<5cm(尤其<3cm)的单发结节,无门静脉广泛侵犯的病例,只要位置得当,在超声引导下完成局部肿块灭活治疗一般均不困难,疗效也很好。相反,肿块较大,尤其>7~8cm者,或是多发(>3个),或弥漫浸润型,肿瘤的范围边界不明确,则难以实施满意的局部肿瘤灭活治疗,也难以获得明确疗效。特别在一些晚期病例,合并严重肝硬化、大量腹腔积液、门静脉高度曲张等,介入性穿刺应视为禁忌。

2. **关于病理确诊** 影像学诊断并非占位性病变的最后诊断,在介入治疗前做经皮穿刺活检明确**病理组织学诊断是必要的**,以免误诊误治。已经治疗但无病理确诊的病例,在介入治疗中由于种种情况,对原诊断又发生怀疑而要求穿刺活检,此时所取标本多发生严重坏死,要明确诊断往往十分困难,影响到进一步的治疗。这一点正是介入治疗与手术治疗的差别,因此必须在治疗前获得明确的病理组织学诊断。

3. **关于疗效判断** 建立客观指标以判断疗效是指导介入治疗的基本原则。对于原发性肝细胞癌疗效的判断,可观察对比治疗前后的以下项目:甲胎蛋白(AFP)、对比增强影像学的变化以及组织活检标本的改变。在疗效好的病例,这些指标的改变往往平行,即肿块的对比增强影像无血流灌注表现,AFP 明显下降或降至正常水平以下,组织活检标本显示完全性坏死。达到满意疗效的病例应及时停止介入治疗,实际上是完成了有效的治疗。其后应行定期影像学和 AFP 的随访检查。

4. **关于综合治疗** 肝癌尤其肿块较大时,其高度的浸润性和复发性是介入治疗所面临的最棘手问题。首先,根据肿块大小、位置、血流状态,可以综合交替使用各种方法以图达到最佳疗效。动脉血供丰富的肿瘤可以先做或加做动脉栓塞化疗。门静脉出现癌栓者可选择性地穿刺门静脉给药,并可联合其他靶向、免疫等治疗方式来提高综合治疗效果。作者的经验证明,综合性治疗能够达到更佳疗效。治疗过程中的超声随访检查十分重要。新生结节一般较小,呈低回声,或出现于原肿块周边区、或远侧部位或是门静脉侵犯,只要不是多发弥散的,仅仅 1~3 个结节者,再加做介入治疗仍有希望获得较好疗效。

肝癌由于其生长方式和分化程度差异很大,并且肿瘤的大小和位置不同,使得介入治疗要达到在原位灭活并非易事。尤其对肿瘤灭活要力求彻底,而且同时对其外周正常组织要力求损害范围小、损伤程度轻,因而实施安全、有效的治疗是一项较复杂的技术。原则上讲,如肿瘤的浸润性缓和,均质性好,外周包膜完整,并且肿块小、血流少,则介入治疗效果好。在临床实践中,这种理想的患者较少,多数条件不理想或是居中。并且肿瘤的位置如果得当,则介入治疗的作用就能够充分发挥。相反,如若靠近肝门、胆囊以及大血管等则必须十分慎重,以防损伤后发生严重并发症。因此,了解各种介入治疗方法的优缺点,根据病情选择恰当的方法和剂量是十分重要的。

二、无水乙醇注射治疗

1983 年,日本杉浦首先报道经皮穿刺注射无水乙醇治疗小肝癌的成功经验,迄今已在临床获得了广泛的应用。

【适应证和禁忌证】

1. **适应证** 主要适应证是小肝癌(直径≤3cm),尤适用于因严重肝硬化或心脏、肝、肺、肾功能不全,或肿瘤位置不当等,或因病灶多发而不能手术切除的患者。

2. **禁忌证** 经皮注射无水乙醇治疗肝癌几乎没有绝对禁忌证。但是,晚期的巨大肝癌,或复发,或弥漫浸润型或合并门静脉、肝静脉出现癌栓及远处转移等属于相对禁忌。此外,严重出血倾向患者、肝功能失代偿伴黄疸及大量腹腔积液者均属禁忌证范畴。

【器具和术前准备】

1. **仪器** 高分辨力实时彩色多普勒超声仪,配备穿刺引导器。

2. **针具** 20~22G PTC 针。

3. **乙醇** 99.5%以上的医用乙醇。

4. **术前准备**

(1) 实验室检查:血常规、肝功能、肾功能、出凝血时间、肿瘤标志物、术前八项等血清学检查。

（2）影像学检查：超声、CT、MRI或融合影像，包括增强影像检查。

（3）病理组织学检查：超声引导对肿瘤做活检，以确定组织病理诊断。

（4）治疗前应向患者解释治疗的操作过程，解除其紧张心理，并能主动配合操作，签署知情同意书。

【治疗方法和疗程】

患者多取仰卧位，垫高患侧，力求病灶区位于最高点。消毒铺巾局部麻醉后，在超声引导下先将18G引导针刺入腹壁，接着将细针通过引导针直接刺入肿块深部，然后将针尖退至肿块中心和浅表，分别在这3点缓慢注入适量的无水乙醇。同时注意整个结节回声弥漫增强，手感觉稍有压力即可停止推注。最后拔出穿刺针。近来，部分学者倾向于用特制三孔针（在近尖端同水平有3个侧孔）穿刺肿瘤的周边区甚至包膜下。

注入无水乙醇着重于使周边区完全饱和，能获得较佳效果，并且要求一次注射足量，以肿瘤的体积为限。考虑到实际注射时要包括结节外5mm，故体积量大致公式如下：

$$V = 4/3\pi(r+0.5)^3$$

V:体积量；r:肿瘤半径。

每周可注射2~3次，每4~6次为一疗程。并根据肿瘤灭活情况、肝功能及全身状况控制疗程的进行。

【疗效判断】

治疗前后检查下列项目：影像学检查（超声、CT及MRI）了解肿瘤大小、质地及血流变化；化验检查AFP的状况以及再次活检了解组织病理改变。疗效好的病例，这些指标是相互平行好转的，即肿块明显缩小，肿瘤内血流消失，AFP下降至正常水平，再次活检肿瘤显示为完全性坏死组织。

【并发症及注意事项】

腹痛为最常见，尤其肿块紧贴肝包膜或Glisson鞘，无水乙醇开始注入时的刺激会造成剧烈疼痛感；此外在拔针时，无水乙醇往往沿着针道溢入腹腔而造成剧烈疼痛。因此宜采用缓慢推注、平衡压力、给局部麻醉药等方法缓解疼痛。推注无水乙醇后，患者会出现醉酒感，2~3d天之后患者会发热，多在39℃以下，一般不严重，无须特殊处理。

【临床价值】

对于小肝癌能造成完全性坏死，1年、2年、3年的存活率分别可达88.7%、66.5%和25.0%。对于大肝癌往往难以达到使肿瘤完全坏死的目的，并且大量无水乙醇渗入肝实质中可能加重肝细胞坏死、肝硬化的改变，无论在局部和整体均难以获得较好疗效。

三、微波消融治疗

【原理】

微波消融的原理：电极在肿瘤组织中发射微波，微波场造成极性分子和离子的高频振动摩擦而升温，当温度达到54℃、3min或60℃即刻，肿瘤细胞中的蛋白质即发生变性凝固导致肿瘤坏死。

肝肿瘤微波消融治疗系统在技术上由三大系统组成：

1. **现代影像系统** 包括超声、CT、MRI或融合影像，用于对肿瘤的精确定位、准确引导介入消融以及消融后的疗效评价。

2. **微波源及微波消融器(针)设备** 产生微波能量并直接释放入肿瘤内。

3. **能量调控和温度检测系统** 为了完成消融不同大小、形状及血供状态的肝肿瘤,需做到治疗前的预设、治疗中的温度监测和能量调控,以达到一次治疗完全灭活的目的。

【适应证和禁忌证】

消融肝肿瘤可分为以原位灭活为目标的根治性治疗和以减低肿瘤负荷为目的的姑息性治疗。局部热消融应以一次(含多点进针)原位灭活作为治疗的主要适应证。

1. **根治性治疗适应证**

(1) 单发肿瘤,最大径≤5cm;多发肿瘤,数目≤3枚,最大径≤3cm。

(2) 肝功能 Child-Pugh 分级为 A 或 B 级,无腹腔积液或少量腹腔积液。

(3) 位置较深的肝实质肿瘤,手术创伤较大。

(4) 因各种原因不能接受手术治疗的患者,如高龄,合并心脏、肝、肾、肺等疾病,严重肝硬化,多发病灶等。

(5) 手术后复发的肝癌,肝移植前控制肿瘤生长及移植后复发的肿瘤。

(6) 对邻近心脏、膈、胆囊、胆管、胃肠管区域的肿瘤,可消融结合温度监控、无水乙醇注射、人工注水技术及粒子植入技术。

(7) 晚期肿瘤合并门脉主干至二级分支或肝静脉癌栓,需要联合放疗。

(8) 对于病灶多、体积大的晚期肝癌患者,若既无法手术治疗,采用其他方法如肝动脉化疗栓塞、放化疗又无明显效果,可行消融治疗,治疗目的主要是降低肿瘤负荷以缓解病情,减轻痛苦并延长患者生命。

(9) 肝转移癌无论单发或多发,需与全身化疗或内分泌治疗等联合。

(10) 肝脏良性肿瘤:肿瘤>5cm,有恶变倾向,疼痛不适等症状较明显,增长迅速(1年内最大径增加超过1cm等)或对患者造成较重心理压力,甚至影响到正常的工作和生活等,患者强烈要求治疗者。

(11) 不愿接受手术和其他治疗的患者。

(12) 无严重心脏、脑、肝、肾等器官功能障碍,凝血功能正常或接近正常。

2. **禁忌证**

(1) 肝功能 Child-Pugh C 级或明显肝衰竭,如大量腹腔积液、肝性脑病或神志恍惚者。

(2) 有严重的凝血功能障碍,血小板<$30×10^9$/L,凝血酶原时间>30秒,凝血酶原活动度<40%,经输血、给予止血药等治疗仍无改善。

(3) 肝内肿瘤负荷高(肿瘤体积超过肝体积的70%或有多个肿瘤结节)或肝外肿瘤负荷高。

(4) 全身任何部位的急慢性或活动性的感染病变者。

(5) 1个月内发生过食管-胃底静脉曲张破裂出血且未进行硬化治疗者。

(6) 急性或者严重的慢性肾衰竭,肺功能不全或心功能不全。

【消融仪器】

1. **微波源** 用于肿瘤消融的微波源目前有2 450MHz 和 915MHz 两种频率,2 450MHz 是常用的频率,915MHz 具有较强的穿透力,消融的范围更大一些。微波源的发射功率0~100W 连续可调,发射形式可分为脉冲和连续两种,微波辐射要求输出功率稳定,驻波比尽可能小。

2. **微波消融器(针)** 形式多种,如裂隙发射式、平行环型、垂直交叉型等。目前国内临床应用的以硬质裂隙水冷式最多,即硬质缝隙发射天线内置水循环冷却装置,它具有穿刺简便、中心碳化区少、耐高温、抗黏及不易损坏等特点,直径 2.8~1.6mm(10~16G),以 14~16G 为常用。

3. **测温系统** 微波消融仪配有温度传感器,用于治疗中进行实时测温。测温针一般分为热电偶式和热敏式,20~22G,可单根或多根同时使用。测温的目的分为:①治疗性测温,将测温针摆放于距肿瘤边缘5~10mm处,当显示该处温度达到了54℃、3min或60℃即刻,即表明有效高温区完全覆盖肿瘤;②保护性测温,将测温针摆放于肿瘤与其邻近的重要结构之间,如胆管、胃肠或血管,实时检测温度变化,避免损伤这些重要结构(图20-7)。

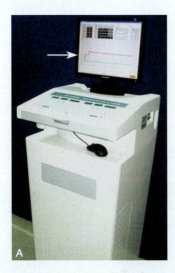
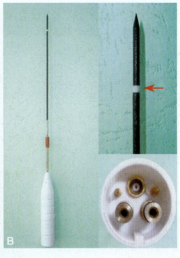

图 20-7　微波消融系统
A. 微波源,长箭头所指显示屏可实时显示测温针温度;B. 微波消融针,短箭头所指为发射微波的缝隙。

【术前准备】

1. **病史及体格检查**　术前禁食8h,详细询问病史,了解肝炎的类型、肝硬化出现的时间、发现肿瘤的时间及治疗情况。转移癌的患者还应了解原发肿瘤的位置、TNM分级、病理类型及治疗情况。

2. **实验室检查**　包括血、尿、便常规,凝血功能,肝功能及血清酶学检查,肿瘤标志物包括AFP、CEA、CA19-9等,肝炎病毒抗原抗体、HIV抗体,血糖等。

3. **影像学检查**　超声、CT或MRI检查,必要时行PET-CT检查,主要观察肿瘤的位置、大小、数目、血流分布、微循环血流灌注情况、与周围组织器官的关系及转移情况。制订合理的进针路径和布针方案。

4. **组织病理学检查**　治疗前应通过超声引导穿刺活检获得明确的组织病理学诊断。

5. **签署知情同意书**　治疗前向患者及其家属详细介绍治疗的意义、治疗过程和有可能发生的风险及应对措施,取得理解并同意后签署知情同意书。

【治疗原则和方法】

1. **治疗原则**

(1) 个体化治疗,即根据每位患者的病史及肿瘤的影像学表现制订相应的个体化治疗方案。推荐使用三维可视化技术重建肿瘤与周围重要解剖结构,从三维空间立体显示肿瘤的空间毗邻关系,并科学规划热场,以最小的代价在三维层面上最大程度地损毁肿瘤,实现肿瘤的精准灭活(视频20-3)。

(2) 凝固范围应大于肿瘤外缘5~10mm,以保证肿瘤完全灭活。

(3) 尽量少损伤周围正常肝组织。

(4) 血供丰富的肿瘤可联合栓塞治疗(TACE),先行栓塞治疗后再做消融,也可先用消融的方法阻断滋养血管再行肿瘤消融。

视频2003

视频 20-3　肿瘤与肝脏血管的空间毗邻关系
利用患者术前增强核磁图像,重建肿瘤(黄色)与肝脏血管(蓝色:下腔静脉与肝静脉;白色:门静脉)间的空间关系,并科学规划热场(绿色),实现肿瘤的精准灭活。

2. 技术要点

（1）进针部位的选择：仔细阅读超声、CT 及 MRI 片，根据肿瘤所在的位置决定进针的部位和路径，一般选择在穿刺入路上至少经过 1cm 的正常肝实质，并在避开大血管、胆管、胃肠和胆囊等重要组织器官的前提下以最短的路径穿刺。

（2）输出功率和作用时间的选择：依肿瘤的大小而定。微波凝固肝肿瘤常用功率为 40~60W。每次发射作用时间一般为 6~10min，根据术中超声检测情况可进行调整；阻断肿瘤血管多采用高功率短时间，常用 70~80W。

（3）植入电极的数目：直径≤20mm 的原发性肝癌或直径≤10mm 的肝转移癌，如穿刺准确可一针灭活；直径>20mm 的原发性肝癌或直径>10mm 的肝转移癌，则需多针组合。两根电极的间距应小于 20~25mm。直径>50mm 的肿瘤，可考虑应用 915MHz 微波源，一次达到较大的消融范围。

（4）麻醉方式的选择：可选择局部麻醉或静脉麻醉。早期文献多采用局部麻醉，患者意识清醒，治疗过程中能够配合医生的要求，医生也便于观察患者的反应；不足之处在于随着消融时间的延长，患者会出现明显的疼痛症状，尤其是当肿瘤靠近膈、肝包膜、胆囊、门静脉主要分支时，常疼痛难忍。近年来，静脉麻醉被广泛采用，需请麻醉科医师操作，静脉推注丙泊酚和氯胺酮。患者在治疗中无意识和疼痛反应。麻醉过程中，需要连续检测患者的生命体征，包括血压、心率、呼吸和血氧饱和度。

3. 操作步骤

患者平卧位或右前斜位，以超声图像上引导线方向能够清晰显示肿瘤为原则，确定进针路径。皮肤消毒，铺无菌巾。无菌探头和穿刺导向器连接好后再次确认进针点。1% 利多卡因局部麻醉，尖刀在皮肤上切开 2mm 小口。超声引导下将微波电极穿刺至预定的肿瘤部位，可根据需要放置测温针（图 20-8）。局部麻醉者可直接

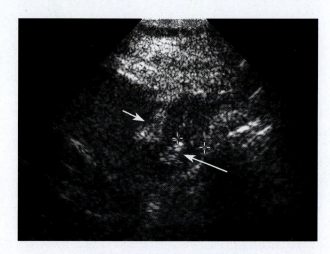

图 20-8　微波针及测温针的摆放

声像图中肿瘤内的微波针（短箭头）和测温针（长箭头），星号标记测量测温针距肠管的距离。

进行消融，静脉麻醉者给予静脉麻醉药让患者安静入睡后进行消融治疗。声像图上实时监测辐射中治疗局部回声的情况，同时观察肝周有无异常积液。当消融范围达到预期范围后将电极退出，退针时凝固针道，防止出血同时也减少针道种植的机会（图 20-9）。术后常规禁食、监测生命体征 4h，卧床 6h 以上，注意监测血常规和肝、肾功能等。并给予护肝、预防感染、镇痛等治疗，预防并发症的发生。

由于气体遮挡、肿瘤本身回声特点等原因，对于超声显示不清的肿瘤，可使用多模态影像融合导航技术。多模态影像融合是将 CT/MRI 与超声两种模态的影像进行配准融合，将 CT/MRI 的高分辨率与超声实时成像的优势相结合，联合显示肿瘤（图 20-10）。多模态影像融合引导消融治疗是现代医学影像技术与消融技术相结合的产物，代表着现代外科微创、准确的趋势，是现阶段实现宏观意义上的肿瘤精准治疗的最佳选择之一。

【疗效评价】

消融后 1 个月、3 个月、6 个月、9 个月、12 个月分别进行超声检查，包括常规超声和超声造影，再加上增强 CT 或增强 MRI，进行影像学评价，同时查肿瘤标志物和肝功能，以后每 6 个月做一次上述检查。如可疑复发或新生病灶，应再次进行影像引导的消融治疗。对于肿瘤消融后的疗效评估，可利用三维可视化技术，立体展示肿瘤尸体与消融热场的覆盖关系，清晰展示灭活效果（视频 20-4）。

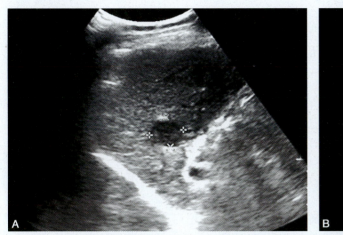
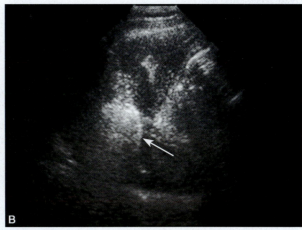

图 20-9　超声引导下微波消融

A.原发性肝癌结节;B.微波消融,结节已被微气泡强回声完全覆盖,达到预期消融范围(箭头所示)。

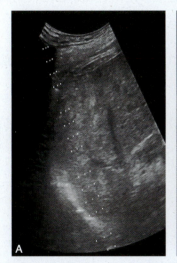
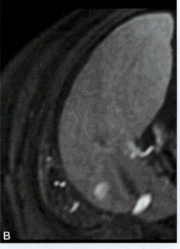

图 20-10　多模态影像融合导航技术引导消融治疗

将核磁图像导入超声仪器,在超声显示屏幕上同时显示单模态超声影像(A)和超声及 MRI 融合影像(B),精准消融超声显示不清病灶。

视频 20-4　术后利用核磁图像重建肿瘤尸体与消融区的空间覆盖关系

消融区从三维空间上完全覆盖肿瘤,肿瘤灭活完全。

对患者的临床综合疗效评价要经过长期的随访,包括影像学检查、实验室检查、肿瘤标志物、组织病理学检查及患者的症状和体征改变,了解消融靶区的转归、有无复发、再发及远处转移、生存质量和生存时间。

【并发症】

分为轻微并发症和严重并发症。轻微并发症较常见,主要有发热、疼痛、少量胸腔积液、一过性肝功能异常等,一般无须特殊处理或仅需口服药治疗。严重并发症的发生率为 2%~4%,主要有出血、肿瘤种植、肝衰竭、肠穿孔、感染等,需要延长住院天数行进一步治疗。充分术前准备、严格操作规范和减少消融次数是有效预防并发症的主要方法。

1. **腹部疼痛**　为最常见的症状,发生于治疗中并可持续至治疗后数天,一般为轻至中度,无需治疗自行消失。少数患者需给予止痛药治疗。

2. **发热**　多数患者治疗后 1~3d 出现发热,可持续 3~10d,一般无须处理,当体温超过 38.5℃时可采用药物降温。

3. 肝功能异常 治疗后 1~2d 出现转氨酶升高,可达到治疗前的 2~10 倍。原发性肝癌的患者多合并肝硬化,治疗后易出现转氨酶升高,部分患者还可出现轻度的胆红素、球蛋白及白蛋白水平升高,上述肝功能异常一般无须特殊治疗,多于消融后 7~10d 降至治疗前水平。少数肝功能差患者可给予保肝、补充蛋白及利尿治疗。

4. 胸腔积液 多数情况下为反应性胸腔积液,少数术中由于损伤膈肌或胸膜引起血性胸腔积液。量少无症状者无须治疗,于 1~3 个月后自行吸收,如胸腔积液较多出现呼吸困难,应进行胸腔抽液引流。

5. 皮肤烫伤 水冷式电极出现以前,皮肤烫伤是较常见的并发症,水冷式电极应用后皮肤烫伤罕见。

6. 肝出血或被膜下血肿 预防出血的主要措施是:①彩色多普勒超声或超声造影定位引导,避开大血管;②穿刺时经过至少 1cm 正常肝组织;③出针过程中消融针道;④出针后穿刺点加压按压。如超声明确显示出血位置可热消融止血,必要时进行急性栓塞。

7. 肠道穿孔 一般发生于有外科手术史造成肠道粘连者。近肠道处采用少量无水乙醇注射及局部保护性测温可有效避免肠道穿孔。

8. 胆道损伤 多发生于肿瘤邻近肝门部,消融治疗时局部保护性测温可避免胆道的损伤。

9. 针道种植 发生率为 0.4%~1.4%,多发生于消融术后 8~37 个月,出现在皮下。种植肿瘤可再次消融或手术切除。

10. 其他罕见并发症

(1) 肝脓肿或脓胸:很少发生,多见于糖尿病患者,一般于消融治疗后 3~4 周发生。除常规抗感染外,可行置管引流。多于 2~5 周后痊愈。

(2) 无症状胆囊壁增厚:多发生于肿瘤靠近胆囊者,因胆囊壁受热导致。患者出现右上腹不适,多于 1 周内缓解。

(3) 无症状动脉-门静脉瘘:极少发生,无须特殊处理。

【临床价值】

超声引导热消融治疗肝肿瘤为临床提供了一种新的微创的局部治疗方法,对小肝癌实现了"原位整体灭活",这是用介入方法追求根治性疗效的重大进展,在原发性肝癌和肝转移癌中都显示了较好的临床疗效。国内的一项多中心研究总结了 2005—2010 年 1 007 例 1 363 个结节的肝癌的微波消融,肿瘤大小(2.9±1.8)cm,1 年、3 年、5 年的生存率分别为 91.2%、72.5%、59.8%,与手术切除和肝移植相当,严重并发症发生率为 2.2%。现代影像引导下的局部热消融适形治疗已成为继手术、放疗、化疗及生物治疗后又一种治疗肿瘤的有效方法,具有广泛的临床应用前景。

当然,我们应该看到的是,对恶性肿瘤的任何治疗方法都存在着复发和转移的问题。由于致瘤因素的持续存在以及影像学分辨力的限制,"彻底"治疗后的肝癌仍可能存在极微小的转移灶而引起近期或远期的复发和转移。实际上,肝癌的局部灭活只是治疗的第一步,真正的"治愈"还需依靠患者本身免疫功能的提高。作者通过深入研究热消融后机体及肝癌治疗区免疫反应的规律,发现微波消融对激活并增强患者免疫力有较明显的作用。如何恢复和提高肿瘤患者的免疫功能,达到真正的"治愈"有待今后进一步研究。

四、射频消融治疗

【原理】

射频消融的原理是通过射频电流使肿瘤组织中的离子振荡产热并传导至周围组织,使其发生凝固性坏死。

消融系统由射频电发生器、电极针及闭合电路组成。

【适应证和禁忌证】

同微波消融治疗。

【消融仪器】

1. **射频发生器** 有功率控制发生器和温度控制发生器两种。前者以阻抗为终点指标,阻抗>500Ω自动停止运行;后者可预设温度和时间,仪器达到预设温度并维持相应的时间后停止运行。常用的频率为200~500kHz,输出功率为100~400W。

2. **射频消融电极** 包括可伸展多针尖电极、内冷却双电极、内冷却单电极等。

3. **闭合电路** 植入到肿瘤内的电极与贴在患者皮肤上的电极板形成闭合电路。近年来出现的双电极针自身含有两个电极,中间为绝缘体,两个电极间形成闭合电路。

【术前准备】

同微波消融治疗。

【治疗原则和方法】

1. **治疗原则** 根据相关指南,治疗原则如下:

(1) 射频治疗前须充分评估患者病情及肿瘤生物学行为(预测可行性及效果,确定治疗及联合治疗措施、步骤),严格筛选适应证。

(2) 治疗前进行充分影像学评估,根据肿瘤浸润范围、位置等制订个体化治疗方案,保证足够的安全范围,尽可能获得一次性完全消融治疗。

(3) 预防并发症的发生,同时做好治疗并发症的方案。

(4) 选择适合的影像引导路径,并监控治疗过程。

(5) 适宜的综合治疗方案及科学、合理的随访计划。

2. **技术要点**

(1) 术前全面阅读超声、CT或MRI片,形成肿瘤空间立体概念,根据肿瘤大小、形态、结构、供血状况和位置信息,确定个体化治疗方案。

(2) 消融针到达预期位置后进行固定,防止随呼吸运动被牵拉发生位置移动,伞状针防止回弹;开始消融前一定明确针尖的位置,切忌在看不清针尖的情况下盲目消融。

(3) 确保电极绝缘膜的完整性,进针前检查是否有破损,进针后其他针如注无水乙醇或注人工腹腔积液的针不能碰到电极,电极的微小破损可能引起漏电而导致邻近组织或皮肤的灼伤。

(4) 使用多电极消融时,注意布针后再同时启动消融,防止微气泡强回声干扰再次布针。

(5) 如果进针后发现没有到预定位置,如偏了或深了,原位消融后再退针重新布针,避免出血及针道种植。

3. **操作步骤** 患者平卧位或右前斜位,以超声图像上引导线方向能够清晰显示肿瘤为原则,确定进针路径。皮肤消毒,铺无菌巾。无菌探头和穿刺导向器连接好后,再次确认进针点和布针方案。1%利多卡因局部麻醉。超声引导下将射频电极穿刺至预定的肿瘤部位。局部麻醉者可直接进行消融,静脉麻醉者给予静脉麻醉药让患者安静入睡后进行消融治疗。声像图上实时监测辐射中治疗局部回声的情况,同时观察肝周有无异常积液。当消融范围达到预期范围后,即已完全覆盖肿瘤并有0.5~1.0cm的安全消融边界,将电极退出,退针时凝固针道,防止出血同时也减少针道种植的机会(图20-11)。术后常规禁食、监测生命体征4h,卧床6h以上,注意监测血常规和肝、肾功能等。并给予护

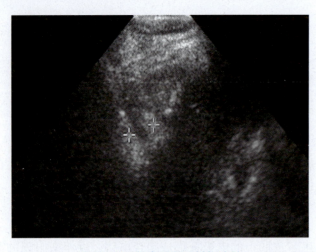

图 20-11　超声引导下射频消融

应用两根双电极射频针行肝转移癌消融，结节已被微气泡强回声完全覆盖，达到预测消融范围，星号标记两根射频针之间的距离。

肝、预防感染、镇痛等治疗，预防并发症的发生。

【疗效评价】

同微波消融治疗。

【并发症】

射频消融的并发症与微波消融相似，根据文献报道补充两点：①射频消融时当使用的消融针为单电极时，极少数病例皮肤上的电极板引起皮肤灼伤；②射频消融晚期并发症可能在消融 30 天甚至几个月后出现，包括胆道的损伤、腹腔积液和肝衰竭。位于肝门处邻近的肿瘤消融时尤其要注意胆道的损伤。

【临床价值】

　　射频消融是目前应用最广泛的肝肿瘤的热消融技术之一。其操作安全简便，疗效切实，可多次重复进行，应用前景令人瞩目。国内外多家研究机构报道了这项技术的有效性和安全可行性。意大利 Livraghi 等报道的一项多中心前瞻性临床研究证实：射频消融治疗直径 ≤2.0cm 的可切除小肝癌，5 年生存率达到 68.5%，与手术切除相近，而术后并发症只有 1.8%，明显低于手术切除组，因此可作为小肝癌的一线治疗方法。法国 N'Kontchou 等报道了射频消融一线治疗 ≤5.0cm 肝癌的疗效，5 年总生存率、无复发生存率、无瘤生存率分别为 40%、17%、32%；对可切除肝癌，治疗后 5 年生存率达到 76%，与手术相近。陈敏华等对肝癌治疗的布针方案进行计算设定，证实对 4~5cm 的肝癌可有效灭活。杨薇等总结了首选射频消融（RFA）治疗的初发肝癌患者 316 例，治疗后 5 年、10 年总生存率分别为 49.7%、28.4%。因此认为对于 ≤5.0cm 的肝癌，RFA 是一种安全、有效的一线治疗方案。一项 meta 分析表明，RFA 联合 TACE 比单纯应用 RFA 具有更好的疗效，在晚期肝细胞癌患者中，整体生存率和无复发生存率更高。对血供丰富的肿瘤，可通过 1~2 次 TACE 提高 RFA 灭活效果并减少 TACE 次数。随着影像学技术的进步，肝肿瘤的局部消融治疗得到快速发展，为肝癌患者提供了微创、高效、安全的根治手段。

五、激光消融治疗

【原理】

　　超声引导钕激光（Nd:YAG）治疗肝癌是另一种介入治疗肝癌的方法。Nd:YAG 是一种近红外激光，具有脉冲能量大、不易被水和血红蛋白吸收、穿透组织较深的特点，可以通过光纤输送入组织中，在一定范围内散射、反射和吸收，并在此过程中将光能转变为热能被组织细胞吸收而发生蛋白质变性和凝固性坏死，从而杀死肿瘤细胞。

　　激光消融的优势在于可多个细针同时进行消融，对肝硬化患者的创伤小，在很大程度上减少了出血的风险，对周围重要器官的损伤也较小，多针消融对不规则的肿瘤也更容易做到适形凝固。

【适应证和禁忌证】

1. 适应证

（1）单发肿瘤，最大径 ≤3cm；多发肿瘤，数目 ≤3 枚，最大径 ≤3cm；无血管、胆管等癌栓或肝外转移;肝功能 Child-Pugh 分级为 A 或 B 级,无腹腔积液或少量腹腔积液。

（2）肝移植前的肿瘤消融治疗。

（3）≥5cm 的肿瘤可采用分次消融和/或推针消融等治疗方法。

2. 禁忌证

（1）凝血功能障碍或严重肝功能障碍者为相对禁忌。

（2）伴有身体其他部位的严重疾病视为绝对禁忌证。

【消融仪器】

1. 超声仪　同前。

2. 激光仪　Nd:YAG 激光器,波长 1.06μm,输出功率 4~6W,用 300nm~600μm 光纤传输,功率计监测治疗前后功率。

3. 穿刺针　光纤导入采用 18~21G 的 PTC 针。

4. 测温针　特制数字半导体测温针 18G 或 20G,测温范围−5~150℃。

【术前准备】

同微波及射频消融治疗。

【治疗原则和方法】

1. 治疗原则　同微波及射频消融治疗。

2. 技术要点

（1）消融区达到 60℃ 即刻细胞就会发生凝固性坏死,而低温>42℃ 只要作用时间足够长也可发生不可逆性坏死,如 46℃ 持续 30min。

（2）单根光纤消融的范围为 1.2~1.6mm,肿瘤消融时一般应用多根光纤,根据肿瘤的大小和形态先布好针再同时启动消融,降低单根光纤多次进针造成的不良作用,同时也避免了先后消融造成声像图的伪像而影响布针。

3. 操作步骤　患者平卧位或右前斜位,以超声图像上引导线方向能够清晰显示肿瘤为原则,确定进针路径。皮肤消毒,铺无菌巾。无菌探头和穿刺导向器连接好后再次确认进针点。1% 利多卡因局部麻醉,实时超声监视下,按预先设计的进针路径将穿刺引导的 PTC 针刺入肿瘤内,抽出针芯,把激光光纤通过穿刺针送至针尖端固定之,再将穿刺针向后退 2cm,使光纤前端裸露于肿瘤内。根据肿瘤的大小和形态决定一次治疗布针数量（2~4 个点）。开启激光仪,应用功率 4~6W,时间一般 5~6min。实时超声监视靶区声像图变化情况,消融初期显示为点状回声环绕光纤头部,随时间延长强回声区逐渐扩大,由于组织受热后微气泡的干扰,作用后即刻超声显示的强回声区多较实际作用范围大。术后常规禁食、监测生命体征 4h,卧床 6h 以上,注意监测血常规和肝、肾功能等。并给予护肝、预防感染、镇痛等治疗,预防并发症的发生。

【疗效评价】

同微波及射频消融治疗。

【并发症】

激光消融应用的光纤纤细,21G PTC 细针引导,与其他热消融比较相对安全,体现在:①出血的概率低;②对周围结构的损伤小,尤其对邻近大血管、主要胆管、肠管和膈肌的肿瘤消融相对安全;③针道种植的发生率更小。常见的并发症包括发热、疼痛、胸腔积液等,处理方法同前。

【临床价值】

激光消融是诸多微创热消融治疗中的一种,近年来被应用到无法手术切除或患者拒绝手术切除的小肝癌治疗中,有着令人鼓舞的临床效果。激光消融单光纤单次消融范围较小,多数情况下需要双光纤联合多点布针消融,一般适用于 3cm 以下病灶。由于消融范围较为固定,而穿刺引导针非常纤细,穿刺路径几乎不受重要结构影响,所以对危险部位的小病灶如尾状叶、邻近胃肠、肝门部肿瘤有良好的应用前景。

1. 超声引导下激光治疗肝癌与其他肝癌的介入治疗方法相比,有以下优点:

(1) 光纤插入肿瘤可在肿瘤组织内产生 60~100℃ 高温,既能够形成球形凝固性坏死区,又能够刺激机体免疫反应,提高机体的免疫力,促进机体杀灭肿瘤,因而有双重的治疗作用。

(2) 激光完全性凝固坏死的直径范围是 1.5cm,临床采用双光纤同时作用,热场互补,热效率提高,对直径<3cm 的肿瘤,一次即可达到肿瘤完全性坏死的满意疗效。与无水乙醇注射治疗相比有其独特的优越性,主要表现为当肿瘤包膜不完整时,无水乙醇极易向正常肝实质弥漫,造成瘤区无水乙醇分布不均匀,肿瘤坏死不彻底。同时由于无水乙醇在正常肝内的弥散对肝功能损害大,极易引起转氨酶升高、腹腔积液、黄疸等继发肝实质损害的表现,而当无水乙醇刺激肝被膜时,患者常感腹痛剧烈难忍。而激光治疗为热凝固,造成的瘤区坏死范围稳定可靠,疗效确实,且治疗中患者无腹痛等不适症状,肝功能损害轻。

(3) 与其他介入性操作相比,激光治疗创伤小,出血、胆瘘等严重并发症的发生率低。

2. 激光治疗作为肿瘤局部治疗的一种方法也有其局限性。主要表现为:

(1) 激光凝固的范围为直径 1.5cm,直径>3cm 的肿瘤则需双光纤多点多次作用,但难以从三维空间分布上完全覆盖整个肿瘤,而不易达到肿瘤的完全性坏死。

(2) 当光纤受血性污染时,其能量迅速降低,凝固性坏死范围明显减少,而达不到预期的临床治疗效果。

(3) 激光为昂贵技术,成本高,且相对费时。

超声引导下经皮 Nd:YAG 激光治疗肝癌作为局部介入治疗的一种方法,为小肝癌的治疗开辟了一条可靠、安全、创伤小、远期疗效较好的治疗方法。

六、超声造影在肿瘤消融中的应用

20 世纪末出现的对比增强超声显像技术(contrast-enhanced ultrasonography,CEUS),简称超声造影,通过造影剂微泡的动态灌注显像反映病灶的微循环血流动力学特点,使超声影像从解剖成像上升到功能成像,是超声医学发展史上里程碑式的飞跃,可为肿瘤消融术前明确诊断、术中精确引导和术后的随访评价提供重要帮助。

【超声造影剂和造影条件】

1. **造影剂**　目前国内外应用最为广泛的也是被我国国家药品监督管理局批准使用的超声造影剂为 SonoVue(BR1,Bracco Italy),中文名称为声诺维。其主要成分为六氟化硫气体微泡,包膜由几种表面活性剂——聚乙烯二醇、磷脂、棕榈酸组成,特点是直径小、弹性好、分布均匀、半衰期长,具有良好的稳定性和持久性,无肝、肾毒性。肝脏造影推荐使用剂量为 2.4ml/次。据报道存在万分之一的过敏率,造影前需签署知情同意书。

2. **造影时相**　肝脏具有门静脉和肝动脉的双重供血,使造影动态图像的动脉期、门脉期、延迟期三期分明,这是造影反映血流动力学特点的生理学基础。

(1) 动脉期:(10~20)s~(25~35)s。

(2) 门脉期:(30~45)s~120s。

（3）延迟期：120s～（240～360）s（造影剂消失）。

3. 造影条件 高档超声仪一般配有基于非线性成像原理的低机械指数超声造影软件，使用时将仪器调至造影条件即可。

【应用价值】

1. 术前的作用

（1）明确诊断：见肝脏超声造影章节。

（2）"发现"病灶：常规超声由于分辨力及声特性阻抗差的限制使某些肝肿瘤显示不清，尤其是肝硬化背景下的小肝癌。当增强 CT 或增强 MRI 提示恶性肿瘤，或血 AFP 显著增高，而常规超声难以明确显示病灶时，推注超声造影剂在造影条件下快速扫查能够明显提高病灶的显示率（图 20-12）。

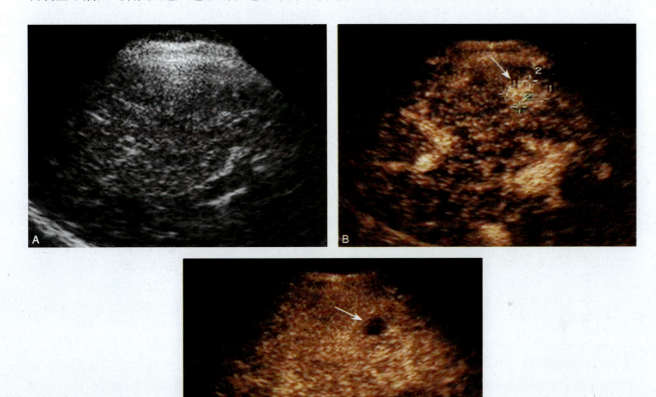

图 20-12 超声造影显示小肝癌

A. 常规超声显示不清；B. 超声造影动脉期见高增强结节（箭头所示）；C. 超声造影延迟期结节呈低增强（箭头所示）。

（3）协助制订个体化治疗方案：超声造影能够提供更为确切的信息，包括肿瘤的数目、位置、大小、内部微循环情况以及对周围组织的浸润情况。根据造影的结果制订个体化治疗方案，包括是否为热消融的适应证，消融方式的选择，消融的进针点、电极数目、布针情况、消融功率和持续时间等，较常规超声更为准确可靠。

（4）穿刺活检时避开坏死组织：肿瘤内的坏死区以及 TACE 后的坏死部分在造影时均呈无增强，与周围组织对比明显，穿刺活检时可有效避开，防止出现假阴性的病理结果（视频 20-5）。

视频 20-5　超声造影鉴别肿瘤内活性成分,提高穿刺成功率

2. 术中引导　超声动态实时显像,可根据需要从不同的位置和角度进行扫查,与 CT、MRI 相比,引导介入性操作更为灵活便捷。而超声造影对比成像在常规超声的基础上又增添了微循环动态灌注的信息,可有效弥补普通灰阶超声图像对少数病灶显示不清晰的不足。热消融时下列情况须超声造影引导:

(1) 肝硬化背景下的小肝癌,常规超声显示不清(图 20-13)。

(2) 由于肿瘤结构的原因,在超声图像上显示欠清晰。

(3) 超声图像对经过 TACE 或消融治疗后的残癌与已经坏死部分难以明确分界。

术中引导要注意如下事项:①在造影引导下,布针要迅速,除微波电极外,根据病灶位置还可能需要布测温针;②如果病灶靠近膈肌,进针难以避开肺组织时可做人工胸腔积液,若靠近胃肠可做人工腹腔积液,用"水"来分隔开病灶与重要组织器官,避免损伤(视频 20-6)。

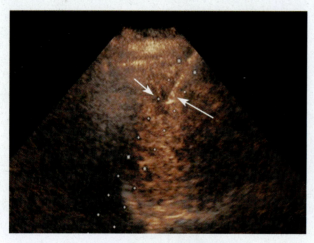

图 20-13　超声造影引导微波消融
超声造影引导摆放微波针(短箭头为肝癌结节,长箭头为微波针)。

视频 20-6　人工腹腔积液隔离病灶和周围肠道

3. 术后评价

(1) 即刻评价:消融后 10min,覆盖于消融区的微气泡强回声基本消散时,可推注造影剂进行即刻评价,明确凝固范围和坏死情况。当消融区完全覆盖肿瘤呈无增强时,为消融完全(图 20-14);如消

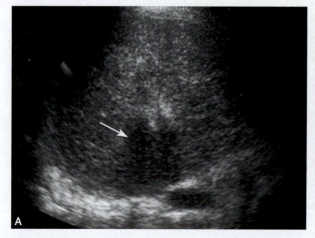
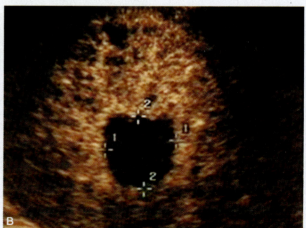

图 20-14　超声造影对热消融术后评价
A. 常规超声消融区呈偏低回声(箭头所示);B. 超声造影呈无增强。

融区周边或两电极间有增强区域,可以即刻补充消融。需指出的是,消融区周围肝组织常因受热发生充血水肿,造影时表现为消融区周边呈均匀环状高增强,与增强 CT 相类似,1个月后此征象消失;而残癌一般呈不对称、形态不规则的增强,门脉期或延迟期早退,二者要留意鉴别。此外,超声造影尚可用于发现消融治疗后的早期出血,便于明确诊断并进行早期处理(视频 20-7)。

视频2007

视频 20-7　术后超声造影发现消融区内出血伴肝周大量游离

（2）随访评价:肿瘤消融术后应定期行常规超声和超声造影检查。常规超声可初步提供消融区的大小、供血及有无复发和新生病灶等信息。超声造影在此基础上能够明确显示肿瘤的坏死程度、凝固范围,有无残癌、复发和新生病灶。由于超声造影具有无 X 线损害、造影剂经呼吸道排出无肝肾毒性、便于重复使用等优势,已成为肿瘤热消融治疗术后随访评价疗效的重要影像手段。随访时间如前述。

肿瘤消融后超声造影图像特点:

1）完全坏死:造影图像中消融区无造影剂微泡进入,呈三期无增强。凝固范围随着随访时间的延长逐渐缩小。

2）残留或复发:消融区边缘可见局灶性、不规则的动脉期高增强,门脉期或延迟期低增强病变(图 20-15)。

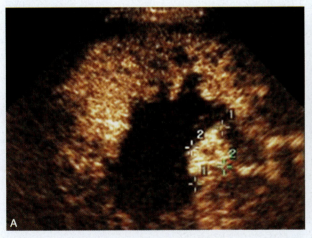
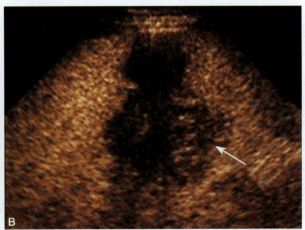

图 20-15　超声造影对消融后复发的诊断

A. 超声造影示复发结节动脉期呈高增强,消融区呈无增强;B. 超声造影示该结节延迟期呈低增强(箭头所示)。

3）新生病灶:于肝内非消融区见局灶性动脉期高增强、门脉期或延迟期低增强病变。

（梁　萍）

第八节　其他部位肿瘤的消融治疗

一、甲状腺病变的消融治疗

甲状腺结节是临床常见疾病,近年来,随着影像技术的发展和甲状腺体检的日益普及,甲状腺结节检出率呈逐年上升趋势。甲状腺结节分为良性及恶性两大类,良性者占绝大多数,主要包括结节性甲状腺肿、甲状腺腺瘤、甲状腺囊肿、炎性结节等;恶性率较低,占 5%～15%,以甲状腺乳头状癌为主。临床上应尽早识别甲状腺结节的性质,特别是区分其为良性或是恶性病变,对治疗方案的选择、预后等具有重要的意义。借助影像技术进行引导及监控的热消融(thermal ablation)(包括微波、射频、激光等)(表 20-1)治疗具有损伤小、恢复快、重复性好、不影响美观等特点,可以作为甲状腺良性结节、甲状腺微小癌及部分颈部转移性淋巴结非外科手术治疗的替代方法之一。

表 20-1　常用消融方式对比

对比点	微波消融	射频消融	激光消融
能量方向	向后	向后	向前
治疗机制	热凝固	热凝固	热凝固
升温速度	快	慢	中
凝固范围	较大	中	较小
安全性	+	++	+++
作用强度	+++	++	+
疗效	+++	+++	+
粗细程度	电极粗钝	电极锋利	光纤纤细

【适应证和禁忌证】

1. 甲状腺良性结节热消融适应证　需同时满足以下 1~2 项并满足第 3 项之一者,可进行热消融治疗:

(1) 超声提示良性,FNA 证实为良性的结节。

(2) 患者自身条件不能耐受外科手术治疗或患者主观意愿拒绝外科手术的。

(3) 同时需满足以下条件之一:

1) 结节明显增长(1 年内体积增大 50% 以上,或至少有 2 条径线增加超过 20% 或超过 2mm)。

2) 存在与结节明显相关的自觉症状(如异物感、颈部不适或疼痛)。

3) 结节明显外凸影响美观并要求治疗。

4) 患者思想顾虑过重影响正常生活而拒绝临床观察。

5) 自主功能性结节引起甲状腺功能亢进症状。

2. 甲状腺良性结节热消融禁忌证　符合下列任意一条即排除:

(1) 胸骨后甲状腺肿或大部分甲状腺结节位于胸骨后方(相对禁忌)。

(2) 甲状腺结节内存在粗大钙化灶。

(3) 病灶对侧声带功能不正常。

(4) 严重凝血机制障碍。

(5) 严重心、肺疾病。

3. 甲状腺微小癌热消融适应证　需同时满足以下 3 项:

(1) 超声提示单发结节,直径<1cm,没有贴近包膜(与包膜距离>2mm),FNA 证实为乳头状癌,侧颈区没有可疑淋巴结转移。

(2) 患者自身条件不能耐受外科手术治疗或患者主观拒绝外科手术治疗的。

(3) 患者思想顾虑过重影响正常生活且拒绝临床观察。

4. 甲状腺微小癌热消融禁忌证　符合下列任意一条即排除:

(1) 颈侧区发现可疑转移性淋巴结,并经穿刺证实。

(2) 甲状腺微小癌内存在粗大钙化灶。

(3) 病灶对侧声带功能不正常。

(4) 严重凝血机制障碍。

(5) 严重心、肺疾病。

【术前准备】

1. 治疗前应通过两次 FNA 或超声引导组织学穿刺活检获得明确的病理学诊断结果。

2. 对患者进行相应体格检查,询问病史,有心、脑血管疾病及糖尿病者,术前给予相应治疗,调整身体状态。

3. 术前检查血常规、血型、尿便常规、凝血功能、传染病、甲状腺功能、PTH、降钙素、生化、肿瘤标志物、胸部 X 线片、心电图、肺功能、喉镜、颈部增强 CT 或 MR、超声造影等。

4. 充分告知患者或其法定代理人患者疾病情况、治疗目的、治疗风险、当前治疗现状和替代治疗方法,并于术前签署知情同意书。

5. 患者术前、术后均禁食 6h 以上,行局部麻醉镇痛,必要时静脉麻醉,以便患者更好配合。

6. 建立静脉通路,方便静脉给药。

【治疗原则与方法】

1. 术前对病灶行多角度、多切面超声检查,明确病灶的位置及与周围组织的解剖关系,CDFI 显示进针点附近的血管情况,常规进行超声造影检查(视频 20-8),记录动态影像。根据病灶大小(测量三径并记录)、病灶位置制订治疗方案和热消融模式及功率大小。

2. 取仰卧位、颈部过伸,常规消毒、铺巾,超声引导下局部麻醉皮肤穿刺点至甲状腺前缘外周包膜。

3. 通过注射隔离带将消融病灶与周围重要脏器分离开。隔离带的成分可根据病灶的具体邻近位置予以选择,可以生理盐水或 10% 葡萄糖溶液 30~40ml(或加入 0.5mg 肾上腺素混合液),在甲状腺外包膜与颈动脉间隙、甲状腺后包膜与食管间隙、甲状腺与甲状旁腺间隙及甲状腺后包膜与喉返神经穿行区域进行分离,形成安全隔离区域(视频 20-9),以保护颈动脉、食管、甲状旁腺及喉返神经等相邻脏器。

视频 20-8 甲状腺结节超声造影

视频 20-9 液体隔离注射

4. 选取安全、较近的路径进针,在超声引导下避开颈部血管、甲状腺包膜血管、神经等重要结构。

5. 对于周边血管较丰富的病灶,可在病灶进针点位置启动消融,防止出血。消融大体积病灶推荐使用"移动消融术",由下至上,由远及近移动消融针,逐点、逐线、逐面、逐区域对各单元进行热消融处理,确保病灶达到立体三维消融。对于小体积病灶则可使用"固定消融术",或与"移动消融术"相结合。

6. 不同形式的消融针热传导方向不同,如微波及射频是后向式传导,激光是前向式传导,功率输出需根据具体热消融选择形式、病灶大小、病灶周围毗邻、设备厂家推荐值等情况酌情控制。

7. 较大肿瘤或多发肿瘤结节单纯消融治疗效果欠佳,采取分次治疗有助于提高疗效。甲状腺结节内部合并囊液较多者,可根据血供情况酌情选择先抽吸再消融或先消融血供丰富区再抽吸的方法。

视频 20-10 甲状腺结节消融术后超声造影评估

8. 热消融产生的汽化强回声是由水蒸气和组织崩解形成的,覆盖区不等同于消融范围,但仅能粗略评价凝固范围。应待汽化消散后行超声造影检查评估热消融区无灌注区情况,确保消融完全(视频 20-10)。恶性结节消融区应超出肿瘤周围正常组织 0.5cm,以达到肿瘤完全灭活,防止复发。

9. 消融结束后拔出消融针,局部按压止血、卧床休息,注意观察生命体征,必要时超声检查颈部等情况。治疗后应至少住院观察1~2d,需要再次治疗者,可在前次治疗后1周后进行。

【疗效评价】

1. 在消融前、后分别进行病灶的超声造影检查,并以增强结果作为消融术后即刻和消融术后随访疗效的主要评价指标。即刻行增强影像学检查,如发现残余病灶组织,需及时补充消融。

2. 热消融治疗后1个月、3个月、6个月、12个月行超声检查,随访观察治疗病灶坏死情况及病灶大小,计算体积及结节缩小率。治疗病灶体积缩小率:[(治疗前体积−随访时体积)/治疗前体积]×100%。术后随访可酌情行超声造影检查,评估病灶血供及坏死情况。

3. 记录治疗、恢复情况及相关并发症。随访时需检测甲状腺功能指标及相应肿瘤标志物。消融术后三碘甲腺原氨酸(T_3)、甲状腺素(T_4)可有轻度波动,1~3个月恢复正常。

4. 术后3个月可通过穿刺病理检查判断疗效的确切性。

【不良反应及并发症】

热消融治疗常见的不良反应为治疗时和治疗后短暂的疼痛、发热、周围组织水肿等,多数患者在治疗后1周症状自行消失,需要干预处理的严重并发症较少,常见严重并发症为出血形成血肿压迫气道、损伤周围神经引起相应症状等。

1. **局部疼痛及灼热感** 较常见的并发症,有时会发射至头、牙齿、双肩和胸,一般于术中出现,降低功率或中止治疗即立刻缓解,若疼痛剧烈可给予相应止痛药物治疗。

2. **发热** 少见,主要是机体对高温的反应性发热及对坏死组织的吸收热,对症治疗即可消退。

3. **声音嘶哑** 喉返神经严重损伤的发生率为1.3%~3.3%,可采用分次消融以避免发生。少部分患者有发生声音嘶哑的可能,系热量传至喉返神经致短暂性热损伤引起,可予以口服甲钴胺片(弥可保),大多数可在3个月内自行恢复。

4. **局限性血肿** 发生率约2.1%,多于1个月内消失。术中注意超声引导避开周围大血管,可在消融前凝固结节内的滋养血管,术后局部加压可以减少出血发生。

5. **针道种植转移** 很少发生,退针时进行针道消融有助于避免。

6. **气管穿孔** 病灶邻近气管,对于这些特殊部位的病灶,通过隔离带及控制消融范围可避免。

7. **肿瘤复发** 由于肿瘤的特殊性,消融后仍存在肿瘤复发、增大的可能,术后需定期复查随访,术前应向患者及其家属交代并签署知情同意书。

【临床价值】

消融治疗是让病灶在原位发生坏死并逐步缩小,原病灶区将由正常的甲状腺组织所取代。消融后的病灶随着时间推移,凝固坏死组织不断地被吞噬清除,消融区会缓慢缩小,这个过程快慢不一,存在明显的个体差异,且受原病灶大小及患者免疫功能状态的影响。大部分结节经过1年的随访会缩小90%左右并稳定,也有个别患者的消融坏死区域吸收极其缓慢。

(黄 瑛)

二、淋巴结病变的消融治疗

甲状腺癌最常见的转移部位是颈部淋巴结,初始治疗后的甲状腺癌患者,多达30%可能出现颈部淋巴结复发。对于已经进行过手术清扫淋巴结后出现淋巴结复发或转移的患者,由于局部瘢痕形成,解剖结构变异,手术难度及风险都大大增加。对于此类患者,可以采取热消融的方式进行处理。

【适应证和禁忌证】

1. 颈部转移性淋巴结热消融适应证　需同时满足以下条件：

（1）外科手术清扫后发生淋巴结复发或转移。

（2）影像学提示转移性淋巴结，经 FNA 证实为转移性淋巴结。

（3）经评估，患者存在手术困难且无法耐受手术或主观意愿拒绝手术。

（4）转移性淋巴结[131]I 治疗无效或患者主观意愿拒绝[131]I 治疗。

（5）转移性淋巴结能与重要血管、神经分离且有足够操作空间。

（6）Ⅱ～Ⅵ区淋巴结，每个颈部分区内转移性淋巴结数不超过 1 枚，且颈部转移性淋巴结总数量不超过 3 枚。

2. 颈部转移性淋巴结热消融禁忌证　符合下列任意一条即为禁忌：

（1）转移性淋巴结内存在粗大钙化或液化坏死。

（2）病灶位于Ⅵ区的转移性淋巴结，其病灶对侧声带功能不正常。

（3）严重凝血机制障碍。

（4）严重心、肺疾病。

【术前准备】

1. 治疗前应通过 FNA 或超声引导组织学穿刺活检获得明确的病理学诊断结果。

2. 对患者进行相应体格检查，询问病史，有心、脑血管疾病及糖尿病者术前给予相应治疗，调整身体状态。

3. 术前检查血常规、血型、尿便常规、凝血功能、传染病、甲状腺功能、PTH、生化、肿瘤标志物、胸部 X 线片、心电图、肺功能、喉镜、颈部增强 CT 或 MR、超声造影等。

4. 充分告知患者或其法定代理人患者疾病情况、治疗目的、治疗风险、当前治疗现状和替代治疗方法，并于术前签署知情同意书。

5. 患者术前、术后均禁食 6h 以上，通常采用局部麻醉，必要时可调整为局部神经阻滞、静脉全身麻醉、针刺复合麻醉等，以便患者更好配合。

6. 建立静脉通路，方便静脉给药。

【治疗原则与方法】

1. 术前对转移淋巴结行多角度、多切面超声检查，明确转移淋巴结的位置及与周围组织的解剖关系，CDFI 显示进针点附近的血管情况，常规进行超声造影检查（图 20-16），记录动态影像。根据病灶大小（测量三径并记录）、病灶位置制订治疗方案和热消融模式及功率大小。

2. 取仰卧位或侧卧位、颈部过伸，常规消毒、铺巾，超声引导下局部麻醉皮肤穿刺点至颈前肌群间隙。

3. 通过注射隔离带将消融病灶与周围重要脏器分离开。隔离带的成分可根据病灶的具体邻近位置予以选择，可以选择用生理盐水或 10% 葡萄糖溶液 30～40ml（或加入 0.5mg 肾上腺素混合液）在转移性淋巴结与

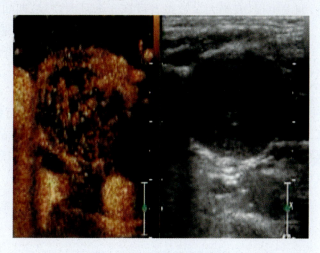

图 20-16　淋巴结超声造影

周围组织间隙中进行分离,形成安全隔离区域,以保护颈动脉、食管、甲状旁腺及喉返神经等相邻脏器。

4. 选取安全、较近的路径进针,在超声引导下避开颈部血管、神经等重要结构。

5. 消融小体积病灶可使用"固定消融术",消融大体积病灶推荐使用"固定消融术"与"移动消融术"相结合的方式,注意调整布针时进行针道消融。

6. 功率输出需根据具体热消融选择形式、病灶大小、病灶周围毗邻、设备厂家推荐值等情况酌情控制。当实时超声显示病灶完全被热消融产生的强回声所覆盖,停止热消融。待汽化消散后再次行超声造影检查评估热消融情况(图 20-17),确保消融完全。

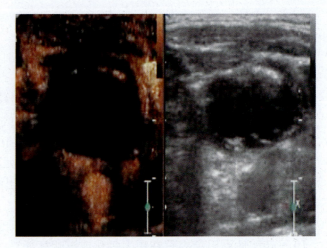

图 20-17 淋巴结消融术后超声造影评估

7. 消融结束后拔出消融针,局部按压止血、卧床休息,注意观察生命体征,必要时超声检查颈部等情况。治疗后应至少住院观察 1~2d,需要再次治疗者,可在前次治疗 1 周后进行。

【疗效评价】

1. 在消融前、后分别进行病灶的超声造影检查,并以增强结果作为消融术后即刻和消融术后随访疗效的主要评价指标。即刻行增强影像学检查,如发现残余病灶组织,需及时补充消融。

2. 热消融治疗后 1 个月、3 个月、6 个月、12 个月行超声检查,随访观察治疗病灶坏死情况及病灶大小,计算体积及淋巴结缩小率。治疗病灶体积缩小率:[(治疗前体积-随访时体积)/治疗前体积]×100%。术后随访可酌情行超声造影检查评估病灶血供及坏死情况。

3. 记录治疗、恢复情况及相关并发症。随访时需检测甲状腺功能指标及相应肿瘤标志物。

【不良反应及并发症】

1. 疼痛 淋巴结位置较浅贴近皮肤时,消融时可引起疼痛,建议采用水隔离技术避免,并注意保护好皮肤。

2. 喉返神经和喉上神经损伤 转移淋巴结位置较深,靠近或与喉返神经和喉上神经粘连时,消融过程中的热量通过传导,可能会引起喉返神经、喉上神经灼伤或热损伤。通常可以通过水隔离技术避免,如发生损伤,绝大多数患者可在 3 个月内恢复,期间可予以激素、神经营养药物等。

3. 针道种植转移 很少发生,退针时进行针道消融有助于避免。

4. 气管穿孔 病灶邻近气管,对于这些特殊部位的病灶,通过隔离带及控制消融范围可避免。

【临床价值】

对于一些已经接受外科手术淋巴结清扫的患者而言,瘢痕形成及颈部正常解剖结构发生变化偏移,再次手术无论是对患者、对术者都是一项较大的挑战。而对转移淋巴结进行热消融治疗不仅可以减轻患者痛苦,安全性也远远大于外科手术。消融完成后,病灶随着时间推移,凝固坏死组织不断地被吞噬清除,消融区会缓慢缩小。

(黄 瑛)

三、乳腺肿瘤的消融治疗

常见的乳腺良性病变包括纤维腺瘤、增生结节、导管囊性扩张等。随着微创治疗的发展,患者更易接受微创手术来治疗乳腺良性结节,特别是对于多发结节的患者。传统外科手术损伤较大、易留瘢痕影响美观。对于 BI-RADS 分级 3 级以下的患者,临床建议短期(1 年以内,一般建议 3~6 个月)随访,而随访过程中部分患者心理负担重,过于焦虑,严重影响生活质量。对于此类患者可以采用热消融技术,不仅可以消融肿瘤,使肿瘤灭活甚至消失,减轻患者的临床症状与体征,还可以避免手术或随访带来的影响,提高患者的生活质量。

【适应证和禁忌证】

1. 乳腺病变热消融适应证

(1) 结节位于腺体内部,组织学病理活检证实为良性结节。

(2) 乳腺触及包块、疼痛、担心恶变,影响日常生活者。

(3) 肿块与皮肤及胸筋膜的距离建议在 5mm 以上,≤5mm 需注射液体隔离带。

(4) 建议肿瘤的最大径≤30mm。

(5) 因美容、惧怕心理等原因拒绝手术或不能耐受手术切除者。

2. 乳腺病变热消融禁忌证

(1) 有较严重的凝血功能障碍。

(2) 全身其他任何部位存在急性或活动性的感染性疾病。

(3) 严重高血压、糖尿病及心肺功能不全者。

(4) 肿块>30mm 者为相对禁忌证。

(5) 妊娠或哺乳期。

(6) 病理证实为恶性的结节为相对禁忌证。

(7) 超声不能显示的病变。

【术前准备】

1. 对患者进行相应体格检查,询问病史,有心、脑血管疾病及糖尿病者,术前予以相应治疗及调整。

2. 术前检查血常规、血型、尿便常规、凝血功能、传染病、生化、肿瘤标志物、胸部 X 线片、心电图、胸部增强 CT 或 MR、超声造影等。

3. 充分告知患者或其法定代理人患者疾病情况、治疗目的、治疗风险、当前治疗现状和替代治疗方法,并于术前签署知情同意书。

4. 育龄期女性应在月经干净后 3~5d 方可手术,避免在经期内行手术治疗。

5. 术前当天给予预防性围手术期抗感染治疗。

【治疗原则与方法】

1. 术前具备完善的影像学资料,如超声及钼靶评估病灶的位置及与周围组织的解剖关系,根据病灶大小(测量三径并记录)、病灶位置制订治疗方案和热消融模式及功率大小。CDFI 显示进针点附近的血管情况,常规进行超声造影检查,记录动态影像(图 20-18)。

2. 取仰卧位,充分暴露乳腺,常规消毒、铺巾,术前穿刺组织活检明确病理。

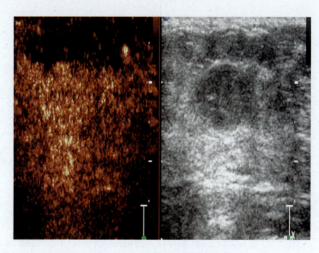

图 20-18　乳腺结节超声造影

3. 采用0.5%~1%利多卡因局部麻醉,当结节距皮肤或胸肌筋膜的距离<5mm时,在该结节前方皮下或乳腺后间隙内注射液体隔离带,根据患者具体情况制订个体化消融治疗方案,包括进针部位、路径、深度、消融次数、消融时间等。皮肤穿刺点通常选择在距肿物1~2cm处,优先选择远离乳头方向的外侧进针点,靠近乳头的结节要防止不必要的损伤。多结节消融时,尽量减少皮肤切口数量,除特殊情况外,活检、隔离液注射、消融穿刺点尽量选择同一穿刺路径。

4. 应根据具体情况合理选择手术以及微波、射频、激光等热消融治疗方式,在选用不同的消融设备时,应熟练掌握该设备的使用方法及特性,以求安全、有效地完成治疗。

5. 选取安全、较近的路径,在超声引导下布针,对于周边血管较丰富的病灶,可在病灶进针点位置启动消融,防止出血。消融大体积病灶推荐使用"固定消融术"与"移动消融术"相结合的方式,由深至浅,由远及近,逐区域对各单元进行热消融处理,确保病灶达到立体三维消融(图20-19)。

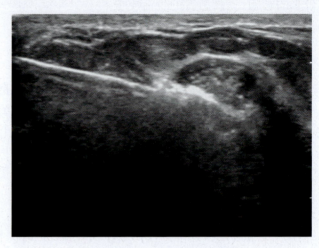

图20-19　乳腺结节微波消融

6. 热消融产生的汽化强回声是由水蒸气和组织崩解形成的,覆盖区不等同于消融范围,但仅能粗略评价凝固范围。应待汽化消散后行超声造影检查评估热消融区无灌注区情况,确保消融完全。

7. 消融结束后拔出消融针,局部按压止血,必要时弹力绷带加压包扎。注意观察生命体征,治疗后应至少住院观察1~2d,需要再次治疗者,可在前次治疗1周后进行。

【疗效评价】

1. 在消融前、后分别进行病灶的超声造影检查,并以增强结果作为消融术后即刻和消融术后随访疗效的主要评价指标。即刻行增强影像学检查,如发现残余病灶组织,需及时补充消融。

2. 热消融治疗后1个月、3个月、6个月、12个月行超声检查,随访观察治疗病灶坏死情况及病灶大小,计算体积及病灶缩小率。治疗病灶体积缩小率:[(治疗前体积−随访时体积)/治疗前体积]×100%。术后随访可酌情行超声造影检查,评估病灶血供及坏死情况。

3. 记录治疗、恢复情况及相关并发症。

【不良反应及并发症】

1. **乳腺导管轻度扩张**　治疗后1~4周内消失。

2. **消融区局部出现轻度胀痛、刺痛**　给予物理治疗后8~12h症状缓解或消失,一般无须服用止痛药。

3. **局部脂肪液化**　较小者可自行吸收,较大者可行超声引导下穿刺抽液。

4. **局部皮肤出现红肿或烫伤**　由于结节距离皮肤较近及消融能量较高造成,术中可采用下压、上挑等手术操作技巧及局部降温处理或增加液体隔离带等方法预防。

5. **消融不全**　由于结节部位特殊或形态不规则,不宜达到适形消融而导致的残留,术后定期复查,酌情再次消融。

【临床价值】

超声引导经皮热消融治疗乳腺良性结节可使病灶凝固性坏死,结节逐渐缩小或消失,患者临床症状及体征缓解或消失。治疗创伤小、恢复快,并发症少,一般不引起乳房外形改变,符合美观要求,不留瘢痕且简便易行、治愈率高、可门诊治疗,是治疗乳腺良性结节的新方法,有着广阔的临床应用前景。

(黄　瑛)

四、肾肿瘤的消融治疗

肾肿瘤是泌尿外科常见肿瘤,约95%是恶性的,肾脏恶性肿瘤占全身恶性肿瘤的2%~3%,以肾细胞癌(renal cell carcinoma,RCC)最为常见。随着现代影像技术水平的提高和人们健康保健意识的增强,肾肿瘤的检出率明显升高,且以体检发现无症状早期小肾癌(<4cm)为主。只要及时进行科学、合理的治疗,很多患者都可以达到长期生存甚至治愈的目的。

肾癌对放疗、化疗、激素治疗等均不敏感。对局限性肾癌的患者来说,手术切除是其最有效的治疗手段。传统手术方式包括根治性肾切除术(radical nephrectomy,RN)和肾部分切除术(partial nephrectomy,PN)。保留肾单位手术(nephron sparing surgery,NSS)是目前治疗小肾癌(<4cm)的首选方案。但对靠近肾门、解剖复杂的肿瘤,倘若患者合并肾功能不全、孤立肾、多发肾肿瘤、严重内科合并症等特殊情况,上述传统手术则存在较高风险。影像引导的热消融技术创伤小、操作简单、手术风险低、可重复性高,近年来各种消融治疗方法作为更广义上的保留肾单位手术,已广泛应用于肾肿瘤的临床治疗。因此,射频消融术(radio frequency ablation,RFA)、微波消融术(microwave ablation,MWA)等一系列热消融治疗方法相继应用于肾肿瘤。肾癌多有较完整的包膜,有良好的聚热性,非凸向肾盂的肾癌一次完全消融成功率较高,术后恢复快,局部复发率低(图20-20)。

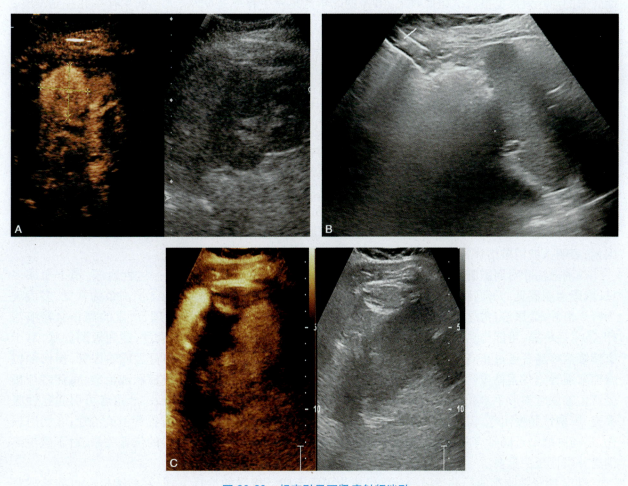

图20-20　超声引导下肾癌射频消融

A. 肾癌结节消融前动脉期呈高增强,边界清晰;B. 肾癌结节射频消融术中,两根射频电极针;C. 消融后超声造影示结节无增强。

热消融治疗肾肿瘤的适应证主要包括：①肾皮质内、近肾表面或肾外生长的肿瘤，一般直径<4cm；②双肾癌、孤立性肾癌、对侧肾功能中至重度受损的肾癌；③肾肿瘤术后复发；④伴有其他严重疾病（如冠心病、糖尿病、慢性阻塞性肺疾病等）手术高风险，或年老体弱不能耐受手术；⑤其他各种原因患者不能或不愿手术。

热消融治疗肾肿瘤的禁忌证主要包括：①凝血功能异常是热消融治疗的唯一绝对禁忌证；②术前评估无安全穿刺路径；③病灶靠近肾门，预计热消融后出现肾盂、输尿管损伤；④伴发严重感染、近期急性发作的不稳定型心绞痛或急性心肌梗死、急性脑血管意外等；⑤肿瘤贴近肠管、大血管等部位时，行热消融治疗须谨慎。

20世纪90年代，射频消融开始应用于实体肿瘤的治疗。1997年报道了首例肾肿瘤射频消融术，1999年首例超声监测下经皮肾肿瘤射频消融术成功实施。临床上治疗肾肿瘤多使用480kHz的射频发射器，方案常以50~150W功率持续8~12min作为一个治疗间期，每个病灶一般不少于2个治疗间期。射频针可分为单极、集束、套装针等；一般来说，直径≤3cm的肿瘤选用单极射频针，>3cm的肿瘤视情况选择集束针或者套装针。RFA的定位主要依赖于超声、CT、MRI等影像学手段。超声可以辅助射频针的放置，多普勒超声可以明确肿瘤的大小、血供、毗邻等情况，对RFA治疗有很好的引导作用。其优势在于无创、经济、易操作等。超声造影亦可用作术中、术后监测肿瘤消融疗效的手段。

2013年，Atwell等报道了222例患者256个小肾癌的射频消融，肿瘤大小（1.9±0.5）cm，1年、3年、5年无复发生存率分别为100%、98.1%和98.1%，并发症的发生率为4.3%。Olweny等对于T1a期肿瘤的治疗效果也报道了相似效果，RFA的5年无复发生存率是92%，无疾病生存率几乎到90%；而且5年随访结果显示RFA与部分肾切除术（PN）治疗T1a的孤立性肾癌的肿瘤控制率相近。最新数据来自Marshall等报道了100例患者125个RCC采用RFA治疗，肿瘤0.8~8cm，平均随访时间是62.8个月，10年总的生存率、癌症特异性生存率和局部无进展生存率分别为32%、86%和92%。术前及术后2~3年患者肾小球滤过率没有显著改变。

微波消融通过"偶极子加热效应"使水分子运动产生热能，达到60~100℃使组织坏死，因不产生电流，可避免射频消融导致的皮肤灼伤，也适用于体内有起搏器等金属植入物的患者。微波消融时间短、靶区温度高、消融范围更大，所以治疗直径>3cm的肾肿瘤更具优势。其物理学依据是微波不易受"热沉效应"的影响，受脏器血流灌注影响小，更适用于邻近肾门大血管或血供丰富的肾肿瘤。2008年，梁萍等在国际上首先报道了超声引导经皮微波消融治疗肾癌，2012年该团队又报道了46例49个结节的原发性肾癌微波消融，肿瘤大小（3.0±1.5）cm，1年、2年、3年无病生存率分别为95.4%、92.3%和92.3%，无严重并发症发生，肿瘤的数目、肿瘤生长方式和微波消融时间是独立的进展相关因素，表明微波消融治疗肾癌是一种安全、有效、微创的方法。

热消融治疗对周围脏器干扰较小，严重并发症少见，常见并发症有：①一过性血尿，镜下血尿多见，肉眼血尿偶见，无须特殊处理可自愈；②血红蛋白尿，一般无须特殊处理；③出血最为常见，多表现为肾周血肿、血尿等，常见于大的中央型肾癌，通常为自限性而无须特殊处理，严重的需止血输液治疗；④术后疼痛，可能与热消融损伤肌肉神经等有关，也可表现为感觉功能紊乱，多为短期症状，对于有持续性疼痛者通过止痛或理疗有一定改善；⑤肾积水，多见于热消融损伤肾盂或输尿管，损伤部位瘢痕挛缩导致肾盂输尿管连接处狭窄，轻症者可通过放置输尿管支架等改善症状或治愈，重症者须接受肾盂输尿管整形手术；⑥漏尿，为热消融引起肾盂或输尿管开放性损伤所致，严重者可引起急性腹膜炎、麻痹性肠梗阻等，需要手术治疗；⑦肾脓肿，偶见于高龄糖尿病患者，需置管引流治疗；⑧肠道损伤，多与肿瘤贴近肠管有关，故术前明确肿瘤位置、大小及其与周围组织脏器的位置关系，对于减少热消融并发症至关重要。

cT1a期肾细胞癌的局部消融治疗已经成为国际上广泛接受的治疗方式，在将来极有可能挑战肾部分切除术而成为新的标准治疗方式。

（程　文）

五、子宫病变的消融治疗

子宫肌瘤及腺肌病一直是困扰女性健康的妇科常见疾病,临床表现通常为痛经、经血过多、不孕等。消融治疗子宫肌瘤或腺肌病是利用热能将子宫病变原位灭活,控制病灶进一步生长,使病灶缩小或完全消失,减轻或消除临床症状,保留子宫及其生育能力。

【适应证和禁忌证】

1. **子宫肌瘤热消融适应证** 症状性子宫肌瘤(且合并有月经过多或继发性贫血)患者,未生育或已婚已育强烈希望保留子宫者,年龄<50岁,符合下列条件之一者:

(1) 肌壁间肌瘤直径5cm左右。

(2) 黏膜下肌瘤直径>2cm。

(3) 蒂宽(>4cm)的浆膜下肌瘤直径5~10cm。

(4) 手术挖除肌瘤后复发且合并复发症状者。

(5) 经其他方法治疗后肌瘤复发(手术肌瘤挖除、高频聚焦超声治疗或射频自凝刀治疗等)。

(6) 拒绝手术或其他治疗方法,自愿选择消融治疗者。

2. **子宫肌瘤热消融禁忌证**

(1) 患者处于孕期、哺乳期、月经期。

(2) 细蒂浆膜下肌瘤。

(3) 肌瘤紧邻肠管、膀胱、大血管等重要器官,且无安全穿刺路径者。

(4) 有未被控制的盆腔炎症。

(5) 严重凝血功能障碍,血小板<$50×10^9$/L,凝血酶原时间>25s,凝血酶原活动度<40%。

(6) 肝、肾等重要器官功能障碍。

(7) 宫颈液基细胞学检查(TCT)发现癌细胞。

(8) 肌瘤短期迅速增大,不能排除肉瘤样变。

3. **子宫腺肌病热消融适应证** 经MRI明确诊断的子宫腺肌病(子宫结合带宽度>13mm),伴有进行性加重的痛经或月经过多、贫血或压迫症状,患者未生育或已生育但要求保留子宫,无围绝经期迹象,有安全的经腹壁穿刺路径,并符合以下条件者:

(1) 病灶厚度>30mm。

(2) 痛经症状评分>4或血红蛋白≤100g/L,痛经或贫血症状持续1年以上并继续加重。

(3) 拒绝手术切除子宫或其他有创方法治疗,自愿选择经皮微波消融治疗。

4. **子宫腺肌病热消融禁忌证**

(1) 月经期、妊娠期或哺乳期。

(2) 子宫颈上皮内瘤变(CIN)3级以上。

(3) 伴发子宫内膜不典型增生。

(4) 有未被控制的急性盆腔炎症。

(5) 有严重的凝血功能障碍。

【术前准备】

1. 对患者进行相应体格检查,询问病史,有心、脑血管疾病及糖尿病者,术前予以相应治疗及调整。

2. 术前检查血常规、血型、尿便常规、凝血功能、传染病、生化、肿瘤标志物、胸部X线片、心电图、腹部增强CT或MR、超声造影等。

3. 充分告知患者或其法定代理人患者疾病情况、治疗目的、治疗风险、当前治疗方法和替代治方法,并于术前签署知情同意书。

4. 患者术前行静脉麻醉、脊椎麻醉或全身麻醉准备,以便患者更好配合。

5. 育龄期女性应在月经干净后 3~5d 方可手术,避免在经期内行手术治疗。

6. 手术前应禁食 8h。

7. 术前当天给予预防性围手术期抗感染治疗。

【治疗原则与方法】

1. 术前具备完善的两种影像学方法,如超声及 MR 评估肌瘤或腺肌病病灶的位置及与周围组织的解剖关系,根据病灶大小(测量三径并记录)、病灶位置制订治疗方案和热消融模式及功率大小。CDFI 显示进针点附近的血管情况,常规进行超声造影检查(图 20-21),记录动态影像。

2. 取仰卧位,常规消毒、铺巾,术前穿刺组织活检明确病理。

3. 膀胱内置入三腔导尿管,冷水灌注。阴道内填塞冷水纱布,防止阴道黏膜烫伤。如病灶靠近内膜,宫腔内可置入三腔管进行冷水循环降温。

4. 通过腹腔注射隔离带将消融病灶与周围重要脏器如肠管分离,隔离带选用生理盐水,需形成有效、安全的隔离区域。

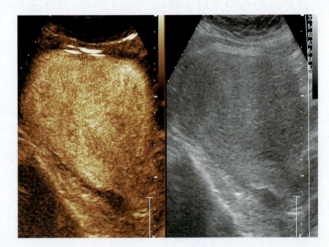

图 20-21 子宫超声造影

5. 选取安全、较近的路径,在超声引导下布针,对于周边血管较丰富的病灶,可在病灶进针点位置启动消融,防止出血。消融大体积病灶推荐使用“固定消融术”与“移动消融术”相结合的方式,由深至浅,由远及近,逐区域对各单元进行热消融处理,确保病灶达到立体三维消融,对于腺肌病消融,每次调整布针时均应进行针道消融,防止种植。

6. 病灶位置特殊,如靠近内膜、卵巢、子宫动脉、宫颈、膀胱、髂血管、肠道者,消融治疗应慎重,术中注意把控针道及消融功率。

7. 热消融产生的汽化强回声是由水蒸气和组织崩解形成的,覆盖区不等同于消融范围,但仅能粗略评价凝固范围。应待汽化消散后行超声造影检查评估热消融区无灌注区情况,确保消融完全(图 20-22)。

8. 消融结束后拔出消融针,局部按压止血、卧床休息,注意观察生命体征,必要时超声检查术区血肿、阴道出血等情况。治疗后应至少住院观察 1~2d,需要再次治疗者,可在前次治疗 1 周后进行。

9. 根据腹腔隔离带多少情况,酌情进行抽吸。

【疗效评价】

1. 在消融前、后分别进行病灶的超声造影检查,并以增强结果作为消融术后即刻和消融术后随访疗效的主要评价指标。即刻行

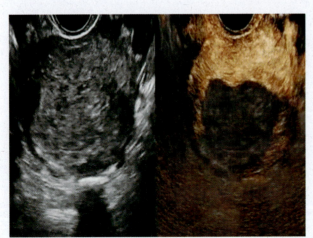

图 20-22 子宫病变消融后超声造影

增强影像学检查如发现残余病灶组织,需及时补充消融。

2. 热消融治疗后 1 个月、3 个月、6 个月、12 个月行超声检查随访观察治疗病灶坏死情况及病灶大小,计算体积及病灶缩小率。治疗病灶体积缩小率:[(治疗前体积−随访时体积)/治疗前体积]×100%。术后随访可酌情行超声造影检查,评估病灶血供及坏死情况。

3. 消融效果评价

(1) 彻底消融:消融后无灌注区体积占子宫病变总体积>80%。

(2) 大部分消融:消融后无灌注区体积占子宫病变总体积的 60%~79%。

(3) 部分消融:消融后无灌注区体积占子宫病变总体积的 20%~59%。

(4) 无效消融:消融后无灌注区体积<治疗前病变体积的 19%。

4. 临床效果评价

(1) 子宫肌瘤、腺肌病相关症状与健康相关生活质量调查问卷评分。

(2) 血红蛋白定量评估。

5. 记录治疗、恢复情况及相关并发症。随访时需检测相应肿瘤标志物。

【不良反应及并发症】

1. 局部疼痛及灼热感 较常见的并发症,1~2d 后可缓解,若疼痛剧烈可给予相应止痛药物治疗。

2. 发热 少见,主要是机体对高温的反应性发热及对坏死组织的吸收热,对症治疗即可消退,围手术期可应用抗生素预防感染。

3. 出血 术中注意超声引导避开周围大血管,若肿瘤内或周边有大血管穿入者,可先选取大功率(70~80W)将其凝固,术后局部加压可以减少出血发生。术后积极监测生命体征,必要时采取扩容、输血、止血、升压药物等的应用。

4. 肠道损伤 对于邻近肠管的病灶,通过隔离带及控制消融范围可避免。

5. 肿瘤复发 由于病变的特殊性,消融后仍存在复发、增大的可能,术后需定期复查随访,术前应向患者及其家属交代并签署知情同意书。

【临床价值】

对于希望保留子宫的患者,消融治疗能够让病灶在原位发生坏死并逐步缩小,有效改善肌瘤及腺肌病所带来的并发症,包括贫血、痛经、流产、早产,甚至对孕期宫内胎儿的影响,为患者提供了更加多样的治疗选择。

（黄　瑛）

第九节　其他超声介入治疗

一、关节注射药物治疗

肌骨、关节疾病的超声介入治疗以其精准、微创、有效等优点而得到迅速发展。由于病变部位相对表浅,传统多采用徒手盲穿方法。

【适应证和禁忌证】

1. 适应证

(1) 急、慢性腱鞘炎,腱鞘囊肿或局限性积液。

(2) 急、慢性肌腱病。

(3) 关节滑囊炎伴积液。

（4）关节腔积液或积脓。

（5）强直性脊柱炎的髋关节病变或骶髂关节炎。

2. 禁忌证

（1）合并严重的心、脑、肝、肺、肾功能障碍。

（2）合并凝血功能障碍,近期使用抗凝药物,如阿司匹林、硫酸氢氯吡格雷、华法林、肝素等,需停用后再行治疗。

（3）局部麻醉药物过敏。

（4）怀疑存在感染或穿刺部位皮肤局部感染。

（5）合并精神系统疾病。

【术前准备】

1. 药品

（1）2%盐酸利多卡因注射或其他阻滞麻醉药物液。

（2）长效激素类药物,如复方倍他米松注射液。

（3）糖皮质激素,抗炎和免疫抑制作用,如曲安奈德、倍他米松等。

（4）透明质酸衍生物,如玻璃酸钠。

2. 穿刺针 常用 18~21G 的 PTC 穿刺针。

【治疗原则与方法】

1. 患者取平卧位、侧卧位、俯卧位或坐位,可采用靠垫协助固定体位。二维超声检查观察病灶的部位、形态、大小和回声,测定积液量。彩色多普勒显示病变及其周围的血管情况,选择穿刺路径,避开周围较大血管、神经等重要结构(图 20-23)。

2. 对穿刺部位皮肤进行严格消毒、铺巾等处理,进针点处采用 2%盐酸利多卡因行局部麻醉。

3. 在超声引导下,用 PTC 针进行穿刺,进入靶目标区,拔除针芯。对于囊肿、积液、脓肿,应先抽出积液或脓液,并使用生理盐水反复冲洗,全部抽出,再注入相应的治疗药物(图 20-24)。对于慢性肌腱病伴钙化者,首先用穿刺针对钙化灶行捣碎,再注入生理盐水进行冲洗,全部抽出后再注射治疗药物。之后拔针、按压。

【疗效评价】

术后 1 周、4 周及 3 个月后,对患者进行常规超声检查及视觉模拟评分法(VAS)临床疗效评定标

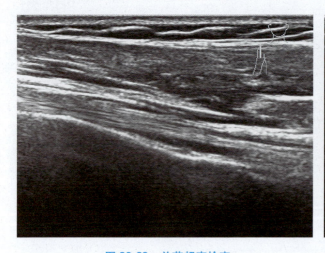

图 20-23 关节超声检查

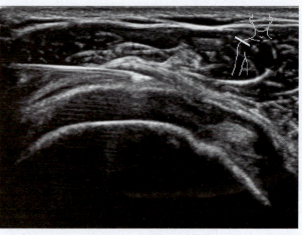

图 20-24 关节穿刺注药

准随访,评价患者术后近期及远期的临床疗效。

【不良反应及并发症】

1. **血肿** 因超声引导下清晰显示靶目标,多数情况下使用较细的 21G 穿刺针,此类并发症不常发生。

2. **气胸** 治疗肩部、胸部时可出现,但多数情况下气体量少,可自行吸收。

3. **术后疼痛** 避免直接穿刺肌腱、韧带,即使肌腱、韧带发生炎症,也应把药物注射到肌腱、韧带的周围,防止不必要的损伤。

4. **感染** 不常发生,但是肌腱、韧带和关节腔介入治疗对无菌操作要求非常严格,应注意避免。

5. **疗效不明显** 关节腔注射时,注意针尖斜面、针道与关节面的角度,避免药物注射到关节腔外,导致治疗无效。

6. 部分肌骨、关节腔用药为颗粒性混悬液,注射前需摇匀,注射时务必回抽,避免入血。

【临床价值】

超声引导下关节注射药物治疗具备精准、微创、有效缓解症状的优势,应给予大力推广。

(黄 瑛)

二、神经阻滞治疗

随着超声技术的发展,许多外周神经可被超声清晰显示,从而可在超声引导下方便地行外周神经阻滞,以用于神经阻滞麻醉、疼痛治疗,以及外周神经炎的治疗等。相较于传统的 X 线引导下阻滞,超声引导不仅无辐射、软组织可视,同时还可以实时观察进针情况及药物扩散,并且避免了 X 线引导时应用造影剂所导致的过敏及内脏损害,同时也因其便携经济等优点,大大地增加了其应用场所及受众人群,目前已得到临床的广泛认可。

【适应证和禁忌证】

1. **外周神经阻滞适应证**

(1)结合患者症状、体征和影像学检查符合神经阻滞治疗,经保守治疗至少 2 个月,疗效较差的患者。

(2)能被超声显示的外周神经。

(3)外周神经卡压后水肿、疼痛、麻木等。

(4)外周神经性疼痛,VAS 评分≥4 分。

2. **外周神经阻滞禁忌证**

(1)合并严重的心、脑、肝、肺、肾功能障碍。

(2)合并凝血功能障碍。

(3)对局部麻醉药物过敏。

(4)怀疑存在感染或穿刺部位皮肤局部感染。

(5)合并精神系统疾病。

【术前准备】

1. **药品**

(1)2%盐酸利多卡因注射液或其他阻滞麻醉药物液。

(2)长效激素类药物,如复方倍他米松注射液。

(3)糖皮质激素,起抗炎和免疫抑制作用。

2. **穿刺针**　常用 23G 的 PTC 穿刺针。

【治疗原则与方法】

1. 可灵活采取治疗体位,如平卧位、侧卧位、俯卧位或坐位,必要时采用靠垫协助固定。

2. 超声观察目标神经,确定卡压原因。彩色多普勒显示外周神经病变及其周围的血流变化,选择穿刺路径,避开周围较大血管、重要器官等重要结构,避免对外周神经束干直接穿刺(视频 20-11)。

3. 对穿刺部位皮肤进行严格消毒、铺巾等处理。

4. 确定好位置后,在超声引导下选择平面内进针法,进入靶神经周围,确认没有误入血管后,注射药物对靶神经进行包绕,避免药物注射到神经干内(视频 20-12)。注射完毕,拔针,按压。

视频 20-11　融合导航神经根超声检查　　　　　视频 20-12　融合导航神经根阻滞治疗

【疗效评价】

术后 3 天、1 周、4 周及 3 个月后,对患者进行常规超声检查及 VAS 临床疗效评定标准随访,评价患者术后近期及远期的临床疗效。

【不良反应及并发症】

1. **脊髓麻痹或脊髓动脉栓塞**　颈神经根或其他脊神经根、臂丛神经根、颈神经节阻滞时,药物沿神经鞘膜进入椎管可引起注射平面的脊髓麻痹,高位者呼吸肌受累,导致窒息,颗粒性激素误入血管导致脊髓动脉栓塞可致截瘫。预防措施是超声引导下准确识别靶目标,缓慢推药,边推药边观察患者的反应,避免推药速度过快。

2. **气胸**　治疗肩部、胸部时可出现气胸,多数情况下气体量少,可自行吸收。

3. **血肿或药物入血**　系穿刺过程中误伤血管所致,采用彩色多普勒超声引导和注射前回抽的措施可以有效避免。

【临床价值】

超声引导下介入治疗作为一种非手术治疗,可以向神经损伤处靶向注射抗炎镇痛药物,效果显著,具有临床可行性及有效性。

(黄　瑛)

三、血管疾病注射药物治疗

下肢静脉曲张是临床上一种常见的疾病,主要以活动后小腿肿胀、酸痛、静脉性溃疡为临床表现,影响患者的生活和工作。静脉曲张的根治性术式是隐静脉横断切除术或高位结扎术联合隐静脉剥脱术祛除隐静脉反流。在下肢静脉曲张治疗术的发展历程上,先后出现了电凝术、血管内激光、静脉旋切抽吸术、射频闭塞术等微创治疗方法。近年来,超声引导下硬化剂注射下肢静脉也取得了良好的疗效。理想的硬化剂主要需要具备无毒性、无过敏性、无副作用、损伤内膜后可引起纤维化等特点。目前市场上的硬化剂在导致纤维性病理变化的能力、浓度、剂型等方面存在差异,硬化剂主要有高渗生理盐水、高渗葡萄糖液、聚多卡醇、碘溶液等。目前在临床上应用最多的硬化剂是聚桂醇,注射后可在局部停留较长的时间,不会很快被血流稀释和冲散,对内膜可维持较长时间的作用,副作用极少。聚桂醇静脉血管内注射后,通过其化学刺激作用可造成血管内皮的损伤,血栓即刻形成,内皮剥脱和胶原纤维皱缩,血管闭塞最终转化为纤维条索,治疗后弹力绷带包扎,降低血管内流速及压力,从而达到止血的目的。

【适应证和禁忌证】

1. 适应证

(1) 大隐静脉主干曲张。

(2) 交通静脉功能不全。

(3) 网状浅静脉曲张。

2. 禁忌证

(1) 口服避孕药患者。

(2) 浅静脉血栓形成。

(3) 深静脉回流不畅。

(4) 治疗区域感染或合并全身感染。

(5) 持续制动或限制卧床。

(6) 周围动脉闭塞性疾病。

(7) 甲状腺功能亢进。

(8) 肥胖患者,弹力压迫困难者。

(9) 对硬化剂过敏者。

(10) 严重心、肺、肾功能障碍者。

【术前准备】

1. **检查范围**　应包括整个下肢的静脉系统,包括深静脉、浅静脉及穿支静脉等。灰阶超声及 CDFI 评价血管的解剖信息、静脉图像、静脉的可压缩性、静脉的血流以及静脉扩张情况,并在体表标记(图 20-25)。

2. 通过血液反流情况判断静脉功能:

(1) 用瓦尔萨尔瓦动作增加腹压,评估股总静脉和隐股静脉交界处瓣膜。

(2) 用手压或袖套压迫/松开的方式评估远端静脉功能。

3. 鉴别急性静脉内血栓形成和慢性静脉病的改变。

【治疗原则与方法】

1. **聚桂醇泡沫硬化剂的制备**　将三通阀分别连接 2 个 10ml 的注射器,取 1% 聚桂醇硬化剂 2ml 和 8ml 的空气混合制成泡沫,快速来回推送 2 个注射器 20 次以上,制备好的聚桂醇泡沫硬化剂备用。

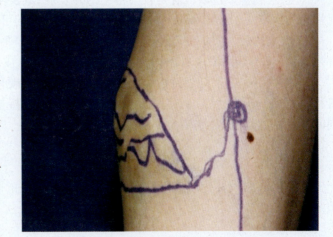

图 20-25　静脉曲张硬化治疗前体表标记

2. 局部消毒,超声引导下穿刺靶静脉并送入套管针,超声监测套管针留置成功后,嘱患者取平卧位,缓慢分段注射聚桂醇泡沫硬化剂。

3. 对于反流的隐静脉,当泡沫硬化剂接近隐股静脉汇合处时,用手指压迫阻断隐静脉近段,防止泡沫进入深静脉系统。

4. 术中严密观察患者的生命体征,观察患者是否存在咳嗽、胸闷、呼吸困难和神经症状等。硬化剂注射治疗完毕后拔除穿刺针,皮肤穿刺点适当按压。治疗区域先采用纱布局部压迫,使静脉内处于无血或少血状态。然后从踝部至大腿下段使用弹力绷带环形包扎。

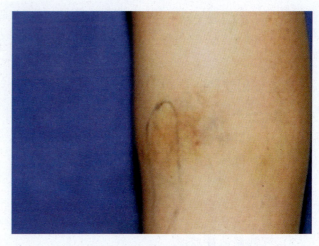

图 20-26　静脉曲张硬化治疗后 2 个月

【疗效评价】

疗效评估标准:

(1) 治疗成功:临床症状消失或改善,无肉眼可见的静脉曲张或曲张静脉呈不可压缩的条索状物(图 20-26)。

(2) 部分成功:临床症状消失或改善,肉眼可见原曲张静脉明显细小或部分不可压缩。

(3) 未成功:临床症状无变化或加重,原曲张静脉增粗或静脉曲张分级恶化。

【不良反应及并发症】

1. **下肢水肿与血栓形成**　血栓形成是术后常见并发症,深静脉血栓形成则是最为严重的并发症,发生率为 0.2%~1.3%,肺栓塞发生率 0%~3%。对于血栓形成高风险患者,如肥胖、肿瘤、妊娠及既往血栓史患者,术后更要密切观察。弹力绷带包扎过紧也会出现下肢远侧水肿或发绀,可适当松解弹性绷带。术后 6h 鼓励患者下床适度活动,有意识地指导患者进行患肢肌肉的收缩、舒张锻炼,促进血液重构,预防下肢静脉血栓形成。术后 24h 后去除弹力绷带,检查皮肤穿刺点有无异常及静脉曲张的改善情况,术后压力治疗是促进曲张静脉闭合及降低复发率的重要保证。

2. **色素沉着**　色素沉着是较为常见的并发症,其发生与靶血管条件及硬化剂反应有密切关系,暂时性色素沉着一般于 6~24 个月消退,严重影响美观的可行激光照射治疗。

3. **皮肤溃疡**　溃疡的发生主要由硬化剂注射技术不良或配制浓度过高导致,较轻的溃疡可以局部按摩缓解,严重的溃疡可以用 5% 过氧化苯甲酰或植皮治疗。

4. **疼痛**　如出现剧烈疼痛提示出现血管旁注射,硬化剂注射完成后立刻以超声探头沿硬化静脉行程进行局部压迫;治疗后使用弹力绷带或弹力袜维持被治疗肢体的压迫,并维持弹力袜压迫数天,同时避免剧烈运动、热水浴及紫外线照射可预防。

【临床价值】

下肢静脉曲张硬化治疗可以减轻或消除静脉曲张的临床症状,改善病理性血流动力学特点,达到满足美容和功能要求的效果。

（黄　瑛）

四、乳腺肿物导丝定位

乳腺肿瘤作为女性的一种常见疾病,发病率呈逐年上升趋势。多数患者由于肿物较小,触诊均为阴性,多是通过早期体检发现。目前,成功切除乳腺肿瘤的关键在于术前、术中对病灶的精准定位,因此应该对乳腺肿瘤的精准定位给予重视。以前对触诊不清的乳腺病灶,一般采用钼靶 X 线引导下进行术前定位,在病灶邻近处插入标志物或注射染料的方法。随着高分辨力超声技术的发展,可以早期发现更多触诊不明的小肿块,因此,目前常见的定位方式主要有超声检查后体表定位与超声引导下导丝定位。前者虽具有一定效果,但是定位精准度不高,导致手术切除范围较大,易损伤正常乳腺组织,诱发多种并发症;而超声引导下导丝定位弥补了体表定位的不足,具有创伤小、定位准等优势,所以许多病例都应用超声实时引导下乳腺小肿块进行导丝定位,尤其对于年轻女性或致密性腺体的乳腺,由于乳腺钼靶不能清晰显示小肿块而无法进行定位,超声却可清晰地显示这些肿块从而进行精准定位。综上所述,超声引导下乳腺导丝定位已成为国际上应用最广泛的乳腺病灶定位方法,且在我国各大医院积极推广。

【适应证和禁忌证】

1. **适应证**　超声发现不可触及的可疑乳腺占位性病变,均适合超声引导下术前或术中定位。

2. **禁忌证**　无严格的禁忌证。由于乳腺肿块的定位通常在术前或术中进行,因此只要患者的一般情况较好,均能耐受超声引导下定位。

【定位前准备】

1. 超声检查明确需要定位的乳腺肿块位置。

2. 应与患者及其家属签署知情同意书,了解该患者所有影像学资料及实验室检查结果。

3. **患者体位**　仰卧或斜卧位,患侧上肢自然外展垂直于身体长轴。

4. **选择定位点**　沿着手术前制订的切口选择穿刺点,同时要满足从皮肤到肿块间最短进针路径的原则,减少对正常组织的损伤且有利于切除病变。

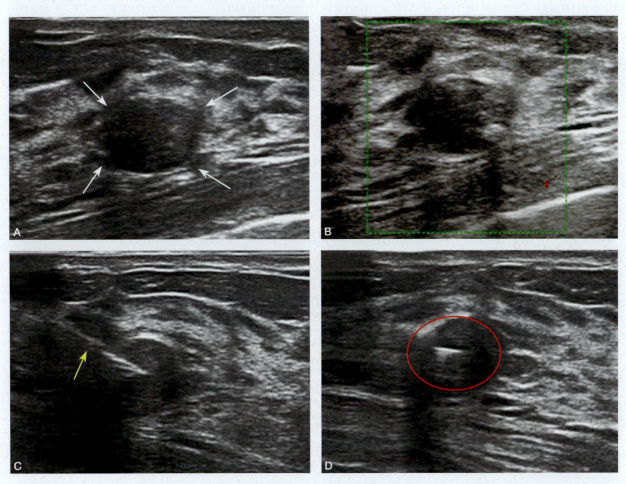

图 20-27　超声引导下乳腺肿物导丝定位

A. 二维超声显示乳腺肿块(白色箭头为乳腺肿瘤);B. CDFI 显示肿瘤内部及周边未见明显血流信号;C. 超声显示穿刺路径(黄色箭头为针道);D. 超声显示定位线进入肿物内部(红色圆圈内为定位线顶端倒钩)。

5. 应将超声探头垂直、轻置于乳腺皮肤表面,保证能够清晰显示乳腺正常结构、乳腺病变及定位针道。

6. 选用的定位针是由金属针套管和定位线组成,定位线顶端有倒钩,方便固定于肿块内部(图 20-27、视频 20-13)。

视频 20-13　乳腺肿物穿刺

【操作步骤】

操作前超声仔细扫查肿块及周围组织,测量病灶大小,明确距皮肤及胸腔距离,检查病灶及周围组织血流信号的丰富程度及血管分布情况,存储图像,选择穿刺定位路径和角度,避开较大血管及重要脏器组织,切忌刺破胸壁及肺。以肿块位置相对较为固定为宜,充分暴露患侧乳腺,常规消毒和局部麻醉,无菌隔离套包裹探头后再次扫查病灶,选择进针点及进针路径等,当定位针在超声引导下进入病变内部时,实时监控操作过程,缓慢拔出金属针套管的同时保证定位线倒钩直接插入肿块内,且牢固地锁定在肿瘤内,以减少定位线脱落的危险性,最后固定定位线。

【优缺点】

乳腺肿物导丝定位的整个过程是在超声监控之下完成的,定位时要求患者的体位与手术体位保持一致,便于临床医生进行手术。超声引导下乳腺肿物导丝定位的优点在于实时精准,能够随时调节进针角度和路径。由于选择更短的进针路径,在保证准确定位的同时,更有利于快速完成切除病灶,以免损伤周围正常的乳腺组织。另外,超声引导下乳腺肿物导丝定位可以在术中进行,这是乳腺钼靶X 线下定位很难做到的。缺点:有些乳腺病变是以孤立或散在钙化为临床表现,超声难以显示此类病变,与乳腺肿块类病变相比,并不能做到定位准确。

（程　文）

五、肿瘤放射性粒子植入

放射性粒子植入术是指在影像学技术定位介导下,将封闭型放射源按照肿瘤大小、形态植入肿瘤组织内或其浸润的组织内,通过微型放射源产生持续、短距离的局部 γ 射线,致使肿瘤组织遭受最大程度的杀伤,而正常组织不被损伤或仅有微小损伤的一种放射治疗方法,是肿瘤外科学、肿瘤放射治疗学及影像学相互结合的边缘学科。

放射性粒子植入术具有明显的优势:①治疗前利用影像学检查精确定位,治疗时将低剂量的微型放射源植入肿瘤组织内或受肿瘤侵犯的组织中(包括淋巴扩散、术后复发或远处转移的组织);②与传统放疗外照射相比,由于放射性粒子植入术能够直接植入肿瘤内,能够很好地避免由于器官运动改变辐射范围的影响;③组织间植入粒子术是连续低剂量照射,辐射范围小,对正常组织的损伤小。因此,放射性粒子植入术已经逐渐被广大临床医生所采用。

自 1901 年 Pierre Curie 研制出放射性粒子,20 世纪 80 年代将粒子植入术引入我国后,在颅内、头颈部、肺部、腹部及盆腔等多部位肿瘤的治疗方面进行了探索性拓展,均取得了较好的治疗效果,显示出非常优秀的应用前景。随着临床医生认识的不断深入,放射性粒子植入术的操作流程更加规范化,包括术前计划、手术规范、适行模板、穿刺针插植、布源、术后放射剂量监测、疗效监测等方面。放射性粒子植入术的主要方法包括术中植入、超声或 CT 引导下经皮穿刺植入,以及超声内镜(EUS)引导下植入。植入方法的选择要根据肿瘤的位置及周围脏器毗邻关系、脉管系统受侵程度和操作人员对不同技术的掌握程度等,其中超声和 CT 引导是临床治疗中最常用的引导方法(表 20-2)。

CT 因其分辨率高,可以排除气体、结石、骨骼、钙化等因素影响,因此 CT 对肿瘤及周边组织的定位准确,能够清晰显示毗邻的重要脏器和脉管,尤其是增强 CT 对于肿瘤的显示则更加鲜明具体,对于临床工作者来说具有明确的指导作用。但是 CT 仅能定时显示穿刺路径及粒子植入状态,术前、术中、术后均需要扫描 CT,穿刺路径和粒子植入部位不满意时须重复拍摄,若遇到血管、胰管、胆道等组织

表 20-2 超声和 CT 引导放射性粒子植入术的比较

类别	超声	CT
优点	方便、快捷	精确度高、三维效果好、不受骨结构等影响
缺点	受骨结构、空腔脏器影响,精度稍差	烦琐、耗时
适用范围	浅表淋巴结转移癌;术中插植;前列腺癌	颅内肿瘤、头颈部肿瘤、胸部肿瘤、盆腔肿瘤、骨肿瘤

时,容易出现管道穿刺引起的出血、胰瘘、肠瘘等并发症,不仅增加了操作时间和接受更多的辐射剂量,而且对于术者的穿刺操作技术要求更高。

超声可以实时显示整个穿刺过程,能够做到全程监控引导,穿刺可调节角度、多方向变换,操作可调整空间更大,具备灵活性。彩色多普勒血流成像(CDFI)可以较好地显示肿瘤内部及其周边的血流分布情况,减少并发症发生的概率。直径较大的肿瘤内部易发生坏死,超声造影(CEUS)能够清晰地观察肿瘤的血流灌注情况,了解肿瘤的活性部分,可以精确、有效地引导放射性粒子植入。但是,超声检查也具备自身的局限性,易受肠道气体、骨骼的干扰而形成伪像,会出现不能够完全显示或无法显示肿瘤的情况,超声对于此类情况主要是依赖于操作者足够的专业经验积累。同时,对于特殊部位的肿瘤而言,不能进行平行布针,仍需依赖于经验丰富的操作者才能完成。因此,一般采用超声和 CT 联合的方法进行放射性粒子植入术。

下面将介绍放射性粒子植入术的目的、适应证、禁忌证、所使用的器具、术前准备、操作方法、注意事项以及不良反应和并发症预防。

【目的】

1. 治疗早期前列腺癌。
2. 用于其他早期恶性肿瘤治疗的临床研究。
3. 对于已发展到晚期、失去手术机会、体质较弱、无法切除肿瘤或不愿接受手术治疗的肿瘤患者,可缓解症状,延长生存期。

【适应证】

1. 未经治疗的原发肿瘤。
2. 需要保留的重要功能性组织或手术将累及重要脏器的肿瘤。
3. 拒绝进行根治手术的肿瘤患者。
4. 局部肿瘤直径<6cm 的实体病灶。
5. 局部进展期难以控制,或有远处转移但局部有严重症状者,为达到姑息治疗目的,可行粒子植入治疗。
6. 肿瘤局部进展期需粒子植入与外照射综合治疗。
7. 转移性肿瘤或术后孤立转移灶,且失去手术价值者。

目前,国内粒子植入治疗较多的癌症包括:前列腺癌、肺癌、头颈部肿瘤、胰腺癌、肝癌、肾及肾上腺肿瘤、眶内肿瘤(恶性黑色素瘤、视网膜母细胞瘤等)及软组织肿瘤。

【禁忌证】

1. 肿瘤质脆,易致大出血者。
2. 肿瘤靠近大血管,并有感染或溃疡。
3. 恶病质、一般情况差、不能耐受治疗者。

【器具】

1. 超声诊断仪、CT 或 MRI、EUS。

2. 粒子植入针。

3. 固定穿刺架（选用）。

4. 放射性粒子。

5. 粒子仓、消毒盒、屏蔽装置、粒子装载平台、反向镊子及尺子、铅衣及铅眼镜、粒子探测器。

6. 内照射治疗计划系统（TPS）。

【术前准备】

1. 术前向患者说明治疗的目的和治疗效果，说明注意事项，以获得患者的积极配合。

2. 全身检查，治疗前要全面进行检查。

3. 提高机体的免疫能力，以提高治疗效果。

【操作方法】

　　首先，根据肿瘤的形态、位置、大小及毗邻器官、血管的关系，运用不同的粒子植入方法，提前描绘出治疗的区域；其次，根据肿瘤的大小和放射源的活性强度，明确植入粒子的数量和位置；最后，确定粒子植入的方式与方法。患者术前扫查 CT，将 CT 图像数据导入 TPS 进行三维重建，制订治疗前计划，确定植入导针和粒子的数量及位置，选择粒子种类及单个粒子活度，计算靶区总活度、预期靶区剂量分布，包括肿瘤及正常组织的剂量分布。根据剂量分布要求，选用均匀分布或周缘密集、中心稀疏的布源方法。全身麻醉或局部麻醉生效后消毒铺巾，选取穿刺点及最佳穿刺路径，利用超声实时调整穿刺角度，规避血管、胰管和胆道等重要组织。每一针在安全前提下穿刺至肿瘤最深缘，植入针道中第 1 枚粒子，一边退针一边植入粒子，每回退 1cm 植入一枚粒子，直至肿瘤浅缘，然后重新选择穿刺路径，重复上述步骤。放射性粒子植入术完成后，观察 30min，超声实时扫查穿刺区域是否出现异常积液。术后评估粒子植入分布情况及治疗效果，根据质量评估结果，必要时补充其他治疗。举例说明超声引导下粒子植入术过程（图 20-28，视频 20-14，视频 20-15）。

视频 20-14　超声引导下腹腔
肿物粒子植入术（穿刺路径）

视频 20-15　超声引导下腹腔
肿物粒子植入术（粒子植入中）

【注意事项】

1. 使用放射性粒子前，应抽查总数的 10% 进行活度测量，允许测量结果偏差在 ±5% 以内。

2. 放射性粒子植入之后，如果需配合外照射，应在第 1 个半衰期内给予外照射的相应生物学剂量。

3. 粒子植入后可能游走到其他器官。

4. 放射性粒子源辐射安全与防护参照国家有关规定。

【不良反应和并发症预防】

　　放射性粒子植入治疗较少发生并发症，极少发生严重的并发症。常见的一些可能发生的并发症主要是与穿刺相关，如气胸、出血。术者若具备影像诊断基础和丰富的穿刺经验，术中进针注意路径的选择，避开重要管道、脏器，可以避免绝大部分并发症。值得注意的是，食管放射性粒子支架植入术后有发生大出血的可能。

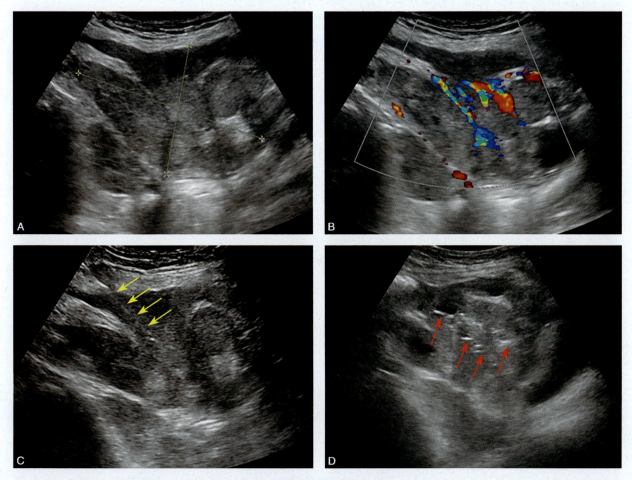

图 20-28 卵巢癌患者术后 3 年腹腔复发

A. 二维超声显示腹腔肿物,大小 89mm×57mm；B. CDFI 显示肿瘤内部可见丰富血流信号；C. 超声显示穿刺路径（黄色箭头为针道）；D. 粒子植入术后超声评估粒子分布情况（红色箭头为粒子）。

　　放射性粒子植入术最早应用于前列腺癌的治疗,且在欧美地区已成为规范化治疗之一。目前,在我国该技术在其他部位肿瘤的治疗已经开展,包括肝癌、胰腺癌、肾癌、腹膜后肿瘤、骨肿瘤等,真正实现了肿瘤靶区剂量更高、周围正常组织损伤更小的放射治疗理念,使更多的肿瘤患者获益。

（程　文）

第十节　先天性心脏病的介入治疗

一、房间隔缺损封堵术

【概况】

　　1985 年,Rashikind 首次报道应用单盘带钩闭合器成功封堵继发孔型房间隔缺损（atrial septal defect,ASD）,我国于 1995 年开始引进该技术。1997 年,Amplatzer 将封堵伞应用于临床,这是目前应用最广泛的方法。

【适应证】

　　1. 年龄≥3 岁,体重>12kg。

2. 直径 5~36mm 的继发孔型左向右分流 ASD,伴右心容量负荷增加。

3. 缺损边缘至冠状静脉窦,上、下腔静脉及肺静脉的距离≥5mm,至房室瓣距离≥7mm。

4. 房间隔的直径大于所选封堵伞左房侧的直径。

5. 不合并必须行外科手术的其他心脏畸形。

【禁忌证】

1. 原发孔型 ASD 及静脉窦型 ASD。

2. 封堵器置入处有血栓存在,或导管插入径路中有静脉血栓形成。

3. 严重肺动脉高压导致右向左分流。

4. 伴有与 ASD 无关的严重心肌疾病或瓣膜疾病。

5. 感染性心内膜炎,近 1 个月内患其他感染性疾病,或感染性疾病未能控制者。

6. 患有出血性疾病,未治愈的胃、十二指肠溃疡。

7. 左心房或左心耳血栓,部分或全部肺静脉异位引流,左心房内隔膜,左心房或左心室发育不良。

【超声检查】

经食管超声心动图(TEE)是 ASD 介入治疗术术前评估及术中监测的最佳方法。由于 TEE 检查的局限性,对于透声条件良好,经胸超声心动图(TTE)能获得满意图像的患者,临床上也常常采用 TTE 进行检查及评估。

1. 介入术前评价

(1) 观察缺损位置、大小及残缘情况:常用切面包括四腔心切面、主动脉短轴切面和双心房(上、下腔静脉长轴)切面。四腔心切面显示 ASD 位置、前下后上径及与二尖瓣叶根部的距离,残缘发育情况;主动脉短轴切面显示 ASD 前后径及与主动脉后壁、心房顶部的距离,残缘发育情况(图 20-29A);双心房切面显示 ASD 上下径及与上、下腔静脉入口的距离,残缘发育情况。在探查的过程中,应多角度、多切面连续扫查,残缘评估应包括长度、厚度及软硬程度。

(2) 判断是否为介入封堵术适应证:根据缺损位置、大小及残缘情况,结合心内其他结构变化,判断是否为封堵术适应证。

2. 介入术中监测

(1) 选择封堵器型号,根据缺损大小及残缘情况选择型号。

(2) 实时引导输送系统的建立,指导封堵器的释放。

(3) 在完全释放封堵装置前,观察封堵器的位置,确定封堵器牢固性,有无残余分流,对房室瓣等结构的影响。

(4) 术中特殊问题的观察,如有无新出现的心包积液等。

3. 介入术后随访
常规术后 24h、1 个月、3 个月、6 个月及 1 年复查经胸超声心动图。

(1) 观察封堵器位置、形态、残余分流情况,有无并发症发生(图 20-29B)。术后严重并发症包括封堵器脱落和心脏穿孔/磨蚀,发生率极低但危害大;常见并发症包括心包积液和残余分流,预后较好;其他并发症还包括封堵器表面血栓及感染性心内膜炎等。

术后残余分流是最常见的并发症。彩色多普勒有助于对残余分流做出定量诊断。残余分流束宽度<5mm,可暂不处理,随诊观察分流可减少或消失;分流束宽度>5mm,应考虑进一步处理。

(2) 评价左、右心大小及功能变化。

4. 三维超声应用
三维经食管超声心动图通过实时立体成像,可以对房间隔及封堵器进行更全面、直观的评估(视频 20-16~视频 20-20)。

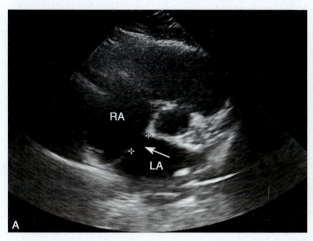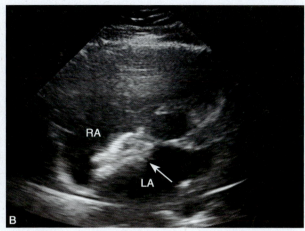

LA:左心房;RA:右心房。

图 20-29 房间隔缺损封堵术前及术后超声图像

A.主动脉短轴切面评估缺损大小及残缘情况,箭头示房间隔缺损;B.主动脉短轴切面观察封堵器位置、形态,箭头示封堵器。

视频 20-16 ASD 介入术前行 TTE 检查
主动脉短轴切面可见房间隔中部连续中断,彩色多普勒探及经中断处房水平左向右分流信号。

视频 20-17 ASD 介入术中 TTE 监测
在封堵器释放前,于主动脉短轴切面观察封堵器位置、形态正常,未见确切残余分流。

视频 20-18 ASD 介入术后 TTE 复查
于主动脉短轴切面观察封堵器位置、形态正常,未见确切残余分流。

视频 20-19 ASD 介入术前行 三维 TEE 检查
见房间隔中部椭圆形缺损。

视频 20-20 ASD 介入术后行 三维 TEE 检查
清晰显示封堵器左心房侧伞盘形态。

二、室间隔缺损封堵术

【概况】

室间隔缺损(ventricular septal defect,VSD)传统的治疗方法是外科手术,但治疗创伤大,恢复慢。1988 年,Lock 等首次报道采用双面伞装置封堵 VSD 病例,此后有多种装置应用于 VSD 的介入治疗。1998 年,肌部和膜周部 Amplatzer 封堵装置研制成功。随着封堵器的改进,VSD 介入治疗的适应证范围逐渐扩大,成功率提高。

【明确适应证】

1. 膜周部 VSD

(1)年龄通常≥3 岁。

（2）体重>10kg。

（3）对心脏有血流动力学影响的单纯性 VSD，直径>3mm 且<14mm。

（4）VSD 距主动脉右冠瓣>2mm，无主动脉右冠窦脱入 VSD 及主动脉瓣反流。

（5）超声在大血管短轴切面 9~12 点位置。

2. 肌部 VSD>3mm。

3. 外科手术后残余分流。

4. 心肌梗死后或外伤后 VSD。

【相对适应证】

1. 直径<3mm。

2. 嵴内型 VSD，距主动脉右冠瓣≥2mm，直径<5mm。

3. 感染性心内膜炎治愈 3 个月，心腔内无赘生物。

4. VSD 距主动脉右冠瓣≤2mm，无主动脉右冠窦脱垂，不合并主动脉瓣反流，或合并轻度主动脉瓣反流。

5. VSD 合并 PDA，有 PDA 介入治疗的适应证。

6. 伴有膨出瘤的多孔型 VSD，缺损上缘距离主动脉瓣 2mm 以上，出口相对集中，封堵器的左心室面可完全覆盖全部入口。

【禁忌证】

1. 重度肺动脉高压伴双向分流。

2. 感染性心内膜炎，心内有赘生物或存在其他感染性疾病。

3. 封堵器置入处有血栓存在，导管插入径路中有静脉血栓形成。

4. 巨大 VSD、缺损解剖位置不良，封堵器放置后可能影响主动脉瓣或房室瓣功能。

5. 合并其他不宜介入治疗的疾病。

【超声检查】

1. 介入术前评价

（1）观察 VSD 的位置、大小、分型、数目，与主动脉瓣和三尖瓣的关系：在心底主动脉短轴切面上观察缺损的位置和大小，同时观察其与三尖瓣及腱索的关系；在心尖或胸骨旁五腔心切面上重点观察 VSD 与主动脉瓣的距离和缺损的大小；左心室长轴切面观察缺损与主动脉瓣的关系以及是否合并主动脉瓣脱垂。VSD 伴室间隔膜部瘤者，需测量基底部缺损直径、出口数目及大小等。近心尖部肌部 VSD，还需检查周围解剖结构（图 20-30A，视频 20-21）。

视频 20-21 VSD 封堵术术前超声心动图

（2）判断是否为介入封堵术的适应证：根据缺损位置、大小及与主动脉瓣的关系，结合心内其他结构变化，判断是否为封堵术适应证。

2. 介入术中监测 术中多采用经胸超声心动图实时监测，如图像质量不良，可采用经食管超声心动图。

（1）选择封堵器型号：选用比超声及 X 线造影测定的缺损直径大 1~2mm 的封堵器。

（2）实时引导输送系统的建立，指导封堵器的释放。

（3）在完全释放封堵装置前，观察封堵器的位置，对主动脉瓣有无影响，有无残余分流。

3. 介入术后随访 常规术后 24h、1 个月、3 个月、6 个月及 1 年复查超声心动图（图 20-30B）。

（1）观察封堵器位置、形态、残余分流情况，及对主动脉瓣的影响。

（2）评价左心大小和功能变化。

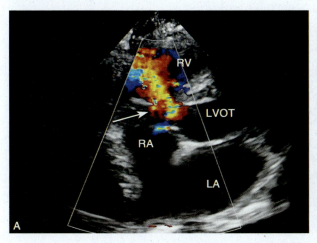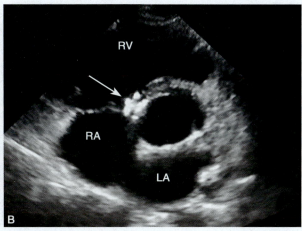

LA：左心房；LVOT：左心室流出道；RA：右心房；RV：右心室。

图 20-30　VSD 封堵术术前和术后超声心动图

A. 术前主动脉短轴切面彩色多普勒血流成像；箭头示室间隔膜部高速左向右分流信号；B. 术后主动脉短轴切面；箭头示缺损处封堵器回声。

三、动脉导管未闭封堵术

【概况】

动脉导管未闭（patent ductus arteriosus，PDA）的外科手术治疗成功率接近 100%，但为开胸手术，具有一定的损伤和并发症。为避免开胸手术带来的副作用，20 世纪 60—70 年代，逐渐发展了介入治疗。1967 年，Porstmann 等首先采用非开胸法，应用 lavlon 泡沫海绵塞（lavlon plug）经股动脉成功封堵了 PDA，开创了 PDA 介入治疗的先河；1992 年，Cambier 等报道了采用 Gianturco coil（弹簧圈）成功封堵 PDA 的病例；1997 年，Masura 采用 Amplatzer 封堵器治疗 PDA 获得成功。我国于 1998 年引进了 Amplatzer 技术。随着封堵装置的不断改进和国产封堵器的出现，介入治疗已经成为 PDA 首选的治疗手段，目前临床主要采用 Amplatzer 法和弹簧栓子法。

【适应证】

1. 体重≥4kg（推荐等级 Ⅰ C）。
2. PDA 合并左心扩大（推荐等级 Ⅰ C）。
3. 存在肺动脉高压，但 PDA 表现为单纯左向右分流（推荐等级 Ⅱa C）。
4. 合并感染性心内膜炎，但已控制 3 个月（推荐等级 Ⅱa C）。
5. 有连续性杂音的小 PDA（推荐等级 Ⅱa C）。
6. 无连续性杂音的小 PDA（推荐等级 Ⅱb C）。

【禁忌证】

1. 严重肺动脉高压，表现为单纯右向左分流。
2. 依赖 PDA 存活的心脏畸形。
3. 合并需要外科手术的其他心脏畸形。

【超声检查】

1. 介入术前评价

（1）评价 PDA 的大小和分型，大动脉水平分流情况，分流的峰速和压差，估测肺动脉压（视频

20-22）。

（2）判断是否为介入封堵术的适应证：根据导管大小、分型，结合心内其他结构变化，判断是否为封堵术适应证。

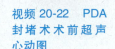
视频20-22　PDA封堵术术前超声心动图

2. 介入术中监测　目前临床通常采用 X 线造影进行术中监测，但在特殊情况下可结合超声心动图监测。

（1）选择封堵器的型号时，选择比 PDA 最窄直径大 2~3mm（通常根据 X 线测量）的封堵器。

（2）在完全释放封堵装置前，超声心动图可判断封堵器的位置、有无残余分流。术后即刻至 30min 内，彩色多普勒成像观察残余分流束的形式及宽度并记录变化，确定是否需要更换封堵器。

3. 介入术后随访　常规术后 24h、1 个月、3 个月、6 个月及 1 年复查超声心动图。

（1）观察封堵器位置、形态及残余分流情况，检测是否出现并发症（图 20-31）。

（2）评价左心大小和功能变化。

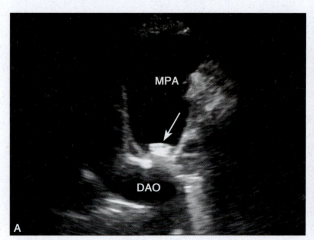
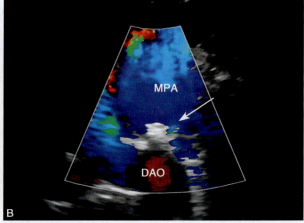

DAO：降主动脉；MPA：主肺动脉。

图 20-31　PDA 封堵术后超声心动图

A. 主动脉短轴切面：箭头示动脉导管处封堵器回声；B. 主动脉短轴切面彩色多普勒血流成像：箭头示大动脉水平无分流。

（马春燕）

参考文献

［1］李春伶,高永艳,马秀珠,等. SonoVue 用于诊断腹部病变的价值及安全性. 中国医学影像技术,2010,26（3）:508-510.

［2］DONG BW,LIANG P,YU XL,et al. Sonographically guided microwave coagulation treatment of liver cancer:an experimental and clinical study. AJR Am J Roentgenol,1998,171（2）:449-454.

［3］LIANG P,WANG Y,YU XL,et al. Malignant liver tumors:treatment with percutaneous microwave ablation-complications among cohort of 1136 patients. Radiology,2009,251（3）:933-940.

［4］LIANG P,YU J,YU XL,et al. Percutaneous cooled-tip microwave ablation under ultrasound guidance for primary liver cancer:a multicenter analysis of 1363 treatment-naive lesions in 1007 patients in China. Gut,2012,61（7）:1100-1101.

［5］YU J,LIANG P,YU XL,et al. Local tumor progression after ultrasound-guided microwave ablation of liver malignancies:risk factors analysis of 2529 tumours. Eur Radiol,2015,25（4）:1119-1126.

［6］LIVRAGHI T,MELONI F,DI STASI M,et al. Sustained complete response and complications rates after radiofrequency ablation of very early hepatocellular carcinoma:is resection still the treatment of choice? Hepatology,2008,47（1）:82-89.

［7］N'KONTCHOU G,MAHAMOUDI A,AOUT M,et al. Radiofrequency ablation of hepatocellular carcinoma:long-term results and prognostic factors in 235 western patients with cirrhosis. Hepatology,2009,50(5):1475-1483.

［8］ CHEN MH,YANG W,YAN K,et al. Large liver tumors:protocol for radiofrequency ablation and its clinical application in 110 patients-mathematic model,overlapping mode,and electrode placement process. Radiology,2004,232(1):260-271.

［9］ YANG W,YAN K,GOLDBERG SN,et al. Ten-year survival of hepatocellular carcinoma patients undergoing radiofrequency ablation as a first-line treatment. World J Gastroenterol,2016,22(10):2993-3005.

［10］ LIU F,YU X,LIANG P,et al. Contrast-enhanced ultrasound-guided microwave ablation for hepatocellular carcinoma inconspicuous on conventional ultrasound. Int J Hyperthermia,2011,27(6):555-562.

［11］ WU JY,CHEN MH,YANG W. Role of contrast enhanced ultrasound in radiofrequency ablation of metastatic liver carcinoma. Chin J Cancer Res,2012,24(1):44-51.

［12］ PISCAGLIA F,BOLONDI L. The safety of Sonovue in abdominal applications:retrospective analysis of 23 188 investigations. Ultrasound Med Biol,2006,32(9):1369-1375.

［13］ GILLAMS AR,LEES WR. Analysis of the factors associated with radiofrequency ablation-induced pneumothorax. Clin Radiol,2007,62(7):639-644.

［14］ PACELLA CM,FRANCICA G,DI COSTANZO GG. Laser ablation for small hepatocellular carcinoma. Radiol Res Pract,2011(2011):595-627.

［15］ 任卫东,常才. 超声诊断学. 3 版. 北京:人民卫生出版社,2013.

［16］ 梁萍,于晓玲,张晶. 介入超声学科建设与规范. 北京:人民卫生出版社,2018.

［17］ 中国医师协会超声医师分会. 中国介入超声临床应用指南. 北京:人民卫生出版社,2017.

［18］ LORENTZEN T,NOLSØE CP,EWERTSEN C,et al. EFSUMB Guidelines on Interventional Ultrasound (INVUS),Part Ⅰ. Ultraschall in Der Medizin European Journal of Ultrasound,2015,36(05):E3-E16.

［19］ SIDHU P,BRABRAND K,CANTISANI V,et al. EFSUMB Guidelines on Interventional Ultrasound (INVUS),Part Ⅱ. Ultraschall in Der Medizin European Journal of Ultrasound,2015,36(06):E15-E35.

［20］ DIETRICHL CF,LORENTZEN T,APPELBAUM L,et al. EFSUMB Guidelines on Interventional Ultrasound (INVUS),Part Ⅲ-Abdominal Treatment Procedures (Long Version). Ultraschall in Der Medizin European Journal of Ultrasound,2015,37(1):E1-E32.

［21］ JENSSEN C,HOCKE M,FUSAROLI P,et al. EFSUMB Guidelines on Interventional Ultrasound (INVUS),Part Ⅳ-EUS-guided Interventions:General aspects and EUS-guided sampling (Long Version). Ultraschall in Der Medizin European Journal of Ultrasound,2016,37(2):E33-E76.

［22］ JENSSEN C,BRKLJACICI B,HOCKE M,et al. EFSUMB Guidelines on Interventional Ultrasound (INVUS),Part Ⅴ. Ultraschall in Der Medizin European Journal of Ultrasound,2016,37(4):77-99.

［23］ LJUNGBERG B,ALBIGES L,ABU-GHANEM Y,et al. European Association of Urology Guidelines on renal cell carcinoma:The 2019 update. Eur Urol,2019,75(5):799-810.

［24］ ABBOUD SE,PATEL T,SORIANO S,et al. Long-term clinical outcomes following radiofrequency and microwave ablation of renal cell carcinoma at a single VA medical center. Curr Probl Diagn Radiol,2018,47(2):98-102.

［25］ JU J,LIANG P,YU XL,et al. US-guided percutaneous microwave ablation of renal cell carcinoma:intermediate-term results. Radiology,2012,263(3):900-908.

［26］ MARSHALL HR,SHAKERI S,HOSSEINY M,et al. Long-Term Survival after Percutaneous Radiofrequency Ablation of Pathologically Proven Renal Cell Carcinoma in 100 Patients. J Vasc Interv Radiol,2020,31(1):15-24.

［27］ 于湖,杨辉,续庆艳. 彩色多普勒超声引导下导丝定位在乳腺肿瘤切除中的应用效果. 临床医学研究与实践,2020,5(18):119-120.

［28］ 熊志强. 超声引导下术前导丝定位在乳腺微小占位病变的临床价值. 实用医学影像杂志,2017,18(05):419-421.

［29］ 姚峰,万颖文,李娟娟,等. 超声引导下导丝定位在切除不可触及乳腺病变中的应用. 武汉大学学报(医学版),2012,33(6):846-849.

［30］ LIN L,WANG J,JIANG Y,et al. Interstitial ^{125}I Seed Implantation for Cervical Lymph Node Recurrence after Multimodal Treatment of Thoracic Esophageal Squamous Cell Carcinoma. Technol Cancer Res Treat,2014,14(2):201-207.

［31］ HUANG MW,ZHENG L,LIUI SM,et al. ^{125}I brachytherapy alone for recurrent or locally advanced adenoid cystic carcinoma of the oral and maxillofacial region. Strahlentherapie Und Onkologie,2013,189(6):502-507.

［32］吉喆,霍彬,邢超,等.^{125}I粒子植入治疗早期非小细胞肺癌的临床效果和预后分析.中华放射医学与防护杂志,2021,41(1):31-36.

［33］屈佳,王辉,陈露,等.超声引导经皮徒手穿刺^{125}I放射性粒子植入治疗中央型肝癌［J］.中华医学超声杂志(电子版),2018,15(7):539-542.

［34］盖保东,李清春,杨冬艳.超声引导经皮穿刺^{125}I放射性粒子组织间植入治疗胰腺癌安全性分析.中华内分泌外科杂志,2016,10(3):180-181,188.

［35］中国医师协会心血管内科分会先心病工作委员会.常见先天性心脏病介入治疗中国专家共识:一、房间隔缺损介入治疗.介入放射学杂志,2011,20(1):3-9.

［36］邢佳怡,王建德,田莉莉,等.超声心动图检查继发孔型房间隔缺损封堵术后并发症的诊断价值.中国循环杂志,2020,35(1):72-77.

［37］中国医师协会心血管内科分会先心病工作委员会.常见先天性心脏病介入治疗中国专家共识:二、室间隔缺损介入治疗.介入放射学杂志,2011,20(2):87-92.

［38］中华医学会心血管病分会结构性心脏病学组,中国医师协会心血管内科医师分会结构性心脏病专业委员会.中国动脉导管未闭介入治疗指南2017.中国介入心脏病学杂志,2017,25(5):241-248.

第二十一章 超声新技术

随着科学与技术的革新,越来越多的新技术被应用于超声领域,结合常规超声技术,为疾病诊断提供了新的诊断依据。目前临床常用的超声新技术主要包括超声造影、弹性成像、实时三维成像、组织多普勒成像、二维斑点追踪成像以及脉搏波传导速度等。

第一节 超声造影

【发展简史】

20 世纪 60 年代末,Gramiak 等将振荡的生理盐水应用于主动脉根部造影,借此对心肌进行解剖定位,观察心内血液分流,首次提出了超声造影(contrast-enhanced ultrasound,CEUS)的概念。进入 21 世纪以来,从右心系统到可以通过肺循环的左心系统超声增强剂的研发,以氟碳气体为核心的超声增强剂显著延长了其在血液循环中的持续时间,使得成像更为清晰持久,不仅可以观察组织的结构特征,还可以反映组织的血流灌注情况,目前广泛应用于临床疾病的诊断和鉴别诊断中。随着新型超声增强剂,特别是靶向增强剂的研制和应用,并与基因技术、单克隆技术相结合,CEUS 也在疾病的治疗领域发挥越来越重要的作用,是诊疗一体化发展的重要方向。

【原理】

在常规超声检查基础上,向周围静脉注射超声增强剂,使其进入血液循环到达靶器官,利用微气泡的声散射特性,形成灌注部位与周围组织的声特性阻抗对比。同时,通过增强剂来增强血液的背向散射,清晰显示血流灌注,形成了病变部位与正常组织的显影差异,从而实现对某些疾病的诊断及鉴别诊断。

【临床应用】

CEUS 自应用于临床以来,从最初对心腔内反流、分流的探测,扩展到对全身实质性器官占位性病变的诊断、鉴别诊断及治疗,目前广泛应用于心内科、急诊科、重症医学科和介入科等,其中肝脏造影、心腔造影和妇科造影等临床应用较为广泛,近年来心肌声学造影也越来越得到临床关注。

1. **肝脏超声造影** 目前,CEUS 广泛应用于肝脏疾病的诊断,肝动脉及门静脉的双重血供为 CEUS 的研究提供了 3 个重叠的血管期:动脉期、门脉期和延迟期,通过显示肝脏实质组织的微血管结构和各血管时相的血流灌注,能够实现对肝脏病变的诊断和鉴别诊断,这与增强 CT 和增强 MRI 的显影相似。CEUS 可以用于肝脏局灶性占位性病变的检查,肝血管及肿瘤血供的评价(图 21-1),局部消融治疗前对其他影像学诊断信息的补充,肝脏肿瘤介入治疗效果的评价及随访。此外,CEUS 还能用于肝移植术后并发症的评估。

2. **心脏超声造影** 右心声学造影增强检查因操作简单,在临床应用较为广泛,目前常用的右心系统增强剂是振荡无菌生理盐水注射液。临床应用主要是诊断或排除肺内或心内右向左分流相关疾病,包括卵圆孔未闭或房间隔缺损、肺动静脉瘘、先天性心脏病术后残余右向左分流或侧支等(图 21-2)。

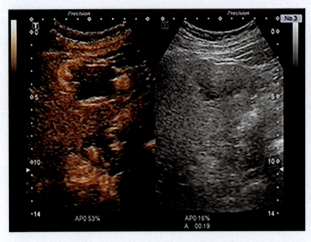
图 21-1 肝血管瘤动脉期环状增强

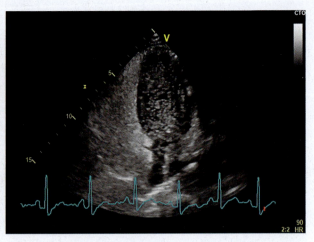
图 21-2 卵圆孔未闭右心声学造影图像

左心室心腔造影（left ventricular opacification，LVO）通过提高心内膜与心腔的对比度，使心内膜边界得以清晰显示，对于肥胖和图像显示不佳的患者，应用 LVO 可以准确评价左心室容量、室壁节段运动和心室功能，从而提高诊断的准确性和重复性，同时也提高了心腔内血栓、微小占位等疾病的检出率（视频 21-1），已得到临床广泛应用。

视频 21-1 左心室心腔造影识别左心室心尖部血栓

此外，心肌超声造影（myocardial contrast echocardiography，MCE）可以通过半定量和定量方法，观察心肌的微循环灌注，对于心肌缺血程度的判断、存活心肌的识别、冠状动脉血流储备及侧支循环情况的评价以及冠状动脉血运重建疗效的评估等方面发挥一定的作用，越来越得到临床关注。

3. 妇科超声造影　CEUS 常用于检测普通超声难以确诊的妇科病变以及评估子宫肌瘤非手术治疗后的疗效。此外，子宫输卵管超声造影还能用于检查临床怀疑输卵管阻塞的患者，对轻度输卵管管腔粘连也有一定的疏通作用。

（马春燕）

第二节　超声弹性成像

【发展简史】

超声弹性成像（ultrasound elastography）由 Ophir 等于 1991 年首次提出，20 年间经历了静态应力型弹性成像到剪切波弹性成像。2017 年由欧洲超声生物学与医学委员会出版的《超声弹性成像分类及应用指南》中，对目前的几种超声弹性成像模式根据成像原理的不同大致分为 3 类：早期传统的静态型弹性成像，包括实时组织弹性成像（real-time tissue elastography，RTE）；剪切波速度测量法，包括瞬时弹性成像（transient elastography，TE）、定量型声辐射力脉冲成像；实时剪切波弹性成像（shear wave elastography，SWE）。

【原理】

超声弹性成像是对组织施加一个外部或内部（包括自身的）的动态或静态/准静态的激励，在弹性力学、生物力学等物理规律作用下，组织将产生一个响应，例如位移、应变、速度的分布产生一定的改变。组织的弹性系数不同，在施加外力后发生的变化不同。利用超声成像方法，结合数字信号处理或数字图像处理技术，直接或间接反映组织内部的弹性模量等力学属性的差异。

RTE 技术可将受压前后回声信号移动幅度的变化转化为实时彩色图像,反映组织硬度。弹性系数小的组织受压后位移变化大,一般显示为红色;弹性系数大的组织受压后位移变化小,一般显示为蓝色;以绿色表示感兴趣区的平均硬度。

TE 技术以及 SWE 技术则采用脉冲激励使组织内产生瞬时剪切波,采集射频数据,用复相关方法估计组织位移,从而得到剪切波在组织内的传播情况、速度与组织的弹性模量直接联系,结合传统二维成像实时观察人体组织的弹性值,全面反映一个占位病灶(周边、中央、边缘)内不同区域的弹性值。SWE 目前较常用的编码模式是蓝-红,代表软-硬,中间使用黄绿色过渡。但目前各厂家的编码方式不尽相同,对不同颜色代表软或者硬缺乏标准化的规范,需要结合具体设备情况。

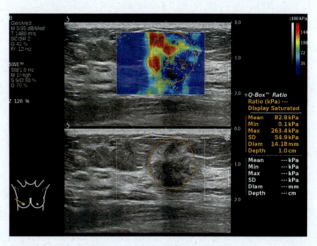

图 21-3　乳腺癌实时剪切波弹性成像图

下图为二维成像,可见乳腺内一肿物,边界模糊,内呈低回声;上图为实时剪切波弹性成像,显示病灶边缘为红色,MeanYM 为 82.8kPa(彩色柱的上端表示杨氏模量值大,即硬度大,显示为红色;下端表示杨氏模量值小,即硬度小,显示为蓝色)。

【临床应用】

1. **RTE 技术**　RTE 技术对于鉴别局灶性病变(主要为肿瘤)的良恶性具有较高的特异性和敏感性。目前主要应用于乳腺、甲状腺等小器官,也可应用于肝脏、前列腺等脏器,其中在乳腺及肝脏占位性病变中应用最为成熟。绝大多数良性病变的弹性成像显示为红色,硬度较小;恶性病变弹性成像显示为蓝色,硬度较大。

2. **SWE 技术**　SWE 技术在临床中已作为一种常规检查手段,特别是针对早期肝纤维化的分期诊断以及肿瘤的鉴别诊断、肌骨系统疾病诊疗等,被称为继 B 型超声、C 型超声及 D 型超声以来革命性的 E 型超声。大量国内外临床研究验证了其在肝纤维化分期诊断的应用中比 TE 技术更准确、重复性更好,且大大减少患者的检查时长。欧美多中心乳腺 SWE 研究收纳了 939 个乳腺病例,充分验证了 SWE 技术对乳腺肿瘤的鉴别诊断价值(图 21-3)。

(马春燕)

第三节　超声三维成像

【发展简史】

人体器官是立体结构,常规二维超声模式无法对立体结构进行观察和分析。20 世纪 50—60 年代就已提出三维超声扫描的概念,此后随着超声技术和计算机处理技术的不断发展,三维超声完成了从静态到动态再到实时成像的发展。实时三维超声成像可同时从不同切面显示正常与病变结构的立体形态及动态变化,显示病变深部的解剖结构,对于病变的定性与定量诊断具有重要价值,是最具发展前景的现代超声成像技术之一。

【原理】

实时三维超声成像技术基于二维阵列换能器,利用相控阵电子扫描技术,实时获取和显示三维数据,实现灵活的多平面成像,实时显示任一结构的不同切面和空间毗邻关系。

【临床应用】

目前,实时三维超声应用范围涉及心脏、血管、妇科、产科、前列腺、乳腺等,其中在心脏和产科应用尤为广泛。

1. **实时三维超声心动图** 实时三维超声心动图(real-time three-dimensional echocardiography,RT-3DE)是 2002 年首次推出的一项超声心动图新技术,主要显示模式有:窄角成像、聚焦宽角成像、全容积成像、彩色多普勒成像及多平面成像模式。RT-3DE 在心脏超声的临床工作中主要有以下几方面应用。

(1)心脏瓣膜结构:RT-3DE 能够清晰显示瓣膜的立体形态,包括瓣叶数目、形态、启闭状态及与周围组织关系等,准确测量瓣口面积,同时立体显示瓣膜反流不规则的几何形态从而评估反流容积。

(2)心脏容积及功能:RT-3DE 不需要对心腔形态进行几何假设,能够真实、准确地评价心腔容积,准确性优于常规二维超声心动图。近年来,人工智能技术与 RT-3DE 相结合,使左心室、右心室及左心房的容积测量更加简便(视频21-2)。

视频2102

视频 21-2 三维超声自动测量右心室容积及射血分数

(3)先天性心脏病:RT-3DE 可从多个角度立体显示心内结构,可直观显示房间隔缺损、室间隔缺损、法洛四联症、右心室双出口等先天性心脏病心内各结构的空间关系,定量缺损大小,准确测定分流病变的分流量。

(4)左心室收缩同步性:左心室同步收缩对整体收缩功能意义重大,RT-3DE 可同时显示左心室 16 节段容积-时间曲线,检测 16 节段达最小容积时间的最大差值和标准差,全面评价左心室收缩同步性,在心脏再同步化治疗中得到广泛应用。同步性减低时,曲线紊乱,16 节段达最小容积时间不一致,时间差和标准差增大(图 21-4)。

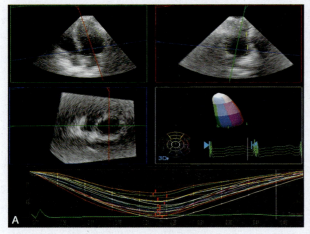 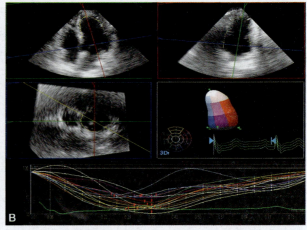

图 21-4 实时三维超声心动图检测左心室收缩同步性

A. 正常人左心室 16 节段容积-时间曲线图:可见曲线整齐,达最小容积时间基本一致,左心室收缩同步;B. 左束支传导阻滞患者左心室 16 节段容积-时间曲线图:可见曲线紊乱,达最小容积时间相差较大,左心室收缩不同步。

经食管三维超声心动图可克服透声条件对图像质量的影响,作为经胸三维超声心动图的补充,在瓣膜手术、房间隔缺损封堵术及左心耳封堵术的术前评价、术中监测及术后随访中发挥重要的作用(视频21-3)。

视频2103

视频 21-3 经食管三维超声显示二尖瓣位人工机械瓣的开放及关闭

2. **产科应用** 实时三维超声目前已成为产前筛查胎儿畸形的重要手段之一,能直观显示胎儿肢体的表面形态、姿势、运动及肢体各部位的相对关系,与二维成像结合,为胎儿颅面部、骨骼系统、脊柱及体表畸形的诊断提供了更加清晰的图像和更精确的信息,提高了胎儿疾病的检出率。

（1）颅面部畸形：实时三维超声能够清晰展现眼、鼻、上唇、下腭等颜面部解剖结构及相互位置关系，可早期诊断唇裂、腭裂、无脑儿和露脑等（图21-5）。

（2）骨骼系统：实时三维超声较二维超声能更具体地显示脊柱侧凸畸形的发生部位和程度，有无椎体畸形及椎体裂的程度，肋骨与椎骨的连接情况等，减少出生胎儿缺陷的发生。此外，许多四肢躯干畸形在三维超声上均有特征性表现，如多指（趾）、并指（趾）、足内翻等。

（3）腹部畸形：常见的腹部畸形有脐疝、腹壁裂，实时三维超声可以显示脐疝的程度和疝出组织的位置，确定腹壁裂口的大小，并清晰显示突出腹外的漂浮肠管以鉴别脐疝与腹壁裂，为产科处理提供依据。

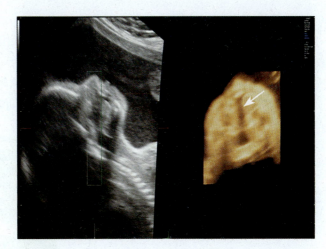

图21-5　实时三维超声心动图显示胎儿腭裂畸形
箭头示腭裂，可见腭连续性中断，出现无回声裂隙。

（马春燕）

第四节　组织多普勒成像

【发展简史】

组织多普勒成像（tissue Doppler imaging，TDI）自1989年开始应用于临床，它通过将心肌运动的多普勒频移信息进行彩色编码，从而反映组织运动的方向和速度大小，此后TDI得到广泛的研究和应用。目前随着计算机软件的发展，TDI技术日臻完善，在临床和科研工作中均发挥着重要的作用。

【原理】

1. 成像原理　组织多普勒成像基于多普勒效应，采用低通滤波器，滤去高频低振幅的血流信号而显示低频高振幅的心肌频移信号，然后通过数模转换、自相关和彩色编码等处理，得到反映心肌运动的组织多普勒图像。

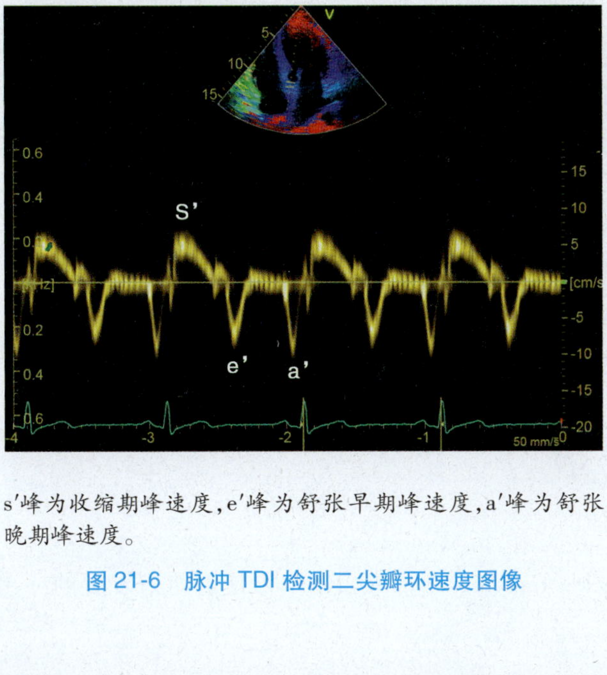

2. 成像方式　成像方式包括脉冲TDI和彩色TDI。脉冲TDI可直接检测局部组织运动的瞬时速度，多应用于二尖瓣环和三尖瓣环（图21-6）；彩色TDI通过多种模式提供丰富的心肌组织运动信息。

彩色TDI主要包括以下4种成像模式，分别检测心肌运动速度、位移、应变和应变率：

（1）组织速度成像（tissue velocity imaging，TVI）：反映多节段心肌运动的方向和速度，朝向探头运动显示为红色，背离探头运动显示为蓝色，速度越快，颜色越明亮（视频21-4）。

（2）组织位移成像（displacement ima-

s'峰为收缩期峰速度，e'峰为舒张早期峰速度，a'峰为舒张晚期峰速度。

图21-6　脉冲TDI检测二尖瓣环速度图像

ging）：反映单位时间内心肌运动的距离。

（3）组织应变成像（strain imaging，SI）：反映心肌组织发生形变的能力，心肌增厚、变长，应变为正值；心肌变薄、变短，应变为负值。

（4）组织应变率成像（strain rate imaging，SRI）：反映心肌发生形变的速度。

应变和应变率成像不受周围心肌牵拉影响，可早期敏感检测心肌细微的运动情况变化（图21-7）。

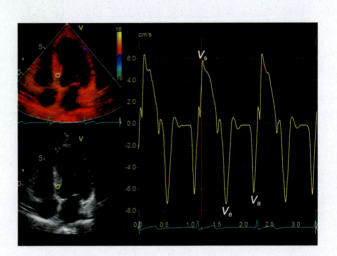

视频21-4　彩色TDI组织速度成像图

图21-7　彩色TDI组织速度成像曲线

心尖四腔心切面显示间隔基底段心肌运动速度，V_s为心肌收缩期峰速度，V_e为舒张早期峰速度，V_a为舒张晚期峰速度。

【临床应用】

TDI技术可检测心肌局部和整体的运动情况，应用于多种心脏疾病及心脏功能的评估，其中在评价左心室舒张功能、右心室功能和左心室收缩同步性方面应用最为广泛。

1. **左心室舒张功能**　二尖瓣环室间隔部舒张早期峰值速度（septal e′）<7cm/s和/或侧壁部舒张早期峰值速度（lateral e′）<10cm/s及二尖瓣舒张早期峰值血流速度MVE与septal e′和lateral e′平均值的比值（average E/e′）>14可作为左心室舒张功能不全的诊断条件，已被纳入美国超声心动图学会《左心室舒张功能评价指南》，并得到临床广泛应用。

2. **右心室功能**　TDI可检测右心室心肌和三尖瓣环运动速度及位移，定量评价右心室收缩及舒张功能。三尖瓣环侧壁部收缩期峰值速度（tricuspid s′）<9cm/s提示右心室收缩功能减低；三尖瓣舒张早期峰值血流速度TVE与三尖瓣环侧壁部位舒张早期峰值速度（tricuspid e′）的比值TVE/e′>6提示右心室舒张功能可能减低。测量三尖瓣环脉冲波组织多普勒频谱相关参数，计算可得右心室心肌做功指数（RVMPI），RVMPI>0.55提示右心室整体功能减低。

3. **左心室收缩同步性**　TDI可检测左心室心肌收缩期达峰值速度时间，通过计算不同节段之间的时间差及其标准差，可以评价左心室收缩同步性。左心室收缩不同步时，心肌达峰值速度时间差和标准差均增大。

（马春燕）

第五节　超声二维斑点追踪成像

【发展简史】

超声二维斑点追踪成像（two-dimensional speckle tracking imaging，2D-STI）是近年来发展的一项新

技术,为目前评价心肌功能的重要方法,具有无角度依赖、重复性好等优点。应用 2D-STI 测量的左心室整体纵向应变(global longitudinal strain,GLS)已被纳入美国超声心动图学会指南,用于评价心肌整体收缩功能,已在临床和科研工作中得到广泛应用。

【原理】

2D-STI 技术是在二维超声图像的基础上,基于斑点追踪原理,通过逐帧追踪灰阶图像中小于入射超声波长的细小结构产生的斑点信息,实时跟踪心肌运动轨迹,从而检测心肌运动情况。

心肌运动主要表现为纵向运动、径向运动、圆周运动和扭转运动。常规二维超声主要检测心肌径向运动;组织多普勒成像主要检测心肌纵向运动且易受角度依赖性影响;STI 无角度依赖性,可检测心肌各方向的运动,能够更全面、准确地评价心肌功能。

2D-STI 检测参数包括心肌速度、应变、应变率和扭转,其中应变的应用最为广泛。应变包括纵向应变、径向应变和圆周应变。通过检测心肌各项应变,能够评价心肌功能(图 21-8,视频 21-5)。

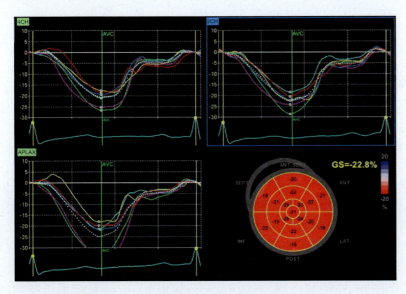

视频2105

图 21-8　二维斑点追踪成像检测心肌纵向应变

视频 21-5　二维斑点追踪成像检测心肌纵向应变

【临床应用】

2D-STI 技术可应用于评价心室或心房的心肌功能,在亚临床心功能异常的早期发现、缺血性心脏病的诊断、心肌肥厚疾病的鉴别诊断、化疗药的心肌毒性反应的早期评估等方面有特殊价值。此外,2D-STI 技术在评价左心室收缩同步性方面亦具有独特优势。

1. **评价亚临床心肌功能异常**　由于病变累及的心肌层不同,心肌功能可受到不同程度的影响。部分疾病仅导致心内膜下微血管缺血,出现亚临床心肌功能异常,应用 2D-STI 可早期、敏感地发现整体纵向应变(GLS)的降低,且具有良好的重复性,同时圆周应变可降低或代偿性增高。此外,浸润性心脏疾病的早期亚临床阶段也可出现 GLS 的降低。

2. **缺血性心脏病的诊断**

(1) 评价缺血心肌:2D-STI 可通过检测心肌跨壁应变,早期识别缺血心肌。冠状动脉狭窄时,首先累及心内膜下心肌,因而心内膜下心肌应变先减低。通过分别检测心内、外膜下心肌应变,计算跨壁应变,可以准确识别缺血心肌,并区分透壁与非透壁性心肌梗死。

(2) 判断冠状动脉血运重建疗效:通过检测冠状动脉血运重建治疗前和治疗后缺血或梗死心肌的应变或应变率,可准确判断疗效,并评估患者预后。

3. **左心室心肌肥厚疾病的鉴别**　采用 2D-STI 可辅助判断左心室心肌肥厚的病因。肥厚型心肌病患者 GLS 减低,心肌肥厚和纤维化最严重处的局部应变减低更明显;心肌淀粉样变患者 GLS 亦减低,但心尖部心肌应变仍保留,该现象对诊断心肌淀粉样变具有高度敏感性和特异性。

4. 评价化疗对肿瘤患者心肌功能的影响　随着化疗药物在肿瘤治疗中的广泛应用,心肌毒性反应所致的心功能障碍已成为影响患者预后的重要因素,并受到临床广泛关注。采用 2D-STI 可早期发现化疗药物导致的心肌损伤及对心肌局部和整体功能的影响,进而指导临床及时采取相应措施,以减少不良事件的发生。

5. 检测左心室收缩同步性　采用 2D-STI 可通过检测左心室各节段心肌达峰值应变时间的最大差值和标准差,反映左心室心肌收缩同步性。目前,评价左心室同步性的指标主要为纵向应变达峰时间标准差。标准差越小,同步性越好。另外 2D-STI 在心脏再同步化治疗术前患者筛选、术中指电极位置放置及术后疗效评估中起到重要作用。通过纵向、径向和圆周 3 个方向上综合评价同步性,能够更加准确、全面地评价左心室收缩同步性。

（王小丛）

第六节　脉搏波传导速度

【发展简史】

早在 20 世纪 20 年代,有学者提出以脉搏波传导速度(pulse wave velocity,PWV)评价动脉管壁的僵硬度及弹性。脉搏波指心脏有节律地收缩和舒张运动使血管产生的波动,其在动脉两个固定点间的传播速度即为 PWV。

测量 PWV 的经典公式为 $c = \Delta x/\Delta t$,Δx 为设定的动脉两点间的距离,Δt 为脉搏波在两点间传播所需的时间。鉴于此原理,早期的光电传感器通过记录体表动脉搏动产生的容积信号测量 PWV,但由于穿透能力差、不易区分大小血管等局限性,未得到临床广泛应用。目前,临床通过压力传感器记录体表动脉搏动产生的压力波信号测量 PWV,包括肱-踝脉搏波传导速度、颈-股脉搏波传导速度等,但尚存在一定局限性:脉搏波传播时间和距离的测量误差较大;测量结果易受局部病变(如动脉粥样硬化斑块或动脉瘤)的影响;仅限于体表可触及的动脉,无法测量小动脉或肥胖患者的 PWV;操作烦琐等。因而,临床亟须一种更准确、简便测量 PWV 的方法。

近年来,随着超声极速成像(ultrafast imaging,UFI)技术的发展,使 PWV 的测量越来越准确、直观。极速脉搏波速度(ultrafast pulse wave velocity,UFPWV)是基于 UFI 基础提出的,能够以极高的图像采样速度对局部脉搏波进行实时跟踪和捕获,并采用多普勒原理快速记录血管壁的脉搏波,测量血管壁收缩起始和结束时的 PWV,具有一键获取、省时省力、可重复性高、可靠性强等优势。

【原理】

UFPWV 借助 Sonic Software™ 软硬件复合极速处理计算平台,以高达 10 000 帧/s 的采样帧频,快速记录 2~3 个心动周期内特定长度(5cm)内的脉搏波传播,并将动脉管壁与探头之间的相对速度以红、蓝色记录,同时以 3GB/s 的数据处理速度,利用经典脉搏波计算公式 $c = \Delta x/\Delta t$,直接测得收缩期起始时(beginning of the systole,BS)及收缩期结束时(ending of the systole,ES)的颈动脉 UFPWV(图 21-9,图 21-10)。并通过测量结果中的 Δ 值评价测量结果的有效性。

【临床应用】

PWV 可为动脉管壁僵硬度的评价提供客观的检测指标,对动脉硬度的早期评价、疗效判断和预后评估具有重要的临床应用价值。

1. UFPWV 为临床检测动脉硬度提供无创、简便、可靠的方法。

2. UFPWV 为临床进行心血管疾病危险分层、动态检测动脉硬度、指导临床早期干预、评价患者病情变化、判断疗效提供强有力的依据,从而降低心血管疾病的发病率和死亡率。

3. 我国已开展建立中国汉族正常人 UFPWV 参考值的多中心研究,对早期评价患者动脉硬度提

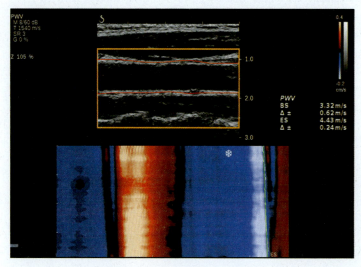

图 21-9　UFPWV 的测量方法

上图中的黄色矩形框代表感兴趣区域,红色线条代表颈总动脉前、后壁的脉搏波跟踪轨迹。下图中的纵轴代表颈总动脉前壁(mm),横轴代表时间(s);彩色条表示颈总动脉前壁与探头之间的相对运动,红色代表朝向探头,蓝色代表背离探头,颜色的明暗代表动脉壁运动的相对速度大小。

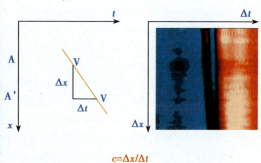

$$c=\Delta x/\Delta t$$

图 21-10　UFPWV 计算原理及公式

PWV 的计算公式为 $c=\Delta x/\Delta t$,其中 Δx 为感兴趣区域框的宽度,Δt 为脉冲波在感兴趣区域框内传播的时间。

供有效的参考依据(表 21-1)。

表 21-1　颈动脉 PWV 参考值范围

		BS/(m·s⁻¹)		ES/(m·s⁻¹)	
		$\bar{x}\pm s$	P_{95}	$x\pm s$	P_{95}
总体					
	平均	5.46±1.12	7.46	7.02±1.79	10.61
	左侧	5.63±1.30	8.08	7.28±2.12	11.40
	右侧	5.29±1.32	7.84	6.80±1.94	10.70
男性					
	平均	5.57±1.12	7.64	7.04±1.73	10.41
	左侧	5.72±1.31	8.18	7.31±2.03	11.04
	右侧	5.42±1.30	7.88	6.84±1.93	10.83
女性					
	平均	5.39±1.11	7.38	7.01±1.82	10.74
	左侧	5.57±1.29	8.06	7.27±2.17	11.60
	右侧	5.22±1.33	7.78	6.77±1.94	10.66

(马春燕)

参考文献

[1] RAYMOND G,PRAVIN MS. Echocardiography of the aortic root. Investigative Radiology,1968,3(5):356-366.

[2] DIETRICH CF,NOLSØE CP,BARR RG,et al. Guidelines and Good Clinical Practice Recommendations for Contrast-Enhanced Ultrasound(CEUS) in the Liver-Update 2020 WFUMB in Cooperation with EFSUMB, AFSUMB, AIUM, and FLAUS. Ultrasound Med Biol,2020,46(10):2579-2604.

[3] SENIOR R,BECHER H,MONAGHAN M,et al. Clinical practice of contrast echocardiography:recommendation by the European Association of Cardiovascular Imaging (EACVI) 2017. Eur Heart J Cardiovasc Imaging, 2017, 18(11): 1205-1205af.

[4] PORTER TR,MULVAGH SL,ABDELMONEIM SS,et al. Clinical Applications of Ultrasonic Enhancing Agents in Echo-

cardiography：2018 American Society of Echocardiography Guidelines Update. J Am Soc Echocardiogr, 2018, 31（3）：241-274.

［5］HOFFMANN R, VON BARDELEBEN S, TEN CATE F, et al. Assessment of systolic left ventricular function：a multi-centre comparison of cineventriculography, cardiac magnetic resonance imaging, unenhanced and contrast-enhanced echocardiography. Eur Heart J, 2005, 26（6）：607-616.

［6］OFFMANN R, VON BARDELEBEN S, KASPRZAK JD, et al. Analysis of regional left ventricular function by cineventriculography, cardiac magnetic resonance imaging, and unenhanced and contrast-enhanced echocardiography：a multicenter comparison of methods. J Am Coll Cardiol, 2006, 47（1）：121-128.

［7］DIETRICH CF, BAMBER J, BERZIGOTTI A, et al. EFSUMB Guidelines and Recommendations on the Clinical Use of Liver Ultrasound Elastography, Update 2017（Long Version）. Ultraschall Med, 2017, 38（4）：e16-e47.

［8］PEI SF, ZHANG B, CONG SZ, et al. Ultrasound Real-Time Tissue Elastography Improves the Diagnostic Performance of the ACR Thyroid Imaging Reporting and Data System in Differentiating Malignant from Benign Thyroid Nodules：A Summary of 1525 Thyroid Nodules. Int J Endocrinol, 2020, 2020：1749351.

［9］CHIMORIYA R, PIYA MK, SIMMONS D, et al. The Use of Two-Dimensional Shear Wave Elastography in People with Obesity for the Assessment of Liver Fibrosis in Non-Alcoholic Fatty Liver Disease. J Clin Med, 2020, 10（1）：95.

［10］BERG WA, COSGROVE DO, DORE CJ, et al. Shear-wave elastography improves the specificity of breast US：the BE1 multinational study of 939 masses. Radiology, 2012, 262（2）：435-449.

［11］ORVALHO JS. Real-time Three-dimensional Echocardiography：From Diagnosis to Intervention. Vet Clin North Am Small Anim Pract, 2017, 47（5）：1005-1019.

［12］EDWARD A GILL. 三维超声心动图图谱. 吕秀章, 译. 北京：北京大学医学出版社, 2015.

［13］TONNI G, MARTINS WP, GUIMARÃES FILHO H, et al. Role of 3-D ultrasound in clinical obstetric practice：evolution over 20 years. Ultrasound Med Biol, 2015, 41（5）：1180-1211.

［14］NOLAN MT, THAVENDIRANATHAN P. Automated Quantification in Echocardiography. JACC Cardiovasc Imaging, 2019, 12（6）：1073-1092.

［15］CLAUS P, OMAR AMS, PEDRIZZETTI G, et al. Tissue Tracking Technology for Assessing Cardiac Mechanics：Principles, Normal Values, and Clinical Applications. JACC Cardiovasc Imaging, 2015, 8（12）：1444-1460.

［16］COLLIER P, PHELAN D, KLEIN A. A Test in Context：Myocardial Strain Measured by Speckle-Tracking Echocardiography. J Am Coll Cardiol, 2017, 69（8）：1043-1056.

［17］GORCSAN J, TANAKA H. Echocardiographic assessment of myocardial strain. J Am Coll Cardiol, 2011, 58（14）：1401-1413.

［18］LIOU K, NEGISHI K, HO S, et al. Detection of Obstructive Coronary Artery Disease Using Peak Systolic Global Longitudinal Strain Derived by Two-Dimensional Speckle-Tracking：A Systematic Review and Meta-Analysis. J Am Soc Echocardiogr, 2016, 29（8）：724-735.

［19］PELLIKKA PA, NAGUEH SF, ELHENDY AA, et al. American Society of Echocardiography recommendations for performance, interpretation, and application of stress echocardiography. J Am Soc Echocardiogr, 2007, 20（9）：1021-1041.

［20］王秀芹, 任卫东, 马春燕, 等. 实时三维超声心动图诊断二尖瓣叶裂. 中国医学影像技术, 2010, 26（11）：2107-2109.

［21］URHEIM S, ANDERSEN K, AAKHUS S. Three-dimensional ultrasound in cardiological diagnostics. Tidsskr Nor Laegeforen, 2012, 132（19）：2171-2174.

［22］廖书生, 阮琴韵. 二维应变超声心动图的实验与临床应用研究现状. 中国介入影像与治疗学, 2009, 6（1）：95-98.

［23］郭春艳, 赵树梅, 陈晖. 二维斑点追踪超声心动图技术的临床应用进展. 医学综述, 2018, 24（13）：2507-2510.

［24］张熙. 极速成像平台令超声技术焕发新的生命. 中国医疗设备, 2015（7）：179.

［25］MESSAS E, PERNOT M, COUADE M. Arterial wall elasticity：state of the art and future prospects. Diagn Interv Imaging, 2013, 94（5）：561-569.

［26］张宏, 胡向东, 钱林学. 基于超高速成像技术的脉搏波传导速度检测颈动脉弹性的一致性和重复性研究. 临床和实验医学杂志, 2014（22）：1900-1902.

［27］YIN LX, MA CY, WANG S, et al. Reference Values of Carotid Ultrafast Pulse-Wave Velocity：A Prospective, Multicenter, Population-Based Study. J Am Soc Echocardiogr, 2021, 34（6）：629-641.

中英文名词对照索引